Fundamentos de Pesquisa em Enfermagem

Tradução:
Maria da Graça Figueiró da Silva Toledo

Revisão técnica:
Karin Viegas
Graduada em Enfermagem pela Universidade do Vale do Rio dos Sinos (Unisinos). Professora do Curso de Graduação em Enfermagem e do Mestrado Profissional em Enfermagem da Unisinos e da Universidade Federal de Ciências da Saúde de Porto Alegre (UFCSPA). Especialista em Gestão Empresarial pela Fundação Getúlio Vargas (FGV)/RS e em Gerenciamento de Serviços de Enfermagem pela Universidade Federal do Rio Grande do Sul (UFRGS). Mestre em Enfermagem pela UFRGS. Doutora em Gerontologia Biomédica pela Pontifícia Universidade Católica do Rio Grande do Sul (PUCRS).

Priscila Schmidt Lora
Graduada em Farmácia pela Pontifícia Universidade Católica do Rio Grande do Sul (PUCRS). Professora dos Cursos de Graduação em Biomedicina, Nutrição e Enfermagem e do Mestrado Profissional em Enfermagem da Unisinos. Especialista em Análises Clínicas pela Universidade Federal do Rio Grande do Sul (UFRGS). Mestre e Doutora em Ciências Médicas pela UFRGS.

Sandra Maria Cezar Leal
Graduada em Enfermagem pela Faculdade de Enfermagem Nossa Senhora Medianeira (FACEM). Professora do Curso de Enfermagem e do Mestrado Profissional em Enfermagem da Unisinos. Especialista em Pedagogia da Enfermagem Médico-Cirúrgica pela FACEM, Especialista em Enfermagem do Trabalho pela Universidade Luterana do Brasil (ULBRA). Mestre e Doutora em Enfermagem pela Universidade Federal do Rio Grande do Sul (UFRGS).

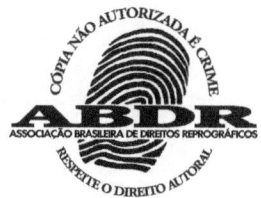

P769f	Polit, Denise F.
	   Fundamentos de pesquisa em enfermagem: avaliação de evidências para a prática da enfermagem / Denise F. Polit, Cheryl Tatano Beck ; revisão técnica : Karin Viegas, Priscila Schmidt Lora, Sandra Maria Cezar Leal ; tradução: Maria da Graça Figueiró da Silva Toledo. – 9. ed. – Porto Alegre: Artmed, 2019.
	   xxii, 431 p. : il. ; 25 cm
	
	   ISBN 978-85-8271-489-8
	
	   1. Enfermagem. 2. Pesquisa científica em enfermagem. I. Beck, Cheryl Tatano. II. Título.
	
	                                            CDU 616-083::001.891

Catalogação na publicação: Karin Lorien Menoncin CRB -10/2147

Denise F. Polit,
PhD, FAAN
President, Humanalysis, Inc.
Saratoga Springs, New York
Professor, Griffith University School of Nursing
Brisbane, Australia

Cheryl Tatano Beck,
DNSc, CNM, FAAN
Distinguished Professor, School of Nursing
University of Connecticut
Storrs, Connecticut

Fundamentos de Pesquisa em Enfermagem

AVALIAÇÃO DE EVIDÊNCIAS PARA A PRÁTICA DA ENFERMAGEM

9ª Edição

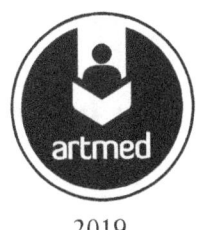

2019

Obra originalmente publicada sob o título *Essentials of nursing research: appraising evidence for nursing practice*, 9th edition.
ISBN 9781496351296

Copyright 2019 © Wolters Kluwer
Fifth Edition © 2011 by LIPPINCOTT WILLIAMS & WILKINS, a WOLTERS KLUWER business
Fourth Edition © 2006 by LIPPINCOTT WILLIAMS & WILKINS
Third Edition © 2001 by LIPPINCOTT WILLIAMS & WILKINS
All rights reserved. This book is protected by copyright. No part of this book may be reproduced or transmitted in any form or by any means, including as photocopies or scanned-in or other electronic copies, or utilized by any information storage and retrieval system without written permission from the copyright owner, except for brief quotations embodied in critical articles and reviews. Materials appearing in this book prepared by individuals as part of their official duties as U.S. government employees are not covered by the above-mentioned copyright. To request permission, please contact Wolters Kluwer at Two Commerce Square, 2001 Market Street, Philadelphia, PA 19103, via email at permissions@lww.com, or via our website at lww.com (products and services).

Published by arrangement with Lippincott Williams & Wilkins/Wolters Kluwer Health Inc. USA.

Gerente editorial: *Letícia Bispo de Lima*

Colaboraram nesta edição:

Editora: *Simone de Fraga*

Preparação de originais: *Caroline Castilhos Melo*

Leitura final: *Daniela Louzada*

Arte sobre capa original: *Márcio Monticelli*

Editoração: *Techbooks*

Nota
Indicações, reações colaterais e programação de dosagens estão precisas nesta obra, mas poderão sofrer mudanças com o tempo. Recomenda-se ao leitor sempre consultar a bula da medicação antes de sua administração. Os autores e editores não se responsabilizam por erros ou omissões ou quaisquer consequências advindas da aplicação de informação contida nesta obra.

Reservados todos os direitos de publicação, em língua portuguesa, à
ARTMED EDITORA LTDA., uma empresa do GRUPO A EDUCAÇÃO S.A.
Av. Jerônimo de Ornelas, 670 – Santana
90040-340 Porto Alegre RS
Fone: (51) 3027-7000   Fax: (51) 3027-7070

Unidade São Paulo
Rua Doutor Cesário Mota Jr., 63 – Vila Buarque
01221-020 São Paulo SP
Fone: (11) 3221-9033

SAC 0800 703-3444 – www.grupoa.com.br

É proibida a duplicação ou reprodução deste volume, no todo ou em parte, sob quaisquer formas ou por quaisquer meios (eletrônico, mecânico, gravação, fotocópia, distribuição na Web e outros), sem permissão expressa da Editora.

IMPRESSO NO BRASIL
PRINTED IN BRAZIL
Impresso sob demanda na Meta Brasil a pedido do Grupo A Educação.

Sobre as autoras

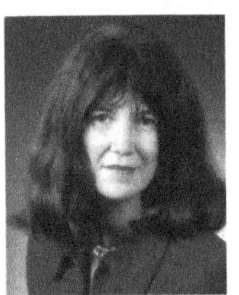

Denise F. Polit, PhD, FAAN, é norte-americana, pesquisadora no atendimento de saúde e reconhecida internacionalmente como uma autoridade em métodos de pesquisa, estatística e medição. Recebeu o grau de Bacharel na Wellesley College e seu Ph.D. na Boston College. É presidente da empresa de consultoria em pesquisa Humanalysis, Inc., em Saratoga Springs, Nova Iorque, e professora da Griffith University, em Brisbane, Austrália. Publicou em vários periódicos, e seus livros têm sido bastante premiados. Recentemente, escreveu um livro inovador sobre medição na saúde, *Measurement and the Measurement of Change: A Primer for the Health Professions*. Seus livros sobre métodos de pesquisa com a Dra. Cheryl Beck foram traduzidos para diversas línguas, entre elas francês, espanhol, português, alemão, chinês e japonês. Ela tem sido convidada para dar palestras e fazer apresentações em muitos países, incluindo Austrália, Índia, Irlanda, Dinamarca, Noruega, África do Sul, Turquia, Suécia e nas Filipinas. Denise vive em Saratoga Springs há 29 anos e é ativa na comunidade. Ela tem auxiliado numerosas organizações sem fins lucrativos no delineamento e na análise dos dados de enquetes. Atualmente, Polit trabalha na diretoria da YMCA, Opera Saratoga, e na Saratoga Foundation.

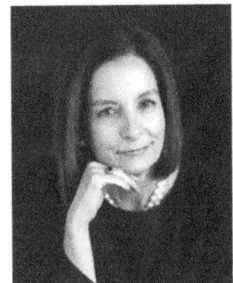

Cheryl Tatano Beck, DNSc, CNM, FAAN, é uma conceituada professora na University of Connecticut, School of Nursing, com nomeação conjunta no Department of Obstetrics and Gynecology na School of Medicine. Ela é mestre em Enfermagem Materna e do Recém-Nascido pela Yale University e doutora em Ciência da Enfermagem pela Boston University. Recebeu vários prêmios, como Association of Women's Health, Obstetric and Neonatal Nursing's Distinguished Professional Service Award, Eastern Nursing Research Society's Distinguished Researcher Award, Distinguished Alumna Award da Yale University School of Nursing, e Connecticut Nurses' Association's Diamond Jubilee Award por sua contribuição para a pesquisa em enfermagem. Durante os últimos 30 anos, Cheryl focou seus esforços no desenvolvimento de um programa de pesquisa sobre transtornos de humor e de ansiedade pós-parto. Com base nos achados de sua série de estudos qualitativos, Cheryl desenvolveu a Escala de Rastreamento de Depressão Pós-Parto (ERDP), que é publicada por Western Psychological Services. Escritora prolífica, publicou mais de 150 artigos em periódicos. Além de ser coautora premiada de livros sobre métodos de pesquisa com Denise Polit, Cheryl também foi coautora com a Dra. Jeanne Driscoll do livro *Postpartum Mood and Anxiety Disorders: A Clinician's Guide*, que recebeu o prêmio American Journal of Nursing Book of the Year Award de 2006. Cheryl publicou ainda outros dois livros: *Traumatic Childbirth* e *Routledge International Handbook of Qualitative Nursing Research*. Seu livro mais recente é *Developing a Program of Research in Nursing*.

PARA

Nossas famílias – Nossos maridos, nossos filhos (e seus esposos[as]/noivos[as]) e nossos netos

Maridos: Alan e Chuck

Filhos: Alex (Maryanna), Alaine (Jeff), Lauren (Vadim), Norah (Chris), Curt e Lisa

Netos: Maren, Julia, Cormac, Ronan e Cullen

Agradecimentos

Esta 9ª edição, assim como as anteriores, contou com a contribuição de muitas pessoas. A todos os professores e alunos que usaram o texto e fizeram sugestões de valor incalculável para sua melhoria, somos muito gratas. Essas sugestões nos foram feitas diretamente, em interações pessoais (principalmente na University of Connecticut, nos Estados Unidos, e na Griffith University, na Austrália), e via *e-mail*. Gostaríamos de agradecer, em particular, a Valori Banfi, bibliotecária de enfermagem na University of Connecticut, e a John McNulty, docente na University of Connecticut. Gostaríamos de agradecer também aos revisores desta 9ª edição.

Além disso, houve contribuições específicas de muitas pessoas. Apesar de ser impossível mencionar todas elas, destacamos os pesquisadores da área de enfermagem que compartilharam seus trabalhos conosco, contribuindo para a seção de exemplos com pesquisas que, em alguns casos, ainda nem tinham sido publicadas. Estendemos também calorosos agradecimentos aos que ajudaram a transformar os manuscritos em um produto acabado. A equipe da Wolters Kluwer ajudou enormemente ao longo dos anos. Estamos em débito com Christina C. Burns, Emily Lupash, Meredith L. Brittain, Marian Bellus, e com todos os outros que, nos bastidores, ofereceram sua contribuição. Agradecemos também a Rodel Fariñas por sua paciência e bom humor ao transformar nosso manuscrito neste livro.

Finalmente, agradecemos às nossas famílias, aos nossos entes queridos e aos nossos amigos, que nos deram apoio e nos encorajaram nessa jornada e que, com tolerância, acompanharam nosso trabalho noite adentro, nos fins de semana e feriados, para que esta nova edição fosse concretizada.

Prefácio

Fundamentos de pesquisa em enfermagem, 9ª edição, auxiliará os estudantes na leitura e na crítica de relatórios de pesquisa, bem como no desenvolvimento de uma avaliação da pesquisa para o aprimoramento da prática da enfermagem.

Continua sendo estimulante atualizar este livro com inovações importantes em métodos de pesquisa e com o uso de novos métodos dos pesquisadores de enfermagem. A resposta de nossos fiéis leitores inspirou várias mudanças importantes no conteúdo e na organização desta obra. Temos certeza de que, com essas revisões, melhoramos muito o texto – e conseguimos, ao mesmo tempo, manter os aspectos que fizeram desta obra um clássico em todo o mundo. A 9ª edição deste livro vai facilitar e estimular ainda mais os enfermeiros a trilharem um caminho profissional que incorpora avaliações racionais fornecidas por estudos científicos.

LEGADO DO *FUNDAMENTOS DE PESQUISA EM ENFERMAGEM*

Esta edição, assim como as anteriores, enfatiza a arte – e a ciência – da crítica de pesquisa. O livro oferece orientação a estudantes que estão aprendendo a avaliar relatórios de pesquisa e a usar descobertas científicas na prática.

Entre os princípios básicos que ajudaram a moldar esta edição e as anteriores estão:

1. O pressuposto de que a competência em fazer e avaliar pesquisas é essencial para a profissão de enfermagem.
2. A convicção de que a investigação científica é gratificante para os enfermeiros tanto no campo intelectual quanto no profissional.
3. A absoluta certeza de que o aprendizado sobre métodos de pesquisa não deve intimidar nem entediar ninguém.

Consistentes com esses princípios, tentamos apresentar fundamentos de pesquisa de modo acessível e capaz de despertar curiosidade e interesse.

NOVIDADES DESTA EDIÇÃO

Nova distribuição do conteúdo

Na edição anterior, separamos os capítulos sobre delineamentos e métodos quantitativos e qualitativos em duas partes. Nesta edição, organizamos as partes por conteúdo metodológico. Por exemplo, a Parte 3 nesta edição abrange delineamentos e métodos para pesquisas quantitativas, qualitativas e com métodos mistos, e a Parte 4 trata da análise e da interpretação em estudos quantitativos e qualitativos. (Para mais informações, consultar o tópico "Abrangência da obra", na próxima página.) Acreditamos que esta nova organização oferecerá maior fluidez no entendimento dos conceitos metodológicos e irá facilitar a identificação das diferenças metodológicas importantes entre pesquisas quantitativa e qualitativa. Estamos certos de que essa nova organização irá satisfazer as necessidades dos estudantes e do corpo docente.

Conteúdo adequado a cursos de um semestre

Aperfeiçoamos o texto para torná-lo mais adequado ao uso em um curso de um semestre. Reduzimos a extensão, organizando o conteúdo de forma diferente e mantendo as informações essenciais do texto (os suplementos agora são *online*, ficando o livro com 18 capítulos em vez dos 19 da edição anterior).

Linguagem mais direta e concisa

Para tornar esta edição mais acessível ainda, procuramos simplificar a apresentação de tópicos complexos. Em primeiro lugar, reduzimos e simplificamos a cobertura de informações estatísticas. Eliminamos o capítulo sobre medição, optando por apresentar uma seção mais curta e mais digerível sobre este tópico no nosso capítulo sobre coleta de dados quantitativos, que é suplementado por informações no capítulo sobre análise estatística. Além disso, usamos uma linguagem mais direta e concisa em todo o livro.

Novos temas

Além de atualizar o livro com novas informações sobre métodos de pesquisa convencionais, acrescentamos os seguintes tópicos:

- Projetos de melhoria da qualidade, que descrevem como são distintos dos estudos de pesquisa e dos projetos de prática baseada em evidências (PBE). Esse novo conteúdo é encontrado no Capítulo 13.
- Significância clínica, um tópico raramente mencionado – porém importante – que tem recebido destaque de pesquisadores em outros campos do atendimento de saúde. Esse novo conteúdo é encontrado no Capítulo 15.

ABRANGÊNCIA DA OBRA

Para melhor abordagem do assunto, o livro está assim dividido:

- A **Parte 1, Visão geral da pesquisa em enfermagem e do seu papel na prática baseada em evidências**, apresenta conceitos fundamentais da pesquisa em enfermagem. O Capítulo 1 resume o histórico dessa pesquisa, discute as bases filosóficas da pesquisa qualitativa *versus* quantitativa e descreve os principais propósitos da pesquisa em enfermagem. Por sua vez, o Capítulo 2 oferece orientação para o uso de pesquisas na prática baseada em evidências. O Capítulo 3 apresenta aos leitores termos-chave e uma visão geral das etapas do processo investigativo em estudos quantitativos e qualitativos. Já o Capítulo 4 tem como foco artigos de periódicos de pesquisa, explicando sua definição e o modo como devem ser lidos. O Capítulo 5 discute a ética em pesquisas de enfermagem.
- A **Parte 2, Etapas preliminares nas pesquisas quantitativa e qualitativa**, reúne condições para a compreensão do processo de pesquisa, considerando aspectos da conceituação dos estudos. Os focos do Capítulo 6 são o desenvolvimento de questões de pesquisa e a formulação de hipóteses. O Capítulo 7 discute como obter evidência de pesquisa (especialmente em bancos de dados bibliográficos eletrônicos) e o papel das revisões de literatura de pesquisa. O Capítulo 8 apresenta informações sobre estruturas teóricas e conceituais.
- A **Parte 3, Delineamentos e métodos para pesquisas quantitativa e qualitativa em enfermagem**, abrange aspectos do delineamento e da conduta de todos os tipos de estudos em enfermagem. O Capítulo 9 descreve princípios fundamentais e discute muitos aspectos específicos do delineamento de pesquisa quantitativa, inclusive esforços para incrementar o rigor. O Capítulo 10 introduz os tópicos de amostragem e coleta de dados em estudos quantitativos. Conceitos relacionados à qualidade nas medições – confiabilidade e validade – são introduzidos neste capítulo. O Capítulo 11 descreve as várias tradições da pesquisa qualitativa que têm contribuído para o crescimento da investigação construtivista e apresenta os fundamentos do delineamento qualitativo. O Capítulo 12 abrange métodos de amostragem e de coleta de dados usados na pesquisa qualitativa, descrevendo como estes diferem das abordagens utilizadas em estudos quantitativos. O Capítulo 13 enfatiza a pesquisa com métodos mistos, mas também discute outros tipos especiais de pesquisa, como enquetes, pesquisa de resultados e projetos de melhoria da qualidade.

- A **Parte 4, Análise e interpretação nas pesquisas quantitativa e qualitativa**, apresenta ferramentas para compreender os dados de pesquisa. O Capítulo 14 revisa métodos de análise estatística: pressupondo que o leitor não tem conhecimento de estatística, concentra-se, principalmente, em explicar por que a estatística é útil, qual teste pode ser apropriado em determinada situação e qual o significado das informações estatísticas de um relatório de pesquisa. O Capítulo 15 discute as abordagens para interpretar resultados estatísticos, incluindo interpretações ligadas às avaliações de significância clínica. O Capítulo 16 discute a análise qualitativa, com ênfase em estudos etnográficos, fenomenológicos e estudos de teoria fundamentada. O Capítulo 17 elabora critérios de avaliação da veracidade e da integridade dos estudos qualitativos. E, finalmente, o Capítulo 18 descreve revisões sistemáticas, incluindo como entender e avaliar tanto a metanálise quanto a metassíntese.
- **Nos apêndices, oferecemos artigos de pesquisa completos** – dois quantitativos, um qualitativo e um com métodos mistos – que os estudantes podem ler, analisar e criticar. Assim, pode-se tanto moldar as críticas sobre as **críticas completas de dois dos estudos fornecidos como comparar seus trabalhos com aqueles fornecidos**. O **glossário**, no fim do livro, será útil quando o leitor precisa entender o significado de algum termo metodológico.

RECURSOS DIDÁTICOS

Das edições anteriores, conservamos muitos aspectos didáticos que ajudaram os estudantes na leitura e na aplicação da evidência da pesquisa em enfermagem:

- **Estilo claro e de fácil compreensão.** Nosso estilo de escrita é simples e não intimida o leitor – e trabalhamos ainda mais nesta edição para escrever com clareza e simplicidade. Os conceitos são introduzidos de modo cuidadoso, as ideias difíceis são apresentadas atentamente, e pressupõe-se que os leitores não têm familiaridade com termos técnicos.
- **Orientação para a elaboração de críticas.** Todos os capítulos incluem orientações para a elaboração de críticas de vários aspectos dos relatórios de pesquisa. As seções de orientação fornecem uma lista de questões que despertam a atenção do aluno para aspectos do estudo passíveis de avaliação por leitores de pesquisas.
- **Exemplos de pesquisa e exercícios de pensamento crítico.** No fim de cada capítulo, há um ou dois exemplos de pesquisas recentes, destinados a esclarecer pontos essenciais e a aguçar o pensamento crítico do leitor. Além disso, muitos exemplos de pesquisa são usados para ilustrar pontos-chave do texto e estimular a reflexão sobre possíveis áreas de investigação. Escolhemos muitos exemplos internacionais, a fim de mostrar aos alunos que a importância da pesquisa em enfermagem está crescendo no mundo todo. Alguns dos exercícios de pensamento crítico têm como foco artigos completos do Apêndice A (estudo quantitativo) e do Apêndice B (estudo qualitativo).
- **Dicas para estudantes.** O livro contém orientações práticas e dicas para aplicação das noções abstratas dos métodos de pesquisa em situações mais concretas. Nessas dicas, dedicamos atenção especial ao modo de *ler* relatórios de pesquisa, tarefa que com frequência assusta aqueles que não têm treinamento especializado na área.
- **Projeto gráfico.** Tabelas, figuras e exemplos – reforçam o texto e proporcionam estímulo visual.
- **Objetivos do capítulo.** Os objetivos de aprendizado são identificados no início do capítulo, direcionando a atenção do aluno para o conteúdo crítico.
- **Termos-chave.** Cada capítulo possui uma lista de termos novos, incluindo apenas os *mais importantes*. Os termos novos são definidos no contexto (e destacados em negrito) na primeira vez em que aparecem no texto;

os termos menos importantes estão destacados em itálico. Termos-chave também são definidos no glossário.
- **Resumo dos pontos principais, em formato de lista.** Uma breve relação dos principais pontos abordados, enfatizando o conteúdo mais significativo, é fornecida no fim de cada capítulo.

NOTA DAS AUTORAS

Esperamos que o conteúdo, o estilo e a organização desta 9ª edição do *Fundamentos de pesquisa em enfermagem* sejam úteis aos estudantes que querem aprender a ler estudos de enfermagem de modo racional e hábil e também àqueles que pretendem aprimorar seu desempenho clínico com base em descobertas científicas. Temos, ainda, a expectativa de que este livro ajude a despertar o entusiasmo pelo tipo de descoberta e conhecimento que a pesquisa pode produzir.

Denise F. Polit
Cheryl Tatano Beck

Recursos didáticos

Objetivos de aprendizagem
Concentram a atenção dos estudantes no conteúdo crítico

> **Objetivos de aprendizagem**
> Depois de estudar este capítulo, o leitor será capaz de:
> - Compreender por que a pesquisa é importante em enfermagem
> - Discutir a necessidade da prática baseada em evidências
> - Descrever tendências históricas amplas e rumos futuros da pesquisa em enfermagem
> - Identificar fontes alternativas de dados para a prática da enfermagem
> - Descrever as características principais dos paradigmas positivista e construtivista
> - Comparar o método científico tradicional (pesquisa quantitativa) com os métodos construtivistas (pesquisa qualitativa)
> - Identificar vários propósitos das pesquisas quantitativa e qualitativa
> - Definir os novos termos apresentados neste capítulo

Termos-chave
Alertam os estudantes para terminologia importante

> **Termos-chave**
> - Evidências empíricas
> - Generalização
> - Grupo de estudos
> - Método científico
> - Métodos de pesquisa
> - Paradigma
> - Paradigma construtivista
> - Paradigma positivista
> - Pesquisa
> - Pesquisa de sondagem de causas
> - Pesquisa em enfermagem
> - Pesquisa em enfermagem clínica
> - Pesquisa qualitativa
> - Pesquisa quantitativa
> - Prática baseada em evidências (PBE)
> - Pressuposto
> - Revisão sistemática
> - Significância clínica

Exemplos
Ajudam os estudantes a aplicar o conteúdo para a pesquisa

> **Exemplo de critérios de inclusão e exclusão**
> Joseph e colaboradores (2016) estudaram a sensibilidade infantil à detecção de sacarose (paladar doce). Para serem elegíveis, as crianças deveriam ser saudáveis e ter entre 7 e 14 anos. As crianças seriam excluídas se apresentassem uma doença clínica importante, como diabetes, problema cardíaco ou asma.

Dicas
Descrevem o que é encontrado em artigos de pesquisa

> **DICA** Se a redução for randômica (i.e., aqueles que abandonam o estudo são similares aos que permanecem nele), então não haverá vieses. Contudo, raramente a redução é randômica. Em geral, quanto maior for a proporção da redução, maior será o risco de viés. Os vieses costumam ser motivo de preocupação quando sua proporção excede 10 a 15%.

Dicas de análise
Analisam questões em artigos de pesquisa

> **DICA DE ANÁLISE** Como localizar a declaração do problema? As declarações do problema raramente são explicitadas. A primeira sentença do relatório de pesquisa com frequência é o ponto inicial da declaração do problema. A declaração do problema é, em geral, entremeada com descobertas da literatura de pesquisa. Descobertas prévias fornecem as evidências que sustentam os argumentos da declaração do problema e sugerem hiatos no corpo de conhecimento. Em muitos artigos, é difícil identificar a declaração da revisão da literatura, a não ser que haja uma subseção especificamente chamada de "Revisão da literatura" ou algo similar.

Diretrizes para a crítica
Direcionam os estudantes através de questões-chave a um artigo de pesquisa

Quadro 7.1 Orientações para criticar revisões da literatura

1. A revisão parece completa e atualizada? Incluiu estudos principais sobre o tópico? Incluiu pesquisas recentes?
2. A revisão baseou-se principalmente em relatórios de pesquisa, usando fontes primárias?
3. A revisão avaliou e comparou os estudos-chave de forma crítica? Identificou lacunas importantes na literatura?
4. A revisão estava bem organizada? O desenvolvimento das ideias está claro?
5. A revisão usou uma linguagem apropriada, sugerindo o caráter hipotético, *a priori*, das descobertas? A revisão é objetiva?
6. Se fizesse parte da introdução para um novo estudo, a revisão sustentaria a necessidade desse estudo?
7. Se foi feita com o objetivo de resumir evidências para a prática clínica, a revisão tirou conclusões apropriadas sobre as implicações práticas?

Exemplos de pesquisa com atividades de pensamento crítico
Destacam pontos críticos feitos no capítulo e aguçam o pensamento crítico

EXEMPLOS DE PESQUISA COM ATIVIDADES DE PENSAMENTO CRÍTICO

Nesta seção, descrevemos a amostragem e o plano de coleta de dados de um estudo de enfermagem quantitativo. Leia o resumo e depois responda às questões de pensamento crítico que seguem, consultando a versão integral do relatório, se necessário. As questões de pensamento crítico para o Exemplo 2 são baseadas no estudo que aparece em sua totalidade no Apêndice A deste livro.

EXEMPLO 1: AMOSTRAGEM E COLETA DE DADOS EM UM ESTUDO QUANTITATIVO

Estudo: *Insomnia symptoms are associated with abnormal endothelial function* (Os sintomas de insônia estão associados à função endotelial anormal) (Routledge e colaboradores, 2015) (Algumas informações sobre o estudo foram fornecidas por Rask e colaboradores, 2011.)

Exercícios para desenvolver o pensamento crítico
Fornecem oportunidades para praticar exercícios

Exercícios para desenvolver o pensamento crítico

1. Responda às questões relevantes do Quadro 10.1 em relação a esse estudo.
2. Responda às questões relevantes do Quadro 10.2 em relação a esse estudo.
3. Existem variáveis nesse estudo que poderiam ter sido mensuradas por meio de observação, mas não foram?
4. Se os resultados desse estudo forem válidos e confiáveis, quais serão os possíveis usos dos achados na prática clínica?

Tópicos resumidos
Revisam o conteúdo do capítulo

Tópicos Resumidos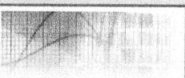

- O *delineamento de pesquisa* é o plano geral para responder às questões propostas. Nos estudos quantitativos, o modelo determina se há uma intervenção, qual a natureza das comparações, quais os métodos para controlar as variáveis de confusão, se haverá estudo cego e quais serão o momento e o local da coleta de dados.
- As questões de Terapia, Prognóstico e Etiologia são questões de sondagem de causas, e há uma hierarquia de delineamentos de pesquisa para produzir melhor evidência para essas questões.
- Os critérios-chave para inferir causalidade incluem: (1) uma **causa** (variável independente) deve preceder um **efeito** (resultado), (2) deve haver uma relação detectável entre uma causa e um efeito, e (3) a relação entre os dois não reflete a influência de uma terceira variável (de confusão).
- Um *contrafato* é o que poderia ter acontecido às mesmas pessoas simultaneamente expostas e não expostas a um fator causal. O *efeito* é a diferença entre ambas as situações. Um delineamento de pesquisa satisfatório para questões de sondagem de causas envolve encontrar uma boa aproximação com o contrafato ideal.
- Os **estudos experimentais** (ou **ensaios clínicos randomizados [ECRs]**) envolvem uma **intervenção** (o pesquisador manipula a variável independente, introduzindo uma intervenção), o controle (inclusive o uso de um **grupo-controle** ao qual não é dada a intervenção) e a **randomização/atribuição randômica** (com sujeitos distribuídos nos grupos experimental e de controle randomicamente, para tornar os grupos comparáveis desde o início).
- Os ECRs são considerados o padrão-ouro, pois são os que mais atendem aos critérios de inferência de relações causais.

Revisores

Adrienne Wald, BSN, MBA, EdD
Assistant Professor
College of New Rochelle
New Rochelle, New York

Amy Stimpfel, PhD, RN
Assistant Professor
College of Nursing
New York University
New York, New York

Anne Watson Bongiorno, PhD, APHN-BC, CNE
Associate Professor
State University of New York at Plattsburgh
Plattsburgh, New York

Annie Thomas, PhD, RN
Assistant Professor
Loyola University Chicago
Chicago, Illinois

Barb Braband, EdD, RN, CNE
Master's Program Director
University of Portland
Portland, Oregon

Camille Wendekier, PhD, CRRN, CSN, RN
Assistant Professor
Saint Francis University
Loretto, Pennsylvania

Carol Caico, PhD, CS, NP
Associate Professor
New York Institute of Technology
New York, New York

Cathy Rozmus, PhD, RN
Professor
Associate Dean for Academic Affairs
University of Texas Health Science Center at Houston
Houston, Texas

Charlotte A. Wisnewski, PhD, RN, CDE, CNE
Associate Professor
University of Texas Medical Branch
Galveston, Texas

Deborah Hunt, PhD, RN
Associate Professor
College of New Rochelle
New Rochelle, New York

Ditsapelo McFarland, PhD, MSN, EdD
Associate Professor
Adelphi University
Garden City, New York

Donna Martin, DNP, MSN, RN-BC, CDE
Assistant Professor
Lewis University
Romeoville, Illinois

Elizabeth A. Roe, PhD, RN
Acting Assistant Dean
College of Human and Health Sciences
Saginaw Valley State University
Saginaw, Michigan

Elizabeth Murray, PhD, RN, CNE
Assistant Professor
Florida Gulf Coast University
Fort Myers, Florida

Elizabeth VandeWaa, PhD
Professor of Adult Health Nursing
University of South Alabama
Mobile, Alabama

Elizabeth W. Black, MSN, CSN
Assistant Professor
Gwynedd Mercy University
Gwynedd Valley, Pennsylvania

Hayley Mark, PhD, MSN, MPH, RN
Chairperson
Department of Nursing
Towson University
Towson, Maryland

Janet Reagor, PhD, RN
Interim Dean and Assistant Professor of Nursing
Director
RN-BSN Program
Avila University
Kansas City, Missouri

Jeanie Flood, PhD, RN-C, IBCLC
RN to BSN Faculty Advisor
University of Hawaii at Hilo
Hilo, Hawaii

Jennifer Bryer, PhD, RN, CNE
Chairperson and Associate Professor
Department of Nursing
Farmingdale State College
Farmingdale, New York

Josephine DeVito, PhD, RN
Undergraduate Chair and Associate Professor
College of Nursing
Seton Hall University
South Orange, New Jersey

Katherine Bowman, PhD, RN
Assistant Teaching Professor
Sinclair School of Nursing
University of Missouri
Columbia, Missouri

Kathleen Williamson, RN, PhD
Chair
Wilson School of Nursing
Midwestern State University
Wichita Falls, Texas

Kathy T. Morris, EdD, MSN, RN
Assistant Professor
Armstrong State University
Savannah, Georgia

Kim L. Paxton DNP, APRN, ANP-BC, LIHT-C
Assistant Professor
Cardinal Stritch University
Milwaukee, Wisconsin

Kristina S. Miller, DNP, RN, PCNS-BC
Instructor of Maternal Child Nursing
College of Nursing
University of South Alabama
Mobile, Alabama

Leah Cleveland, EdD, RN, CNS, PHN, CDE
Lecturer
California State University, Fullerton
Fullerton, California

Leann Laubach PhD, RN
Professor
Career Advancement Coordinator
University of Central Oklahoma
Edmond, Oklahoma

Linda Johanson, EdD, RN
Associate Professor
Appalachian State University
Boone, North Carolina

Lisa Aiello-Laws, RN, MSN, AOCNS, APN-C
Assistant Clinical Professor
College of Nursing and Health Professions
Drexel University
Philadelphia, Pennsylvania

Lori Ciafardoni, RN, MSN/ED
Assistant Professor
State University of New York at Delhi
Delhi, New York

Lucina Kimpel, PhD, RN
Associate Professor
Mercy College of Health Sciences
Des Moines, Iowa

Lynn P. Blanchette, RN, PhD
Program Director
Rhode Island College
Providence, Rhode Island

Mae Ann Pasquale, RN, BSN, MSN
Assistant Professor of Nursing
Cedar Crest College
Allentown, Pennsylvania

Mary Ann Cantrell, PhD, RN, CNE, FAAN
Assistant Professor
Villanova University
Villanova, Pennsylvania

Milena P. Staykova, EdD, FNC-BC
Director
Post-Licensure Bachelor of Science in Nursing
Jefferson College of Health Sciences
Roanoke, Virginia

Nancy Ann C. Falvo, BSN, MSN, PhD
Assistant Professor
Clarion University of Pennsylvania
Clarion, Pennsylvania

Paige Wimberley, RN, CNS, CNE
Assistant Professor of Nursing
Arkansas State University
Jonesboro, Arkansas

Pamela de Cordova, PhD, RN-BC
Assistant Professor
Rutgers University
New Brunswick, New Jersey

Pamela Kohlbry, PhD, RN, CNL
Associate Professor
Med/Surg Lead and CNL Program Coordinator
California State University San Marcos
San Marcos, California

Roxanne Wilson, PhD, RN
Assistant Professor
St. Cloud State University
St. Cloud, Minnesota

Ruth Chaplen, RN, MSN, DNP, ACNS BC, AOCN
Associate Professor of Nursing
Rochester College
Rochester Hills, Michigan

Sarah Newton, PhD, RN
Associate Professor
School of Nursing
Oakland University
Rochester, Michigan

Susan Davidson, EdD, APN, NP-C
Professor
School of Nursing
Coordinator
Gateway RN-BSN Program
School of Nursing
University of Tennessee at Chattanooga
Chattanooga, Tennessee

Vera Brancato, EdD, MSN, RN, CNE
Professor of Nursing
Alvernia University
Reading, Pennsylvania

Wendy Budin, PhD, RN-BC, FACCE, FAAN
Adjunct Professor
New York University
New York, New York

Yiyuan Sun, DNSc
Associate Professor
Adelphi University
Garden City, New York

Sumário

PARTE 1 Visão geral da pesquisa em enfermagem e do seu papel na prática baseada em evidências

1 Introdução à pesquisa em enfermagem baseada em evidências 1
2 Fundamentos da prática de enfermagem baseada em evidências 20
3 Conceitos-chave e etapas nas pesquisas quantitativa e qualitativa 41
4 Leitura e crítica de artigos de pesquisa 59
5 Ética em pesquisa 75

PARTE 2 Etapas preliminares nas pesquisas quantitativa e qualitativa

6 Problemas de pesquisa, questões de pesquisa e hipóteses 91
7 Localização e revisão de evidências de pesquisa na literatura 105
8 Estruturas teóricas e conceituais 120

PARTE 3 Delineamentos e métodos para pesquisas quantitativa e qualitativa em enfermagem

9 Delineamento de pesquisas quantitativas 135
10 Amostragem e coleta de dados em estudos quantitativos 159
11 Delineamentos e abordagens de estudos qualitativos 181
12 Amostragem e coleta de dados em estudos qualitativos 195
13 Métodos mistos e outros tipos especiais de pesquisa 209

PARTE 4 Análise e interpretação nas pesquisas quantitativa e qualitativa

14 Análise estatística de dados quantitativos 223

15 Interpretação e significância clínica na pesquisa quantitativa 256

16 Análise de dados qualitativos 274

17 Confiabilidade e integridade na pesquisa qualitativa 291

18 Revisões sistemáticas: metanálise e metassíntese 307

Apêndice A Uso de elogio e crítica pelos pais em uma amostra de crianças pequenas que procuram serviços de atendimento de saúde mental 325

Apêndice B Parto subsequente a nascimento traumático prévio 333

Apêndice C Ensaio controlado randomizado de intervenção de educação pré-operatória individualizada para manejo de sintomas após artroplastia total do joelho 343

Crítica do estudo de Wilson e colaboradores (2016): "Ensaio controlado randomizado de intervenção de educação pré-operatória individualizada para manejo de sintomas após artroplastia total do joelho" 355

Apêndice D Diferenças nas percepções de diagnóstico e tratamento da apneia obstrutiva do sono e da terapia de pressão positiva contínua nas vias aéreas entre os indivíduos que aderiram ao tratamento e os que não aderiram 359

Crítica do estudo de Sawyer e colaboradores (2010): "Diferenças nas percepções de diagnóstico e tratamento da apneia obstrutiva do sono e da terapia de pressão positiva contínua nas vias aéreas entre os indivíduos que aderiram ao tratamento e os que não aderiram 379

Glossário 383

Índice 411

PARTE 1 | Visão geral da pesquisa em enfermagem e do seu papel na prática baseada em evidências

1 | Introdução à pesquisa em enfermagem baseada em evidências

Objetivos de aprendizagem

Depois de estudar este capítulo, o leitor será capaz de:

- Compreender por que a pesquisa é importante em enfermagem
- Discutir a necessidade da prática baseada em evidências
- Descrever tendências históricas amplas e rumos futuros da pesquisa em enfermagem
- Identificar fontes alternativas de dados para a prática da enfermagem
- Descrever as características principais dos paradigmas positivista e construtivista
- Comparar o método científico tradicional (pesquisa quantitativa) com os métodos construtivistas (pesquisa qualitativa)
- Identificar vários propósitos das pesquisas quantitativa e qualitativa
- Definir os novos termos apresentados neste capítulo

Termos-chave

- Evidências empíricas
- Generalização
- Grupo de estudos
- Método científico
- Métodos de pesquisa
- Paradigma
- Paradigma construtivista
- Paradigma positivista
- Pesquisa
- Pesquisa de sondagem de causas
- Pesquisa em enfermagem
- Pesquisa em enfermagem clínica
- Pesquisa qualitativa
- Pesquisa quantitativa
- Prática baseada em evidências (PBE)
- Pressuposto
- Revisão sistemática
- Significância clínica

PERSPECTIVAS DA PESQUISA EM ENFERMAGEM

Sabe-se que muitos dos leitores não estão lendo este livro porque planejam tornar-se pesquisadores em enfermagem. No entanto, há a certeza de que *irão participar* de atividades relacionadas à pesquisa durante suas carreiras, e espera-se que praticamente todos sejam experientes em pesquisa em um nível básico. Espera-se que o valor da pesquisa em enfermagem seja reconhecido inspirando esforços dos milhares de pesquisadores em enfermagem, que estão trabalhando no mundo inteiro para melhorar o cuidado do paciente. Os leitores estão entrando em uma longa jornada na qual a pesquisa desempenha um papel importante. A expectativa é de que sejam preparados para aproveitar a experiência.

O que é pesquisa em enfermagem?

Quer o leitor esteja consciente disto ou não, seguramente já fez muita pesquisa. Quando se utiliza a internet para encontrar o "melhor negócio" para um *laptop* ou uma tarifa aérea, inicia-se com uma pergunta (p. ex., Quem tem o melhor negócio para o que eu quero?), coleta-se a informação buscando diferentes *websites* e, depois, chega-se a uma conclusão. Essa "pesquisa diária" tem muito em comum com a pesquisa formal – mas, é claro, também existem diferenças importantes.

Como um empreendimento formal, a **pesquisa** consiste em uma investigação *sistemática* que usa métodos ordenados para responder às perguntas e solucionar problemas. O objetivo final da pesquisa é obter conhecimento útil para muitas pessoas. A **pesquisa em enfermagem** é uma investigação sistemática projetada para desenvolver dados fidedignos sobre problemas importantes para os enfermeiros e seus pacientes. Neste livro, será enfatizada a **pesquisa em enfermagem clínica**, que é a pesquisa projetada para orientar a prática em enfermagem. Em geral, a pesquisa clínica em enfermagem inicia com questões provenientes de problemas da prática, semelhantes às que os enfermeiros costumam encontrar no cotidiano.

> **Exemplos de questões de pesquisa em enfermagem**
> - Um processo de notificação por mensagem de texto ajuda a reduzir o tempo de acompanhamento para mulheres com mamografias anormais? (Oakley-Girvan e colaboradores, 2016)
> - Quais são as experiências diárias dos pacientes que recebem tratamento com hemodiálise para doença renal em estágio terminal? (Chiaranai, 2016)

> **DICA** Pode-se ter a impressão de que a pesquisa é abstrata e irrelevante para os enfermeiros durante a prática. Porém, a pesquisa em enfermagem é sobre pessoas *reais* com problemas *reais*, e o estudo desses problemas oferece oportunidades para solucioná-los ou tratá-los por meio de melhorias no cuidado em enfermagem.

A importância da pesquisa na enfermagem baseada em evidências

A enfermagem sofreu mudanças profundas nas últimas décadas. Cada vez mais, espera-se que os enfermeiros compreendam e realizem pesquisas e baseiem sua prática profissional em dados levantados por pesquisas científicas; portanto, espera-se que eles adotem uma **prática baseada em evidências** (**PBE**). PBE, na definição ampla, é o uso da melhor evidência na tomada de decisões no cuidado do paciente. Essa evidência normalmente vem da pesquisa conduzida por enfermeiros e por outros profissionais da saúde. Os quais estão reconhecendo a necessidade de basear suas ações e decisões em dados que confirmem a adequação clínica, a eficácia em termos de custos e a capacidade de gerar resultados positivos para os pacientes.

Em alguns países, a pesquisa desempenha um papel importante no credenciamento em enfermagem e no seu *status*. Por exemplo, o American Nurses Credentialing Center – um braço da American Nurses Association – desenvolveu um Programa de Reconhecimento Magnet para reconhecer organizações de saúde que fornecem cuidados de enfermagem de alta qualidade. Para atingir o reconhecimento Magnet, os ambientes de prática profissional devem demonstrar um compromisso sustentado com a PBE e a pesquisa em enfermagem. Mudanças na prática da enfermagem ocorrem diariamente devido aos esforços da PBE.

> **Exemplo de prática baseada em evidências**
> Muitas mudanças na prática clínica refletem o impacto da pesquisa. Por exemplo, o "método-canguru" – ou seja, a técnica de deixar o bebê pré-termo, de fralda, junto ao peito dos pais, em um contato pele a pele – tem sido amplamente praticado em unidades de tratamento intensivo (UTIs) neonatais. Porém, no início dos anos 1990, apenas uma minoria de UTIs neonatais oferecia opções de método--canguru. A adoção dessa prática reflete boas evidências de que o contato pele a pele logo no início traz benefícios clínicos sem causar efeitos colaterais negativos (Ludington-Hoe,

2011; Moore e colaboradores, 2012). Algumas dessas evidências são provenientes de estudos rigorosos feitos por pesquisadores em enfermagem (p. ex., Campbell-Yeo e colaboradores, 2013; Cong e colaboradores, 2009; Cong e colaboradores, 2011; Holditch-Davis e colaboradores, 2014; Lowson e colaboradores, 2015).

Papéis do enfermeiro na pesquisa

No ambiente atual da PBE, cada enfermeiro pode engajar-se em uma ou mais atividades ao longo de um *continuum* de participação em pesquisas. Em um dos extremos desse *continuum*, estão os usuários ou *consumidores da pesquisa em enfermagem* – enfermeiros que leem relatórios de pesquisa com o objetivo de manter-se atualizados a respeito de descobertas que podem afetar sua prática. A PBE depende de consumidores de pesquisa bem-informados.

No outro extremo do *continuum*, estão os *produtores de pesquisa em enfermagem*: enfermeiros que participam ativamente da elaboração e da realização de estudos. Houve tempo em que a maioria dos pesquisadores em enfermagem era composta por acadêmicos e professores de escolas de enfermagem; porém, cada vez mais, a pesquisa tem sido conduzida por enfermeiros inseridos na prática assistencial, que desejam descobrir o melhor para seus pacientes.

Entre os dois extremos do *continuum*, encontra-se uma variedade de atividades de pesquisa em que os enfermeiros se engajam. Mesmo aqueles que nunca realizaram um estudo podem realizar atividades como:

1. Contribuir com uma ideia para uma investigação clínica
2. Ajudar a coletar informações de pesquisa
3. Aconselhar os pacientes a respeito da participação em um estudo
4. Procurar evidência em pesquisa
5. Discutir as implicações de um estudo em um **grupo de estudos** no seu ambiente de prática, que envolve reuniões para discutir artigos de pesquisa

Em todas as atividades relacionadas com a pesquisa, enfermeiros que possuem habilidades de pesquisa estão mais capacitados a contribuir para a enfermagem e para a PBE do que aqueles que não dispõem dessas habilidades. Dessa forma, com as habilidades de pesquisa que o enfermeiro obtém com este livro, ele *estará preparado* para contribuir com o avanço da enfermagem.

Pesquisa em enfermagem anterior e atual

A maioria das pessoas admite que a pesquisa em enfermagem começou com Florence Nightingale na metade do século XIX. Com base em hábil análise dos fatores que afetaram a mortalidade e a morbidade entre soldados durante a Guerra da Crimeia, ela conseguiu provocar mudanças no atendimento de enfermagem e na saúde pública. Contudo, durante muitos anos após o trabalho de Nightingale, a pesquisa esteve ausente da literatura de enfermagem. Os primeiros estudos surgiram no começo da década de 1900 e tratavam, basicamente, da formação dos enfermeiros.

Na década de 1950, a pesquisa em enfermagem começou a florescer. O aumento no número de enfermeiros com habilidades e graus avançados, o aumento na disponibilidade de financiamento de pesquisa e a instauração do periódico *Nursing Research* (Pesquisa em enfermagem) ajudaram a impulsionar a pesquisa em enfermagem. Durante a década de 1960, começou a surgir a pesquisa orientada pela prática, e periódicos orientados pela pesquisa começaram a ser publicados em vários países. Durante os anos 1970, houve uma mudança na ênfase da pesquisa, que passou de áreas como o ensino de enfermagem e a caracterização de enfermeiros para melhorias no atendimento ao paciente. Os enfermeiros também começaram a dar atenção à aplicação de resultados de pesquisas na prática da profissão.

A década de 1980 levou a pesquisa em enfermagem a um novo nível de desenvolvimento. Nos Estados Unidos, teve especial importância o estabelecimento, em 1986, do *National Center for Nursing Research* (NCNR) no National Institutes of Health (NIH). O propósito do NCNR era promover – e fornecer apoio financeiro para – projetos de pesquisa e treinamento relativos ao cuidado do paciente. A pesquisa em enfermagem foi fortalecida e teve mais visibilidade quando o

NCNR foi promovido ao *status* de instituto global dentro do NIH: em 1993, o National Institute of Nursing Research (NINR) foi instituído. A criação e a expansão do NINR ajudaram a colocar a pesquisa em enfermagem no rumo das atividades científicas de outras disciplinas da área da saúde. As ofertas de financiamento aumentaram também em outros países.

Os anos 1900 testemunharam o nascimento de vários outros periódicos para pesquisadores em enfermagem, e periódicos especializados publicam cada vez mais artigos de pesquisa. A cooperação internacional para integrar a PBE em enfermagem também começou a desenvolver-se na década de 1990. A Sigma Theta Tau International, por exemplo, patrocinou a primeira conferência internacional de pesquisas, em colaboração com o corpo docente da University of Toronto, em 1998.

> **DICA** Para os que estão interessados em aprender mais sobre a história da pesquisa em enfermagem, é oferecido um resumo estendido no Suplemento para este capítulo no nosso *site*.

Futuras direções para a pesquisa em enfermagem

A pesquisa em enfermagem continua a desenvolver-se a passos rápidos e, sem dúvida, vai florescer no século XXI. Em 1986, o NCNR teve um orçamento de 16 milhões de dólares, enquanto o financiamento do NINR no ano fiscal de 2016 foi de um pouco menos de 150 milhões de dólares. Entre as tendências que podem ser antecipadas para o futuro próximo estão:

- *Ênfase continuada na PBE*. É certo que o estímulo para os enfermeiros utilizarem descobertas de pesquisa na prática irá continuar. Isso significa que serão necessários avanços na qualidade dos estudos científicos e na habilidade dos enfermeiros de localizar, compreender, criticar e usar resultados de estudos relevantes. De modo relacionado, há crescente interesse pela *pesquisa translacional* – aquela que busca descobrir como os resultados de estudos podem ter melhor aplicação na prática.

- *Evidência mais forte por meio de estratégias de confirmação*. Na prática profissional, os enfermeiros raramente adotam uma inovação com base em estudos isolados ou malelaborados. Projetos de pesquisa vigorosos são essenciais, e, geralmente, é preciso confirmação por meio de *replicação* (i.e., repetição) de estudos em ambientes clínicos diferentes para garantir a solidez das descobertas.

- *Ênfase continuada em revisões sistemáticas*. **Revisões sistemáticas** são a pedra angular da PBE e presume-se que serão cada vez mais importantes em todas as disciplinas da área da saúde. Elas integram rigorosamente informações científicas sobre determinado tópico para, então, tirar conclusões a respeito do estado desses dados.

- *Expansão da pesquisa em ambientes de saúde pública*. Pequenos estudos elaborados para solucionar problemas locais provavelmente irão aumentar. Essa tendência será reforçada, pois cada vez mais hospitais se candidatam (e são aprovados) ao Programa de Reconhecimento Magnet nos Estados Unidos e em outros países.

- *Maior disseminação das descobertas de pesquisas*. A internet e outros avanços tecnológicos causaram grande impacto na disseminação de informações de pesquisas, o que, por sua vez, ajuda a promover a PBE.

- *Aumento da ênfase em questões culturais e disparidades na área de saúde*. A questão da disparidade tem surgido como uma preocupação central, o que, por sua vez, tem aumentado a consciência a respeito da sensibilidade cultural nas intervenções de saúde. A pesquisa deve ser sensível às crenças, aos comportamentos, à epidemiologia e aos valores das populações, considerando as diversidades culturais e linguísticas de cada grupo.

- *Significância clínica e informações do paciente*. Os resultados de pesquisa devem, cada vez mais, satisfazer o desafio de serem clinicamente importantes, e os pacientes são os protagonistas dos esforços para definir **significância clínica**. Um desafio maior nos próximos anos envolverá a incorporação de evidência em pesquisa e de preferências dos pacientes nas decisões clínicas.

O que os pesquisadores em enfermagem estudarão no futuro? Embora haja muita diversidade nos interesses de pesquisa, as prioridades foram articuladas pelo NINR, pelo Sigma Theta Tau International e por outras organizações de enfermagem. Por exemplo, o Plano Estratégico do NINR, lançado em 2011 e atualizado em 2013, descreveu cinco áreas de ênfase: promoção da saúde e prevenção da doença, tratamento dos sintomas e autotratamento, atendimento paliativo e no fim da vida, inovação e desenvolvimento de enfermeiros cientistas (http://www.ninr.nih.gov).

FONTES DE EVIDÊNCIAS PARA A PRÁTICA EM ENFERMAGEM

Os enfermeiros tomam decisões clínicas com base em um grande repertório de conhecimento. Como estudante de enfermagem, o leitor está adquirindo habilidades sobre como praticar a enfermagem a partir de seus instrutores, dos livros e dos ambientes clínicos. Quando diplomado, o aluno se torna um enfermeiro registrado e continua aprendendo com outros enfermeiros e profissionais da saúde. Como as evidências estão em constante evolução, o aprendizado sobre a melhor prática em enfermagem irá continuar por toda a carreira.

Apenas um pouco, e não a maior parte, do que os alunos aprendem hoje está fundamentado em pesquisas sistemáticas. Quais *são* as fontes de dados para a prática de enfermagem? De onde vem o conhecimento para a prática em enfermagem? Até recentemente, o conhecimento era principalmente transmitido de uma geração para outra com base na experiência clínica, na tentativa e no erro, na tradição e na opinião de especialistas. Essas fontes alternativas de conhecimento são diferentes das informações baseadas em pesquisa.

Tradição e autoridade

Algumas intervenções de enfermagem baseiam-se mais na tradição não testada, nos costumes e em uma "cultura unificada" do que em dados bem-fundamentados. De fato, uma análise recente sugere que algumas "vacas sagradas" (hábitos tradicionais ineficazes) persistem até mesmo em um centro de atendimento de saúde reconhecido como líder em PBE (Hanrahan e colaboradores, 2015). Outra fonte de conhecimento comum é uma autoridade, uma pessoa com experiência especializada. A confiança nas autoridades (como docentes de enfermagem ou autores de livros didáticos) é inevitável. Contudo, as autoridades não são infalíveis – particularmente quando seus conhecimentos se baseiam na própria experiência; apesar disso, suas opiniões costumam ser aceitas sem questionamentos.

> **Exemplo de "mitos" nos livros de enfermagem**
>
> Um estudo sugere que os livros de enfermagem podem conter muitos "mitos". Na sua análise de 23 livros de enfermagem psiquiátrica amplamente usados na universidade, Holman e colaboradores (2010) descobriram que todos os livros continham pelo menos uma hipótese não confirmada (mito) sobre perda e luto – isto é, hipóteses não comprovadas pela evidência de pesquisa atual. Além disso, muitas descobertas baseadas em evidências sobre luto e perda não foram incluídas nos livros.

> **DICA** As consequências de *não* usar evidências baseadas em pesquisas podem ser devastadoras. Por exemplo, de 1956 até a década de 1980, o Dr. Benjamin Spock publicou várias edições de *Meu filho, meu tesouro*, um guia para os pais que vendeu mais de 19 milhões de exemplares no mundo inteiro. Como autoridade no assunto, ele escreveu o seguinte conselho: "Considero preferível acostumar o bebê a dormir de barriga para baixo desde o começo se ele aceitar" (Spock, 1979, p. 164). A pesquisa tem demonstrado claramente que essa posição para dormir está associada com risco aumentado de síndrome da morte súbita do lactente (SMSL). Na sua revisão sistemática de evidência, Gilbert e colaboradores (2005) escreveram: "A orientação de colocar o bebê para dormir de bruços contrariou, por quase meio século, a evidência de 1970 de que isso provavelmente era prejudicial" (p. 874). Eles estimaram que mais de 60 mil mortes de bebês poderiam ter sido evitadas se o conselho médico tivesse sido orientado por evidência de pesquisa.

Experiência clínica e tentativa e erro

A experiência clínica é uma fonte funcional de conhecimento. Entretanto, a experiência pessoal tem suas limitações como fonte de informação para a prática porque a experiência de cada enfermeiro, por ser restrita, não serve a generalizações úteis, e, com frequência, experiências pessoais são marcadas pela parcialidade. O método de tentativa e erro envolve experimentar alternativas sucessivamente até que seja encontrada uma solução para o problema. Esse método pode ser prático, mas tende a ser casual, e as soluções podem ser peculiares.

Banco de dados

Ao tomar decisões clínicas, os profissionais da área de saúde também confiam em informações agrupadas com propósitos variados. Por exemplo, dados de *benchmarking* (processo por meio do qual uma empresa adota e/ou aperfeiçoa os melhores desempenhos de outras empresas em determinada atividade) locais, nacionais e internacionais fornecem informações sobre temas como a frequência do uso de vários procedimentos (p. ex., proporção de cesarianas) ou a ocorrência de problemas clínicos (p. ex., infecções nosocomiais). *Informações sobre risco e melhoria da qualidade*, como relatórios de erros de medicação, podem ser utilizadas para avaliar práticas e determinar a necessidade de mudanças. Essas fontes oferecem informações úteis, mas não fornecem mecanismos para orientar efetivamente as melhorias.

Pesquisa científica

A pesquisa científica é considerada o melhor método para adquirir conhecimento confiável desenvolvido pelos seres humanos. O atendimento de saúde baseado em evidência obriga os enfermeiros a fundamentarem sua prática clínica, na medida do possível, em descobertas sustentadas em pesquisas rigorosas e não na tradição, na autoridade ou na experiência pessoal. Contudo, a enfermagem sempre será uma mistura valiosa de arte e ciência.

PARADIGMAS E MÉTODOS PARA PESQUISA EM ENFERMAGEM

As perguntas que os pesquisadores em enfermagem fazem e o método que usam para responder aos seus questionamentos surgem da visão de um pesquisador de como o mundo "funciona". Um **paradigma** é uma visão global, uma perspectiva geral sobre as complexidades do mundo. O questionamento científico em enfermagem tem sido conduzido principalmente dentro de dois paradigmas amplos. Esta seção descreve esses paradigmas e esboça, de modo geral, os métodos de pesquisa associados a cada um deles.

Paradigma positivista

O paradigma que dominou a pesquisa em enfermagem durante décadas é chamado de *positivismo*. Ele tem suas raízes no pensamento do século XIX, orientado por filósofos como Newton e Locke. O positivismo é reflexo de um movimento cultural amplo (o modernismo) que enfatiza o racional e o científico.

Conforme mostrado na Tabela 1.1, um pressuposto fundamental dos positivistas é o fato de existir uma realidade *lá fora*, que pode ser estudada e conhecida. **Pressuposto** é um princípio que se acredita ser verdadeiro sem a necessidade de verificação. Os partidários do positivismo pressupõem que a natureza é ordenada e regular e que há uma realidade independentemente da observação humana. Em outras palavras, considera-se que o mundo não é meramente uma criação da mente humana. O pressuposto do *determinismo* refere-se à crença dos positivistas de que os fenômenos não são acidentais, mas possuem causas antecedentes. Se alguém sofre um acidente vascular encefálico (AVE), o cientista de tradição positivista pressupõe que há uma ou mais razões que podem ser potencialmente identificadas. No **paradigma positivista**, a atividade de pesquisa muitas vezes direciona-se à compreensão das causas subjacentes dos fenômenos naturais.

TABELA 1.1 Principais pressupostos dos paradigmas positivista e construtivista

Tipo de pressuposto	Paradigma positivista	Paradigma construtivista
Natureza da realidade	A realidade existe; há um mundo real conduzido por causas naturais reais	A realidade é múltipla e subjetiva, construída mentalmente pelos indivíduos
Relação entre o pesquisador e o objeto de estudo	O pesquisador é independente de outros pesquisadores	O pesquisador interage com outro pesquisador; as descobertas são criações do processo interativo
Papel dos valores na investigação	Valores e vieses devem ser mantidos sob controle; busca-se a objetividade	Subjetividade e valores são inevitáveis e desejáveis
Melhores métodos para obter dados científicos	• Processos dedutivos → teste de hipóteses • Ênfase em conceitos distintos, específicos • Foco no objetivo e no quantificável • Verificação das predições dos pesquisadores • Projeto fixo, preestabelecido • Controles sobre o contexto • Medida, informação quantitativa • Análise estatística • Busca de generalizações	• Processos indutivos → geração de hipóteses • Ênfase no todo • Foco no subjetivo e no não quantificável • Conhecimento que surge a partir das experiências dos participantes • Desenho flexível, que surge naturalmente • Ligado ao contexto, contextualizado • Informação narrativa • Análise qualitativa • Busca de uma compreensão abrangente

> **DICA** O que se quer dizer com *fenômenos*? Em contexto de pesquisa, os *fenômenos* são fatos e eventos observáveis nos quais os pesquisadores estão interessados – como um evento de saúde (p. ex., uma queda do paciente), um desfecho de saúde (p. ex., dor) ou uma experiência de saúde (p. ex., conviver com dor crônica).

Uma vez que acreditam em realidade objetiva, os positivistas apreciam a objetividade. Sua abordagem envolve o uso de procedimentos sistemáticos, de modo ordenado, com rigoroso controle da situação de pesquisa para testar palpites sobre a natureza dos fenômenos estudados e a relação entre eles.

O pensamento estritamente positivista tem sido questionado, e poucos pesquisadores aderem aos princípios do positivismo puro. Os pós-positivistas ainda acreditam na realidade e procuram compreendê-la, mas reconhecem a impossibilidade de objetividade total. Além disso, eles consideram a objetividade como um objetivo e empenham-se em ser o mais imparcial possível. Os pós-positivistas também avaliam as barreiras ao conhecimento preciso da realidade e, por isso, buscam dados *prováveis* – isto é, querem saber qual é *provavelmente* o estado de um fenômeno. Essa posição positivista modificada permanece como força dominante na pesquisa em enfermagem. Para simplificar, chama-se essa tendência de positivismo.

Paradigma construtivista

O **paradigma construtivista** (às vezes chamado de *paradigma naturalista*) iniciou com um movimento contrário ao positivismo, liderado por escritores como Weber e Kant. O paradigma construtivista é o principal sistema alternativo de condução de pesquisas em enfermagem. A Tabela 1.1 compara os quatro principais pressupostos dos paradigmas positivista e construtivista.

Para o investigador naturalista, a realidade não é uma entidade fixa, mas uma construção dos indivíduos que participam da pesquisa;

a realidade existe dentro de um contexto, e muitas construções são possíveis. Os naturalistas assumem a posição do relativismo: se existem várias interpretações da realidade existente nas mentes dos indivíduos, então não há um processo pelo qual a derradeira verdade ou a falsidade das construções possa ser determinada.

O paradigma construtivista pressupõe que o conhecimento é maximizado quando a distância entre o investigador e os participantes do estudo é minimizada. As vozes e as interpretações dos que estão sendo estudados são cruciais para a compreensão do fenômeno de interesse, e interações subjetivas são o melhor modo de acessá-las. As descobertas da investigação construtivista são produto da interação entre o investigador e os participantes.

Paradigmas e métodos: pesquisa quantitativa e qualitativa

Métodos de pesquisa são técnicas utilizadas pelos pesquisadores para estruturar seus estudos e reunir e analisar informações relevantes. Os dois paradigmas correspondem aos diferentes métodos de evidência em desenvolvimento. Uma distinção metodológica principal está entre **pesquisa quantitativa**, mais alinhada com o positivismo, e **pesquisa qualitativa**, associada com a investigação construtivista – embora os positivistas às vezes façam estudos qualitativos e os construtivistas reúnam informações quantitativas. Esta seção fornece uma visão geral dos métodos ligados aos dois paradigmas alternativos.

O método científico e a pesquisa quantitativa

O **método científico** positivista tradicional envolve um conjunto de procedimentos ordenados para adquirir informações. Os pesquisadores quantitativos costumam mover-se de maneira sistemática a partir da definição de um problema até uma solução. Com *sistemático*, entende-se que os investigadores avançam, seguindo uma série de passos, de acordo com um plano pre-estabelecido. Os pesquisadores quantitativos usam métodos objetivos projetados para controlar a situação de pesquisa com o propósito de minimizar o *viés* e maximizar a validade.

Além disso, reúnem **evidências empíricas** – dados que têm suas raízes na realidade objetiva e são agrupados direta ou indiretamente por meio dos sentidos e não de crenças ou palpites pessoais. Os dados para um estudo quantitativo são reunidos de maneira sistemática, utilizando instrumentos formais de coleta das informações necessárias. Com frequência (mas nem sempre), as informações são *quantitativas* – ou seja, números que resultam de algum tipo de medição formal analisados estatisticamente. Os pesquisadores quantitativos empenham-se em ir além do específico da situação de pesquisa; a habilidade de generalizar as descobertas da pesquisa a indivíduos que não participaram do estudo (procedimento chamado de **generalização**) é um objetivo importante.

O método científico tradicional tem sido usado produtivamente por pesquisadores em enfermagem que estudam uma ampla variedade de questões. No entanto, existem limitações importantes. Por exemplo, os pesquisadores quantitativos devem lidar com problemas de *mensuração*. Para estudar um fenômeno, os cientistas devem medi-lo, ou seja, anexar valores numéricos que expressam quantidade. Por exemplo, se o fenômeno analisado for o estresse do paciente, os pesquisadores irão avaliar se o estresse está alto ou baixo, ou se ele fica mais elevado sob certas condições ou para algumas pessoas. Fenômenos fisiológicos como a pressão sanguínea e a temperatura podem ser medidos com precisão e exatidão; porém, isso não se aplica a muitos fenômenos psicológicos como o estresse ou a resiliência.

Outro aspecto é o fato de a pesquisa em enfermagem ter como foco seres humanos, que são inerentemente complicados e diversos. O método científico tradicional enfatiza, em geral, um conjunto relativamente pequeno de fenômenos (p. ex., ganho de peso, depressão) em um estudo. As complexidades tendem a ser controladas e, se possível, eliminadas em vez de estudadas diretamente, e esse estreitamento de foco pode ocultar as compreensões em alguns casos. De modo semelhante, às vezes, a pesquisa quantitativa dentro do paradigma positivista tem sido acusada de um estreitamento de visão que não captura a extensão total da experiência humana.

> **DICA** Muitas vezes, os alunos consideram os estudos quantitativos mais assustadores e difíceis do que os qualitativos. A princípio, eles devem ter em mente que cada estudo tem uma *história* para contar, e compreender o ponto principal da história é o que importa inicialmente.

Os métodos construtivistas e a pesquisa qualitativa

Nas tradições construtivistas, os pesquisadores enfatizam a inerente complexidade dos seres humanos, suas habilidades de modelar e criar as próprias experiências e a ideia de que a verdade é um conjunto de realidades. Como consequência, os estudos construtivistas concentram-se fortemente na compreensão da experiência humana como ela é vivida, por meio da coleta e da análise cuidadosa de materiais *qualitativos* que são narrativos e subjetivos.

Os pesquisadores que rejeitam o método científico tradicional acreditam que uma importante limitação é seu *reducionismo* – ou seja, ele reduz a experiência humana apenas aos poucos conceitos que estão sendo investigados, e esses conceitos são definidos de antemão pelos pesquisadores, em vez de surgirem das experiências dos sujeitos estudados. Os pesquisadores construtivistas tendem a enfatizar os aspectos dinâmicos, holísticos e individuais da vida humana e tentam captar esses aspectos em sua completude, dentro do contexto daqueles que os experimentam.

Procedimentos flexíveis e em desenvolvimento são utilizados para incluir as descobertas que surgem durante o estudo, que, em geral, é realizado em cenários naturalistas. Com frequência, a coleta de informações e sua análise avançam simultaneamente. À medida que os pesquisadores filtram as informações, surgem novos *insights*, novas questões, e mais evidências são buscadas para ampliar ou confirmar os *insights*. Por meio do método indutivo (que vai do específico para o geral), os pesquisadores integram as informações e desenvolvem uma teoria ou descrição que esclarece os fenômenos observados.

Estudos construtivistas produzem informações ricas e abrangentes que podem esclarecer as várias dimensões (ou *temas*) de um fenômeno complicado. As descobertas de pesquisas qualitativas costumam ser fundamentadas em experiências da vida real de pessoas com conhecimento em primeira mão sobre determinado fenômeno. Entretanto, essa abordagem apresenta várias limitações. Os seres humanos, usados diretamente como instrumento de informações, são ferramentas altamente inteligentes e sensíveis, mas sujeitas a falhas.

Outra potencial limitação envolve a subjetividade da investigação construtivista, que às vezes levanta preocupações sobre a natureza idiossincrática (peculiar) das conclusões. Será que dois pesquisadores construtivistas, estudando um mesmo fenômeno em condições similares, chegariam a conclusões semelhantes? A situação pode ser potencializada pelo fato de a maioria dos estudos construtivistas envolver um grupo pequeno de participantes. Portanto, a generalização das descobertas a partir de investigações construtivistas pode ser questionada.

> **DICA** Em geral, nos relatórios, os pesquisadores não discutem ou nem mesmo mencionam o paradigma em que baseiam seus estudos. O paradigma fornece contexto, sem ser explicitamente referenciado.

Os diversos paradigmas e a pesquisa em enfermagem

Paradigmas são lentes que ajudam os pesquisadores a focar melhor os fenômenos escolhidos: não devem ser viseiras que limitam a curiosidade. O surgimento de paradigmas alternativos para estudar problemas em enfermagem parece ser uma tendência desejável que pode maximizar a extensão de novas evidências na prática. O conhecimento em enfermagem seria superficial se não fosse por um valioso conjunto de métodos, que são muitas vezes complementares nas suas forças e limitações.

As diferenças entre os dois paradigmas e métodos associados são enfatizadas para que seja mais fácil compreender as distinções. Porém, é igualmente importante observar que ambos têm muitos aspectos em comum, como os que seguem:

- *Objetivos finais*. O objetivo final de uma pesquisa científica, seja qual for seu paradigma, é responder aos questionamentos e solucionar problemas. Os pesquisadores quantitativos e qualitativos procuram capturar a verdade em relação aos fenômenos nos quais eles têm interesse.

- *Dados externos*. A palavra *empirismo* está muitas vezes associada ao método científico; porém, os pesquisadores das duas tradições reúnem e analisam evidências coletadas empiricamente, ou seja, por meio dos sentidos.
- *Confiança na cooperação humana*. A cooperação humana é essencial nas duas pesquisas – quantitativa e qualitativa. Para compreender as características e as experiências das pessoas, os pesquisadores devem encorajá-las a participar do estudo *e* a falar com sinceridade.
- *Limitações éticas*. A pesquisa com humanos é orientada por princípios éticos que, às vezes, interferem nos objetivos científicos. Com frequência, os pesquisadores defrontam-se com dilemas éticos, sejam quais forem seus paradigmas ou métodos.
- *Possibilidade de falhas*. Praticamente todos os estudos possuem limitações. Cada questão científica pode ser tratada de modos diferentes, e, inevitavelmente, há perdas e ganhos. As restrições de financiamento costumam gerar problemas, mas também há problemas em pesquisas com bons recursos financeiros. Isso significa que *nenhum estudo pode ter uma resposta definitiva para uma questão científica*. A possibilidade de falhas nos estudos torna importante compreender e criticar os métodos dos pesquisadores ao avaliar a qualidade dos dados.

Portanto, apesar das diferenças filosóficas e metodológicas, os pesquisadores que utilizam tanto o método científico tradicional quanto os métodos construtivistas, compartilham metas básicas e enfrentam muitos desafios similares. A escolha do método apropriado depende não apenas da filosofia e da visão de mundo do pesquisador, mas também está relacionada com a questão a ser pesquisada. Suponha-se que a pergunta do pesquisador seja: "Quais os efeitos da crioterapia sobre a náusea e a mucosidade oral em pacientes que estão sendo submetidos à quimioterapia?". Nesse caso, ele precisa examinar os efeitos por meio de uma cuidadosa avaliação quantitativa dos pacientes. Por outro lado, se a pergunta for "Qual é o processo que leva os pacientes a aprenderem a lidar com a morte de um filho?", o pesquisador terá dificuldade de quantificar esse processo. As visões de mundo dos próprios pesquisadores ajudam a formar as perguntas que eles querem fazer.

Ao ler sobre os paradigmas alternativos da pesquisa, é natural que o estudante se sinta mais atraído por um deles – aquele que mais corresponde à sua visão de mundo. No entanto, é importante conhecer e valorizar ambas as abordagens da investigação científica e reconhecer seus respectivos pontos fortes e fracos.

> **DICA DE ANÁLISE** Como é possível dizer se um estudo é quantitativo ou qualitativo? À medida que avançar na leitura deste livro, o estudante será capaz de identificar a maioria dos estudos como quantitativo ou qualitativo simplesmente com base no título do estudo ou nos termos do resumo no início do artigo. Neste momento, porém, o modo mais fácil de fazer essa distinção é observar a quantidade de *números* que aparecem no artigo, especialmente em tabelas. Em geral, os estudos quantitativos apresentam várias tabelas com números e informações estatísticas. Os estudos qualitativos, às vezes, não têm nenhuma tabela com informações quantitativas ou incluem apenas uma tabela numérica para descrever características dos participantes (p. ex., a porcentagem de homens e mulheres). Frequentemente, os estudos qualitativos possuem "quadros com textos" ou diagramas e figuras que ilustram processos inferidos a partir das informações narrativas coletadas.

PROPÓSITOS DA PESQUISA EM ENFERMAGEM

Por que os enfermeiros fazem pesquisa? Vários sistemas diferentes foram planejados para classificar diferentes objetivos de pesquisa. Foram descritos dois sistemas de classificação – não porque é importante para o estudante categorizar um estudo como tendo um propósito ou outro, mas, sim, porque isso ajudará a ilustrar a ampla gama de perguntas que têm intrigado os enfermeiros em mostrar diferenças entre as questões quantitativas e qualitativas.

> **DICA** Às vezes, faz-se distinção entre pesquisa básica e pesquisa aplicada. A *pesquisa básica* é apropriada para descobrir os princípios gerais do comportamento humano e dos processos biofisiológicos. A *pesquisa aplicada* é projetada para examinar como esses princípios podem ser utilizados para resolver os problemas da prática da enfermagem.

Diferentes níveis de explicação

Uma maneira de classificar os objetivos das pesquisas é por meio da extensão na qual os estudos são projetados para fornecer explicações. Há uma distinção fundamental, especialmente relevante na pesquisa quantitativa, entre estudos cujo objetivo básico é *descrever* fenômenos e estudos de **sondagem de causas** (i.e., tentando descobrir a verdade sobre algo).

Usando uma estrutura descritiva/explicativa, os propósitos específicos da pesquisa em enfermagem incluem identificação, descrição, exploração, explanação e predição/controle. Quando os pesquisadores afirmam seu propósito, com frequência eles usam esses termos (p. ex., O propósito deste estudo foi *explorar*...).

Para cada propósito, são vários os tipos de questão que podem ser tratados – alguns encaixam-se melhor na investigação quantitativa do que na qualitativa e vice-versa.

Identificação e descrição

Na pesquisa quantitativa, os pesquisadores consideram um fenômeno já previamente estudado ou definido. Por outro lado, os pesquisadores qualitativos estudam fenômenos a respeito dos quais pouco se sabe. Em certos casos, os conhecimentos sobre o fenômeno são tão escassos que é preciso identificá-lo ou nomeá-lo claramente, ou, então, sua definição ainda é inadequada. A natureza abrangente e experimental da pesquisa qualitativa combina bem com a resposta a questões do tipo "Que fenômeno é esse?" e "Qual é o nome disso?" (Tabela 1.2).

> **Exemplo quantitativo de descrição**
> Palese e colaboradores (2015) conduziram um estudo para descrever o tempo médio de cura das lesões por pressão de estágio II. Eles descobriram que foram necessários cerca de 23 dias para obter a reepitelização completa.

TABELA 1.2 Propósitos do *continuum* descrição-explicação e tipos de questões de pesquisa para as pesquisas quantitativa e qualitativa

Propósito	Tipos de questões: pesquisa quantitativa	Tipos de questões: pesquisa qualitativa
Identificação		Que fenômeno é esse? Qual é o nome do fenômeno?
Descrição	Qual é a prevalência do fenômeno? Com que frequência o fenômeno ocorre?	Quais são as dimensões ou características do fenômeno? O que é importante a respeito do fenômeno?
Exploração	Quais fatores estão relacionados com o fenômeno? Quais são os antecedentes do fenômeno?	Qual é a natureza plena do fenômeno? O que realmente está acontecendo aqui? Qual é o processo pelo qual o fenômeno evolui?
Predição e controle	Quando ocorre o fenômeno X, segue-se o fenômeno Y? O fenômeno pode ser evitado ou controlado?	
Explicação	Qual é a causa subjacente do fenômeno? A teoria explica o fenômeno?	Por que o fenômeno existe? O que o fenômeno significa? Como o fenômeno ocorreu?

> **Exemplo qualitativo de identificação**
> Stapleton e Pattison (2015) estudaram a experiência de homens com câncer avançado em relação às suas percepções de masculinidade. Por meio de entrevistas minuciosas, os pesquisadores identificaram um novo aspecto de masculinidade, que chamaram de *ambição frustrada*.

A descrição de fenômenos é um propósito de pesquisa importante. Em estudos descritivos, os pesquisadores contam, esboçam e classificam. Os pesquisadores em enfermagem têm descrito uma ampla variedade de fenômenos, como estresse do paciente, benefícios à saúde e assim por diante. A descrição quantitativa enfatiza a prevalência, o tamanho e outros aspectos mensuráveis dos fenômenos. Os pesquisadores qualitativos descrevem a natureza, as dimensões e a saliência dos fenômenos, como mostrado na Tabela 1.2.

Exploração

A pesquisa exploratória começa com um fenômeno de interesse; contudo, em vez de simplesmente descrever esse fenômeno, os pesquisadores exploratórios examinam a natureza do fenômeno, a maneira como ele se manifesta e outros fatores com os quais está relacionado – incluindo fatores que possam *causá-lo*. Por exemplo, um estudo quantitativo *descritivo* do estresse pré-operatório pode documentar a quantidade de estresse que os pacientes sentem. Um estudo *exploratório* pode perguntar: Quais fatores aumentam ou diminuem o estresse do paciente? Os métodos qualitativos podem ser usados para explorar a natureza de fenômenos pouco compreendidos e esclarecer as maneiras como o fenômeno é expresso.

> **Exemplo qualitativo de exploração**
> Wazneh e colaboradores (2016) utilizaram entrevistas minuciosas para explorar a extensão na qual os conteúdos de uma mochila especial chamada de "Venturing Out Pack" satisfaziam as necessidades práticas, psicossociais e de informação de adultos jovens sendo tratados para o câncer.

Explicação

A pesquisa explanatória procura entender as causas subjacentes ou a natureza plena de um fenômeno. Na pesquisa quantitativa, as *teorias* ou descobertas anteriores são usadas dedutivamente para gerar hipóteses de explicação que serão estatisticamente testadas. Em estudos qualitativos, os pesquisadores buscam explicações sobre como ou por que um fenômeno existe ou o que o fenômeno significa como base para o *desenvolvimento* de uma teoria fundamentada em dados de vivências ricas e abrangentes.

> **Exemplo quantitativo de explicação**
> Golfenshtein e Drach-Zahavy (2015) testaram um modelo teórico para explicar o papel das atribuições dos pacientes em uma regulação dos enfermeiros das emoções nas alas hospitalares pediátricas.

Predição e controle

Muitos fenômenos desafiam a explicação, ainda que seja possível predizê-los ou controlá-los com base na evidência da pesquisa. As pesquisas têm mostrado, por exemplo, que a incidência da síndrome de Down em bebês é diretamente proporcional à idade materna. É possível prever que uma mulher com 40 anos de idade corre maior risco de gerar uma criança com síndrome de Down do que outra, com 25. Também se pode influenciar o resultado, informando as mulheres sobre os riscos e oferecendo amniocentese àquelas com mais de 35 anos de idade. Nesse exemplo, a capacidade de prever e controlar não depende da explicação do que *leva* as mulheres mais velhas a terem risco maior. Em muitos estudos quantitativos, a predição e o controle são objetivos-chave. Ainda que os estudos explicativos sejam fortes, aqueles cujo propósito é prever e controlar também são críticos à PBE.

> **Exemplo quantitativo de predição**
> Jain e colaboradores (2016) conduziram um estudo para mensurar se os escores de dano neurológico, na chegada ao hospital, são capazes de predizer os desfechos funcionais, tais como *status* ambulatorial, na alta hospitalar, entre pacientes que sofreram um isquemia transitória ou AVE.

Propósitos de pesquisa ligados à prática baseada em evidências

Na tentativa de comunicar os propósitos relacionados à PBE, surgiu outro sistema para a classificação dos estudos (p. ex., DiCenso e colaboradores, 2005; Guyatt e colaboradores, 2008; Melnyk & Fineout-Overholt, 2015). A Tabela 1.3 identifica algumas das questões relevantes para cada propósito de PBE e oferece um exemplo real de pesquisa em enfermagem. Neste esquema de classificação, os vários propósitos podem ser mais bem abordados com a pesquisa quantitativa, com exceção da última categoria (significado/processo), que requer a pesquisa qualitativa.

Terapia, tratamento ou intervenção

Os estudos com um propósito terapêutico procuram identificar tratamentos efetivos para a melhora ou a prevenção de problemas de saúde. Esses estudos variam desde avaliações de tratamento específicas (p. ex., comparação entre dois tipos de cobertor resfriador para pacientes febris) até intervenções complexas com diversos componentes, destinadas a realizar mudanças comportamentais (p. ex., intervenções para parar de fumar orientadas por enfermeiros). A pesquisa de intervenção desempenha um papel crítico na PBE.

TABELA 1.3 Propósitos de pesquisa ligados à prática baseada em evidências (PBE) e questões de pesquisas-chave

Propósito da PBE	Questão de pesquisa-chave	Exemplo da pesquisa em enfermagem
Terapia/intervenção	Qual terapia ou intervenção resultará em melhores desfechos de saúde ou melhores prevenções de resultados de saúde adversos?	Kwon e colaboradores (2016) testaram os efeitos de uma pulseira de acupressão para náusea e vômito pós-operatórios em pacientes submetidos à tireoidectomia
Diagnóstico/avaliação	Qual teste ou procedimento de avaliação produzirá diagnósticos ou avaliações condições precisas e resultados de pacientes críticos?	Sitzer (2016) desenvolveu e avaliou um questionário de autoavaliação automatizado para estimar o risco de queda nos pacientes hospitalizados
Prognóstico	A exposição a uma doença ou problema de saúde aumenta o risco de subsequentes consequências adversas?	Storey e Von Ah (2015) estudaram a prevalência e o impacto da hiperglicemia em pacientes hospitalizados com leucemia, em termos de desfechos como neutropenia, infecção e duração da internação hospitalar
Etiologia/causa/dano	Quais fatores causam ou contribuem para o risco de um problema de saúde ou doença?	Hagerty e colaboradores (2015) empreenderam um estudo para identificar fatores de risco para infecções do trato urinário associadas ao cateter em pacientes criticamente doentes com hemorragia subaracnóidea; os fatores de risco examinados incluem níveis de açúcar no sangue, idade do paciente e níveis de anemia que requerem transfusão
Significado/processo	Qual é o significado das experiências de vida e qual é o processo pelo qual elas são reveladas?	Pieters (2016) estudou resistência como um processo multidimensional entre mulheres em idade mais avançada que recentemente completaram o tratamento para um câncer de mama de estágio inicial

Diagnóstico e avaliação

Muitos estudos de enfermagem preocupam-se com o rigoroso desenvolvimento e teste de instrumentos formais de exame, diagnóstico e avaliação de pacientes e de medição de resultados importantes. Instrumentos de alta qualidade, com precisão documentada, são essenciais tanto para a prática clínica quanto para a pesquisa.

Prognóstico

Os estudos de prognóstico examinam as consequências de uma doença ou problema de saúde, exploram fatores que podem modificar o prognóstico e examinam quando (e para que tipo de pessoas) as consequências são mais prováveis. Esses estudos facilitam o desenvolvimento de planos de tratamento de longo prazo. Eles também fornecem informações valiosas para orientar os pacientes na escolha de estilos de vida benéficos ou na identificação de sintomas-chave.

Etiologia (causa) e dano

É difícil evitar danos ou tratar problemas de saúde quando não se sabe as causas. Não haveria, por exemplo, programas para parar de fumar se as pesquisas não tivessem fornecido dados seguros de que o tabaco causa muitos problemas de saúde ou contribui para seu desenvolvimento. Portanto, determinar os fatores e as exposições que afetam ou causam doenças, mortalidade ou morbidade é um propósito importante de muitos estudos.

Significado e processos

Muitas atividades de cuidado com a saúde (p. ex., motivar as pessoas a aderir a tratamentos, proporcionar conselhos a pacientes, projetar intervenções atraentes) podem se beneficiar muito com a compreensão das perspectivas dos pacientes. Pesquisas que ofereçam dados sobre o que a doença e a saúde significam para o paciente, quais barreiras ele enfrenta na busca de práticas de saúde positivas e quais processos experimenta na transição de uma crise de saúde são importantes para a prática de enfermagem baseada em evidências.

> **DICA** A maioria dos propósitos relacionados à PBE (exceto *diagnóstico* e *significado*) requer pesquisas de *sondagem de causas*. A pesquisa de intervenções, por exemplo, verifica se determinada intervenção *causa* melhorias nos resultados-chave. A pesquisa de prognóstico questiona se uma doença ou condição de saúde *causa* consequências adversas subsequentes. A pesquisa etiológica busca explicações sobre *causas* subjacentes de problemas de saúde.

ASSISTÊNCIA A CONSUMIDORES DE PESQUISA EM ENFERMAGEM

Espera-se que este livro ajude o leitor a desenvolver habilidades que lhe permitam ler, avaliar e usar os estudos de enfermagem e a apreciar a pesquisa em enfermagem. Em todos os capítulos, são apresentadas informações sobre os métodos utilizados por pesquisadores de enfermagem e são fornecidas orientações de vários modos. Primeiro, são oferecidas dicas sobre o que o estudante pode esperar encontrar em reais artigos de pesquisa, identificados pelo ícone **DICA**. Há também dicas de análise (identificadas com o ícone **DICA DE ANÁLISE**) que ajudam com alguns potenciais aspectos que possam causar confusão nos artigos de pesquisa. Em segundo lugar, foram incluídas orientações para a elaboração de críticas sobre vários aspectos dos estudos. As questões no Quadro 1.1 ajudam a utilizar as informações deste capítulo na avaliação preliminar geral de artigos de pesquisa. Por fim, em terceiro lugar, são oferecidas oportunidades de aplicação de suas novas habilidades. Os exercícios para o desenvolvimento do pensamento crítico, no fim de cada capítulo, trazem orientações para avaliação de exemplos reais de pesquisas de estudos quantitativos e qualitativos. Essas atividades também estimulam o leitor a pensar se as descobertas desses estudos podem ser usadas na prática de enfermagem.

Quadro 1.1 Questões para uma visão geral preliminar de um relatório de pesquisa

1. Qual é a relevância do problema de pesquisa para a prática atual da enfermagem?
2. O estudo era quantitativo ou qualitativo?
3. Qual era o propósito (ou propósitos) subjacente ao estudo – identificação, descrição, exploração, explicação ou predição/controle? O propósito corresponde a algum foco da PBE – por exemplo, terapia/tratamento, diagnóstico, prognóstico, etiologia/dano ou significado?
4. Quais são as implicações clínicas dessa pesquisa? Para que tipo de pessoa e ambiente a pesquisa é mais relevante? Se os achados forem precisos, como *eu* posso utilizá-los na prática da enfermagem?

EXEMPLOS DE PESQUISA COM ATIVIDADES DE PENSAMENTO CRÍTICO

Esta seção apresenta exemplos de estudos com diferentes propósitos. Leia os resumos de pesquisa para os Exemplos 1 e 2 e responda às questões de pensamento crítico que seguem, consultando a versão integral dos relatos, se necessário. As questões de pensamento crítico para os Exemplos 3 e 4 são baseadas nos estudos que aparecem em sua totalidade nos Apêndices A e B deste livro.

EXEMPLO 1: PESQUISA QUANTITATIVA

Estudo: Phychological outcomes after a sexual assault vídeo intervention: A randomized trial. (Resultados psicológicos após uma intervenção de vídeo sobre abuso sexual: um ensaio randomizado) (Miller e colaboradores, 2015)

Objetivo: O objetivo do estudo foi testar se uma breve intervenção com base no vídeo teve efeitos positivos sobre a saúde mental das vítimas de abuso sexual. A intervenção proporcionou psicoeducação e informação sobre as estratégias de confrontamento a sobreviventes no momento atendimento de enfermagem para um abuso sexual.

Métodos: As mulheres vítimas de abuso sexual que se submetem a exames forenses dentro de 72 horas de seu ataque foram designadas para um dos dois grupos: (1) as que recebem cuidado-padrão mais a intervenção por vídeo e (2) as que recebem o cuidado normal, sem o vídeo. Um total de 164 mulheres participou do estudo. Elas completaram avaliações de saúde mental 2 semanas e 2 meses após o exame forense.

Resultados: Os pesquisadores descobriram que as mulheres de ambos os grupos apresentavam baixa ansiedade nas avaliações de acompanhamento. Contudo, as mulheres do grupo de intervenção especial apresentavam níveis significativamente mais baixos de sintomas de ansiedade do que as do grupo de cuidado-padrão em ambos os acompanhamentos.

Conclusões: Miller e colaboradores (2015) concluíram que os enfermeiros forenses têm oportunidade de intervir imediatamente após um abuso sexual com uma intervenção efetiva e econômica.

Exercícios para desenvolver o pensamento crítico

1. Responda às questões relevantes do Quadro 1.1 em relação a esse estudo.
2. Considere também as seguintes questões-alvo, que ajudam a avaliar os aspectos do mérito do estudo:
   a. Por que você considera que os níveis de ansiedade melhoraram com o passar do tempo nos grupos de intervenção e cuidado-padrão?
   b. Esse estudo pode ser considerado qualitativo? Por quê?

EXEMPLO 2: PESQUISA QUALITATIVA

Estudo: The pain experience of patients hospitalized with infl ammatory bowel disease: A phenomenological study. (A experiência de dor de pacientes hospitalizados com doença inflamatória intestinal: um estudo fenomenológico) (Bernhofer e colaboradores, 2015)

Objetivo: O objetivo do estudo foi entender a experiência única da dor em pacientes hospitalizados com diagnóstico de admissão de doença inflamatória intestinal (DII).

Métodos: Dezesseis homens e mulheres com diversas histórias (p. ex., idade, duração do diagnóstico de DII) foram recrutados de duas unidades colorretais de um grande centro clínico acadêmico. Os pacientes participaram de entrevistas com duração de cerca de 30 minutos. As entrevistas, que foram gravadas em áudio e então transcritas, focaram a experiência de dor dos pacientes no hospital.

Resultados: Cinco temas recorrentes surgiram na análise dos dados da entrevista: (1) sentir-se desacreditado e incompreendido, (2) desejo de desfazer o estigma, (3) frustração com a dor constante, (4) necessidade de conhecimento e compreensão por parte do profissional e (5) enfermeiros trabalhando como elo entre o paciente e os médicos. Este é um trecho da entrevista que ilustra o segundo tema sobre estigma: "Tenho sido julgado em várias ocasiões por pessoas que pensam que estou simplesmente procurando algum tipo de medicação para dor, mas, na verdade, procuro me sentir melhor, quero fazer a dor sumir" (p. 5).

Conclusões: Os pesquisadores concluíram que os enfermeiros que cuidam de pacientes hospitalizados com DII poderiam proporcionar melhor manejo da dor se entendessem os aspectos realçados nesses temas.

Exercícios para desenvolver o pensamento crítico

1. Responda às questões relevantes do Quadro 1.1 em relação a esse estudo.
2. Considere também as seguintes questões-alvo, que ajudam a avaliar os aspectos do mérito do estudo:
   a. Em sua opinião, por que os pesquisadores gravaram e transcreveram as entrevistas dos participantes do estudo?
   b. Você acha que seria apropriada a realização desse estudo com métodos de pesquisa quantitativos? Por quê?

EXEMPLO 3: PESQUISA QUANTITATIVA NO APÊNDICE A

- Leia o resumo e a introdução do estudo de Swenson e colaboradores (2016) Parents' use of praise and criticism in a sample of young children seeking mental health services. (O uso de elogios e críticas por parte dos pais em uma amostra de crianças que procuram serviços de saúde mental) no Apêndice A deste livro.

Exercícios para desenvolver o pensamento crítico

1. Responda às questões relevantes do Quadro 1.1 em relação a esse estudo.
2. Considere também as seguintes questões-alvo:
   a. Esse estudo pode ser considerado qualitativo? Por quê?
   b. Quem proporcionou apoio financeiro para essa pesquisa? (Essa informação aparece na primeira página do relatório.)

EXEMPLO 4: PESQUISA QUALITATIVA NO APÊNDICE B

- Leia o resumo e a introdução do estudo de Beck e Watson (2010) Subsequent childbirth after a previous traumatic birth. (Parto subsequente após nascimento traumático prematuro) no Apêndice B deste livro.

Capítulo 1 Introdução à pesquisa em enfermagem baseada em evidências

Exercícios para desenvolver o pensamento crítico

1. Responda às questões relevantes do Quadro 1.1 em relação a esse estudo.
2. Considere também as seguintes questões-alvo:
   a. Qual lacuna científica esse estudo pretendia preencher?
   b. O estudo de Beck e Watson foi realizado segundo o paradigma positivista ou o paradigma construtivista? Qual raciocínio lógico justifica sua escolha?

Tópicos Resumidos

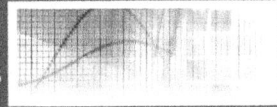

- A **pesquisa em enfermagem** é uma investigação sistemática realizada para apresentar dados sobre problemas importantes para os enfermeiros.

- Em vários cenários, os enfermeiros estão adotando a **prática baseada em evidências** (PBE), que incorpora descobertas científicas às decisões e interações com os pacientes.

- O conhecimento fornecido por pesquisas em enfermagem incrementa a prática profissional de todos os enfermeiros, incluindo *consumidores de pesquisa* (quem lê e avalia os estudos) e *produtores de pesquisa* (quem elabora e realiza os estudos).

- A pesquisa em enfermagem iniciou com Florence Nightingale, mas, no começo, desenvolveu-se lentamente, até experimentar uma aceleração rápida na década de 1950. Desde os anos 1980, o foco tem sido a **pesquisa em enfermagem clínica**, ou seja, problemas relacionados com a prática clínica.

- O National Institute of Nursing Research (NINR), criado nos U.S. National Institutes of Health em 1993, atesta a importância da pesquisa em enfermagem nos Estados Unidos.

- No futuro, é provável que a pesquisa em enfermagem enfatize projetos de PBE, *réplicas* de pesquisas, integração de pesquisas por meio de **revisões sistemáticas**, esforços de disseminação expandidos, foco aumentado nas disparidades de saúde e foco na **significância clínica** dos resultados da pesquisa.

- A pesquisa científica posiciona-se contrariamente a outras fontes de conhecimento para a prática da enfermagem, como tradição, autoridade, experiência pessoal e tentativa e erro.

- A investigação sistemática em enfermagem é conduzida principalmente com base em dois **paradigmas** amplos – visões de mundo com **pressupostos** subjacentes sobre a realidade: o paradigma positivista e o paradigma construtivista.

- No **paradigma positivista**, pressupõe-se que há uma realidade objetiva e que os fenômenos naturais são regulares e ordenados. O pressuposto relacionado do *determinismo* refere-se à crença de que os fenômenos resultam de causas antecedentes e não são aleatórios.

- No **paradigma construtivista**, pressupõe-se que a realidade não é uma entidade fixa, mas, sim, uma construção da mente humana – portanto, a "verdade" é um conjunto de múltiplas construções da realidade.

- A **pesquisa quantitativa** (associada com o positivismo) envolve a coleta e a análise da informação numérica. Em geral, essa pesquisa é realizada pelo **método científico** tradicional, que é sistemático e controlado. Os pesquisadores quantitativos baseiam suas descobertas em **evidências empíricas** (coletadas por meio dos sentidos humanos) e buscam a **generalização** para pontos além de uma situação ou cenário único.

- Os pesquisadores construtivistas enfatizam a compreensão da experiência humana como ela é vivida, por meio da coleta e da análise de materiais narrativos subjetivos, usando procedimentos flexíveis. Esse paradigma está associado com a **pesquisa qualitativa**.

- Há uma distinção fundamental, especialmente relevante na pesquisa quantitativa, entre estudos cuja intenção básica é *descrever* fenômenos e aqueles de **sondagem de causas** – isto é, destinam-se a esclarecer aspectos promotores subjacentes aos fenômenos. Os propósitos específicos no *continuum* descrição-explicação incluem identificação, descrição, exploração, explicação e predição/controle.

• Muitos estudos de enfermagem também podem ser classificados em termos de um objetivo relacionado à PBE: terapia/tratamento/intervenção, diagnóstico e avaliação, prognóstico, etiologia e dano, e significado e processo.

REFERÊNCIAS PARA O CAPÍTULO 1

Bernhofer, E., Masina, V., Sorrell, J., & Modic, M. (2015). The pain experience of patients hospitalized with inflammatory bowel disease: A phenomenological study. *Gastroenterology Nursing*. Advance online publication.

Campbell-Yeo, M., Johnston, C., Benoit, B., Latimer, M., Vincer, M., Walker, C., . . . Caddell, K. (2013). Trial of repeated analgesia with kangaroo mother care (TRAKC trial). *BMC Pediatrics, 13*, 182.

Chiaranai, C. (2016). The lived experience of patients receiving hemodialysis treatment for end-stage renal disease: A qualitative study. *The Journal of Nursing Research, 24*, 101–108.

Cong, X., Ludington-Hoe, S., McCain, G., & Fu, P. (2009). Kangaroo care modifies preterm infant heart rate variability in response to heel stick pain: Pilot study. *Early Human Development, 85*, 561–567.

Cong, X., Ludington-Hoe, S., & Walsh, S. (2011). Randomized crossover trial of kangaroo care to reduce biobehavioral pain responses in preterm infants: A pilot study. *Biological Research for Nursing, 13*, 204–216.

DiCenso, A., Guyatt, G., & Ciliska, D. (2005). *Evidence-based nursing: A guide to clinical practice*. St. Louis, MO: Elsevier Mosby.

Gilbert, R., Salanti, G., Harden, M., & See, S. (2005). Infant sleeping position and the sudden infant death syndrome: Systematic review of observational studies and historical review of recommendations from 1940 to 2002. *International Journal of Epidemiology, 34*, 874–887.

Golfenshtein, N., & Drach-Zahavy, A. (2015). An attribution theory perspective on emotional labour in nurse-patient encounters: A nested cross-sectional study in paediatric settings. *Journal of Advanced Nursing, 71*, 1123–1134.

Guyatt, G., Rennie, D., Meade, M., & Cook, D. (2008). *Users' guides to the medical literature: Essentials of evidence-based clinical practice* (2nd ed.). New York, NY: McGraw Hill.

Hagerty, T., Kertesz, L., Schmidt, J., Agarwal, S., Claassen, J., Mayer, S., . . . Shang, J. (2015). Risk factors for catheter-associated urinary tract infections in critically ill patients with subarachnoid hemorrhage. *Journal of Neuroscience Nursing, 47*, 51–54.

Hanrahan, K., Wagner, M., Matthews, G., Stewart, S., Dawson, C., Greiner, J., . . . Williamson, A. (2015). Sacred cow gone to pasture: A systematic evaluation and integration of evidence-based practice. *Worldviews on Evidence-Based Nursing, 12*, 3–11.

Holditch-Davis, D., White-Traut, R., Levy, J., O'Shea, T., Geraldo, V., & David, R. (2014). Maternally administered interventions for preterm infants in the NICU: Effects on maternal psychological distress and mother-infant relationship. *Infant Behavior & Development, 37*, 695–710.

Holman, E., Perisho, J., Edwards, A., & Mlakar, N. (2010). The myths of coping with loss in undergraduate psychiatric nursing books. *Research in Nursing & Health, 33*, 486–499.

Jain, A., van Houten, D., & Sheikh, L. (2016). Retrospective study on National Institutes of Health Stroke Scale as a predictor of patient recovery after stroke. *Journal of Cardiovas- cular Nursing, 31*, 69–72.

Kwon, J. H., Shin, Y., & Juon, H. (2016). Effects of Nei-Guan (P6) acupressure wristband: On nausea, vomiting, and retching in women after thyroidectomy. *Cancer Nursing, 39*, 61–66.

Lowson, K., Offer, C., Watson, J., McGuire, B., & Renfrew, M. (2015). The economic benefits of increasing kangaroo skin-to-skin care and breastfeeding in neonatal units: Analysis of a pragmatic intervention in clinical practice. *International Breastfeeding Journal, 10*, 11.

Ludington-Hoe, S. M. (2011). Thirty years of Kangaroo Care science and practice. *Neonatal Network, 30*, 357–362.

Melnyk, B. M., & Fineout-Overholt, E. (2015). *Evidence-based practice in nursing & healthcare: A guide to best practice* (3rd ed.). Philadelphia, PA: Lippincott Williams & Wilkins.

Miller, K., Cranston, C., Davis, J., Newman, E., & Resnick, H. (2015). Psychological outcomes after a sexual assault video intervention: A randomized trial. *Journal of Forensic Nursing, 11*, 129–136.

Moore, E., Anderson, G., Bergman, N., & Dowswell, T. (2012). Early skin-to-skin contact for mothers and their healthy newborn infants. *Cochrane Database of Systematic Reviews*, (5), CD003519.

Oakley-Girvan, I., Londono, C., Canchola, A., & Watkins Davis, S. (2016). Text messaging may improve abnormal mammogram follow-up in Latinas. *Oncology Nursing Forum, 43*, 36–43.

Palese, A., Luisa, S., Ilenia, P., Laquintana, D., Stinco, G., & Di Giulio, P. (2015). What is the healing time of stage II pressure ulcers? Findings from a secondary analysis. *Advances in Skin & Wound Care, 28*, 69–75.

Pieters, H. C. (2016). "I'm still here": Resilience among older survivors of breast cancer. *Cancer Nursing, 39*, E20–E28.

Sitzer, V. (2016). Development of an automated self-assessment of Fall Risk Questionnaire for hospitalized patients. *Journal of Nursing Care Quality, 31*, 46–53.

Spock, B. (1979). *Baby and child care.* New York, NY: Dutton.

Stapleton, S., & Pattison, N. (2015). The lived experience of men with advanced cancer in relation to their perceptions of masculinity: A qualitative phenomenological study. *Journal of Clinical Nursing, 24*, 1069–1078.

Storey, S., & Von Ah, D. (2015). Prevalence and impact of hyperglycemia on hospitalized leukemia patients. *European Journal of Oncology Nursing, 19*, 13–17.

Wazneh, L., Tsimicalis, A., & Loiselle, C. (2016). Young adults' perceptions of the Venturing Out Pack program as a tangible cancer support service. *Oncology Nursing Forum, 43*, E34–E42.

2 Fundamentos da prática de enfermagem baseada em evidências

Objetivos de aprendizagem

Depois de estudar este capítulo, o leitor será capaz de:

- Distinguir a utilização de pesquisa e da prática baseada em evidências (PBE) e discutir a situação atual de ambas no campo da enfermagem
- Identificar diversos recursos disponíveis para facilitar a PBE na prática da enfermagem
- Listar os diversos modelos para a implementação da PBE
- Discutir os cinco passos principais da PBE como iniciativa individual do enfermeiro
- Identificar os componentes de uma questão clínica bem-elaborada e conseguir estruturá-la
- Discutir as amplas estratégias para garantir um projeto organizacional da PBE
- Distinguir a PBE dos esforços para melhora da qualidade (MQ)
- Definir os novos termos apresentados neste capítulo

Termos-chave

- Cochrane Collaboration
- Hierarquia de evidências
- Melhora da qualidade (MQ)
- Metanálise
- Metassíntese
- Potencial de implantação
- Prática baseada em evidências (PBE)
- Protocolos clínicos
- Revisão sistemática
- Teste-piloto
- Utilização de pesquisas (UP)

O aprendizado sobre os métodos de pesquisa proporciona uma base para a prática baseada em evidências (PBE) em enfermagem. Este livro ajudará o leitor a desenvolver habilidades metodológicas para leitura de artigos de pesquisa, bem como, da avaliação de evidências. Antes de explicitar as técnicas metodológicas, serão discutidos aspectos-chave da PBE, para ajudar a entender o papel fundamental que a pesquisa desempenha na enfermagem atualmente.

HISTÓRIA DA PRÁTICA DE ENFERMAGEM BASEADA EM EVIDÊNCIAS

Esta seção proporciona um contexto para compreensão da prática de enfermagem baseada em evidências e dois conceitos intimamente ligados: utilização de pesquisas e translação de conhecimento.

Definição da prática baseada em evidências

De maneira precursora, Sackett e colaboradores (2000, p. 1) definiram **prática baseada em evidências** como "a integração da melhor evidência científica com experiência clínica e valores de pacientes". A definição proposta por Sigma Theta Tau International (2008, p. 57) é a seguinte: "processo de tomada de decisão compartilhada entre profissional, paciente e outros interessados a estes, baseado na evidência da pesquisa, nas experiências e nas preferências do paciente, no conhecimento clínico ou no know--how e em outras fontes robustas de informação disponíveis". Um ingrediente-chave na PBE é a tentativa de personalizar a "melhor evidência" às necessidades de um paciente específico dentro de um contexto clínico particular.

Uma característica básica da PBE enquanto estratégia de resolução de problemas é que ela tira a ênfase de decisões baseadas na personalização, na autoridade ou no ritual. Os aspectos centrais da PBE são a identificação da melhor evidência de pesquisa disponível e sua *integração* com outros fatores nas tomadas de decisões clínicas. Os partidários da PBE não minimizam a importância da avaliação clínica. Em vez disso, argumentam que a decisão fundamentada em conhecimentos científicos deve combinar os dados de pesquisas com a competência clínica, as preferências do paciente e as circunstâncias locais. A PBE envolve esforços para personalizar os dados, adequando-os às necessidades do paciente e à situação clínica específica.

Como a evidência de pesquisa pode fornecer valiosas perspectivas sobre a saúde e as doenças humanas, os enfermeiros devem ser aprendizes por toda a vida com as habilidades de procurar, entender e avaliar a nova informação sobre o cuidado do paciente e com a capacidade de adaptar-se às mudanças.

Utilização de pesquisas

A **utilização de pesquisas** (UP) consiste no uso das descobertas de estudos em uma aplicação prática não relacionada com a pesquisa original. Na UP, a ênfase é dada à translação do novo conhecimento em aplicações do mundo real. A PBE é um conceito mais amplo do que a UP, pois integra as descobertas científicas com outros fatores, como já mencionado. Além disso, enquanto esta começa a partir da própria pesquisa (p. ex., Como posso aplicar esse conhecimento de modo útil na minha prática?), o ponto de partida daquela é, geralmente, um problema clínico (p. ex., Segundo as evidências, qual é a melhor abordagem para resolver esse problema clínico?).

Durante a década de 1980, a UP surgiu como um importante tópico. Na formação, as escolas de enfermagem começaram a incluir cursos sobre métodos de pesquisa, cujo objetivo era capacitar os alunos a se tornarem habilidosos consumidores de pesquisa. Também houve mudança de foco na direção dos problemas da enfermagem clínica. Ainda assim, as preocupações sobre a limitação do uso de evidência científica no cuidado de enfermagem continuaram a aumentar.

A necessidade de reduzir a distância entre pesquisa e prática estimulou a criação de projetos formais de UP, incluindo o revolucionário *Conduct and Utilization of Research in Nursing (CURN) Project*, com duração de cinco anos, empreendido pela Michigan Nurses Association na década de 1970. Os objetivos do CURN eram aumentar o uso das descobertas clínicas na prática diária dos enfermeiros, disseminar descobertas científicas recentes e facilitar mudanças organizacionais necessárias para a implementação das inovações (Horsley e colaboradores, 1978). A equipe do CURN concluiu que a UP por parte de enfermeiros era possível, mas apenas se a pesquisa fosse relevante para a prática e se os resultados fossem amplamente disseminados.

Durante as décadas de 1980 e 1990, os projetos da UP foram empreendidos por vários hospitais e organizações. Durante os anos 1990, no entanto, a ênfase na UP começou a ser desbancada pelo estímulo à PBE.

Movimento da prática baseada em evidências

Um dos pilares do movimento da PBE é a Cochrane Collaboration, fundada no Reino Unido apoiada no trabalho feito pelo epidemiologista britânico Archie Cochrane, que publicou um livro na década de 1970, chamando a atenção para a escassez de dados sólidos sobre os efeitos dos serviços de saúde. Ele pediu que fossem feitos esforços para a elaboração de resumos de pesquisas sobre intervenções à disposição de provedores de atendimento na área de saúde. Isso levou ao desenvolvimento do Cochrane Center, em Oxford, em 1993, e da organização internacional **Cochrane Collaboration**, que hoje possui centros em localidades no mundo todo. Seu objetivo é ajudar os profissionais da área de saúde a tomar boas decisões, preparando e disseminando revisões sistemáticas dos efeitos das intervenções nessa área.

Mais ou menos na mesma época do surgimento da Cochrane Collaboration, um grupo da McMaster Medical School, no Canadá, desenvolveu uma estratégia de aprendizado chamada de *medicina baseada em evidências*. Esse movimento, cujo pioneiro foi o Dr. David Sackett, ampliou o uso das melhores evidências científicas por *todos* os profissionais da área de saúde. A PBE tem sido considerada o principal paradigma de mudança no sistema de formação educacional e na prática da área de saúde. Com a PBE, o clínico habilidoso não pode mais confiar em informações memorizadas; em vez disso, precisa acessar, avaliar e usar os novos dados das pesquisas científicas.

O movimento da PBE tem defensores e críticos. Os apoiadores afirmam que a PBE é uma abordagem racional para fornecer o melhor atendimento possível, considerando o uso dos recursos de modo mais eficaz. Seus partidários também observam que ela fornece uma estrutura para o aprendizado autodirecionado por toda a vida, essencial em uma era de rápidos avanços clínicos e explosão de informações. Em contrapartida, os críticos questionam se não há exagero na relação de vantagens da PBE e desconsideração dos julgamentos clínicos individuais e dos *inputs* dos pacientes. Eles também estão preocupados com a pouca atenção dedicada ao papel da pesquisa qualitativa. Mesmo sendo necessário um exame mais atento do modo como o rumo da PBE vai se desenvolver, é quase certo que esse será o caminho seguido pelas profissões da área da saúde nos próximos anos.

> **DICA** Foi debatido se o termo *prática baseada em evidências* deveria ser substituído por *prática informada por evidências* (PIE). Aqueles que defendem um termo diferente afirmaram que a palavra "baseada" sugere uma postura na qual os valores e as preferências não são suficientemente considerados nas decisões clínicas da PBE (p. ex., Glasziou, 2005). Ainda, como observado por Melnyk (2014), todos os modelos atuais de PBE incorporam a experiência dos profissionais e as preferências dos pacientes. Ela argumentou que "mudar as expressões... apenas irá criar confusão em um momento crucial no qual o progresso está sendo feito na aceleração da PBE" (Melnyk, 2014, p. 348). Nós concordamos e usamos a PBE durante todo este livro.

Translação do conhecimento

A UP e a PBE envolvem atividades que podem ser feitas no nível de enfermeiros individuais ou em nível organizacional mais alto (p. ex., por gerentes de enfermagem) como descrito posteriormente neste capítulo. Surgiu um movimento relacionado que se preocupa principalmente com esforços em nível de sistema para unir o hiato entre a geração de conhecimento e seu uso. *Translação do conhecimento* (*TC*) é um termo que, muitas vezes, está associado com a tentativa de intensificar a mudança sistemática na prática clínica. A Organização Mundial da Saúde (OMS, 2005) definiu TC como "síntese, troca e aplicação de conhecimento por interessados relevantes para acelerar os benefícios da inovação global e local no fortalecimento de sistemas de saúde e na melhora da saúde das pessoas".

> **DICA** A *ciência de translação* (ou ciência de implementação) é uma nova disciplina dedicada a promover a TC. Na enfermagem, a necessidade de divulgação e implementação dos resultados de pesquisa foi um importante estímulo para o desenvolvimento do grau de Doutor em Prática de Enfermagem. Surgiram várias publicações dedicadas a esse campo (p. ex., o periódico *Implementation Science*).

PRÁTICA BASEADA EM EVIDÊNCIAS NA ENFERMAGEM

Antes de descrever os procedimentos relacionados à PBE na enfermagem, serão discutidos brevemente alguns aspectos importantes, incluindo a natureza de "evidência", os desafios para buscar a PBE e os recursos disponíveis para sua abordagem.

Tipos e hierarquias de evidências

Não há consenso a respeito de quais dados seriam utilizáveis pela PBE, mas há concordância de que as descobertas de pesquisas rigorosas são essenciais. No entanto, existe certo debate sobre o que é uma pesquisa "rigorosa" e quais características classificam dados científicos como os "melhores".

No início do movimento da PBE, havia uma forte tendência favorecendo a evidência a partir de um tipo de estudo chamado de *ensaio controlado randomizado* (ECR). Essa tendência refletiu o foco inicial da Cochrane Collaboration sobre evidência a respeito da eficácia das terapias e não a respeito de questões de atendimento de saúde mais amplas. Os ECRs são especialmente bem adaptados para tirar conclusões sobre os efeitos das intervenções de saúde (ver Cap. 9). A tendência de classificar abordagens de pesquisa em termos de tratamentos eficazes ocasionou alguma resistência à PBE por parte de enfermeiros, que perceberam que estudos qualitativos e clínicos não randomizados seriam ignorados.

Atualmente, as opiniões sobre a contribuição dos vários tipos de dados são menos rígidas. Todavia, muitas **hierarquias de evidências** publicadas classificam as fontes de evidência de acordo com a força que elas fornecem, e, em muitos casos, os ECRs estão próximos do topo dessas hierarquias. Aqui, é oferecida uma hierarquia de evidência modificada que parece semelhante às outras, porém é exclusiva ao ilustrar que a classificação de estratégias que produzem evidências depende do tipo de questão que está sendo pedido.

A Figura 2.1 mostra que **revisões sistemáticas** estão no topo da hierarquia (Nível 1) porque a evidência mais forte vem de sínteses cuidadosas de múltiplos estudos. O nível seguinte (Nível II) depende da natureza do questionamento. Para questões de Tratamento quanto à

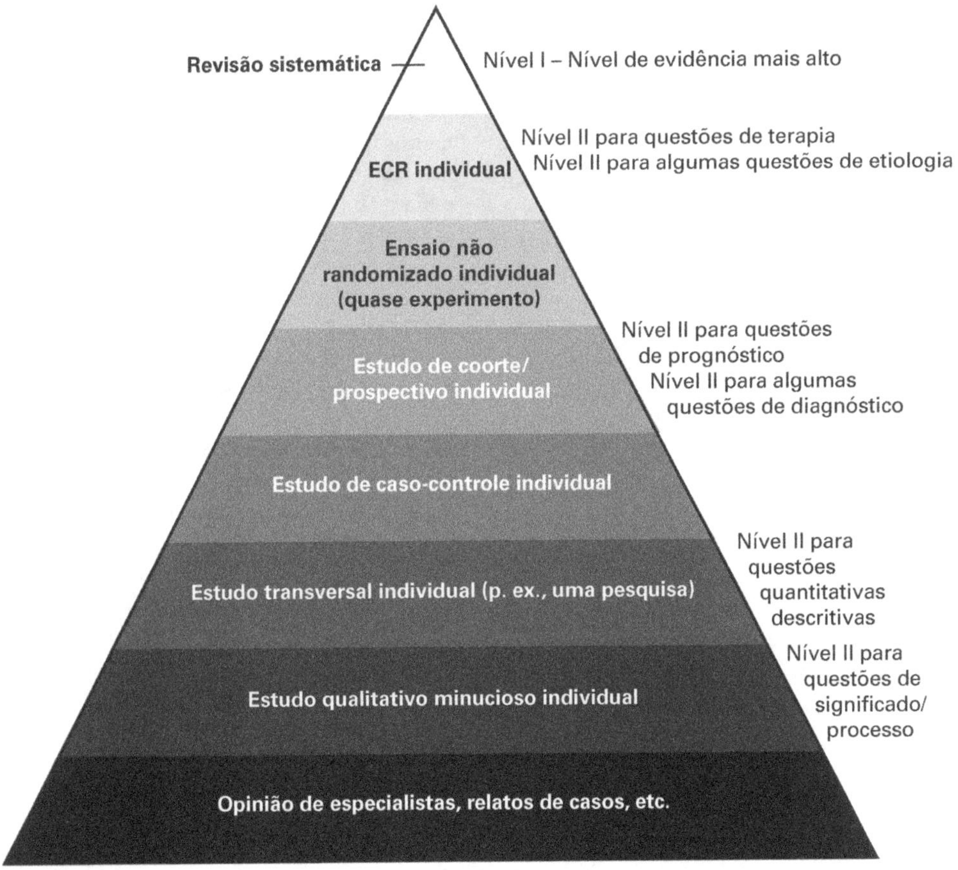

FIGURA 2.1 Hierarquia de evidências: níveis de evidência para diferentes questões de PBE.

eficácia de um tratamento ou intervenção (Qual é o mais indicado para melhorar os resultados de saúde?), os ECRs individuais constituem evidência de Nível II (revisões sistemáticas de múltiplos ECRs são Nível I). Descer os "degraus" da hierarquia de evidências para questões de Tratamento resulta em evidência menos confiável. Por exemplo, a evidência de Nível III vem de um tipo de estudo chamado quase experimental. Estudos qualitativos detalhados estão próximos da base, em termos de evidência quanto à eficácia da intervenção. (Os termos na Fig. 2.1 serão discutidos nos capítulos seguintes.)

Para uma questão de Prognóstico, em contrapartida, a evidência de Nível II vem de um estudo de coorte prospectivo simples e a evidência de Nível III, de um tipo de estudo chamado caso-controle (a evidência de Nível I vem de uma revisão sistemática de estudos de coorte). Desse modo, ao contrário do que é muitas vezes sugerido em discussões de hierarquias de evidências, existem realmente múltiplas hierarquias. Se o interesse for a melhor evidência para questões sobre significado, um ECR seria uma fonte insatisfatória de evidência, por exemplo. A Figura 2.1 ilustra essas múltiplas hierarquias, com informações do lado direito indicando o tipo de *estudo individual* que iria oferecer a melhor evidência (Nível II) para diferentes questões. Em todos os casos, revisões sistemáticas apropriadas estão no topo.

Obviamente, *dentro* de qualquer nível da hierarquia de evidências, a qualidade desses dados pode variar de modo considerável. Um ECR individual, por exemplo, pode ser bem elaborado, gerando evidências sólidas de Nível II para questões de Tratamento, ou pode ser tão problemático que seus dados se mostram fracos.

Portanto, em enfermagem, *melhor evidência* refere-se às descobertas de pesquisa que são metodologicamente apropriadas, rigorosas e clinicamente relevantes para responder questões urgentes. Essas questões abrangem não apenas a eficácia, a segurança e o custo das intervenções de enfermagem, mas também a confiança dos testes de avaliação em enfermagem, as causas e as consequências dos problemas de saúde e o significado e a natureza das experiências dos pacientes. A confiança nos dados científicos aumenta quando os métodos de pesquisa são convincentes, quando há vários estudos confirmatórios e quando os dados são avaliados e sintetizados de forma cuidadosa.

Desafios da prática baseada em evidências

Estudos que exploraram barreiras para a enfermagem baseada em evidências geraram resultados similares em muitos países. A maioria das barreiras encaixa-se em uma destas três categorias: (1) qualidade e natureza da pesquisa, (2) características do enfermeiro, e (3) fatores organizacionais.

Com relação à pesquisa propriamente dita, um dos problemas é a disponibilidade limitada de evidências sólidas de pesquisas para algumas áreas da prática. A necessidade de pesquisa que aborde diretamente problemas clínicos urgentes e de estudos repetidos em vários cenários permanece um desafio. Além disso, os pesquisadores em enfermagem precisam melhorar a capacidade de comunicar as evidências aos enfermeiros que trabalham na área. Nos países que não falam a língua inglesa, outro impedimento está no fato de a maioria dos estudos ser escrita em inglês.

As atitudes e a educação dos enfermeiros também são potenciais barreiras à PBE. Estudos revelam que alguns enfermeiros não valorizam as pesquisas, nem acreditam em seus benefícios e outros simplesmente resistem às mudanças. E, entre os enfermeiros que reconhecem a importância da pesquisa, muitos não possuem as habilidades para acessar a evidência ou avaliá-la para seu possível uso na tomada de decisão clínica.

Por fim, muitos desafios ao uso da pesquisa na prática são organizacionais. A "unidade de cultura" pode minar o uso da pesquisa, e as barreiras administrativas ou organizacionais também desempenham um importante papel. Embora muitas organizações defendam a ideia da PBE em teoria, nem sempre fornecem os suportes necessários para o tempo de liberação da equipe e a provisão de recursos. Uma forte liderança nas organizações da área de saúde é essencial para que essa prática se desenvolva.

RECURSOS DA PRÁTICA BASEADA EM EVIDÊNCIAS

Nesta seção, serão descritos alguns dos recursos disponíveis para sustentar a prática da enfermagem baseada em evidências e abordar alguns dos desafios.

Evidências pré-avaliadas

A evidência clínica apresenta-se de várias formas, a mais básica delas é a partir de estudos individuais. *Estudos primários* publicados em periódicos não são avaliados quanto à qualidade e uso na prática.

Evidências pré-processadas (pré-avaliadas) são aquelas selecionadas em estudos primários e avaliadas de acordo com seu uso por parte dos profissionais. DiCenso e colaboradores (2005) descreveram uma hierarquia de evidência pré-processada. No primeiro degrau acima dos estudos primários, estão sinopses de estudos simples, seguidas de revisões sistemáticas e, então, de sinopses de revisões sistemáticas. Os protocolos clínicos estão no topo da hierarquia. Em cada passo sucessivo na hierarquia, há maior facilidade na aplicação da evidência à prática clínica. Nesta seção, serão descritos vários tipos de fontes de evidências pré-avaliadas.

Revisões sistemáticas

A PBE baseia-se em uma meticulosa integração de todas as evidências-chave em um tópico de modo que as conclusões bem-fundadas possam ser extraídas sobre as questões de PBE. Uma revisão sistemática não é apenas uma revisão da literatura. Por si só, consiste em uma investigação acadêmica metódica, que segue muitos dos mesmos passos de outros estudos.

As revisões sistemáticas podem assumir várias formas. Uma delas é a integração narrativa (qualitativa) que surge e sintetiza descobertas, muito semelhante a uma rigorosa revisão de literatura. Para a integração da evidência de estudo quantitativo, as revisões narrativas têm sido substituídas cada vez mais por outro tipo, conhecido como metanálise.

A **metanálise** é uma técnica de integração estatística de achados de pesquisas quantitativas. Em essência, trata os achados de um estudo como uma fração de informação. Os achados de vários estudos sobre um mesmo tópico são combinados; depois, todas as informações são analisadas estatisticamente, de modo similar ao de um estudo comum. Portanto, como *unidade de análise* (entidade básica focada na análise), a metanálise considera cada um dos estudos e não seus participantes. Essa técnica fornece um método objetivo de integração de um corpo de descobertas e observação de padrões que poderiam passar despercebidos.

> **Exemplo de metanálise**
>
> Shah e colaboradores (2016) conduziram uma metanálise da evidência do uso de gluconato de clorexidina (CHG, do inglês *chlorhexidine gluconate*) a 2% no banho dos pacientes na unidade de terapia intensiva (UTI) sobre a infecção de corrente sanguínea associada ao cateter venoso (ICSACV). Integrando os resultados de quatro estudos de intervenção, os pesquisadores concluíram que o CHG a 2% é efetivo na redução das infecções. Eles observaram que "a enfermagem tem significativa influência sobre a prevenção da ICSACV no cuidado crítico por meio das melhores práticas baseadas em evidências" (Shah e colaboradores, 2016, p. 42).

Para estudos qualitativos, a integração pode assumir a forma de **metassíntese**, que se distingue de uma metanálise quantitativa, pois trata menos de reduzir as informações e mais de interpretá-las.

> **Exemplo de metassíntese**
>
> Magid e colaboradores (2016) empreenderam uma metassíntese de estudos explorando as percepções de elementos-chave do cuidado entre pacientes usando um dispositivo de assistência ventricular esquerda. A sua metassíntese de oito estudos qualitativos resultou na identificação de oito importantes temas.

As revisões sistemáticas estão cada vez mais disponíveis. Essas revisões são publicadas em periódicos profissionais, acessados por procedimentos de busca-padrão (ver Cap. 7) e também em bancos de dados dedicados a esse tipo de revisão. Em particular, o Cochrane Database of Systematic Reviews (CDSR) contém milhares de revisões sistemáticas relacionadas com intervenções da área de saúde.

Diretrizes clínicas e *bundles* de cuidados

Os **diretrizes clínicas** baseados em evidências constroem um corpo de conhecimentos aplicáveis. Diferentemente das revisões sistemáticas, as diretrizes (que com frequência são *baseadas* em revisões sistemáticas) fornecem recomendações específicas para a tomada de decisões a partir de evidências. Em geral, o desenvolvimento dessas diretrizes envolve o consenso de um grupo de pesquisadores, especialistas e clínicos. Sendo que a implementação ou adaptação das mesmas é, com frequência, um foco ideal para um projeto de PBE organizacional.

Da mesma forma, as organizações estão desenvolvendo e adotando métodos *de melhoria* – um conceito desenvolvido pelo Institute for Healthcare Improvement – que abrangem uma série de intervenções para tratar ou prevenir um grupo específico de sintomas (www.ihi.org). Há uma crescente evidência de que uma combinação ou *bundle* de estratégias produz melhores resultados do que uma simples intervenção.

> **Exemplo de um projeto de pacote de cuidados**
>
> Tayyib e colaboradores (2015) estudaram a efetividade *bundle* de cuidados para prevenção e redução da incidência de lesão por pressão em pacientes criticamente doentes. Os pacientes que receberam as intervenções do *bundle* de cuidados apresentaram incidência significativamente menor de lesão por pressão do que os pacientes que não receberam.

As descobertas dos *bundles* de cuidados e das diretrizes clínicas podem ser desafiadores porque não existe um simples repositório de diretrizes. Uma busca-padrão em um banco de dados bibliográfico como o MEDLINE (ver Cap. 7) gera muitas referências, contudo, os resultados provavelmente incluem não apenas as reais orientações, mas também comentários, estudos de implementação, etc.

Uma abordagem recomendada consiste em pesquisar bancos de dados de orientações ou por meio de organizações especializadas que patrocinam a elaboração de diretrizes clínicas. Algumas das muitas possíveis fontes merecem ser mencionadas. Nos Estados Unidos, orientações de enfermagem e de áreas da saúde são mantidas pela National Guideline Clearinghouse (NGC) (www.guideline.gov). No Canadá, a Registered Nurses' Association of Ontario (RNAO) (www.rnao.org/bestpractices) tem arquivos de informações sobre diretrizes clínicas. Duas fontes no Reino Unido são o banco de dados do Translating Research Into Practice (TRIP) database e o National Institute for Health and Care Excellence (NICE).

Existem muitos tópicos para os quais as diretrizes clínicas ainda não foram desenvolvidas, mas o problema oposto também é real: às vezes, existem múltiplas orientações sobre o mesmo tópico. Ainda pior que isso: devido a diferenças no grau de rigor da elaboração de orientações e interpretações científicas, há diretrizes com recomendações diferentes ou, inclusive, conflitantes (Lewis, 2001). Portanto, quem deseja adotar condutas clínicas deve, obrigatoriamente, avaliar seu conteúdo para identificar aquelas que se baseiam em melhores evidências, que foram desenvolvidas de modo mais meticuloso e que são mais fáceis de usar e apropriadas à adaptação e à aplicação local.

Vários instrumentos encontram-se disponíveis para a avaliação de condutas clínicas. Um apoio amplo é o Appraisal of Guidelines for Research and Evaluation (AGREE), agora em sua segunda versão (Brouwers e colaboradores, 2010). O AGREE II possui classificações para 23 dimensões dentro de seis domínios (p. ex., alcance e propósito, rigor do desenvolvimento, apresentação). Por exemplo, uma possível dimensão dos campos do alcance e do propósito: "A população (pacientes, público, etc.) à qual a diretriz deve ser aplicada é descrita de modo específico"; e está, do campo do rigor do desenvolvimento: "Antes da publicação, a diretriz foi revisada por especialistas externos.". A ferramenta AGREE deve ser aplicada a uma orientação por uma equipe de dois a quatro avaliadores.

> **Exemplo de uso do AGREE II**
> Homer e colaboradores (2014) avaliaram os protocolos de língua inglesa no rastreamento e no manejo da colonização por estreptococo do grupo B (EGB) em gestantes e na prevenção da doença por EGB de início precoce em recém-nascidos. Quatro orientações foram avaliadas usando a ferramenta AGREE II.

DICA Para os interessados em aprender mais sobre a ferramenta AGREE II, são oferecidas informações no suplemento para este capítulo no nosso *site*.

Modelos de processo da prática baseada em evidências

Os modelos de PBE oferecem esquemas de trabalho para projetar e implementar projetos de PBE nos cenários de prática. Alguns modelos têm como foco o uso da evidência individualmente por profissionais (p. ex., o Stetler Model, um dos mais antigos que se originaram como um modelo de UP), mas a maioria evidencia os esforços de PBE institucionais (p. ex., o Iowa Model). Os vários modelos de PBE dignos de nota são muito numerosos para serem listados de modo minucioso, mas incluem:

- Modelo de pesquisa avançada e prática clínica por meio de estreita colaboração – *Advancing Research and Clinical Practice Through Close Collaboration* (ARCC) *model* (Melnyk e Fineout-Overholt, 2015);
- Modelo da difusão de inovações – *Diffusion of Innovations model* (Rogers, 1995)
- Modelo Iowa de prática baseada em evidências para promover um atendimento de qualidade – *Iowa Model of Evidence-Based Practice to Promote Quality Care* (Titler, 2010);
- Modelo de prática baseada em evidências da enfermagem do Johns Hopkins – *Johns Hopkins Nursing Evidence-Based Practice* (JHNEBP) *model* (Dearholt e Dang, 2012);
- Modelo de promoção da ação em implementação de pesquisa em serviços de saúde – *Promoting Action on Research Implementation in Health Services* (PARiHS) *model* (Rycroft-Malone, 2010; Rycroft-Malone e colaboradores, 2013);
- Modelo de Stetler de utilização de pesquisas – *Stetler Model of Research Utilization* (Stetler, 2010).

Quem deseja seguir um modelo de PBE formal deve consultar uma das referências citadas. Vários também foram muito bem sintetizados por Melnyk e Fineout-Overholt (2015). Cada modelo oferece perspectivas diferentes sobre o modo de transferir achados de pesquisa para a prática, mas os passos e procedimentos são similares. Em uma seção subsequente deste capítulo, foi fornecida uma visão geral das atividades e dos processos-chave de esforços de PBE, com base na avaliação de elementos comuns aos vários modelos. Os autores deste livro confiam no *Iowa Model*, mostrado na Figura 2.2.

DICA Gawlinski e Rutledge (2008) oferecem sugestões para selecionar um modelo de PBE.

PRÁTICA DE ENFERMAGEM BASEADA EM EVIDÊNCIAS

Esta seção e a seguinte fornecem uma visão geral do modo como as pesquisas podem ser utilizadas em cenários clínicos. Primeiro, são discutidos estratégias e passos de maneira individual; depois, são relatadas atividades empregadas por organizações ou equipes de enfermeiros.

Cenários clínicos e necessidade de evidências

Individualmente, o enfermeiro toma muitas decisões e é chamado a fornecer orientações de saúde. Desse modo, ele tem a oportunidade de colocar pesquisas em prática. Seguem quatro cenários clínicos que fornecem exemplos dessas oportunidades:

- Cenário clínico 1. Você trabalha em uma UTI e percebe que a infecção por *Clostri-*

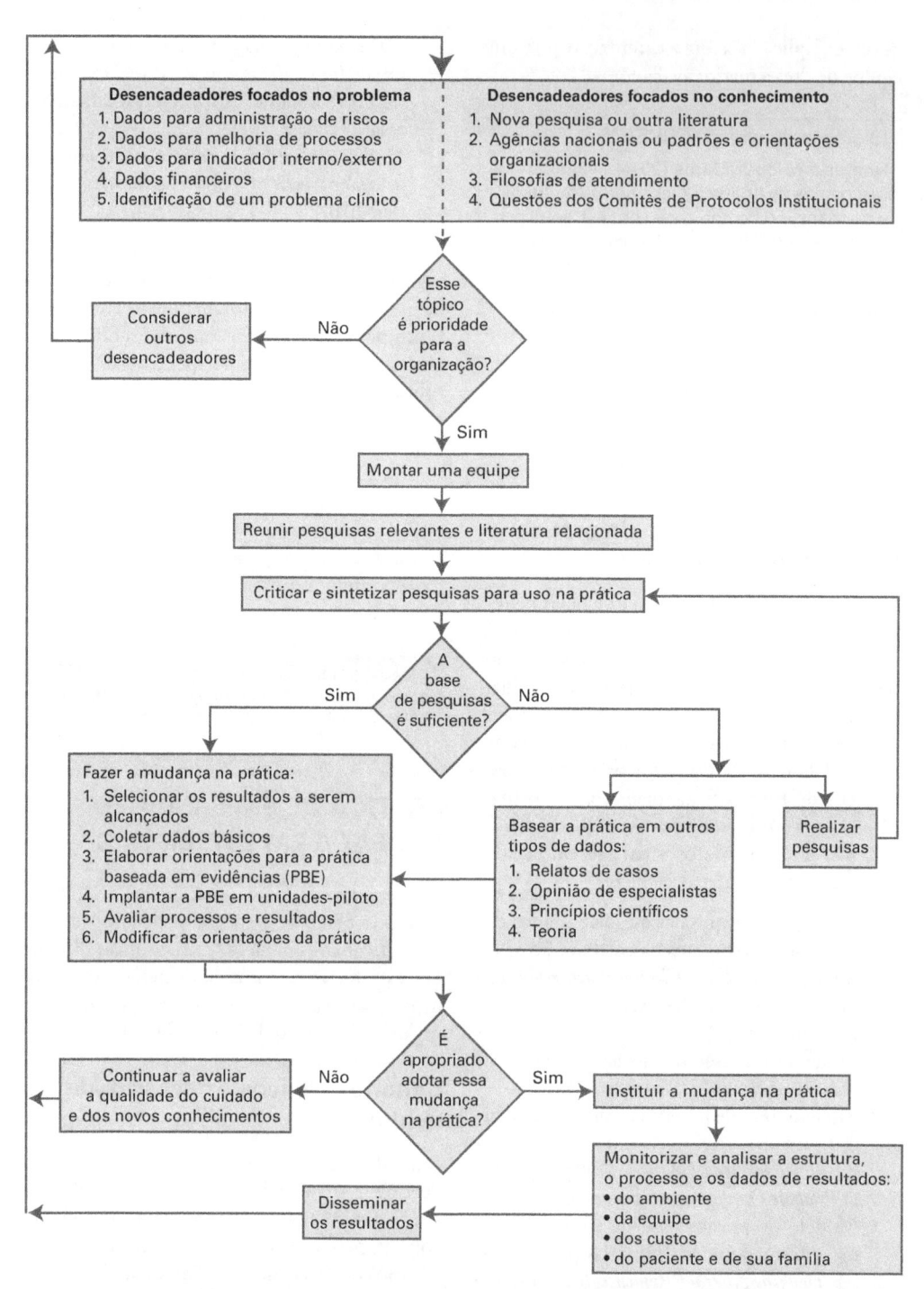

FIGURA 2.2 *Iowa Model of Evidence-Based Practice to Promote Quality Care* (modelo Iowa de prática baseada em evidências para promover um atendimento de qualidade). (Adaptada com permissão de Titler, M. G., Kleiber, C., Steelman, V., Rakel, B., Budreau, G., Everett, L. Q.,... Goode, C. [2001]. The Iowa model of evidence-based practice to promote quality care. *Critical Care Nursing Clinics of North America*, 13, 497-509.)

dium difficile tem se tornado mais prevalente entre pacientes cirúrgicos no hospital onde trabalha. Você quer saber se existe uma ferramenta de rastreamento confiável para avaliar o risco de infecção de modo que medidas preventivas possam ser iniciadas de maneira oportuna e efetiva.
- Cenário clínico 2. Você trabalha em uma clínica para tratamento de alergias e observa a dificuldade de muitas crianças na hora dos exames. Você gostaria de saber se uma intervenção de distração interativa ajudaria a reduzir a dor das crianças enquanto elas estão fazendo os exames para alérgenos.
- Cenário clínico 3. Você trabalha em um hospital de reabilitação e uma de suas pacientes idosas, que passou por uma artroplastia total do quadril, informa que está planejando fazer uma longa viagem de avião. Você sabe que uma viagem longa de avião aumentará o risco de trombose venosa profunda, e se pergunta se meias elásticas seriam um tratamento eficaz durante uma viagem aérea. Você resolve procurar os melhores dados científicos possíveis para responder à questão.
- Cenário clínico 4. Você está tratando de um paciente cardíaco hospitalizado que diz que tem apneia do sono. Ele confidencia que está relutante em submeter-se ao tratamento com pressão positiva contínua na via aérea (CPAP, do inglês *continuous positive airway pressure*) porque acha que o tratamento irá impedi-lo de ter relações sexuais com a esposa. Você pondera se há algum dado científico sobre como é submeter-se ao tratamento por CPAP, para poder entender melhor como tratar as preocupações desse paciente.

Nessas e em outras situações clínicas, os dados de pesquisas podem ser utilizados para melhorar o cuidado de enfermagem. Algumas situações podem levar ao exame cuidadoso e amplo das práticas realizadas na unidade ou instituição, mas, em outros casos, o enfermeiro, individualmente, pode examinar os dados por conta própria, a fim de ajudar a tratar problemas específicos.

Em esforços individuais de PBE, as principais etapas incluem:

1. Fazer perguntas clínicas que possam ser respondidas por dados científicos
2. Buscar e coletar dados científicos relevantes
3. Avaliar e sintetizar esses dados
4. Integrar os dados à própria experiência clínica, às preferências do paciente e ao contexto local
5. Avaliar a eficácia da decisão, da intervenção ou da orientação

Como formular questões clínicas bem-elaboradas: PIO e PICO

A primeira etapa crucial na PBE envolve formular questões clínicas relevantes que refletem incertezas na prática clínica. Alguns autores de PBE costumam fazer a distinção das questões em dois tipos: geral e específica. *Questões gerais* são questões fundamentais sobre um aspecto clínico; por exemplo, O que é caquexia no câncer (perda de peso progressiva) e qual é a sua fisiopatologia? As respostas geralmente são encontradas em livros. As *questões específicas*, por sua vez, são as que podem ser respondidas com base nos dados de pesquisas recentes sobre diagnóstico, avaliação ou tratamento de pacientes ou esclarecimento do significado ou prognóstico de seus problemas de saúde. O enfermeiro pode perguntar-se, por exemplo, se um suplemento nutricional enriquecido com óleo de peixe é eficaz na estabilização do peso de pacientes com câncer avançado. A resposta a essa questão pode fornecer orientação sobre como abordar melhor as necessidades dos pacientes com caquexia.

Muitas diretrizes para PBE utilizam os acrônimos PIO ou PICO para ajudar os profissionais a desenvolverem questões bem-formuladas que facilitem uma busca de evidências. Na forma PIO mais básica, a questão clínica é formulada para identificar três componentes:

1. P: a *população* ou os *pacientes* (Quais são as características dos pacientes ou das pessoas?)
2. I: a *intervenção*, a *influência* ou a *exposição* (Quais são as intervenções ou as terapias de

interesse? ou Quais são as influências/exposições potencialmente prejudiciais?)

3. O: os *resultados (outcomes)* (Quais resultados ou consequências interessam?)

Aplicando esse esquema ao caso de caquexia, a *população* (P) são os pacientes com câncer com caquexia, a *intervenção* (I) são os suplementos nutricionais enriquecidos com óleo de peixe e o *resultado* (O) é a estabilização do peso. Como outro exemplo, no segundo cenário clínico sobre testes cutâneos citados anteriormente, a população são crianças sendo testadas para alergias, a intervenção é a distração interativa e o resultado é a dor.

Quando informações qualitativas são o melhor modo de solucionar a questão (p. ex., questões sobre o significado de uma experiência ou problema de saúde), dois componentes são mais relevantes:

1. A *população* (Quais são as características dos pacientes ou dos clientes?)
2. A *situação* (Quais condições, experiências ou circunstâncias se pretende compreender?)

Suponha-se, por exemplo, que a pergunta de pesquisa seja Como é ter caquexia? Nesse caso, são necessárias ricas informações qualitativas; a *população* são os pacientes com câncer em estado avançado, e a *situação* é a experiência de ter caquexia.

Além dos componentes básicos do PIO, às vezes, outros componentes são importantes em uma busca de evidências. Em particular, um componente de comparação (C) pode ser necessário, quando a intervenção ou a influência de interesses é contrastada com uma alternativa específica. O interesse pode estar, por exemplo, em saber se suplementos enriquecidos com óleo de peixe (I) são melhores do que a melatonina (C) na estabilização do peso (O) de pacientes com câncer (P). Quando uma comparação *específica* é de interesse, uma questão PICO é requerida, mas se o interesse fosse revelar evidências sobre *todas* as alternativas para uma intervenção de interesse primário, então os componentes PIO são suficientes. Em contrapartida, quando se formulam questões para realizar um *estudo* real, o "C" sempre deve ser especificado.

> **DICA** Outros componentes podem ser relevantes, como o tempo e o prazo no qual uma intervenção pode ser apropriada (adicionando um "T" para questões PICOT) ou o cenário (adicionando um "C" para questões PICOC).

A Tabela 2.1 oferece modelos para formular questões clínicas bem-elaboradas para diferentes tipos de questões específicas. A coluna da direita inclui questões com uma comparação explícita (PICO), ao passo que a coluna do meio não tem uma comparação (PIO). As questões são classificadas de maneira similar às do Capítulo 1 (Objetivo da PBE), conforme representado na Tabela 1.3. Uma exceção é que a descrição foi adicionada como uma categoria. Observa-se que, embora existam algumas diferenças nos componentes por meio dos tipos de questão, sempre existe um componente P.

> **DICA** A prática de formular questões clínicas é crucial – é o ponto inicial para a enfermagem baseada em evidências. Reserve um tempo para preencher os espaços em branco na Tabela 2.1 para cada categoria de pergunta. Não seja muito autocrítico nesse ponto. O conforto para desenvolver as questões irá aumentar com o passar do tempo.

Busca de evidências de pesquisa

Na elaboração de dúvidas clínicas como questões PIO ou PICO, o leitor deve ser capaz de fazer a pesquisa bibliográfica para obter as informações desejadas. Usando os modelos da Tabela 2.1, as informações inseridas nos espaços em branco são *palavras-chave* que podem ser utilizadas na busca eletrônica.

Para a PBE, o melhor é começar pela busca em revisões sistemáticas, orientações clínicas práticas ou outra fonte pré-processada, pois essa abordagem leva a uma resposta mais rápida e, se as habilidades metodológicas do pesquisador forem limitadas, possibilita resposta de qualidade superior. Aqueles que preparam revisões e orientações clínicas costumam ser bem treinados em métodos de pesquisa e usam padrões rigorosos

TABELA 2.1 Modelos de perguntas para questões clínicas específicas selecionadas: PIO e PICO

Tipo de questão	Modelo de questão PIO (questões sem comparação explícita)	Modelo de questão PICO (questões com comparação explícita)
Terapia/tratamento/intervenção	Em _____ (População), qual é o efeito de _____ (Intervenção) sobre _____ (Resultado O*utcome*)?	Em _____ (População), qual é o efeito de _____ (Intervenção) em comparação com _____ (Intervenção comparativa/alternativa) sobre _____ (Resultado O*utcome*)?
Diagnóstico/avaliação	Para _____ (População), _____ (Identificar ferramenta/procedimento) gera informações de diagnóstico/avaliação precisas e apropriadas sobre _____ (Resultado O*utcome*)?	Para _____ (População), _____ (Identificar ferramenta/procedimento) gera informações de diagnóstico/avaliação mais precisas ou mais apropriadas do que _____ (Ferramenta/procedimento comparativo) sobre _____ (Resultado O*utcome*)?
Prognóstico	Para _____ (População), _____ (Exposição à doença ou condição) aumenta o risco de _____ (Resultado O*utcome*)?	Para _____ (População), _____ (Exposição à doença ou condição) em relação a _____ (Doença ou condição comparativa) aumenta o risco de _____ (Resultado O*utcome*)?
Etiologia/dano	Em _____ (População), _____ (Influência, exposição ou característica) aumenta o risco de _____ (Resultado O*utcome*)?	_____ (Influência, exposição ou característica) aumenta o risco de _____ (Resultado) comparado a _____ (Influência comparativa, exposição ou condição) em _____ (População)?
Descrição (prevalência/incidência)	Em _____ (População), qual é a prevalência de _____ (Resultado O*utcome*)?	*As comparações explícitas não são típicas, com exceção da comparação de diferentes populações.*
Significado ou processo	Como é para _____ (População) experimentar _____ (situação, condição, circunstância)? OU Qual é o processo pelo qual _____ (População) lida com, se adapta a ou vive com _____ (situação, condição, circunstância)?	*Comparações explícitas não são comuns nesse tipo de questões.*

na avaliação de dados. Além disso, dados pré-processados com frequência são preparados por uma equipe, o que resulta em conclusões bem-objetivas, verificadas mais de uma vez. Portanto, quando há dados pré-processados relacionados à questão clínica pesquisada, às vezes eles são suficientes, a não ser que a revisão esteja desatualizada. Em contrapartida, quando não é possível localizar dados pré-processados ou quando estes são antigos, é preciso buscar dados melhores em estudos primários, usando as estratégias descritas no Capítulo 7.

> **DICA** A procura por evidências para um projeto de PBE foi grandemente simplificada nos últimos anos. A orientação para a realização de um protocolo clínico sobre questões clínicas está disponível no suplemento para o Capítulo 7 (o capítulo sobre revisões de literatura) no nosso *site*.

Avaliação das evidências para a prática baseada em evidências

As evidências devem ser avaliadas antes de a ação clínica ser empreendida. A consideração crítica de dados científicos na PBE podem envolver vários tipos de avaliação (Quadro 2.1), mas com frequência o foco é a qualidade das evidências.

Qualidade das evidências

O ponto preponderante a ser avaliado é a extensão na qual as descobertas são *válidas*. Ou seja, os métodos do estudo foram suficientemente rigorosos a ponto de produzir dados confiáveis? De modo ideal, o estudante deveria encontrar uma evidência pré-avaliada, mas o objetivo deste livro é ajudá-lo a avaliar por conta própria a evidência da pesquisa. Quando há vários estudos primários, mas nenhuma revisão sistemática, é necessário tirar conclusões sobre o corpo de dados científicos tomado como um todo. Obviamente, confere-se maior valor aos estudos mais rigorosos.

Magnitude dos efeitos

O estudante também precisa avaliar se os achados do estudo são clinicamente importantes. O que esse critério considera não é se os resultados são reais, mas qual é a consistência desses resultados. Considere-se, por exemplo, o cenário clínico 3 citado anteriormente, que sugere esta questão: Para pacientes de alto risco, o uso de meias elásticas diminui o risco de trombose venosa profunda relacionado a viagens aéreas? Foi encontrada uma relevante revisão sistemática na literatura sobre enfermagem – uma metanálise de nove ECRs (Hsieh & Lee, 2005) – e outras no banco de dados da Cochrane (Clarke e colaboradores, 2006; O'Meara e colaboradores, 2012). A partir dessas revisões, com base na evidência confiável, concluiu-se que as meias de compressão são efetivas e a magnitude do efeito de redução do risco é bem substancial. Assim, pode ser apropriado aconselhar o uso de meias de compressão, ficando pendente ainda a consideração de outros fatores. A magnitude dos efeitos pode ser quantificada, e vários métodos são posteriormente descritos neste livro. A magnitude dos efeitos também tem peso sobre a *significância clínica*, e será discutida em um capítulo seguinte.

Precisão das estimativas

Quando os dados são quantitativos, outra consideração relevante é o grau de precisão da estimativa do efeito. Esse tipo de avaliação requer certo conhecimento estatístico e, por isso, adia-se a discussão sobre os *intervalos de confiança*, que serão tratados no Capítulo 14. Os resultados de pesquisa fornecem apenas uma *estimativa* dos efeitos e é útil compreender não apenas a estimativa exata, mas também a faixa de variação em que provavelmente se encontra o efeito.

Efeitos periféricos

Mesmo que a evidência seja julgada como válida e a magnitude dos efeitos seja considerável, os benefícios e os custos periféricos podem ser

---

Quadro 2.1 Questões para avaliar a evidência

1. Qual é a qualidade da evidência – isto é, quão rigorosa e confiável ela é?
2. Qual é a evidência – qual é a magnitude dos efeitos?
3. Qual é a precisão da estimativa dos efeitos?
4. Qual é a evidência existente de efeitos/benefícios colaterais?
5. Qual é o custo financeiro de aplicar (e de não aplicar) a evidência?
6. A evidência é relevante para meu contexto particular?

importantes na orientação das decisões. Ao estruturar a questão clínica, é comum identificar os resultados (O) relevantes – por exemplo, a estabilização de peso no caso da intervenção para tratar a caquexia por câncer. No entanto, a pesquisa desse tópico provavelmente vai considerar outros resultados que devem ser ponderados, como efeitos sobre a qualidade de vida.

Custos financeiros

Outro aspecto a ser observado está associado aos custos da aplicação das evidências. Os custos podem ser pequenos ou inexistentes. Por exemplo, no cenário clínico 4 – que envolve o tratamento com CPAP –, é possível prever que a ação de enfermagem teria custo neutro, pois os dados seriam usados para tranquilizar e informar os pacientes. Quando as intervenções e avaliações são dispendiosas, contudo, os recursos necessários para colocar em prática a melhor evidência precisam ser levados em conta em qualquer decisão. Embora se deva considerar o custo de uma decisão clínica, também é igualmente importante avaliar o custo de *não* tomar essa decisão.

Relevância clínica

Por fim, é importante avaliar a relevância das evidências para a situação clínica em questão, ou seja, para o *paciente* em um cenário clínico específico. As melhores evidências podem ser mais prontamente aplicadas a determinado paciente quando este é similar o bastante às pessoas que participaram do estudo ou de estudos revisados. O paciente teria sido recrutado para o estudo, ou algum outro fator (p. ex., idade, gravidade da doença, comorbidades) poderia ter desqualificado esse paciente? DiCenso e colaboradores (2005), que aconselharam os clínicos a perguntarem se há alguma razão que os obrigue a concluir que os resultados talvez *não* sejam aplicáveis à situação clínica analisada, deram dicas úteis sobre o emprego de evidências a pacientes específicos.

Ações baseadas em avaliações de evidências

As avaliações de evidências podem levar a diferentes cursos de ação. Pode ser que o enfermeiro chegue neste ponto e conclua que a evidência não é sólida o suficiente ou que provavelmente o efeito é muito pequeno ou, ainda, que o custo da aplicação da evidência é muito alto. O conhecimento da evidência pode sugerir que o "atendimento usual" é a melhor estratégia. Se, no entanto, a avaliação inicial das evidências sugerir uma ação clínica promissora, o enfermeiro poderá dar o próximo passo.

Integrando as evidências à prática baseada em evidências

Os dados de pesquisas precisam ser integrados a outros tipos de informação, incluindo a própria experiência clínica do profissional e o conhecimento do cenário clínico. Talvez o enfermeiro conheça fatores que desaconselham a implantação de evidências, ainda que sejam muito promissoras. As preferências e os valores dos pacientes também são importantes. Uma conversa com o paciente pode revelar atitudes negativas em relação a um curso de ação potencialmente benéfico, a contraindicações (p. ex., comorbidades) ou a possíveis impedimentos (p. ex., ausência de plano de saúde).

Um tema final é a conveniência de integrar dados de pesquisas qualitativas. Esse tipo de pesquisa pode fornecer boa compreensão sobre o modo como os pacientes experimentam um problema ou sobre barreiras que dificultam a adoção das prescrições. Uma intervenção potencialmente benéfica pode não alcançar os resultados desejados se for implantada sem a perspectiva do paciente. Como Morse (2005) apropriadamente observou, evidências do ECR podem dizer se um comprimido é eficaz, mas a pesquisa qualitativa ajudará a entender por que, às vezes, os pacientes não o utilizam.

Aplicação de evidências e avaliação de resultados

Depois dos quatro primeiros passos da PBE, pode-se usar a informação resultante para tomar uma decisão ou fornecer conselhos com base em evidências. Ainda que as etapas, como descritas aqui, possam parecer complicadas, na realidade, o processo é bem eficiente – *se* houver evidências adequadas e, sobretudo, se elas forem pré-processadas corretamente. A PBE é mais desafiadora quando os achados das pesquisas são contraditórios, inconclusivos ou inconsistentes, ou seja, quando são necessárias evidências de melhor qualidade.

O último passo de um esforço individual de PBE refere-se à avaliação. Parte do processo de avaliação envolve um acompanhamento para determinar se as ações alcançaram o resultado esperado. Outra parte, no entanto, está relacionada com a avaliação do grau de excelência da execução da PBE. Sackett e colaboradores (2000) ofereceram questões de autoavaliação que tratam dos passos prévios da PBE e incluem formular perguntas (Realmente estou tratando de alguma questão clínica? Minhas questões foram bem redigidas?) e encontrar dados externos (Conheço as melhores fontes de evidências atuais? Minha busca é eficiente?). A autoavaliação pode levar à conclusão de que, pelo menos, algumas questões clínicas de interesse podem ser mais bem tratadas como um esforço em grupo.

PRÁTICA BASEADA EM EVIDÊNCIAS NO CONTEXTO ORGANIZACIONAL

Em alguns cenários clínicos, os próprios enfermeiros, individualmente, são capazes de implantar estratégias de PBE (p. ex., aconselhar sobre o uso de meias elásticas). Muitas situações, contudo, requerem tomada de decisão por parte de uma organização ou equipe de enfermeiros trabalhando para resolver um problema recorrente. Esta seção descreve alguns pontos relevantes para esforços institucionais de PBE, destinados a gerar alguma política ou protocolo que afete a prática de muitos enfermeiros.

Muitos passos de projetos organizacionais de PBE são similares aos descritos na seção anterior. Por exemplo, reunir e considerar evidências são atividades cruciais em ambos, como mostrado no Iowa Model na Figura 2.2 (reunir pesquisas relevantes; criticar e sintetizar pesquisas). Contudo, pontos adicionais são relevantes no nível organizacional, incluindo selecionar um problema; avaliar se o tópico é uma prioridade organizacional; decidir testar uma inovação da PBE em caráter experimental; e decidir, com base em um ensaio, se a inovação deve ser adotada. A seguir, são abordados alguns desses tópicos de maneira resumida.

Seleção de um problema para um projeto institucional de prática baseada em evidências

Alguns projetos de PBE originam-se de deliberações entre profissionais da saúde que encontraram um problema recorrente e procuram uma resolução. Outros, no entanto, são esforços hierárquicos em que administradores adotam medidas para estimular o uso de dados de pesquisas entre os clínicos. Esta última abordagem é cada vez mais comum em hospitais dos Estados Unidos como parte do processo de obtenção da acreditação Magnet.

Vários modelos de PBE, como o Iowa Model, distinguem dois tipos de estímulos ("desencadeadores") para empreender uma PBE: (1) *desencadeadores focados no problema* – identificação de um problema de prática clínica que necessita de solução, ou (2) *desencadeadores focados no conhecimento* – leituras na literatura de pesquisa. A abordagem de identificação do problema provavelmente tem relevância clínica e obtém o apoio da equipe se o problema for um daqueles com que vários enfermeiros se defrontam.

Um segundo catalisador para um projeto de PBE é um desencadeador focado no conhecimento, que é similar à UP. O catalisador pode ser uma nova orientação clínica ou um artigo de pesquisa abordado em um grupo de estudos. Com os desencadeadores focados no conhecimento, a relevância clínica da pesquisa talvez tenha que ser avaliada. O tema central consiste em saber se um problema importante para os enfermeiros em um ambiente específico será solucionado pela introdução de uma inovação.

Avaliação do potencial de implementação

Com ambos os tipos de desencadeadores, a acessibilidade de empreender um projeto de PBE organizacional precisa ser avaliada. No Iowa

Model (Fig. 2.2), o primeiro ponto de decisão envolve determinar se o tópico é prioritário para a organização, considerando mudanças práticas. Titler e colaboradores (2001) aconselham considerar os seguintes temas antes de finalizar um tópico de PBE: adequação do tópico ao plano de estratégias da organização, magnitude do problema, número de pessoas envolvidas no problema, apoio dos líderes de enfermagem e de outras disciplinas, custos e disponibilidade de recursos e possíveis barreiras à mudança.

Alguns modelos de PBE envolvem uma avaliação formal do "encaixe" organizacional, com frequência chamado de **potencial de implementação** (ou *prontidão ambiental*). Na avaliação do potencial de implementação de uma inovação, vários aspectos devem ser considerados, em particular a capacidade de comunicação de uma inovação (i.e., a extensão na qual a inovação pode ser apropriada em novos cenários), a disponibilidade de implementá-la e sua razão de custo-benefício. Se a avaliação da implantação sugere que pode haver problemas no teste da inovação no cenário específico, então a equipe pode identificar um novo problema e recomeçar o processo ou desenvolver um plano para melhorar o potencial de implantação (p. ex., buscar recursos externos quando os custos são proibitivos).

Considerações de evidências e ações subsequentes

No Iowa Model, a segunda principal decisão baseia-se na síntese e na consideração da evidência de pesquisa. O aspecto crucial da decisão está em definir se a base da pesquisa é suficiente para justificar uma mudança baseada em evidências; por exemplo, se um novo protocolo clínico tem qualidade suficiente para poder ser usado ou adaptado ou se a evidência da pesquisa é rigorosa o suficiente para recomendar uma inovação prática.

As avaliações sobre a adequação das evidências podem levar a diferentes caminhos de ação. Se os dados de pesquisa forem fracos, a equipe pode reunir outros tipos de dados (p. ex., consulta a especialistas ou pesquisa de enquete) para determinar o benefício de uma mudança prática.

Outra opção é conduzir um estudo original para tratar de uma questão prática, reunindo, desse modo, novas evidências. Esse curso de ação pode ser impraticável e resultar em anos de atraso.

Todavia, se houver uma base científica sólida ou uma orientação clínica de alta qualidade, a equipe pode desenvolver planos para implantar uma inovação prática. Uma atividade-chave geralmente envolve desenvolver ou adaptar um protocolo ou orientação local de prática clínica baseada em evidências. Estratégias para desenvolver diretrizes clínicas são sugeridas em DiCenso e colaboradores (2005) e Melnyk e Fineout-Overholt (2015).

Aplicação e avaliação de inovações

Após o desenvolvimento do produto de PBE, o próximo passo consiste em realizar o **teste-piloto** (fazer uma primeira tentativa de aplicação) e avaliar o resultado. De acordo com o Iowa Model, essa fase do projeto provavelmente envolverá as seguintes atividades:

1. Desenvolver um plano de avaliação (p. ex., identificar os resultados a serem alcançados, determinando quantos indivíduos devem ser incluídos e quando e com que frequência os resultados serão medidos)
2. Medir os resultados dos clientes antes da implantação da inovação, de modo que haja uma comparação para avaliação dos resultados da inovação
3. Treinar a equipe envolvida no uso da nova orientação e, se necessário, divulgar a inovação para os usuários
4. Aplicar a orientação em uma ou mais unidades ou com um grupo de indivíduos
5. Avaliar o projeto-piloto em termos tanto de processo (p. ex., Como a inovação foi recebida? Quais problemas foram encontrados?) como de resultados (p. ex., Como os resultados dos clientes foram afetados? Quais foram os custos?)

Uma avaliação informal pode ser adequada, mas os esforços formais são com frequência apropriados e proporcionam oportunidades para disseminação para outros em conferências ou em publicações profissionais.

> **DICA** Todos os enfermeiros podem desempenhar algum papel no uso de dados de pesquisas. Aqui estão algumas estratégias:
> - Ler de modo amplo e crítico
> - Participar de conferências
> - Entrar em um grupo de estudos
> - Localizar projetos de PBE e participar deles

MELHORIA DA QUALIDADE

Este capítulo será concluído com uma breve discussão de projetos de **melhoria da qualidade (MQ)**, que são tentativas contínuas em muitos cenários de cuidado de saúde e que, por vezes, envolvem enfermeiros. Nos últimos anos, têm ocorrido muitos debates em revistas médicas sobre as diferenças e as similaridades entre projetos de MQ e pesquisa. Na enfermagem, esforços têm sido feitos para distinguir MQ, pesquisa e projetos de PBE (Shirey e colaboradores, 2011). Todos os três têm muitos aspectos em comum, notavelmente o emprego de métodos sistemáticos de resolução de problemas de saúde com objetivo geral de estimular melhoras no cuidado da saúde. Com frequência, os métodos de pesquisa utilizados sobrepõem-se: dados de pacientes são usados em todos os três, e análise estatística – às vezes, combinada com análise de dados qualitativos – também é usada em todos os três.

As definições de MQ, pesquisa e atividades de PBE são distintas, e nem sempre é fácil distingui-las em projetos do mundo real, o que resulta em confusão. A MQ foi definida pelo Centers for Medicare & Medicaid Services (CMS) dos Estados Unidos como "a avaliação, conduzida por ou para uma organização de MQ, de um problema no cuidado do paciente com o propósito de melhorar esse cuidado por meio de análise de seus pares, intervenção, resolução do problema e acompanhamento" (CMS, 2003). Sob o Code of Federal Regulations (Código de Regulações Federais) nos Estados Unidos, a pesquisa é definida como "investigação sistemática, incluindo desenvolvimento de pesquisa, teste e avaliação, projetada para desenvolver ou contribuir para o conhecimento generalizável" (U.S. Code of Federal Regulations, 2009). E os projetos de PBE, como observado, são esforços para transmitir a "melhor evidência" em protocolos a fim de orientar as ações da equipe de cuidado da saúde para maximizar bons resultados para os clientes. Shirey e colaboradores (2011, p. 60) resumem as diferenças entre os três da seguinte forma: "Todos têm uma relação importante, mas diferente, com o conhecimento: a pesquisa o gera, a PBE o transmite e a MQ o incorpora".

Os projetos de MQ são brevemente discutidos no Capítulo 13. Aqui, observam-se algumas características da MQ:

- nos esforços de MQ, a intervenção ou o protocolo pode mudar à medida que está sendo avaliado para incorporar novas ideias ou perspectivas;
- o propósito de um projeto de MQ é efetuar, com frequência, a melhora imediata no fornecimento do cuidado da saúde;
- a MQ é projetada com a intenção de sustentar uma melhora;
- a MQ é uma atividade integral e necessária para uma instituição de cuidado da saúde; não é uma a pesquisa;
- uma revisão de literatura pode não ser empregada em um projeto de MQ;
- os projetos de MQ não possuem financiamento externo.

> **Exemplo de um projeto de melhora da qualidade conduzido por enfermeiros**
>
> McMullen e colaboradores (2016) empreenderam um projeto de MQ em um hospital com acreditação Magnet para promover orientações para um sono seguro para bebês hospitalizados com base nas recomendações da American Academy of Pediatrics. O projeto envolveu uma iniciativa educacional para pais e equipe hospitalar.

Capítulo 2 Fundamentos da prática de enfermagem baseada em evidências 37

EXEMPLOS DE PESQUISA COM ATIVIDADES DE PENSAMENTO CRÍTICO

Centenas de projetos para transmitir a evidência da pesquisa na prática de enfermagem são encaminhados no mundo todo. Os que foram descritos na literatura de enfermagem proporcionam boas informações sobre planejamento e implementação desse esforço. Nesta seção, será resumido um projeto desse tipo.

Leia o resumo de pesquisa para o Exemplo 1 e então responda as questões de pensamento crítico que seguem, consultando o relato de pesquisa completo, se necessário. As questões de pensamento crítico para os Exemplos 2 e 3 são baseadas nos estudos que aparecem em sua totalidade nos Apêndices A e B deste livro.

EXEMPLO 1: PROJETO DE PRÁTICA BASEADA EM EVIDÊNCIAS

Estudo: A implementação do pacote ABCDE para melhorar os resultados dos pacientes na unidade de terapia intensiva em um hospital de uma comunidade rural (Kram e colaboradores, 2015)

Propósito: Uma equipe de enfermagem realizou uma PBE para implementar um pacote de cuidados existente projetado para tratar *delirium* – o pacote ABCDE – em uma UTI de comunidade rural. O pacote abrange despertar (em inglês, *awakening*), respiração (em inglês, *breathing*), **c**oordenação (ou escolha [em inglês, *choice*] de sedativo), monitorização e manejo do *delirium* e mobilidade precoce (em inglês, *early*) em uma base diária. A questão para esse projeto de PBE foi: a implementação do pacote ABCDE *versus* o cuidado normal (ausência dos componentes do pacote ABCDE) reduz a incidência de *delirium*, diminui a duração da estadia (DDE) do paciente na UTI, diminui a DDE hospitalar total do paciente e diminui a duração da ventilação mecânica dos pacientes, diminuindo, desse modo, os custos na UTI?

Estrutura: O projeto usou o *Johns Hopkins Nursing Evidence-Based Practice* (JHNEBP) *model* (modelo de prática baseada em evidências da enfermagem do Johns Hopkins) como sua estrutura de orientação.

Abordagem: A equipe começou revisando o corpo de evidência atual no pacote ABCDE. Também realizou uma avaliação organizacional e identificou quais mudanças práticas eram requeridas. Foi buscado apoio das principais partes interessadas. A aprovação foi obtida do comitê executivo de enfermagem, da chefia clínica principal e de médicos com médicos intensivistas. Sessões educacionais, usando vários métodos de instrução, foram conduzidas com a equipe de enfermagem, de terapia respiratória e de serviços de reabilitação. O pacote ABCDE foi implementado para todos os pacientes adultos admitidos na UTI, iniciando em outubro de 2014.

Avaliação: Para avaliar os efeitos do pacote ABCDE, a equipe coletou e organizou informações relevantes para dois períodos: de outubro de 2013 até janeiro de 2014 (pré-pacote) e de outubro de 2014 até janeiro de 2015 (pós-pacote). Os resultados de interesse incluíram taxa de complacência aos elementos do pacote por profissionais de saúde, mudanças na DDE no hospital e na UTI entre os dois períodos, mudanças no número de dias de ventilação mecânica do período pré-pacote até o pós-pacote e prevalência de *delirium* pós-pacote. Foram obtidas informações para 47 pacientes no grupo pré-pacote e 36 pacientes no grupo pós-pacote.

Descobertas e conclusões: A equipe descobriu que a complacência com os protocolos do pacote foi alta. A estadia hospitalar média foi 1,8 dia menor após a implementação do pacote. O período de ventilação mecânica foi, em média, 1 dia menor no grupo pós-pacote. Uma taxa de prevalência de *delirium* de 19% foi estabelecida como uma linha de base depois que o pacote foi implementado. A equipe de PBE concluiu que o pacote ABCDE "pode ser implementado em hospitais de comunidades rurais e fornece um método seguro e econômico para intensificar os resultados do paciente na UTI" (Kram e colaboradores, 2015, p. 250).

Exercícios para desenvolver o pensamento crítico

1. Dos propósitos de pesquisa concentrados na PBE (Tab. 1.3), qual objetivo foi o foco central desse projeto?
2. Qual é a questão clínica que a equipe de PBE formulou nesse projeto? Identifique os componentes da questão usando a estrutura PICO.
3. Discuta como esse projeto poderia ter sido baseado em um desencadeador focado no conhecimento ou em um desencadeador focado no problema.

EXEMPLO 2: PESQUISA QUANTITATIVA NO APÊNDICE A

- Leia o resumo e a introdução do estudo de Swenson e colaboradores (2016) ("Uso de elogio e crítica pelos pais em uma amostra de crianças pequenas que buscam serviços de atendimento de saúde mental") no Apêndice A deste livro.

Exercícios para desenvolver o pensamento crítico

1. Identifique uma ou mais questões clínicas específicas que, se colocadas, poderiam ser tratadas por esse estudo. Quais componentes dos acrônimos PIO ou PICO essa questão envolve?
2. Os dados desse estudo podem ser usados em um projeto de PBE (individual ou organizacional)? Como?

EXEMPLO 3: PESQUISA QUALITATIVA NO APÊNDICE B

- Leia o resumo e a introdução do estudo de Beck e Watson (2010) ("Parto subsequente após um nascimento traumático prévio") no Apêndice B deste livro.

Exercícios para desenvolver o pensamento crítico

1. Identifique uma ou mais questões clínicas específicas que, se colocadas, poderiam ser tratadas por esse estudo. Quais componentes dos acrônimos PIO ou PICO essa questão envolve?
2. Os dados desse estudo podem ser usados em um projeto de PBE (individual ou organizacional)? Como?

Tópicos Resumidos

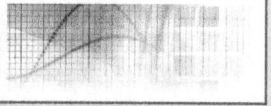

- A **prática baseada em evidências (PBE)** consiste no uso consciente dos melhores dados de pesquisas atuais na tomada de decisões clínicas a respeito do atendimento a pacientes; trata-se de uma estratégia de solução de problemas clínicos que desloca o foco da decisão tomada com base na prática e enfatiza a integração entre dados científicos, perícia clínica e preferências dos pacientes.

- **Utilização de pesquisas (UP)** e PBE são conceitos sobrepostos, que se referem a esforços para usar pesquisas como base para decisões clínicas. Porém, a UP começa com uma inovação científica, que passa por uma avaliação para possível uso na prática. **Translação de conhecimento (TC)** é um termo usado primariamente sobre esforços amplos do sistema para efetuar mudança sistemática na prática ou nas normas clínicas.

- Dois pontos fundamentais do movimento da PBE são a **Cochrane Collaboration** (fundamentada no trabalho do epidemiologista britânico Archie Cochrane) e a estratégia de aprendizado clínico desenvolvida na McMaster Medical School, chamada de *medicina baseada em evidências*.

- PBE envolve avaliar dados científicos para determinar a *melhor evidência*. Muitas vezes, uma **hierarquia de evidências** é usada para

- classificar as descobertas do estudo de acordo com a força de evidência fornecida; porém, diferentes hierarquias são apropriadas para diferentes tipos de questões. Contudo, as *revisões sistemáticas* estão no topo em todas as hierarquias de evidências.

- **Revisões sistemáticas** são integrações rigorosas de dados de pesquisa primárias de vários estudos sobre um mesmo tópico. As revisões sistemáticas podem envolver métodos quantitativos (**metanálise**) que integram dados estatisticamente ou abordagens narrativas à integração (incluindo **metassíntese** de estudos qualitativos).

- **Diretrizes de prática clínica** baseadas em evidências combinam avaliação de evidências de pesquisa com recomendações específicas para tomada de decisões na prática clínica e/ou assistencial.

- Muitos modelos de PBE têm sido desenvolvidos, inclusive alguns que fornecem uma estrutura para clínicos que trabalham individualmente (p. ex., o Stetler Model) e outros destinados a organizações ou equipes de clínicos (p. ex., o Iowa Model).

- Em esforços individuais, os enfermeiros têm a oportunidade de colocar pesquisas em prática. Os cinco passos da PBE individual são (1) elaborar uma questão clínica, (2) pesquisar evidências científicas relevantes, (3) avaliar e sintetizar essas evidências, (4) integrar as evidências com outros fatores, e (5) avaliar a eficácia das ações.

- Um dos esquemas para responder a questões clínicas bem-formuladas envolve quatro componentes primários que correspondem ao acrônimo PICO: população (P), intervenção ou influência (I), comparação (C) e resultado (O). Quando não há comparação explícita, o acrônimo é PIO.

- A avaliação de evidências envolve a consideração da validade dos achados dos estudos, sua importância clínica, a magnitude e a precisão dos efeitos, os custos e os riscos associados, e a utilidade em uma situação clínica específica.

- Em um contexto organizacional, a PBE envolve muitas etapas do projeto de PBE individual, mas é mais formalizada e deve considerar fatores organizacionais.

- Os *desencadeadores* de um projeto organizacional incluem tanto problemas clínicos urgentes (*desencadeadores focados no problema*) como o conhecimento existente (*desencadeadores focados no conhecimento*).

- Antes que um protocolo baseado na PBE possa ser testado, deve haver uma avaliação de seu **potencial de implementação**, que inclui as questões de qualidade de transferência, praticabilidade e relação custo-benefício de implementar uma nova prática em um cenário clínico.

- Depois de desenvolver um protocolo ou orientação baseados em evidências e confirmar a validade de sua implantação, a equipe de PBE pode prosseguir, realizando um **teste-piloto** da inovação e avaliando os resultados antes de promover sua ampla adoção.

- O objetivo da **melhora da qualidade (MQ)** é aprimorar as práticas e os processos dentro de uma organização específica – e não gerar novos conhecimentos que possam ser generalizados. Em geral, a MQ não envolve transformar "melhor evidência" em um protocolo.

REFERÊNCIAS PARA O CAPÍTULO 2

Brouwers, M., Kho, M., Browman, G., Burgers, J., Cluzeau, F., Feder, G., . . . Zitzelsberger, L. (2010). AGREE II: Advancing guideline development, reporting and evaluation in health care. *Canadian Medical Association Journal, 182,* E839–E842.

Centers for Medicare & Medicaid Services. (2003). *Quality improvement organization manual.* Retrieved from http://cms.gov/Regulations-and--Guidance/Guidance/Manuals/Internet-Only--Manuals-IOMs-Items/CMS019035.html

Clarke, M., Hopewell, S., Juszczak, E., Eisinga, A., & Kjeldstrøm, M. (2006). Compression stockings for preventing deep vein thrombosis in airline passengers. *Cochrane Database of Systematic Reviews,* (2), CD004002.

Dearholt, D., & Dang, D. (Eds.). (2012). *Johns Hopkins nursing evidence-based practice: Model and guidelines* (2nd ed.). Indianapolis, IN: Sigma Theta Tau International.

DiCenso, A., Guyatt, G., & Ciliska, D. (2005). *Evidence-based nursing: A guide to clinical practice*. St. Louis, MO: Elsevier Mosby.

Gawlinski, A., & Rutledge, D. (2008). Selecting a model for evidence-based practice changes. *AACN Advanced Critical Care, 19*, 291–300.

Glasziou, P. (2005). Evidence-based medicine: Does it make a difference? Make it evidence informed with a little wisdom. *BMJ, 330*(7482), 92.

Homer, C. S., Scarf, V., Catling, C., & Davis, D. (2014). Culture-based versus risk-based screening for the prevention of group B streptococcal disease in newborns: A review of national guidelines. *Women and Birth, 27*(1), 46–51.

Horsley, J. A., Crane, J., & Bingle, J. D. (1978). Research utilization as an organizational process. *Journal of Nursing Administration, 8*, 4–6.

Hsieh, H. F., & Lee, F. P. (2005). Graduated compression stockings as prophylaxis for flight-related venous thrombosis: Systematic literature review. *Journal of Advanced Nursing, 51*, 83–98.

Kram, S., DiBartolo, M., Hinderer, K., & Jones, R. (2015). Implementation of the ABCDE bundle to improve patient outcomes in the intensive care unit in a rural community hospital. *Dimensions of Critical Care Nursing, 34*, 250–258.

Lewis, S. (2001). Further disquiet on the guidelines front. *Canadian Medical Association Journal, 165*, 180–181.

Magid, M., Jones, J., Allen, L., McIlvennan, C., Magid, K., Thompson, J., & Matlock, D. (2016). The perceptions of important elements of caregiving for a left ventricular assist device patient: A qualitative meta-synthesis. *Journal of Cardiovascular Nursing, 31*, 215–225.

McMullen, S., Fioravanti, I., Brown, K., & Carey, M. (2016). Safe sleep for hospitalized infants. *MCN: American Journal of Maternal Child Nursing, 41*, 43–50.

Melnyk, B. M. (2014). Evidence-based practice versus evidence-informed practice: A debate that could stall forward momentum in improving healthcare quality, safety, patient outcomes, and costs. *Worldviews on Evidence-Based Nursing, 11*, 347–349.

Melnyk, B. M., & Fineout-Overholt, E. (2015). *Evidence-based practice in nursing and healthcare* (3rd ed.). Philadelphia, PA: Lippincott Williams & Wilkins.

Morse, J. (2005). Beyond the clinical trial: Expanding criteria for evidence. *Qualitative Health Research, 15*, 3–4.

O'Meara, S., Cullum, N., Nelson, E., & Dumville, J. (2012). Compression for venous ulcers. *Cochrane Database of Systematic Reviews*, (1), CD000265.

Rogers, E. M. (1995). *Diffusion of innovations* (4th ed.). New York, NY: Free Press.

Rycroft-Malone, J. (2010). Promoting Action on Research Implementation in Health Services (PARiHS). In J. Rycroft-Malone & T. Bucknall (Eds.), *Models and frameworks for implementing evidence-based practice: Linking evidence to action* (pp. 109–133). Malden, MA: Wiley-Blackwell.

Rycroft-Malone, J., Seers, K., Chandler, J., Hawkes, C., Crichton, N., Allen, C., . . . Strunin, L. (2013). The role of evidence, context, and facilitation in an implementation trial: Implications for the development of the PARIHS framework. *Implementation Science, 8*, 28.

Sackett, D. L., Straus, S. E., Richardson, W. S., Rosenberg, W., & Haynes, R. B. (2000). *Evidence-based medicine: How to practice and teach EBM* (2nd ed.). Edinburgh, United Kingdom: Churchill Livingstone.

Shah, H., Schwartz, J., Luna, G., & Cullen, D. (2016). Bathing with 2% chlorhexidine gluconate: Evidence and costs associated with central line-associated bloodstream infections. *Critical Care Nursing Quarterly, 39*, 42–50.

Shirey, M., Hauck, S., Embree, J., Kinner, T., Schaar, G., Phillips, L., . . . McCool, I. (2011). Showcasing differences between quality improvement, evidence-based practice, and research. *Journal of Continuing Education in Nursing, 42*, 57–68.

Sigma Theta Tau International. (2008). Sigma Theta Tau In- ternational position statement on evidence-based practice, February 2007 summary. *Worldviews of Evidence-Based Nursing, 5*, 57–59.

Stetler, C. B. (2010). Stetler model. In J. Rycroft-Malone & T. Bucknall (Eds.), *Models and frameworks for implementing evidence-based practice: Linking evidence to action* (pp. 51–77). Malden, MA: Wiley-Blackwell.

Tayyib, N., Coyer, F., & Lewis, P. (2015). A two-arm cluster randomized control trial to determine the effectiveness of a pressure ulcer prevention bundle for critically ill patients. *Journal of Nursing Scholarship, 47*, 237–247.

Titler, M. (2010). Iowa model of evidence-based practice. In J. Rycroft-Malone & T. Bucknall (Eds.), *Models and frameworks for implementing evidence-based practice: Linking evidence to action* (pp. 137–144). Malden, MA: Wiley-Blackwell.

Titler, M. G., Kleiber, C., Steelman, V., Rakel, B., Budreau, G., Everett, L., . . . Goode, C. (2001). The Iowa model of evidence-based practice to promote quality care. *Critical Care Nursing Clinics of North America, 13*, 497–509.

U.S. Code of Federal Regulations, 45 C.F.R. 46.102 (2009). Retrieved from http://www.hhs.gov/ohrp/sites/default/files/ohrp/policy/ohrpregulations.pdf.

*World Health Organization. (2005). *Bridging the "Know-Do" gap: Meeting on knowledge translation in global health*. Retrieved from http://www.who.int/kms/WHO_EIP_KMS_2006_2.pdf

3 Conceitos-chave e etapas nas pesquisas quantitativa e qualitativa

Objetivos de aprendizagem

Depois de estudar este capítulo, o leitor será capaz de:

- Definir novos termos apresentados no capítulo e distinguir os termos associados com pesquisas quantitativa e qualitativa
- Distinguir pesquisas experimentais e não experimentais
- Identificar as três principais tradições disciplinares da pesquisa qualitativa em enfermagem
- Descrever o fluxo e a sequência de atividades nas pesquisas quantitativa e qualitativa e discutir por que eles são diferentes

Termos-chave

- Amostra
- Análise estatística
- Autorização e garantia de acesso para pesquisar (em alguns *sites*)
- Conceito
- Construto
- Dados
- Dados qualitativos
- Dados quantitativos
- Definição conceitual
- Definição operacional
- Delineamento da pesquisa
- Ensaio clínico
- Estudo observacional
- Etnografia
- Fenomenologia
- Hipótese
- Informante
- Modelo emergente
- Participante do estudo
- Pesquisa experimental
- Pesquisa não experimental
- População
- Protocolo de intervenção
- Relação
- Relação de causa e efeito (causal)
- Revisão da literatura
- Saturação
- Sujeito
- Tema
- Teoria
- Teoria fundamentada
- Variável
- Variável de resultado
- Variável dependente
- Variável independente

OS COMPONENTES DA PESQUISA

A pesquisa, como qualquer disciplina, tem sua própria linguagem – seu próprio *jargão* – e esse jargão, às vezes, pode ser intimidador. Admite-se prontamente que o jargão é abundante e pode ser confuso. Algum jargão de pesquisa usado na pesquisa em enfermagem tem suas raízes nas ciências sociais, mas, às vezes, termos diferentes são utilizados na pesquisa médica. Alguns termos são usados tanto por pesquisadores quantitativos quanto por qualitativos, e, outros, principalmente por apenas um desses grupos. A seguir, serão abordados os termos--chave que o leitor provavelmente irá encontrar na literatura de pesquisa.

Aspectos e locais de pesquisa

Quando os pesquisadores formulam uma questão por meio de pesquisa ordenada, eles estão fazendo um *estudo* (ou uma *investigação*). Estudos com humanos envolvem dois grupos de pessoas: os que fazem pesquisa e os que fornecem informações. Em um estudo quantitativo, as pessoas estudadas são chamadas de **participantes do estudo**, conforme mostrado na Tabela 3.1. Em um estudo qualitativo, as pessoas que cooperam com o estudo são chamadas de participantes do estudo ou **informantes**. Quem conduz a pesquisa é

TABELA 3.1 Termos-chave nas pesquisas quantitativa e qualitativa

Conceito	Termo quantitativo	Termo qualitativo
Pessoa que contribui com a informação	Sujeito Participante do estudo –	– Participante do estudo Informante, informante-chave
Pessoa que realiza o estudo	Pesquisador Investigador	Pesquisador Investigador
O que está sendo investigado	Conceitos Construtos Variáveis	Fenômenos Conceitos
Informações coletadas	Dados (valores numéricos)	Dados (descrições narrativas)
Conexões entre conceitos	Relações (de causa e efeito, associativas)	Padrões de associação
Processos de raciocínio lógico	Raciocínio dedutivo	Raciocínio indutivo

o *pesquisador* ou *investigador*. Com frequência, os estudos são realizados por uma equipe de pesquisadores, e não por uma única pessoa.

DICA DE ANÁLISE Como saber se o artigo de um periódico de enfermagem é um *estudo*? Em periódicos dedicados apenas a pesquisas (p. ex., o periódico *Nursing Research*), a maior parte dos artigos é realmente relatórios de pesquisa, mas, em outros, que tratam da enfermagem de modo geral, costuma haver artigos variados. Algumas vezes, é possível distingui-los pelo título; outras, não. Pode-se distinguir, contudo, observando as seções principais de um artigo. Se não estiverem presentes as seções "Método" (partes que descrevem o que o pesquisador *fez*) e "Resultados" (partes que descrevem o que o pesquisador encontrou), provavelmente o artigo não é um estudo.

A pesquisa pode ser realizada em uma série de *cenários* (tipos de ambientes onde são coletadas as informações), como hospitais, domicílios ou outros cenários da comunidade. Um *local* é o campo de estudo onde se realiza a pesquisa – pode ser uma comunidade inteira (p. ex., um bairro de Miami, Estados Unidos, onde moram haitianos) ou uma instituição (p. ex., uma clínica de Seattle, Estados Unidos) ou uma unidade dentro de uma instituição. Às vezes, os pesquisadores fazem *estudos em vários locais*, pois o uso de locais variados oferece um grupo de participantes mais diversificado.

Conceitos, construtos e teorias

A pesquisa envolve problemas do mundo real, porém, os estudos são conceitualizados em termos abstratos. Por exemplo, *dor*, *fadiga* e *obesidade* são abstrações de características humanas. Essas abstrações são chamadas de *fenômenos* (especialmente em estudos qualitativos) ou de **conceitos**.

Às vezes, os pesquisadores usam o termo **construto**, que também se refere a uma abstração, mas com frequência é uma abstração deliberadamente inventada (ou construída). Por exemplo, no modelo de manutenção da saúde elaborado por Orem, o *autocuidado* é um construto. Às vezes, os termos *construto* e *conceito* são utilizados como sinônimos, mas, com frequência, o primeiro refere-se a uma abstração mais complexa do que o último.

Teoria é uma explicação de algum aspecto da realidade. Em uma teoria, os conceitos estão entrelaçados, formando um sistema coerente para descrever ou explicar algum aspecto do mundo. As teorias desempenham papel importante na pesquisa quantitativa e na pesquisa qualitativa. Em um estudo quantitativo, com frequência, os pesquisadores partem de uma teoria e, usando o raciocínio dedutivo, fazem predições sobre o modo como os fenômenos ocorreriam no mundo real *se a teoria fosse válida*. Então, as predições específicas são testadas. Nos estudos qualitativos, muitas vezes, a teoria é o *produto* da pesquisa: os investigadores usam informações do participante do estudo, de modo indutivo, para desenvolver uma teoria fundamentada nas experiências dele.

> **DICA** O processo de racionalização da *dedução* está associado à pesquisa quantitativa e a *indução* está associada à pesquisa qualitativa. O suplemento para o Capítulo 3 em nosso *site* explica e ilustra a distinção.

Variáveis

Em estudos quantitativos, comumente os conceitos são chamados de **variáveis**. Uma variável, como o nome indica, é algo que varia. Peso, ansiedade e fadiga são variáveis – eles variam de acordo com a pessoa. A maioria das características humanas é variável. Se todo mundo pesasse 68 kg, esse peso não seria uma variável, mas uma *constante*. Porém, é justamente porque as pessoas e as condições *variam* que se realiza a maioria das pesquisas. A maior parte dos pesquisadores quantitativos busca compreender como ou por que as coisas variam e como mudanças em uma variável se relacionam com mudanças em outra. Por exemplo, na pesquisa do câncer de pulmão, o câncer de pulmão é uma variável porque nem todos têm essa doença. Os pesquisadores têm estudado fatores que podem estar relacionados com o câncer de pulmão, como o uso do tabaco. Fumar também é uma variável porque nem todo mundo fuma. Portanto, variável é qualquer qualidade ou pessoa, grupo ou situação que varia ou adquire valores diferentes. As variáveis são os componentes centrais dos estudos quantitativos.

> **DICA** Todos os estudos enfatizam um ou mais fenômenos, conceitos ou variáveis, mas esses termos, *per se*, não são obrigatoriamente utilizados em relatórios de pesquisas. Por exemplo, um relato pode afirmar que "O propósito deste estudo é examinar o efeito da carga de trabalho dos enfermeiros sobre a adesão à higiene das mãos". Embora o pesquisador não tenha explicitamente rotulado qualquer coisa como variável, as variáveis em estudo são *carga de trabalho* e *adesão* à *higiene das mãos*. Variáveis ou conceitos-chave são, com frequência, indicados no título do estudo.

Características das variáveis

Muitas vezes, as variáveis são traços humanos inerentes, como idade ou peso, mas às vezes os pesquisadores *criam* uma variável. Por exemplo, se o pesquisador quiser testar a eficácia da analgesia controlada pelo paciente comparada à analgesia intramuscular no alívio da dor pós-cirúrgica, alguns pacientes serão submetidos ao primeiro tipo de analgesia, e outros, ao segundo. No contexto desse estudo, o método de controle da dor é uma variável, pois pacientes diferentes são tratados por métodos analgésicos diferentes.

Algumas variáveis assumem muitos valores, que podem ser representados em um *continuum* (p. ex., idade ou peso). Outras abrangem poucos valores e podem fornecer informações quantitativas (p. ex., número de filhos) ou simplesmente envolver a classificação de pessoas em categorias (p. ex., sexo masculino, feminino, ou outro; ou tipo sanguíneo A, B, AB ou O).

Variáveis dependentes e independentes

Conforme observado no Capítulo 1, muitos estudos procuram compreender as causas dos fenômenos. Será que determinada intervenção de enfermagem *causa* melhorias nos resultados dos pacientes? Fumar *causa* câncer de pulmão? A causa presumida é a **variável independente**, e o efeito presumido, a **variável dependente** ou **variável de resultado**. A variável dependente é o resultado que os pesquisadores desejam compreender, explicar ou prever. Considerando o esquema PICO abordado no Capítulo 2, a variável dependente corresponde ao "O" (resultado ou desfecho). A variável independente corresponde ao "I" (intervenção, influência ou exposição), mais o "C" (comparação).

> **DICA** Ao pesquisar evidências, o enfermeiro deseja aprender sobre os efeitos de uma intervenção ou influência (I), comparado a *qualquer* alternativa, sobre um resultado projetado. Em um estudo de sondagem de causas, contudo, os pesquisadores sempre especificam qual é a intervenção ou influência comparativa (o "C").

Os termos *variável independente* e *variável dependente* também podem ser utilizados para indicar a *direção da influência*, mais do que a causa e o efeito. Por exemplo, considere-se que sejam comparados os níveis de depressão entre homens e mulheres diagnosticados com câncer do pâncreas, e, a partir disso, descobre-se que os homens são mais deprimidos. Não se pode concluir que a depressão foi *causada* pelo gênero. No entanto, a direção da influência claramente vai do gênero até a depressão: não faz sentido sugerir que a depressão do paciente influenciou seu gênero. Nesta situação, é apropriado considerar a depressão como a variável de resultado e o gênero como a variável independente.

> **DICA** Poucos relatórios de pesquisa rotulam explicitamente as variáveis como dependente e independente. Além disso, as variáveis (em especial, as independentes) às vezes não são totalmente explicadas. Considere-se a seguinte questão de pesquisa: "Qual é o efeito do exercício sobre a frequência cardíaca?". Neste exemplo, a frequência cardíaca é a variável dependente. No entanto, por si só, o exercício não é uma variável. Na verdade, exercitar-se *versus* alguma outra coisa (p. ex., não se exercitar) é uma variável; "alguma outra coisa" está implícita na questão de pesquisa.

Muitos resultados possuem múltiplas causas ou influências. Se forem estudados fatores que influenciam o índice de massa corporal das pessoas, as variáveis independentes podem ser a altura, a atividade física e a dieta; e duas ou mais variáveis de resultado podem ser de interesse. Por exemplo, um pesquisador pode comparar duas intervenções dietéticas alternativas em termos de peso, perfil lipídico e autoestima dos participantes. É comum projetar estudos com múltiplas variáveis independentes e dependentes.

As variáveis não são *inerentemente* dependentes ou independentes. A variável dependente de um estudo pode ser a variável independente de outro. Por exemplo, um estudo pode examinar o efeito de uma intervenção de exercício (variável independente) sobre a osteoporose (variável dependente) para responder a uma questão de terapia. Outro estudo pode investigar o efeito da osteoporose (variável independente) sobre a incidência de fratura óssea (variável dependente) para tratar uma questão de prognóstico. Em resumo, ser independente ou dependente é função do papel que a variável desempenha no estudo em questão.

> **Exemplo de variáveis independentes e dependentes**
>
> *Questão de pesquisa* (*Questão de etiologia/dano*): Entre pacientes com insuficiência cardíaca, o volume reduzido de substância cinzenta (mensurado por meio de ressonância magnética) está associado com desempenho mais fraco em atividades instrumentais da vida diária? (Alosco e colaboradores, 2016).
> *Variável independente*: Volume de substância cinzenta no cérebro
> *Variável dependente*: Desempenho em atividades instrumentais da vida diária

Definições conceituais e operacionais

Os conceitos de interesse para os pesquisadores são abstrações, e a visão de mundo dos pesquisadores modelam como esses conceitos são definidos. **Definição conceitual** é o significado teórico de um conceito. Os pesquisadores precisam definir conceitualmente os termos que parecem ser simples. Um exemplo clássico é o conceito de *cuidado*. Morse e colaboradores (1990) examinaram como os pesquisadores e teóricos definiram o *cuidado* e identificaram cinco categorias de definições conceituais: traço humano, imperativo moral, afeto, relação interpessoal e intervenção terapêutica. Os pesquisadores que se dedicam a estudos sobre o cuidado precisam explicar como eles o conceitualizaram.

Em estudos qualitativos, as definições conceituais dos fenômenos-chave podem ser um importante produto final, refletindo a intenção de obter o significado dos conceitos a partir do que está sendo estudado. Em estudos quantitativos, no entanto, os pesquisadores precisam definir os conceitos logo no início, pois é necessário decidir como as variáveis serão medidas. Uma **definição operacional** indica o que os pesquisadores devem fazer especificamente para medir o conceito e coletar a informação necessária.

Os leitores de artigos sobre pesquisa podem não concordar com o modo como os pesquisadores conceitualizaram e operacionalizaram as variáveis. Contudo, a precisão definidora é importante para comunicar o que os conceitos significam dentro do contexto do estudo.

> **Exemplo de definições conceituais e operacionais**
>
> Stoddard e colaboradores (2015) estudaram a relação sobre as expectativas de jovens adolescentes de um futuro esperançoso por um lado e de *bullying* por outro. Os pesquisadores definiram conceitualmente *bullying* como "comportamentos agressivos intencionais que são repetitivos e impõem forte desequilíbrio entre estudantes que o praticam e aqueles que são vítimas do *bullying*" (p. 422). Eles operacionalizaram o comportamento de *bullying* por meio de 12 questões. Uma questão queria saber com qual frequência, no mês passado, o participante do estudo "falou coisas sobre outro estudante para fazer outras pessoas rirem" (p. 426). Os participantes foram solicitados a responder em uma escala de 0 (*nunca*) a 5 (*cinco vezes ou mais*).

Dados

Os **dados** de pesquisas são informações coletadas por meio de um estudo. Nos estudos quantitativos, os pesquisadores identificam e definem suas variáveis e então coletam dados relevantes dos indivíduos. Os *valores* reais das variáveis do estudo constituem os dados. Os pesquisadores quantitativos coletam principalmente **dados quantitativos** – informações em formas numéricas. Por exemplo, se fosse conduzido um estudo quantitativo no qual uma variável-chave fosse *depressão*, seria preciso medir o nível de depressão dos participantes. Pode-se perguntar: "Na semana passada, em uma escala de 0 a 10, sendo 0 igual a 'sem depressão' e 10 'altíssimo nível de depressão', qual era seu grau de depressão?"

O Quadro 3.1 apresenta dados quantitativos de três pessoas fictícias. Os sujeitos forneceram um número, na escala de 0 a 10, correspondente ao seu estado de depressão – 9 para o sujeito 1 (alto nível de depressão), 0 para o sujeito 2 (sem depressão) e 4 para o sujeito 3 (depressão leve).

Em estudos qualitativos, os pesquisadores coletam principalmente **dados qualitativos**, ou seja, descrições narrativas. Os dados narrativos podem ser obtidos em conversas com os participantes, em observações sobre seu comportamento em cenários naturais ou em registros narrativos, como diários. Considera-se um estudo qualitativo sobre depressão. O Quadro 3.2 apresenta dados qualitativos de três participantes que, durante uma conversa, responderam à pergunta "Como tem se sentido ultimamente – triste, deprimido ou, em geral, tem se sentido bem?". Aqui os dados consistem em ricas descrições narrativas do estado emocional dos participantes. Nos registros sobre estudos qualitativos, os pesquisadores incluíram citações de seus dados narrativos para sustentar suas interpretações.

Relações

Comumente, os pesquisadores estudam algum fenômeno em relação a outros – examinam relações entre fenômenos. Uma **relação** é uma conexão entre os fenômenos; por exemplo, os pesquisadores repetidamente descobriram que há uma *relação* entre a frequência de girar os pacientes confinados à cama e a incidência de lesão por pressão. Os estudos quantitativos e qualitativos examinam relações em diferentes modos.

Nos estudos quantitativos, os pesquisadores estão interessados na relação entre as variáveis independentes e as variáveis de resultado ou desfecho. Com frequência, as relações são expressas em termos quantitativos, como *mais do que* ou *menos do que*. Por exemplo, considere-se o peso

Quadro 3.1	Exemplos de dados quantitativos
Questão:	Na semana passada, em uma escala de 0 a 10, sendo 0 igual a "sem depressão" e 10 "altíssimo nível de depressão", qual era seu grau de depressão?
Dados:	9 (Sujeito 1)
	0 (Sujeito 2)
	4 (Sujeito 3)

> **Quadro 3.2 Exemplos de dados qualitativos**
>
> **Questão:** Como você tem se sentido ultimamente – triste, deprimido ou, em geral, tem se sentido bem?
>
> **Dados:** "Bem, na verdade, para ser franco, tenho estado bem deprimido nos últimos dias. Levanto pela manhã e não consigo pensar em nada que me dê esperança. Fico andando de um lado para o outro pela casa o dia todo, em uma espécie de desespero. Simplesmente não consigo sair desse poço de tristeza e acho que preciso procurar um psiquiatra." (Participante 1)
>
> "Não consigo lembrar de nenhum momento em que tenha me sentido tão bem na vida. Acabei de ser promovida, e isso me dá a sensação de que tenho futuro na empresa. Além disso, acabei de ficar noiva de um rapaz ótimo, muito especial." (Participante 2)
>
> "Na última semana, tive altos e baixos, mas, em geral, as coisas andam bastante calmas. Não tenho muito do que reclamar." (Participante 3)

de uma pessoa como a variável de resultado. Quais variáveis relacionam-se (estão associadas) com o peso de uma pessoa? Algumas possibilidades incluem altura, ingestão calórica e exercício físico. Para cada variável independente, pode-se prever uma relação com o resultado:

Altura: Pessoas altas pesam mais do que pessoas baixas.

Ingestão calórica: As pessoas que ingerem maior quantidade de calorias serão mais pesadas do que as que ingerem menor quantidade.

Exercício: Quanto menor a quantidade de exercício físico, maior o peso da pessoa.

Cada uma dessas afirmações expressa uma relação prevista entre o peso (variável dependente) e uma variável independente mensurável. A maior parte da pesquisa quantitativa é realizada para determinar se existe ou não relação entre variáveis e para quantificar o grau dessa relação.

As variáveis podem estar relacionadas uma com a outra em diferentes modos, incluindo **relações de causa e efeito** (ou **causais**). No paradigma positivista, há o pressuposto de que os fenômenos naturais tenham causas antecedentes que podem ser descobertas. Por exemplo, pode-se especular que há uma relação causal entre ingestão de calorias e peso: tudo sendo igual, a ingestão de mais calorias causará maior ganho de peso. Conforme observado no Capítulo 1, muitos estudos quantitativos são *estudos de sondagem de causas* – buscam esclarecer as causas dos fenômenos.

> **DICA** As relações são expressas de duas formas básicas. A primeira inclui expressões do tipo "se houver mais da variável X, haverá mais (ou menos) da variável Y". Por exemplo, há uma relação entre peso e altura: com mais altura, tende a haver mais peso (i.e., uma pessoa alta tende a pesar mais do que uma pessoa baixa). A segunda forma envolve relações expressas como diferenças de grupo. Por exemplo, há uma relação entre sexo e altura: os homens tendem a ser mais altos que as mulheres.

> **Exemplo de estudo de relações causais**
>
> Bench e colaboradores (2015) estudaram se um pacote de informação de alta do cuidado crítico para os pacientes e suas famílias poderia resultar em melhora no bem-estar psicológico (ansiedade e depressão) 5 dias e 28 dias após a alta.

Nem todas as relações podem ser interpretadas como causais. Há relação, por exemplo, entre a temperatura da artéria pulmonar e a temperaturas timpânica de humanos: pessoas com valores elevados de uma tendem a ter índices altos da outra. Contudo, não se pode afirmar que a temperatura da artéria pulmonar *causou* a temperatura timpânica ou vice-versa. Às vezes, esse tipo de relação é chamado de *associativo* (ou *funcional*), e não causal.

> **Exemplo de estudo de relações associativas**
>
> Goh e colaboradores (2016) estudaram os fatores associados com o grau de satisfação dos pais com o cuidado de enfermagem. Eles encontraram significativas diferenças na satisfação em diferentes subgrupos étnicos.

Pesquisadores qualitativos não se preocupam em estabelecer relações quantificadoras, ou em testar ou confirmar relações causais. Em vez disso, costumam buscar padrões de associação como um modo de esclarecer o significado subjacente e as dimensões dos fenômenos em que estão interessados. Os padrões de conceitos interconectados são identificados como meios de compreender o todo.

> **Exemplo de estudo qualitativo de padrões**
>
> Brooten e colaboradores (2016) estudaram rituais de pais brancos, negros e hispânicos após a morte de uma criança ou filho na unidade de terapia intensiva (UTI). Eles relataram que as experiências de luto dos pais diferiram em dois importantes fatores: (1) quanto ao fato de os pais serem ou não imigrantes recentes nos Estados Unidos com barreiras de linguagem e (2) quanto ao nível dos sistemas de apoio familiar.

PRINCIPAIS TIPOS DE PESQUISAS QUANTITATIVA E QUALITATIVA

Em geral, os pesquisadores trabalham de acordo com um paradigma que combina com a sua visão de mundo e é capaz de levantar questões que despertam sua curiosidade. Nesta seção, são descritas brevemente as categorias amplas das pesquisas quantitativa e qualitativa.

Pesquisa quantitativa: estudos experimentais e não experimentais

Em estudos quantitativos, existe uma distinção básica entre pesquisa experimental e não experimental. Na **pesquisa experimental**, os pesquisadores introduzem ativamente uma intervenção ou tratamento – com mais frequência, para abordar questões de terapia. Na **pesquisa não experimental**, contudo, eles são espectadores – coletam dados sem introduzir tratamentos (em sua maioria, para abordar questões de etiologia, prognóstico ou diagnóstico). Por exemplo, se um pesquisador oferece cereais a um grupo de sujeitos e suco de ameixa a outro para avaliar o método mais eficaz na facilitação do funcionamento do intestino, o estudo é experimental, pois houve intervenção do pesquisador. Contudo, se um pesquisador comparou padrões de eliminação de dois grupos cujos padrões de alimentação regulares diferiam, o estudo é não experimental porque não há intervenção. Na pesquisa médica e epidemiológica, estudos experimentais costumam ser chamados de **ensaios clínicos**, e as questões não experimentais são chamadas de **estudos observacionais**.

Os estudos experimentais destinam-se explicitamente a testar relações causais – testar se uma intervenção *causou* mudanças no resultado. Às vezes, os estudos não experimentais também exploram relações causais, mas, na pesquisa não experimental, as inferências causais são complicadas e menos conclusivas, por razões que serão expostas em um capítulo posterior.

> **Exemplo de pesquisa experimental**
>
> Em seu estudo experimental, Demirel e Guler (2015) testaram a eficácia da estimulação uterina e da estimulação no mamilo na duração do parto e na incidência de indução sintética entre mulheres que dão à luz por parto vaginal. Algumas participantes do estudo receberam estimulação no mamilo, outras receberam estimulação uterina e algumas não receberam nenhuma estimulação.

Nesse exemplo, houve interferência dos pesquisadores, que decidiram submeter algumas mulheres a uma de duas intervenções, enquanto outras não receberam nenhuma intervenção especial. Em outras palavras, o pesquisador *con-*

trolou a variável independente, que, nesse caso, eram as intervenções de estimulação.

> **Exemplo de pesquisa não experimental**
> Lai e colaboradores (2015) compararam mulheres que tiveram parto vaginal e aquelas com cesarianas em termos de fadiga pós-parto e conexão mãe-bebê. As mulheres com cesariana apresentavam índice mais alto de fadiga, o que, por sua vez, estava associado com fraca conexão mãe-bebê.

Nesse estudo não experimental, para abordar uma questão de prognóstico, os pesquisadores não fizeram nenhum tipo de intervenção. Eles estavam interessados em uma população similar como no exemplo anterior (mulheres dando à luz), mas sua intenção foi explorar relações entre condições existentes em vez de testar uma potencial solução para um problema.

Pesquisa qualitativa: tradições disciplinares

Muitos estudos de enfermagem qualitativos têm suas raízes em tradições de pesquisa originárias da antropologia, da sociologia e da psicologia. Essas tradições são brevemente descritas aqui. O Capítulo 11 fornece uma discussão mais completa sobre essas e outras tradições e sobre os métodos associados a elas.

A **teoria fundamentada** procura descrever e entender os principais processos psicológicos sociais. Ela foi desenvolvida em 1960 por dois sociólogos, Glaser e Strauss (1967). O foco da maioria dos estudos de teoria fundamentada dá ênfase a uma experiência de desenvolvimento social – fases sociais e psicológicas que caracterizam determinado evento ou episódio. Um componente importante da teoria fundamentada é a descoberta de uma *variável nuclear*, que é central para a explicação do que está acontecendo naquele cenário social. Os pesquisadores da teoria fundamentada esforçam-se para gerar explicações sobre fenômenos fundamentados na realidade.

> **Exemplo de estudo de teoria fundamentada**
> Keogh e colaboradores (2015) utilizaram métodos de teoria fundamentada para entender como os usuários de serviços mentais se deslocam da casa para a internação hospitalar. Os pesquisadores descobriram que a variável nuclear era o manejo por parte do paciente das expectativas preconcebidas.

A **fenomenologia** preocupa-se com as experiências vividas pelos seres humanos. É uma abordagem utilizada para pensar como são as experiências de vida das pessoas e o que elas significam. O pesquisador fenomenológico pergunta: "Qual é a *essência* desse fenômeno experimentado por essas pessoas?" ou "Qual é o significado do fenômeno para as pessoas que o experimentam?".

> **Exemplo de estudo fenomenológico**
> Tornøe e colaboradores (2015) utilizaram uma abordagem fenomenológica em seu estudo de experiências de enfermeiros com cuidado espiritual e existencial de pacientes em estado terminal em um hospital geral.

A **etnografia**, principal tradição de pesquisa na antropologia, fornece uma estrutura para o estudo de padrões e estilos de vida de um grupo cultural específico de modo holístico. Os etnógrafos costumam engajar-se em extensivos *trabalhos de campo*, participando, com frequência e tanto quanto possível, da vida da cultura estudada. Os etnógrafos empenham-se em aprender com os membros de um grupo cultural, a fim de entender sua visão de mundo e descrever seus costumes e normas.

> **Exemplo de estudo etnográfico**
> Sandvoll e colaboradores (2015) utilizaram métodos etnográficos para explorar como os membros da equipe de enfermagem lidavam com comportamentos desagradáveis de residentes de duas casas de repouso na Noruega.

PRINCIPAIS ETAPAS DE UM ESTUDO QUANTITATIVO

Nos estudos quantitativos, os pesquisadores passam do ponto inicial (proposição da questão) ao ponto final (obtenção de uma resposta) em uma sequência de etapas linear e bastante regular (Fig. 3.1). Esta seção descreve esse fluxo, e a seção seguinte aborda como os estudos qualitativos diferem dos quantitativos.

Fase 1: Conceituação

Os primeiros passos de um estudo quantitativo geralmente envolvem atividades com um forte elemento conceitual. Nessa fase, os pesquisadores precisam de habilidades como criatividade, raciocínio dedutivo e conhecimentos sobre os dados científicos a respeito do tópico em que estão interessados.

Fase 1: Conceituação
1. Formular e delimitar o problema
2. Revisar a literatura relacionada
3. Realizar o trabalho de campo clínico
4. Definir a estrutura e desenvolver definições conceituais
5. Formular hipóteses

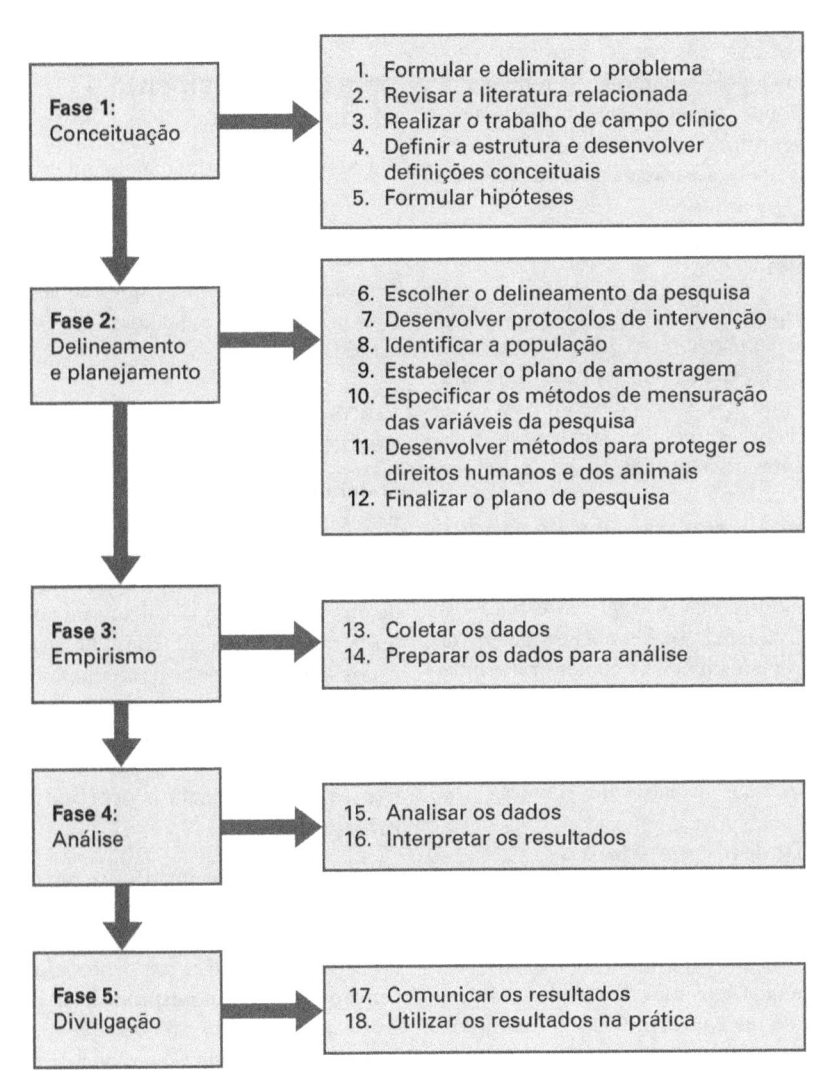

Fase 2: Delineamento e planejamento
6. Escolher o delineamento da pesquisa
7. Desenvolver protocolos de intervenção
8. Identificar a população
9. Estabelecer o plano de amostragem
10. Especificar os métodos de mensuração das variáveis da pesquisa
11. Desenvolver métodos para proteger os direitos humanos e dos animais
12. Finalizar o plano de pesquisa

Fase 3: Empirismo
13. Coletar os dados
14. Preparar os dados para análise

Fase 4: Análise
15. Analisar os dados
16. Interpretar os resultados

Fase 5: Divulgação
17. Comunicar os resultados
18. Utilizar os resultados na prática

FIGURA 3.1 Fluxo das etapas de um estudo quantitativo.

Etapa 1: Formular e delimitar o problema

Os pesquisadores quantitativos iniciam seu trabalho pela identificação de um problema de pesquisa interessante e pela formulação de *questões de pesquisa*. As questões de pesquisa identificam quais são as variáveis do estudo. Ao elaborar essas questões, os enfermeiros pesquisadores precisam dar atenção a problemas relevantes (Esse problema é importante?), teóricos (Há um esquema de trabalho conceitual para esse problema?), clínicos (As descobertas desse estudo serão úteis para a prática clínica?), metodológicos (Como responder a essa questão de modo a gerar dados científicos de alta qualidade?) e éticos (Essa questão pode ser tratada de modo ético?).

Etapa 2: Revisar a literatura relacionada

A pesquisa quantitativa é realizada no contexto do conhecimento prévio. Os pesquisadores quantitativos costumam se esforçar para compreender o que já se sabe sobre o tópico escolhido; para isso, realizam uma ampla **revisão da literatura** antes da coleta dos dados.

Etapa 3: Realizar o trabalho de campo clínico

Os pesquisadores que iniciam um estudo clínico com frequência se beneficiam de passar algum tempo em ambientes clínicos relevantes (no *campo*) discutindo o tópico com médicos e observando as práticas comuns. Esse campo de trabalho clínico pode fornecer perspectivas dos pontos de vista dos médicos e dos clientes.

Etapa 4: Definir a estrutura de trabalho e desenvolver definições conceituais

Quando se realiza a pesquisa quantitativa no contexto de uma estrutura de trabalho teórico, as descobertas podem ter utilidade e significado mais amplos. Os pesquisadores devem ter raciocínio conceitual e visão clara dos conceitos que serão estudados mesmo quando a questão de pesquisa não está inserida em uma teoria.

Etapa 5: Formular hipóteses

As **hipóteses** encerram as expectativas dos pesquisadores a respeito das relações entre as variáveis de estudo. As hipóteses são predições das relações que os pesquisadores esperam observar nos dados de estudo. A questão de pesquisa identifica os conceitos de interesse e discute como os conceitos podem estar relacionados; a hipótese é uma previsão da resposta. A maioria dos estudos quantitativos é elaborada para testar hipóteses por meio de uma análise estatística.

Fase 2: Delineamento e planejamento

Na segunda fase principal de um estudo quantitativo, os pesquisadores decidem sobre os métodos que irão utilizar para abordar a questão de pesquisa. Os pesquisadores podem tomar decisões metodológicas que tenham implicações cruciais para a qualidade da evidência do estudo.

Etapa 6: Escolher o delineamento de pesquisa

O **delineamento de pesquisa** é o plano geral para a obtenção de respostas às questões de pesquisa. Os delineamentos quantitativos tendem a ser estruturados e controlados, com o objetivo de minimizar o viés. Os delineamentos de pesquisa também indicam com que frequência os dados serão coletados e quais tipos de comparações serão feitas. O delineamento de pesquisa é a estrutura arquitetônica do estudo.

Etapa 7: Desenvolver protocolos de intervenção

Na pesquisa experimental, os pesquisadores criam a variável independente, ou seja, os participantes são expostos a diferentes tratamentos. É preciso desenvolver um **protocolo de intervenção** para o estudo, especificando exatamente o que a intervenção vai abranger (p. ex., quem vai aplicá-la, qual será o período de duração do tratamento, etc.) *e* qual será a condição alternativa. Na pesquisa não experimental, essa etapa não é necessária.

Etapa 8: Identificar a população

Pesquisadores quantitativos precisam especificar quais características os participantes do estudo devem possuir, ou seja, eles devem especificar a população que será estudada. A **população** é composta por *todos* os indivíduos ou objetos com características definidoras comuns (o componente "P" nas questões PICO).

Etapa 9: Estabelecer o plano de amostragem

Em geral, os pesquisadores coletam dados de uma **amostra**, que é um subconjunto da população. O *plano de amostragem* do pesquisador especifica como a amostra será selecionada e quantos indivíduos serão incluídos nela. O objetivo é ter uma amostra que reflita adequadamente os traços da população.

Etapa 10: Especificar os métodos de mensuração das variáveis da pesquisa

Os pesquisadores quantitativos devem encontrar métodos para medir as variáveis de pesquisa de forma acurada. Há uma variedade de abordagens de coleta de dados quantitativos; os principais métodos são *autorrelatos* (p. ex., entrevistas e questionários), *observações* (p. ex., observar e registrar o comportamento das pessoas) e *medidas biofisiológicas*. A tarefa de mensurar as variáveis de pesquisa e desenvolver um *plano de coleta de dados* é complexa e repleta de desafios.

Etapa 11: Desenvolver métodos para proteger os direitos humanos e dos animais

A maior parte das pesquisas em enfermagem envolve seres humanos, embora alguns estudos incluam animais. Em ambos os casos, devem ser desenvolvidos procedimentos para garantir a aplicação de princípios éticos.

Etapa 12: Revisar e finalizar o plano de pesquisa

Antes de coletar os dados, com frequência, os pesquisadores realizam avaliações para garantir que os procedimentos funcionarão bem. Eles podem, por exemplo, avaliar a *facilidade de leitura* dos materiais escritos para verificar se participantes com nível de escolaridade baixo serão capazes de compreendê-los. Em geral, os pesquisadores submetem o plano de pesquisa a revisores para obter *feedback* metodológico ou clínico. Os pesquisadores buscam apoio financeiro, apresentando a *proposta* a uma fonte de recursos, e os revisores costumam sugerir melhoramentos.

Fase 3: Empirismo

A terceira fase dos estudos quantitativos abrange a coleta de dados de pesquisa. Muitas vezes, essa fase é a que consome mais tempo. Para a coleta de dados, podem ser necessários meses de trabalho.

Etapa 13: Coletar os dados

A coleta de dados em um estudo quantitativo muitas vezes ocorre de acordo com um plano preestabelecido. Em geral, o plano explica bem os procedimentos para treinar a equipe de coleta de dados, para coletar os dados (p. ex., onde e quando os dados serão obtidos) e para registrar as informações.

Etapa 14: Preparar os dados para análise

Em estudos quantitativos, os dados coletados devem ser preparados para análise. Por exemplo, um passo preliminar é a *codificação*, que envolve a transição de dados verbais para a forma numérica (p. ex., codificar informação de sexo como "1" para feminino, "2" para masculino e "3" para outro).

Fase 4: Análise

Os dados quantitativos devem ser submetidos a uma análise e a uma interpretação, que ocorrem na quarta fase do projeto.

Etapa 15: Analisar os dados

Para responder às questões da pesquisa e testar as hipóteses, os pesquisadores analisam seus dados de modo sistemático. Os dados quantitativos são analisados por meio de **análises estatísticas**, que incluem alguns procedimentos simples (p. ex., cálculo de uma média), bem como métodos mais complexos e sofisticados.

Etapa 16: Interpretar os resultados

A *interpretação* envolve dar sentido aos resultados do estudo e examinar suas implicações. Os pesquisadores tentam explicar os achados à luz dos dados científicos prévios, da teoria e da experiência clínica e, ainda, da adequação dos métodos utilizados no estudo. A interpretação também envolve chegar a conclusões sobre o significado clínico da nova evidência.

Fase 5: Divulgação

Na análise, os pesquisadores completam o círculo: as questões colocadas no início são respondidas. Porém, o trabalho não termina até que os resultados sejam divulgados.

Etapa 17: Comunicar os resultados

Se os resultados não forem divulgados, o estudo não poderá contribuir com dados científicos para a prática da enfermagem. Outra tarefa – com frequência, a última – de um projeto de pesquisa consiste em preparar o *relatório de pesquisa*, que será compartilhado com outras pessoas. Os relatórios de pesquisa são discutidos no próximo capítulo.

Etapa 18: Utilizar as evidências na prática

Idealmente, a etapa conclusiva de um estudo de alta qualidade consiste em planejar seu uso em cenários da prática. Às vezes, mesmo que não consigam implantar o plano de utilização das evidências científicas, os enfermeiros pesquisadores podem contribuir para o processo, desenvolvendo recomendações para uso dos dados na prática, garantindo o fornecimento de informações adequadas a uma metanálise e aproveitando as oportunidades de divulgar as descobertas entre os enfermeiros.

ATIVIDADES EM UM ESTUDO QUALITATIVO

A pesquisa quantitativa envolve uma progressão bastante linear das tarefas – os pesquisadores planejam as etapas que serão feitas e, depois, seguem essas etapas. Por outro lado, em estudos qualitativos, a progressão é mais próxima de um círculo do que de uma linha reta. Continuamente, os pesquisadores qualitativos examinam e interpretam dados e tomam decisões sobre o modo como devem proceder, com base no que foi descoberto (Fig. 3.2).

Uma vez que os pesquisadores qualitativos têm uma abordagem flexível, não é possível mostrar o fluxo de atividades com precisão – esse fluxo varia de acordo com o estudo, e os próprios pesquisadores podem não saber de antemão qual será o exato desenvolvimento da investigação. Aqui, é fornecida uma ideia geral dos estudos qualitativos, descrevendo as atividades principais e indicando quando podem ser realizadas.

Conceituação e planejamento do estudo qualitativo

Identificar o problema de pesquisa

Comumente, os pesquisadores qualitativos começam com um tópico amplo, muitas vezes focado em um aspecto sobre o qual pouco se sabe. Com frequência, os pesquisadores qualitativos começam por uma questão inicial ampla, que permite o ajuste do foco e seu delineamento com maior clareza no decorrer do estudo.

Revisar a literatura

Alguns pesquisadores qualitativos acreditam que não se deve consultar a literatura antes de coletar os dados. Eles temem que estudos anteriores possam influenciar a conceitualização do fenômeno sob estudo, que eles acreditam ser baseado nos pontos de vista dos participantes em vez de em descobertas prévias. Outros afirmam que os pesquisadores devem realizar

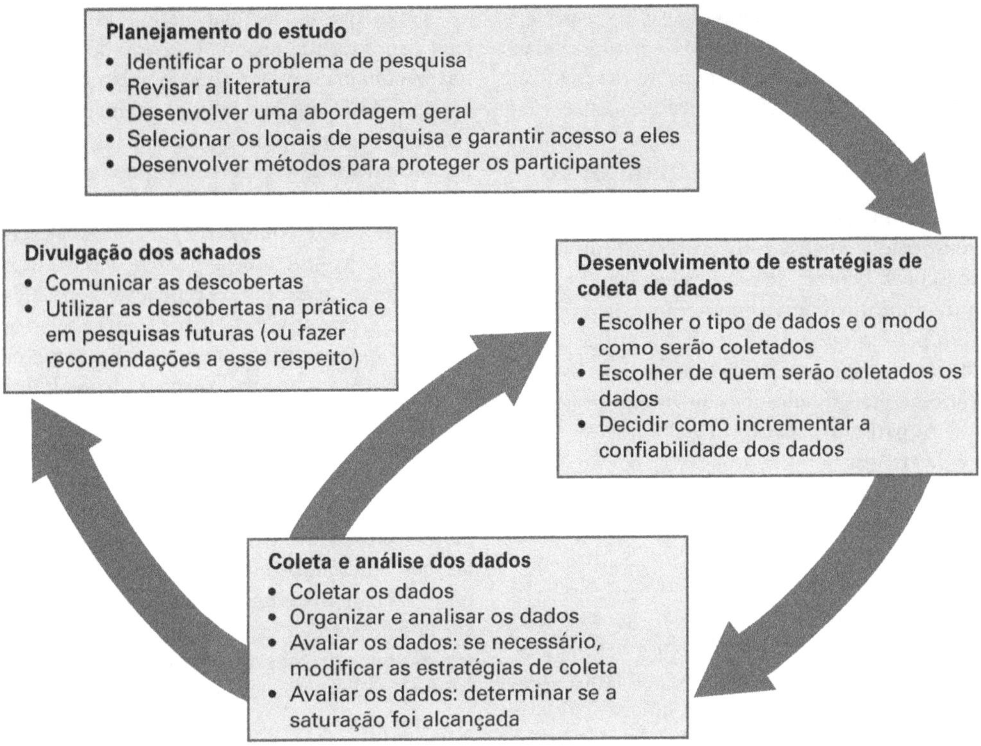

Planejamento do estudo
- Identificar o problema de pesquisa
- Revisar a literatura
- Desenvolver uma abordagem geral
- Selecionar os locais de pesquisa e garantir acesso a eles
- Desenvolver métodos para proteger os participantes

Divulgação dos achados
- Comunicar as descobertas
- Utilizar as descobertas na prática e em pesquisas futuras (ou fazer recomendações a esse respeito)

Desenvolvimento de estratégias de coleta de dados
- Escolher o tipo de dados e o modo como serão coletados
- Escolher de quem serão coletados os dados
- Decidir como incrementar a confiabilidade dos dados

Coleta e análise dos dados
- Coletar os dados
- Organizar e analisar os dados
- Avaliar os dados: se necessário, modificar as estratégias de coleta
- Avaliar os dados: determinar se a saturação foi alcançada

FIGURA 3.2 Fluxo de atividades em um estudo qualitativo.

pelo menos uma breve revisão da literatura no início. De qualquer modo, em geral, os pesquisadores qualitativos encontram um corpo relativamente pequeno de trabalhos prévios relevantes, devido ao tipo de questões que costumam problematizar.

Selecionar os locais de pesquisa e garantir acesso a eles

Antes de prosseguir no campo, os pesquisadores qualitativos devem identificar um local apropriado. Por exemplo, se o tópico consistir em crenças a respeito da saúde no meio urbano pobre, deve ser identificado um bairro do centro da cidade com concentração de moradores de baixa renda. Em alguns casos, os pesquisadores têm livre acesso ao local selecionado, mas, em outros, precisam de **autorização para garantir o acesso**. Em geral, garantir o acesso envolve negociações com *pessoas com autoridade* para permitir a entrada em determinado local.

> **DICA** A obtenção de acesso geralmente está associada com o trabalho de campo em estudos qualitativos, mas os pesquisadores quantitativos frequentemente também precisam obter autorização **para garantir o acesso** a alguns locais e, então, coletar dados.

Desenvolver uma abordagem geral

Os pesquisadores quantitativos não coletam dados antes de finalizar seu projeto de pesquisa. Os pesquisadores qualitativos, por sua vez, usam um **modelo emergente** que se materializa durante a coleta de dados. Certos aspectos do modelo são orientados pela tradição qualitativa do estudo, mas raramente as pesquisas qualitativas possuem projetos rígidos que impeçam a implantação de mudanças durante o trabalho de campo.

Tratar de questões éticas

Os pesquisadores qualitativos também precisam desenvolver planos para tratar de questões éticas

– e realmente existem preocupações especiais em estudos qualitativos, devido à natureza mais íntima da relação que costuma se desenvolver entre pesquisadores e participantes.

Realização do estudo qualitativo

Em estudos qualitativos, as tarefas de amostragem, coleta, análise e interpretação de dados costumam ocorrer de modo sucessivo. Os pesquisadores qualitativos começam conversando com pessoas que têm experiência direta com o fenômeno estudado. As discussões e as observações são estruturadas tenuemente, permitindo que os participantes expressem ampla variedade de crenças, sentimentos e comportamentos. A análise e a interpretação são atividades contínuas que orientam escolhas sobre os "próximos passos".

O processo de análise de dados envolve reunir as informações narrativas em um esquema coerente. Por meio da análise indutiva, os pesquisadores identificam **temas** e categorias que serão utilizados para construir uma rica descrição ou teoria do fenômeno. A coleta de dados torna-se cada vez mais propositada: à medida que se desenvolve a conceituação, os pesquisadores procuram participantes que possam confirmar e enriquecer as compreensões teóricas, bem como participantes que possam potencialmente desafiá-las.

Os pesquisadores quantitativos decidem com antecedência o número de indivíduos que será incluído no estudo; por outro lado, as decisões dos pesquisadores qualitativos sobre a amostragem são orientadas pelos dados. Muitos pesquisadores qualitativos usam o princípio da **saturação**, que ocorre quando as respostas dos participantes sobre suas experiências tornam-se redundantes, de modo que a coleta de maior quantidade de dados já não gera novas informações.

Os pesquisadores quantitativos buscam coletar dados de alta qualidade, medindo suas variáveis com instrumentos que se mostram precisos e válidos. Os pesquisadores qualitativos, por sua vez, são, *eles próprios*, o principal instrumento da coleta de dados e precisam seguir etapas para demonstrar sua *confiabilidade*. O aspecto central desses esforços é confirmar que as descobertas refletem com precisão os pontos de vista dos participantes, e não as percepções dos pesquisadores. Uma atividade confirmatória pode envolver, por exemplo, procurar novamente os participantes e compartilhar com eles as interpretações preliminares, solicitando que avaliem se a análise temática feita pelo pesquisador é consistente com suas experiências.

Os enfermeiros pesquisadores do tipo qualitativo esforçam-se para compartilhar descobertas em conferências e artigos de periódicos. Os estudos qualitativos ajudam a formar as percepções dos enfermeiros a respeito de um problema, as conceituações de potenciais soluções e a compreensão das experiências e das preocupações dos pacientes.

> **DICA** Uma tendência emergente indica que os pesquisadores devem projetar estudos de métodos mistos (MMs) que envolvam a coleta, a análise e a integração dos dados quantitativos e qualitativos. A *pesquisa dos métodos mistos* é abordada no Capítulo 13.

QUESTÕES GERAIS SOBRE REVISÃO DE ESTUDOS

O Quadro 3.3 apresenta sugestões envolvidas na formação da visão geral preliminar de um relatório de pesquisa, com base nos conceitos estudados neste capítulo. Essas orientações somam-se às apresentadas no Quadro 1.1 (ver Cap. 1).

Capítulo 3 Conceitos-chave e etapas nas pesquisas quantitativa e qualitativa 55

Quadro 3.3 Questões adicionais para a revisão preliminar de um estudo

1. De que se tratava o estudo? Quais foram os principais fenômenos, conceitos ou construtos analisados?
2. Se o estudo fosse quantitativo, quais seriam as variáveis independentes e dependentes?
3. O pesquisador examinou relações ou padrões de associação entre variáveis ou conceitos? O relatório indicou a possibilidade de uma relação causal?
4. Os conceitos-chave foram definidos em seus aspectos conceitual e operacional?
5. De que tipo é o estudo, considerando os tipos descritos neste capítulo – experimental ou não experimental/observacional? Teoria fundamentada, fenomenológica ou etnográfica?
6. O relatório forneceu informação que possa sugerir quanto tempo foi necessário para a conclusão do estudo?

EXEMPLOS DE PESQUISA COM ATIVIDADES DE PENSAMENTO CRÍTICO

Nesta seção, ilustramos a progressão das atividades e discutimos o cronograma de um estudo realizado pela segunda autora deste livro. Leia o resumo da pesquisa e responda às questões de pensamento crítico que seguem, consultando a versão integral do relatório, se for necessário. As questões de pensamento crítico para os Exemplos 2 e 3 são baseadas nos estudos que aparecem em sua totalidade nos Apêndices A e B deste livro.

EXEMPLO 1: CRONOGRAMA DO PROJETO DE UM ESTUDO QUANTITATIVO

Estudo: *Postpartum depressive symptomatology: results from a two-stage U.S. national survey* (Sintomatologia da depressão pós-parto: resultados de uma inspeção nacional norte-americana de dois estágios) (Beck e colaboradores, 2011)

Propósito: Beck e colaboradores (2011) realizaram um estudo para estimar a prevalência de mães com elevados níveis de sintoma de depressão pós-parto (DPP) nos Estados Unidos e os fatores associados com as diferenças nos níveis do sintoma.

Métodos: Este estudo levou pouco menos de 3 anos para ser concluído. As decisões metodológicas e atividades essenciais incluíram:

Fase 1. Conceituação: 1 mês. Beck foi membro do Conselho Consultivo Nacional do *Listening to Mothers II*. Os dados de sua inspeção nacional (Childbirth Connection: *Listening to Mothers II U.S. National Survey*) já tinham sido coletados quando Beck analisou as variáveis na inspeção relacionada aos sintomas de DPP. A primeira fase levou apenas 1 mês porque a coleta de dados já estava completa, e Beck, um especialista mundial em DPP, apenas precisou atualizar a revisão da literatura.

Fase 2. Delineamento e planejamento: 3 meses. A fase de delineamento abrangeu a identificação das centenas de variáveis da inspeção nacional os pesquisadores deveriam ter como foco em sua análise. Além disso, nesta fase, houve a formalização das questões de pesquisa e a aprovação por parte de um comitê de ética em pesquisa com seres humanos.

Fase 3. Empirismo: 0 mês. Nesta fase, os dados de aproximadamente 1.000 mulheres no período pós-parto já haviam sido coletados.

Fase 4. Análise: 12 meses. As análises estatísticas foram feitas para (1) estimar a porcentagem de novas mães sofrendo com níveis elevados de sintomas de DPP e (2) identificar quais variáveis demográficas, anteparto, intraparto e pós-parto estavam significativamente relacionadas com níveis elevados de sintomas.

Fase 5. Divulgação: 18 meses. Os pesquisadores prepararam um relatório e submeteram-no ao *Journal of Midwifery & Women's Health* para possível publicação. Ele foi aceito em 5 meses e ficou em "processo de edição" por mais 4 meses antes de ser publicado. O artigo recebeu o prêmio de Melhor Artigo em Publicação de 2012 do *Journal of Midwifery & Women's Health*.

Exercícios para desenvolver o pensamento crítico

1. Responda às questões relevantes do Quadro 3.3 em relação a esse estudo.
2. Também considere as seguintes questões:
   a. Como você descreveria o método de coleta de dados – *autorrelato* ou *observação*?
   b. Como você avalia o plano de Beck e colaboradores para divulgar o estudo?
   c. Em sua opinião, a quantidade de tempo destinada a cada fase e etapa do projeto foi adequada?
   d. Teria sido apropriado tratar a questão da pesquisa por métodos qualitativos? Por quê?

EXEMPLO 2: PESQUISA QUANTITATIVA NO APÊNDICE A

- Leia o resumo e a introdução do estudo de Swenson e colaboradores (2016) (*Parents' use of praise and criticism in a sample of young children seeking mental health services* [Uso de elogio e crítica pelos pais em uma amostra de crianças pequenas que procuram serviços de atendimento de saúde mental]) no Apêndice A deste livro.

Exercícios para desenvolver o pensamento crítico

1. Responda às questões relevantes do Quadro 3.3 em relação a esse estudo.
2. Também considere as seguintes questões:
   a. Comente a composição da equipe de pesquisa para esse estudo.
   b. Esse relatório apresentou *dados* reais dos participantes do estudo?
   c. Teria sido possível utilizar um modelo experimental para esse estudo?

EXEMPLO 3: PESQUISA QUALITATIVA NO APÊNDICE B

- Leia o resumo e a introdução do estudo de Beck e Watson (2010) (*Subsequent childbirth after a previous traumatic birth* [Parto subsequente após nascimento traumático prévio]) no Apêndice B deste livro.

Exercícios para desenvolver o pensamento crítico

1. Responda às questões relevantes do Quadro 3.3 em relação a esse estudo.
2. Também considere as seguintes questões:
   a. Encontre um exemplo de *dados* reais nesse estudo. (Você precisará procurar na seção "Resultados" desse estudo.)
   b. Quanto tempo foi necessário para Beck e Watson coletarem os dados do estudo? (Você encontrará essa informação na seção "Procedimentos".)
   c. Quanto tempo decorrido entre o momento em que o documento foi aceito para publicação e sua publicação? (Você encontrará informações relevantes no final do trabalho).

Tópicos Resumidos

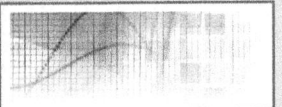

- As pessoas que fornecem informações aos pesquisadores em um **estudo** são chamadas de **participantes do estudo** na pesquisa quantitativa e **participantes do estudo ou informantes** na pesquisa qualitativa; em conjunto, essas pessoas compõem a **amostra**.

- O *local* é o ambiente geral da pesquisa; às vezes, os pesquisadores engajam-se em estudos em vários locais.

- Os pesquisadores analisam **conceitos** e *fenômenos* (ou **construtos**), que são abstrações inferidas a partir de comportamentos ou características das pessoas.

- Os conceitos são componentes das **teorias**, que, por sua vez, são explicações sistemáticas a respeito de algum aspecto do mundo real.

- Em estudos quantitativos, os conceitos são chamados de variáveis. Uma **variável** é uma característica ou qualidade que assume diferentes valores (i.e., varia de acordo com a pessoa ou o objeto).

- A **variável dependente** (ou **variável de resultado**) é o comportamento, característica ou resultado que o pesquisador está interessado em explicar, prever ou afetar ("O" no acrônimo PICO). Já a **variável independente** é a possível causa da variável dependente ou aquilo que a influência. A variável independente corresponde às letras "I" e "C" no acrônimo PICO.

- A **definição conceitual** descreve o significado abstrato de um conceito estudado. Uma **definição operacional** especifica como a variável será medida.

- Os **dados** – informações coletadas no decorrer de um estudo – podem tomar a forma de valores numéricos (**dados quantitativos**) ou informações narrativas (**dados qualitativos**).

- Uma **relação** é uma conexão (ou padrão de associação) entre variáveis. Os pesquisadores quantitativos estudam a relação entre variáveis independentes e variáveis de resultado.

- Quando a variável independente causa ou afeta o resultado, a relação é de **causa e efeito** (ou **relação causal**). Em uma *relação associativa* (ou *funcional*), as variáveis estão relacionadas de modo não causal.

- Uma distinção-chave em estudos quantitativos é feita entre a **pesquisa experimental**, em que os pesquisadores interferem ativamente para testar uma intervenção ou terapia, e a **pesquisa não experimental** (ou **observacional**), em que os pesquisadores coletam dados sobre os fenômenos existentes sem interferir.

- Muitas vezes, a pesquisa qualitativa origina-se de tradições científicas de outras disciplinas. Três dessas tradições são a teoria fundamentada, a fenomenologia e a etnografia.

- A **teoria fundamentada** busca descrever e compreender os processos psicológicos essenciais que ocorrem em um cenário social.

- A **fenomenologia** enfatiza as experiências vividas por seres humanos e é uma abordagem destinada a esclarecer como são as experiências de vida das pessoas e o que elas significam.

- A **etnografia** fornece uma estrutura para o estudo de significados, padrões e estilos de vida de uma cultura de modo holístico.

- Em um estudo quantitativo, os pesquisadores comumente avançam de modo linear, a partir do momento em que levantam as questões até o ponto em que as solucionam. As principais fases de um estudo quantitativo são conceituação, planejamento, empirismo, análise e divulgação.

- A *fase de conceituação* envolve (1) definir o problema a ser estudado, (2) fazer a **revisão da literatura**, (3) engajar-se no *trabalho de campo clínico* (em estudos clínicos), (4) desenvolver estrutura e definições conceituais e (5) formular as **hipóteses** que serão testadas.

- A *fase de planejamento* engloba (6) selecionar um **delineamento da pesquisa**, (7) desenvolver **protocolos de intervenção** (em estudos experimentais), (8) especificar a **população**, (9) desenvolver um plano para selecionar uma **amostra**, (10) especificar um *plano de coleta de dados* e métodos para mensurar as variáveis, (11) desenvolver estratégias para proteger os direitos dos sujeitos e (12) finalizar o plano de pesquisa.

- A *fase de empirismo* envolve (13) coletar dados e (14) preparar os dados para análise (p. ex., *codificá-los*).

- A *fase de análise* abrange (15) realizar **análises estatísticas** e (16) interpretar os resultados.

- A *fase de divulgação* inclui (17) comunicar as descobertas e (18) promover o uso das evidências do estudo na prática de enfermagem.

- O fluxo de atividades em um estudo qualitativo é mais flexível e menos linear. Em geral, os estudos qualitativos envolvem um **modelo emergente** que evolui durante a coleta de dados.

- Os pesquisadores qualitativos começam pela colocação de uma questão ampla, relacionada com o fenômeno estudado, com frequência enfatizando um aspecto pouco estudado. Na fase inicial de um estudo qualitativo, os pesquisadores selecionam um local e pedem **autorização de acesso**, o que, em geral, envolve solicitar a anuência da coordenação do setor.

- Uma vez no campo, os pesquisadores escolhem informantes, coletam os dados e, depois, analisam-nos e interpretam-nos de modo sucessivo; as experiências durante a coleta de dados ajudam a definir o modelo do estudo, em contínua elaboração.

- Na pesquisa qualitativa, a análise inicial leva a aperfeiçoamentos da amostragem e da coleta de dados, até o ponto de **saturação** (redundância da informação). Em geral, uma análise envolve uma pesquisa de **temas** ou categorias críticas.

- Tanto os pesquisadores quantitativos quanto os qualitativos divulgam suas descobertas; muitas vezes, a maioria deles publica relatórios de pesquisa em periódicos de sua área profissional.

REFERÊNCIAS PARA O CAPÍTULO 3

Alosco, M., Brickman, A., Spitznagel, M., Narkhede, A., Griffith, E., Cohen, R., ... Gunstad, J. (2016). Reduced gray matter volume is associated with poorer instrumental activities of daily living performance in heart failure. *Journal of Cardiovascular Nursing*, *31*, 31–41.

Beck, C. T., Gable, R. K., Sakala, C., & Declercq, E. R. (2011). Postpartum depressive symptomatology: Results from a two-stage U.S. national survey. *Journal of Midwifery & Women's Health*, *56*, 427–435.

Bench, S., Day, T., Heelas, K., Hopkins, P., White, C., & Griffiths, P. (2015). Evaluating the feasibility and effectiveness of a critical care discharge information pack for patients and their families: A pilot cluster randomised controlled trial. *BMJ Open*, *5*(11), e006852.

Brooten, D., Youngblut, J. M., Charles, D., Roche, R., Hidalgo, I., & Malkawi, F. (2016). Death rituals reported by White, Black, and Hispanic parents following the ICU death of an infant or child. *Journal of Pediatric Nursing*, *31*, 132–140.

Demirel, G., & Guler, H. (2015). The effect of uterine and nipple stimulation on induction with oxytocin and the labor process. *Worldviews on Evidence-Based Nursing*, *12*, 273–280.

Glaser, B. G., & Strauss, A. L. (1967). *The discovery of grounded theory: Strategies for qualitative research*. Piscataway, NJ: Aldine.

Goh, M. L., Ang, E. N., Chan, Y., He, H. G., & Vehviläinen-Julkunen, K. (2016). A descriptive quantitative study on multi-ethnic patient satisfaction with nursing care as measured by the Revised Humane Caring Scale. *Applied Nursing Research*, *31*, 126–131.

Keogh, B., Callaghan, P., & Higgins, A. (2015). Managing precon- ceived expectations: Mental health service users' experiences of going home from hospital: A grounded theory study. *Journal of Psychiatric and Mental Health Nursing*, *22*, 715–723.

Lai, Y., Hung, C., Stocker, J., Chan, T., & Liu, Y. (2015). Postpartum fatigue, baby-care activities, and maternal-infant attachment of vaginal and cesarean births following rooming-in. *Applied Nursing Research*, *28*, 116–120.

Morse, J. M., Solberg, S. M., Neander, W. L., Bottorff, J. L., & Johnson, J. L. (1990). Concepts of caring and caring as a concept. *Advances in Nursing Science*, *13*, 1–14.

Sandvoll, A., Grov, E., Kristoffersen, K., & Hauge, S. (2015). When care situations evoke difficult emotions in nursing staff members: An ethnographic study in two Norwegian nursing homes. *BMC Nursing*, *14*, 40.

Stoddard, S., Varela, J., & Zimmerman, M. (2015). Future expectations, attitude toward violence, and bullying perpetration during early adolescence: A mediation evaluation. *Nursing Research*, *64*, 422–433.

Tørnøe, K., Danbolt, L., Kvigne, K., & Sørlie, V. (2015). The challenge of consolation: Nurses' experiences with spiritual and existential care for the dying—a phenomenological hermeneutical study. *BMC Nursing*, *14*, 62.

4 Leitura e crítica de artigos de pesquisa

Objetivos de aprendizagem

Depois de estudar este capítulo, o leitor será capaz de:
- Identificar e descrever as principais seções de artigos de pesquisa publicados em periódicos
- Caracterizar o estilo utilizado em relatórios de pesquisas quantitativa e qualitativa
- Ler um artigo de pesquisa e compreender amplamente sua "história"
- Descrever aspectos de uma crítica de pesquisa
- Compreender os muitos desafios enfrentados por pesquisadores e identificar algumas ferramentas para vencer desafios metodológicos
- Definir os novos termos apresentados neste capítulo

Termos-chave

- Achados
- Aleatoriedade
- Artigo de periódico
- Confiabilidade
- Controle da pesquisa
- Credibilidade
- Crítica
- Estudo cego
- Formato IMRD
- Inferência
- Mérito científico
- Nível de significância
- p
- Placebo
- Potencial de transferência
- Reflexividade
- Resumo
- Significância estatística
- Teste estatístico
- Triangulação
- Validade
- Variáveis de confusão
- Veracidade
- Viés

Informações de estudos de enfermagem são comunicados por meio de relatórios de pesquisa, que descrevem o que foi estudado, como foi estudado e o que foi descoberto. Muitas vezes, os relatórios de pesquisa assustam quem não possui treinamento científico. Este capítulo pretende tornar os relatórios de pesquisa mais acessíveis, bem como fornecer algumas orientações em relação às críticas desses relatórios.

TIPOS DE RELATÓRIOS DE PESQUISA

É mais provável que os enfermeiros encontrem evidências científicas em periódicos ou em conferências de sua área. Os **artigos de pesquisa publicados em periódicos** são descrições de estudos publicados em veículos especializados. A disputa de espaço em periódicos é acirrada; por isso, os artigos de pesquisa costumam ser breves. Em geral, têm apenas 10 a 20 páginas em espaço duplo. Isso significa que os pesquisadores precisam condensar uma grande quantidade de informações sobre o estudo em um texto curto.

Em geral, os textos originais são revisados por dois ou mais *revisores especialistas* (outros pesquisadores) que fazem recomendações sobre a aceitação do texto ou sobre suas revisões. Comumente eles são chamados de revisores *"cegos"* – os nomes dos pesquisadores não são revelados aos revisores, e os autores não sabem quem são estes últimos. Os leitores, nesse caso, têm alguma certeza de que os artigos do periódico foram avaliados por outros pesquisadores em enfermagem de maneira imparcial. Apesar disso, ter um artigo publicado não significa que suas descobertas serão aceitas sem críticas. Os cursos sobre métodos de pesquisas ajudam os enfermeiros a avaliar a qualidade das informações relatadas nesses artigos.

Em conferências, as descobertas de pesquisa são reveladas como apresentações orais ou sessões de pôsteres. Em uma *apresentação oral*, os pesquisadores costumam ter 10 a 20 minutos para descrever os aspectos-chave do estudo para uma plateia. Nas *sessões de pôsteres*, muitos pesquisadores apresentam simultaneamente representações visuais, com o resumo de seus estudos, e os participantes da conferência caminham pela sala, olhando os materiais. As conferências oferecem uma oportunidade de diálogo: os ouvintes podem fazer perguntas que vão ajudá-los a compreender o significado das descobertas. Além disso, eles podem propor aos pesquisadores sugestões relacionadas com as implicações clínicas do estudo. Portanto, as conferências especializadas são um fórum valioso para o público clínico.

CONTEÚDO DE ARTIGOS DE PESQUISA PUBLICADOS EM PERIÓDICOS

Muitos artigos de pesquisa seguem uma organização chamada **formato IMRD**. Esse formato organiza o conteúdo em quatro seções principais – **I**ntrodução, **M**étodo, **R**esultados e **D**iscussão. O artigo é precedido por um título e um resumo e termina com as referências.

Título e resumo

Os relatórios de pesquisa possuem títulos que exprimem de forma sucinta as informações-chave. Em estudos qualitativos, o título costuma incluir o fenômeno central e o grupo que está sendo investigado. Em estudos quantitativos, o título informa as variáveis-chave e a população (em outras palavras, os componentes PICO).

O **resumo** é uma breve descrição do estudo localizada no início do artigo. O resumo responde às seguintes questões: Quais foram as questões da pesquisa? Quais métodos foram utilizados para abordar essas questões? Quais foram as descobertas? Quais são as implicações na prática de enfermagem? Os leitores podem dar uma olhada no resumo para avaliar se vale a pena ler o artigo inteiro.

Introdução

A introdução a um artigo de pesquisa familiariza o leitor com o problema estudado e o seu contexto. Essa seção costuma descrever:

- Os fenômenos, os conceitos ou as variáveis centrais do estudo
- O propósito do estudo e as questões de pesquisa ou hipóteses
- Uma revisão da literatura relacionada
- A estrutura teórica ou conceitual
- A importância e a necessidade do estudo

Dessa forma, a introdução permite que os leitores conheçam o problema que o pesquisador procurou tratar.

Exemplo de material introdutório

"Pouco se sabe sobre como a transição de volta à escola após o tratamento contra o câncer influencia a identidade própria no desenvolvimento dos adolescentes e suas relações sociais". Os dados a partir da perspectiva do adolescente são particularmente limitados [...]. O objetivo deste estudo era descrever como o retorno à escola afeta as convicções sobre si, sua identidade própria e suas relações sociais (Choquette e colaboradores, 2015).

Nesse parágrafo, os pesquisadores descrevem o conceito central de interesse (experiências de adolescentes que retornam à escola após o tratamento contra o câncer), a necessidade (o fato de que pouco se sabe sobre a experiência diretamente pelos adolescentes) e o propósito do estudo.

DICA A seção introdutória de muitos relatórios não é denominada especificamente de "Introdução". A introdução dos relatórios vem logo após o resumo.

Método

Essa seção descreve os métodos utilizados para responder às questões de pesquisa. Em um estudo quantitativo, a seção do método comumente versa a respeito dos seguintes itens, que podem ser apresentados sob a forma de subseções:

- Delineamento de pesquisa
- Plano de amostragem
- Métodos para mensurar variáveis e coletar dados
- Procedimentos do estudo, incluindo aqueles utilizados para proteger os direitos humanos
- Métodos de análise dos dados

Muitas vezes, os pesquisadores qualitativos discutem os mesmos temas, mas com ênfases diferentes. O estudo qualitativo com frequência fornece, por exemplo, informações sobre o cenário da pesquisa e o contexto do estudo. Os relatórios de estudos qualitativos também descrevem os esforços dos pesquisadores para aumentar o grau de integridade do estudo.

Resultados

A seção dos resultados apresenta os **achados** obtidos a partir da análise dos dados do estudo. O texto apresenta um resumo narrativo dos principais achados, com frequência acompanhado de tabelas mais detalhadas. Praticamente todas as seções de resultados contêm informações descritivas, incluindo a descrição dos participantes (p. ex., idade média, porcentagem de homens, mulheres e outras).

Em estudos quantitativos, a seção dos resultados também relata as seguintes informações, relacionadas com os testes estatísticos realizados:

- *Nome dos testes estatísticos utilizados*. Os pesquisadores examinam suas hipóteses e avaliam se os resultados estão corretos usando **testes estatísticos**. Por exemplo, se o pesquisador descobrir que a média de peso ao nascimento de bebês expostos a medicamentos na amostra é menor do que o peso ao nascimento de bebês não expostos a medicamentos, qual será a probabilidade de que isso também seja verdadeiro para outros bebês não incluídos na amostra? Um teste estatístico ajuda a responder à questão: "A relação entre a exposição a medicamentos no pré-natal e o peso do bebê é *real* e provavelmente seria observada em uma nova amostra da mesma população?". Os testes estatísticos baseiam-se em princípios comuns; não é preciso saber o nome de todos esses testes para compreender os achados.
- *Valor da estatística calculada*. Computadores são utilizados para calcular um valor numérico para o teste estatístico usado. O valor permite que os pesquisadores cheguem a uma conclusão sobre suas hipóteses. No entanto, o valor *real* da estatística não é inerentemente significativo, e o leitor não precisa se preocupar com ele.
- *Significância estatística*. Parte crítica da informação consiste em saber se os testes estatísticos foram significativos (não confundir com clinicamente importante). Se um pesquisador relata que os resultados têm **significância estatística**, então isso quer dizer que as descobertas provavelmente são verdadeiras e replicáveis em outra amostra. Os relatórios de pesquisa também indicam o **nível de significância**, que consiste em um índice da *probabilidade* (*p*) de os achados serem confiáveis. Por exemplo, se um relatório indica que um achado foi significativo no nível de probabilidade de 0,05 (simbolizado como ***p***), isso significa que apenas em cinco vezes de cada 100 (5 ÷ 100 = 0,05) o resultado obtido seria falso. Em outras palavras, resultados similares seriam obtidos em 95 vezes de cada 100 com outra amostra. Portanto, os leitores podem acreditar com alto – mas não total – grau de confiança que os resultados são acurados.

Exemplo de seção de resultados de um estudo quantitativo

Park e colaboradores (2015) testaram os efeitos de um Programa Ambiental Centrado no Paciente (PACP), constituído de 16 sessões, sobre uma variedade de resultados para pacientes domiciliares com demência. A seguir, uma sentença adaptada dos resultados relatados: "As descobertas mostraram que agitação ($t = 2,91$, $p < 0,02$) e dor ($t = 4,51$, $p < 0,002$) melhoraram após o PACP" (p. 40).

Nesse exemplo, os pesquisadores mostraram que tanto a agitação quanto a dor melhoraram significativamente após o recebimento da intervenção do PACP. As mudanças na agitação e na dor provavelmente não foram casuais e poderiam ser replicadas em outra amostra. Essas descobertas são muito confiáveis. Por exemplo, com relação à redução da dor, descobriu-se que a melhora da magnitude obtida ocorreria como um "golpe de sorte" menos de 2 vezes em cada 1.000 ($p < 0,002$). Observa-se que, para compreender essa descoberta, o leitor não precisa saber o que significa a estatística t, nem precisa preocupar-se com o valor real da estatística t, 4,51.

> **DICA** Os resultados são *mais* confiáveis se o valor *p* for *menor*. Por exemplo, há maior probabilidade de os resultados serem precisos quando $p = 0,01$ (1 em cada 100 chances de um resultado aleatório) do que quando $p = 0,05$ (5 em cada 100 chances de um resultado aleatório). Algumas vezes, os pesquisadores relatam uma probabilidade exata (p. ex., $p = 0,03$); outras vezes, uma distribuição de probabilidade (p. ex., $p < 0,05$ – menos de 5 em cada 100).

Em relatórios qualitativos, os pesquisadores costumam organizar as descobertas de acordo com temas, processos ou categorias identificadas nos dados. A seção de resultados de relatórios qualitativos às vezes inclui várias subseções, cujos títulos correspondem ao nome dado a esses temas pelo pesquisador. Trechos de *dados brutos* (a reprodução exata das palavras dos participantes) são apresentados para sustentar e fornecer uma descrição rica da análise temática. A seção de resultados de estudos qualitativos também pode apresentar a teoria emergente do pesquisador sobre o fenômeno estudado.

> **Exemplo de seção de resultados de um estudo qualitativo**
> Larimer e colaboradores (2015) estudaram as experiências, os desafios e os comportamentos de enfrentamento de adultos jovens com marca-passos ou desfibriladores cardioversores implantáveis. Os participantes descreveram quatro categorias de desafios, e uma delas foi rotulada como "Suporte limitado". Aqui há uma citação ilustrando essa categoria: "Se eu for a consultório de pediatras, suas salas de espera terão blocos e elefantes cor-de-rosa. Mas, em uma clínica de reabilitação cardiopulmonar, eu sou o mais jovem dos pacientes na faixa dos 60 anos. Parece que estou em uma terra de ninguém, preso no meio" (p. 3).

Discussão

Na discussão, o pesquisador apresenta as conclusões sobre o significado e as implicações dos achados (i.e., o que os resultados significam, porque as coisas saíram dessa maneira, como os achados se encaixam com outra evidência e como os resultados podem ser utilizados na prática). Em relatórios quantitativos e qualitativos, a discussão pode incorporar os seguintes elementos:

- Interpretação dos resultados
- Implicações clínicas e científicas
- Limitações e ramificações do estudo para a credibilidade dos resultados

Os pesquisadores encontram-se na melhor posição para apontar as deficiências em seus estudos. Quando a seção de discussão apresenta a compreensão do pesquisador sobre as limitações do estudo, isso demonstra aos leitores que os autores estavam conscientes dessas restrições e, provavelmente, considerou-as na interpretação dos achados.

Referências

Os artigos de pesquisa são concluídos com uma lista de livros e artigos citados. Se o leitor tiver interesse em leituras adicionais sobre o tópico, a lista de referências de estudos recentes é um bom começo.

ESTILO DOS ARTIGOS DE PESQUISA PUBLICADOS EM PERIÓDICOS

Relatórios de pesquisa contam uma história. No entanto, o estilo em que muitos artigos de pesquisa publicados em periódicos são escritos – em especial, para estudos quantitativos – dificulta que alguns leitores entendam ou se interessem pela história.

Por que é tão difícil ler artigos de pesquisa?

Os relatórios de pesquisa podem parecer confusos para públicos desacostumados. Quatro fatores contribuem para essa impressão:

1. *Densidade*. O espaço em periódicos é limitado, de modo que os autores incluem uma grande quantidade de informações em um texto pequeno. Aspectos interessantes e personalizados da pesquisa não são relatados e, em estudos qualitativos, apenas algumas poucas citações podem ser incluídas.
2. *Jargão*. Os autores de artigos de pesquisa usam termos científicos que podem parecer enigmáticos.
3. *Objetividade*. Os pesquisadores quantitativos tendem a evitar qualquer impressão de subjetividade, assim, contam a história de suas pesquisas de modo que a tornam impessoal. A maioria dos artigos de pesquisa é redigida na voz passiva, o que tende a tornar o artigo menos convidativo e vívido. Em contrapartida, os relatórios qualitativos com frequência são escritos em um estilo mais coloquial.
4. *Informações estatísticas*. Em relatórios quantitativos, os números e os símbolos estatísticos podem intimidar leitores que não possuem treinamento em estatística.

Um dos objetivos deste livro é ajudar o leitor a compreender o conteúdo dos relatórios de pesquisa e a superar ansiedades geradas pelo jargão e pelas informações estatísticas.

> **DICA DE ANÁLISE** Como distinguir a voz ativa da passiva? Na voz ativa, os pesquisadores dizem o que *fizeram* (p. ex., "Usamos um esfigmomanômetro de mercúrio para medir a pressão arterial"). Na voz passiva, indica-se o que *foi feito*, sem dizer quem fez, embora esteja implícito que os pesquisadores são os agentes (p. ex., "*Foi usado* um esfigmomanômetro de mercúrio para medir a pressão arterial").

Dicas para leitura de artigos de pesquisa

À medida que o leitor avança na leitura deste livro, são adquiridas habilidades para avaliar os relatórios de pesquisa, mas essas habilidades levam tempo para serem desenvolvidas. O primeiro passo é entender os artigos de pesquisa. A seguir, são dadas algumas dicas para a assimilação de relatórios de pesquisa.

- Ler artigos de pesquisa com frequência, inclusive quando não entender todos os aspectos técnicos, a fim de acostumar-se com o estilo.
- Ler lentamente. Pode ser útil primeiro dar uma olhada geral no texto inteiro para identificar os pontos principais e, depois, reler o artigo com mais cuidado.
- Na segunda leitura, praticar a leitura *ativa*. Ler ativamente significa monitorar-se de forma constante para verificar que compreendeu o que está sendo lido. Se tiver dificuldade, pode-se pedir a ajuda de outra pessoa. Na maioria dos casos, essa "outra pessoa" é o orientador, mas também pode ser o próprio pesquisador.
- Ter este livro em mãos durante a leitura de artigos, de modo que possa consultar seu glossário ou índice em busca de termos desconhecidos.
- Tentar não se sobrecarregar nem se espantar diante de informações estatísticas. Procurar entender as partes mais importantes da história, sem se frustrar com a complexidade de números e símbolos.

CRÍTICA DE RELATÓRIOS DE PESQUISA

A leitura crítica de um artigo de pesquisa envolve a avaliação cuidadosa das principais decisões conceituais e metodológicas do pesquisador. Neste momento, ainda é difícil criticar essas decisões, mas o leitor aperfeiçoa suas habilidades críticas à medida que avança neste livro.

O que é uma crítica de pesquisa?

A **crítica** de uma pesquisa consiste na avaliação objetiva dos pontos fortes e das limitações do estudo. Geralmente, no fim do texto, o crítico apresenta um resumo dos méritos do estudo, as recomendações sobre o valor dos achados da pesquisa e as sugestões para melhorar o estudo ou o relatório.

Críticas de estudos específicos são preparadas por várias razões e variam em termos de abrangência. Os revisores especialistas que são solicitados a preparar uma crítica por escrito para um periódico considerando a publicação de um manuscrito podem avaliar os pontos fortes e fracos quanto a temas importantes (O problema de pesquisa foi importante para a enfermagem?), temas teóricos (As bases conceituais foram examinadas?), decisões metodológicas (Os métodos foram rigorosos, produzindo evidência confiável?), interpretativas (O pesquisador chegou a conclusões defensáveis?), éticas (Os direitos dos participantes foram protegidos?) e de estilo (O relatório é claro, gramatical e bem organizado?). Em resumo, os revisores especialistas fazem uma revisão abrangente para fornecer *feedback* aos pesquisadores e aos editores de periódicos sobre o mérito do estudo e também do relatório e, em geral, para oferecer sugestões de melhoramentos.

As críticas destinadas a fundamentar a prática da enfermagem baseada em evidências raramente são abrangentes. Por exemplo, para a prática baseada em evidências (PBE), é pouco importante que o artigo não seja gramatical. A crítica sobre a utilidade clínica de um estudo analisa se a evidência é precisa, confiável e clinicamente relevante. Essas críticas mais limitadas concentram-se mais diretamente em avaliar os métodos de pesquisa e as próprias descobertas.

Durante a disciplina metodologia de pesquisa, pode ser que os estudantes sejam solicitados a criticar estudos. Essas críticas, com frequência, pretendem cultivar o pensamento crítico e induzir os estudantes a aplicar habilidades recentemente adquiridas em métodos de pesquisa.

Orientações para crítica encontradas neste livro

São fornecidos vários tipos de suporte para críticas de pesquisa. Em primeiro lugar, sugestões detalhadas relativas ao conteúdo do capítulo são incluídas no fim da maioria deles. Segundo, é sempre esclarecedor ter um bom modelo, por isso foram preparadas críticas para dois estudos. Os dois estudos na sua totalidade e suas críticas estão nos Apêndices C e D.

Em terceiro lugar, é oferecido um conjunto das principais orientações para a crítica de estudos quantitativos e qualitativos neste capítulo, nas Tabelas 4.1 e 4.2, respectivamente. As questões nas orientações preocupam-se com o rigor com o qual os pesquisadores lidaram com os desafios de pesquisa crítica, e alguns destes são descritos na próxima seção.

> **DICA** Para aqueles que realizam uma crítica abrangente, são oferecidas orientações para a elaboração de críticas mais inclusivas no Suplemento para este capítulo no nosso *site*.

A segunda coluna das Tabelas 4.1 e 4.2 lista algumas questões de crítica fundamentais e a terceira coluna fornece referências de orientações mais detalhadas, que podem ser encontradas em vários capítulos deste livro. Sabe-se que, neste momento, responder a maioria das questões de críticas ainda é muito difícil para o leitor, mas suas habilidades metodológicas e de julgamento vão se desenvolver no decorrer da leitura deste livro.

Nessas orientações, a questão foi formulada de modo que as respostas sejam "sim" ou "não" (embora, algumas vezes, a resposta possa ser "sim, mas...". Em todos os casos, a resposta *sim* conta pontos para o estudo, enquanto o *não* indica alguma limitação. Portanto, quanto maior for o número de respostas *sim*, maior será a probabilidade de validade e solidez do estudo. De forma cumulativa, então, essas orientações podem sugerir uma avaliação global: um relatório com 10 respostas *sim* provavelmente é superior a um relatório com apenas 2 respostas *sim*. Con-

TABELA 4.1 Guia para uma crítica direcionada da qualidade de evidências em um relatório de pesquisa quantitativa

Seção do relatório	Questões de crítica	Orientações para crítica detalhada
Método Delineamento da pesquisa	• Foi utilizado o modelo de projeto mais rigoroso possível, considerando o propósito da pesquisa? • Foram feitas comparações apropriadas para incrementar o potencial de interpretação das descobertas? • A quantidade de locais de coleta de dados foi apropriada? • O modelo do projeto minimiza desvios e ameaças à validade do estudo (p. ex., foi usado um estudo cego, o desgaste foi minimizado)?	Quadro 9.1, p. 154
População e amostra	• A população foi identificada e descrita? O detalhamento da amostra foi suficiente? • Foi utilizado o melhor modelo de amostragem para incrementar sua representatividade? Possíveis desvios da amostragem foram minimizados? • O tamanho da amostra foi adequado? Foi utilizada uma análise potente para estimar as necessidades de tamanho da amostra?	Quadro 10.1, p. 165
Coleta e mensuração de dados	• As variáveis-chave foram operacionalizadas com o melhor método possível (p. ex., entrevistas, observações, etc.)? • Os instrumentos específicos foram adequadamente descritos? Em relação ao propósito e à população do estudo, esses instrumentos foram bem escolhidos? • O relatório forneceu evidências que demonstravam que os métodos de coleta de dados geraram dados de alta confiabilidade e validade?	Quadro 10.2, p. 176
Procedimentos	• Se houve uma intervenção, ela foi adequadamente descrita e implementada de forma apropriada? A maioria dos participantes incluídos no grupo da intervenção realmente recebeu essa intervenção? • Os dados foram coletados de modo a minimizar desvios? A equipe que coletou os dados foi adequadamente treinada?	Quadro 9.1, p. 154
Resultados Análise dos dados	• Foram utilizados métodos estatísticos apropriados? • Foi utilizado o método analítico mais potente (p. ex., a análise controlou as variáveis de confusão)? • Os erros dos tipos I e II foram evitados ou minimizados?	Quadro 14.1, p. 249
Achados e interpretações	• Foram apresentadas informações sobre a significância estatística? • Foram incluídas informações sobre a dimensão do efeito e a precisão das estimativas (intervalos de confiança)? • A significância clínica das descobertas foi discutida?	Quadro 15.1, p. 269
Interpretação dos dados	• Apesar de alguma limitação identificada, as descobertas do estudo parecem válidas? Você confia no valor *verdadeiro* dos resultados? • O estudo contribui com algum dado significativo que possa ser utilizado na prática da enfermagem ou que possa ser útil à disciplina da enfermagem?	

TABELA 4.2 Guia para uma crítica direcionada da qualidade de evidências em um relatório de pesquisa qualitativa

Seção do relatório	Questões de crítica	Orientações para crítica detalhada
Método Delineamento de pesquisa e tradição de pesquisa	• A tradição de pesquisa identificada (se houver alguma) é congruente com os métodos utilizados para coletar e analisar os dados? • Foi dispensada uma quantidade de tempo adequada no campo ou com os participantes do estudo? • Havia dados de reflexividade no delineamento?	Quadro 11.1, p. 191
Local e amostra	• O grupo ou população do estudo está bem descrito? A descrição do local e da amostra foi bem detalhada? • Foi utilizado o melhor método de amostragem possível para intensificar a riqueza de informações? • O tamanho da amostra foi adequado? Foi alcançada a saturação?	Quadro 12.1, p. 200
Coleta de dados	• Os métodos de coleta de dados foram apropriados? Os dados foram coletados por meio de dois ou mais métodos para garantir a triangulação? • O pesquisador formulou as questões corretas ou fez as observações corretas? • Havia quantidade suficiente de dados? Os dados tinham profundidade e riqueza suficientes?	Quadro 12.2, p. 205
Procedimentos	• A coleta de dados e os procedimentos de registro parecem apropriados? • Os dados foram coletados de modo a minimizar desvios? As pessoas que coletaram os dados foram treinadas adequadamente?	Quadro 12.2, p. 205
Potencial de confiabilidade	• Os pesquisadores usaram estratégias para incrementar a confiabilidade/integridade do estudo? Essas estratégias foram adequadas? • A experiência e as qualificações clínicas e metodológicas dos pesquisadores aumentam a confiança nas descobertas e em sua interpretação?	Quadro 17.1, p. 302
Resultados Análise dos dados	• A estratégia de análise dos dados é compatível com a tradição de pesquisa, com a natureza e com o tipo de dados coletados? • A análise gerou um "produto" adequado (p. ex., teoria, taxonomia, padrão temático)? • Os procedimentos analíticos sugerem a possibilidade de algum desvio?	Quadro 16.2, p. 287
Achados	• As descobertas foram bem resumidas, com bom uso de citações a partir dos dados e com fortes argumentos de sustentação? • Os temas captaram adequadamente o significado dos dados? O pesquisador parece ter conceituado de modo satisfatório os temas ou os padrões dos dados? • A análise gerou um quadro frutífero, estimulante, autêntico e significativo do fenômeno analisado?	Quadro 16.2, p. 287
Interpretação dos dados	• As descobertas do estudo parecem confiáveis – você confia no valor *verdadeiro* dos resultados? • O estudo contribui com algum dado significativo que possa ser utilizado na prática da enfermagem ou que possa ser útil à disciplina da enfermagem?	

tudo, essas orientações não pretendem gerar um "escore" de qualidade formal.

Aqui, é reconhecido o fato de que as orientações de crítica apresentam falhas. Em particular, são genéricas, embora na crítica não possa ser utilizada uma lista de questões que sirva para todas as situações. As questões de crítica que são relevantes para certos estudos (p. ex., aqueles que têm o objetivo de Terapia) não se enquadram no conjunto de questões gerais destinadas aos estudos quantitativos como um todo. Portanto, o leitor terá de julgar por si só se as orientações são abrangentes o suficiente para o tipo de estudo criticado. Observa-se também que, nessas orientações, há perguntas para as quais não se encontram respostas totalmente objetivas. Às vezes, até os especialistas discordam a respeito das estratégias metodológicas.

> **DICA** Assim como um clínico cuidadoso busca evidências de pesquisa para avaliar a eficácia de certas práticas, o leitor deve buscar evidências que comprovem a solidez das decisões metodológicas dos pesquisadores.

Crítica com desafios de pesquisa fundamentais em mente

Na crítica de um estudo, é útil ficar ciente dos desafios enfrentados pelos pesquisadores. Por exemplo, eles enfrentam desafios éticos (p. ex., O estudo pode atingir seus objetivos sem violar os direitos humanos?), desafios práticos (Serei capaz de recrutar o número suficiente de participantes?) e desafios metodológicos (Os métodos que eu uso irão gerar resultados confiáveis?). A maior parte deste livro fornece orientação relacionada à última questão, e esta seção salienta os principais desafios metodológicos. Esta seção oferece uma oportunidade de introduzir termos e conceitos importantes que são relevantes em uma crítica. O valor da evidência de um estudo para a prática de enfermagem muitas vezes se baseia em como os pesquisadores lidam com esses desafios.

Inferência

A inferência é parte integral do ato de fazer e criticar pesquisas. **Inferência** é uma conclusão feita a partir dos dados do estudo, usando raciocínio lógico e levando em consideração os métodos utilizados para gerar esses dados.

A inferência é necessária porque os pesquisadores usam modelos que "substituem" coisas que são de interesse fundamental. A amostra de participantes é o modelo de uma população inteira. O grupo-controle que não recebe uma intervenção é um modelo do que aconteceria às *mesmas* pessoas se elas, simultaneamente, recebessem *e* não recebessem a intervenção.

Os pesquisadores enfrentam o desafio de usar métodos que geram dados bons e persuasivos para sustentar as inferências que desejam fazer. Os leitores podem fazer suas próprias inferências com base na crítica das decisões metodológicas.

Confiabilidade, validade e veracidade

Os pesquisadores querem que suas inferências correspondam à *verdade*. A pesquisa não poderá contribuir com evidências para orientar a prática clínica se as descobertas forem imprecisas ou tendenciosas ou se não representarem as experiências do grupo-alvo.

Os pesquisadores quantitativos usam vários critérios para avaliar a qualidade de um estudo, às vezes chamada de **mérito científico**. Dois critérios especialmente importantes são a confiabilidade e a validade. **Confiabilidade** refere-se à precisão e à consistência das informações obtidas no estudo. O termo é associado, com mais frequência, aos métodos utilizados para medir as variáveis. Por exemplo, se o termômetro usado para medir a temperatura de Alan marcar 36,7°C e, no momento seguinte, marcar 39,1°C, o termômetro não é confiável.

A **validade**, por sua vez, é um conceito mais complexo, que se refere amplamente à *solidez* dos dados do estudo. Assim como acontece com a confiabilidade, a validade é um critério importante na avaliação dos métodos de mensuração de variáveis. Nesse contexto, a questão da validade é se os métodos estão medindo de fato os conceitos que supostamente deveriam medir. Um instrumento de mensuração da depressão com base em um questionário (lápis e papel) *realmente* está medindo a depressão? Ou será que está medindo outra condição, como a solidão ou o estresse? Os pesquisadores buscam definições conceituais sólidas para as variáveis de pesquisa e métodos válidos para operacionalizá-las.

Outro aspecto da validade refere-se à qualidade dos dados no que diz respeito à relação entre as variáveis independentes e dependentes. Foi *realmente* a intervenção de enfermagem que melhorou os resultados do paciente ou outros fatores foram responsáveis pelo seu progresso? Os pesquisadores tomam numerosas decisões metodológicas que podem influenciar esse tipo de validade do estudo.

Os pesquisadores qualitativos usam critérios e terminologias diferentes para avaliar a integridade do estudo. Em geral, eles discutem métodos para incrementar a **veracidade** dos dados e das descobertas (Lincoln e Guba, 1985). A veracidade abrange várias dimensões diferentes – credibilidade, potencial de transferência, confirmação, fidedignidade e autenticidade –, que são descritas no Capítulo 17.

A **credibilidade** é um aspecto especialmente importante da veracidade. Ela é atingida se os métodos de pesquisa inspirarem a confiança de que os resultados são verídicos e acurados. No estudo qualitativo, a credibilidade pode ser incrementada de várias maneiras; porém, uma estratégia merece ser discutida aqui, porque tem implicações na elaboração de projetos para qualquer tipo de estudo, inclusive os quantitativos. A **triangulação** é o uso de várias fontes ou referentes para tirar conclusões sobre o que constitui a verdade. Em um estudo quantitativo, isso pode significar ter duas maneiras de mensurar um resultado, a fim de avaliar se os resultados são consistentes. Em um estudo qualitativo, a triangulação pode envolver esforços para compreender a complexidade de um fenômeno usando vários métodos de coleta de dados para chegar à verdade (p. ex., fazer discussões profundas com os participantes, assim como observar seu comportamento em ambientes naturais). Os enfermeiros pesquisadores também estão começando a triangular paradigmas, ou seja, a integrar dados quantitativos e qualitativos em um único estudo para aumentar a validade das conclusões. Essa pesquisa com *métodos mistos* será discutida no Capítulo 13.

> **Exemplo de triangulação**
>
> Montreuil e colaboradores (2015) exploraram o atendimento em enfermagem útil a partir da perspectiva de crianças com fatores de risco de suicídio e de seus pais. Os pesquisadores triangularam os dados das observações das crianças, das sessões de interrogatórios com as crianças e de entrevistas com seus pais.

Os enfermeiros pesquisadores precisam elaborar projetos de estudo de modo a tentar minimizar ameaças à confiabilidade, à validade e à veracidade, e os usuários de pesquisas devem avaliar se houve êxito nessa tentativa.

> **DICA** Ao ler e criticar artigos de pesquisa, é apropriado ter uma atitude do tipo "convença-me" – ou seja, esperar que os pesquisadores montem e apresentem um caso sólido para o mérito de suas inferências. Eles fazem isso quando fornecem evidência de que os achados são confiáveis e válidos ou têm veracidade.

Viés

O viés pode ameaçar a validade e a veracidade de um estudo. Um **viés** é uma distorção ou influência que resulta em um erro em inferência. Além disso, pode ser causado por falta de franqueza dos participantes, preconcepções dos pesquisadores ou falhas nos métodos de coleta de dados.

Alguns vieses são aleatórios e afetam apenas pequenos segmentos dos dados. Por exemplo, alguns participantes do estudo podem fornecer informações imprecisas porque estavam cansados na hora da coleta de dados. *Vieses sistemáticos* acontecem devido à sua consistência ou uniformidade. Por exemplo, se uma balança sempre marca 1 kg a mais do que o peso verdadeiro, haverá um erro sistemático nos dados sobre o peso. Métodos de pesquisa rigorosos têm por objetivo eliminar ou minimizar o viés.

Os pesquisadores adotam uma série de estratégias para tratar os vieses. A triangulação é uma delas e consiste na ideia de que várias fontes de informação ou pontos de vista oferecem modos de identificar os vieses. Na pesquisa quantitativa, os métodos de combate aos vieses com frequência envolvem controle da pesquisa.

Controle da pesquisa

Um aspecto central de muitos estudos quantitativos é que eles envolvem esforços para controlar aspectos da pesquisa. Em geral, o **controle da pesquisa** envolve manter constantes os fatores que afetam a variável dos resultados, de modo que seja compreendida a verdadeira relação entre ela e a variável dos resultados. Em outras palavras, o controle da pesquisa tenta eliminar fatores de contaminação que possam obscurecer a relação entre as variáveis-alvo.

Os fatores de contaminação, com frequência chamados de **variáveis de confusão** (ou *variáveis estranhas*), podem ser mais bem ilustrados com o exemplo a seguir. Considere-se que o estudo é sobre se a incontinência urinária (IU) leva à depressão. Evidências preexistentes sugerem que sim, mas estudos prévios não esclareceram se a IU, por si só, ou outros fatores contribuem para a depressão. Portanto, a questão é: a IU, por si só (variável independente), contribui para níveis elevados de depressão ou há outros fatores responsáveis pela relação entre a IU e a depressão? É necessário elaborar um estudo para controlar outros determinantes do resultado – determinantes que também estão relacionados com a variável independente, IU.

Uma variável de confusão aqui é a idade. Os níveis de depressão tendem a ser mais elevados em pessoas idosas, e as pessoas com IU tendem a ser mais velhas do que as que não têm esse problema. Em outras palavras, talvez a idade seja a *verdadeira* causa da maior depressão entre pessoas com IU. Se a idade não for controlada, então qualquer relação observada entre a IU e a depressão pode ter como causa a própria IU ou a idade.

Três possíveis explicações podem ser representadas pelo seguinte esquema:

1. IU → depressão
2. Idade → IU → depressão

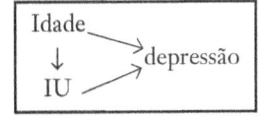

```
┌─────────────────────┐
│  Idade              │
│    ↓    ↘depressão  │
│   IU   ↗            │
└─────────────────────┘
```

As setas simbolizam um mecanismo causal ou influência. No modelo 1, a IU afeta diretamente a depressão, independentemente de outros fatores. No modelo 2, a IU é uma *variável mediadora* – o efeito da idade sobre a depressão é *mediado* pela IU. De acordo com essa representação, o envelhecimento afeta a depressão *por meio do* efeito que o envelhecimento tem sobre a IU. No modelo 3, tanto a idade quanto a IU têm efeitos separados sobre a depressão, e a idade também aumenta o risco de IU. Algumas pesquisas destinam-se especificamente a testar rotas de mediação e causas múltiplas, mas, nesse exemplo, a idade é um fator estranho à questão da pesquisa. Pretende-se projetar um estudo que examine a primeira explicação. A idade tem de ser controlada caso o objetivo seja explorar a validade do modelo 1, segundo o qual, independentemente da idade da pessoa, ter IU a torna mais vulnerável à depressão.

Como é possível exercer esse controle? Há uma série de caminhos, como discutido no Capítulo 9, mas o princípio geral subjacente a cada alternativa está no fato de que a variável de confusão deve *permanecer constante*. A variável de confusão deve ser controlada de algum modo, para que, no contexto do estudo, não se relacione com a variável independente ou com o resultado. Por exemplo, a intenção é comparar valores médios de uma escala de depressão de pessoas com e sem IU. Então, pode-se elaborar um estudo de modo que as idades daqueles nos grupos com e sem IU sejam comparáveis, embora, em geral, os grupos não sejam comparáveis em termos de idade.

Ao controlar a idade, seria feito um avanço na tentativa de entender a relação entre IU e depressão. O mundo é complexo, e muitas variáveis estão inter-relacionadas de formas complicadas. O valor da evidência em estudos quantitativos está com frequência relacionado com o modo como os pesquisadores controlam as influências que geram confusão.

A pesquisa fundamentada no paradigma construtivista não impõe controles. Com sua ênfase no holismo e na experiência humana individual, os pesquisadores qualitativos geralmente acreditam que a imposição de controles remove algum significado da realidade.

Redução do viés: aleatoriedade e cegamento

Para os pesquisadores quantitativos, uma ferramenta poderosa para eliminar vieses envolve a **aleatoriedade** – estabelecer certos aspectos do estudo casualmente e não pela preferência do pesquisador. Por exemplo, quando as pessoas são selecionadas *de modo aleatório* para participar de um estudo, na entrevista inicial, todas têm a mesma chance de ser selecionadas. Isso, por sua vez, significa que não há vieses sistemáticos na composição da amostra. Homens e mulheres, por exemplo, têm igual chance de ser selecionados. De modo similar, se os participantes forem distribuídos *de modo aleatório* em grupos que serão comparados (p. ex., uma intervenção especial de um grupo "atendido do modo comum"), não haverá viés sistemático na composição desses grupos. A aleatoriedade é um método convincente de controlar variáveis de confusão e de reduzir vieses.

Outra estratégia de redução do viés é chamada de **cegamento** (ou *mascaramento*), e é utilizada em alguns estudos quantitativos para impedir os vieses provenientes da consciência das pessoas. O cegamento envolve não fornecer certas informações a participantes, coletores de dados ou fornecedores de dados com o objetivo de aumentar a objetividade. Por exemplo, se os participantes do estudo souberem se estão tomando um medicamento experimental ou uma fórmula farmacêutica sem efeito (**placebo**), então seus resultados poderão ser influenciados pela expectativa de eficácia desses novos fármacos. O cegamento envolve dissimular ou reter informações sobre o estado dos participantes no estudo (p. ex., de que grupo eles são) ou as hipóteses do estudo.

Exemplo de aleatoriedade e cegamento

Da Silva e colaboradores (2015) estudaram o efeito da reflexologia podal sobre a integridade e o dano tecidual dos pés entre pessoas com diabetes melito do tipo 2. Sua amostra de 45 pessoas com diabetes foi randomicamente designada a um de dois grupos – um grupo recebeu orientações sobre o cuidado dos pés mais 12 sessões de reflexologia podal e o outro grupo recebeu apenas as orientações. A pessoa que avaliou o problema nos pés foi "cegada" para que não soubesse em qual grupo os participantes estavam.

Os pesquisadores qualitativos não consideram a aleatoriedade ou o cegamento ferramentas desejáveis para compreender fenômenos. Um julgamento dos pesquisadores é considerado um veículo indispensável para revelar as complexidades dos fenômenos estudados.

Reflexividade

Os pesquisadores qualitativos também estão interessados em descobrir a verdade sobre a experiência humana. Eles com frequência confiam na reflexividade para protegê-los de vieses pessoais. A **reflexividade** é o processo de refletir criticamente sobre si e de analisar e observar os valores pessoais que podem afetar a coleta de dados e a interpretação. Os pesquisadores qualitativos são treinados para explorar esses temas, para ser reflexivos em relação a todas as decisões feitas durante a pesquisa e para registrar seus pensamentos em diários e relatórios pessoais.

Exemplo de reflexividade

Sanon e colaboradores (2016) examinaram o papel do transnacionalismo (manutenção das relações e das atividades que transcendem fronteiras entre países) entre imigrantes haitianos em termos de automanejo da hipertensão. Por meio da reflexividade, a pesquisadora primária "considerou seu contexto e posição histórica, social e política a partir do modo como isso influenciou suas reflexões e os significados que ela atribuiu à responsabilidade dos participantes" (p. 150). A pesquisadora também refletiu sobre a inadequação da relação de força entre os participantes e ela mesma.

DICA A reflexividade pode ser uma ferramenta útil tanto na pesquisa quantitativa quanto na qualitativa – autoconsciência e introspecção podem melhorar a qualidade do estudo.

Potencial de generalização e potencial de transferência

Os enfermeiros confiam cada vez mais nos dados de pesquisas sistemáticas como guia em sua prática clínica. A PBE fundamenta-se na suposição de que as descobertas do estudo não se aplicam apenas às pessoas, aos locais ou às circunstâncias da pesquisa original.

Conforme observado no Capítulo 1, o *potencial de generalização* é o critério utilizado em estudos quantitativos para avaliar até que ponto as descobertas podem ser aplicadas a outros grupos e ambientes. Como os pesquisadores incrementam o potencial de generalização de um estudo? Em primeiro lugar, devem elaborar projetos de estudo com alto grau de confiabilidade e validade. Faz pouco sentido pensar no potencial de generalização do estudo quando este não é preciso nem válido. Ao selecionar os participantes, os pesquisadores têm de refletir sobre o tipo de pessoa para quem os resultados poderão ser generalizados e, então, selecionar sujeitos de acordo com isso. Se o pesquisador quer que o estudo tenha implicações para pacientes dos sexos feminino e masculino, então deve incluir participantes homens e mulheres.

Os pesquisadores qualitativos não buscam especificamente o potencial de generalização, mas, sim, desejam gerar conhecimento que possa ser útil em outras situações. Lincoln e Guba (1985), em seu livro sobre investigação naturalista, discutem o conceito do **potencial de transferência**, o grau em que os achados qualitativos podem ser transferidos a outros ambientes, como outro aspecto da veracidade. Um importante mecanismo para a promoção do potencial de transferência é a quantidade de informação descritiva que os pesquisadores qualitativos fornecem sobre os conteúdos do estudo.

EXEMPLOS DE PESQUISA COM ATIVIDADES DE PENSAMENTO CRÍTICO

Os resumos para estudos quantitativos e qualitativos em enfermagem são apresentados nas seções seguintes. Leia os resumos para os Exemplos 1 e 2 e responda às questões de pensamento crítico que seguem. As questões de pensamento crítico para os Exemplos 3 e 4 foram feitas com base em estudos que aparecem em sua totalidade nos Apêndices A e B deste livro.

EXEMPLO 1: PESQUISA QUANTITATIVA

Estudo: *Relationships among daytime napping and fatigue, sleep quality, and quality of life in cancer patients* (Relações entre a soneca durante o dia e a fadiga, a qualidade do sono e a qualidade de vida entre pacientes com câncer) (Sun e Lin, 2016)

História: As relações entre soneca e qualidade do sono, fadiga e qualidade de vida (QDV) em pacientes com câncer não estão claramente compreendidas.

Objetivo: O objetivo do estudo foi determinar se a soneca durante o dia está associada com o sono noturno, a fadiga e a QDV em pacientes com câncer.

Métodos: No total, 187 pacientes com câncer foram selecionados. Soneca durante o dia, sono noturno autorrelatado, fadiga e QDV foram avaliados com o uso de questionário. Os parâmetros objetivos do sono foram coletados usando um actígrafo de punho.

Resultados: De acordo com as medidas de acordar após o início do sono, pacientes que cochilaram durante o dia tiveram uma noite de sono pior do que os pacientes que não cochilaram durante o dia ($t = -2,44$, $p = 0,02$). A duração da soneca durante o dia foi significativamente negativa em correlação com a QDV. Os pacientes que cochilaram após as 16 horas apresentaram pior qualidade de sono ($t = -1,93$, $p = 0,05$) e escore de componente mental mais fraco no *Short-Form Health Survey* ($t = 2,06$, $p = 0,04$) do que os pacientes que não cochilaram. Fadiga, duração da soneca durante o dia e qualidade do sono eram significativos prognosticadores do escore de componente mental e do escore de componente físico, respondendo por 45,7 e 39,3% da variância, respectivamente.

Conclusões: A duração da soneca durante o dia foi negativamente associada com a QDV. A soneca deve ser evitada após as 16 horas.

Implicações para a prática: A soneca afeta a QDV de pacientes com câncer. Uma futura pesquisa pode determinar o papel da soneca na higiene do sono de pacientes com câncer.

Exercícios para desenvolver o pensamento crítico

1. Considere as seguintes questões:
   a. Nesse estudo, quais são as variáveis independentes e dependentes? Quais são os componentes PICO?
   b. Esse estudo é experimental ou não experimental?
   c. A *aleatoriedade* foi utilizada nesse estudo? Como?
   d. O *cegamento* foi utilizado nesse estudo? Como?
   e. Os pesquisadores utilizaram testes estatísticos? Se sim, os resultados foram estatisticamente significativos?
2. Se os resultados desse estudo forem válidos e generalizáveis, quais são os possíveis usos dos achados na prática clínica?

EXEMPLO 2: PESQUISA QUALITATIVA

Estudo: *Adolescents' lived experiences while hospitalized after surgery for ulcerative colitis* (Experiências vividas pelos adolescentes enquanto hospitalizados após a cirurgia para colite ulcerativa) (Olsen e colaboradores, 2016)

Resumo: Os adolescentes estão em uma fase de transição da vida caracterizada por grandes desafios físicos, emocionais e psicológicos. Viver com colite ulcerativa é tido como uma redução de sua qualidade de vida. O tratamento inicial da colite ulcerativa é clínico, mas a cirurgia pode ser necessária quando o tratamento para de fazer efeito. Não existem estudos com base na evidência da experiência de adolescentes durante o período hospitalar após a cirurgia para colite ulcerativa. O objetivo do estudo foi identificar e descrever as experiências dos adolescentes enquanto hospitalizados após a cirurgia para colite ulcerativa. Este estudo qualitativo foi baseado em entrevistas com 8 adolescentes. A análise e a interpretação foram baseadas em uma interpretação hermenêutica do significado. Três temas foram identificados: "Corpo: fora de serviço", "Visto e entendido" e "Onde estão todos os outros?". Os adolescentes vivem um período pós-operatório caracterizado pelo dano físico e mental. Estando mentalmente despreparado para esses desafios, eles evitam comunicar-se e interagir. Os achados demonstram a importância do cuidado de enfermagem individualizado com base na idade do adolescente, na maturidade e nas necessidades individuais. É necessário um estudo futuro sobre a estadia hospitalar dos pacientes adolescentes, com foco nas implicações de ser jovem e doente ao mesmo tempo.

Exercícios para desenvolver o pensamento crítico

1. Considere as seguintes questões:
   a. O estudo baseou-se em alguma tradição da pesquisa qualitativa? Qual?
   b. Esse estudo é experimental ou não experimental?
   c. A *aleatoriedade* foi utilizada nesse estudo? Como?
   d. No resumo, existe alguma indicação de que foi utilizada *triangulação*? E *reflexividade*?
2. Se os resultados desse estudo forem confiáveis e transferíveis, quais serão os possíveis usos dos achados na prática clínica?
3. Compare os dois resumos nos Exemplos 1 e 2. O primeiro é estruturado, com seções específicas, enquanto o segundo tem um formato mais "tradicional", consistindo em um parágrafo simples. Qual você prefere? Por quê?

EXEMPLO 3: PESQUISA QUANTITATIVA NO APÊNDICE A

- Leia a introdução e a seção de métodos do estudo de Swenson e colaboradores (2016) (*Parents' use of praise and criticism in a sample of young children seeking mental health services* [Uso de elogio e crítica pelos pais em uma amostra de crianças pequenas que procuram serviços de atendimento de saúde mental]) no Apêndice A deste livro.

Exercícios para desenvolver o pensamento crítico

1. Responda às seguintes questões:
   a. Esse artigo segue um formato IMRD tradicional? Onde a introdução desse artigo começa e termina?
   b. A *aleatoriedade* foi utilizada nesse estudo? Como?
   c. O *cegamento* foi utilizado nesse estudo? Como?
   d. Comente sobre o possível potencial de generalização dos achados do estudo.

EXEMPLO 4: PESQUISA QUALITATIVA NO APÊNDICE B

- Leia o resumo do estudo de Beck e Watson (2010) (*Subsequent childbirth after a previous traumatic birth* [Parto subsequente após nascimento traumático prévio]) no Apêndice B deste livro.

Exercícios para desenvolver o pensamento crítico

1. Responda às seguintes questões, que ajudam a avaliar os aspectos do mérito do estudo:
   a. Onde a introdução desse artigo começa e termina?
   b. A *aleatoriedade* foi utilizada nesse estudo? Como?
   c. No resumo, existe alguma indicação de que foi utilizada *triangulação*? E *reflexividade*?
   d. Comente sobre o possível potencial de transferência dos achados do estudo.

Tópicos Resumidos

- Tanto os pesquisadores quantitativos quanto os qualitativos disseminam suas descobertas; a maioria frequentemente publica relatórios da pesquisa na forma de **artigos de periódicos**, que descrevem concisamente o que os pesquisadores fizeram e o que descobriram.

- Em geral, os artigos de periódicos consistem em um **resumo** (sinopse do estudo) e quatro seções principais que com frequência seguem o formato **IRMD**: Introdução (o problema de pesquisa e seu contexto), **M**étodo (estratégias utilizadas para responder às questões da pesquisa), **R**esultados (descobertas do estudo) e **D**iscussão (interpretação e implicações das descobertas).

- Muitas vezes, é difícil ler relatórios de pesquisa porque são densos e concisos e utilizam jargão. À primeira vista, os relatórios de pesquisas quantitativas podem intimidar o leitor, porque, comparados aos qualitativos, são mais impessoais e relatam testes estatísticos.

- Os **testes estatísticos** são utilizados para testar hipóteses e avaliar a confiabilidade das descobertas. As descobertas que são **estatisticamente significativas** têm alta probabilidade de serem "reais".

- Um objetivo deste livro é ajudar os estudantes a prepararem uma **crítica** de pesquisa que consiste em uma avaliação crítica dos pontos positivos e das limitações de um estudo, muitas vezes para avaliar a validade da evidência para a prática de enfermagem.

- Os pesquisadores enfrentam inúmeros desafios, e as soluções para esses desafios devem ser consideradas ao criticar um estudo porque elas afetam as inferências que podem ser feitas.

- **Inferência** é uma conclusão feita a partir dos dados do estudo, levando em consideração os métodos utilizados para gerar esses dados.

- Os pesquisadores esforçam-se para que suas inferências correspondam à *verdade*.

- A **confiabilidade** (desafio principal da pesquisa quantitativa) refere-se à precisão das informações obtidas no estudo. A **validade** abrange, de modo mais amplo, a *solidez* dos dados do estudo – ou seja, se as descobertas são convincentes e bem fundamentadas.

- A **veracidade**, na pesquisa qualitativa, abrange várias dimensões, incluindo credibilidade, fidedignidade, confirmabilidade, potencial de transferência e autenticidade.

- A **credibilidade** é alcançada conforme os métodos geram confiança na verdade dos dados e nas interpretações feitas pelos pesquisadores. A **triangulação**, uso de várias fontes para tirar conclusões sobre a verdade, consiste em uma abordagem para aumentar a credibilidade.

- O **desvio** é uma influência que produz distorção nos resultados do estudo. Em estudos quantitativos, o controle da pesquisa é uma abordagem para analisar o viés. O **controle da pesquisa** é utilizado para manter constantes as influências externas sobre a variável dependente, de modo que a relação entre as variáveis independente e dependente seja mais bem compreendida.

- Os pesquisadores buscam controlar as **variáveis de confusão** (ou *variáveis estranhas*) – ou seja, aquelas alheias ao propósito do estudo em questão.

- Para os pesquisadores quantitativos, a **aleatoriedade** – ou seja, ter determinados aspectos do estudo estabelecidos ao acaso – é uma ferramenta poderosa para eliminar o viés.

- O **cegamento** (ou *mascaramento*) às vezes é empregado para evitar vieses originários da consciência dos participantes ou dos agentes da pesquisa a respeito das hipóteses ou da condição do estudo.

- A **reflexividade**, processo de refletir criticamente e examinar valores pessoais que possam afetar a coleta e a interpretação dos dados, é uma ferramenta importante na pesquisa qualitativa.

- Em um estudo quantitativo, o **potencial de generalização** consiste no grau em que as descobertas podem ser aplicadas a outros grupos e ambientes.

- Um conceito similar em estudos qualitativos é o do **potencial de transferência**, grau em que as descobertas qualitativas podem ser transferidas a outros ambientes. Um mecanismo de promoção do potencial de transferência é uma descrição rica e abrangente do contexto da pesquisa para que outras pessoas possam fazer inferências sobre similaridades circunstanciais.

REFERÊNCIAS PARA O CAPÍTULO 4

Choquette, A., Rennick, J., & Lee, V. (2015). Back to school after cancer treatment: Making sense of the adolescent experience. *Cancer Nursing*. Advance online publication.

da Silva, N., Chaves, É., de Carvalho, E., Carvalho, L., & Iunes, D. (2015). Foot reflexology in feet impairment of people with type 2 diabetes mellitus: Randomized trial. *Revista Latino-Americana de Enfermagem, 23,* 603–610.

Larimer, K., Durmus, J., & Florez, E. (2015). Experiences of young adults with pacemakers and/or implantable cardioverter defibrillators. *Journal of Cardiovascular Nursing*. Advance online publication.

Lincoln, Y. S., & Guba, E. G. (1985). *Naturalistic inquiry*. Newbury Park, CA: Sage.

Montreuil, M., Butler, K., Stachura, M., & Pugnaire-Gros, C. (2015). Exploring helpful nursing care in pediatric mental health settings: The perceptions of children with suicide risk factors and their parents. *Issues in Mental Health Nursing, 36,* 849–859.

Olsen, I., Jensen, S., Larsen, L., & Sørensen, E. (2016). Adolescents' lived experiences while hospitalized after surgery for ulcerative colitis. *Gastroenterology Nursing, 39,* 287–296.

Park, H., Chun, Y., & Gang, M. (2015). Effects of the Patient- Centered Environment Program on behavioral and emotional problems in home-dwelling patients with dementia. *Journal of Gerontological Nursing, 41,* 40–48.

Sanon, M. A., Spigner, C., & McCullagh, M. C. (2016). Transnationalism and hypertension self-management among Haitian immigrants. *Journal of Transcultural Nursing, 27,* 147–156.

Sun, J. L., & Lin, C. C. (2016). Relationships among daytime napping and fatigue, sleep quality, and quality of life in cancer patients. *Cancer Nursing*. Advance online publication.

5 Ética em pesquisa

Objetivos de aprendizagem

Depois de estudar este capítulo, o leitor será capaz de:
- Discutir a história da criação de vários códigos de ética
- Compreender possíveis dilemas éticos surgidos a partir de conflitos entre a ética e as demandas de pesquisa
- Identificar os três principais princípios éticos articulados no *Relatório de Belmont*, bem como as dimensões substanciais de cada um deles
- Identificar procedimentos de adesão a princípios éticos e de proteção aos participantes do estudo
- Avaliar as dimensões éticas de um relatório de pesquisa, munido de informações suficientes
- Definir os novos termos apresentados neste capítulo

Termos-chave

- Anonimato
- Avaliação de riscos e benefícios
- Beneficência
- Certificado de Confidencialidade
- Código de ética
- Comitê de Ética em Pesquisa
- Concordância
- Confidencialidade
- Consentimento informado
- Dilema ético
- Grupo vulnerável
- Pleno conhecimento
- *Relatório de Belmont*
- Remuneração aos participantes
- Risco mínimo
- Sessão de relatório oral
- Termo de Consentimento Livre e Esclarecido

ÉTICA E PESQUISA

Em qualquer pesquisa com humanos ou animais, os pesquisadores precisam tratar de questões éticas. As preocupações éticas são especialmente proeminentes na pesquisa em enfermagem porque a linha entre o que constitui a prática esperada e a coleta de dados de pesquisa muitas vezes é obscura. Este capítulo discute princípios éticos que devem ser mantidos em mente durante a leitura de um estudo.

História

Seria bom acreditar que a violação dos princípios morais entre os pesquisadores ocorria somente no passado e não acontece na atualidade, mas esse não é o caso. Os experimentos médicos dos nazistas nas décadas de 1930 e 1940 são os exemplos mais famosos de desconsideração da conduta ética em época recente. O programa de pesquisa dos nazistas envolvia o uso de prisioneiros de guerra e "inimigos raciais" em experimentos médicos. Esses estudos eram antiéticos não apenas porque expunham pessoas a danos, mas também porque os sujeitos não podiam se recusar a participar.

Existem fatos mais recentes. Entre 1932 e 1972, por exemplo, o Tuskegee Syphilis Study, patrocinado pelo U.S. Public Health Service, analisou os efeitos da sífilis entre 400 homens afro-americanos pobres. Os sujeitos foram deliberadamente privados de tratamento médico para que fosse pesquisado o curso da doença nessas condições. Em 1993, foi revelado que órgãos federais dos Estados Unidos tinham patrocinado experimentos com radiação na década de

1940, envolvendo centenas de pessoas, entre elas muitos prisioneiros e idosos internados em hospitais. E, em 2010, foi revelado que um médico dos Estados Unidos que trabalhou no Tuskegee Syphilis Study inoculou prisioneiros com sífilis na Guatemala nos anos 1940. Outros exemplos de estudos com transgressões éticas surgiram para fornecer às preocupações éticas a alta visibilidade que possuem hoje.

Códigos de ética

Em resposta às violações dos direitos humanos, vários **códigos de ética** têm sido desenvolvidos. Os padrões éticos conhecidos como Código de Nuremberg foram desenvolvidos em 1949 em resposta às atrocidades dos nazistas. Vários outros padrões internacionais foram desenvolvidos, incluindo a Declaração de Helsinque, adotada em 1964 pela Associação Médica Mundial e revisada mais recentemente em 2013.

A maioria das disciplinas, como a medicina e a enfermagem, tem estabelecido códigos de ética próprios. Nos Estados Unidos, a American Nurses Association (ANA) lançou as *Ethical Guidelines in the Conduct, Dissemination, and Implementation of Nursing Research* em 1995 (Silva, 1995). A ANA, que declarou 2015 como o Ano da Ética, publicou o *Code of Ethics for Nurses with Interpretive Statements* revisado, documento que não apenas cobre questões éticas envolvendo principalmente enfermeiros, mas também inclui princípios que se aplicam a enfermeiros pesquisadores. No Canadá, a Canadian Nurses Association publicou a terceira edição das *Ethical Research Guidelines for Registered Nurses*, em 2002. Além disso, o Conselho Internacional de Enfermeiros (ICN, do inglês *International Council of Nurses*) desenvolveu o *ICN Code of Ethics for Nurses*, atualizado em 2012.

Regulamentos governamentais para proteger participantes de estudos

Em todo o mundo, os governos financiam pesquisas e estabelecem regras de adesão a princípios éticos. Nos Estados Unidos, um importante código de ética foi adotado pela National Commission for the Protection of Human Subjects of Biomedical and Behavioral Research. Essa comissão lançou um relatório, em 1978, conhecido como **Relatório de Belmont**, que forneceu um modelo para muitas das orientações adotadas por organizações normativas dos Estados Unidos. Esse relatório também serviu de base para regulamentos que afetam as pesquisas financiadas pelo governo dos Estados Unidos, incluindo estudos apoiados pelo National Institute of Nursing Research (NINR). Os regulamentos éticos dos Estados Unidos foram codificados no Título 45, Parte 46, do Code of Federal Regulations e foram revisados mais recentemente em 2005.

Dilemas éticos na realização de pesquisas

A pesquisa que viola os princípios éticos normalmente ocorre porque um pesquisador acredita que o conhecimento pode ser benéfico em longo prazo. Para problemas de pesquisa, os direitos dos participantes e a qualidade do estudo entram em conflito direto, trazendo, aos pesquisadores, **dilemas éticos**. A seguir, estão alguns exemplos de problemas de pesquisa em que o desejo de fazer um estudo rigoroso entra em conflito com considerações éticas:

1. *Questão de pesquisa*: Esse novo medicamento prolonga a vida de pacientes com síndrome da imunodeficiência adquirida (aids, do inglês *acquired immunodeficiency syndrome*)?

   Dilema ético: O melhor meio de testar a eficácia de uma intervenção é administrá-la a alguns participantes e não administrá-la a outros para verificar se os grupos apresentam resultados diferentes. No entanto, se a intervenção não tiver sido testada (p. ex., é um medicamento novo), o grupo que a recebe pode ficar exposto a efeitos colaterais potencialmente perigosos. Por outro lado, nega-se um tratamento possivelmente benéfico ao grupo que *não* recebe o medicamento.

2. *Questão de pesquisa*: Os enfermeiros mostram a mesma empatia ao tratar de pacientes dos sexos feminino e masculino em unidades de terapia intensiva (UTI)?

Dilema ético: A ética requer que os participantes tenham consciência de seu papel no estudo. No entanto, se o pesquisador informar ao enfermeiro participante do estudo que será avaliada sua empatia ao tratar pacientes dos sexos feminino e masculino, seu comportamento será "normal"? Se o comportamento comum do enfermeiro mudar devido à presença de pesquisadores, então as descobertas serão imprecisas.

3. *Questão de pesquisa*: Como os pais lidam com o fato de seus filhos terem uma doença terminal?

   Dilema ético: Para responder a essa questão, o pesquisador pode ter que investigar o estado psicológico dos pais em um momento vulnerável. Porém, o conhecimento dos mecanismos de enfrentamento pode ajudar a delinear maneiras efetivas de tratar a aflição e o estresse dos pais.

4. *Questão de pesquisa*: Qual é o processo de adaptação dos filhos adultos aos estresses cotidianos ao tomar conta do pai ou da mãe com doença de Alzheimer?

   Dilema ético: Algumas vezes, especialmente em estudos qualitativos, o pesquisador chega tão próximo dos participantes que eles tornam-se dispostos a compartilhar "segredos" e informações privilegiadas. As entrevistas podem se transformar em confissões – às vezes, de comportamentos impróprios ou ilegais. Considere, nesse exemplo, que uma mulher admita abusar fisicamente da própria mãe – como o pesquisador reage a esse tipo de informação sem violar o compromisso da confidencialidade? E se o pesquisador divulgar a informação às autoridades, como o compromisso da confidencialidade será firmado com outros participantes?

Como esses exemplos sugerem, às vezes, os pesquisadores se deparam com situações difíceis. Seu objetivo é produzir dados de alta qualidade para a prática, mas, ao mesmo tempo, eles devem aderir a normas de proteção dos direitos humanos. Outro tipo de dilema pode surgir quando enfermeiros pesquisadores enfrentam situações de conflito de interesses, em que o comportamento que se espera deles, como enfermeiros, entra em conflito com o comportamento-padrão dos pesquisadores (p. ex., desviar-se de um protocolo de pesquisa para dar assistência a um paciente). É exatamente devido a esses dilemas que os códigos de ética são necessários para orientar os esforços dos pesquisadores.

PRINCÍPIOS ÉTICOS PARA PROTEGER PARTICIPANTES DE ESTUDOS

O *Relatório de Belmont* articulou três princípios éticos elementares que sustentam uma conduta de pesquisa ética: beneficência, respeito à dignidade humana e justiça. Esses princípios serão discutidos brevemente, e, depois, os métodos adotados pelos pesquisadores para segui-los serão descritos.

Beneficência

Beneficência impõe um dever sobre os pesquisadores para minimizar os danos e maximizar os benefícios. A pesquisa com humanos deve ter a finalidade de produzir benefícios para os participantes ou para outras pessoas. Esse princípio cobre múltiplos aspectos.

Direito a ficar livre de danos e desconforto

Os pesquisadores têm a obrigação de prevenir ou minimizar danos em estudos com humanos. Os participantes não podem ser submetidos a riscos de dano ou desconforto desnecessários, e sua participação na pesquisa deve ser necessária para alcançar objetivos importantes para a sociedade. Na pesquisa com humanos, o *dano* e o *desconforto* podem ser físicos (p. ex., lesões), emocionais (p. ex., estresse), sociais (p. ex., perda de apoio social) ou financeiros (p. ex., perda da renda). Pesquisadores éticos têm de usar estratégias para minimizar todos os tipos de dano e desconforto, inclusive os temporários.

Muitas vezes, proteger os seres humanos de danos físicos é simples, mas pode ser mais difícil tratar os problemas psicológicos. Pode ser, por exemplo, que o pesquisador faça perguntas aos participantes sobre suas vidas. Essa pesquisa pode levar o indivíduo a revelar informações extremamente pessoais. A necessidade de sensibilidade é maior em estudos qualitativos que, com frequência, envolvem exploração profunda de áreas altamente pessoais. Os pesquisadores precisam estar cientes da natureza da intromissão na mente das pessoas.

Direito a ser protegido contra exploração

O envolvimento em um estudo não deve colocar os participantes em desvantagem. É preciso garantir que sua participação ou que as informações fornecidas não serão usadas contra eles próprios. Por exemplo, as pessoas que descrevem sua situação econômica não devem arriscar a perda de benefícios de saúde pública; as pessoas que relatam abuso de drogas não devem ter medo de ser denunciados por um crime.

Os participantes do estudo estabelecem uma relação especial com os pesquisadores e essa relação não deve ser explorada. Uma vez que o enfermeiro-pesquisador pode ter uma relação enfermeiro-paciente (além da relação pesquisador-participante), é preciso ter cuidado especial para evitar a exploração dessa ligação. O consentimento do paciente em participar de um estudo pode resultar da compreensão do papel do pesquisador como *enfermeiro*, e não como *pesquisador*.

Na pesquisa qualitativa, a distância psicológica entre o pesquisador e o participante muitas vezes diminui à medida que o estudo avança. O surgimento de uma relação pseudoterapêutica não é incomum e pode criar riscos adicionais de uma exploração inadvertida. Em contrapartida, muitas vezes, os pesquisadores qualitativos encontram-se em melhor posição do que os pesquisadores quantitativos para *fazer o bem*, em vez de apenas evitar o mal, devido às relações mais próximas que desenvolvem com os participantes.

> **Exemplo de experiência de pesquisa terapêutica**
>
> Beck e colaboradores (2015) descobriram que algumas participantes do estudo sobre estresse traumático secundário, entre enfermeiras-parteiras, contaram aos pesquisadores que escrever sobre os partos traumáticos que tiveram era terapêutico para elas. Uma participante escreveu: "Acho fascinante como nossos pacientes e colegas de trabalho têm pouco respeito com as experiências traumáticas que sofremos. É saudável poder registrar minhas experiências neste estudo e realmente ter pesquisadores interessados em estudar sobre esse assunto".

Respeito à dignidade humana

O respeito à dignidade humana é o segundo princípio ético no *Relatório de Belmont*. Esse princípio inclui o direito à autodeterminação e ao pleno conhecimento.

Direito à autodeterminação

O princípio da *autodeterminação* significa que os futuros participantes têm o direito de decidir, voluntariamente, se vão participar do estudo, sem risco de tratamentos prejudiciais. Isso também significa que as pessoas têm o direito de fazer perguntas, de recusar-se a responder a perguntas e de desistirem do estudo.

O direito da pessoa à autodeterminação inclui ficar livre de coerção. A *coerção* envolve ameaças explícitas ou implícitas de penalidades em caso de não participação no estudo ou recompensas excessivas pela concordância em participar. O problema de coerção exige cuidadosa avaliação quando os pesquisadores estão em posição de autoridade ou influência sobre os possíveis participantes, como acontece na relação enfermeiro-paciente. A coerção pode ser sutil. Por exemplo, um incentivo monetário generoso (ou **remuneração aos participantes**) para encorajar a participação de grupos de baixa renda (p. ex., moradores de rua) pode ser considerado levemente coercivo, pois pode ser visto como uma forma de pressioná-los.

Direito ao pleno conhecimento

O respeito pela dignidade humana abrange o direito de a pessoa tomar decisões sobre a participação no estudo, o que requer pleno conhecimento. O **pleno conhecimento** significa que o pesquisador tem de descrever inteiramente o estudo, o direito de a pessoa recusar-se a participar e os possíveis riscos e benefícios. O direito à autodeterminação e o direito ao pleno conhecimento são os dois elementos em que se baseia o consentimento livre e esclarecido – discutido adiante neste capítulo.

O pleno conhecimento nem sempre é simples porque pode criar vieses e problemas no recrutamento da amostragem. Considere-se o teste para a hipótese de que estudantes do ensino médio que apresentam baixa frequência às aulas são mais propensos a abusar de substâncias do que aqueles com boa frequência. Se houver uma conversa com os possíveis participantes para explicar todo o propósito do estudo, alguns podem se recusar a participar, e essa não participação será seletiva. Pode ser que os estudantes que abusam de substâncias (o principal grupo a ser estudado) fiquem menos inclinados a participar. Além disso, conhecendo o propósito do estudo, os participantes podem dar respostas não sinceras. Nessa situação, o pleno conhecimento pode minar o estudo.

Nessas situações, às vezes, os pesquisadores usam a *coleta de dados oculta (ocultação)*, que é a obtenção de dados sem o conhecimento dos participantes e, portanto, sem o consentimento deles. Isso pode acontecer quando o pesquisador quer observar o comportamento das pessoas e está preocupado com possíveis mudanças no comportamento estudado caso a pesquisa seja feita de modo aberto. O pesquisador pode decidir obter as informações necessárias por métodos velados; por exemplo, observando enquanto finge estar envolvido em outras atividades.

Uma técnica mais controversa é o uso da *dissimulação*, que pode envolver esconder deliberadamente as informações sobre o estudo ou fornecer informações falsas aos participantes. Por exemplo, em um estudo sobre o uso de drogas entre estudantes do ensino médio, pode-se descrever a pesquisa como um estudo das práticas de saúde dos alunos, o que seria uma forma leve de falseamento da informação.

A dissimulação e a ocultação são eticamente problemáticas, pois interferem no direito de a pessoa tomar decisões tendo plenitude de informações sobre os custos pessoais e os benefícios da participação. Algumas pessoas acham que a dissimulação nunca é justificada, mas outras acreditam que se o estudo envolve risco mínimo, ainda que ofereça benefícios à sociedade, então a dissimulação pode ser aceitável.

O pleno conhecimento surgiu como preocupação em relação aos dados coletados pela internet (p. ex., analisar o conteúdo de mensagens postadas em blogues ou *sites* de mídias sociais). O tema envolve a seguinte questão: essas mensagens podem ser usadas como dados sem o consentimento de seus autores? Alguns pesquisadores acreditam que qualquer coisa postada eletronicamente está em domínio público, mas outros pensam que os mesmos padrões éticos se aplicam à pesquisa no ciberespaço e que os pesquisadores devem proteger cuidadosamente os direitos dos indivíduos que participam de comunidades "virtuais".

Justiça

O terceiro princípio articulado no *Relatório de Belmont* refere-se à justiça, que inclui o direito do participante a um tratamento justo e à privacidade.

Direito ao tratamento justo

Um aspecto da justiça relaciona-se com a distribuição equitativa dos benefícios e do ônus da pesquisa. A seleção dos participantes deve ser baseada nos requisitos de pesquisa e não nas vulnerabilidades das pessoas. Por exemplo, grupos com reputação social mais baixa (p. ex., prisioneiros) têm sido selecionados, algumas vezes, como participantes de estudo, elevando as preocupações éticas.

A possível discriminação é outro aspecto da justiça distributiva. Durante a década de 1990, descobriu-se que as mulheres e as minorias estavam sendo *excluídas* de muitos estudos clínicos. Nos Estados Unidos, isso levou a regulações que exigiam dos pesquisadores que buscavam fundos dos National Institutes of Health (inclusive do NINR) a inclusão de mulheres e minorias como participantes de estudos.

O direito a um tratamento justo abrange outras obrigações. Por exemplo, os pesquisadores devem tratar as pessoas que desistem de participar de um estudo de maneira não prejudicial, devem honrar todos os acordos feitos com os participantes, devem mostrar respeito às crenças das pessoas de diferentes origens e sempre devem tratar os participantes de forma educada e delicada.

Direito à privacidade

A pesquisa com humanos envolve intromissões nas vidas das pessoas. Os pesquisadores devem garantir que o estudo não seja mais intrusivo do que o necessário e que a privacidade seja mantida. Os participantes têm o direito de esperar que os dados fornecidos sejam mantidos em estrita confidência.

Temas relacionados à privacidade têm se tornado mais proeminentes na área do serviço de saúde nos Estados Unidos desde a aprovação do Health Insurance Portability and Accountability Act (HIPAA), de 1996, que articula padrões federais em defesa dos registros médicos e das informações de saúde dos pacientes. Para os profissionais de saúde que transmitem as informações de saúde eletronicamente, a complacência com as regulações do HIPAA (a regra de privacidade) tem sido requerida desde 2003.

PROCEDIMENTOS PARA PROTEGER PARTICIPANTES DE ESTUDOS

Agora que o leitor já se familiarizou com os princípios éticos na condução de pesquisas, é necessário compreender os procedimentos dos pesquisadores para segui-los. Trata-se dos procedimentos que devem ser avaliados ao criticar os aspectos éticos de um estudo.

> **DICA** Informações sobre considerações éticas são geralmente apresentadas na seção de método de um relatório de pesquisa, muitas vezes em uma subseção denominada "Procedimentos".

Avaliação de riscos e benefícios

Uma estratégia usada pelos pesquisadores para proteger os participantes consiste em realizar uma **avaliação de riscos e benefícios**. Essa avaliação destina-se a determinar se os benefícios de participar em um estudo são coerentes com os riscos – ou seja, se a *proporção risco/benefício* é aceitável. O Quadro 5.1 resume os principais riscos e benefícios da participação em pesquisas para os participantes do estudo. Os benefícios para a sociedade e para a enfermagem também devem ser levados em conta. A escolha de um tópico significativo que pode melhorar o atendimento ao paciente é o primeiro passo para garantir uma pesquisa ética.

> **DICA** Ao avaliar a proporção risco/benefício durante a elaboração de um estudo, é importante o leitor considerar o grau de conforto que sentiria *se fosse participante* do estudo.

Em alguns casos, os riscos podem ser insignificantes. O **risco mínimo** é aquele que, pelas previsões, não ultrapassa o risco comumente encontrado na vida cotidiana ou durante procedimentos de rotina. Quando os riscos não são mínimos, os pesquisadores devem proceder com cautela, tomando todas as medidas possíveis para reduzir riscos e maximizar benefícios.

Termo de Consentimento Livre e Esclarecido

Um procedimento importante para proteger os pacientes envolve a obtenção do Termo de Consentimento Livre e Esclarecido (TCLE). Para dar um **consentimento**, o participante precisa receber informações adequadas sobre o estudo, compreender essas informações e ter o poder de fazer uma escolha com liberdade, que lhe permi-

Quadro 5.1 Possíveis riscos e benefícios das pesquisas aos participantes

Principais benefícios potenciais aos participantes
- Acesso a uma intervenção potencialmente benéfica, que, sem a pesquisa, não estaria disponível
- Sensação de confiança por poder discutir sua situação ou problema com uma pessoa objetiva e compreensiva
- Conhecimento ampliado sobre si ou suas condições
- Fuga da rotina normal
- Satisfação por saber que a informação fornecida pode ajudar outras pessoas com problemas similares
- Ganhos diretos por meio de remuneração aos participantes ou outros incentivos

Principais riscos potenciais aos participantes
- Dano físico, incluindo efeitos colaterais não previstos
- Desconforto físico, fadiga ou tédio
- Sofrimento emocional por revelar informações sobre si, desconforto com estranhos, constrangimento relacionado às perguntas que estão sendo feitas
- Riscos sociais, como o de um estigma, efeitos negativos nas relações pessoais
- Perda de privacidade
- Perda de tempo
- Custos monetários (p. ex., de transporte, pagamento de alguém para cuidar dos filhos, falta ao trabalho)

---

ta aceitar ou recusar, voluntariamente, participar do estudo.

Os pesquisadores geralmente documentam o TCLE fazendo os participantes assinarem um **formulário de consentimento**. Esse formulário inclui informações sobre o propósito do estudo, as expectativas específicas relacionadas com a participação (p. ex., quanto tempo será necessário), a natureza voluntária da participação e os possíveis riscos e benefícios.

> **DICA** O suplemento para este capítulo no nosso *site* fornece informação adicional sobre o conteúdo dos formulários de consentimento informado, bem como um exemplo real de um estudo conduzido por um dos autores do livro (Beck).

Exemplo de Termo de consentimento Livre e Esclarecido

Kelley e colaboradores (2015) estudaram a evolução dos serviços de manejo do caso para membros do exército norte-americano lesionados no Iraque e no Afeganistão. No total, 235 enfermeiros foram entrevistados sobre experiências no atendimento aos pacientes. Um TCLE por escrito foi obtido dos participantes do estudo. A informação resumida no formulário de consentimento é relativa à divulgação das atividades ilegais. Antes de cada entrevista, os investigadores lembraram aos participantes que não divulgassem uma informação que poderia ser interpretada como sensível ou confidencial.

Os pesquisadores podem não obter um TCLE quando a coleta de dados é feita por meio de questionários autoadministrados. Com frequência, os pesquisadores pressupõem um *consentimento implícito* (i.e., o retorno de um questionário preenchido implica o consentimento da pessoa em participar).

Nos estudos qualitativos que envolvem repetição na coleta de dados, pode ser difícil obter um consentimento significativo no início. Como o delineamento surge durante o estudo, os pesquisadores podem não ter conhecimento de quais serão os riscos e os benefícios. Nessas situações, o consentimento pode se tornar um processo contínuo, chamado de *consentimento contínuo*, no qual o consentimento é continuamente renegociado.

Procedimentos relativos à confidencialidade

Os participantes do estudo têm o direito de esperar que os dados fornecidos sejam mantidos na mais restrita confidência. O direito dos participantes à privacidade é protegido por procedimentos de confidencialidade.

Anonimato

O **anonimato**, meio mais seguro para proteger a confidencialidade, ocorre quando o pesquisador não é capaz de ligar os participantes aos dados. Por exemplo, se questionários forem distribuídos a um grupo de residentes de uma casa de repouso e devolvidos sem informações de identificação, então as respostas serão anônimas.

> **Exemplo de anonimato**
>
> Melnyk e colaboradores (2016) realizaram um estudo para identificar os fatores-chave que influenciaram comportamentos de estilo de vida saudável em 3.959 alunos e profissionais em uma grande universidade. Os participantes completaram uma pesquisa *on-line* anônima que fez questões pertinentes às crenças e aos comportamentos de estilo de vida saudável dos participantes e às percepções sobre a cultura do bem-estar.

Confidencialidade na ausência de anonimato

Quando o anonimato não é possível, outros procedimentos de confidencialidade apropriados precisam ser implantados. A promessa de **confidencialidade** é uma garantia de que nenhuma informação fornecida pelo participante será divulgada publicamente de modo que possa identificá-lo, nem será colocada à disposição de outras pessoas.

Os pesquisadores podem tomar algumas medidas para garantir que não ocorra *quebra de confidencialidade*. Eles incluem manter a identificação da informação em arquivos bloqueados, substituir os nomes dos participantes por *números de identificação* (ID) nos registros e relatar apenas dados agregados para grupos de participantes.

A confidencialidade é especialmente visível nos estudos qualitativos devido à sua natureza profunda, ainda que o anonimato raramente seja possível. Os pesquisadores qualitativos também se defrontam com o desafio de ocultar adequadamente os participantes em seus relatos. Uma vez que o número de respondentes é pequeno e ricas informações descritivas são apresentadas, os pesquisadores qualitativos devem estar especialmente atentos em proteger a identidade dos participantes.

> **DICA** Para aumentar a privacidade individual e institucional, os artigos de pesquisa com frequência evitam fornecer informações sobre o local do estudo. Por exemplo, em um relatório, pode estar escrito que os dados foram coletados no leito 200 de uma instituição privada, sem mencionar o nome e a localização da clínica.

A confidencialidade por vezes cria tensão entre os pesquisadores e as autoridades legais, especialmente se os participantes cometeram um crime do tipo abuso de substâncias. Para evitar a revelação forçada (p. ex., por ordem judicial), nos Estados Unidos, os pesquisadores podem solicitar um **Certificado de Confidencialidade** emitido pelo National Institutes of Health. O certificado permite que os pesquisadores se recusem a revelar informações sobre os participantes do estudo em qualquer procedimento legal.

> **Exemplo de procedimento relativo à confidencialidade**
>
> Hayes (2015) estudou os padrões de vida de mulheres presidiárias. As 18 mulheres que participaram escolheram pseudônimos para si. As entrevistas foram conduzidas em salas privadas na prisão. O pesquisador se certificou de que as salas não continham câmeras de vídeo ou microfones e de que não havia carcereiros nas proximidades.

Entrevistas e encaminhamentos

Os pesquisadores devem demonstrar respeito pelos participantes durante as interações que têm com eles. Por exemplo, os pesquisadores devem ser educados e tornar evidentes sua tolerância quanto às diversidades cultural, linguística e de estilo de vida.

Também se encontram disponíveis estratégias formais para demonstrar respeito pelo bem-estar dos participantes. Por exemplo, às vezes, é aconselhável oferecer **sessões de apresentação oral** após a coleta de dados de modo que os participantes possam formular perguntas ou compartilhar preocupações. Os pesquisadores também podem demonstrar interesse pela situação dos participantes, oferecendo-se para compartilhar com eles as descobertas do estudo após os dados serem analisados. Por fim, pode ser que os pesquisadores precisem ajudar os participantes, encaminhando-os a serviços sociais, psicológicos ou de saúde apropriados.

Exemplo de encaminhamento

Holmes e colaboradores (2015) estudaram a experiência de isolamento em um instituto psiquiátrico forense. O estudo envolveu entrevistas minuciosas com 13 pacientes internados que tinham passado por um período de isolamento nos seis meses antes da entrevista. Os pesquisadores, cientes na natureza sensível da pesquisa, tomaram providências para encaminhar quaisquer pacientes estressados à enfermeira-chefe da unidade.

Tratamento de grupos vulneráveis*

A adesão a padrões éticos com frequência é um tema bem-compreendido. Contudo, os direitos dos **grupos vulneráveis** podem necessitar de proteção adicional. As populações vulneráveis podem ser incapazes de dar um consentimento livre e esclarecido (p. ex., pessoas cognitivamente incapazes) ou correm risco de ter efeitos colaterais indesejados (p. ex., gestantes). É preciso prestar especial atenção às dimensões éticas de estudos que envolvem pessoas vulneráveis. Entre os grupos que podem ser considerados vulneráveis estão:

- *Crianças.* Dos pontos de vista legal e ético, as crianças não têm competência para assinar um TCLE, e, por isso, deve ser obtido o consentimento dos pais ou tutores. No entanto, é apropriado – em especial quando a criança tem pelo menos sete anos de idade – obter também sua concordância, por meio de um Termo de Assentimento. A **concordância** refere-se à aceitação da criança em participar da pesquisa.
- *Pessoas incapazes mental ou emocionalmente.* Indivíduos cuja incapacidade impossibilita que tomem decisões (p. ex., pessoas em coma) também não podem fornecer legalmente o TCLE. Nesses casos, os pesquisadores devem obter o consentimento de seus tutores legais.
- *Pessoas gravemente doentes ou fisicamente incapacitadas.* No caso de pacientes muito doentes ou sob determinadas condições (p. ex., ventilação mecânica), é necessário avaliar sua capacidade de tomar decisões razoáveis em relação à participação no estudo.
- *Doentes terminais.* Raramente se espera que doentes terminais sejam beneficiados por pesquisas e, portanto, a proporção risco/benefício deve ser avaliada com cuidado.
- *Pessoas institucionalizadas.* Os enfermeiros com frequência realizam estudos com pessoas hospitalizadas ou institucionalizadas (p. ex., prisioneiros). Essas pessoas podem pensar que o tratamento recebido será prejudicado caso não participem do estudo. Os pesquisadores que estudam esses grupos precisam enfatizar a natureza voluntária da participação.
- *Gestantes.* O governo dos Estados Unidos instituiu exigências adicionais para pesquisas governamentais com gestantes e fetos. Essas exigências refletem o desejo de proteger tanto a grávida, que pode estar sob maior risco físico ou psicológico, quanto o feto, que não pode fornecer um consentimento informado.

---

*N. de R.T. No Brasil, as pesquisas com grupos vulneráveis vão para a Comissão Nacional de Ética em Pesquisa (CONEP). Também são considerados vulneráveis os indígenas.

> **Exemplo de pesquisa com um grupo vulnerável**
>
> Knutsson e Bergbom (2016) estudaram os pensamentos e os sentimentos de 28 crianças relacionados à visita a parentes criticamente doentes em uma UTI de pacientes adultos. Os tutores das crianças assinaram um TCLE. Além disso, antes do início das entrevistas com as crianças, o pesquisador perguntou se elas desejavam participar.

Revisões externas e proteção dos direitos humanos

Os pesquisadores podem não ser objetivos no desenvolvimento de procedimentos para proteger os direitos dos participantes. Podem surgir desvios do comprometimento do pesquisador com a área de conhecimento e seu desejo de realizar um estudo rigoroso. Devido ao risco de desvios na avaliação, as dimensões éticas dos estudos comumente são submetidas a uma revisão externa.

A maioria dos hospitais, das universidades e outras instituições onde se realizam pesquisas tem constituído comitês formais para revisão dos projetos de pesquisa. Esses comitês são chamados de *Comitês de Ética em Pesquisa* (CEP) ou (no Canadá) *Research Ethics Boards*. Nos Estados Unidos, o comitê com frequência é denominado **Institutional Review Board** (**IRB**). Antes de realizar um estudo, os pesquisadores precisam submeter os projetos de pesquisa ao CEP. O CEP pode aprovar os planos propostos, exigir modificações ou rejeitá-los.

> **Exemplo de aprovação do *Institutional Review Board***
>
> Fishering e colaboradores (2016) estudaram a experiência de enfermeiras que se tornaram mães e tiveram seus bebês internados na UTI neonatal. Os procedimentos e os protocolos para o estudo foram aprovados pelo IRB da Washington University School of Medicine.

Questões éticas no uso de animais em pesquisas

Alguns enfermeiros pesquisadores que trabalham com fenômenos biofisiológicos usam animais como sujeitos. As considerações éticas são claramente diferentes para animais e humanos; por exemplo, o *consentimento informado* não é relevante para os animais. Nos Estados Unidos, o Public Health Service publicou uma declaração oficial sobre o cuidado e o uso humanitário de animais. As orientações articulam os princípios para o cuidado e o tratamento apropriado de animais usados na pesquisa, abrangendo aspectos como o transporte dos animais de pesquisa, a dor e o sofrimento dos animais, o uso apropriado de anestesia e eutanásia dos animais sob determinadas condições durante ou após o estudo*.

> **Exemplo de pesquisa com animais**
>
> Moes e Holden (2014) estudaram as mudanças na atividade espontânea e na massa muscular esquelética de ratos que sofreram cirurgia para a lesão de constrição crônica. O *Institutional Animal Care and Use Committee* da University of Michigan aprovou todos os procedimentos, e o estudo aderiu às orientações da Association for Assessment and Accreditation of Laboratory Animal Care.

CRÍTICA DE ASPECTOS ÉTICOS DE UM ESTUDO

Orientações para a crítica de aspectos éticos de estudos são apresentadas no Quadro 5.2. Os membros de um CEP ou CEUA recebem informação suficiente para responder a todas essas questões, mas os artigos de pesquisa nem sempre incluem informação detalhada sobre a ética devido às restrições de espaços nos periódicos. Portanto, pode ser difícil criticar a adesão dos pesquisadores a orientações éticas. Apesar disso, são oferecidas aqui algumas sugestões para consideração de temas éticos.

Muitos relatórios de pesquisa realmente informam que os procedimentos foram revisados por um CEP ou CEUA. Quando o relatório menciona uma revisão formal, em geral, é seguro pressupor que um grupo de pessoas revisou em detalhes questões éticas levantadas pelo estudo.

---

*N. de R.T. No Brasil, as pesquisas em animais são encaminhadas à Comissão de Ética no Uso de Animais (CEUA).

Quadro 5.2 Orientações para a crítica de aspectos éticos de um estudo

1. O estudo foi aprovado e monitorizado por um CEP ou outro órgão similar de revisão de ética?
2. Os participantes do estudo foram submetidos a algum dano físico, desconforto ou estresse psicológico? Os pesquisadores tomaram medidas adequadas para eliminar ou prevenir os danos?
3. Os benefícios aos participantes foram superiores a algum risco potencial ou desconforto real que eles experimentaram? Os benefícios para a sociedade foram maiores do que o risco aos participantes?
4. Algum tipo de coerção ou influência danosa foi utilizada no recrutamento dos participantes? Eles tiveram o direito de recusar-se a participar ou de desistir sem qualquer punição?
5. Os participantes foram enganados de algum modo? Eles estavam totalmente cientes de que estavam participando de um estudo, e compreenderam a finalidade e a natureza do estudo?
6. Os procedimentos de consentimento informado utilizados para todos os participantes foram apropriados? Se não, as razões foram válidas e justificáveis?
7. Foram tomadas medidas adequadas para proteger a privacidade dos participantes? Como foi mantida a confidencialidade? Foi obtido um Certificado de Confidencialidade – e, se não, deveria ter sido obtido algum?
8. Os grupos vulneráveis foram incluídos na pesquisa? Se sim, foram tomadas precauções especiais devido à vulnerabilidade deles?
9. Foram omitidos grupos na pesquisa sem uma justificativa racional, como mulheres (ou homens) ou minorias?

O leitor também pode tirar conclusões com base na descrição dos métodos do estudo. Talvez haja informação suficiente para julgar, por exemplo, se os participantes do estudo foram submetidos a algum dano ou desconforto. Os relatórios nem sempre declaram se foi fornecido um TCLE, mas o leitor pode ficar atento a situações em que os dados provavelmente não seriam coletados da maneira descrita se a participação fosse puramente voluntária (p. ex., coleta de dados não observáveis).

Ao pensar sobre os aspectos éticos de um estudo, é preciso considerar também quais foram os participantes. Por exemplo, se o estudo envolve grupos vulneráveis, deve haver informações sobre procedimentos de proteção. Pode ser importante, ainda, ficar atento a quem *não* participou do estudo. Por exemplo, a omissão de certos grupos (p. ex., minorias) na pesquisa clínica tem sido objeto de considerável preocupação.

EXEMPLOS DE PESQUISA COM ATIVIDADES DE PENSAMENTO CRÍTICO

Breves resumos de um estudo quantitativo e qualitativo em enfermagem são apresentados nas seções seguintes. Leia os resumos de pesquisa e responda às questões de pensamento crítico sobre os aspectos éticos dos estudos, se referindo ao relatório de pesquisa, se necessário. As questões de pensamento crítico para os exemplos 3 e 4 foram baseadas nos estudos que aparecem em sua totalidade nos Apêndices A e B deste livro.

EXEMPLO 1: PESQUISA QUANTITATIVA

Estudo: *Family typology and appraisal of preschoolers' behavior by female caregivers* (Tipologia familiar e avaliação do comportamento das crianças em idade pré-escolar feita por cuidadoras do sexo feminino) (Coke e Moore, 2015)

Propósito: O propósito do estudo foi explorar os fatores familiares associados com a avaliação do comportamento de uma criança feito por uma cuidadora domiciliar, a extensão na qual a avaliação dessa profissional é distorcida e o risco de a criança ter um problema comportamental.

Métodos: Os dados foram coletados por meio de um questionário preenchido por cuidadoras domiciliares de 117 crianças em idade pré-escolar que participaram de um programa Head Start pré-escolar rural para famílias de baixa renda. Os questionários, que levavam cerca de 30 minutos para serem respondidos, incluíam questões sobre estresse do cuidador, avaliação e classificações dos comportamentos infantis e apoio social. Nenhum participante precisou de ajuda para responder o questionário devido a problemas de leitura ou linguagem. Os pesquisadores decidiram focar em cuidadoras do sexo feminino "porque a participação de homens no cuidado de crianças pequenas é problemática" (p. 446). A amostra de cuidadores incluiu mulheres afro-americanas (83%), brancas (15%), hispânicas (2%) e norte-americanas nativas (1%).

Procedimentos relacionados com questões éticas: As cuidadoras foram recrutadas durante um dia no campo com pais e filhos e uma orientação para pais e professores no programa Head Start. O pesquisador principal se encontrou com todos os cuidadores voluntários. Cada participante recebeu um número de identificação para proteger sua identidade, e a lista que ligava o participante a esse número foi mantida separada dos questionários, guardada em local chaveado. Após a conclusão do questionário, cada participante recebeu uma bolsa com um cartão-presente no valor de cinco dólares de uma loja local e materiais sobre educação de saúde para as crianças. Antes do recrutamento, o estudo foi aprovado pelo *County Board of Education* e pelo CEP da universidade dos pesquisadores.

Resultados: A distorção da classificação dos profissionais sobre o comportamento de suas crianças estava associada com risco mais alto de ter uma criança com problemas comportamentais. As famílias vulneráveis tinham probabilidade significativamente maior de ter uma criança com alto risco de problemas comportamentais do que as famílias classificadas como seguras.

Exercícios para desenvolver o pensamento crítico

1. Responda às questões relevantes do Quadro 5.2 em relação a esse estudo.
2. Considere também as seguintes questões:
   a. Os dados desse estudo poderiam ter sido coletados de forma anônima?
   b. Comente sobre a remuneração dada aos participantes (bolsa com o cartão-presente) nesse estudo.
3. Se os resultados desse estudo forem válidos e generalizáveis, quais serão os possíveis usos dos achados na prática clínica?

EXEMPLO 2: PESQUISA QUALITATIVA

Estudo: *Grief interrupted: The experience of loss among incarcerated women* (Sofrimento interrompido: a experiência de perda entre mulheres presidiárias) (Harner e colaboradores, 2011)

Propósito: O propósito do estudo foi explorar as experiências de sofrimento após a perda dos amados de mulheres presidiárias.

Métodos: Os pesquisadores usaram métodos fenomenológicos nesse estudo. Eles recrutaram 15 mulheres presidiárias que perderam seus amados durante seu confinamento. As entrevistas sobre a experiência de perda das mulheres duraram 1 a 2 horas.

Procedimentos relacionados com questões éticas: Os pesquisadores recrutaram mulheres por meio de anúncios colocados nas salas de convívio da prisão. Os anúncios foram redigidos em um nível de fácil entendimento. Como o primeiro autor era uma profissional de enfermagem da prisão, os pesquisadores usaram várias estratégias para "dissipar qualquer coerção percebida" (p. 457), como não colocar anúncios próximo às unidades de serviço de saúde e não oferecer incentivos financeiros ou de liberação de trabalho para a participação. OTCLE por escrito foi obtido, mas, devido a altas taxas de analfabetismo, o documento foi lido em voz alta para todas as potenciais participantes. Durante o processo de consentimento e durante as entrevistas, as mulheres podiam de fazer perguntas. Elas foram informadas de que a participação não teria efeito sobre a duração da pena, a estrutura da pena, a condicional ou ao acesso a serviços de saúde. Elas também foram informadas de que poderiam encerrar a entrevista a qualquer momento, sem temer represálias. Além disso, elas foram informadas de que o pesquisador era um repórter que relataria qualquer indicação de suicídio ou ideias de homicídio. As participantes não precisaram dizer seus nomes à equipe de pesquisa. Durante a entrevista, foram feitas tentativas de criar um ambiente agradável e não hostil. A equipe de pesquisa recebeu aprovação para seu estudo do CEP da universidade e anuência do *Department of Corrections Research Division*.

Resultados: Os pesquisadores revelaram quatro temas, que eles classificaram como mundos da vida existenciais: "Temporalidade: congelado no tempo"; "Espacialidade: sem lugar, sem espaço para angustiar-se"; "Corporalidade: emoções escondidas"; e "Relacionalidade: nunca estar sozinhas, embora se sintam muito solitárias".

Exercícios para desenvolver o pensamento crítico

1. Responda às questões relevantes do Quadro 5.2 em relação a esse estudo.
2. Considere também as seguintes questões:
    a. Os pesquisadores não ofereceram nenhuma remuneração às participantes. Isso foi eticamente correto?
    b. Obter um Certificado de Confidencialidade para essa pesquisa seria benéfico para os pesquisadores?
3. Se os resultados desse estudo forem confiáveis e transferíveis, quais serão os possíveis usos dos achados na prática clínica?

EXEMPLO 3: PESQUISA QUANTITATIVA NO APÊNDICE A

- Leia a seção de métodos do estudo de Swenson e colaboradores (2016) (*Parents' use of praise and criticism in a sample of young children seeking mental health services* [Uso de elogio e crítica pelos pais em uma amostra de crianças pequenas que procuram serviços de atendimento de saúde mental]) no Apêndice A deste livro.

Exercícios para desenvolver o pensamento crítico

1. Responda às questões relevantes do Quadro 5.2 em relação a esse estudo.
2. Considere também as seguintes questões:
    a. Nesse relatório, onde estão localizadas as informações sobre as questões éticas?
    b. Quais informações adicionais relativas a aspectos éticos do estudo os pesquisadores poderiam ter incluído no artigo?

EXEMPLO 4: PESQUISA QUALITATIVA NO APÊNDICE B

- Leia a seção de métodos do estudo de Beck e Watson (2010) (*Subsequent childbirth after a previous traumatic birth* [Parto subsequente após nascimento traumático prévio]) no Apêndice B deste livro.

Exercícios para desenvolver o pensamento crítico

1. Responda às questões relevantes do Quadro 5.2 em relação a esse estudo.
2. Considere também as seguintes questões:
    a. Nesse relatório, onde estão localizadas as informações sobre as questões éticas do estudo?
    b. Quais informações adicionais relativas a aspectos éticos do estudo de Beck e Watson os pesquisadores poderiam ter incluído no artigo?

Tópicos Resumidos

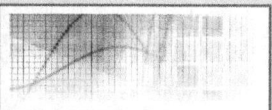

- Uma vez que a pesquisa nem sempre é conduzida eticamente e os pesquisadores enfrentam verdadeiros **dilemas éticos** ao elaborar estudos que devem ser éticos e rigorosos, **códigos de ética** têm sido desenvolvidos para orientar os pesquisadores.

- Os três princípios éticos fundamentais do *Relatório de Belmont* estão incorporados em muitas orientações: beneficência, respeito à dignidade humana e justiça.

- A **beneficência** envolve realizar algo bom e proteger os participantes da exploração e dos danos físicos e psicológicos.

- O respeito à dignidade humana envolve o direito à autodeterminação dos participantes, que inclui o direito que eles têm de participar de um estudo voluntariamente.

- O **pleno conhecimento** significa que os pesquisadores descrevem inteiramente aos participantes os seus direitos e os riscos e benefícios do estudo. Quando o pleno conhecimento envolve o risco de desvio nos resultados, às vezes, os pesquisadores usam a *ocultação* (coleta de informações sem o conhecimento dos participantes) ou a *dissimulação* (omissão de informações ou fornecimento de informações falsas).

- A justiça inclui o direito a um tratamento justo e à privacidade. Nos Estado Unidos, a privacidade é um tema importante devido às regulações da regra de privacidade, resultante do Health Insurance Portability and Accountability Act (HIPAA).

- Procedimentos têm sido desenvolvidos para proteger os direitos dos participantes de um estudo, inclusive avaliar riscos e benefícios, implementar procedimentos do consentimento informado e tomar medidas para garantir confidencialidade aos participantes.

- Na **avaliação de riscos e benefícios**, os possíveis benefícios do estudo a cada participante e à sociedade são ponderados em relação aos riscos para os indivíduos.

- Os procedimentos do **TCLE**, que garantem aos participantes as informações necessárias para uma tomada de decisão razoável a respeito da própria participação, em geral envolvem a assinatura de um termo para documentar a participação voluntária e informada.

- A privacidade pode ser mantida pelo **anonimato** (em que nem os próprios pesquisadores conhecem a identidade dos participantes) ou por **procedimentos de confidencialidade** formais que protegem os dados dos participantes.

- Alguns pesquisadores dos Estados Unidos obtêm um **Certificado de Confidencialidade** que os protege da obrigação compulsória de fornecer informações confidenciais sob ordem judicial.

- Em alguns casos, os pesquisadores oferecem sessões de **entrevistas** após a coleta de dados, para fornecer aos participantes informações adicionais ou uma oportunidade de expressar reclamações.

- Os **grupos vulneráveis** precisam de proteção adicional. Essas pessoas podem estar vulneráveis porque não são capazes de tomar uma decisão informada sobre a participação no estudo (p. ex., crianças), devido à autonomia diminuída (p. ex., prisioneiros) ou porque suas circunstâncias elevam o risco de dano (p. ex., gestantes, doentes terminais).

- A revisão externa dos aspectos éticos de um estudo realizado por comitês de ética em pesquisa com seres humanos ou **Institutional Review Board (IRB**, ou **Comitê de Ética em Pesquisa**) é altamente desejável e, com frequência, faz parte das exigências de universidades e organizações de onde os participantes são recrutados.

REFERÊNCIAS PARA O CAPÍTULO 5

American Nurses Association. (2015). *Code of ethics for nurses with interpretive statements* (2nd ed.). Silver Spring, MD: Author.

Beck, C. T., LoGiudice, J., & Gable, R. K. (2015). A mixed- methods study of secondary traumatic stress in certified nurse-midwives: Shaken belief in the birth process. *Journal of Midwifery & Women's Health, 60,* 16–23.

Canadian Nurses Association. (2002). *Ethical research guidelines for registered nurses* (3rd ed.). Ottawa, Canada: Author.

Coke, S. P., & Moore, L. (2015). Family typology and appraisal of preschoolers' behavior by female caregivers. *Nursing Re- search, 64,* 444–451.

Fishering, R., Broeder, J., & Donze, A. (2016). A qualitative study: NICU nurses as NICU parents. *Advances in Neonatal Care, 16,* 74–86.

Harner, H., Hentz, P., & Evangelista, M. (2011). Grief interrupted: The experience of loss among incarcerated women. *Qualitative Health Research, 21,* 454–464.

Hayes, M. O. (2015). The life pattern of incarcerated women: The complex and interwoven lives of trauma, mental illness, and substance abuse. *Journal of Forensic Nursing, 11,* 214–222.

Holmes, D., Murray, S., & Knack, N. (2015). Experiencing seclusion in a forensic psychiatric setting: A phenomenological study. *Journal of Forensic Nursing, 11,* 200–213.

Kelley, P. W., Kenny, D., Gordon, D., & Benner, P. (2015). The evolution of case management for service members injured in Iraq and Afghanistan. *Qualitative Health Research, 25,* 426–439.

Knutsson, S., & Bergbom, I. (2016). Children's thoughts and feelings related to visiting critically ill relatives in an adult ICU: A qualitative study. *Intensive and Critical Care Nursing, 32,* 33–41.

Melnyk, B. M., Amaya, M., Szalacha, L. A., & Hoying, J. (2016). Relationships among perceived wellness culture, healthy lifestyle beliefs, and healthy behaviors in university faculty and staff: Implications for practice and future research. *Western Journal of Nursing Research, 38,* 308–324.

Moes, J., & Holden, J. (2014). Characterizing activity and muscle atrophy changes in rats with neuropathic pain: A pilot study. *Biological Research for Nursing, 16,* 16–22.

Silva, M. C. (1995). *Ethical guidelines in the conduct, dissemina- tion, and implementation of nursing research.* Washington, DC: American Nurses Association.

PARTE 2 Etapas preliminares nas pesquisas quantitativa e qualitativa

6 Problemas de pesquisa, questões de pesquisa e hipóteses

Objetivos de aprendizagem

Depois de estudar este capítulo, o leitor será capaz de:

- Descrever o processo de desenvolvimento e refinamento de um problema de pesquisa
- Distinguir funções e formas das declarações de propósito e questões de pesquisa em estudos quantitativos e qualitativos
- Descrever a função e as características das hipóteses de pesquisa
- Criticar declarações de propósito, questões de pesquisa e hipóteses de relatórios de pesquisa em termos de colocação, clareza, escolha de palavras e significância
- Definir os novos termos apresentados neste capítulo

Termos-chave

- Declaração de propósito
- Declaração do problema
- Hipótese
- Hipótese afirmativa-negativa
- Hipótese afirmativa-positiva
- Hipótese de pesquisa
- Hipótese nula
- Problema de pesquisa
- Questão de pesquisa

VISÃO GERAL DOS PROBLEMAS DE PESQUISA

Os estudos iniciam de modo bem semelhante ao de um projeto de prática baseada em evidências (PBE) – como problemas que precisam ser solucionados ou perguntas que precisam ser respondidas. Este capítulo discute problemas de pesquisa e questões de pesquisa. Porém, primeiro, serão esclarecidos alguns termos.

Terminologia básica

Os pesquisadores começam com um *tópico* a ser focalizado. Exemplos de tópicos de pesquisa são: claustrofobia durante ressonância magnética (RM) e controle da dor na anemia falciforme. Nas amplas áreas temáticas, existem muitos possíveis problemas de pesquisa. Esta seção ilustra vários termos, usando o tópico *efeitos colaterais da quimioterapia*.

O **problema de pesquisa** é uma condição enigmática ou incômoda. O propósito da pesquisa é "solucionar" o problema – ou contribuir para sua solução – pela coleta de dados relevantes. A **declaração do problema** articula o problema e um *argumento* que explique a necessidade de um estudo. A Tabela 6.1 apresenta uma declaração do problema simplificada relacionada aos efeitos colaterais da quimioterapia.

Muitos relatórios fornecem uma **declaração de propósito**, que é um resumo de um objetivo global. Às vezes, são utilizadas as palavras *finalidade* ou *objetivo* em vez de propósito. **Questões de pesquisa** são perguntas específicas que os pesquisadores querem responder. Os pesquisadores que fazem predições específicas sobre as respostas às questões de pesquisa formulam **hipóteses**, as quais serão testadas.

Esses termos nem sempre são consistentemente definidos nos livros sobre pesquisa. A Tabela 6.1 ilustra as inter-relações entre os termos aqui definidos.

Problemas de pesquisa e paradigmas

Alguns problemas de pesquisa são mais adequados à questão qualitativa; outros, à quantitativa. Os estudos quantitativos costumam envolver conceitos que são bem desenvolvidos e para os quais foram (ou podem ser) desenvolvidos métodos confiáveis de mensuração. Por exemplo, um estudo quantitativo pode ser realizado para avaliar se as pessoas com doenças crônicas ficam mais deprimidas do que as pessoas sem doenças crônicas. Há modos relativamente bons de medir a depressão, capazes de gerar dados quantitativos sobre o nível de depressão naqueles com e sem doenças crônicas.

Os estudos qualitativos são realizados porque um pesquisador deseja desenvolver uma compreensão rica, embasada no contexto de um fenômeno mal compreendido. Os métodos qualitativos não seriam muito adequados para comparar níveis de depressão entre aqueles com e sem doenças crônicas, mas seriam ideais para explorar o *significado* da depressão entre pessoas cronicamente doentes. Na avaliação de um relatório de pesquisa, uma consideração consiste em perguntar se o problema de pesquisa é adequado ao paradigma escolhido.

Fontes de problemas de pesquisa

De onde surgem as ideias para problemas de pesquisa? Basicamente, os tópicos de pesquisa originam-se dos interesses dos pesquisadores. Uma vez que a pesquisa é uma tarefa que conso-

TABELA 6.1 Termos relacionados aos problemas de pesquisa com exemplos

Termo	Exemplo
Tópico	Efeitos colaterais da quimioterapia
Problema de pesquisa (declaração do problema)	Náusea e vômito são efeitos colaterais comuns entre pacientes que fazem quimioterapia, e as intervenções feitas até hoje alcançaram apenas êxito moderado em sua redução; é preciso identificar novas intervenções que possam reduzir ou prevenir esses efeitos
Objetivo	O objetivo do estudo é comparar a eficácia de uma terapia antiemética para controle de náusea e vômito de pacientes que estão passando por quimioterapia em suas versões controlada pelo paciente *versus* administrada pelo enfermeiro
Questão de pesquisa	Qual é a eficácia relativa de uma terapia antiemética controlada pelo paciente *versus* uma terapia antiemética controlada pelo enfermeiro em relação a (1) consumo de medicamentos e (2) controle de náusea e vômito em pacientes que estão fazendo quimioterapia?
Hipóteses	Os sujeitos que recebem terapia antiemética por uma bomba controlada por eles próprios (1) têm menos náusea, (2) apresentam menos vômito e (3) consomem menos medicamentos do que os que recebem terapia administrada por enfermeiros

me muito tempo, a curiosidade a respeito de algum tópico ou o interesse por ele são essenciais para o sucesso do projeto.

Os relatórios de pesquisa raramente indicam a matriz de inspiração dos pesquisadores para um estudo, mas uma série de fontes explícitas pode alimentar sua curiosidade, como a experiência clínica das enfermeiras e as leituras na literatura. Igualmente, às vezes, são sugeridos tópicos por temas sociais ou políticos globais relevantes ao serviço de saúde à comunidade (p. ex., disparidades de saúde). As teorias de enfermagem e outras disciplinas algumas vezes sugerem problemas de pesquisa. Além disso, os pesquisadores que desenvolvem um *programa de pesquisa* podem receber inspiração para os "próximos passos" a partir das próprias descobertas ou de conversas sobre essas descobertas com outras pessoas.

> **Exemplo de fonte de problema de um estudo quantitativo**
>
> Beck, uma das autoras deste livro, desenvolveu um programa de pesquisa vigoroso sobre depressão pós-parto (DPP). Beck foi abordada pela Dra. Carol Lammi-Keefe, professora de ciência da nutrição, e por sua aluna de pós-doutorado Michelle Judge, que pesquisava o efeito do ácido docosaexaenoico (DHA, do inglês *docosahexaenoic acid* – um ácido graxo encontrado em um peixe de águas geladas) sobre o desenvolvimento cerebral do feto. A literatura sugeria que o DHA podia desempenhar um papel na redução da gravidade da DPP, e, assim, essas pesquisadoras trabalharam juntas em um projeto para testar a eficácia de suplementos dietéticos de DHA durante a gravidez sobre a incidência e a gravidade da DPP. As pesquisadoras descobriram que as mulheres no grupo experimental de DHA tinham menos sintomas se comparadas com as mulheres que não receberam a intervenção por DHA (Judge e colaboradores, 2014).

Desenvolvimento e refinamento de problemas de pesquisa

Desenvolver problemas de pesquisa é um processo criativo. No início, com frequência, os pesquisadores têm interesse por uma área temática ampla e, depois, começam a desenvolver problemas de pesquisa mais específicos. Por exemplo, um dos enfermeiros em um hospital questiona-se por que alguns pacientes reclamam de ter de esperar pelo medicamento analgésico durante o atendimento feito por certos colegas. O tópico geral consiste nas diferenças nas queixas dos pacientes a respeito do analgésico. Pode ser que aquele primeiro enfermeiro pergunte: "Qual o motivo dessa discrepância?". Essa questão ampla pode levar a outras perguntas como "Que diferença há entre os dois grupos de enfermeiros?" ou "Quais características os pacientes que reclamam têm em comum?" Então, talvez o enfermeiro observe que a história étnica dos pacientes e dos enfermeiros possa ser relevante. Isso pode instigar o enfermeiro a procurar na literatura comportamentos de enfermeiros e etnia, ou pode levar a uma discussão com seus pares. Esses esforços podem resultar em questões de pesquisa, como:

- Qual é a natureza das reclamações de pacientes com diferentes histórias étnicas?
- A história étnica dos enfermeiros está relacionada com a frequência com que eles administram o analgésico?
- O número de reclamações dos pacientes aumenta quando eles e os enfermeiros têm histórias étnicas diferentes? Isso também ocorre quando as histórias étnicas são similares?

Essas questões originam-se de um mesmo problema, embora cada uma mereça um estudo separado, pois algumas sugerem uma abordagem qualitativa e outras quantitativa. Tanto a etnia quanto esses comportamentos são variáveis que podem ser mensuradas de modo confiável. Um pesquisador qualitativo estaria mais interessado em entender a *essência* das queixas dos pacientes, suas *experiências* de frustração ou o *processo* pelo qual o problema se resolve. Esses aspectos do problema são de difícil mensuração. Os pesquisadores escolhem o problema de pesquisa com base em seu interesse pessoal e em sua adequação ao paradigma preferido.

COMUNICAÇÃO DOS PROBLEMAS DE PESQUISA E DAS QUESTÕES DE PESQUISA

Todo estudo precisa de uma declaração do problema que articule o que é problemático e o que deve ser resolvido. A maioria dos relatórios de pesquisa também apresenta declaração de propósito, questões de pesquisa ou hipóteses, e, com frequência, são incluídas combinações desses três elementos.

Alguns estudantes não compreendem inteiramente as declarações do problema e têm dificuldade em identificá-las no artigo de pesquisa. A declaração do problema é apresentada logo no começo e, com frequência, começa com a primeira frase após o resumo. Questões de pesquisa, declarações de propósito ou hipóteses aparecem mais adiante na introdução.

Declarações do problema

Uma declaração adequada do problema consiste em uma declaração sobre a problemática, o que precisa ser "consertado" ou o que ainda não foi compreendido plenamente. Em especial nos estudos quantitativos, geralmente a declaração do problema apresenta os seguintes componentes:

1. *Identificação do problema*: O que está errado na situação atual?
2. *História*: Qual é a natureza do problema ou o contexto da situação que os leitores precisam compreender?
3. *Abrangência do problema*: Qual é a dimensão do problema e quantas pessoas são afetadas?
4. *Consequências do problema*: Qual é o custo de *não* resolver o problema?
5. *Lacunas de conhecimento*: Qual informação falta sobre o problema?
6. *Solução proposta*: Como esse novo estudo vai contribuir para a resolução do problema?

Considere-se que o tópico seja o humor como terapia complementar de redução do estresse de portadores de câncer hospitalizados. Uma questão de pesquisa (abordada adiante nesta seção) pode ser "Qual é o efeito do uso do humor pelo enfermeiro sobre o estresse e a atividade das células *natural killer* de portadores de câncer hospitalizados?". O Quadro 6.1 apresenta um esboço inicial da declaração do problema de um estudo como esse. Essa declaração do problema é um rascunho razoável, mas que poderia ser aprimorada.

O Quadro 6.2 ilustra como a declaração do problema pode ser incrementada, com acréscimo de informações sobre sua abrangência (componente 3), consequências de longo prazo (componente 4) e possíveis soluções (componente 6). Este segundo rascunho compõe um *argumento* mais atraente para a nova pesquisa: milhões de pessoas são afetadas pelo câncer e a doença apresenta consequências adversas não apenas para os pacientes e suas famílias, mas também para a sociedade. A declaração do problema revisada sugere, ainda, uma base para o novo estudo, descrevendo uma possível solução, que pode servir de fundamento para a investigação.

Quadro 6.1 Esboço da declaração do problema sobre o humor e o estresse

O diagnóstico do câncer está associado a níveis elevados de estresse. Números consideráveis de pacientes que recebem o diagnóstico de câncer descrevem sentimentos de incerteza, medo, raiva e perda de controle. Descobriu-se que as relações interpessoais, o funcionamento psicológico e o desempenho de papéis ficam prejudicados após o diagnóstico e o tratamento do câncer.

Uma série de terapias alternativas/complementares tem sido desenvolvida na tentativa de diminuir os efeitos prejudiciais do estresse relacionado ao câncer sobre o funcionamento psicológico e fisiológico. No entanto, muitas dessas terapias ainda não foram cuidadosamente estimadas em termos de eficácia, segurança ou custo-benefício. Por exemplo, o uso do humor tem sido recomendado como dispositivo terapêutico para melhorar a qualidade de vida, diminuir o estresse e, talvez, incrementar o funcionamento imunológico, mas há pouquíssimos dados para justificar sua defesa.

Capítulo 6 Problemas de pesquisa, questões de pesquisa e hipóteses

Quadro 6.2 Possíveis aprimoramentos na declaração do problema sobre o humor e o estresse

A cada ano, mais de 1 milhão de pessoas recebem o diagnóstico de câncer, que continua a ser uma das principais causas de morte entre homens e mulheres (citação de referências*). Vários estudos têm documentado que o diagnóstico do câncer está associado a elevados níveis de estresse. Um grande número de pacientes que recebe esse diagnóstico descreve sentimentos de incerteza, medo, raiva e perda de controle (citações). Descobriu-se que as relações interpessoais, o funcionamento psicológico e o desempenho de papéis ficam prejudicados após o diagnóstico e o tratamento do câncer (citações). Esses resultados de estresse podem, por sua vez, afetar adversamente a saúde, o prognóstico de longo prazo e os custos médicos de sobreviventes com câncer (citações).

Uma série de terapias alternativas/complementares tem sido desenvolvida na tentativa de diminuir os efeitos prejudiciais do estresse sobre o funcionamento psicológico e fisiológico, e recursos (financeiros e de pessoal) têm sido destinados a essas terapias nos últimos anos (citações). No entanto, muitas dessas terapias ainda não foram cuidadosamente estimadas em termos de eficácia, segurança ou custo-benefício. O uso do humor, por exemplo, tem sido recomendado como dispositivo terapêutico para melhorar a qualidade de vida, diminuir o estresse e, talvez, incrementar o funcionamento imunológico (citações), mas há pouquíssimos dados para justificar sua popularidade. Entretanto, descobertas preliminares de um estudo endocrinológico recente de pequena escala, com uma amostra saudável exposta a uma intervenção de humor (citação), aponta um futuro promissor para a investigação de populações imunocomprometidas.

* As citações de referência deveriam ser inseridas para sustentar as afirmações.

DICA DE ANÁLISE Como localizar a declaração do problema? As declarações do problema raramente são explicitadas. A primeira sentença do relatório de pesquisa com frequência é o ponto inicial da declaração do problema. A declaração do problema é, em geral, entremeada com descobertas da literatura de pesquisa. Descobertas prévias fornecem as evidências que sustentam os argumentos da declaração do problema e sugerem hiatos no corpo de conhecimento. Em muitos artigos, é difícil identificar a declaração da revisão da literatura, a não ser que haja uma subseção especificamente chamada de "Revisão da literatura" ou algo similar.

As declarações do problema de estudos qualitativos, de modo semelhante, expressam a natureza do problema, seu contexto, sua abrangência e as informações necessárias para a sua investigação. Os estudos qualitativos inseridos em uma tradição de pesquisa com frequência incorporam termos e conceitos que prenunciam a tradição em suas declarações do problema. Por exemplo, uma declaração do problema de um estudo fenomenológico pode observar a necessidade de conhecer melhor as experiências das pessoas ou os significados que elas atribuem a essas experiências.

Declarações de propósito ou objetivo

Muitos pesquisadores expressam os objetivos da pesquisa na forma de uma declaração de propósito. A declaração de propósito estabelece a direção geral da pergunta e capta a substância do estudo. Em geral, é fácil identificar a declaração de propósito, pois a palavra *propósito* é explicitamente declarada: "O propósito deste estudo foi..." – embora, às vezes, seja usado algum sinônimo, como *objetivo*, como em: "O objetivo deste estudo foi...".

Em estudos quantitativos, a declaração de propósito identifica as variáveis-chave e suas possíveis inter-relações, assim como a população de interesse (i.e., todos os elementos PICO).

> **Exemplo de objetivo de um estudo quantitativo**
>
> O objetivo deste estudo foi examinar os efeitos de uma intervenção baseada na educação fornecida em alguns cenários domésticos a pessoas com insuficiência cardíaca crônica, em termos de sua condição funcional, autoeficácia, qualidade de vida e capacidade de autocuidado (Clark e colaboradores, 2015).

Esse objetivo identifica a população (P) de interesse como pacientes com insuficiência cardíaca morando em casa. As variáveis-chave do estudo eram a exposição ou a não exposição dos pacientes à intervenção especial (as variáveis independentes, abrangendo os componentes (I) e (C) e a condição funcional do paciente, a autoeficácia, a qualidade de vida e a capacidade de autocuidado (as variáveis dependentes, ou O).

Em estudos qualitativos, o objetivo indica a natureza da investigação; o conceito ou o fenômeno-chave; e o grupo, a comunidade ou o local estudado.

> **Exemplo de objetivo de um estudo qualitativo**
>
> O objetivo deste estudo foi explorar a influência da religiosidade e da espiritualidade sobre a decisão de pais em um ambiente rural de vacinar suas crianças de 9 a 13 anos de idade contra papilomavírus humano (HPV, do inglês *human papillomavirus*) (Thomas e colaboradores, 2015).

Esse objetivo indica que o grupo sob estudo é composto por pais em um ambiente rural com crianças de 9 a 13 anos de idade e o fenômeno central é a tomada de decisão dos pais sobre vacinações dentro do contexto de sua espiritualidade e crenças religiosas.

Muitas vezes, os pesquisadores comunicam informações sobre sua abordagem por meio de sua colocação verbal. Um estudo cujo propósito é *explorar* ou *descrever* algum fenômeno provavelmente é uma investigação sobre um tópico pouco pesquisado, com frequência envolvendo uma abordagem qualitativa, como fenomenologia ou etnografia. O objetivo de um estudo qualitativo – em especial, em estudos de teoria fundamentada – também pode usar verbos como *compreender*, *descobrir* ou *gerar*. O objetivo nos estudos qualitativos pode também "codificar" a tradição de perguntar por meio de determinados termos ou "jargões" associados com essas tradições, como segue:

- *Teoria fundamentada*: processos, estruturas sociais, interações sociais
- *Estudos fenomenológicos*: experiência, experiência vivida, significado, essência
- *Estudos etnográficos*: cultura, papéis, estilos de vida, comportamento cultural

Os pesquisadores quantitativos também usam os verbos para comunicar a natureza da investigação. Uma declaração indicativa de que o objetivo do estudo é *testar* ou *avaliar* algo (p. ex., uma intervenção) sugere um projeto experimental. Um estudo cujo objetivo é *examinar* ou *explorar* a relação entre duas variáveis provavelmente envolve um modelo não experimental. Às vezes, o verbo é ambíguo: se um objetivo afirma que a intenção do pesquisador é *comparar* duas coisas, a comparação poderia envolver tratamentos alternativos (usando um modelo experimental) ou dois grupos preexistentes como fumantes e não fumantes (usando um modelo não experimental). Em qualquer caso, verbos como *testar*, *avaliar* e *comparar* sugerem variáveis quantificáveis e de um modelo com controles científicos.

Os verbos em um objetivo devem conotar objetividade. Um objetivo que indica que o propósito do estudo era *provar*, *demonstrar* ou *mostrar* algo sugere um viés.

Questões de pesquisa

As questões de pesquisa são, em alguns casos, reelaborações diretas dos objetivos, reformuladas de modo interrogativo e não declarativo, como no exemplo a seguir:

- *Objetivo*: o objetivo deste estudo é avaliar a relação entre o nível de dependência funcional de receptores de transplante renal e sua taxa de recuperação.
- *Questão*: o nível de dependência funcional (I) dos receptores de transplante renal (P)

está relacionado com sua taxa de recuperação (O)?

Alguns artigos de pesquisa omitem um objetivo e afirmam apenas questões de pesquisa, mas, em muitos casos, os pesquisadores usam questões de pesquisa para adicionar maior especificidade a um objetivo geral.

Questões de pesquisa em estudos quantitativos

No Capítulo 2, foram discutidas as questões clínicas específicas para orientar investigações de PBE. Os enquadramentos de questões de PBE da Tabela 2.1 também poderiam gerar tópicos para orientar um projeto de pesquisa, mas os *pesquisadores* tendem a conceituar suas questões em termos de *variáveis*. Considere-se, por exemplo, a primeira questão na Tabela 2.1: "Em (população), qual é o efeito de (intervenção) sobre (resultado)"? Um pesquisador provavelmente imaginaria a questão nestes termos: "Em (população), qual é o efeito de (variável independente) sobre (variável dependente)?". Pensar em termos de variáveis ajuda a orientar as decisões dos pesquisadores sobre como operacionalizá-las. Assim, nos estudos quantitativos, as questões de pesquisa identificam a população (P) sob estudo, as variáveis de estudo principais (componentes I, C e O) e as relações entre as variáveis.

A maioria das questões de pesquisa trata de relações entre variáveis. Portanto, muitas questões da pesquisa quantitativa podem ser expressas em um enquadramento geral do tipo: "Em (população), qual é a relação entre (variável independente [ou VI]) e (variável dependente [ou VD])?". Exemplos de variações incluem:

- *Terapia/tratamento/intervenção*: Em (população), qual é o efeito de (VI: intervenção vs. alternativa) sobre (VD)?
- *Prognóstico*: Em (população), (VI: doença ou condição vs. sua ausência) afeta ou aumenta o risco de (VD)?
- *Etiologia/dano*: Em (população), (VI: exposição vs. não exposição) causa ou aumenta o risco de (VD)?

Nem todas as questões de pesquisa abordam relações – algumas são descritivas. Como exemplo, são apresentadas a seguir duas questões descritivas que poderiam ser respondidas em um estudo quantitativo sobre o uso do humor por enfermeiros:

- Com que frequência os enfermeiros usam o humor como terapia complementar no atendimento de portadores de câncer hospitalizados?
- Quais são as características dos enfermeiros que usam o humor como terapia complementar no atendimento de portadores de câncer hospitalizados?

As respostas para essas perguntas seriam úteis no desenvolvimento de estratégias eficazes para reduzir o estresse de pacientes com câncer.

Exemplo de questão de pesquisa de um estudo quantitativo

Chang e colaboradores (2015) realizaram um estudo que tratou da seguinte questão: "Entre os idosos residentes na comunidade com 65 anos ou mais, a prática regular de exercícios tem associação com sintomas de depressão?".

Nesse exemplo, a questão versa sobre a relação entre uma variável independente (prática regular de exercícios) e uma variável dependente (sintomas de depressão) em uma população de idosos residentes na comunidade.

Questões de pesquisa em estudos qualitativos

Em estudos qualitativos, as questões de pesquisa estipulam o fenômeno e a população de interesse. Os pesquisadores da teoria fundamentada são propensos a fazer perguntas sobre o *processo*; os fenomenologistas questionam sobre o *significado*; e os etnógrafos fazem questões *descritivas* sobre as culturas. Os termos associados com as várias tradições, discutidos previamente no item do objetivo, em geral são incorporados às questões de pesquisa.

> **Exemplo de questão de pesquisa de um estudo fenomenológico**
> Qual é o significado da experiência vivida a partir do contato com um cão de terapia para pessoas com doença de Alzheimer? (Swall e colaboradores, 2015).

Nem todos os estudos qualitativos têm raízes em uma tradição de pesquisa específica. Muitos pesquisadores usam métodos construtivistas para descrever ou explorar fenômenos, sem focar culturas, significados ou processos sociais.

> **Exemplo de questão de pesquisa de um estudo qualitativo descritivo**
> Em seu estudo qualitativo descritivo, Yeager e colaboradores (2016) perguntaram: "O que os afro-americanos adultos de baixa renda fazem para lidar com o câncer avançado diariamente de modo a aliviar e tratar os sintomas?"

Em estudos qualitativos, as questões de pesquisa às vezes surgem durante o estudo. Os pesquisadores começam com um *foco* que define as amplas fronteiras da questão, mas as fronteiras não são muito rígidas. Os construtivistas com frequência são flexíveis o suficiente em relação a isso: pensam que a questão pode ser modificada à medida que novas informações tornam essa mudança relevante.

> **☞ DICA** Com frequência, os pesquisadores declaram seu objetivo ou as questões de pesquisa no fim da introdução ou logo depois da revisão da literatura. Às vezes, dedica-se uma seção separada do artigo de pesquisa para declarações formais do problema de pesquisa de modo formal. Ela pode ser intitulada "Objetivo", "Questões de pesquisa" ou, em estudos quantitativos, "Hipóteses".

HIPÓTESES DE PESQUISA

A hipótese é uma predição, geralmente envolvendo uma relação prevista entre duas ou mais variáveis. Os pesquisadores qualitativos não formulam hipóteses formais porque eles desejam que a pergunta seja orientada a partir dos pontos de vista dos participantes em vez de suas próprias suposições. Portanto, aqui a discussão tem como foco as hipóteses da pesquisa quantitativa.

Função das hipóteses na pesquisa quantitativa

Muitas questões de pesquisa versam sobre relações entre variáveis, e as hipóteses são respostas previstas para as questões. Por exemplo, a questão de pesquisa pode ser "O abuso sexual na infância afeta o desenvolvimento da síndrome do intestino irritável nas mulheres"?. O pesquisador pode prever o seguinte: As mulheres (P) que sofreram abuso sexual na infância (I) possuem incidência mais alta de síndrome do intestino irritável (O) do que aquelas que não foram abusadas (C).

Às vezes, as hipóteses surgem a partir da teoria. Os cientistas produzem hipóteses com base na teoria e as testam no mundo real (ver Cap. 8). Mesmo na ausência de uma teoria, hipóteses oferecem direções e sugerem explicações. Considere-se a hipótese de que a incidência de dessaturação em bebês cujo peso era baixo no nascimento e que passam por intubação e ventilação, seria menor se fosse usado o sistema de sucção traqueal fechada (CTSS, do inglês *closed tracheal suction system*), em vez da sucção endotraqueal parcialmente ventilada (PVETS, do inglês *partially ventilated endotracheal suction*). A hipótese poderia ser feita com base em estudos prévios ou em observações clínicas.

Agora, suponha-se que a hipótese não seja confirmada em um estudo, isto é, descobriu-se que as taxas de dessaturação são similares para os dois métodos, o PVETS e o CTSS. *Já que os dados não sustentaram a predição, os pesquisadores são forçados a analisar a teoria ou a pesquisa prévia de modo crítico, para rever as limitações do estudo e para explorar explicações alternativas para as descobertas.* O uso de hipóteses tende a promover o pensamento crítico. Agora, considere-se a realização de um estudo orientado apenas pela questão: "Há uma relação entre o método de sucção e as taxas de dessaturação?". Sem a hipótese, o pesquisador está, em princípio, apto a aceitar qualquer resultado. O problema está no fato de que quase sempre é possível explicar algo de modo superficial após o fato, sejam quais forem as descobertas. As hipóteses reduzem a chance de resultados ilegítimos mal compreendidos.

> **DICA** Alguns artigos de pesquisas quantitativas declaram, de modo explícito, as hipóteses que orientaram o estudo, mas muitos não o fazem. A ausência de uma hipótese pode indicar que os pesquisadores falharam ao considerar criticamente a evidência ou a teoria existente ou falharam ao demonstrar suas suposições.

Características das hipóteses testáveis

As hipóteses de pesquisa geralmente afirmam a relação esperada entre a variável independente (a causa ou influência presumida) e a variável dependente (o resultado ou efeito presumido) dentro de uma população.

> **Exemplo de hipótese de pesquisa**
> Forbes e colaboradores (2015) estudaram o comportamento de sobreviventes de câncer em relação à participação em exercícios de força. Eles formularam a hipótese de que sobreviventes de câncer de próstata teriam índice mais alto de participação em exercícios de força do que sobreviventes de câncer de mama.

Nesse exemplo, a população é de sobreviventes de câncer. A variável independente (VI) é o tipo de câncer e a variável de resultado é a participação em exercícios de força. A hipótese pressupõe que, na população, o tipo de câncer está relacionado aos índices de participação em exercícios de força.

As hipóteses que não compõem uma declaração de relação são difíceis de testar. Observe o seguinte exemplo: *as gestantes que recebem instrução pré-natal sobre experiências pós-parto não são propensas a experimentar depressão pós-parto*. Essa declaração não expressa relação antecipada e não pode ser testada usando procedimentos estatísticos convencionais. No exemplo, como optar por aceitar ou rejeitar a hipótese?

Contudo, a hipótese poderia ser modificada do seguinte modo: as mulheres grávidas que recebem instrução pré-natal são menos propensas a experimentar depressão pós-parto do que as que não recebem. Aqui, a variável de resultado (O) é a depressão pós-parto, e a VI é a prescrição (I) *versus* a não prescrição (C) de instrução pré-natal. O aspecto relacional da predição está inserido na expressão *menos que*. Quando uma hipótese não contém uma expressão do tipo *mais que*, *menos que*, *diferente de*, *associado com* ou algo similar, ela não é testável. Para testar a hipótese revisada, uma possibilidade seria pedir a dois grupos de mulheres com experiências de instrução pré-natal diferentes que respondessem a perguntas sobre depressão, e, depois, as respostas dos grupos seriam comparadas.

> **DICA** Em geral, é muito fácil identificar as hipóteses, porque os pesquisadores fazem declarações do tipo "O estudo testou a hipótese de que..." ou "Foi previsto que..."

Escolha de palavras para as hipóteses

As hipóteses podem ser declaradas de vários modos, como nos seguintes exemplos:

1. Pacientes mais velhos têm mais propensão à queda do que os mais jovens.
2. Há relação entre a idade do paciente e a probabilidade de queda.
3. O risco de queda aumenta à medida que aumenta a idade do paciente.
4. Pacientes mais velhos diferem dos mais novos em relação ao risco de queda.

Em cada exemplo, a hipótese afirma a população (pacientes), a VI (idade), a variável de resultado (queda) e uma relação antecipada entre elas.

As hipóteses podem ser afirmativas-positivas ou afirmativas-negativas. Uma **hipótese afirmativa-positiva** especifica a direção esperada da relação entre as variáveis. Nas quatro versões da hipótese, as versões 1 e 3 são afirmativas-positivas porque predizem que os pacientes mais velhos têm mais probabilidade de queda do que os mais jovens. A **hipótese afirmativa-negativa** é aquela que não estipula a direção da relação (versões 2 e 4). Essas versões predizem que a idade de um paciente e a queda estão relacionadas, mas não especifica se pacientes *mais velhos* ou *mais jovens* estão propensos a um risco mais elevado.

> **DICA** As hipóteses podem ser *hipóteses simples* (com uma variável independente simples e uma variável dependente) ou *complexas* (variáveis independentes ou dependentes múltiplas). Informações sobre essa diferenciação estão disponíveis no suplemento para este capítulo no nosso *site*.

Outra distinção ocorre entre pesquisa e hipóteses nulas. As **hipóteses de pesquisa** são declarações das relações esperadas entre as variáveis. Todas as hipóteses apresentadas até aqui são desse tipo e indicam expectativas reais.

A inferência estática opera de acordo com uma lógica que pode ser confusa. Essa lógica exige que as hipóteses sejam expressas como a *ausência* esperada de uma relação. As **hipóteses nulas** afirmam que não há relação entre as variáveis independentes e as dependentes. A forma nula da hipótese no exemplo precedente poderia ser "Pacientes mais velhos têm as mesmas probabilidades de queda que os mais jovens". A hipótese nula pode ser comparada à suposição de inocência em muitos sistemas de justiça criminal: pressupõe-se que as variáveis são "inocentes" – ou seja, não têm relação entre si – até que seja provado o contrário – isto é, que são "culpadas" – por meio de testes estatísticos.

Os artigos de pesquisa geralmente formulam a questão pesquisa em vez de hipóteses nulas. Nos testes estatísticos, as hipóteses nulas subjacentes são pressupostas sem serem formuladas.

> **DICA** Se o pesquisador usa testes estatísticos (como na maioria dos estudos quantitativos), isso significa que há hipóteses subjacentes, estejam elas declaradas explicitamente ou não, pois esses testes destinam-se a testar hipóteses.

Teste e comprovação de hipóteses

As hipóteses são testadas formalmente por meio de análise estatística. Os pesquisadores usam a estatística para testar se suas hipóteses têm alta probabilidade de estarem corretas (i.e., têm probabilidade < 0,05). A análise estatística não oferece provas, apenas sustenta inferências de que a hipótese *provavelmente* é correta (ou não). As hipóteses nunca são *provadas* ou *refutadas*; em vez disso, são *sustentadas* ou *rejeitadas*. As hipóteses são cada vez mais sustentadas com as evidências provenientes de múltiplos estudos.

Para ilustrar o porquê disso, é formulada a hipótese de que a altura e o peso estão relacionados. A previsão é de que, em média, as pessoas altas pesam mais do que as baixas. Suponha-se que, por acaso, foi selecionada uma amostra de pessoas baixas e pesadas e de pessoas altas e magras. Os resultados poderiam indicar que não há relação entre a altura e o peso da pessoa. No entanto, não haveria justificativa para concluir que o estudo *provou* ou *demonstrou* que a altura e o peso não têm relação.

Esse exemplo ilustra a dificuldade de usar observações de uma amostra para generalizações sobre uma população. Outros temas, como a precisão das medições e os efeitos das variáveis não controladas, evitam que os pesquisadores concluam que as hipóteses são provadas.

CRÍTICA DE PROBLEMAS DE PESQUISA, QUESTÕES DE PESQUISA E HIPÓTESES

Em uma crítica minuciosa de um artigo de pesquisa, pode-se avaliar se os pesquisadores comunicaram de forma adequada o problema de pesquisa. A declaração do problema, o propósito, as questões de pesquisa e as hipóteses criam condições para descrever o que foi feito e aprendido. O leitor não precisaria se esforçar muito para entender o problema de pesquisa ou descobrir as questões.

Criticar o problema de pesquisa envolve várias dimensões. É fundamental que o leitor considere se o problema tem significância para a enfermagem. Os estudos baseados na evi-

Quadro 6.3 Orientações para crítica de problemas de pesquisa, questões de pesquisa e hipóteses

1. Qual era o problema de pesquisa? A declaração do problema era de fácil localização e foi comunicada com clareza? A declaração do problema dá ao novo estudo um argumento persuasivo e convincente?
2. O problema tem importância para a enfermagem?
3. Havia uma boa sintonia entre o problema de pesquisa e o paradigma (e tradição) dentro do qual a pesquisa foi conduzida?
4. O relatório apresentou formalmente o objetivo, a questão de pesquisa e/ou as hipóteses? Essas informações foram comunicadas com clareza e concisão e se encontravam em um local útil e lógico?
5. Os objetivos ou questões de pesquisa foram formuladas de maneira apropriada (p. ex., Variáveis/conceitos-chave foram identificados e a população foi especificada)?
6. Se não havia hipóteses formais, a sua ausência era justificada? Foram usados testes estatísticos na análise dos dados, apesar da ausência de hipóteses declaradas?
7. As hipóteses (se houver) foram expressas em palavras adequadas – elas declaravam a existência de uma relação entre duas ou mais variáveis? Foram apresentadas como hipóteses de pesquisa ou como hipóteses nulas?

dência existente podem trazer contribuições à PBE de modo significativo. Além disso, os problemas de pesquisa que surgem das prioridades de pesquisa (ver Cap. 1) têm alta probabilidade de produzir importante evidência para os enfermeiros.

Outra dimensão da crítica do problema de pesquisa está relacionada a temas metodológicos – em particular, se o problema é compatível com o paradigma de pesquisa escolhido e seus respectivos métodos. É preciso avaliar, ainda, se o objetivo ou as questões de pesquisa podem ser submetidas a um estudo de pesquisa.

Se um artigo de pesquisa descrevendo um estudo quantitativo não declarar a hipótese, o leitor deve considerar se sua ausência é justificada. Se houver hipóteses, o leitor deve avaliar se as hipóteses são sensíveis e consistentes com a evidência existente ou a teoria relevante. Além disso, as hipóteses são orientações válidas em uma investigação científica apenas se forem testáveis. Para serem testáveis, as hipóteses devem prever uma relação entre duas ou mais variáveis mensuráveis.

Orientações específicas para crítica de problemas de pesquisa, questões de pesquisa e hipóteses encontram-se no Quadro 6.3.

EXEMPLOS DE PESQUISA COM ATIVIDADES DE PENSAMENTO CRÍTICO

Esta seção descreve como o problema de pesquisa e as questões de pesquisa foram comunicadas em dois estudos de enfermagem, um quantitativo e outro qualitativo. Leia os resumos e responda às questões de pensamento crítico que seguem, consultando a versão integral do relatório de pesquisa, se necessário. As questões de pensamento crítico para os exemplos 3 e 4 são baseadas nos estudos que aparecem em sua totalidade nos Apêndices A e B deste livro.

EXEMPLO 1: PESQUISA QUANTITATIVA

Estudo: *Association of maternal and infant salivary testosterone and cortisol and infant gender with mother-infant interaction in very-low-birthweight infants* (Associação do cortisol e da testosterona salivares maternos e infantis e sexo da criança com a interação mãe-bebê em bebês nascidos com baixo peso) (Cho e colaboradores, 2015)

Declaração do problema (trecho): "A saúde e os problemas de desenvolvimento relacionados à saúde são mais comuns em bebês do sexo masculino PMBN (peso muito baixo ao nascer, menos de 1.500 g) do que nos bebês do sexo feminino [...]. Além disso, os bebês do sexo masculino com PMBN experimentam interações mãe-bebê menos positivas do que os bebês do sexo feminino. Essas associações fazem surgir importantes questões sobre se a vulnerabilidade dos bebês com PMBN do sexo masculino a interações mãe-bebê desfavoráveis se deve a fatores que vão além da socialização do sexo [...]. Com base na associação da testosterona elevada nos bebês [...] com resultados cognitivos e comportamentais negativos e de cortisol alto ou baixo com saúde e desenvolvimento infantil, ambos os hormônios podem afetar as interações mãe-bebê" (p. 357-359) (partes da citação foram omitidas para simplificar a apresentação).

Objetivo: "O objetivo deste [...] estudo foi examinar as possíveis associações entre esses níveis de esteroide hormonal e as interações mãe-bebê com PMBN e sua potencial importância para as diferenças de sexo" (p. 359).

Questões de pesquisa: Uma das questões de pesquisa para este estudo foi "Os níveis elevados de testosterona salivar e de cortisol estão negativamente associados com a qualidade das interações mãe-bebê com PMBN aos 3 e aos 6 meses?" (p. 359).

Hipótese: "Nós formulamos a hipótese que de os níveis de testosterona e cortisol em bebês com PMBN estariam negativamente associados com as interações mãe-bebê, em especial entre os bebês do sexo masculino" (p. 359).

Métodos: Os participantes do estudo foram 62 pares de mãe-bebê com PMBN recrutados de uma unidade de terapia intensiva neonatal. Os dados foram coletados por meio de uma revisão de registro infantil, entrevistas com as mães, indicadores bioquímicos de mães e bebês e observação das interações mãe-bebê em 40 semanas de idade após a menstruação e em 3 e 6 meses de idade corrigida.

Resultados: O cortisol infantil e a testosterona materna mais altos estavam associados com comportamentos interativos maternos mais positivos e mais frequentes. As mães interagiam com seus bebês com mais frequência quando estes apresentavam níveis mais baixos de testosterona.

Exercícios para desenvolver o pensamento crítico

1. Responda às questões relevantes do Quadro 6.3 em relação a esse estudo.
2. Considere também as seguintes questões:
   a. No relatório de pesquisa, onde os pesquisadores deveriam apresentar as hipóteses? E os resultados dos testes das hipóteses?
   b. A hipótese afirmada era direcionada ou não direcionada?
   c. A hipótese dos pesquisadores era sustentada pela análise estatística?
3. Se os resultados desse estudo forem válidos e generalizáveis, quais serão os usos das descobertas na prática clínica?

EXEMPLO 2: PESQUISA QUALITATIVA

Estudo: *Adolescent and young adult survivors of childhood brain tumors: Life after treatment in their own words* (Adolescentes e jovens adultos sobreviventes de tumores cerebrais: vida após o tratamento nas palavras dos pacientes) (Hobbie e colaboradores, 2016)

Declaração do problema (trecho): "Embora as taxas de sobrevida em 5 anos para crianças diagnosticadas com tumor cerebral tenham aumentado para 75%, os sobreviventes relatam efeitos tardios que podem ser agudos ou de longo prazo, episódicos, ou progressivos [...]. Existem hiatos na evidência em relação às perspectivas de adolescentes e jovens adultos sobre sua qualidade de vida relacionada à saúde [...]. Até o momento, existem poucos estudos que examinam as perspectivas de adolescentes e jovens adultos sobreviventes de tumores cerebrais infantis no que diz respeito ao seu senso de identidade e seu papel na família" (p. 135) (partes da citação foram omitidas para simplificar a apresentação).

Objetivo: "O objetivo deste estudo foi descrever como os adolescentes e os jovens adultos sobreviventes de tumores cerebrais descrevem a qualidade de vida relacionada à saúde, ou seja, seu funcionamento físico, emocional e social" (p. 134).

Questão de pesquisa: "Nós perguntamos especificamente: 'Como os adolescentes e os jovens adultos sobreviventes de tumores cerebrais na infância descrevem sua qualidade de vida relacionada à saúde (funcionamento físico, emocional e social)?'" (p. 135).

Método: Os pesquisadores recrutaram uma amostra de 41 adolescentes e jovens adultos sobreviventes de tumor cerebral na infância que estavam morando com suas famílias. Entrevistas detalhadas foram conduzidas em um cenário privado na casa dos participantes do estudo. Foram feitas várias perguntas aos participantes, como "Fale-me sobre você" e "Quais momentos da sua vida são os mais desafiadores?".

Resultados: Os pesquisadores descobriram que os sobreviventes lutam pela normalidade diante das mudanças de vida devido ao câncer e aos efeitos tardios do tratamento.

Exercícios para desenvolver o pensamento crítico

1. Responda às questões relevantes do Quadro 6.3 em relação a esse estudo.
2. Considere também as seguintes questões:
   a. No relatório de pesquisa, onde os pesquisadores apresentaram o objetivo e as questões de pesquisa?
   b. Esse estudo parece ter sido realizado de acordo com alguma das três principais tradições qualitativas? Se sim, qual?
3. Se os resultados desse estudo forem confiáveis, quais serão os possíveis usos dos achados na prática clínica?

EXEMPLO 3: PESQUISA QUANTITATIVA NO APÊNDICE A

- Leia o resumo e a introdução do estudo de Swenson e colaboradores (2016) (*Parents' use of praise and criticism in a sample of young children seeking mental health services* [Uso de elogio e crítica pelos pais em uma amostra de crianças pequenas que procuram serviços de atendimento de saúde mental]) no Apêndice A deste livro.

Exercícios para desenvolver o pensamento crítico

1. Responda às questões relevantes do Quadro 6.3 em relação a esse estudo.
2. Responda também à seguinte questão: Qual poderia ser a hipótese para esse estudo? Declare-a como uma hipótese de pesquisa e como uma hipótese nula.

EXEMPLO 4: PESQUISA QUALITATIVA NO APÊNDICE B

- Leia o resumo e a introdução do estudo de Beck e Watson (2010) (*Subsequent childbirth after a previous traumatic birth* [Parto subsequente após nascimento traumático prévio]) no Apêndice B deste livro.

Exercícios para desenvolver o pensamento crítico

1. Responda às questões relevantes do Quadro 6.3 em relação a esse estudo.
2. Considere também as seguintes questões:
   a. Beck e Watson forneceram argumentos suficientes para justificar a importância de seu problema de pesquisa?
   b. No argumento do estudo, Beck e Watson comentam algo sobre o quarto elemento de um argumento identificado no livro – ou seja, as consequências do problema?

Tópicos Resumidos

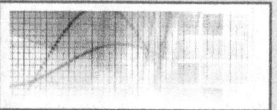

- O **problema de pesquisa** é uma situação inquietante ou problemática que o pesquisador deseja abordar por meio de um estudo sistemático.

- Em geral, os pesquisadores identificam um *tópico* amplo, restringem a abrangência do problema e, depois, identificam questões de pesquisa consistentes com o paradigma escolhido.

- Os pesquisadores comunicam seus objetivos em artigos de pesquisa sob a forma de declarações do problema, declarações de propósito, questões de pesquisa ou hipóteses.

- A **declaração do problema** expressa a natureza, o contexto e a importância do problema estudado. Geralmente, envolve a inclusão de vários componentes: identificação do problema; história, abrangência e consequências do problema; lacunas de conhecimento; e possíveis soluções para o problema.

- O **objetivo**, que resume o objetivo geral do estudo, identifica os conceitos-chave (variáveis) e o grupo ou população do estudo. Os objetivos muitas vezes comunicam, por meio da escolha de verbos e de outros termos-chave, os aspectos do delineamento do estudo ou da tradição de pesquisa.

- **Questões de pesquisa** são perguntas específicas que os pesquisadores querem responder para tratar o problema.

- Uma **hipótese** declara relações pressupostas entre duas ou mais variáveis – ou seja, a futura associação entre variáveis independentes e dependentes.

- As **hipóteses direcionadas** afirmativa-positiva pressupõem a direção da relação. As **hipóteses não direcionadas** afirmativa-negativa pressupõem a existência de relações, mas não sua direção.

- As **hipóteses de pesquisa** predizem a existência de relações. As **hipóteses nulas**, que expressam a ausência de uma relação, são aquelas submetidas ao teste estatístico.

- As hipóteses nunca são provadas ou refutadas – elas são aceitas ou rejeitadas, sustentadas ou não sustentadas pelos dados.

REFERÊNCIAS PARA O CAPÍTULO 6

Chang, S., Chien, N., & Chen, M. (2015). Regular exercise and depressive symptoms in community-dwelling elders in northern Taiwan. *Journal of Nursing Research*. Advance online publication.

Cho, J., Su, X., Phillips, V., & Holditch-Davis, D. (2015). Association of maternal and infant salivary testosterone and cortisol and infant gender with mother–infant interaction in very-low-birthweight infants. *Research in Nursing & Health, 38*, 357–368.

Clark, A., McDougall, G., Riegel, B., Joiner-Rogers, G., Innerarity, S., Meraviglia, M., . . . Davila, A. (2015). Health status and self-care outcomes after an education-support intervention for people with chronic heart failure. *Journal of Cardiovascular Nursing, 30*, S3–S13.

Forbes, C., Blanchard, C., Mummery, W., & Courneya, K. (2015). Prevalence and correlates of strength exercise among breast, prostate, and colorectal cancer survivors. *Oncology Nursing Forum, 42*, 118–127.

Hobbie, W., Ogle, S., Reilly, M., Barakat, L., Lucas, M., Ginsberg, J., . . . Deatrick, J. (2016). Adolescent and young adult survivors of childhood brain tumors: Life after treatment in their own words. *Cancer Nursing, 39*, 134–143.

Judge, M., Beck, C. T., Durham, H., McKelvey, M., & Lammi-Keefe, C. (2014). Pilot trial evaluating maternal docosahexaenoic acid consumption during pregnancy: Decreased postpartum depressive symptomatology. *International Journal of Nursing Sciences, 1*, 339–345.

Swall, A., Ebbeskog, B., Lundh Hagelin, C., & Fagerberg, I. (2015). Can therapy dogs evoke awareness of one's past and present life in persons with Alzheimer's disease? *International Journal of Older People Nursing, 10*, 84–93.

Thomas, T., Blumling, A., & Delaney, A. (2015). The influence of religiosity and spirituality on rural parents' health decision-making and human papillomavirus vaccine choices. *Advances in Nursing Science, 38*, E1–E12.

Yeager, K., Sterk, C., Quest, T., Diiorio, C., Vena, C., & Bauer-Wu, S. (2016). Managing one's symptoms: A qualitative study of low-income African Americans with advanced cancer. *Cancer Nursing, 39*(4), 303–312.

7 Localização e revisão de evidências de pesquisa na literatura

Objetivos de aprendizagem

Depois de estudar este capítulo, o leitor será capaz de:
- Compreender as etapas da realização de uma revisão da literatura
- Identificar recursos bibliográficos que ajudam a recuperar relatórios de pesquisas em enfermagem e localizar referências de um tópico de pesquisa
- Compreender o processo de rastreamento, abstração, crítica e organização de dados de pesquisa
- Avaliar o estilo, o conteúdo e a organização de uma revisão da literatura
- Definir os novos termos apresentados neste capítulo

Termos-chave
- Banco de dados
- CINAHL
- Fonte primária
- Fonte secundária
- Google Acadêmico
- MEDLINE
- MeSH
- Palavra-chave
- PubMed
- Revisão da literatura

A **revisão da literatura** é um resumo por escrito das evidências sobre um problema de pesquisa. É útil que os leitores de pesquisa em enfermagem adquiram habilidades de leitura, de crítica e de preparação de manuscrito de resumos de evidências.

ASPECTOS BÁSICOS RELACIONADOS ÀS REVISÕES DE LITERATURA

Antes de discutir as atividades envolvidas na realização de uma pesquisa baseada em revisão da literatura, discutiremos brevemente alguns aspectos gerais. O primeiro refere-se aos objetivos de fazer uma revisão da literatura.

Objetivos das revisões de literatura

O objetivo primário das revisões de literatura é resumir as evidências sobre determinado tópico – recapitular o que é conhecido e buscar novos conhecimentos. As revisões de literatura são, às vezes, relatórios autônomos destinados a comunicar o estado de evidência para outros profissionais, porém, as revisões também são usadas para estabelecer as bases para novos estudos e para ajudar os pesquisadores na interpretação de suas descobertas.

Na pesquisa qualitativa, as opiniões sobre revisões de literatura variam. Os pesquisadores da teoria fundamentada normalmente começam a coletar dados antes de examinar a literatura. À medida que a teoria se desenvolve, os pesquisadores se voltam para a literatura, buscando relacionar as descobertas prévias com a teoria. Os fenomenologistas e os etnógrafos muitas vezes realizam uma busca na literatura no início de um estudo.

Independentemente da época em que realizam a revisão, os pesquisadores, em geral, incluem um breve resumo da literatura relevante nas suas introduções. A revisão da literatura resume a evidência atual sobre determinado tópico e esclarece a importância do novo estudo. As revisões da literatura são muitas vezes entrelaçadas com a declaração do problema como parte do argumento para o estudo.

Tipos de informação necessários para a revisão da literatura

Resultados de estudos anteriores são os "dados" para uma revisão de pesquisa. Ao preparar uma revisão da literatura, deve-se confiar principalmente em **fontes primárias**, que são descrições de estudos escritos pelos pesquisadores que realizaram essas pesquisas. Os documentos científicos de **fontes secundárias** são descrições de estudos preparadas por um terceiro. As revisões da literatura são fontes secundárias. Começar por revisões recentes é bom porque elas oferecem visões gerais e bibliografias valiosas. No entanto, ao fazer a própria revisão da literatura, as fontes secundárias não devem ser consideradas substitutas para as fontes primárias, porque as fontes secundárias não são detalhadas de forma adequada e podem não ser completamente objetivas.

> **DICA** Em projetos de prática baseada em evidências (PBE), uma revisão sistemática recente de alta qualidade pode ser suficiente para fornecer as informações necessárias sobre a base de dados científicos, embora geralmente seja uma boa ideia buscar estudos publicados após a revisão. Orientações mais claras sobre a procura de dados científicos para questionamento de PBE são fornecidas no suplemento deste capítulo no nosso *site*.

A procura pela literatura pode revelar referências não relacionadas à pesquisa, incluindo artigos de opinião, relatos de caso e casos clínicos. Esses materiais podem ampliar a compreensão de um problema ou demonstrar uma necessidade de pesquisa. Contudo, esses textos podem ter limitada utilidade nas revisões de pesquisa porque eles não abordam a questão central: Qual é o atual estado de *evidência* neste problema de pesquisa?

Principais etapas e estratégias da revisão da literatura

Conduzir uma revisão da literatura é quase como fazer um estudo: um revisor inicia com uma questão e, então, deve reunir, analisar e interpretar a informação. A Figura 7.1 representa um processo de revisão da literatura e mostra que existem potenciais circuitos de *feedback*, com oportunidades para voltar a passos anteriores em busca de mais informação.

As revisões não devem ter vieses, e devem ser minuciosas e atualizadas. Além disso, revisões de alta qualidade são sistemáticas. As regras de decisão para inclusão de um estudo devem ser claras porque uma boa revisão deve ser reproduzível. Isso significa dizer que outro revisor cuidadoso poderia aplicar as mesmas regras decisórias e chegar a conclusões similares sobre o estado das evidências a respeito daquele tópico.

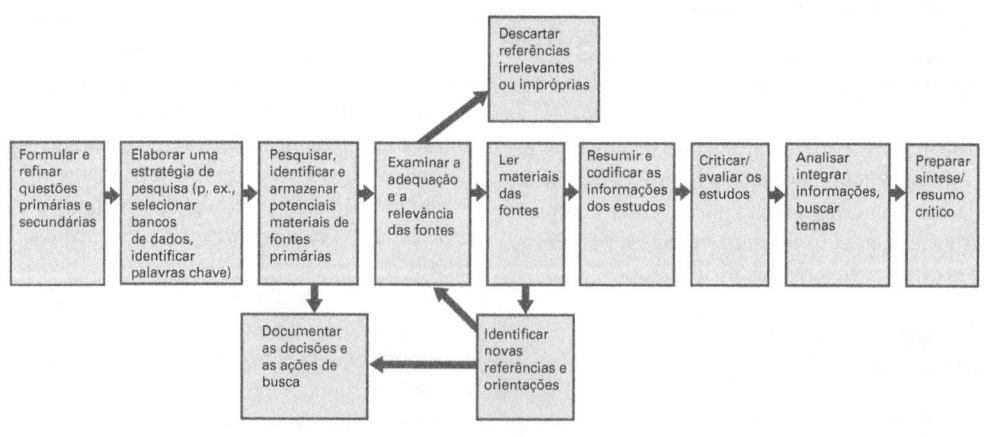

FIGURA 7.1 Fluxo de tarefas na revisão da literatura.

> **DICA** Localizar todas as informações relevantes sobre uma questão de pesquisa é fazer o papel de detetive. As ferramentas de armazenamento da literatura discutidas neste capítulo são úteis, mas, inevitavelmente, é preciso buscar e aprimorar as pistas de evidência sobre o tópico em questão. Prepare-se para trabalhar como um detetive!

> **DICA** Você pode ficar tentado a começar a pesquisa da literatura em ferramentas de busca da internet, como o Yahoo, o Google ou o Bing. Esse tipo de pesquisa pode revelar uma grande quantidade de "sucessos" sobre seu tópico, mas provavelmente não irá fornecer informações bibliográficas completas sobre literatura de *pesquisa* sobre o tópico.

Fazer uma revisão da literatura é, de certa maneira, similar a realizar um estudo qualitativo. É útil adotar uma abordagem flexível na "coleta de dados" e pensar criativamente sobre oportunidades de novas fontes de informação.

LOCALIZAÇÃO DA LITERATURA RELEVANTE PARA A REVISÃO DE PESQUISAS

Um passo inicial na revisão da literatura consiste em elaborar uma estratégia de localização dos estudos relevantes. A capacidade de localizar evidências sobre um tópico é uma importante habilidade que requer capacidade de adaptação – rápidas mudanças tecnológicas significam que novos métodos de procurar a literatura estão sendo continuamente introduzidos. Aconselhamos consultar bibliotecas e professores de sua universidade em busca de sugestões atualizadas.

Desenvolvimento de uma estratégia de pesquisa

É importante ter boas habilidades de pesquisa. Uma abordagem produtiva particular é buscar evidências em bancos de dados bibliográficos, que serão discutidos a seguir. Os revisores também usam a *abordagem dos antecedentes* ("caça às notas de rodapé"), na qual as citações de estudos relevantes são usadas para localizar pesquisas iniciais, sobre as quais outros estudos se baseiam ("antecessores"). Uma terceira estratégia, a *abordagem dos descendentes*, envolve encontrar um estudo anterior essencial e fazer outras pesquisas em busca de estudos mais recentes ("descendentes") citados no estudo principal.

Deve-se tomar decisões sobre o limite de busca. Por exemplo, os revisores podem restringir a busca a relatórios escritos em uma determinada língua. Às vezes, há interesse em limitar a busca a estudos realizados em determinado período (p. ex., nos últimos 10 anos).

Como fazer buscas em bancos de dados bibliográficos

Os **bancos de dados bibliográficos** são acessados pelo computador. A maioria dos bancos de dados pode ser acessada por meio de um *software* de fácil utilização com sistemas orientados pelo menu e suporte na tela de modo que mínima instrução é necessária para recuperar artigos. A biblioteca da universidade ou do hospital provavelmente tem assinaturas para esses serviços.

Primeiro contato com uma busca eletrônica

Antes de fazer uma busca eletrônica em um banco de dados bibliográficos, é preciso familiarizar-se com os recursos do *software* utilizado para acessá-lo. O *software* tem opções de restrição ou expansão de pesquisa, combinação de duas buscas, armazenamento dos dados pesquisados, entre outras opções. A maioria dos programas tem tutoriais, e muitos também têm teclas de ajuda.

A tarefa inicial em uma busca eletrônica é identificar palavras-chave para iniciar a busca (embora uma *busca por autor* para pesquisadores proeminentes em um determinado campo também seja possível). A **palavra-chave** (ou descritor) é um verbete ou expressão que inclui os conceitos-chave da questão. Em estudos quantitativos, as palavras-chave são, em geral, as variáveis independentes ou dependentes (i.e., no mínimo, o "I" e o "O" dos componentes PICO) e, talvez, a população. Em estudos qualitativos, as palavras-chave são o fenômeno central e a população. Se forem usados os modelos de questões clínicas incluídos na Tabela 2.1, os termos que preenchem os espaços em branco provavelmente serão boas palavras-chave.

> **DICA** Para identificar todos os relatórios de pesquisa sobre um tópico, é preciso ser flexível e pensar abertamente sobre as palavras-chave e/ou descritores. Por exemplo, se o tema de interesse for a anorexia, algumas opções de busca podem ser *anorexia, transtornos da alimentação* e *perda de peso*, assim como *apetite, comportamento alimentar, hábitos alimentares, bulimia* e *mudanças de peso corporal*.

Existem várias abordagens de busca para uma pesquisa bibliográfica. Todas as citações em um banco de dados precisam ser codificadas para sua fácil identificação. Os bancos de dados e os programas usam sistemas próprios de categorização de entradas. Os sistemas de indexação possuem *cabeçalhos de assunto*.

Para realizar uma *busca por assunto*, basta escrever o título do assunto no campo especificado. Você não deve preocupar-se em conhecer os cabeçalhos de assunto porque a maioria dos *softwares* tem capacidade de mapeamento. O *mapeamento* é uma característica que permite ao leitor procurar tópicos utilizando suas próprias palavras-chave ou descritores em vez de usar o cabeçalho de assunto exato empregado no banco de dados. O *software* traduz ("mapeia") as palavras-chave ou descritores no cabeçalho de assunto mais plausível e, então, recupera os registros de citação que foram codificados com o cabeçalho de assunto.

Quando uma palavra-chave ou descritor é inserida em um campo de busca, o programa provavelmente lançará uma procura por assunto e uma procura por palavras no texto. A *procura por palavras no texto*, busca as palavras-chave ou descritores nos campos de texto dos registros, isto é, no título e no resumo. Portanto, se você procurar por *câncer de pulmão* no banco de dados MEDLINE (descrito adiante), a busca vai fornecer citações codificadas para o cabeçalho de assunto de *neoplasias de pulmão* (este é o cabeçalho de assunto do MEDLINE usado para codificar as entradas) e também qualquer outra entrada em que esteja presente a expressão *câncer de pulmão*, mesmo que não esteja codificada no cabeçalho de assunto *neoplasia de pulmão*.

Alguns aspectos de uma busca eletrônica são similares entre os bancos de dados. Um aspecto é que o leitor pode, com frequência, usar *operadores booleanos* para expandir ou delimitar uma busca. Três operadores booleanos amplamente utilizados são E, OU e NÃO (em caixa-alta). O operador *E* delimita uma busca. Se procurarmos por *dor E crianças*, o *software* recuperará apenas os registros que possuem ambos os termos. O operador *OU* expande a busca: *dor OU crianças* poderia ser usado em uma busca para recuperar registros com ambos os termos. Por fim, *NÃO* delimita a busca: *dor NÃO crianças* recuperará todos os registros com *dor* e não incluirá o termo *crianças*.

Símbolos genéricos e de truncagem também são ferramentas úteis. Um *símbolo de truncagem* (muitas vezes, um asterisco, *) expande um termo de busca incluindo todas as formas de uma raiz. Por exemplo, uma busca por *criança** instruiria o computador a buscar por qualquer palavra que comece com "criança", como crianças. Em alguns bancos de dados, *símbolos genéricos* (com frequência, ? ou *) inseridos no meio de um termo de busca permitem uma procura por diferentes grafias. Por exemplo, uma busca por *comportament?o* recuperaria palavras com ambas as grafias na língua inglesa de comportamento (*behavior* ou *behaviour*). Para cada banco de dados, é importante aprender o que esses símbolos especiais são e como eles funcionam. Observa-se que o uso de símbolos especiais, apesar de útil, pode desligar o caractere de mapeamento do *software*.

Um modo de forçar uma busca de palavras nos textos é usar a expressão entre aspas, o que irá produzir citações em que aparece apenas a expressão exata. Em outras palavras, *câncer de pulmão* e "câncer de pulmão" vão gerar resultados diferentes. Uma estratégia de busca abrangente consiste em fazer uma busca com e sem símbolos genéricos e com e sem aspas.

Dois bancos de dados eletrônicos especialmente úteis para os enfermeiros são o CINAHL (**C**umulative **I**ndex to **N**ursing and **A**llied **H**ealth **L**iterature) e o MEDLINE (**Med**ical Literature On-**Line**), que serão abordados nas seções seguintes. O Google Acadêmico também será discutido brevemente. Outros bancos de dados bibliográficos úteis para os enfermeiros incluem o Cochrane Database of Systematic Reviews, o Web of Science, o Scopus, e o Embase (Excerpta Medica Database). O banco de dados Web of Science é útil para uma estratégia de busca de descendentes pois possui índice de citações consistentes.

> **DICA** Se o objetivo é conduzir uma revisão *sistemática*, será preciso estabelecer um plano formal explícito sobre a estratégia de busca e as palavras-chave ou descritores, como discutido no Capítulo 18.

Banco de dados CINAHL

O **CINAHL** é um importante banco de dados eletrônico para os enfermeiros. Ele reune referências a centenas de periódicos sobre enfermagem e saúde, bem como livros e dissertações. O CINAHL contém cerca de três milhões de registros.

O CINAHL fornece informação para localizar referências (i.e., autor, título, periódico, ano de publicação, volume e número de páginas) e resumos para a maioria das citações. Os *links* para acesso aos verdadeiros artigos são disponibilizados com frequência. Essas características apresentadas podem ser diferentes em alguns aspectos em cada instituição, e as mudanças são periodicamente introduzidas.

Uma "procura básica" no CINAHL consiste em inserir as palavras-chave ou descritores no campo de busca (mais opções para expandir e limitar a busca estão disponíveis no modo "Busca avançada"). Pode-se restringir a busca para registros com determinadas características (p. ex.,

apenas com resumos), para datas de publicação específicas (p. ex., apenas artigos publicados após 2010), para artigos publicados em inglês ou para os codificados em um determinado subconjunto (p. ex., enfermagem). A tela de busca básica também permite que o leitor expanda a busca clicando na opção "Aplique palavras relacionadas".

Para ilustrar com um exemplo concreto, vamos supor que estejamos interessados em procurar o efeito da música na agitação de pessoas com demência. São inseridos os seguintes termos no campo de busca, e aplica-se apenas um limitador à busca – apenas registros com resumos:

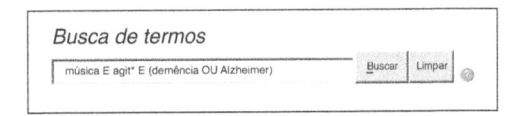

> *Busca de termos*
>
> música E agit* E (demência OU Alzheimer)   [Buscar] [Limpar]

Ao clicar no botão Buscar, recebem-se vários "sucessos" (citações). Observa-se o uso dos operadores booleanos. O uso de "E" garantiu que os registros recuperados incluíssem todas as três palavras-chave/descritores, e o uso de "OU" permitiu que tanto demência quanto Alzheimer fossem a terceira palavra-chave/descritor. Além disso, também foi utilizado o símbolo de truncagem * na segunda palavra-chave/descritor. Com essas instruções, o computador buscou qualquer palavra iniciada com "agit", como agitado ou agitação.

Ao clicar no botão Buscar, todas as referências identificadas aparecem no monitor, e quem faz a consulta pode ver e imprimir informações completas. Na Figura 7.2, é apresentado o resumo de um exemplo de entrada do CINAHL referente a um relatório identificado pela busca. São mostrados o título do artigo e as informações do autor, seguidos pela fonte das informações. A fonte indica:

- Nome da publicação (*Geriatric Nursing*)
- Ano e mês de publicação (jan/fev 2016)
- Volume (37)
- Número (1)
- Número de páginas (25-29)

A Figura 7.2 mostra os cabeçalhos de assunto maiores e menores do CINAHL codificados para esse estudo específico. Qualquer um desses

Título:	Um dispositivo personalizado de multimídia para tratar o comportamento **agitado** e melhorar o senso de humor em pessoas com **demência**: um estudo-piloto
Autores:	Davison, Tanya E.; Nayer, Kanvar; Coxon, Selby; de Bono, Arthur; Eppingstall, Barbara; Jeon, Yun-Hee; van der Ploeg, Eva S.; O'Connor, Daniel W.
Afiliação:	Department of Psychiatry, Monash University, Australia; Department of Design, Monash University, Australia; Nursing School, University of Sydney, Australia
Fonte:	Geriatric Nursing (GERIATR NURS), jan/fev 2016;37(1): 25-29. (5p.)
Principais assuntos:	Multimídia – Uso – Na idade avançada; Demência –Terapia – Na idade avançada; Agitação –Terapia – Na idade avançada; Terapia assistida por computador – Na idade avançada
Assuntos secundários:	Ansiedade –Terapia; Depressão –Terapia; Idoso; Pacientes internados; Meia-idade; Testes neuropsicológicos; Escalas; Testes T pareados; *Software* de análise de dados; Satisfação do paciente; Estudos-piloto; Resultados do tratamento; Fonte financeira
Subgrupo do periódico:	Enfermagem principal; Enfermagem; Revisão por pares; **Estados Unidos**
Resumo:	Comportamentos **agitados** e humores disfóricos nos residentes em instituições de longa permanência (ILPI) com **demência** podem ser a resposta para a falta de uma atividade e um estímulo personalizado, significativo. Para abordar essa deficiência, um computador pessoal foi adaptado para tocar **músicas** favoritas e mostrar fotografias, filmes e mensagens que foram selecionadas ou feitas por membros da família. O sistema (chamado de Caixa da Memória) é acompanhado por uma interface simplificada para ajudar as pessoas com **demência** a acessar o material por conta própria. A capacidade do sistema de reduzir a **agitação** e melhorar os sintomas de depressão e ansiedade foi testada por meio de um ensaio transversal cego-simples, randomizado, de 8 semanas comparando a Caixa da Memória com uma condição de controle que ofereceu contato equivalente com a equipe de pesquisa. Onze residentes de ILPI com **demência** branda a grave e comportamentos diários persistentes e **agitados** completaram o estudo. As medidas de resultado incluíram classificações de ansiedade, depressão e comportamento **agitado** feitas por membros da equipe com conhecimento suficiente em colaboração com os pesquisadores. A Caixa da Memória foi bem utilizada e altamente classificada pelos residentes, pelas famílias e pelos membros da equipe. Houve reduções significativas nos sintomas de depressão e ansiedade durante o curso da intervenção. O sistema mostra-se promissor para ajudar famílias e equipe de enfermagem para melhorar o bem-estar de pessoas mais velhas cognitivamente prejudicadas com comportamentos **agitados**.
Instrumentação:	Mini-Mental Status Examination (MMSE) (Folstein e colaboradores) 38-point Cornell Scale for Depression in **Dementia** (CSDD) 60-point Rating for Anxiety in Dementia (RAID)
Informação do MEDLINE:	PMID: 26412509 NLM UID: 8309633
Número de entrada:	113169588

FIGURA 7.2 Exemplo de cópia impressa de uma busca no Cumulative Index to Nursing and Allied Health Literature (CINAHL)

cabeçalhos poderia ser usado na busca de um cabeçalho de assunto para resultar nessa referência. Observa-se que os cabeçalhos de assunto incluem cabeçalhos fundamentais como *Agitação-Terapia- -em idosos*, bem como cabeçalhos metodológicos (p. ex., *Testes T pareados*) e de característica da amostra (p. ex., *envelhecimento*; *Pacientes internados*). Os termos do assunto possuem *hiperlinks*; então, é possível expandir a busca clicando neles (pode-se também clicar no nome do autor ou no periódico). O resumo para o estudo é, então, apresentado, com os termos de busca em negrito. A seguir, os nomes de quaisquer instrumentos formais usados no estudo são colocados sob o título "Instrumentação". Com base no resumo, é possível decidir se a referência é pertinente à investigação. Observa-se também que há uma barra lateral em cada registro chamada de *Número de citações neste banco de dados*, que pode procurar registros para artigos que tenham citado essa publicação (para uma busca de descendência).

Banco de dados MEDLINE

O banco de dados **MEDLINE**, desenvolvido pela U.S. National Library of Medicine, é a melhor fonte de cobertura bibliográfica da literatura biomédica. O MEDLINE cobre cerca de 5.600 publicações médicas, de enfermagem e de saúde e possui mais de 24 milhões de registros. O MEDLINE pode ser acessado gratuitamente na internet no *site* do **PubMed**. O PubMed é um recurso vitalício, que não depende do acesso da instituição aos bancos de dados bibliográficos.

O MEDLINE usa um vocabulário controlado, chamado de **MeSH** (*Medical Subject Headings*), para indexar artigos. A terminologia do MeSH fornece um modo consistente de obter informações, usando uma terminologia diferente para os mesmos conceitos. Uma vez iniciada a busca, um campo no lado direito da tela, rotulado como "Detalhes da pesquisa", permite ver quantas palavras-chave o leitor colocou mapeadas nos termos MeSH, o que pode levar à busca de outras entradas.

Ao realizar uma busca pelo PubMed no MEDLINE, análoga à busca descrita anteriormente para o CINAHL, usando as mesmas palavras-chave/descritores e restrições, 90 registros foram encontrados. As listas dos registros nas duas buscas, no PubMed e no CINAHL, sobrepuseram-se consideravelmente, mas novas referências foram encontradas em cada pesquisa. Contudo, ambas as buscas recuperaram o estudo feito por Davison – o registro do CINAHL mostrado na Figura 7.2. O registro PubMed para a mesma referência é apresentado na Figura 7.3. Como se pode ver, os termos MeSH na Figura 7.3 são diferentes dos cabeçalhos de assunto do CINAHL na Figura 7.2.

Geriatr Nurs. 2016 Jan-Fev;37(1):25-9. doi: 10.1016/j.gerinurse.2015.08.013. Epub 2015 Set 26.

Um dispositivo personalizado de multimídia para tratar o comportamento agitado e melhorar o senso de humor em pessoas com demência: um estudo-piloto.

DavisonTE[1], Nayer K[2], Coxon S[2], de Bono A[2], Eppingstall B[1], JeonYH[3], van der Ploeg ES[1], O'Connor DW[4].

Resumo

Comportamentos agitados e humores disfóricos nos residentes em ILPI com demência podem ser a resposta para a falta de uma atividade e um estímulo personalizado, significativo. Para abordar essa deficiência, um computador pessoal foi adaptado para tocar músicas favoritas e mostrar fotografias, filmes e mensagens que foram selecionadas ou feitas por membros da família. O sistema (chamado de Caixa da Memória) é acompanhado por uma interface simplificada para ajudar as pessoas com demência a acessar o material por conta própria. A capacidade do sistema de reduzir a agitação e melhorar os sintomas de depressão e ansiedade foi testada por meio de um ensaio transversal cego-simples, randomizado, de 8 semanas comparando a Caixa da Memória com uma condição de controle que ofereceu contato equivalente com a equipe de pesquisa. Onze residentes em ILPI com demência branda a grave e comportamentos diários persistentes e agitados completaram o estudo. As medidas de resultado incluíram classificações de ansiedade, depressão e comportamento agitado feitas por membros da equipe com conhecimento suficiente em colaboração com os pesquisadores. A Caixa da Memória foi bem utilizada e altamente classificada pelos residentes, pelas famílias e pelos membros da equipe. Houve reduções significativas nos sintomas de depressão e ansiedade durante o curso da intervenção. O sistema mostra-se promissor para ajudar famílias e equipe de enfermagem para melhorar o bem-estar de pessoas mais velhas cognitivamente prejudicadas com comportamentos agitados. Copyright © 2015 Elsevier Inc. Todos os direitos reservados.

PALAVRAS-CHAVE: Agitação; Ensaio controlado; Demência; Humor; Tratamento
PMID: 26412509

Termos de MeSH preliminares

- Idoso
- Ansiedade/prevenção e controle
- Sintomas comportamentais/terapia
- Estudos transversais
- Demência*
- Depressão/prevenção e controle
- Humanos
- Musicoterapia/métodos*
- Casas de repouso
- Pesquisa de avaliação em enfermagem
- Fotografia
- Projetos-piloto
- Escalas de classificação do estado psiquiátrico
- Agitação psicomotora*
- Agitação psicomotora/terapia

FIGURA 7.3 Exemplo de cópia impressa da busca no PubMed (termos de MeSH preliminares).

> **DICA** Após encontrar um estudo que é um bom exemplo daquilo que está sendo procurado, pode-se buscar estudos semelhantes no banco de dados. No PubMed, depois de identificar um estudo-chave, você pode clicar em "Artigos similares" à direita da tela para localizar estudos similares. No CINAHL, deve-se clicar em "Encontrar resultados similares".

Google Acadêmico

Google Acadêmico (GA) é uma popular ferramenta de busca bibliográfica que foi lançada em 2004. O GA inclui artigos em publicações de editores acadêmicos em todas as disciplinas e também inclui livros, relatos técnicos e outros documentos. Uma vantagem do GA é o fato de ele ter acesso gratuito pela internet. Como outras ferramentas de busca bibliográfica, o GA permite que os usuários procurem por tópico, por título e por autor e usem os operadores booleanos e outras convenções de busca. Além disso, como o PubMed e o CINAHL, o GA possui uma ferramenta *Citado por* para uma busca por descendência e uma ferramenta *Artigos relacionados* para localizar outras fontes com conteúdo relevante para um artigo identificado. Devido à sua cobertura expandida de material, o GA pode proporcionar maior acesso a publicações de textos em sua versão integral gratuitos.

No campo da medicina, o GA tem gerado controvérsia. Alguns argumentam que ele é de utilidade e qualidade similar a bancos de dados médicos populares, e outros pedem cuidado com a dependência exclusiva do GA. As capacidades e as opções do GA podem melhorar nos próximos anos, mas, neste momento, pode ser arriscado depender exclusivamente do GA. Para uma revisão da literatura abrangente, considera-se que é melhor combinar as buscas usando o GA com buscas de outros bancos de dados.

> **Exemplo de uma busca bibliográfica**
> Zuckerman (2016) realizou uma revisão da literatura sobre o uso de clorexidina oral para prevenir a pneumonia associada ao ventilador. Ela procurou estudos relevantes em quatro bancos de dados bibliográficos: CINAHL, PubMed, Scopus e Embase. Um total de 47 artigos foi inicialmente identificado; 16 eram duplicados.

Rastreamento, documentação e abstração

Após procurar e recuperar referências, restam passos importantes antes de a síntese ser iniciada.

Como avaliar e reunir referências

As referências identificadas na busca precisam ser avaliadas por sua relevância. Em geral, é possível identificar a relevância lendo o resumo. Quando for encontrado um artigo relevante, deve-se tentar obter uma cópia completa em vez de basear-se apenas na informação do resumo.

> **DICA** O movimento *publicação de acesso livre* está ganhando força na publicação de cuidado da saúde. As publicações de acesso livre fornecem artigos gratuitos na internet. Quando um artigo não está disponível *online*, é possível acessá-lo comunicando-se com o autor principal, diretamente por *e-mail* ou por meio de um recurso chamado de *Research Gate* (www.researchgate.net).

Como documentar o armazenamento de informações

As estratégias de busca com frequência são complexas, então é aconselhável documentar as ações e resultados de busca. Deve-se tomar nota dos bancos de dados pesquisados, das palavras-chave/descritores utilizadas, dos limites instituídos e de qualquer outra informação que possa ajudar a controlar o que já foi feito. Parte da estratégia pode ser documentada pela impressão do histórico das buscas feitas em bancos de dados eletrônicos. A documentação promoverá eficiência, prevenindo a duplicação não intencional, e também irá ajudar a avaliar o que mais precisa ser pesquisado.

Como resumir e registrar informações

Após computados os artigos úteis, é necessária uma estratégia para organizar a informação nos artigos. Para revisões simples, pode ser suficiente tomar notas sobre opções-chave dos estudos recuperados e basear a revisão nessas notas. Quando a revisão da literatura envolve um grande número de estudos, pode ser necessário um sistema formal de registro de informação de cada estudo. Um mecanismo recomendado para revisões complexas consiste em *codificar* as características de cada estudo e registrar os códigos em um conjunto de matrizes, um sistema que é descrito em detalhes em outra parte deste livro (Polit e Beck, 2017).

Outra abordagem é "copiar e colar" cada resumo e informação de citação do banco de dados bibliográfico em um documento de processamento de palavras. Então, a parte inferior de cada página pode ter um "miniprotocolo" para o registro de informações importantes que você deseja compilar consistentemente entre os estudos. Não há formato fixo para esse protocolo – você deve decidir quais elementos são importantes para registrar de modo sistemático para ajudar a organizar e analisar a informação. Aqui, é apresentado um modelo para um protocolo de meia-página na Figura 7.4, que coloca o que seria mais adequado para questões de Terapia/Intervenção. Neste momento, muitos termos desse protocolo provavelmente não são familiares, mas eles serão explicados nos capítulos subsequentes.

AVALIAÇÃO E ANÁLISE DE EVIDÊNCIAS

Ao tirar conclusões sobre uma evidência, os revisores devem fazer julgamentos sobre o valor dos dados científicos. Portanto, uma parte importante de realizar uma revisão da literatura consiste em avaliar o conjunto dos estudos e integrar as evidências obtidas dele.

Avaliação de estudos para revisão

Ao revisar a literatura, não se deve fazer uma crítica abrangente de cada estudo, mas é preciso avaliar a qualidade para poder tirar conclusões sobre o conjunto de evidências globais e sobre lacunas na evidência. As críticas para uma revisão da literatura tendem a concentrar-se nos métodos de estudo, de modo que as orientações de crítica das Tabelas 4.1 e 4.2 podem ser úteis.

Em revisões da literatura, os aspectos metodológicos dos estudos revisados devem ser ava-

Exemplo de um miniprotocolo para uma revisão da literatura (questão de terapia)

Citação e resumo (copiar e colar informações do banco de dados bibliográficos)

Variáveis:	Intervenção (variável independente): ____
	Variável de resultado: ____
Estrutura/teoria:	____
Delineamento:	☐ Experimental ☐ Quase experimental
	Projeto específico: ____
	Controle para as variáveis de confusão: ____
	Cego? ☐ Não ☐ Sim Quem teve as informações ocultadas? ____
	Descrição da intervenção: ____
	____
	Condição do grupo-controle: ____
Amostra:	Tamanho: ____ Método de amostragem: ____
	Características da amostra: ____
	____
Fontes de dados:	☐ Autorrelato ☐ Observacional ☐ Biofisiológica ☐ Outras
	Descrição das mensurações: ____
	____
	Qualidade dos dados: ____
Resultados:	____
	____
	____

FIGURA 7.4 Exemplo de um miniprotocolo para uma revisão da literatura (questão de terapia).

liados com base na seguinte questão: "Em que grau as descobertas, tomadas como um todo, refletem a *verdade* (o verdadeiro estado da arte) ou, inversamente, em que grau os vieses e as falhas minam a credibilidade das evidências?". É mais provável que a "verdade" seja descoberta quando os pesquisadores utilizarem delineamentos consistentes, bons planos de amostragem, procedimentos de coleta de dados de alta qualidade e análises apropriadas.

Análise e síntese de evidências

Depois de acessar e criticar os estudos relevantes, é preciso analisar e sintetizar as informações. É útil a analogia entre revisar a literatura e fazer um estudo qualitativo: em ambos, na revisão e no estudo, o foco está voltado para a identificação de *temas* importantes.

A análise temática envolve, essencialmente, detectar padrões e regularidades – assim como inconsistências. Vários tipos de temas podem ser identificados na análise da revisão da literatura, incluindo os três a seguir:

- *Temas substantivos*: Qual é o padrão de evidência – quais resultados predominam? Qual é a quantidade de evidências existente? Qual é o grau de consistência do conjunto de dados? Há lacunas nos dados?
- *Temas metodológicos*: Quais métodos foram usados para tratar a questão? Quais são as principais deficiências e os pontos fortes em termos metodológicos?
- *Questões sobre os potenciais de generalização/ transferência*: A qual população se aplica a evidência? As descobertas variam para diferentes tipos de pessoas (p. ex., homens vs. mulheres) ou cenários (p. ex., urbano vs. rural)?

Ao preparar uma revisão, às vezes é preciso determinar quais temas são mais relevantes para o propósito estabelecido. Com frequência, os temas substantivos são de maior interesse.

REDAÇÃO DA REVISÃO DA LITERATURA

A redação da revisão da literatura pode ser um desafio, em especial quando informações volumosas e análises temáticas precisam ser condensadas em poucas páginas. Aqui, são oferecidas algumas sugestões, mas se reconhece que as habilidades de redação de revisão da literatura se desenvolvem com o tempo.

Organização de uma revisão por escrito

A organização é crucial ao preparar uma revisão por escrito. Quando a literatura sobre o tópico é muito extensa, pode ser útil fazer um resumo das informações coletadas em um quadro com colunas com títulos como Autor, Características da amostra, Delineamento e Resultados-chave. Tabelas desse tipo fornecem uma visão geral rápida, que dá sentido à quantidade de informações recolhida.

Muitos escritores acham útil um resumo. A menos que a revisão seja muito simples, é importante ter um plano organizacional para que a revisão tenha fluxo significativo e compreensível. Ainda que as especificidades da organização possam variar de acordo com o tópico, o objetivo é estruturar a revisão para levar a conclusões lógicas sobre o estado das evidências sobre o tópico. Após finalizar a estrutura organizada, as observações ou os protocolos devem ser revisados para decidir onde uma referência específica se encaixa no resumo. Se alguma referência parece não se encaixar em nenhum lugar, talvez tenha de ser omitida. Deve-se ter em mente que o número de referências é menos importante do que sua relevância.

Redação da revisão da literatura

Não é o objetivo deste livro oferecer orientações detalhadas sobre a redação de revisões de pesquisa, porém, são feitos alguns comentários sobre seu conteúdo e estilo. Ajuda também é fornecida em livros como os de Fink (2014) e Garrard (2014).

Conteúdo da revisão da literatura por escrito

Uma revisão da literatura por escrito deve fornecer aos leitores uma síntese dos dados científicos atuais sobre determinado tópico. Apesar de ser possível descrever os estudos-chave em detalhes, não é necessário fornecer dados específicos de todas as referências. Os estudos com resultados comparáveis muitas vezes podem ser resumidos juntos, conforme ilustrado no terceiro parágrafo do Exemplo 1 no fim deste capítulo.

Os resultados devem ser resumidos nas próprias palavras do autor. A revisão tem de demonstrar que foi considerado o valor cumulativo do conjunto das pesquisas. Enfileirar citações de artigos não mostra que a pesquisa anterior foi assimilada e compreendida.

A revisão deve ter o menor número possível de vieses. Ela não deve omitir um estudo porque seus achados contradizem os de outros estudos ou entram em conflito com suas ideias. Resultados inconsistentes devem ser analisados, e dados científicos que os sustentam precisam passar por uma análise objetiva.

Geralmente, a revisão da literatura é finalizada com um resumo dos dados científicos atuais sobre o tópico. O resumo deve recapitular os resultados-chave, avaliar sua credibilidade e apontar lacunas nos dados científicos. Quando a revisão da literatura é conduzida para um novo estudo, o resumo deve demonstrar a necessidade da pesquisa proposta e esclarecer o contexto para todas as hipóteses.

À medida que avança na leitura deste livro, o leitor torna-se mais proficiente na avaliação crítica da literatura científica. Espera-se que seja possível compreender os mecanismos da realização de uma revisão da literatura assim que completar este capítulo, mas isso não significa, obrigatoriamente, ser capaz de escrever uma revisão excelente antes de adquirir outros conhecimentos sobre métodos de pesquisa.

Estilo da revisão da literatura

Estudantes que preparam revisões científicas, com frequência têm dificuldades em escrever em um estilo aceitável. Deve-se ter em mente que as hipóteses não podem ser provadas ou refutadas por testes estatísticos, e nenhuma questão pode ser respondida de modo definitivo por um único estudo. O problema é, em parte, semântico: as hipóteses não são provadas ou verificadas; são *sustentadas* por resultados de pesquisa.

Além disso, uma revisão da literatura deve incluir opiniões resumidas e deve indicar a fonte de forma explícita. As opiniões dos

> **DICA** Frases que indicam que os resultados de pesquisa são experimentais, como as que seguem, são apropriadas:
> - Vários estudos têm *mostrado*...
> - As descobertas feitas até agora *sugerem*...
> - Os resultados *são consistentes* com a conclusão de que...
> - *Parece* haver fortes indícios de que...

próprios revisores não são pertinentes para as revisões, com exceção das avaliações da qualidade do estudo.

CRÍTICA DE REVISÕES DA LITERATURA

Alguns enfermeiros nunca preparam revisões da literatura por escrito, e talvez você nunca tenha de fazê-lo. No entanto, a maioria deles *lê* revisões de pesquisa (inclusive seções de revisão da literatura contidas em relatórios de pesquisa) e deve estar preparada para avaliá-las de modo crítico.

Muitas vezes, é difícil criticar uma revisão de pesquisa se você não está familiarizado com o tópico. O leitor pode não ser capaz de julgar se o autor incluiu toda a literatura relevante e se resumiu o conhecimento sobre o tópico de modo adequado. Alguns aspectos da revisão da literatura, no entanto, são passíveis de avaliação por leitores não especializados na área. Algumas sugestões para criticar revisões de pesquisa são apresentadas no Quadro 7.1. Questões de crítica adicionais são relevantes para revisões sistemáticas, conforme discutido no Capítulo 18.

Na avaliação de revisões da literatura, a questão dominante consiste em saber se a revisão resume o estado atual das evidências de pesquisa. Se a revisão foi escrita como parte de um relatório de pesquisa específico, então outra pergunta igualmente importante é se ela estabelece uma base sólida para um novo estudo.

> **DICA** As revisões da literatura nas introduções de artigos de pesquisa são quase sempre muito breves e provavelmente não apresentam uma crítica completa dos estudos existentes. Contudo, lacunas nos tópicos estudados devem ser identificadas.

Quadro 7.1 Orientações para criticar revisões da literatura

1. A revisão parece completa e atualizada? Incluiu estudos principais sobre o tópico? Incluiu pesquisas recentes?
2. A revisão baseou-se principalmente em relatórios de pesquisa, usando fontes primárias?
3. A revisão avaliou e comparou os estudos-chave de forma crítica? Identificou lacunas importantes na literatura?
4. A revisão estava bem organizada? O desenvolvimento das ideias está claro?
5. A revisão usou uma linguagem apropriada, sugerindo o caráter hipotético, *a priori*, das descobertas? A revisão é objetiva?
6. Se fizesse parte da introdução para um novo estudo, a revisão sustentaria a necessidade desse estudo?
7. Se foi feita com o objetivo de resumir evidências para a prática clínica, a revisão tirou conclusões apropriadas sobre as implicações práticas?

EXEMPLOS DE PESQUISA COM ATIVIDADES DE PENSAMENTO CRÍTICO

O melhor modo de saber mais sobre estilo, conteúdo e organização de uma revisão da literatura de pesquisa é ler as revisões publicadas na literatura de enfermagem. Aqui, é apresentado um trecho de uma revisão para um estudo de método misto, que envolve a coleta e a análise de dados quantitativos e qualitativos. O trecho é seguido por algumas questões para guiar o pensamento crítico – você pode consultar o relatório na sua totalidade, se necessário. As questões de pensamento crítico para os Exemplos 2 e 3 foram feitas com base em estudos que aparecem em sua totalidade nos Apêndices A e B deste livro.

EXEMPLO 1: REVISÃO DA LITERATURA DE UM ESTUDO DE MÉTODO MISTO

Estudo: *Symptoms in women with peripartum cardiomyopathy: A mixed method study* (Sintomas em mulheres com cardiomiopatia no periparto: um estudo de método misto) (Patel e colaboradores, 2016).

Objetivo: O objetivo deste estudo foi explorar e descrever as experiências de sintomas das mulheres com cardiomiopatia no periparto.

Revisão da literatura (trecho): "Cardiomiopatia no periparto (CPP) é uma doença idiopática, rara em países de alta renda e um diagnóstico de exclusão. Está associada, às vezes, com insuficiência cardíaca (IC) grave que ocorre no fim da gravidez ou nos meses após o parto. O ventrículo esquerdo pode não estar dilatado, mas a fração de ejeção do ventrículo esquerdo é quase sempre inferior de 45%. A Heart Failure Association da European Society of Cardiology Working Group on PPCM definiu-a como: *Uma cardiopatia idiopática que se apresenta com IC secundária à disfunção sistólica do ventrículo esquerdo perto do fim da gravidez ou nos meses após o parto, em que nenhuma outra causa de IC é encontrada. É um diagnóstico de exclusão. O ventrículo esquerdo pode não estar dilatado, mas a fração de ejeção é quase sempre reduzida abaixo de 45%* (Sliwa e colaboradores, 2010).

A incidência e o prognóstico de CPP variam de forma global (Elkayam, 2011). A real incidência é desconhecida, uma vez que a apresentação clínica varia. As atuais estimativas variam entre 1:299 (Haiti), 1:1.000 (África do Sul) e 1:2.500 a 4.000 nascimentos (Estados Unidos) (Sliwa e colaboradores, 2006, 2010; Blauwet e Cooper, 2011; Elkayam, 2011). Não existem dados sobre a prevalência da doença na Europa (Haghikia e colaboradores, 2013). Presume-se que a incidência de 1:3.500 a 1:1.400 nascimentos produza uma incidência esperada de até 300 pacientes por ano na Alemanha, com a insuficiência cardíaca grave e crítica ao redor de 30 (Hilfiker-Kleiner e colaboradores, 2008). A incidência na Suécia foi estimada em 1:9.191 nascimentos (Barasa e colaboradores, 2012).

As mudanças anatômicas e fisiológicas na mãe associadas com a gravidez normal são profundas, e isso pode resultar em sinais e sintomas que se sobrepõem aos geralmente associados com a doença fora da gravidez (Germain e Nelson-Piercy, 2011). Os sintomas principais de CPP são semelhantes aos de IC e incluem fadiga, falta de ar e retenção de líquido, e, assim, o diagnóstico é com frequência perdido ou retardado, uma vez que os sintomas iniciais são similares aos de mudanças hemodinâmicas na gravidez normal ou do período pós-parto inicial (Groesdonk e colaboradores, 2009; Sliwa e colaboradores, 2010; Germain e Nelson-Piercy, 2011; Givertz, 2013). Uma análise das narrativas na internet de mulheres com CPP mostrou que os sintomas se sobrepõem aos desconfortos normais da gravidez e, assim, criam espaço para os médicos negligenciarem a gravidade da situação (Morton e colaboradores, 2014). Uma análise de mulheres com CPP que participam de um grupo de apoio na internet mostrou sua frustração com a equipe de enfermagem (Hess e colaboradores, 2012) por serem ignoradas, desprezadas e negligenciadas. Apenas 4% das postagens no fórum descreveram como positivas as interações com os profissionais de saúde.

Causas, fatores de risco, etiologias, tratamento e prognóstico de CPP foram descritos em outras publicações (Ferriere e colaboradores, 1990; Cenac e Djibo, 1998; Groesdonk e colaboradores, 2009; Sliwa e colaboradores, 2010; Elkayam, 2011; Germain e Nelson-Piercy, 2011; Bachelier-Walenta e colaboradores, 2013; Givertz, 2013). Contudo, existem muito mais questões que permanecem sem resposta, e as experiências femininas dos sintomas de CPP raramente são exploradas. Uma vez que a compreensão das condições específicas das perspectivas das 'sofredoras' é um ponto inicial para o cuidado (Watson, 2011), é importante entender a experiência subjetiva e o significado da CPP a partir da perspectiva da pessoa afetada. A falta de pesquisa nessa área aponta para a necessidade de adquirir conhecimento daquelas que são afetadas, para ajudar com o diagnóstico diferencial e inicial de CPP (p. 14-15).

Exercícios para desenvolver o pensamento crítico

1. Responda às questões relevantes do Quadro 7.1 sobre essa revisão da literatura.
2. Considere também as seguintes questões, que ajudam a promover o pensamento crítico e a compreender o estudo:
    a. Ao fazer a revisão da literatura, quais palavras-chave/descritores os pesquisadores devem ter usado para pesquisar estudos prévios?
    b. Usando essas palavras-chave/descritores, faça uma pesquisa para ver se encontra um estudo recente relevante passível de ser incluído na revisão.

EXEMPLO 2: PESQUISA QUANTITATIVA NO APÊNDICE A

- Leia a introdução do estudo de Swenson e colaboradores (2016) (*Parents' use of praise and criticism in a sample of young children seeking mental health services* [Uso de elogio e crítica pelos pais em uma amostra de crianças pequenas que procuram serviços de atendimento de saúde mental]) no Apêndice A deste livro.

Exercícios para desenvolver o pensamento crítico

1. Responda às questões relevantes do Quadro 7.1 em relação a esse estudo.
2. Considere também as seguintes questões:
    a. Ao fazer a revisão da literatura, quais palavras-chave/descritores os pesquisadores devem ter usado para pesquisar estudos prévios?
    b. Usando essas palavras-chave/descritores, faça uma pesquisa para ver se encontra um estudo recente relevante passível de ser incluído na revisão.

EXEMPLO 3: PESQUISA QUALITATIVA NO APÊNDICE B

- Leia o resumo e a introdução do estudo de Beck e Watson (2010) (*Subsequent childbirth after a previous traumatic birth* [Parto subsequente após nascimento traumático prévio]) no Apêndice B deste livro.

Exercícios para desenvolver o pensamento crítico

1. Responda às questões relevantes do Quadro 7.1 em relação a esse estudo.
2. Considere também as seguintes questões:
   a. Qual era o fenômeno central desse estudo? O fenômeno foi adequadamente coberto na revisão da literatura?
   b. Ao fazer sua revisão da literatura, quais palavras-chave/descritores que Beck e Watson devem ter usado para pesquisar estudos prévios?

Tópicos Resumidos

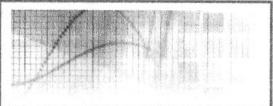

- A **revisão da literatura** de pesquisa é um resumo por escrito do estado dos dados científicos sobre determinado problema de pesquisa.

- As principais etapas da preparação de uma revisão da literatura por escrito incluem formular a questão, definir uma estratégia de pesquisa, buscar e armazenar fontes relevantes, resumir e codificar informações, criticar os estudos, analisar e integrar as informações e preparar a síntese por escrito.

- As revisões de pesquisa baseiam-se primariamente nos achados dos relatos de pesquisa. Informações em referências de não pesquisas (p. ex., artigos de opinião, relatos de caso) podem ampliar a compreensão de um problema, mas têm utilidade limitada em resumir a evidência.

- Uma **fonte primária** é a descrição original de um estudo preparado pelo pesquisador que o conduziu; uma **fonte secundária** é uma descrição de um estudo feita por outra pessoa. As revisões da literatura devem basear-se, em sua maioria, no material da fonte primária.

- Estratégias para localizar estudos sobre determinado tópico não apenas incluem o uso de ferramentas bibliográficas, mas também a *abordagem dos antecedentes* (rastrear estudos anteriores citados na lista de referências do relatório) e a *abordagem dos descendentes* (usar um estudo-base para pesquisar estudos subsequentes citados nele).

- Os recursos-chave para uma busca de literatura de pesquisa são os **bancos de dados bibliográficos** que podem ser eletronicamente acessados. Para enfermeiros, o **CINAHL** e o **MEDLINE** são especialmente úteis.

- Ao pesquisar em um banco de dados bibliográficos, os usuários podem fazer a busca por **palavra-chave** ou **descritor**, que procura termos nos *campos de texto* de um registro (ou que *mapeia* palavras-chave/descritores para cabeçalhos de assunto do banco de dados) ou pode usar os próprios códigos de *cabeçalhos de assunto*.

- As referências armazenadas devem ser rastreadas em termos de relevância. Depois, as informações pertinentes podem ser resumidas e codificadas para análise subsequente. Também é preciso criticar os estudos, avaliando a consistência das evidências.

- A análise das informações obtidas em pesquisas da literatura envolve, essencialmente, a identificação de *temas* importantes – regularidades e padrões das informações.

- Ao preparar uma revisão escrita, é importante organizar os materiais de forma coerente. Recomenda-se a preparação de um esboço. O papel dos revisores é indicar o que tem sido estudado, se os estudos são adequados e fidedignos e se há lacunas no corpo de pesquisas.

REFERÊNCIAS PARA O CAPÍTULO 7

Fink, A. (2014). *Conducting research literature reviews: From the Internet to paper* (4th ed.). Thousand Oaks, CA: Sage.

Garrard, J. (2014). *Health sciences literature review made easy: The matrix method* (4th ed.). Burlington, MA: Jones & Bartlett Learning.

Patel, H., Berg, M., Barasa, A., Begley, C., & Schaufelberger, M. (2016). Symptoms in women with peripartum cardiomyopathy: A mixed method study. *Midwifery, 32*, 14–20.

Polit, D., & Beck, C. (2017). *Nursing research: Generating and assessing evidence for nursing practice* (10th ed.). Philadelphia, PA: Wolters Kluwer.

Zuckerman, L. M. (2016). Oral chlorhexidine use to prevent ventilator-associated pneumonia in adults: Review of the current literature. *Dimensions of Critical Care Nursing, 35*, 25–36.

8 Estruturas teóricas e conceituais

Objetivos de aprendizagem

Depois de estudar este capítulo, o leitor será capaz de:

- Identificar as principais características de teorias, modelos conceituais e estruturas
- Identificar vários modelos conceituais ou teorias frequentemente usadas por enfermeiros pesquisadores
- Descrever como a teoria e a pesquisa estão relacionadas em estudos quantitativos e qualitativos
- Criticar a adequação de uma estrutura teórica – ou de sua ausência – no estudo
- Definir os novos termos apresentados neste capítulo

Termos-chave

- Estrutura
- Estrutura conceitual
- Estrutura teórica
- Mapa conceitual
- Modelo
- Modelo conceitual
- Modelo esquemático
- Teoria
- Teoria descritiva
- Teoria de médio alcance

Geralmente, estudos de alta qualidade alcançam elevado nível de *integração conceitual*. Isso acontece quando as questões de pesquisa se encaixam nos métodos escolhidos, são consistentes com os dados existentes e quando há um princípio conceitual plausível para os resultados esperados – incluindo um princípio racional para todas as hipóteses ou intervenções. Considere-se, por exemplo, que uma equipe de pesquisa formulou a hipótese de que uma intervenção para parar de fumar, conduzida pelo enfermeiro, reduz o tabagismo entre pacientes com doença cardiovascular. Por que eles fariam essa predição? Que "teoria" declara que uma intervenção pode mudar o comportamento das pessoas? Os pesquisadores preveem que a intervenção irá mudar o conhecimento dos pacientes? Suas atitudes? Sua motivação? A visão dos pesquisadores a respeito do modo como a intervenção pode "funcionar" deve orientar a elaboração da intervenção e do estudo.

Os estudos não são desenvolvidos em um vácuo – deve haver uma conceituação subjacente dos comportamentos e das características das pessoas. Em alguns estudos, a conceituação subjacente é confusa ou não está declarada, mas, em pesquisas de boa qualidade, o pesquisador explicita uma conceituação defensável. Este capítulo discute os contextos teórico e conceitual dos problemas de pesquisa em enfermagem.

TEORIAS, MODELOS E ESTRUTURAS

Muitos termos são usados em conexão com os contextos conceituais de pesquisa, como teorias, modelos, estruturas, esquemas e mapas. Esses termos estão inter-relacionados, mas são utilizados de formas distintas por diferentes escritores. Aqui, é oferecida orientação para distinguir esses termos à medida que eles são definidos.

Teorias

Na educação de enfermagem, o termo *teoria* é usado para referir-se ao conteúdo estudado na sala de aula, em oposição à verdadeira prática de enfermagem. Tanto na linguagem científica quanto na leiga, *teoria* conota uma *abstração*.

Teoria é muitas vezes definida como uma generalização abstrata que explica como os fenômenos estão inter-relacionados. Na definição clássica, as teorias consistem em dois ou mais conceitos e em um conjunto de proposições que formam um sistema logicamente inter-relacionado, fornecendo um mecanismo para deduzir hipóteses. Para ilustrar, considere-se a *teoria do reforço*, segundo a qual o comportamento reforçado (i.e., recompensado) tende a ser repetido e aprendido. A proposição presta-se à geração de hipóteses. Por exemplo, pode-se deduzir a partir da teoria do reforço, que crianças hiperativas que são recompensadas quando brincam em silêncio irão exibir menos comportamentos malcriados do que as crianças não recompensadas. Essa predição, assim como outras baseadas na teoria do reforço, podem ser testadas em um estudo.

O termo *teoria* também é usado de modo menos restrito para referir-se à caracterização geral de um fenômeno. Uma **teoria descritiva** explica um fenômeno e descreve-o de forma minuciosa. As teorias descritivas são abstrações indutivas e baseadas na observação que descrevem ou classificam as características de indivíduos, grupos ou situações por meio do resumo de suas associações. Essas teorias são importantes em estudos qualitativos.

As teorias podem ajudar a tornar interpretáveis os resultados de pesquisa. Podem orientar a compreensão do pesquisador não apenas sobre o "o que" do fenômeno natural, mas também sobre o "porquê" da sua ocorrência. Também podem ajudar a estimular a pesquisa fornecendo direção e ímpeto.

As teorias variam no seu nível de generalização. As **de longo alcance** (ou *macroteorias*) pretendem explicar amplos segmentos da experiência humana. Na enfermagem, existem teorias de longo alcance que oferecem explicações da totalidade da enfermagem e que caracterizam a natureza e a missão da prática de enfermagem, distintas de outras disciplinas. Um exemplo de uma teoria de enfermagem que tem sido descrita como uma teoria de grande alcance é o **Paradigma de Tornar-se Humano de Parse** (Parse, 2014). As teorias de relevância para os pesquisadores são muitas vezes menos abstratas do que as teorias de grande alcance. As **teorias de médio alcance** tentam explicar fenômenos como estresse, bem-estar e promoção de saúde. Comparadas às teorias de grande alcance, são mais específicas e mais acessíveis ao teste empírico.

Modelos

O **modelo conceitual** lida com abstrações (conceitos) reunidas devido à sua relevância para um tema comum. Os modelos conceituais fornecem uma perspectiva conceitual sobre fenômenos inter-relacionados, mas se encontram mais frouxamente estruturados do que as teorias, e não ligam os conceitos em um sistema dedutivo lógico. O modelo conceitual garante amplamente uma compreensão de um fenômeno e reflete as suposições de quem o elaborou. Os modelos conceituais podem servir de plataformas para gerar hipóteses.

Alguns autores usam o termo **modelo** para designar um método de representação de fenômenos com uso mínimo de palavras, que podem exprimir diferentes significados para pessoas diferentes. Dois tipos de modelo usados em contextos de pesquisa são o esquemático e o estatístico. Os *modelos estatísticos*, não discutidos aqui, são equações que expressam matematicamente as relações entre um conjunto de variáveis e aquelas testadas de forma estatística.

Os **modelos esquemáticos** (ou **mapas conceituais**) representam visualmente relações entre os fenômenos e são usados tanto na pesquisa quantitativa quanto na qualitativa. Os conceitos e as ligações entre eles são representados por gráficos com quadros, setas ou outros símbolos. Como exemplo de um modelo esquemático, a Figura 8.1 mostra o *Modelo de Promoção da Saúde de Pender*, que é um modelo para explicar e predizer o componente de estilo de vida para promoção da saúde (Pender e colaboradores, 2015). Os modelos esquemáticos são atraentes como resumos visuais de ideias complexas.

CARACTERÍSTICAS E EXPERIÊNCIAS INDIVIDUAIS

COGNIÇÕES E AFETOS ESPECÍFICOS DO COMPORTAMENTO

RESULTADO COMPORTAMENTAL

- BENEFÍCIOS PERCEBIDOS DA AÇÃO
- BARREIRAS PERCEBIDAS À AÇÃO
- AUTOEFICÁCIA PERCEBIDA
- AFETO RELACIONADO À ATIVIDADE

COMPORTAMENTO RELACIONADO ANTERIORMENTE

DEMANDAS CONCORRENTES IMEDIATAS (controle baixo) E PREFERÊNCIAS (controle alto)

FATORES PESSOAIS
Biológicos
Psicológicos
Socioculturais

INFLUÊNCIAS INTERPESSOAIS
(família, pares, profissionais de saúde); normas; suporte, modelos

INFLUÊNCIAS SITUACIONAIS
Opções
Características da demanda
Estética

COMPROMISSO COM UM PLANO DE AÇÃO

COMPORTAMENTO DE PROMOÇÃO DA SAÚDE

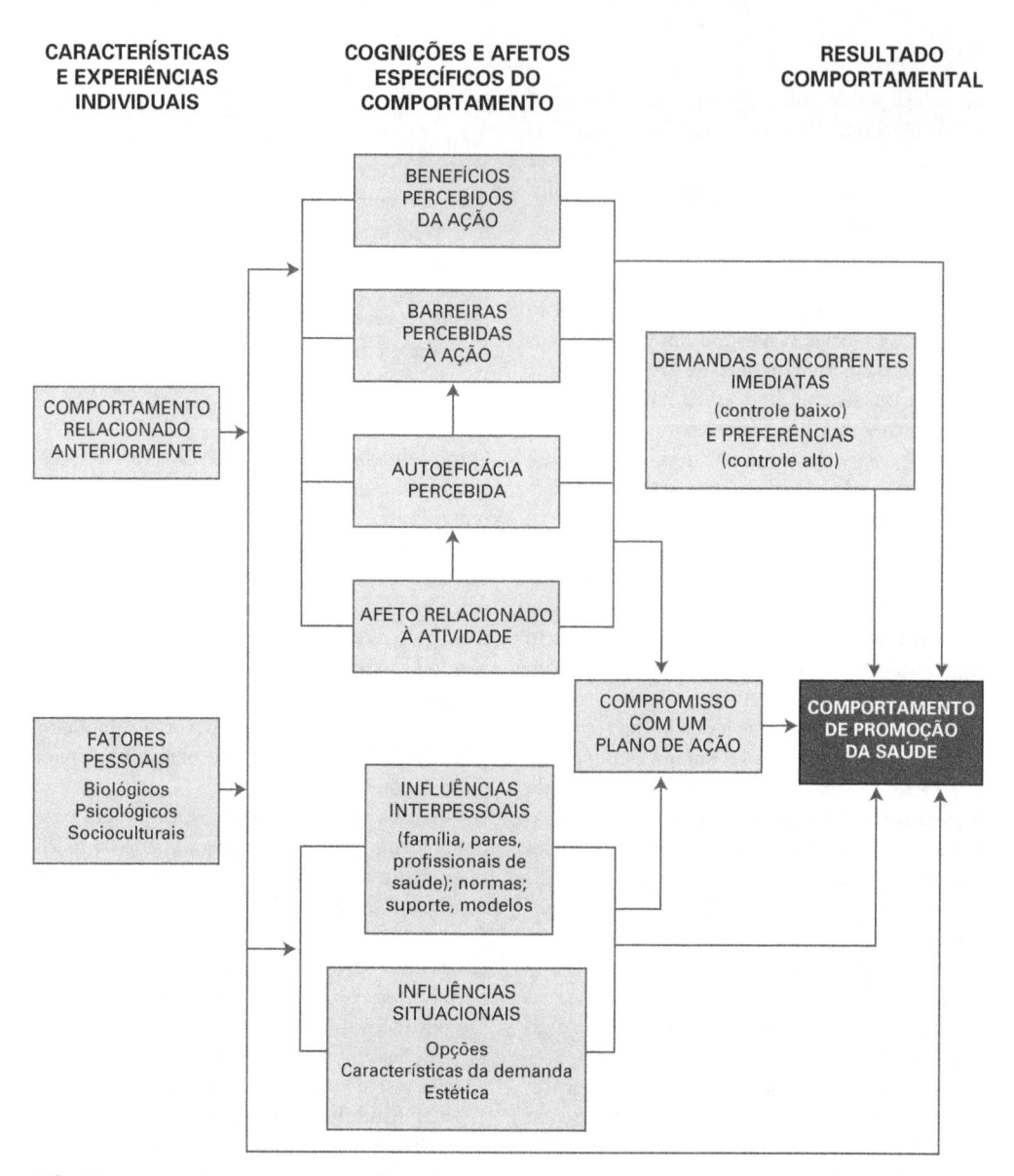

FIGURA 8.1 Modelo de Promoção da Saúde. (Disponível em: www.nursing.umich.edu/faculty/pender/chart.gif.)

Estruturas

A **estrutura** consiste nas bases conceituais do estudo. Nem todo estudo baseia-se em uma teoria ou modelo, mas todos têm uma estrutura. Quando o estudo é fundamentado em uma teoria, tem-se uma **estrutura teórica**; quando ele tem suas raízes em um modelo conceitual, a estrutura pode ser chamada de **estrutura conceitual**. No entanto, os termos *estrutura conceitual*, *modelo conceitual* e *estrutura teórica* tendem a ser usados como sinônimos.

Comumente, a estrutura do estudo fica implícita (i.e., não é formalmente reconhecida nem descrita). As visões de mundo modelam como os conceitos são definidos, mas, com frequência, os pesquisadores não conseguem esclarecer as bases conceituais de seus conceitos. Os pesquisadores que esclarecem definições conceituais de variáveis principais fornecem informações importantes sobre a estrutura do estudo.

Os pesquisadores quantitativos têm menos probabilidade de identificar suas estruturas do que os pesquisadores qualitativos. Na pesquisa qualitativa dentro de uma tradição de pesquisa, a estrutura faz parte da tradição. Os etnógrafos, por exemplo, começam pela teoria da cultura. Os pesquisadores da teoria fundamentada assimilam princípios à estrutura e à abordagem. As perguntas que os pesquisadores qualitativos fazem – com frequência, inerentemente – refletem determinadas formulações teóricas.

Recentemente, a *análise de conceito* tem se tornado um empreendimento importante entre estudantes e professores de enfermagem. Vários métodos têm sido propostos para realizar uma análise conceitual e para esclarecer definições conceituais (p. ex., Walker e Avant, 2011). Os esforços para analisar conceitos de relevância para a enfermagem devem facilitar maior clareza conceitual entre os pesquisadores enfermeiros.

Exemplo de desenvolvimento de uma definição conceitual
Ramezani e colaboradores (2014) usaram os métodos de análise conceitual em oito passos de Walker e Avant (2011) para definir conceitualmente *atendimento espiritual na enfermagem*. Eles pesquisaram e analisaram bancos de dados nacionais e internacionais e encontraram 151 artigos relevantes e 7 livros. Eles propuseram a seguinte definição: "Os atributos do cuidado espiritual são presença de cura, utilização terapêutica de si, sensação intuitiva, exploração da perspectiva espiritual, confiança do paciente, intervenção terapêutica centrada no significado e criação de um ambiente espiritualmente estimulante" (p. 211).

Natureza das teorias e dos modelos conceituais

Teorias, estruturas conceituais e modelos não são *descobertos*; são criados. A construção de uma teoria depende não apenas de dados observáveis, mas também da engenhosidade de teóricos capazes de juntar evidências e dar-lhes sentido. Uma vez que não se encontram "por aí", esperando que alguém apareça para descobri-las, as teorias são experimentais. Não se pode provar uma teoria – ela representa os melhores esforços do teórico na tentativa de descrever e explicar fenômenos. Por meio de pesquisas, teorias são desenvolvidas e, às vezes, descartadas. Isso pode acontecer quando novas evidências científicas minam uma teoria previamente aceita. Ou, então, uma nova teoria pode fazer a integração entre novas observações e uma teoria já existente, gerando uma explicação mais objetiva para o fenômeno.

Teoria e pesquisa têm uma relação recíproca. As teorias são construídas por indução a partir de observações, e a pesquisa é uma excelente fonte para essas observações. A teoria, por sua vez, tem de ser testada – as deduções feitas a partir dela (hipóteses) devem ser submetidas a investigações sistemáticas. Portanto, a pesquisa desempenha um papel duplo e contínuo na construção e no teste de teorias.

TEORIAS E MODELOS CONCEITUAIS USADOS NA PESQUISA EM ENFERMAGEM

Os enfermeiros pesquisadores têm usado estruturas tanto da enfermagem quanto de outras áreas como contextos conceituais para seus estudos. Esta seção discute brevemente várias estruturas consideradas úteis por esses pesquisadores.

Modelos conceituais de enfermagem

Vários enfermeiros formularam modelos conceituais representando explicações do que é a disciplina de enfermagem e o que o processo de enfermagem abrange. Como Fawcett e DeSanto-Madeya (2013) observaram, quatro conceitos são centrais para os modelos de enfermagem: *seres humanos, ambiente, saúde* e *enfermagem*. Os vários modelos conceituais definem esses conceitos diferentemente, ligando-os de diversos modos e enfatizando diferentes relações entre eles. Além disso, os modelos enfatizam processos distintos como o ponto central da enfermagem.

Os modelos conceituais não foram desenvolvidos inicialmente como base da pesquisa em enfermagem. Na verdade, muitos modelos tiveram mais impacto sobre a formação acadêmica de enfermeiros e sobre a prática clínica do que sobre a pesquisa. Entretanto, enfermeiros pesquisadores têm usado essas estruturas conceituais como inspiração para a formulação de questões de pesquisa e hipóteses.

> **DICA** No nosso *site*, o suplemento para este capítulo inclui uma tabela de vários modelos conceituais proeminentes em enfermagem. Essa tabela descreve o aspecto-chave do modelo e identifica um estudo em que foi usado como estrutura.

Considera-se, agora, um modelo conceitual de enfermagem que recebeu atenção por parte da pesquisa, o **Modelo da Adaptação de Roy**. Nesse modelo, os seres humanos são vistos como sistemas biopsicossociais adaptativos, que lidam com mudanças ambientais pelo processo da adaptação (Roy e Andrews, 2009). No sistema humano, há quatro subsistemas: fisiológico/físico, identidade autoconceitual/grupal, desempenho do papel e interdependência. Esses subsistemas constituem modos adaptativos que fornecem mecanismos para lidar com estímulos ambientais e mudanças. A saúde é vista como um estado e como o processo de estar e ficar integrado com um todo que reflete a mutualidade entre pessoas e o ambiente. O objetivo da enfermagem, segundo esse modelo, é promover a adaptação do cliente. As intervenções de enfermagem costumam ocorrer (p. ex., aumento, diminuição, modificação, remoção ou manutenção de estímulos internos e externos que afetam a adaptação). O Modelo da Adaptação de Roy tem sido a base para várias teorias de alcance médio e dezenas de estudos.

> **Exemplo de pesquisa usando o Modelo da Adaptação de Roy**
> Alvarado-García e Salazar Maya (2015) usaram o Modelo da Adaptação de Roy como base para seu estudo detalhado de como os idosos se adaptam à dor crônica benigna.

Teorias de médio alcance desenvolvidas por enfermeiros

Além dos modelos conceituais que descrevem e caracterizam o processo de enfermagem, os enfermeiros desenvolvem teorias de médio alcance e modelos que focam fenômenos mais específicos relevantes para a enfermagem. Exemplos de teorias de médio alcance que têm sido usadas em pesquisa incluem a Teoria da Depressão Pós-Parto de Beck (2012); a Teoria do Bem-Estar de Kolcaba (2003), o Modelo de Promoção da Saúde de Pender e colaboradores (2015) e a Teoria da Incerteza na Doença de Mishel (1990). As duas últimas são brevemente descritas aqui.

O **Modelo de Promoção da Saúde** (MPS), elaborado por Nola Pender (2011), aborda a explicação dos comportamentos que estimulam a saúde usando a orientação para o bem-estar. De acordo com o modelo (ver Fig. 8.1), a *promoção da saúde* abrange atividades direcionadas para o desenvolvimento de recursos que mantêm ou incrementam o bem-estar do indivíduo. O modelo inclui uma série de proposições que podem ser usadas para desenvolver e testar intervenções e compreender comportamentos de saúde. Uma das proposições do MPS afirma que as pessoas se engajam em ter comportamentos dos quais pressupõem a derivação de benefícios válidos. Outra proposição defende que a competência percebida (ou *autoeficácia*) relacionada a determinado comportamento aumenta a propensão de a pessoa desempenhar esse comportamento.

> **Exemplo usando o Modelo de Promoção da Saúde**
> Cole e Gaspar (2015) usaram o MPS como estrutura para um projeto de prática baseada em evidência destinado a examinar os comportamentos no tratamento da doença de pacientes com epilepsia e a guiar a implementação de um protocolo de autotratamento para esses pacientes.

A **Teoria da Incerteza na Doença**, elaborada por Mishel (1990), trata do conceito de incerteza – a incapacidade de determinar o significado dos eventos relacionados à doença. De acordo com essa teoria, as pessoas desenvolvem avaliações subjetivas que as ajudam a interpretar a experiência da doença e do tratamento. A incerteza ocorre quando elas não conseguem reconhecer e categorizar os estímulos. A incerteza resulta na impossibilidade de obter uma concepção clara das circunstâncias, mas a situação avaliada como incerta mobiliza os indivíduos a usarem seus recursos de adaptação à nova situação. A conceituação da incerteza, desenvolvida por Mishel, e a sua Escala da Incerteza na Doença têm sido utilizadas em muitos estudos de enfermagem.

> **Exemplo do uso da Teoria da Incerteza na Doença**
>
> Cypress (2016) usou a Teoria da Incerteza na Doença como uma base para explorar a incerteza entre pacientes com doenças crônicas na unidade de terapia intensiva.

Outros modelos utilizados por enfermeiros pesquisadores

Muitos conceitos que interessam aos enfermeiros pesquisadores não são únicos da enfermagem e, portanto, seus estudos às vezes estão ligados a estruturas que não são modelos da enfermagem. Vários modelos alternativos têm alcançado proeminência no desenvolvimento de intervenções de enfermagem, destinadas a promover comportamentos e escolhas de vida que incrementam a saúde. Quatro teorias que não pertencem à enfermagem têm sido usadas com frequência em estudos de enfermagem: a Teoria Sociocognitiva de Bandura (2001), o Modelo Transteórico (Estágios de Mudança) de Prochaska e colaboradores (2002), o Modelo das Crenças de Saúde (Becker, 1974) e a Teoria do Comportamento Planejado (Ajzen, 2005).

A **Teoria Sociocognitiva** (Bandura, 2001), que às vezes é chamada de *teoria da autoeficácia*, oferece uma explicação do comportamento humano usando os conceitos de autoeficácia, expectativas de resultados e incentivos. A autoeficácia diz respeito à confiança das pessoas em sua própria capacidade de manter comportamentos específicos (p. ex., parar de fumar). As expectativas sobre a autoeficácia determinam comportamentos que a pessoa escolhe ter, seu grau de perseverança e qualidade do desempenho. Por exemplo, C. Lee e colaboradores (2016) examinaram se fatores baseados na Teoria Sociocognitiva, incluindo autoeficácia, eram determinantes na manutenção da atividade física nos sobreviventes de câncer de mama seis meses após uma intervenção de atividade física.

> **DICA** A autoeficácia é um construto-chave em vários modelos discutidos neste capítulo. Tem sido revelado, diversas vezes, que a autoeficácia afeta o comportamento das pessoas e está sujeita a mudanças. Portanto, com frequência, desenvolver a autoeficácia é um dos objetivos das intervenções destinadas a mudar as pessoas em termos de comportamentos relacionados à saúde.

No **Modelo Transteórico** (Prochaska e colaboradores, 2002), o construto central consiste nas *etapas da mudança*, que conceitualizam um *continuum* de disposição motivacional para mudar o comportamento problemático. As cinco etapas da mudança são pré-contemplação, contemplação, preparação, ação e manutenção. Os estudos têm mostrado que pessoas que usam a automudança com êxito adotam diferentes processos em cada etapa, e isso sugere ser desejável fazer intervenções individualizadas, de acordo com a etapa de prontidão para a mudança em que a pessoa se encontra. M. K. Lee e colaboradores (2014), por exemplo, testaram uma intervenção de autotratamento baseada na internet para sobreviventes de câncer de mama. O programa de intervenção com exercícios e dieta incorporou estratégias baseadas no modelo transteórico.

O **Modelo das Crenças de Saúde** (MCS) de Becker (1974) é uma estrutura utilizada para explicar o comportamento das pessoas em relação à saúde, como o cumprimento das prescrições médicas. De acordo com esse modelo, o comportamento relacionado com a saúde é influenciado pela percepção que cada um tem da ameaça representada pelo problema de saúde, assim como pelo valor associado a ações cujo objetivo é reduzir essa ameaça (Becker, 1974). O MCS revisado (MCSR) incorporou o conceito de autoeficácia (Rosenstock e colaboradores, 1988). Os enfermeiros pesquisadores têm usado extensivamente o MCS. Jeihooni e copesquisadores (2015), por exemplo, desenvolveram e testaram um programa de prevenção de osteoporose baseado no MCS.

A **Teoria do Comportamento Planejado** (TCP) (Ajzen, 2005), que é uma extensão de outra teoria, chamada de Teoria da Ação Razoável, oferece uma estrutura para compreender o comportamento das pessoas e seus determinantes psicológicos. De acordo com essa teoria, o comportamento volitivo é determinado pela *intenção* da pessoa de ter aquele comportamento. As intenções, por sua vez, são afetadas pelas atitudes em relação ao comportamento, por normas subjetivas (i.e., pressão social percebida para ter ou não o comportamento em questão) e pelo controle comportamental percebido (i.e., suposta facilidade ou dificuldade de engajar-se no comportamento). Newham e colaboradores (2016), por exemplo, usaram a TCP como estrutura no seu estudo de intenções de gestantes para fazer atividade física e comportamento em repouso.

Embora o uso de teorias e modelos de outras disciplinas como psicologia (teorias *emprestadas*) tenha provocado alguma controvérsia, a pesquisa em enfermagem provavelmente irá continuar no seu trajeto atual de conduzir estudos dentro de uma perspectiva multidisciplinar. Uma teoria emprestada que é testada e considerada empiricamente adequada a situações relevantes para a saúde e para a enfermagem torna-se *teoria compartilhada*.

USO DE TEORIAS OU ESTRUTURAS NA PESQUISA

Os modos como a teoria é utilizada por pesquisadores quantitativos e qualitativos estão dispostos nesta seção. O termo *teoria* é usado em seu sentido mais amplo, incluindo modelos conceituais, teorias formais e estruturas.

Teorias na pesquisa qualitativa

Quase sempre teorias estão presentes em estudos inseridos em determinada tradição de pesquisa qualitativa, como a etnografia ou a fenomenologia. No entanto, tradições diferentes envolvem a teoria de modos diferentes.

Sandelowski (1993) distinguiu entre *teoria substantiva* (conceituações de um fenômeno específico do estudo) e teoria que reflete uma conceituação da investigação humana. Alguns pesquisadores qualitativos insistem em uma posição ateórica *vis-à-vis* do fenômeno estudado, com o objetivo de afastar conceituações anteriores (teorias substantivas) que possam gerar vieses na investigação. Os fenomenologistas, por exemplo, comprometem-se com a pureza teórica e tentam conter visões preconcebidas sobre o fenômeno estudado. Apesar disso, eles orientam-se por uma estrutura que coloca o foco da investigação em certos aspectos da vida da pessoa – isto é, experiências de vida.

Os etnógrafos trazem em seus estudos uma perspectiva cultural, que dá forma ao campo de trabalho. Teorias culturais incluem *teorias ideacionais*, que sugerem que as condições culturais são provenientes de atividade mental e ideias, e *teorias materialistas*, que veem as condições materiais (p. ex., recursos, produção) como a fonte de desenvolvimentos culturais (Fetterman, 2010).

A base teórica da teoria fundamentada é uma mistura de formulações sociológicas, e a mais proeminente destas é a *interação simbólica* (ou *interacionismo*). Três premissas subjacentes incluem (1) humanos agem em relação às coisas com base nos significados que as coisas têm para eles; (2) o significado das coisas é derivado das interações humanas; e (3) os significados são tratados em um processo interpretativo e modificados por meio deste (Blumer, 1986).

> **Exemplo de estudo de teoria fundamentada**
>
> Babler e Strickland (2015) fizeram um estudo de teoria fundamentada com base em uma estrutura interacionista simbólica, para compreender experiências de adolescentes vivendo com diabetes melito tipo 1 (DMT1) e criar um paradigma teórico, para "normalizá-la".

Apesar dessa perspectiva teórica, os pesquisadores da teoria fundamentada, como fenomenologistas, tentam manter em estado de suspensão as teorias substantivas já existentes sobre o fenômeno até que uma teoria substantiva própria comece a emergir. O objetivo da teoria fundamentada é desenvolver uma compreensão conceitualmente densa de um fenômeno que está *fundamentado* em observações reais. Assim que começa a surgir uma teoria fundamentada sobre o fenômeno estudado, esses teóricos usam a literatura prévia para fazer comparações com categorias da teoria que estão emergindo. Os pesquisadores da teoria fundamentada, que colocam o foco sobre processos sociais ou psicológicos, muitas vezes desenvolvem mapas conceituais para ilustrar como um processo se desenrola. A Figura 8.2 ilustra esse mapa conceitual para um estudo da transição de paciente para sobrevivente de câncer de mama afro-americanas (Mollica e Nemeth, 2015); esse estudo é descrito no fim deste capítulo.

Recentemente, alguns enfermeiros pesquisadores qualitativos têm usado a *teoria crítica* como estrutura para sua pesquisa. É um paradigma que envolve uma crítica da sociedade e dos processos e estruturas sociais, como discutido no Capítulo 11.

Os pesquisadores qualitativos usam, às vezes, modelos conceituais de enfermagem ou outras teorias formais como estruturas interpretativas. Por exemplo, inúmeros pesquisadores qualitativos em enfermagem reconhecem que as raízes filosóficas de seus estudos se encontram em modelos conceituais de enfermagem como aqueles desenvolvidos por Parse (2014), Roy (Roy e Andrews, 2009), Rogers (1994) ou Newman (1997).

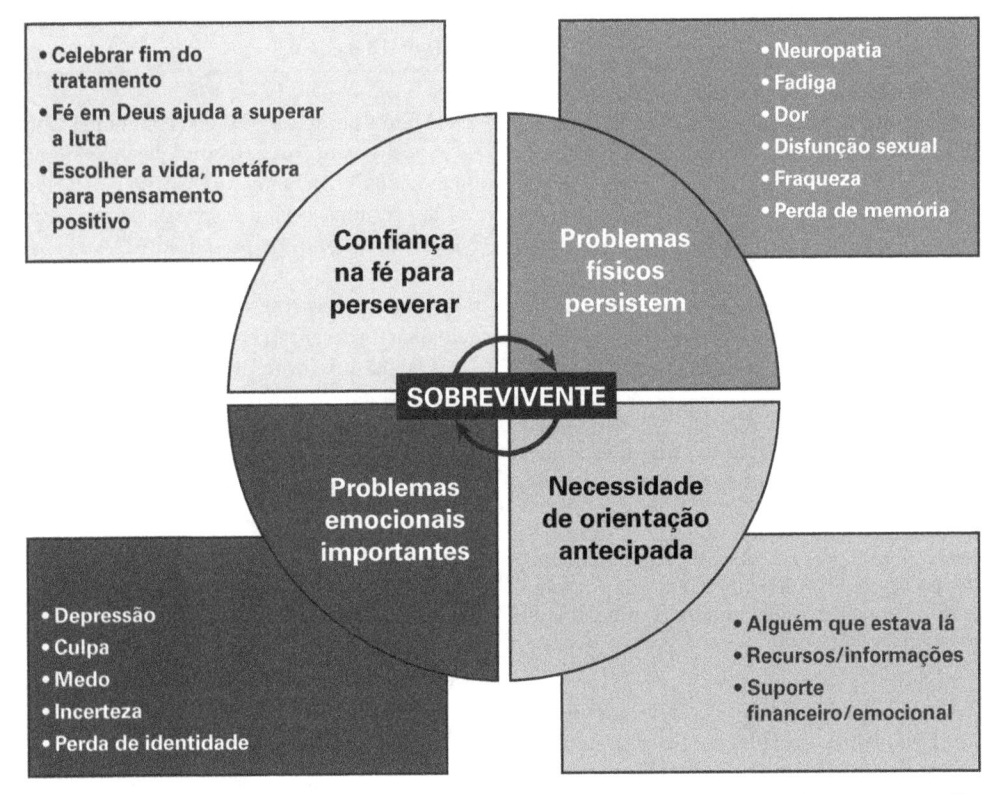

FIGURA 8.2 Uma teoria fundamentada da experiência de transição para sobrevivente entre mulheres afro-americanas com câncer de mama. (Reimpressa com permissão de Mollica, M., & Nemeth, L. [2015].Transition from patient to survivor in African American breast cancer survivors. *Cancer Nursing*, 38, 16-22.)

> **DICA** A revisão sistemática de estudos qualitativos sobre um tópico específico pode levar ao desenvolvimento de teoria substantiva. Nas metassínteses, combinam-se estudos qualitativos com o objetivo de identificar seus elementos essenciais. Então, descobertas de diferentes fontes são usadas para a construção da teoria, conforme discutido no Capítulo 18.

Teorias na pesquisa quantitativa

Os pesquisadores quantitativos relacionam a pesquisa a teorias ou modelos de vários modos. A abordagem clássica consiste em testar hipóteses deduzidas a partir de uma teoria existente. Por exemplo, pode ser que o enfermeiro leia sobre o MPS (ver Fig. 8.1), elaborado por Pender (2011), e fique pensando o seguinte: se o MPS for válido, então será razoável esperar que pacientes com osteoporose que compreendem o benefício de uma dieta enriquecida com cálcio fiquem mais propensos a alterar os próprios padrões alimentares do que aqueles que não enxergam nisso qualquer benefício. Essa hipótese poderia ser testada por meio de análise estatística dos dados sobre as percepções dos pacientes em relação aos seus hábitos alimentares. A aceitação repetida de hipóteses derivada de uma teoria fornece suporte para a teoria.

> **DICA** Quando um estudo quantitativo se baseia em uma teoria ou modelo, o artigo de pesquisa em geral declara esse fato logo no começo – com frequência, no resumo, ou até mesmo no título. Alguns relatórios também têm uma subseção da introdução chamada de "Estrutura teórica". O relatório tende a incluir uma visão geral da teoria, de modo que todos os leitores possam compreender, de maneira ampla, o contexto conceitual do estudo.

Alguns pesquisadores testam as intervenções baseadas na teoria. As teorias têm implicações para influenciar as atitudes ou os comportamentos das pessoas e, portanto, também os resultados na saúde. As intervenções baseadas em uma conceituação explícita do comportamento humano têm melhor chance de serem efetivas do que aquelas desenvolvidas em um vácuo conceitual. As intervenções raramente afetam os resultados de modo direto – existem fatores mediadores que desempenham certo papel no trajeto entre a intervenção e os resultados desejados. Por exemplo, pesquisadores que desenvolvem intervenções baseadas na Teoria Sociocognitiva afirmam que melhorias na autoeficácia da pessoa resultam, por sua vez, em mudanças positivas nos comportamentos e nos resultados de saúde.

> **Exemplo de teste da teoria em um estudo de intervenção**
> Smith e colaboradores (2015) testaram a eficácia de um programa de estilo de vida pré-natal baseado na teoria (Teoria Sociocognitiva) para gestantes cujo índice de massa corporal excedeu 30.

Muitos pesquisadores que citam uma teoria ou modelo como sua estrutura de trabalho não estão *testando* diretamente a teoria, mas podem usá-la para fornecer uma *estrutura organizadora*. Nessa abordagem, os pesquisadores *presumem* que o modelo que eles defendem é válido e, então, usam os construtos ou esquemas desse modelo para fornecer um contexto interpretativo.

Os pesquisadores quantitativos também usam outra abordagem para criar um contexto conceitual, que envolve usar descobertas de pesquisa prévia para desenvolver um modelo original. Em alguns casos, o modelo incorpora elementos ou construtos de uma teoria existente.

> **Exemplo de desenvolvimento de um novo modelo**
> Hoffman e colaboradores (2014) desenvolveram um programa de reabilitação para pacientes com câncer de pulmão e, depois, testaram-no como programa-piloto. A intervenção foi baseada nos seus próprios modelos conceituais, que representavam uma síntese de duas teorias, a Teoria do Manejo no Cuidado dos Sintomas e o Modelo de Cuidado Transicional.

CRÍTICA DE ESTRUTURAS EM RELATÓRIOS DE PESQUISA

Com frequência, é um desafio criticar o contexto teórico de um relatório de pesquisa publicado ou a ausência desse contexto, mas aqui são oferecidas algumas sugestões.

Em um estudo qualitativo em que se desenvolve uma teoria fundamentada, pode não haver informações suficientes para refutar a teoria proposta, pois serão apresentados apenas dados que sustentam a teoria. No entanto, pode-se avaliar se as conceitualizações são criteriosas e se a evidência é convincente. Em um estudo fenomenológico, deve-se procurar uma discussão dos fundamentos filosóficos do estudo, ou seja, a filosofia da fenomenologia.

Para estudos quantitativos, a primeira tarefa é ver se o estudo tem uma estrutura conceitual explícita. Se não houver menção de uma teoria, modelo ou estrutura (e, com frequência, não há), deve-se considerar se essa ausência diminui o valor do estudo. A pesquisa muitas vezes se beneficia de um contexto conceitual explícito, mas alguns estudos são tão pragmáticos que a falta de uma teoria não tem efeito sobre sua utilidade. No entanto, se o estudo envolve o teste de uma hipótese ou de uma intervenção complexa, a ausência de uma estrutura formal sugere confusão conceitual.

Se o estudo possui uma estrutura explícita, pode-se refletir sobre sua adequação. Talvez não seja possível criticar o modo como o pesquisador usou uma determinada teoria, mas pode-se avaliar se a ligação entre o problema e a teoria é genuína. O pesquisador apresentou um princípio racional convincente para a estrutura utilizada? Em estudos quantitativos, as hipóteses *fluem* a partir da teoria? O pesquisador interpretou os resultados no contexto da estrutura? Se a resposta a essas perguntas for negativa, há motivos substanciais para criticar a estrutura do estudo, ainda que o leitor não seja capaz de sugerir maneiras para melhorar a base conceitual do mesmo. Algumas sugestões para avaliar a base conceitual de estudos quantitativos são apresentadas no Quadro 8.1.

> **DICA** Alguns estudos apresentam ligações teóricas que são inventadas. É mais provável que isso ocorra quando os pesquisadores formulam primeiro o problema de pesquisa e, depois, escolhem um contexto teórico para encaixá-lo. Muitas vezes, uma ligação posterior ao fato da teoria para uma questão de pesquisa é artificial. Quando o problema de pesquisa está realmente relacionado com a estrutura conceitual, então o delineamento do estudo, a medição dos construtos-chave e a análise e a interpretação dos dados derivam, *naturalmente*, dessa conceituação.

Quadro 8.1   Orientações para a crítica de estruturas teóricas e conceituais

1. O relatório descreveu uma estrutura teórica ou conceitual para o estudo? Em caso negativo, a ausência de uma estrutura reduz a integração conceitual do estudo?
2. O relatório descreveu adequadamente os principais aspectos da teoria ou do modelo, de modo que permitisse que os leitores compreendessem a base conceitual do estudo?
3. A teoria ou o modelo são apropriados para o problema de pesquisa? A suposta ligação entre o problema e a estrutura parece inventada?
4. A teoria ou o modelo foram utilizados para a geração de hipóteses ou foram usados como estrutura organizacional ou interpretativa? As hipóteses (se houver) fluem naturalmente a partir da estrutura?
5. Os conceitos encontravam-se adequadamente definidos, de modo consistente com a teoria? Houve uma intervenção? Em caso positivo, seus componentes eram consistentes com a teoria?
6. A estrutura orientou os métodos do estudo? Por exemplo, se o estudo for qualitativo, foi usada uma tradição de pesquisa apropriada? Se quantitativo, as definições operacionais correspondem às definições conceituais?
7. No fim do relatório, o pesquisador estabeleceu uma ligação entre os resultados e a estrutura? As descobertas foram interpretadas dentro do contexto da estrutura?

EXEMPLOS DE PESQUISA COM ATIVIDADES DE PENSAMENTO CRÍTICO

Esta seção apresenta dois exemplos de estudos com forte conexão teórica. Leia os resumos e, depois, responda às questões de pensamento crítico, consultando a versão integral do relatório, se necessário. As questões de pensamento crítico para os Exemplos 3 e 4 foram feitas com base nos estudos que aparecem em sua totalidade nos Apêndices A e B deste livro.

EXEMPLO 1: MODELO DE PROMOÇÃO DA SAÚDE EM UM ESTUDO QUANTITATIVO

Estudo: *The effects of coping skills training among teens with asthma* (Os efeitos do treinamento de estratégias de enfrentamento entre adolescentes com asma) (Srof e colaboradores, 2012)

Declaração de propósito: O propósito do estudo foi avaliar os efeitos de uma intervenção com base na escola, o treinamento de estratégias de enfrentamento (TEE), para adolescentes com asma.

Estrutura teórica: O MPS, mostrado na Figura 8.1, foi a estrutura orientadora para a intervenção. Os autores observaram que, dentro do MPS, várias cognições específicas do comportamento (p. ex., barreiras percebidas ao comportamento, autoeficácia percebida) influenciam o comportamento de promoção de saúde *e* são suscetíveis à modificação por meio de uma intervenção. Nesse estudo, o comportamento global de interesse foi o autotratamento da asma. A intervenção TEE foi uma estratégia com um grupo pequeno de cinco sessões projetadas para promover a resolução de problemas, a modificação do comportamento cognitivo e a resolução de conflitos, usando estratégias para melhorar a autoeficácia e reduzir as barreiras percebidas. Os pesquisadores imaginaram que a participação no MPS resulta em melhores desfechos na autoeficácia da asma, na qualidade de vida relacionada à asma, no suporte social e no pico do fluxo expiratório (PFE).

Método: Neste estudo-piloto, 39 adolescentes com asma foram selecionados randomicamente para um dos dois grupos – um participava da intervenção e o outro não. Os pesquisadores coletaram dados sobre os resultados de todos os participantes em dois momentos: antes do início da intervenção e seis semanas depois.

Resultados: Os adolescentes no grupo de tratamento tiveram um escore significativamente mais alto no fim do estudo sobre autoeficácia, qualidade de vida relacionada à atividade e suporte social do que os do grupo-controle.

Conclusões: Os pesquisadores observaram que os efeitos da autoeficácia e do suporte social da intervenção foram consistentes com o MPS. Eles recomendaram que, embora os achados fossem promissores, a replicação do estudo e uma extensão para examinar de forma específica o comportamento de autotratamento de asma seriam úteis.

Exercícios para desenvolver o pensamento crítico

1. Responda às questões relevantes do Quadro 8.1 em relação a esse estudo.
2. Considere também as seguintes questões:
    a. No modelo mostrado na Figura 8.1, quais fatores os pesquisadores previram que seriam afetados pela intervenção, de acordo com a descrição abreviada no livro?
    b. Algum outro modelo ou teoria descritos neste capítulo poderiam ter sido utilizados para estudar o efeito dessa intervenção?
3. Se os resultados desse estudo forem válidos e generalizáveis, quais serão os possíveis usos dos achados na prática clínica?

EXEMPLO 2: ESTUDO DE TEORIA FUNDAMENTADA

Estudo: *Transition from patient to survivor in African American breast cancer survivors* (Transição de paciente para sobrevivente de câncer de mama afro-americanas) (Mollica e Nemeth, 2015)

Declaração de propósito: O propósito do estudo foi examinar a experiência de mulheres afro-americanas durante sua transição de pacientes com câncer de mama para sobreviventes de câncer de mama.

Estrutura teórica: A abordagem de uma teoria fundamentada foi escolhida porque os pesquisadores observaram como um objetivo "a descoberta da teoria a partir de dados obtidos e analisados de modo sistemático" (p. 17). Os pesquisadores observaram também o uso de indução que é inerente em uma abordagem de teoria fundamentada: "Uma abordagem aberta e exploratória foi usada para identificar conceitos significativos recorrentes por meio de análise sistemática e indutiva de conteúdo" (p. 17).

Método: Os dados foram coletados por meio de entrevistas com 15 mulheres afro-americanas da comunidade que tinham concluído o tratamento para câncer de mama primário entre 6 e 18 meses antes das entrevistas. As mulheres foram recrutadas de cenários da comunidade em duas cidades norte-americanas. Elas foram entrevistadas por telefone. Cada entrevista, que durou aproximadamente 45 minutos, foi gravada para que pudesse ser transcrita. O entrevistador fez perguntas gerais sobre as experiências das mulheres após o tratamento de câncer de mama. O recrutamento e as entrevistas continuaram até não haver novas informações para serem reveladas, ou seja, até a saturação dos dados.

Resultados: Com base na análise das entrevistas minuciosas, os pesquisadores identificaram quatro processos principais: perseverança por meio de esforços sustentados por confiança na fé, modo de lidar com problemas físicos persistentes, necessidade de orientação antecipada após o tratamento e descoberta de necessidades emocionais tão importantes quanto as físicas. Um modelo esquemático a respeito da teoria substantiva é apresentado na Figura 8.2.

Exercícios para desenvolver o pensamento crítico

1. Responda às questões relevantes do Quadro 8.1 em relação a esse estudo.
2. Considere também as seguintes questões:
    a. De que modo o uso da teoria nesse estudo de Mollica e Nemeth (2015) diferiu daquele do estudo prévio, de Srof e colaboradores (2012)?
    b. Comente sobre a utilidade do modelo esquemático mostrado na Figura 8.2.
3. Se os resultados do estudo forem confiáveis, quais serão os possíveis usos dos achados na prática clínica?

EXEMPLO 3: PESQUISA QUANTITATIVA NO APÊNDICE A

- Leia a introdução do estudo de Swenson e colaboradores (2016) (*Parents' use of praise and criticism in a sample of young children seeking mental health services* [Uso de elogio e crítica pelos pais em uma amostra de crianças pequenas que procuram serviços de atendimento de saúde mental]) no Apêndice A deste livro.

Exercícios para desenvolver o pensamento crítico

1. Responda às questões relevantes do Quadro 8.1 em relação a esse estudo.
2. Considere também a seguinte questão: Algum modelo ou teoria descritos neste capítulo poderiam ter fornecido um contexto conceitual apropriado para esse estudo?

EXEMPLO 4: PESQUISA QUALITATIVA NO APÊNDICE B

- Leia a introdução do estudo de Beck e Watson (2010) (*Subsequent childbirth after a previous traumatic birth* [Parto subsequente após nascimento traumático prévio]) no Apêndice B deste livro.

Exercícios para desenvolver o pensamento crítico

1. Responda às questões relevantes do Quadro 8.1 em relação a esse estudo.
2. Considere também as seguintes questões:
   a. Você considera que um modelo esquemático auxiliaria na apresentação dos achados descritos nesse relatório?
   b. Beck e Watson (2010) apresentaram evidências convincentes para sustentar o uso da filosofia da fenomenologia?

Tópicos Resumidos

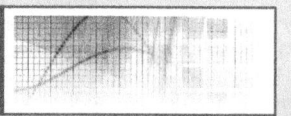

- A pesquisa de alta qualidade requer uma *integração conceitual*, cujos aspectos incluem ter um princípio racional teórico defensável para o estudo.

- Segundo a definição clássica, **teoria** é uma generalização abstrata que explica, de modo sistemático, as relações entre os fenômenos. A **teoria descritiva** descreve o fenômeno de modo amplo.

- As *teorias de longo alcance* (ou *macroteorias*) tentam descrever amplos segmentos da experiência humana. As **teorias de médio alcance** são específicas para certos fenômenos.

- Os conceitos também são os elementos básicos dos **modelos conceituais**, mas, neste caso, não se encontram interligados em um sistema dedutivo logicamente ordenado.

- Na pesquisa, os objetivos das teorias e dos modelos são fazer descobertas significativas, integrar o conhecimento em sistemas coerentes, estimular novas pesquisas e explicar os fenômenos e as relações entre eles.

- **Modelos esquemáticos** (ou **mapas conceituais**) são representações gráficas dos fenômenos e suas inter-relações, usando símbolos ou diagramas e um mínimo de palavras.

- A **estrutura** é a base conceitual do estudo, incluindo um princípio de raciocínio geral e definições de conceitos-chave. Em estudos qualitativos, a estrutura muitas vezes surge a partir de tradições de pesquisa distintas.

- Vários modelos conceituais de enfermagem têm sido usados na pesquisa nessa área. Os conceitos centrais para os modelos de enfermagem são os *seres humanos*, o *ambiente*, a *saúde* e a *enfermagem*. Um exemplo de modelo de enfermagem usado por pesquisadores da área é o Modelo da Adaptação de Roy.

- Modelos que não são da enfermagem, mas são usados pelos pesquisadores dessa área (p. ex., a Teoria Sociocognitiva de Bandura), são chamados de *teorias emprestadas*; quando se confirma que a teoria emprestada é apropriada para a investigação de enfermagem, torna-se uma *teoria compartilhada*.

- Em algumas tradições da pesquisa qualitativa (p. ex., na fenomenologia), o pesquisador esforça-se para afastar *teorias substantivas* previamente desenvolvidas sobre o fenômeno estudado, mas cada tradição tem ricas bases teóricas.

- Alguns pesquisadores qualitativos buscam desenvolver *teorias fundamentadas* – explicações orientadas por evidências científicas para tratar fenômenos estudados por meio de processos indutivos.

- No uso clássico da teoria, os pesquisadores testam hipóteses deduzidas a partir de uma teoria prévia. Uma tendência emergente consiste em testar intervenções baseadas na teoria.

- Tanto em estudos quantitativos quanto em qualitativos, os pesquisadores às vezes usam uma teoria ou modelo como estrutura organizacional ou ferramenta interpretativa.

REFERÊNCIAS PARA O CAPÍTULO 8

Ajzen, I. (2005). *Attitudes, personality, and behavior* (2nd ed.). Berkshire, United Kingdom: Open University Press.

Alvarado-García, A., & Salazar Maya, Á. (2015). Adaptation to chronic benign pain in elderly adults. *Investigación y Educación en Enfermería, 33*, 128–137.

Babler, E., & Strickland, C. (2015). Moving the journey towards independence: Adolescents transitioning to successful diabetes self-management. *Journal of Pediatric Nursing, 30*, 648–660.

Bandura, A. (2001). Social cognitive theory: An agentic perspective. *Annual Review of Psychology, 52*, 1–26.

Beck, C. T. (2012). Exemplar: Teetering on the edge: A second grounded theory modification. In P. L. Munhall (Ed.), *Nursing research: A qualitative perspective* (5th ed., pp. 257–284). Sudbury, MA: Jones & Bartlett Learning.

Becker, M. (1974). *The health belief model and personal health be- havior*. Thorofare, NJ: Slack.

Blumer, H. (1986). *Symbolic interactionism: Perspective and method*. Berkeley, CA: University of California Press.

Cole, K. A., & Gaspar, P. (2015). Implementation of an epilepsy self-management protocol. *Journal of Neuroscience Nursing, 47*, 3–9.

Cypress, B. S. (2016). Understanding uncertainty among critically ill patients in the intensive care unit using Mishel's Theory of Uncertainty of Illness. *Dimensions of Critical Care Nursing, 35*, 42–49.

Fawcett, J., & DeSanto-Madeya, S. (2013). *Contemporary nursing knowledge: Analysis and evaluation of nursing models and theories* (3rd ed.). Philadelphia, PA: F. A. Davis.

Fetterman, D. M. (2010). *Ethnography: Step-by-step* (3rd ed.). Thousand Oaks, CA: Sage.

Hoffman, A., Brintnall, R., von Eye, A., Jones, L., Alderink, G., Patzelt, L., & Brown, J. (2014). A rehabilitation program for lung cancer patients during postthoracotomy chemotherapy. *OncoTargets and Therapy, 7*, 415–423.

Jeihooni, A. K., Hidarnia, A., Kaveh, M., Hajizadeh, E., & Askari, A. (2015). Effects of an osteoporosis prevention program based on Health Belief Model among females. *Nursing and Midwifery Studies, 4*, e26731.

Kolcaba, K. (2003). *Comfort theory and practice: A vision for holistic health care and research*. New York, NY: Springer Publishing.

Lee, C., Szuck, B., & Lau, Y. (2016). Determinants of physical activity maintenance in breast cancer survivors after a community-based intervention. *Oncology Nursing Forum, 43*, 93–102.

Lee, M. K., Yun, Y., Park, H., Lee, E., Jung, K., & Noh, D. (2014). A web-based self-management exercise and diet intervention for breast cancer survivors: Pilot randomized controlled trial. *International Journal of Nursing Studies, 51*, 1557–1567.

Mishel, M. H. (1990). Reconceptualization of the uncertainty in illness theory. *Image, 22*(4), 256–262.

Mollica, M., & Nemeth, L. (2015). Transition from patient to survivor in African American breast cancer survivors. *Cancer Nursing, 38*, 16–22.

Newham, J., Allan, C., Leahy-Warren, P., Carrick-Sen, D., & Alderdice, F. (2016). Intentions toward physical activity and resting behavior in pregnant women: Using the theory of planned behavior framework in a cross-sectional study. *Birth, 43*, 49–57.

Newman, M. (1997). Evolution of the theory of health as expanding consciousness. *Nursing Science Quarterly, 10*, 22–25.

Parse, R. R. (2014). *The humanbecoming paradigm: A transformational worldview*. Pittsburgh, PA: Discovery International.

Pender, N. J., Murdaugh, C., & Parsons, M. A. (2015). *Health promotion in nursing practice* (7th ed.). Upper Saddle River, NJ: Prentice Hall.

Prochaska, J. O., Redding, C. A., & Evers, K. E. (2002). The transtheoretical model and stages of changes. In K. Glanz, B. K. Rimer, & F. M. Lewis (Eds.). *Health behavior and health education: Theory, research, and practice* (pp. 99–120). San Francisco, CA: Jossey-Bass.

Ramezani, M., Ahmadi, F., Mohammadi, E., & Kazemnejad, A. (2014). Spiritual care in nursing: A concept analysis. *International Nursing Review, 61*, 211–219.

Rogers, M. E. (1994). The science of unitary human beings: Current perspectives. *Nursing Science Quarterly, 7*, 33–35.

Rosenstock, I., Strecher, V., & Becker, M. (1988). Social learning theory and the health belief model. *Health Education Quarterly, 15*, 175–183.

Roy, C., & Andrews, H. (2009). *The Roy adaptation model* (3rd ed.). Upper Saddle River, NJ: Prentice Hall.

Sandelowski, M. (1993). Theory unmasked: The uses and guises of theory in qualitative research. *Research in Nursing & Health, 16*, 213–218.

Smith, D. M., Taylor, W., Whitworth, M., Roberts, S., Sibley, C., & Lavender, T. (2015). The feasibility phase of a community antenatal lifestyle programme [The Lifestyle Course (TLC)] for women with a body mass index (BMI) (greater than or equal to sign) 30 kg/m2. *Midwifery, 31,* 280–287.

Srof, B., Velsor-Friedrich, B., & Penckofer, S. (2012). The effects of coping skills training among teens with asthma. *Western Journal of Nursing Research, 34,* 1043–1061.

Walker, L., & Avant, K. (2011). *Strategies for theory construction in nursing* (5th ed.). Upper Saddle River, NJ: Prentice Hall.

PARTE 3 — Delineamentos e métodos para pesquisas quantitativa e qualitativa em enfermagem

9 Delineamento de pesquisas quantitativas

Objetivos de aprendizagem

Depois de estudar este capítulo, o leitor será capaz de:

- Discutir as decisões de delineamento de pesquisa-chave para um estudo quantitativo
- Discutir os conceitos de causalidade e identificar critérios para as relações causais
- Descrever e identificar delineamentos experimentais, quase experimentais e não experimentais
- Distinguir entre modelos transversais e longitudinais
- Identificar e avaliar métodos alternativos de controle de variáveis de confusão
- Compreender várias ameaças à validade de estudos quantitativos
- Avaliar estudos quantitativos em termos do delineamento de pesquisa e dos métodos de controle das variáveis de confusão
- Definir os novos termos apresentados neste capítulo

Termos-chave

- Ameaça da história
- Ameaça da maturação
- Ameaça da seleção (autosseleção)
- Ameaça de redução
- Ameaças à validade
- Causa
- Combinação
- Correlação
- Dados de linha de base
- Dados pós-teste
- Delineamento cruzado
- Delineamento da pesquisa
- Delineamento de coorte
- Delineamento de séries temporais
- Delineamento longitudinal
- Delineamento transversal
- Efeito
- Ensaio controlado randomizado (ECR)
- Estudo cego
- Estudo com grupo--controle não equivalente
- Estudo experimental
- Estudo não experimental
- Estudo prospectivo
- Estudo retrospectivo
- Grupo de comparação
- Grupo experimental
- Grupo-controle
- Homogeneidade
- Intervenção
- Modelo de caso-controle
- Modelos pré-teste e pós-teste
- Pesquisa correlacional
- Pesquisa descritiva
- Placebo
- Potência estatística
- Quase experimento
- Randomização (atribuição randômica)
- Redução
- Validade
- Validade da conclusão estatística
- Validade do construto
- Validade externa
- Validade interna

Em estudos quantitativos, nenhum outro aspecto dos métodos do estudo tem maior impacto sobre a validade dos resultados do que o delineamento da pesquisa – em particular, quando a investigação é do tipo *sondagem de causas*. Este capítulo tem informações sobre como tirar conclusões sobre aspectos-chave de qualidade de evidência em um estudo quantitativo.

VISÃO GERAL DE TEMAS RELACIONADOS AO DELINEAMENTO DA PESQUISA

O **delineamento da pesquisa** de um estudo expressa as estratégias adotadas pelos pesquisadores para responder às questões propostas e testar as hipóteses formuladas. Esta seção descreve alguns temas básicos de delineamento da pesquisa.

Aspectos-chave do delineamento da pesquisa

A Tabela 9.1 descreve sete aspectos-chave que, em geral, são tratados na elaboração do projeto de um estudo quantitativo. As decisões sobre o projeto tomadas pelos pesquisadores incluem:

- *Haverá uma intervenção?* Um tema de projeto básico é se os pesquisadores irão ou não introduzir uma intervenção e testar seus efeitos – a distinção entre pesquisa experimental e não experimental.
- *Quais tipos de comparação serão feitos?* Os pesquisadores quantitativos muitas vezes fazem comparações para fornecer um contexto interpretativo. Às vezes, as *mesmas* pessoas são comparadas em diferentes momentos no tempo (p. ex., no período pré-operatório vs. pós-operatório), porém, com frequência, pessoas diferentes são comparadas (p. ex., os que receberam intervenção vs. os que não receberam).
- *Como as variáveis de confusão serão controladas?* Na pesquisa quantitativa, os esforços são muitas vezes feitos para controlar fatores irrelevantes à questão de pesquisa. Este capítulo discute técnicas para controlar as variáveis de confusão.

TABELA 9.1 Aspectos-chave do delineamento

Aspecto	Questões-chave	Opções do delineamento
Intervenção	Haverá uma intervenção?	Delineamento experimental (ECR), quase experimental, não experimental (observacional)
Comparações	Que tipo de comparação será feita para esclarecer as relações?	Mesmos participantes (em diferentes momentos ou condições), diferentes participantes
Controle das variáveis de confusão	Como as variáveis de confusão serão controladas? Quais variáveis de confusão serão controladas?	Controle randomizado, cruzado, homogêneo, comparativo e estatístico
Estudo cego	Para quem as informações não serão divulgadas, a fim de evitar viéses?	Mascaramento para participantes, pessoas que realizam a intervenção, outras equipes e coletores de dados
Tempo e prazos	Com que frequência os dados serão coletados? Quando, em relação a outros eventos, os dados serão coletados?	Estudo transversal, longitudinal
Tempo relativo	Quando as informações sobre as variáveis dependentes ou independentes serão coletadas – recuperando o passado ou visando ao futuro?	Retrospectivo (caso-controle), prospectivo (de coorte)
Localização	Onde o estudo será realizado?	Seleção da configuração; único local *versus* múltiplo.

- *Será usado o* **estudo cego**? Os pesquisadores têm de decidir se as informações sobre o estudo (p. ex., quem está recebendo uma intervenção) serão ocultadas dos coletadores de dados, participantes do estudo, ou outros, com o intuito de minimizar o risco de *viés de expectativa* – isto é, o risco de esse conhecimento influenciar os resultados do estudo.
- *Com que frequência os dados serão coletados?* Às vezes, os dados são coletados dos participantes em um único momento no tempo (*transversalmente*), mas outros estudos envolvem múltiplos momentos de coleta de dados (*longitudinalmente*).
- *Quando os "efeitos" serão medidos em relação às suas potenciais causas?* Alguns estudos coletam informações sobre os resultados e depois, *retrospectivamente*, voltam a atenção para potenciais causas. Outros começam com uma causa potencial e depois verificam os resultados de modo *prospectivo*.
- *Onde o estudo será realizado?* Os dados de estudos quantitativos são coletados em vários ambientes, como em hospitais ou residências. Outra decisão refere-se ao modo como muitos locais diferentes estarão envolvidos no estudo – essa decisão pode afetar o potencial de generalização dos resultados.

Muitas dessas decisões são independentes das outras. Por exemplo, tanto os estudos experimentais quanto os não experimentais podem comparar pessoas diferentes ou as mesmas pessoas em momentos diferentes. Este capítulo descreve as implicações das decisões do delineamento sobre o rigor do estudo.

> **DICA** As informações sobre o delineamento da pesquisa em geral aparecem no início da seção de métodos de um artigo de pesquisa.

Causalidade

Muitas questões de pesquisa são sobre *causas* e *efeitos*. Por exemplo, mudar a posição dos pacientes causa reduções nas lesões por pressão? O exercício melhora a função cardíaca? A causalidade é um tema calorosamente discutido, mas o conceito geral de uma **causa** é compreendido por todos. Entende-se, por exemplo, que não dormir *causa* fadiga e que a alta ingestão calórica *causa* ganho de peso. A maioria dos fenômenos é determinada por múltiplos fatores. O ganho de peso, por exemplo, pode refletir elevada ingestão calórica *ou* outros fatores. As causas raramente são *deterministas*, apenas aumentam a probabilidade de ocorrência de certo efeito. Por exemplo, fumar é uma das causas do câncer de pulmão, mas nem todo mundo que fuma desenvolve câncer de pulmão, e nem todas as pessoas que têm câncer de pulmão são ou foram fumantes.

Mesmo sendo fácil entender o que os pesquisadores querem dizer quando falam em uma *causa*, o que é exatamente um **efeito**? Um modo de compreender um efeito é conceituar um contrafato (Shadish e colaboradores, 2002). Um contrafato é o que aconteceria às pessoas se elas fossem expostas a uma influência causal e simultaneamente *não* fossem expostas a ela. O efeito representa a diferença entre o que realmente aconteceu com a exposição e o que poderia ter acontecido sem ela. O contrafato nunca será concretizado, mas é um bom modelo para que se tenha em mente a necessidade de pensar sobre o delineamento da pesquisa.

Três critérios para estabelecer relações causais são atribuídos a John Stuart Mill.

1. *Temporal*: Uma causa deve preceder um efeito no tempo. Se for testada a hipótese de que fumar causa câncer de pulmão, é preciso mostrar que o câncer ocorreu *após* o paciente começar a fumar.
2. *Relação*: Deve haver associação entre a causa presumida e o efeito presumido. Aqui, no exemplo, foi demonstrada associação entre tabagismo e câncer – ou seja, uma porcentagem mais alta de fumantes do que não fumantes tinha câncer de pulmão.
3. *Fatores que podem causar confusão*: A relação não pode ser explicada como *causada por uma terceira variável*. Presume-se que os fumantes viviam predominantemente em ambientes urbanos. Nesse caso, haveria a possibilidade de a relação entre tabagismo e câncer de pulmão refletir uma conexão causal entre o ambiente e o câncer de pulmão.

Outros critérios para causalidade foram propostos. Um critério importante na pesquisa da área de saúde é a *plausibilidade biológica*, ou seja, a existência de indícios, em estudos fisiológicos básicos, de que é possível um trajeto causal. Os pesquisadores que investigam relações causais têm de fornecer dados científicos persuasivos em relação a esses critérios em seu projeto de pesquisa.

Questões de pesquisa e delineamento da pesquisa

A pesquisa quantitativa é usada para tratar diferentes tipos de questões de pesquisa, e diferentes projetos são apropriados para diferentes questões. Neste capítulo, o enfoque é dado principalmente a projetos para questões de Terapia, de Prognóstico, de Etiologia/Dano e de Descrição (as questões de Significado requerem abordagem qualitativa e são discutidas no Capítulo 11).

Exceto para Descrição, as questões que requerem abordagem quantitativa em geral tratam de relações causais:

- Uma intervenção de aconselhamento por telefone para pacientes com câncer de próstata *causa* melhorias em seu sofrimento psicológico? (questão de Terapia)
- Pesos ao nascimento inferiores a 1.500 g *causam* atrasos no desenvolvimento da criança? (questão de Prognóstico)
- O sal *causa* aumento da pressão arterial? (questão de Etiologia/Dano)

Alguns modelos são melhores do que outros para revelar as relações de causa e efeito. Em particular, os delineamentos experimentais (**ensaios controlados randomizados** ou **ECRs**) são os melhores modelos para ilustrar as relações causais – mas nem sempre é possível usar esses modelos. A Tabela 9.2 resume uma "hierarquia" de modelos para responder a diferentes tipos de questões causais e aumenta a hierarquia de evidências apresentada na Figura 2.1 (ver Cap. 2).

DELINEAMENTOS EXPERIMENTAIS, QUASE EXPERIMENTAIS E NÃO EXPERIMENTAIS

Esta seção descreve delineamentos de pesquisa que diferem em relação à existência ou não de uma intervenção.

Delineamento experimental: ensaios controlados randomizados

Os primeiros cientistas aprenderam que as complexidades ocorridas na natureza podem dificultar a compreensão de relações apenas pela pura observação. Para tratar esse problema, os fenômenos foram isolados e controlaram-se as condições em que ocorriam. Esses procedimentos experimentais têm sido adotados por pesquisadores interessados na fisiologia e no comportamento humanos.

Características dos verdadeiros experimentos

Um **experimento** verdadeiro ou ECR é caracterizado pelas seguintes propriedades:

- *Intervenção* – O pesquisador *faz* alguma coisa para alguns participantes por meio da manipulação da variável independente.

TABELA 9.2 Hierarquia de delineamentos para diferentes questões de pesquisa de sondagem de causas

Tipo de questão	Hierarquia de delineamentos
Terapia	ECR/experimental > Quase experimental > Coorte > Caso-controle > Correlacional descritivo
Prognóstico	Coorte > Caso-controle > Correlacional descritivo
Etiologia/dano (prevenção)	ECR/experimental > Quase experimental > Coorte > Caso-controle > Correlacional descritivo

- *Controle* – O pesquisador introduz controles no estudo, incluindo o delineamento de uma estimativa de um contrafato – comumente um grupo-controle que não recebe a intervenção.
- *Randomização* – O pesquisador distribui os participantes no grupo-controle ou no grupo experimental de modo aleatório.

Ao introduzir uma **intervenção**, os pesquisadores mudam a variável independente de forma consciente e, depois, observam o efeito disso sobre o resultado. Para ilustrar, imagine-se a investigação do efeito da massagem suave (I), comparada à ausência de massagem (C), sobre a dor (O) em residentes de casas de repouso (P). Um delineamento experimental para essa questão é um **modelo de pesquisa pré-teste e pós-teste**, que envolve observar o resultado (níveis de dor) antes e depois da intervenção. Os participantes no grupo experimental recebem uma massagem suave, enquanto os do grupo-controle não. Esse modelo permite ver se as mudanças de dor foram *causadas* pela massagem, porque apenas algumas pessoas foram submetidas a ela, fornecendo uma comparação importante. Nesse exemplo, atende-se ao primeiro critério do verdadeiro experimento, variando o recebimento de massagem, ou seja, a variável independente.

Esse exemplo também atende ao segundo critério dos experimentos, o uso de um grupo-controle. As inferências sobre a causalidade requerem uma comparação, mas nem todas as comparações fornecem dados científicos igualmente persuasivos. Por exemplo, se a dieta de bebês prematuros (P) fosse suplementada com nutrientes especiais (I) por 2 semanas, o peso dos bebês (O) no fim da segunda semana não diria nada sobre a eficácia da intervenção. No mínimo, seria preciso comparar o peso pós-tratamento com o peso pré-tratamento para ver se houve aumento. Entretanto, considere-se que tenha sido descoberto um ganho de peso médio de 453 gramas. Será que essa descoberta sustenta a inferência de que há uma conexão causal entre a intervenção nutricional (a variável independente) e o ganho de peso (o resultado)? Não, porque os bebês ganham peso normalmente à medida que crescem. Sem um grupo-controle – com participantes que não recebem os suplementos (C) – fica impossível separar os efeitos da maturação natural dos bebês dos efeitos do tratamento. O termo **grupo-controle** descreve um conjunto de participantes cujo desempenho em relação a um resultado é usado para avaliar o desempenho do **grupo experimental** (aquele que recebe a intervenção) em relação a esse mesmo resultado.

Os delineamentos experimentais também envolvem distribuir os participantes em grupos de forma aleatória. Por **randomização** (também chamada de **atribuição randômica**), cada participante tem chances iguais de ser incluído nos grupos. Quando as pessoas são distribuídas de modo randomizado, não há um viés sistemático nos grupos relativo a atributos que podem afetar a variável dependente. *Espera-se que grupos formados randomicamente sejam comparáveis, em média, em termos de uma série de traços biológicos, psicológicos e sociais logo no início do estudo.* As diferenças de resultado dos grupos, observadas *após* randomização, podem ser atribuídas à intervenção.

A atribuição randômica pode ser feita por sorteio (cara ou coroa ou nomes escritos em pedaços de papel). Os pesquisadores geralmente usam computadores para realizar a randomização.

> **DICA** Há muita confusão entre randomização *versus* amostra randômica. A randomização é a *marca registrada* do delineamento experimental (ECR). Se os sujeitos não forem randomizados aos grupos de intervenção, então o modelo não é um experimento verdadeiro. A *amostragem* randômica, por sua vez, refere-se a um método de seleção de pessoas para o estudo, como discutido no Capítulo 10. Essa amostragem *não* é marca registrada de modelos experimentais. Na verdade, a maioria dos ECRs *não* envolve amostragem randômica.

Delineamentos experimentais

O mais básico dos delineamentos de pesquisa experimental envolve a randomização das pessoas nos grupos e, depois, a mensuração dos resultados. Esse modelo às vezes é chamado de *apenas pós-teste*. Um modelo mais amplamente usado, já discutido, é o pré-teste e pós-teste, que envolve a coleta de *dados pré-teste* (muitas vezes, chamados de **dados de linha de base**) sobre o resultado antes da intervenção e, depois dela, **dados pós-teste** (resultados).

> **Exemplo de modelo pré-teste e pós-teste**
>
> Berry e colaboradores (2015) testaram a eficácia de uma intervenção de tratamento de peso pós-parto para mulheres de baixa renda. As mulheres foram randomizadas ao grupo de intervenção ou ao grupo-controle. Dados sobre peso, adiposidade e comportamentos de saúde foram coletados antes e no fim da intervenção (pós-teste).

> **DICA** Os delineamentos experimentais podem ser descritos graficamente por símbolos que representam os aspectos do delineamento. O espaço não permite a apresentação desses diagramas aqui, mas muitos são mostrados no suplemento para este capítulo no nosso *site*.

Em geral, as pessoas que são randomizadas para diferentes condições são pessoas diferentes. Por exemplo, se estivéssemos testando o efeito da música sobre a agitação (O) em pacientes com demência (P), poderíamos oferecer música para alguns pacientes (I) e para outros não (C). O **modelo cruzado**, em contrapartida, envolve expor as pessoas a mais de um tratamento. Esses estudos são verdadeiros experimentos apenas quando se distribuem as pessoas randomicamente a diferentes orientações de tratamento. Por exemplo, se fosse usado o modelo cruzado para comparar os efeitos da música em pacientes com demência, alguns, determinados de forma aleatória, receberiam a música primeiro, seguida por um período sem música, e outros receberiam primeiro o período sem música. Nesse estudo, as três condições para um experimento foram satisfeitas: houve intervenção, randomização e controle – com os *sujeitos atuando como seu próprio grupo-controle*.

O modelo cruzado tem a vantagem de garantir a mais elevada equivalência possível entre as pessoas expostas a diferentes condições. No entanto, esses modelos são inapropriados, às vezes, devido a possíveis *efeitos acumulados*. Quando expostos a dois tratamentos diferentes, os sujeitos podem ser influenciados pela experiência do primeiro na segunda condição. No entanto, se for implausível a ocorrência de efeitos acumulados, como acontece quando os efeitos da intervenção são imediatos e de curta duração, o modelo cruzado é potente.

> **Exemplo de modelo cruzado**
>
> DiLibero e colaboradores (2015) usaram um modelo cruzado para testar se a retirada ou a continuação de alimentações enterais durante o reposicionamento de pacientes afetou a incidência de aspiração de vias aéreas. Os pacientes foram randomicamente distribuídos para diferentes solicitações de tratamento com alimentação enteral.

Condições experimentais e de controle

Para fornecer uma intervenção em um teste equitativo, os pesquisadores precisam elaborar uma intervenção com intensidade e duração suficientes para que se possam esperar racionalmente efeitos sobre o resultado. Os pesquisadores descrevem a intervenção em *protocolos* formais que estipulam exatamente o que é o tratamento.

Os pesquisadores precisam escolher o que vão usar como condição de controle, e essa decisão afeta a interpretação dos achados. Entre as possibilidades de condição de controle estão:

- "Tratamento comum" – procedimentos-padrão ou normais são usados para tratar pacientes
- Tratamento alternativo (p. ex., música vs. massagem)
- **Placebo** ou pseudointervenção que supostamente não tem valor terapêutico
- *Condição de controle de atenção* (o grupo-controle tem a atenção, mas não os ingredientes ativos da intervenção)
- *Tratamento atrasado*, isto é, os membros do grupo-controle são colocados em *lista de espera* e expostos à intervenção em algum momento futuro

> **Exemplo de grupo-controle com lista de espera**
> Song e Lindquist (2015) testaram a eficácia de uma intervenção de redução de estresse baseada em atenção plena para reduzir o estresse, a ansiedade e a depressão em estudantes de enfermagem coreanos. Os estudantes foram distribuídos randomicamente para o grupo de intervenção ou para o grupo-controle com lista de espera.

Do ponto de vista ético, o modelo de tratamento atrasado é atraente, mas nem sempre é plausível. Testar duas intervenções alternativas também tem seu apelo ético, mas há o risco de os resultados não serem conclusivos, pois pode ser difícil detectar efeitos diferenciais de dois bons tratamentos.

Os pesquisadores também devem considerar a possibilidade de estudo cego. Muitas intervenções de enfermagem não se enquadram bem na categoria de estudo cego. Se, por exemplo, a intervenção é um programa para parar de fumar, os participantes vão saber se estão recebendo a intervenção, e o interventor vai saber quem são os participantes. Normalmente é possível e desejável, contudo, ocultar das pessoas que vão coletar os dados dos resultados a condição de grupo dos participantes.

> **Exemplo de experimento com cegamento**
> Kundu e colaboradores (2014) estudaram o efeito da terapia Reiki sobre a dor pós-operatória em crianças que foram submetidas a procedimentos dentários. Os participantes do estudo tiveram ocultação dos dados – aqueles do grupo-controle receberam um falso tratamento Reiki. Aqueles que registraram os escores de dor das crianças, os enfermeiros que atenderam as crianças e os pais das crianças também não tiveram conhecimento das distribuições de grupos.

DICA O termo *duplo-cego* é amplamente usado quando mais de um grupo é mascarado (p. ex., participantes e interventores). No entanto, esse termo está caindo em descrédito devido à sua ambiguidade, em favor de especificações claras sobre quem exatamente foi mascarado e quem não foi.

Vantagens e desvantagens dos experimentos

Os ECRs são o "padrão-ouro" para estudos de intervenção (questões de Terapia), pois geram dados mais persuasivos sobre os efeitos de uma intervenção. Por meio da randomização para os grupos, os pesquisadores chegam o mais próximo possível de alcançar um contrafato "ideal".

O ponto mais forte dos experimentos está na segurança com que as relações causais podem ser inferidas. Por meio dos controles impostos pela intervenção, pela comparação e, especialmente, pela randomização, explicações alternativas podem ser descartadas. Por essa razão, a metanálise de ECRs, que integra evidências de vários estudos experimentais, é o ponto mais alto das hierarquias de dados para questões relativas às causas (Fig. 2.1 do Cap. 2).

Apesar de suas vantagens, os experimentos também têm limitações. Em primeiro lugar, muitas variáveis de interesse simplesmente não são passíveis de intervenção. Muitos traços humanos, como doenças ou hábitos de saúde, não podem ser aleatoriamente conferidos. É por isso que os ECRs não estão no topo da hierarquia para questões de Prognóstico (Tab. 9.2), que dizem respeito às consequências dos problemas de saúde. Por exemplo, os bebês com fibrose cística não poderiam ser distribuídos randomicamente para ver se essa doença causa ajuste psicossocial insatisfatório.

Em segundo lugar, muitas variáveis poderiam ser tecnicamente, mas não eticamente, experimentais. Por exemplo, considere-se que não foram conduzidos ECRs para estudar o efeito do cigarro sobre o câncer de pulmão. Um estudo desse tipo exigiria a atribuição aleatória de pessoas a um grupo de fumantes (pessoas forçadas a fumar) e a um grupo de não fumantes (pessoas proibidas de fumar). Portanto, embora os ECRs estejam tecnicamente no topo da hierarquia de evidências para questões de Etiologia/Dano (Tab. 9.2), muitas questões de etiologia não podem ser respondidas usando um delineamento experimental.

Às vezes, os ECRs não são plausíveis devido aos seus problemas práticos. Pode ser impossível, por exemplo, garantir a aprovação administrativa para randomizar as pessoas aos grupos. Em resumo, os modelos experimentais possuem algumas limitações que restringem seu uso por alguns problemas do mundo real; todavia, os ECRs têm uma superioridade explícita a outros modelos para testar hipóteses causais.

> **DICA DE ANÁLISE** Como descobrir se um estudo é experimental? Os pesquisadores costumam indicar na seção de métodos de seus relatórios se eles usaram um delineamento experimental ou randomizado (ECR). Se não houver esses termos, o leitor pode concluir que o estudo é experimental quando o propósito declarado consiste em *testar os efeitos de* uma intervenção E quando os participantes foram distribuídos em grupos randomicamente.

Quase experimentos

Os **quase experimentos** (chamados, na literatura médica, de *ensaios clínicos sem randomização*) também envolvem uma intervenção. No entanto, esses delineamentos não incluem a randomização, marca registrada do verdadeiro experimento. Em alguns quase experimentos, não há nem mesmo grupo-controle. As marcas registradas dos delineamentos quase experimentais são a implementação e o teste de uma intervenção sem randomização.

Delineamentos quase experimentais

O delineamento quase experimental usado com frequência é o pré-teste e pós-teste com **grupo-controle não equivalente**, que envolve comparar dois ou mais grupos de pessoas antes e depois de implementar uma intervenção. Por exemplo, suponha que desejamos estudar o efeito de uma intervenção de ioga na cadeira (I) para pessoas idosas (P) sobre a qualidade de vida (O). A intervenção está sendo oferecida para todas as pessoas em uma instituição de longa permanência e a randomização não é possível. Para propósitos comparativos, são coletados dados de resultados em um centro de convivência diferente que não está instituindo a intervenção (C). Os dados sobre qualidade de vida (QV) são coletados de ambos os grupos antes da intervenção e 10 semanas mais tarde.

Esse delineamento quase experimental é idêntico a um modelo experimental pré-teste e pós-teste, *exceto* pelo fato de que as pessoas não foram randomizadas em grupos. O delineamento quase experimental é menos potente, pois, sem a randomização, *não é possível pressupor que os grupos experimental e comparativo são equivalentes no começo*. No entanto, o modelo é potente porque os dados antes da intervenção permitem ver se os idosos nos dois centros de convivência tinham escores de QV similares, em média, antes da intervenção. Se os grupos são comparáveis na linha de base, então pode-se ter relativa segurança ao inferir que as diferenças pós-teste na QV eram resultado da intervenção de ioga. No entanto, se os escores de QV são diferentes inicialmente, as diferenças pós-intervenção são difíceis de interpretar. Observe-se que, em quase experimentos, a expressão **grupo de comparação** às vezes é usada em lugar de *grupo-controle* para descrever o grupo em relação ao qual são avaliados os resultados do grupo de tratamento.

Agora suponha que não tenha sido possível coletar os dados antes da intervenção. Esse modelo (*apenas pós-teste com grupo-controle não equivalente*) tem uma falha difícil de ser remediada. Não há mais informações sobre a equivalência inicial. Se a QV no grupo experimental é maior do que no grupo-controle no pós-teste, pode-se concluir que a intervenção *causou* a melhoria na QV? Na verdade, haveria outras explicações para as diferenças. Em particular, a QV nos dois centros pode ter diferido inicialmente. A característica dos quase experimentos potentes é o esforço para introduzir alguns controles, como mensurações antes da intervenção.

> **Exemplo de modelo com grupo-controle não equivalente**
>
> Hsu e colaboradores (2015) usaram um modelo pré-teste e pós-teste com grupo-controle não equivalente para testar o efeito de um programa de cuidado *online* para intensificar o comportamento de cuidado dos enfermeiros. Os enfermeiros de um hospital receberam a intervenção, enquanto os de outro hospital não receberam. Os dados sobre os comportamentos de cuidado dos enfermeiros foram coletados de ambos os grupos, antes e depois da intervenção.

Alguns quase experimentos não possuem randomização nem grupo de comparação. Considere-se que um hospital implementou times de respostas rápidas (TRR) nas suas unidades de cuidado agudo e queria aprender os efeitos sobre os resultados dos pacientes (p. ex., mortalidade). Para os propósitos desse exemplo, afirma-se que nenhum outro hospital seria uma boa comparação e, portanto, a única comparação possível é um contraste antes--depois. Se os TRR foram implementados em janeiro, então seria possível comparar a proporção de mortalidade, por exemplo, durante os três meses anteriores aos TRR e nos três meses subsequentes.

Esse *modelo pré-teste e pós-teste com um grupo* parece lógico, mas tem fraquezas. E se um dos períodos de três meses for atípico, independentemente dos TRR? E o efeito de outras mudanças instituídas durante o mesmo período? E os efeitos de fatores externos, como morbidade sazonal? O modelo em questão não oferece meios de controle desses fatores.

No entanto, o modelo poderia ser modificado de modo que algumas das explicações alternativas para as mudanças na mortalidade fossem eliminadas. Por exemplo, o **modelo de séries temporais** envolve a coleta de dados ao longo de um período de tempo estendido e a introdução do tratamento durante esse período. O presente estudo poderia ser projetado com quatro observações antes da introdução do TRR (p. ex., quatro trimestres de dados de mortalidade para o ano anterior) e quatro observações após (mortalidade para os próximos quatro trimestres). Mesmo que o modelo de séries temporais não elimine todos os problemas interpretativos, a perspectiva do tempo estendido fortalece a possibilidade de atribuir melhorias à intervenção.

> **Exemplo de modelo de séries temporais**
> Burston e colaboradores (2015) usaram um modelo de séries temporais para estudar o efeito de uma iniciativa de "cuidado transformador" em dois resultados de pacientes – quedas de pacientes hospitalizados e lesões por pressão adquiridas no hospital.

> Os pacientes que tiveram alta de unidades cirúrgicas em um hospital de cuidados agudos durante um período de 29 meses foram incluídos na amostra.

Vantagens e desvantagens dos quase experimentos

Uma potencialidade dos quase experimentos é sua praticidade. Com frequência, a pesquisa de enfermagem ocorre em ambientes naturais, onde fica difícil fornecer um tratamento inovador randomicamente a algumas pessoas e não a outras. Delineamentos quase experimentais potentes introduzem algum controle de pesquisa quando não se pode manter o rigor experimental total.

Outra questão é o fato de as pessoas nem sempre estarem dispostas a participar de randomizações. Os delineamentos quase experimentais, por não envolverem a atribuição randômica, tendem a ser mais aceitos por mais pessoas. Isso, por sua vez, tem implicações no potencial de generalização dos resultados – mas o problema é que os resultados são menos conclusivos.

A principal desvantagem dos quase experimentos é a impossibilidade de fazer inferências causais tão prontamente quanto nos ECRs. Explicações alternativas para os resultados são abundantes com os quase experimentos. Por exemplo, suponha que administramos uma dieta especial para um grupo de residentes em instituições de longa permanência, fragilizados, para avaliar seu impacto sobre o ganho de peso. Se for utilizado um grupo-controle não equivalente e, depois, for observado algum ganho de peso, as perguntas seriam: "É *plausível* que algum outro fator tenha causado o ganho?", "É *plausível* que as diferenças pré-tratamento entre o grupo de intervenção e o grupo comparativo resultassem no diferencial de ganho?" e "É *plausível* que tenha havido ganho de peso médio simplesmente porque o mais fragilizado morreu ou foi transferido para um hospital?". Se a resposta para alguma dessas *hipóteses rivais* for "sim", então as inferências sobre o efeito causal da intervenção ficarão enfraquecidas. Em quase experimentos, é comum haver pelo menos uma explicação concorrente plausível.

> **DICA DE ANÁLISE** Como saber se um estudo é quase experimental? Os pesquisadores nem sempre identificam os delineamentos como quase experimentais. Quando o estudo envolve o teste de uma intervenção e o relatório não menciona explicitamente uma atribuição randômica, provavelmente é seguro concluir que o delineamento se revela como quase experimental.

Estudos não experimentais

Muitas questões de pesquisa de sondagem de causas não podem ser tratadas com um ECR ou um quase experimento. Por exemplo, considere-se a seguinte questão de prognóstico: "Pesos ao nascimento inferiores a 1.500 g *causam* atrasos no desenvolvimento da criança?". É claro que não se pode manipular o peso ao nascimento, ou seja, a variável independente. Quando os pesquisadores não interferem por controle na variável independente, o estudo é **não experimental** ou, na literatura médica, *observacional*.

Há várias razões para fazer um estudo não experimental, incluindo situações em que a variável independente, inerentemente, não pode ser manipulada (questões de Prognóstico) ou em que seria antiético manipular a variável independente (algumas questões de Etiologia). Delineamentos experimentais também não são apropriados para questões de Descrição.

Tipos de estudos não experimentais/ observacionais

Quando os pesquisadores estudam o efeito de uma *causa* que eles não podem manipular, realizam **pesquisa correlacional** para examinar as relações entre as variáveis. **Correlação** é uma associação entre duas variáveis, ou seja, uma tendência de oscilação em uma das variáveis está relacionada com uma variação na outra (p. ex., o peso e a altura das pessoas). As correlações podem ser detectadas por análises estatísticas.

É arriscado inferir relações causais na pesquisa correlacional. Em ECRs, os investigadores predizem que a variação deliberada da variável independente resultará em uma mudança para a variável de resultado. Na pesquisa correlacional, os investigadores não controlam a variável independente, que, com frequência, já ocorreu. Um famoso ditado científico é relevante: *a correlação não prova uma relação de causa*. A mera existência de uma relação entre as variáveis não se mostra suficiente para a conclusão de que uma variável é causada pela outra, nem mesmo quando a relação é forte.

Os estudos correlacionais são mais fracos do que os ECRs para questões de investigação de causa, mas modelos diferentes oferecem graus variados de dados de sustentação. Quando a randomização não é possível, o modelo mais potente para questões de Prognóstico e de Etiologia é o modelo de coorte (Tab. 9.2). Os estudos observacionais com **modelo de coorte** (às vezes chamados de **modelo prospectivo**) começam com uma causa presumida e depois seguem em direção a um efeito presumido. Por exemplo, em estudos prospectivos sobre câncer de pulmão, os pesquisadores começam com uma coorte de adultos (P) que inclui fumantes (I) e não fumantes (C) e depois comparam a incidência subsequente de câncer de pulmão (O) nos dois grupos.

> **Exemplo de modelo de coorte (prospectivo)**
> Giurgescu e colaboradores (2015) estudaram a relação entre os níveis de sintomas depressivos em mulheres afro-americanas durante a gravidez e os resultados de nascimento subsequentes, como peso ao nascimento e incidência de parto pré-termo.

> **DICA** Os estudos experimentais são inerentemente prospectivos, pois o pesquisador institui a intervenção e, na sequência, examina seu efeito.

Em estudos correlacionais com um **modelo retrospectivo**, um efeito (resultado) observado no presente é ligado a uma causa potencial que ocorreu no passado. Por exemplo, na pesquisa retrospectiva sobre câncer de pulmão, os pesquisadores começam com algumas pessoas que têm câncer de pulmão e outras que não têm e, depois, buscam diferenças em comportamentos ou condições antecedentes, como hábito de fumar.

Esse estudo usa um **modelo de caso-controle** – ou seja, *casos* com certa condição, como câncer de pulmão, são comparados aos *controles* sem essa condição. Ao delinear um estudo de caso-controle, os pesquisadores tentam identificar controles o mais similar possível aos casos em termos de variáveis de confusão (p. ex., idade, sexo). Entretanto, a dificuldade está no fato de os dois grupos quase nunca serem comparáveis em relação a *todos* os fatores que influenciam o resultado.

Exemplo de modelo de caso-controle

Delmore e colaboradores (2015) conduziram um estudo sobre os fatores de risco associados com lesões por pressão no calcanhar em pacientes hospitalizados. Os pacientes com lesões por pressão adquiridas no hospital foram comparados com aqueles sem essas lesões em relação às características dos pacientes (p. ex., imobilidade, presença de doença vascular).

Os estudos prospectivos são mais onerosos – porém, mais potentes – do que os retrospectivos. O motivo está no fato de que, na pesquisa prospectiva, toda ambiguidade sobre a sequência temporal fica resolvida (i.e., sabe-se que fumar precede o câncer de pulmão). Além disso, as amostras são, mais provavelmente, representativas de fumantes e de não fumantes.

Uma segunda classe ampla de estudos não experimentais é a **pesquisa descritiva**. O propósito dos estudos descritivos consiste em observar, descrever e documentar aspectos de uma situação. Por exemplo, um investigador pode querer descobrir a porcentagem de adolescentes que fumam – i. e., a *prevalência* de certos comportamentos. Às vezes, o modelo do estudo é *correlacional descritivo*. Dessa forma, os pesquisadores buscam descrever relações entre variáveis, sem inferir conexões causais. Pode ser que eles estejam interessados, por exemplo, em descrever as relações entre a fadiga e o sofrimento psicológico em pacientes com vírus da imunodeficiência humana (HIV, do inglês *human immunodeficiency virus*). Nessas situações, um modelo não experimental descritivo é apropriado.

Exemplo de estudo correlacional descritivo

Cullum e colaboradores (2016) conduziram um estudo correlacional descritivo de adolescentes com diabetes tipo 2 para examinar as relações entre os sintomas de depressão, suporte social percebido e meses desde o diagnóstico.

☞ **DICA** Para questões de Descrição, o delineamento mais potente é o estudo não experimental que conta com amostragem randômica dos participantes. A amostra randômica é discutida no Capítulo 10.

Vantagens e desvantagens da pesquisa não experimental

A principal desvantagem dos estudos não experimentais é que eles não produzem evidência persuasiva para inferências causais. Isso não é um problema quando o objetivo é descrição, mas estudos correlacionais com frequência são realizados para descobrir causas. Além disso, os estudos correlacionais são suscetíveis à interpretação errônea porque os grupos comparados formaram-se por meio de **autosseleção**. Em um estudo correlacional, o pesquisador não pode pressupor que os grupos comparados eram similares antes da ocorrência da variável independente.

Como exemplo desses problemas de interpretação, tomemos um estudo sobre as diferenças na depressão (O) de pacientes com câncer (P) que têm ou não têm suporte social adequado (I e C). Considere-se a descoberta de uma correlação – ou seja, descobriu-se que os pacientes sem suporte social estavam mais deprimidos do que aqueles com suporte social. Seria possível interpretar que o estado emocional dos pacientes é influenciado pela adequação do seu suporte social, como apresentado em forma de diagrama na Figura 9.1A. Existem, no entanto, interpretações alternativas. Talvez uma terceira variável influencie *ambos* – suporte social e depressão; por exemplo, se os pacientes forem casados. Ter um cônjuge pode afetar a depressão dos pacientes *e* a qualidade do suporte social (Fig. 9.1B). Uma terceira possibilidade é a causalidade inversa (Fig. 9.1C). Pacientes com câncer e depressão

```
            X                                    Y
A    [ Suporte social ]  ──────────▶  [ Depressão ]


                                       ┌──▶  [ Depressão ]
B    [ Configuração familiar ] ────────┤
                                       └──▶  [ Suporte social ]


C    [ Depressão ]  ──────────▶  [ Suporte social ]
```

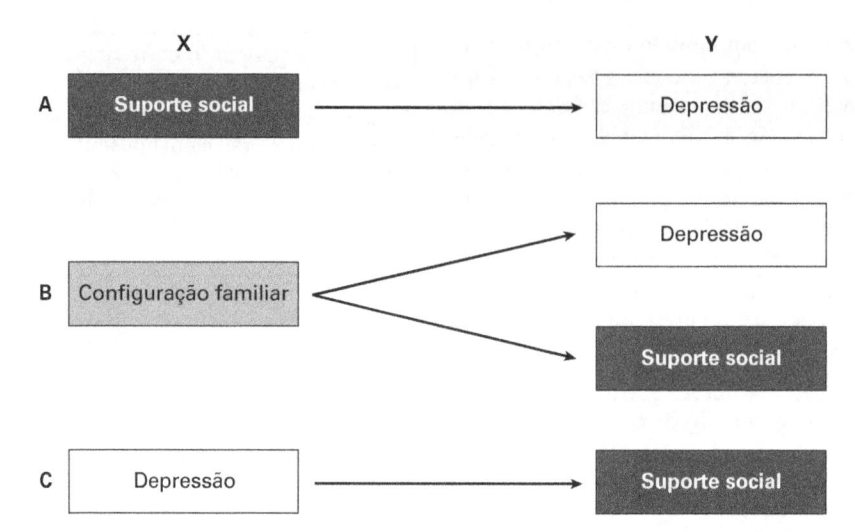

FIGURA 9.1 Explicações alternativas para a correlação entre a depressão e o suporte social entre portadores de câncer.

podem achar mais difícil evocar suporte social do que os pacientes que são mais alegres. Nessa interpretação, a depressão da pessoa determina a quantidade de suporte social recebido, não o contrário. A questão é que os resultados correlacionais devem ser interpretados com cautela.

> **DICA** O leitor tem de estar preparado para pensar criticamente quando o pesquisador afirma que estudou os "efeitos" de uma variável sobre outra em um estudo não experimental. Se o título do relatório fosse, por exemplo, "Os efeitos dos transtornos alimentares sobre a depressão", então o estudo seria não experimental (i.e., os participantes não foram distribuídos randomicamente no grupo com transtorno alimentar). Nessa situação, o leitor pode perguntar-se: "O transtorno alimentar teve efeito sobre a depressão ou a depressão teve efeito sobre os padrões alimentares?" ou "Será que uma terceira variável (p. ex., abuso infantil) teve efeito sobre as duas primeiras?".

Todavia, estudos não experimentais desempenham um papel importante na enfermagem porque muitos problemas interessantes não se prestam à intervenção. Um exemplo é se fumar causa câncer de pulmão. Apesar da ausência de ECRs com humanos, poucas pessoas duvidam da existência dessa conexão causal. Há indícios consideráveis de uma relação entre fumar e ter câncer de pulmão e, em estudos prospectivos, indicativos de que fumar precede o câncer de pulmão. Em inúmeras replicações, pesquisadores têm sido capazes de controlar – e, assim, eliminar – outras possíveis "causas" do câncer de pulmão.

A pesquisa correlacional pode oferecer um meio eficiente de coletar grande quantidade de dados sobre um problema. É possível, por exemplo, coletar informações sobre problemas de saúde e hábitos alimentares. Os pesquisadores podem examinar quais problemas estão correlacionados a padrões alimentares específicos. Com esse procedimento, muitas relações podem ser descobertas em pouco tempo. Já o pesquisador experimental observa apenas poucas variáveis de uma única vez. Por exemplo, um ECR pode manipular o colesterol, enquanto outro manipula a proteína. Com frequência, é necessário um trabalho não experimental antes de tentar justificar as intervenções.

DIMENSÃO TEMPORAL NO DELINEAMENTO DE PESQUISA

Os delineamentos de pesquisa incorporam decisões sobre quando e com que frequência os dados serão coletados, e os estudos podem ser categorizados em relação à maneira como lidam com o tempo. A principal distinção é feita entre modelos transversais e longitudinais.

Delineamentos de pesquisa transversais

Em **delineamentos de pesquisa transversais**, os dados são coletados em um único momento. O pesquisador pode estudar, por exemplo, se os sintomas psicológicos em mulheres na menopausa estão correlacionados no tempo com os sintomas fisiológicos. Os estudos retrospectivos costumam ser transversais. Os dados sobre as variáveis independente e de resultado são coletados ao mesmo tempo (p. ex., o estado do câncer de pulmão dos participantes e seus hábitos em relação ao cigarro), mas a variável independente, em geral, trata de eventos ou comportamentos ocorridos no passado.

Os delineamentos transversais podem ser usados para estudar fenômenos relacionados com o tempo, mas são menos persuasivos do que os modelos longitudinais. Considere-se um estudo sobre mudanças nas atividades de promoção de saúde de crianças com 8 a 10 anos de idade. Um modo de fazer essa investigação seria entrevistar as crianças aos 8 anos de idade e, 2 anos depois, aos 10 – esse é um delineamento longitudinal. Ou, então, pode-se questionar dois grupos de crianças, com 8 e 10 anos de idade, em um momento específico e depois comparar as respostas – esse é um delineamento transversal. Se o grupo de 10 anos estivesse mais engajado em atividades de promoção de saúde do que o de 8 anos, seria possível inferir que as crianças fizeram escolhas mais saudáveis à medida que cresceram. Para fazer essa inferência, pressupõe-se que as crianças mais velhas, se tivessem sido entrevistadas 2 anos antes, teriam dado respostas iguais às mais novas ou, inversamente, que as de 8 anos de idade relatariam as mesmas atividades de promoção de saúde se fossem questionadas de novo 2 anos depois.

Os delineamentos transversais são econômicos, mas apresentam problemas para inferir mudanças ao longo do tempo. O nível de alteração social e tecnológica que caracteriza a sociedade torna questionável a suposição de que diferenças de comportamento ou características em grupos com idades distintas são resultado da passagem do tempo e não de disparidades de coorte.

> **Exemplo de estudo transversal**
> Brito e colaboradores (2015) estudaram a relação entre incapacidade funcional e fatores demográficos – incluindo idade – nos idosos. Três grupos de idade foram comparados – indivíduos com 60 a 69 anos, 70 a 79 anos e 80 anos ou mais.

Delineamentos de pesquisa longitudinais

Delineamentos de pesquisa longitudinais envolvem a coleta de dados várias vezes durante um período estendido. Esses modelos de pesquisa são úteis para estudar mudanças ao longo do tempo e para estabelecer a sequência dos fenômenos, o que constitui um critério para inferir causalidade.

Na pesquisa em enfermagem, os estudos longitudinais são, com frequência, *estudos de acompanhamento* de uma população clínica, realizados para avaliar o estado subsequente de pessoas com uma condição específica ou que receberam uma intervenção. Por exemplo, pacientes que receberam uma intervenção para parar de fumar poderiam ser acompanhados para avaliar a eficácia da intervenção em longo prazo. Como um exemplo não experimental, amostras de bebês prematuros poderiam ser acompanhadas para avaliar o desenvolvimento motor subsequente.

> **Exemplo de estudo de acompanhamento**
> Pien e copesquisadores (2015) examinaram a qualidade de vida de 96 indivíduos suicidas, que foram acompanhados por 3 meses após uma tentativa de suicídio.

Em estudos longitudinais, os pesquisadores têm de decidir o número de pontos de coleta de dados e os intervalos de tempo entre as coletas. Quando a mudança é rápida, podem ser necessários vários pontos de coleta de dados em intervalos relativamente curtos para compreender as transições. Por convenção, no entanto, o termo *longitudinal* implica vários pontos de coleta de dados durante um período prolongado.

Um desafio dos estudos longitudinais é a perda de participantes (**redução**) ao longo do tempo. A redução é problemática porque, em geral, quem abandona o estudo difere em aspectos importantes daqueles que continuam a participar, resultando em vieses potenciais e problemas com generalização.

> **DICA** Nem todos os estudos longitudinais são prospectivos, pois, às vezes, a variável independente ocorreu ainda antes da leva inicial de coleta de dados. E nem todos os estudos prospectivos são longitudinais no sentido clássico. Por exemplo, um estudo experimental que coleta dados 1, 2 e 4 horas após uma intervenção seria prospectivo, e não longitudinal (i.e., os dados não são coletados no decorrer de um período longo).

TÉCNICAS DE CONTROLE DA PESQUISA

Um objetivo importante do projeto de pesquisa em estudos quantitativos consiste em maximizar o controle do pesquisador sobre variáveis de confusão. Duas categorias amplas de variáveis de confusão precisam ser controladas – as intrínsecas aos participantes do estudo e as que são fatores situacionais.

Controle do contexto do estudo

Fatores externos, como o contexto de pesquisa, podem afetar os resultados. Na pesquisa quantitativa bem-controlada, são tomadas medidas para alcançar *constância de condições*, de modo que os pesquisadores possam ficar seguros de que os resultados refletem o efeito da variável independente e não o contexto do estudo.

Os pesquisadores não conseguem controlar totalmente os contextos do estudo, mas existem muitas oportunidades. Por exemplo, o estudo cego é uma maneira de controlar os vieses. Ao não revelar a distribuição dos grupos para os responsáveis pela coleta de dados e outros, os pesquisadores minimizam o risco de outras pessoas envolvidas no estudo influenciarem os resultados.

A maioria dos estudos quantitativos também padroniza a comunicação com os participantes. Roteiros formais são, com frequência, preparados para informar os participantes sobre o propósito e os métodos do estudo. Em estudos com intervenção, os pesquisadores desenvolvem protocolos de intervenção formais. Pesquisadores cuidadosos prestam atenção à *fidelidade na intervenção* – ou seja, eles monitorizam se uma intervenção foi fielmente administrada de acordo com o plano e se o tratamento pretendido foi realmente recebido.

> **Exemplo de cuidado com a fidelidade na intervenção**
> McCarthy e colaboradores (2015) descreveram seus esforços para monitorar a fidelidade na intervenção implementando uma intervenção de aconselhamento de exercício que utilizou entrevista motivacional. Por exemplo, os pesquisadores examinaram se a entrevista motivacional foi fielmente utilizada pelos conselheiros.

Controle dos fatores dos participantes

Os resultados que interessam aos pesquisadores em enfermagem são afetados por dezenas de atributos, e a maioria é irrelevante para a questão de pesquisa. Suponha-se, por exemplo, uma investigação sobre os efeitos de um programa de condicionamento físico sobre o funcionamento físico de residentes de uma casa de repouso. Nesse estudo, variáveis como idade, sexo e história de tabagismo dos participantes seriam variáveis de confusão; todas podem estar relacionadas com a variável do resultado (funcionamento físico), seja qual for o programa. Em outras palavras, os efeitos dessas variáveis sobre o resultado são estranhos ao estudo. Nesta seção, são revisadas estratégias que os pesquisadores podem usar para controlar as variáveis de confusão.

Randomização

A randomização é a maneira mais eficaz de controlar as características dos participantes. Uma vantagem crucial da randomização, em comparação com outras estratégias de controle, é que ela controla *todas* as possíveis fontes de variação estranha, sem nenhuma decisão consciente sobre quais variáveis devem ser controladas. No exemplo da intervenção do condicionamento físico, a distribuição randômica dos idosos nos grupos de intervenção ou controle gera grupos presumivelmente comparáveis em termos de idade, sexo, história de tabagismo e dezenas de outras características que podem afetar o resultado. A randomização para diferentes prescrições de tratamento em um delineamento cruzado é especialmente potente: os participantes servem como seus próprios controles, coordenando, assim, todas as características que podem causar confusão.

Homogeneidade

Quando a randomização não é possível, podem ser usados outros métodos de controle de características estranhas. Uma alternativa é a **homogeneidade**, em que apenas pessoas similares em relação às variáveis de confusão são incluídas no estudo. No exemplo do condicionamento físico, se o sexo for uma variável de confusão, então serão recrutados apenas homens (ou mulheres) como participantes. Se a idade for considerada um fator de confusão, a participação pode ser limitada a uma amplitude de idade específica. Usar uma amostra homogênea é simples, mas um dos seus problemas consiste na limitação do potencial de generalização.

Exemplo de controle por meio da homogeneidade

Bowles e colaboradores (2014) usaram um delineamento quase experimental para examinar o efeito de um suporte de decisão de planejamento de alta a tempo da readmissão entre pacientes adultos mais velhos, hospitalizados. Muitas variáveis foram controladas por homogeneidade, incluindo idade (todos tinham 55 anos ou mais), condição (nenhum estava fazendo diálise) e admissão (nenhum foi admitido a partir de uma instituição).

Combinação

Um terceiro método de controle de variáveis de confusão é a **combinação**, que envolve formar grupos comparáveis de forma consciente. Suponha-se que a pesquisa teve início com uma amostra de residentes de uma casa de repouso que concordaram em participar de um programa de condicionamento físico. Um grupo de comparação, formado por residentes não participantes, poderia ser criado por combinação de participantes, com base em importantes variáveis de confusão (p. ex., idade e sexo). Esse procedimento resulta em grupos que, sabidamente, são similares quanto às variáveis específicas de confusão. A combinação é muitas vezes usada para formar grupos comparáveis em modelos de caso-controle.

No entanto, a combinação tem algumas desvantagens. Para fazer uma combinação eficaz, os pesquisadores têm de saber quais fatores relevantes podem causar confusão. Além disso, depois de duas ou três variáveis, fica difícil combinar. Considere-se a intenção de controlar o tempo de permanência na casa de repouso, a idade e o sexo dos participantes. Nessa situação, se o participante do programa for uma mulher com 80 anos de idade e 5 anos de permanência na casa de repouso, será preciso encontrar outra mulher com essas mesmas características para servir de contraparte no grupo de comparação. Com mais de três variáveis, a combinação talvez seja impossível. Por isso, a combinação é usada como método de controle principalmente quando procedimentos mais potentes são inviáveis.

Exemplo de controle por combinação

Stavrinos e colaboradores (2015) compararam adolescentes com e sem transtorno do déficit de atenção com hiperatividade (TDAH) em relação à distração enquanto dirigem, testados em um simulador enquanto falavam ao telefone celular ou enviavam uma mensagem. Os grupos com TDAH e sem TDAH foram combinados por sexo, etnia e meses de experiência na direção.

Controle estatístico

Os pesquisadores também conseguem controlar as variáveis de confusão por meio estatístico. Os métodos de controle estatístico são complexos e, portanto, não será feita uma descrição detalhada dos mecanismos estatísticos de controle, como a *análise da covariância*. Entretanto, é preciso reconhecer que os enfermeiros pesquisadores estão usando cada vez mais potentes técnicas estatísticas para controlar variáveis de confusão. No Capítulo 14, é apresentada uma breve descrição dos métodos estatísticos de controle.

Avaliação dos métodos de controle

A distribuição randômica é a abordagem mais eficaz para controlar as variáveis de confusão, pois tende a controlar a variação individual gerada por todos os possíveis fatores de confusão. Os modelos de pesquisa cruzados são especialmente potentes, mas não podem ser usados em muitas situações devido à possibilidade de acumulação de efeitos. As alternativas descritas aqui compartilham duas desvantagens. Em primeiro lugar, os pesquisadores têm de decidir com antecedência quais variáveis serão controladas. Para selecionar amostras homogêneas, fazer combinações ou usar controle estatístico, devem identificar as variáveis que serão controladas. Em segundo lugar, esses métodos controlam apenas características especificadas, deixando outras sem controle.

Embora a randomização seja uma excelente ferramenta, nem sempre é plausível. É melhor usar a combinação ou controle estatístico do que ignorar o problema das variáveis de confusão.

CARACTERÍSTICAS DE UM BOM DELINEAMENTO DE PESQUISA

Uma questão crucial na crítica de um estudo quantitativo é se o delineamento de pesquisa produziu dados científicos válidos. Quatro questões-chave quanto ao delineamento de pesquisa, principalmente em estudos de sondagem de causas, são:

1. Qual é a força dos indícios de que realmente existe uma relação entre as variáveis?
2. Se existe uma relação, qual é a força dos indícios de que a variável independente (p. ex., uma intervenção), em vez de outros fatores, *causaram* o resultado?
3. Qual é a força dos indícios de que as relações observadas podem ser generalizadas para outras pessoas, locais e períodos de tempo?
4. Quais são os construtos teóricos subjacentes às variáveis do estudo? Esses construtos foram adequadamente selecionados?

Essas questões correspondem, respectivamente, a quatro aspectos da **validade** do estudo: (1) validade da conclusão estatística, (2) validade interna, (3) validade externa e (4) validade do construto (Shadish e colaboradores, 2002).

Validade da conclusão estatística

Como observado anteriormente, um critério para estabelecer causalidade é uma relação demonstrada entre a variável independente e a variável dependente. Testes estatísticos são usados para sustentar inferências sobre a existência ou não de uma relação. Aqui, observam-se algumas ameaças que podem afetar a **validade da conclusão estatística** do estudo.

A **potência estatística** – ou seja, a capacidade de detectar relações verdadeiras – afeta a validade da conclusão estatística. A maneira mais direta de alcançar potência estatística é utilizar uma amostra suficientemente grande. Com amostras pequenas, a análise pode não apresentar que a variável independente e o resultado estão relacionados – *inclusive quando realmente estão*. A potência e o tamanho da amostra são discutidos no Capítulo 10.

Os pesquisadores também podem aumentar a potência intensificando as diferenças relacionadas com as variáveis independentes (i.e., devem tornar a *causa* potente) para maximizar as diferenças relacionadas com o resultado (o efeito). Se os grupos ou os tratamentos não forem muito diferentes, a análise estatística poderá não ser suficientemente sensível para detectar efeitos que realmente existem. A fidelidade na intervenção pode incrementar a potência da intervenção.

Portanto, ao criticar um estudo em que os resultados para os grupos comparados não eram significativamente diferentes, pode-se concluir que a validade da conclusão estatística do estudo era baixa. O relatório pode dar pistas sobre essa possibilidade (p. ex., uma amostra pequena demais ou uma redução substancial), que deve ser levada em consideração ao interpretar o significado dos resultados.

Validade interna

Validade interna é a amplitude até onde pode ser inferido se a variável independente está causando o resultado. Os ECRs costumam ter validade interna alta porque a randomização permite que os pesquisadores eliminem explicações concorrentes para diferenças dos grupos. Com estudos quase experimentais e correlacionais, existem explicações concorrentes para o que está causando o resultado, que às vezes são chamadas de **ameaças à validade interna**. As hierarquias de evidências classificam os delineamentos de estudo em relação à validade interna.

Ameaças à validade interna

Ambiguidade temporal
Em uma relação causal, a causa precede o efeito. Nos ECRs, os pesquisadores criam a variável independente e, depois, observam o resultado. Por isso, estabelecer uma sequência temporal nunca é um problema. Em estudos correlacionais, no entanto, especialmente naqueles que usam o modelo transversal, às vezes não fica claro se a variável independente precedeu a variável dependente, ou vice-versa, conforme ilustrado na Figura 9.1.

Seleção
A **ameaça da seleção** (**autosseleção**) reflete vieses provenientes de diferenças preexistentes entre os grupos. Quando as pessoas não são distribuídas randomicamente nos grupos, os grupos que estão sendo comparados podem não ser equivalentes; as diferenças no resultado entre os grupos podem ser causadas por fatores alheios e não pela variável independente. O viés da seleção é a ameaça mais perigosa para a validade interna de estudos que não usam o modelo experimental, ainda que possa ser parcialmente tratado pelo uso das estratégias de controle descritas na seção anterior.

História
A **ameaça da história** é a ocorrência de eventos que concorrem com a variável independente, podendo afetar o resultado. Por exemplo, considere-se um estudo sobre a eficácia de um programa em um centro de convivência para encorajar idosos a tomar a vacina contra gripe. Agora, suponha-se que uma história sobre epidemia de gripe foi exibida na mídia nacional aproximadamente na mesma época. A variável de resultado – ou seja, o número de vacinas administradas – é agora influenciada por pelo menos duas forças, e será difícil separar os dois efeitos. Em ECRs, a história não é geralmente uma ameaça, pois eventos externos podem afetar tanto o grupo randomizado como o outro grupo. Os modelos que correm maior risco de ameaça da história são os do tipo pré-teste e pós-teste com um grupo e os de séries temporais.

Maturação
A **ameaça da maturação** surge de processos que ocorrem como resultado do passar do tempo (p. ex., crescimento, fadiga), e não da variável independente. Por exemplo, se quisermos estudar o efeito de uma intervenção sobre crianças com atraso no desenvolvimento, o delineamento teria que considerar o fato de que poderia ocorrer algum progresso sem uma intervenção. *Maturação* não se refere apenas a alterações no desenvolvimento, mas a qualquer mudança ocorrida em função do tempo. Fenômenos como cicatrização de ferida ou recuperação pós-operatória ocorrem com pouca intervenção e, portanto, a maturação pode ser uma explicação concorrente para resultados pós-tratamento favoráveis se o modelo não inclui um grupo de comparação. Os modelos pré-teste e pós-teste com um grupo são especialmente vulneráveis à ameaça da maturação.

Redução/perda
A **redução** é uma ameaça que surge da diminuição dos grupos comparados. Se tipos distintos de pessoas permanecem no estudo em um grupo *versus* o outro, então essas diferenças – e não a variável independente – poderiam ser as responsáveis pelos diferentes resultados dos grupos. Os pacientes mais gravemente doentes

podem desistir de uma condição experimental porque esta é muito exigente, por exemplo. O viés de desistência é essencialmente um viés de seleção que ocorre depois que o estudo se revela: grupos inicialmente equivalentes podem perder a capacidade de comparação devido à desistência, e a composição de grupo diferencial, em vez da variável independente, poderia ser a "causa" de quaisquer diferenças de grupo sobre os resultados.

> **DICA** Se a redução for randômica (i.e., aqueles que abandonam o estudo são similares aos que permanecem nele), então não haverá vieses. Contudo, raramente a redução é randômica. Em geral, quanto maior for a proporção da redução, maior será o risco de viés. Os vieses costumam ser motivo de preocupação quando sua proporção excede 10 a 15%.

Validade interna e delineamento de pesquisa

Os estudos quase experimentais e correlacionais são especialmente suscetíveis a ameaças à validade interna. Essas ameaças concorrem com a variável independente como uma causa do resultado. *O objetivo de um bom delineamento de pesquisa quantitativa é eliminar essas explicações rivais*. Os mecanismos de controle previamente descritos são estratégias para melhorar a validade interna e, assim, fortalecer a qualidade das evidências geradas pelos estudos.

O modelo experimental elimina explicações rivais com frequência, mas não sempre. A mortalidade no modelo experimental é uma ameaça particularmente evidente. Como os pesquisadores fazem coisas diferentes com os grupos, os participantes podem abandonar o estudo por diferentes razões. Em especial, é provável que isso aconteça quando a intervenção se mostra estressante ou demorada ou se a condição de controle é tediosa ou decepcionante. Os participantes que permanecem em um estudo podem diferir daqueles que saem, anulando a equivalência inicial dos grupos.

O leitor precisa ficar atento a possíveis explicações antagonistas para os resultados do estudo, em especial em estudos de ensaios clínicos não randomizados. Quando os pesquisadores não têm controle sobre variáveis centrais de confusão, é apropriado ter mais cautela ao tirar conclusões sobre os dados gerados.

Validade externa

A **validade externa** diz respeito às inferências sobre a veracidade das relações encontradas para os participantes do estudo para diferentes pessoas e ambientes. A validade externa é crucial para a prática baseada em evidências (PBE) porque é importante generalizar os dados científicos obtidos em ambientes de pesquisa controlados, aplicando-os a contextos da prática do mundo real.

As questões de validade externa podem ter várias formas diferentes. Às vezes, é importante saber, por exemplo, se as relações observadas na amostra de um estudo podem ser generalizadas para uma população mais ampla – por exemplo, se os resultados sobre taxas de depressão pós-parto em Boston podem ser generalizados para mães do nordeste dos Estados Unidos. Portanto, um aspecto da validade externa do estudo está relacionado com a amostragem. Se a amostra for representativa da população, a generalização dos resultados para a população é mais segura (Cap. 10).

Outras questões da validade externa incluem a generalização para tipos diferentes de pessoas, ambientes ou situações. Por exemplo, descobertas sobre um tratamento de redução da dor feitas na Noruega podem ser generalizadas para pessoas nos Estados Unidos? Muitas vezes, são necessários novos estudos para responder às questões de generalização. Um conceito importante aqui é a *replicação*. Estudos em vários locais são potentes porque a generalização dos resultados pode ser intensificada se os resultados forem replicados em locais diversos – em particular, quando os locais diferem em dimensões importantes (p. ex., tamanho). Em estudos com uma amostra diversificada de participantes, os pesquisadores podem avaliar se os resultados da pesquisa são replicados para vários subgrupos – por exemplo, se uma intervenção beneficia homens *e* mulheres. Revisões sistemáticas representam uma ajuda crucial para a validade externa, precisamente porque exploram a consistência nos resultados com base em replicações ao longo do tempo e do espaço, envolvendo várias pessoas e ambientes.

Pode haver conflito entre as demandas de validade interna e externa. Se o pesquisador exerce um controle rígido a fim de maximizar a validade interna, o ambiente pode tornar-se artificial demais para que os resultados possam ser generalizados para ambientes mais naturais. Compromissos, muitas vezes, são necessários.

Validade do construto

Pesquisa envolve construtos. Os pesquisadores realizam um estudo com exemplares específicos de tratamentos, resultados, ambientes e pessoas, porém todos eles servem como construtos amplos. A **validade do construto** envolve inferências que partem dos construtos específicos do estudo para chegar aos construtos de ordem mais elevada supostamente representados. Quando os estudos contêm erros nos construtos, os dados podem induzir a erros. Um dos aspectos da validade do construto envolve descobrir até que ponto a intervenção é uma boa representação do construto que, teoricamente, teria potencial para causar resultados benéficos. A falta de mascaramento pode ser uma ameaça à validade do construto: é uma intervenção, ou *percepção* da intervenção, que resultou em benefícios? Outro aspecto é se as medidas das variáveis de pesquisa são boas operacionalizações de construtos. Esse aspecto de validade do construto é discutido no Capítulo 10.

CRÍTICA DE DELINEAMENTOS DE PESQUISA QUANTITATIVOS

Uma questão de avaliação principal é se o delineamento de pesquisa permitiu que os pesquisadores obtivessem boas respostas à questão de pesquisa. Essa questão tem tanto facetas substantivas quanto metodológicas.

Em termos substantivos, a questão é a seguinte: "O modelo é adequado para os objetivos da pesquisa?". Para propósitos descritivos ou exploratórios, o modelo experimental não é apropriado. Se o pesquisador quiser compreender toda a natureza de um fenômeno pouco conhecido, um modelo estruturado, que confere pouca flexibilidade, pode bloquear a compreensão (os modelos flexíveis são discutidos no Cap. 11). O controle da pesquisa já foi mencionado como uma estratégia de redução de vieses, mas o excesso de controle pode introduzir vieses – por exemplo, quando o pesquisador controla muito rigidamente como o fenômeno estudado pode manifestar-se e, portanto, obscurece sua verdadeira natureza.

Em termos metodológicos, a principal questão relacionada ao modelo em estudos quantitativos é se o delineamento de pesquisa fornece os dados científicos mais válidos e interpretáveis e sem vieses possíveis. De fato, com frequência, não há qualquer outro aspecto de um estudo quantitativo que afete a qualidade dos dados tanto quanto o delineamento de pesquisa. O Quadro 9.1 fornece questões para ajudar o leitor a avaliar os delineamentos de pesquisa.

Quadro 9.1 Orientações para a crítica de delineamento de pesquisa de estudo quantitativo

1. O delineamento foi experimental, quase experimental ou não experimental? Qual modelo específico foi usado? O estudo era de sondagem de causas? Considerando o tipo de questão (Terapia, Prognóstico, etc.), o delineamento usado foi o mais rigoroso possível?
2. Qual tipo de comparação foi solicitado no delineamento de pesquisa? A estratégia de comparação foi efetiva em esclarecer as relações-chave?
3. Se o estudo envolveu uma intervenção, as condições de intervenção e de controle foram descritas de forma adequada? Foi um estudo cego? Em caso afirmativo, para quem foi o mascaramento? Em caso negativo, há uma justificativa satisfatória para a falha do mascaramento?
4. No caso de estudos não experimentais, por que o pesquisador optou por não intervir? No caso de estudo de sondagem de causas, quais critérios para inferir a causalidade foram potencialmente comprometidos? Foi usado um modelo retrospectivo ou prospectivo? Essa escolha foi apropriada?
5. O estudo era longitudinal ou transversal? A quantidade de locais e os horários de coleta de dados foram apropriados?
6. O que o pesquisador fez para controlar as características que podem causar confusão? Os procedimentos foram efetivos? Quais são as ameaças à validade interna do estudo? O modelo permitiu ao pesquisador fazer inferências causais sobre a relação entre a variável independente e o resultado?
7. Quais são as principais limitações do modelo usado? Essas limitações foram reconhecidas pelo pesquisador? Elas foram consideradas na interpretação dos resultados? O que se pode dizer sobre a validade externa do estudo?

EXEMPLOS DE PESQUISA COM ATIVIDADES DE PENSAMENTO CRÍTICO

Esta seção apresenta exemplos de estudos com diferentes delineamentos de pesquisa. Leia estes resumos e, depois, responda às questões de pensamento crítico, consultando a versão integral do relatório, se necessário. As questões de pensamento crítico para o Exemplo 3 são baseadas no estudo que aparece na sua totalidade no Apêndice A deste livro.

EXEMPLO 1: ENSAIO CRUZADO CONTROLADO RANDOMIZADO

Estudo: *Hydrocortisone cream to reduce perineal pain after vaginal birth: A randomized controlled trial* (Pomada de hidrocortisona para reduzir a dor no períneo após parto vaginal: ensaio controlado randomizado) (Manfre e colaboradores, 2015)

Declaração de propósito: O objetivo do estudo foi avaliar se o uso de pomada de hidrocortisona pode diminuir a dor no períneo no período pós-parto imediato.

Delineamento e condições de tratamento: Os pesquisadores usaram um modelo de pesquisa cruzado randomizado no qual os participantes receberam três métodos diferentes para tratamento de dor em três tratamentos sequenciais após o parto: dois com cremes tópicos (corticosteroide e placebo) e um tratamento de controle (sem aplicação de creme). O creme do placebo foi um similar ao creme composto por álcool etílico.

Método: Uma amostra de 29 mães que realizaram parto vaginal foi distribuída de forma randômica para diferentes prescrições das três condições. O tamanho da amostra foi baseado em uma análise realizada para assegurar potência estatística adequada. Em primeiro lugar, as mães tinham que classificar a dor no período de 2 horas de admissão na unidade pós-parto. Após a classificação, o pesquisador aplicou o primeiro tratamento randomicamente selecionado para a colocação de uma compressa com hamamélis sobre o períneo. As participantes classificaram a dor novamente 30 a 60 minutos depois. Após a aplicação inicial, o processo foi repetido a cada 6 horas para o segundo e o terceiro tratamentos perineais randomicamente distribuídos. A variável dependente foi a mudança nos níveis de dor perineal antes e 30 a 60 minutos depois da aplicação do tratamento. Tanto as participantes quanto os investigadores não ficaram sabendo o tipo de creme – um farmacêutico preparou os tratamentos do estudo e colocou-os em tubos estéreis. Ao todo, 29 participantes foram incluídas no estudo, com 27 completando os três tratamentos durante um período de 12 horas.

Resultados: Foi encontrada redução significativa na dor após a aplicação de ambos os cremes tópicos. A aplicação de creme de hidrocortisona ou de creme com placebo forneceu alívio significativamente maior da dor do que a não aplicação de creme. O declínio médio na dor foi similar nos dois grupos com aplicação de creme, 6,7 pontos para o creme com placebo e 4,8 com o creme com hidrocortisona.

Exercícios para desenvolver o pensamento crítico

1. Responda às questões relevantes do Quadro 9.1 em relação a esse estudo.
2. Considere também as seguintes questões:
    a. Um modelo de três grupos (i.e., três grupos diferentes de mães) foi usado nesse estudo?
    b. Por que os dois cremes foram comparativamente efetivos na redução da dor?
3. Se os resultados do estudo forem válidos, quais são os possíveis usos dos achados na prática clínica?

EXEMPLO 2: DELINEAMENTO QUASE EXPERIMENTAL

Estudo: *A study to promote breast feeding in the Helsinki Metropolitan area in Finland* (Estudo para promover a amamentação na área metropolitana de Helsinki na Finlândia) (Hannula e colaboradores, 2014)

Declaração de propósito: O objetivo do estudo foi testar o efeito de fornecer suporte intensificado, para amamentação durante o período perinatal, sobre o comportamento das mulheres que amamentam, na Finlândia.

Grupos de tratamento: Foi fornecido às mulheres no grupo de intervenção um serviço livre, não comercial, baseado na internet, que fornecia suporte intensificado para maternidade, cuidado infantil e amamentação a partir da 20ª semana de gestação até que a criança completasse 1 ano de idade. As mães foram acompanhadas por uma equipe especializada em treinamento que também forneceu suporte individualizado. As mulheres no grupo de comparação receberam cuidado comum de profissionais da obstetrícia e da enfermagem.

Método: O estudo foi conduzido em três maternidades públicas em Helsinki. Como a randomização não foi possível, dois dos hospitais implementaram o serviço de suporte intensificado e o terceiro hospital serviu como controle. As mulheres que tinham entre 18 e 21 semanas de gestação eram recrutadas no grupo de intervenção se estivessem grávidas de apenas um bebê. Ao todo, 705 mulheres participaram do estudo, 431 no grupo de intervenção e 274 no grupo de comparação. As participantes do estudo responderam questionários quando tiveram alta hospitalar ou logo depois. O resultado primário do estudo foi se a mãe amamentava ou não exclusivamente no hospital. Os resultados secundários incluíram a confiança das mães na amamentação, as atitudes na amamentação e como elas lidavam com a amamentação.

Resultados: As participantes dos grupos de intervenção e de comparação foram demograficamente semelhantes em alguns aspectos (p. ex., educação, estado civil), mas foram encontradas várias diferenças nos grupos pré-intervenção. Por exemplo, era mais provável que as pacientes do grupo de intervenção fossem primíparas e tivessem participado de cursos sobre maternidade do que as mulheres no grupo de comparação. Para tratar esse problema de viés de seleção, essas características foram controladas estatisticamente. As mulheres no grupo de intervenção eram mais propensas a amamentar exclusivamente no momento do acompanhamento (76%) do que as do grupo de comparação (66%). Os autores concluíram que o suporte intensivo ajudou as mães a escolherem exclusivamente a amamentação.

Exercícios para desenvolver o pensamento crítico

1. Responda às questões relevantes do Quadro 9.1 em relação a esse estudo.
2. Considere também as seguintes questões:
   a. Esse estudo é prospectivo ou retrospectivo?
   b. Quais outros delineamentos quase experimentais poderiam ter sido usados nesse estudo?
3. Se os resultados do estudo forem válidos, quais serão os possíveis usos dos achados na prática clínica?

EXEMPLO 3: ESTUDO NÃO EXPERIMENTAL NO APÊNDICE A

- Leia a seção de métodos do estudo de Swenson e colaboradores (2016) (*Parents' use of praise and criticism in a sample of young children seeking mental health services* [Uso de elogio e crítica pelos pais em uma amostra de crianças pequenas que procuram serviços de atendimento de saúde mental]) no Apêndice A deste livro.

Exercícios para desenvolver o pensamento crítico

1. Responda às questões relevantes do Quadro 9.1 em relação a esse estudo.
2. Indique modificações para o delineamento desse estudo que possam melhorar sua validade externa.

Tópicos Resumidos

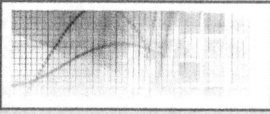

- O **delineamento de pesquisa** é o plano geral para responder às questões propostas. Nos estudos quantitativos, o modelo determina se há uma intervenção, qual a natureza das comparações, quais os métodos para controlar as variáveis de confusão, se haverá estudo cego e quais serão o momento e o local da coleta de dados.

- As questões de Terapia, Prognóstico e Etiologia são questões de sondagem de causas, e há uma hierarquia de delineamentos de pesquisa para produzir melhor evidência para essas questões.

- Os critérios-chave para inferir causalidade incluem: (1) uma **causa** (variável independente) deve preceder um **efeito** (resultado), (2) deve haver uma relação detectável entre uma causa e um efeito, e (3) a relação entre os dois não reflete a influência de uma terceira variável (de confusão).

- Um *contrafato* é o que poderia ter acontecido às mesmas pessoas simultaneamente expostas e não expostas a um fator causal. O *efeito* é a diferença entre ambas as situações. Um delineamento de pesquisa satisfatório para questões de sondagem de causas envolve encontrar uma boa aproximação com o contrafato ideal.

- Os **estudos experimentais** (ou **ensaios clínicos randomizados [ECRs]**) envolvem uma **intervenção** (o pesquisador manipula a variável independente, introduzindo uma intervenção), o controle (inclusive o uso de um **grupo-controle** ao qual não é dada a intervenção) e a **randomização/atribuição randômica** (com sujeitos distribuídos nos grupos experimental e de controle randomicamente, para tornar os grupos comparáveis desde o início).

- Os ECRs são considerados o padrão-ouro, pois são os que mais atendem aos critérios de inferência de relações causais.

Capítulo 9 Delineamento de pesquisas quantitativas

- Nos **modelos pré-teste e pós-teste**, os dados são coletados antes (na **linha de base**) e depois da intervenção.

- Nos **modelos cruzados**, as pessoas são expostas a mais de uma condição experimental, em ordem aleatória, e servem de controle a si próprias. Os modelos cruzados são inadequados se houver risco de *efeitos de transporte*.

- O grupo-controle pode passar por várias condições, inclusive um tratamento alternativo, um **placebo** ou pseudointervenção, um tratamento-padrão ("cuidado comum") ou uma condição de *lista de espera* (*tratamento atrasado*).

- Os **quase experimentos** (*ensaios sem randomização*) envolvem uma intervenção, mas não têm grupo de comparação nem randomização. Delineamentos quase experimentais potentes introduzem controles para compensar os componentes ausentes.

- O **modelo pré-teste e pós-teste com grupo-controle não equivalente** envolve um **grupo de comparação** que não é criado por randomização e uma coleta de dados pré-tratamento de ambos os grupos para avaliar a equivalência inicial dos grupos.

- Em um **modelo de séries temporais**, os dados dos resultados são coletados durante um período de tempo antes e depois da intervenção, geralmente para um único grupo.

- Os **estudos não experimentais** (*observacionais*) incluem a **pesquisa descritiva**, com estudos que resumem o estado do fenômeno, e os **estudos correlacionais**, que examinam as relações entre variáveis, mas não envolvem intervenção.

- Nos **estudos prospectivos** (**de coorte**), os pesquisadores começam com uma causa possível e, subsequentemente, coletam dados sobre os resultados.

- Os **estudos retrospectivos** (*estudos de caso-controle*) envolvem coletar os dados sobre um resultado no presente e, depois, voltar os olhos para o passado em busca das possíveis causas.

- Fazer inferências causais em estudos correlacionais é arriscado; um ditado básico de pesquisa é que *a correlação não prova uma relação de causa*.

- Os **estudos transversais** envolvem a coleta de dados em um período, enquanto os **estudos longitudinais** incluem coletas de dados em dois ou mais momentos ao longo de um período extenso. Em enfermagem, os estudos longitudinais muitas vezes são *estudos de acompanhamento* de populações clínicas.

- Os estudos longitudinais costumam ser caros, empregam muito tempo e estão sujeitos ao risco da **redução** (perda de participantes ao longo do tempo), mas geram informações valiosas sobre fenômenos relacionados com o tempo.

- Os pesquisadores quantitativos esforçam-se para controlar fatores externos que possam afetar os resultados do estudo e as características dos sujeitos estranhas à questão de pesquisa.

- Os pesquisadores esboçam a intervenção em *protocolos* que estipulam exatamente o que é o tratamento. Os pesquisadores cuidadosos atendem ao princípio da *fidelidade na intervenção* – ou seja, garantir que a intervenção seja implantada de forma adequada e que seja realmente recebida.

- As técnicas de controle das características dos sujeitos incluem **homogeneidade** (restringir os participantes para reduzir a variabilidade das variáveis de confusão), **combinação** (formar grupos comparáveis deliberadamente em termos de variáveis estranhas), procedimentos estatísticos e randomização – o método mais eficaz, pois controla todas as supostas variáveis de confusão sem que os pesquisadores precisem identificá-las.

- A **validade** do estudo refere-se à possibilidade de fazer inferências apropriadas. As **ameaças à validade** são as razões pelas quais uma inferência pode estar errada. Uma função-chave dos modelos de pesquisa quantitativa é eliminar ameaças à validade.

- A **validade da conclusão estatística** refere-se à força dos dados científicos sobre a existência de uma relação entre duas variáveis. Uma ameaça à validade da conclusão estatística é a baixa **potência estatística** (possibilidade de detectar relações verdadeiras entre as variáveis).

- A **validade interna** está relacionada com inferências de que os resultados foram causados pela variável independente, e não por fatores estranhos. As ameaças à validade interna incluem a **ambiguidade temporal** (incerteza sobre o que ocorreu primeiro – a causa presumida ou o resultado), a **seleção** (diferenças preexistentes entre os grupos), a **história** (eventos externos que podem afetar os resultados), a **maturação** (mudanças resultantes da passagem do tempo) e a **mortalidade** (efeitos atribuíveis à redução).

- A **validade externa** está relacionada com inferências sobre generalização – ou seja, se as descobertas sobre as variações em relação às pessoas, às condições e aos ambientes são verdadeiras.

REFERÊNCIAS PARA O CAPÍTULO 9

Berry, D., Verbiest, S., Hall, E., Dawson, I., Norton, D., Willis, S., . . . Stuebe, A. (2015). A postpartum community-based weight management intervention designed for low-income women: Feasibility and initial efficacy testing. *Journal of National Black Nurses' Association, 26,* 29–39.

Bowles, K., Hanlon, A., Holland, D., Potashnik, S., & Topaz, M. (2014). Impact of discharge planning decision support on time to readmission among older adult medical patients. *Professional Case Management, 19,* 29–38.

Brito, K., de Menezes, T., & de Olinda, R. (2015). Functional disability and socioeconomic and demographic factors in elderly. *Revista Brasileira de Enfermagem, 68,* 548–555.

Burston, S., Chaboyer, W., Gillespie, B., & Carroll, R. (2015). The effect of a transforming care initiative on patient outcomes in acute surgical units: A time series study. *Journal of Advanced Nursing, 71,* 417–429.

Cullum, K., Howland, L., & Instone, S. (2016). Depressive symptoms and social support in adolescents with type 2 diabetes. *Journal of Pediatric Health Care, 30,* 57–64.

Delmore, B., Lebovits, S., Suggs, B., Rolnitzky, L., & Ayello, E. (2015). Risk factors associated with heel pressure ulcers in hospitalized patients. *Journal of Wound, Ostomy, and Continence Nursing, 42,* 242–248.

DiLibero, J., Lavieri, M., O'Donoghue, S., & DeSanto-Madeya, S. (2015). Withholding or continuing enteral feedings during repositioning and the incidence of aspiration. *American Journal of Critical Care, 24,* 258–261.

Giurgescu, C., Engeland, C., & Templin, T. (2015). Symptoms of depression predict negative birth outcomes in African American women: A pilot study. *Journal of Midwifery & Women's Health, 60,* 570–577.

Hannula, L. S., Kaunonen, M., & Puukka, P. (2014). A study to promote breast feeding in the Helsinki Metropolitan area in Finland. *Midwifery, 30,* 696–704.

Hsu, T., Chiang-Hanisko, L., Lee-Hsieh, J., Lee, G., Turton, M., & Tseng, Y. (2015). Effectiveness of an online caring curriculum in enhancing nurses' caring behavior. *Journal of Continuing Education in Nursing, 46,* 416–424.

Kundu, A., Lin, Y., Oron, A., & Doorenbos, A. (2014). Reiki therapy for postoperative oral pain in pediatric patients: Pilot data from a double-blind, randomized clinical trial. *Complementary Therapies in Clinical Practice, 20,* 21–25.

Manfre, M., Adams, D., Callahan, G., Gould, P., Lang, S., McCubbins, H., . . . Chulay, M. (2015). Hydrocortisone cream to reduce perineal pain after vaginal birth: A randomized controlled trial. *MCN: The American Journal of Maternal/Child Nursing, 40,* 306–312.

McCarthy, M., Dickson, V., Katz, S., Sciacca, K., & Chyun, D. (2015). Process evaluation of an exercise counseling intervention using motivational interviewing. *Applied Nursing Research, 28,* 156–162.

Pien, F., Chang, Y., Feng, H., Hung, P., Huang, S., & Tzeng, W. (2015). Changes in quality of life after a suicide attempt. *Western Journal of Nursing Research, 38*(6), 721–737.

Shadish, W. R., Cook, T. D., & Campbell, D. T. (2002). *Experimental and quasi-experimental designs for generalized causal inference.* Boston, MA: Houghton Mifflin.

Song, Y., & Lindquist, R. (2015). Effects of mindfulness-based stress reduction on depression, anxiety, stress and mindfulness in Korean nursing students. *Nurse Education Today, 35,* 86–90.

Stavrinos, D., Garner, A., Franklin, C., Johnson, H., Welburn, S., Griffin, R., . . . Fine, P. (2015). Distracted driving in teens with and without attention-deficit/hyperactivity disorder. *Journal of Pediatric Nursing, 30,* e183–e191.

10 Amostragem e coleta de dados em estudos quantitativos

Objetivos de aprendizagem

Depois de estudar este capítulo, o leitor será capaz de:

- Distinguir entre amostras de não probabilidade e de probabilidade e comparar suas vantagens e desvantagens
- Identificar e descrever vários tipos de modelos de amostragem em estudos quantitativos
- Avaliar em que medida o método de amostragem e o tamanho da amostra são apropriados ao estudo
- Identificar os fenômenos que se prestam ao autorrelato, à observação ou às medidas fisiológicas
- Descrever várias abordagens para coletar dados de autorrelatos (p. ex., entrevistas, questionários, escalas compostas)
- Descrever métodos de coleta e de registro de dados observacionais
- Descrever os principais aspectos e as vantagens das medidas biofisiológicas
- Criticar as decisões do pesquisador em relação ao plano de coleta de dados
- Descrever abordagens para avaliar a confiança e a validade das medidas
- Definir os novos termos apresentados neste capítulo

Termos-chave

- Amostra
- Amostragem em sequência
- Amostragem intencional
- Amostragem não probabilística
- Amostragem por conveniência
- Amostragem por cota
- Amostragem probabilística
- Amostragem randômica estratificada
- Amostragem randômica simples
- Amostragem sistemática
- Análise de potência
- Autorrelato
- Avaliação psicométrica
- Confiabilidade
- Confiabilidade teste-reteste
- Confiabilidade interobservador
- Consistência interna
- Critérios de elegibilidade
- Escala
- Escala de analogia visual
- Escala de classificação
- Escala de Likert
- Estrato
- Lista
- Medição
- Medidas biofisiológicas
- Observação
- Opções de resposta
- Pergunta aberta
- Pergunta fechada
- Plano de amostragem
- População
- Programa da entrevista
- Propriedade de medição
- Questionário
- Resultado relatado pelo paciente (RRP)
- Sistema de categorias
- Tamanho da amostra
- Taxa de resposta
- Validade
- Validade aparente
- Validade do construto
- Validade do conteúdo
- Validade do critério
- Viés de amostragem
- Viés do conjunto de respostas

Este capítulo abrange dois importantes tópicos de pesquisa – como os pesquisadores quantitativos selecionam os participantes do estudo e como fazem a coleta de dados.

AMOSTRAGEM NA PESQUISA QUANTITATIVA

Os pesquisadores respondem às questões de pesquisa usando uma amostra de participantes. Ao testar os efeitos de uma intervenção para gestantes, os pesquisadores em enfermagem tiram conclusões sem testá-la com todas as gestantes. Os pesquisadores quantitativos desenvolvem um **plano de amostragem** que especifica, com antecedência, como os participantes serão selecionados e quantos serão incluídos.

Conceitos básicos de amostragem

Primeiro, serão considerados alguns termos associados com amostragem.

Populações

Uma **população** ("P" nas questões PICO) é a totalidade do grupo de interesse. Por exemplo, se o pesquisador está estudando os enfermeiros dos Estados Unidos com grau de doutor, a população pode ser definida como todos os enfermeiros registrados (ERs) nos Estados Unidos com grau de doutor. Outras populações são pacientes submetidos a uma cirurgia cardíaca no Hospital St. Peter's ou todas as crianças australianas com menos de 10 anos de idade com fibrose cística. As populações não se restringem a pessoas. Uma população pode ser todos os registros médicos no Memorial Hospital. Uma população é a totalidade agregada de elementos.

Os pesquisadores especificam características da população por meio de **critérios de elegibilidade**. Considere-se, por exemplo, a população de estudantes de enfermagem estadunidenses. A população inclui estudantes de meio período? Os ERs retornam à universidade para uma licenciatura? Os pesquisadores estabelecem critérios para determinar se uma pessoa se qualifica como membro da população (critérios de *inclusão*) ou se deve ser excluída (critérios de *exclusão*), por exemplo, incluindo pacientes gravemente doentes.

> **Exemplo de critérios de inclusão e exclusão**
>
> Joseph e colaboradores (2016) estudaram a sensibilidade infantil à detecção de sacarose (paladar doce). Para serem elegíveis, as crianças deveriam ser saudáveis e ter entre 7 e 14 anos. As crianças seriam excluídas se apresentassem uma doença clínica importante, como diabetes, problema cardíaco ou asma.

Os pesquisadores quantitativos fornecem uma amostra de uma população acessível na esperança de generalizar uma população-alvo. A *população-alvo* é toda a população de interesse. A *população acessível* é a parte da população-alvo que é acessível ao pesquisador. Por exemplo, uma população-alvo do pesquisador pode ser todos os pacientes diabéticos dos Estados Unidos, e, na prática, a população acessível pode consistir em pacientes diabéticos em um hospital específico.

Amostras e amostragem

A *amostragem* envolve a seleção de uma parte da população para representar a população. Já a **amostra** é um subconjunto dos elementos da população. Na pesquisa em enfermagem, os *elementos* (unidades básicas) geralmente são humanos. Os pesquisadores trabalham com amostras em vez de populações devido a razões práticas.

As informações provenientes de amostras podem, contudo, levar a conclusões precipitadas. Nos estudos quantitativos, um critério para julgamento de uma amostra é sua representatividade. Uma *amostra representativa* é aquela cujas características se aproximam bastante daquelas da população. Alguns planos de amostragem têm mais probabilidade de produzir viéses de amostra do que outros. O **viés de amostragem** é a representação excessiva ou sub-representação sistemática de um segmento popular em termos de características-chave.

Estrato

As populações consistem em subpopulações, ou **estratos**. Os estratos são segmentos mutuamente exclusivos de uma população, com base em uma característica específica. Por exemplo, a população que consiste em todos os ERs dos Estados Unidos pode ser dividida em dois estratos com base no sexo. Os estratos podem ser usados na seleção de amostras para aumentar sua representatividade.

> **DICA** No relatório, em geral, o plano de amostragem é descrito na seção de métodos, às vezes em uma subseção chamada "Amostra" ou "Participantes do estudo". As características da amostra (p. ex., idade média) são, com frequência, descritas na seção de resultados.

Amostragem em estudos quantitativos

As duas amplas classes de modelos de amostragem na pesquisa quantitativa são a amostragem probabilística e a amostragem não probabilística.

Amostragem não probabilística

Na **amostragem não probabilística**, os pesquisadores elegem elementos por métodos não aleatórios nos quais cada elemento não tem a chance de ser incluído. A amostra não probabilística, em comparação com a probabilística, é menos propensa a produzir amostras representativas – embora a *maioria* das pesquisas em enfermagem e em outras áreas seja composta por amostras não probabilística.

A **amostragem por conveniência** envolve a seleção das pessoas mais convenientemente disponíveis como participantes. Um enfermeiro que distribui questionários sobre uso de vitamina para estudantes universitários que saem da biblioteca é, por exemplo, uma amostragem por conveniência. O problema com a amostragem por conveniência é que as pessoas que estão prontamente disponíveis podem ser atípicas dessa população. O preço da conveniência é o risco de viés. A amostragem por conveniência é a mais fraca forma de amostragem, mas também é o método de amostragem mais comumente utilizado.

> **Exemplo de amostra por conveniência**
> Huang e colaboradores (2016) estudaram os efeitos dos fatores de risco e do estilo de enfrentamento sobre a qualidade de vida e os sintomas de depressão de adultos com diabetes do tipo 2. Uma amostra de conveniência de 241 adultos foi solicitada de um departamento ambulatorial metabólico hospitalar.

Na **amostragem por cota**, os pesquisadores identificam os estratos da população e descobrem quantas pessoas são necessárias para cada estrato. Usando informações sobre a população, os pesquisadores podem garantir que diversos segmentos são representados na amostra. Por exemplo, se a população é conhecida por ter 50% de homens e 50% de mulheres, então a amostra deve ter porcentagens similares. De modo processual a amostragem por cota é similar à amostragem por conveniência: os participantes são uma amostra de conveniência de cada estrato. Em função disso, a amostragem por cota compartilha algumas fraquezas da amostragem por conveniência. Contudo, a amostragem por cota é uma grande melhora sobre a amostragem por conveniência e não requer habilidades sofisticadas ou muito esforço. Surpreendentemente, poucos pesquisadores usam essa estratégia.

> **Exemplo de amostragem por cota**
> Wang e copesquisadores (2015) descreveram o protocolo para um estudo dos efeitos de um programa de saúde que está sendo implementado em uma universidade em Cingapura. Os pesquisadores planejam usar uma amostra por cota, estratificando os participantes com base no tipo de trabalho que eles fazem (acadêmico, administrativo, de apoio).

A **amostragem em sequência** é um método de amostragem não probabilística que envolve o recrutamento de *todas* as pessoas de uma população acessível em um intervalo de tempo específico ou para um tamanho de amostra especificado. Por exemplo, em um estudo de pneumonia associada ao uso de ventilação mecânica, em pacientes na unidade de terapia intensiva (UTI), uma amostra em sequência poderia consistir em todos os pacientes elegíveis admitidos na UTI durante um período de seis meses. Ou poderia ser composta pelos primeiros 250 pacientes elegíveis admitidos na UTI, se a quantidade de 250 fosse o alvo do tamanho da amostra. Com frequência, a amostragem em sequência é a melhor escolha possível quando há "inscrição contínua" de participantes em uma população acessível.

> **Exemplo de amostragem em sequência**
> Bryant e colaboradores (2015) compararam relatos radiográficos de colocação sonda gastrintestinal com imagens geradas por um dispositivo de colocação de sonda gastrintestinal eletromagnético. A amostra consistiu em 200 pacientes consecutivos que tinham sonda gastrintestinal inseridos.

A **amostragem intencional** envolve usar o conhecimento dos pesquisadores sobre a população para escolher os membros da amostra. Os pesquisadores podem decidir intencionalmente sobre a seleção de pessoas consideradas conhecedoras das questões estudadas. Esse método pode ser uma abordagem útil quando os pesquisadores desejam uma amostra de especialistas, mas poderá ter viés.

> **Exemplo de amostragem intencional**
> Hewitt e Cappiello (2015) convidaram um grupo propositadamente amostrado de especialistas conhecedores do fornecimento de cuidado com a saúde reprodutiva para oferecer seus pontos de vista, a fim de identificar as competências de enfermagem essenciais para prevenção e cuidado relacionados à gravidez não desejada.

> **DICA DE ANÁLISE** Como identificar qual foi o modelo de amostragem usado em um estudo quantitativo? Se o relatório não menciona explicitamente ou descreve o delineamento da amostragem, em geral é seguro pressupor que foi usada uma amostra de conveniência.

Amostragem probabilística

A **amostragem probabilística** envolve seleção randômica de elementos de uma população. Com a amostragem randômica, cada elemento da população tem uma chance igual e independente de ser selecionado. A seleção randômica não pode ser (embora com frequência seja) confundida com a distribuição randômica, que é uma assinatura de um ensaio controlado randomizado (ECR) (ver Cap. 9). A randomização para diferentes condição de tratamento não influencia a forma como os participantes no RCT foram selecionados.

A **amostragem randômica simples** é a amostragem mais básica. Nesse tipo de amostragem, os pesquisadores estabelecem uma *estrutura de amostragem* – uma lista de elementos da população. Se a população fosse composta pelos estudantes de enfermagem da University of Connecticut, uma relação desses estudantes seria a estrutura de amostragem. Os elementos na estrutura de amostragem são numerados, e uma tabela de números aleatórios ou um randomizador *online* é usado para extrair uma amostra randômica do tamanho desejado. É muito provável que as amostras randomicamente selecionadas não sofram vieses. Não há *garantia* de uma amostra representativa, mas a seleção randômica garante que as diferenças entre a amostra e a população sejam puramente uma obra do acaso. A probabilidade de selecionar uma amostra acentuadamente atípica por meio da amostragem randômica é baixa e diminui à medida que o tamanho da amostra aumenta.

> **Exemplo de amostra randômica simples**
> Neta e colaboradores (2015) estudaram a adesão ao autocuidado do pé em pacientes com diabetes melito, no Brasil. A população incluiu 8.709 pacientes com diabetes do tipo 2. Os pesquisadores amostraram randomicamente 368 desses pacientes.

Na **amostragem randômica estratificada**, a população é inicialmente dividida em dois ou mais estratos, dos quais os elementos são randomicamente selecionados. Assim como acontece na amostragem por cota, aqui o objetivo é incrementar a representatividade.

> **Exemplo de amostragem randômica estratificada**
>
> Buettner-Schmidt e colaboradores (2015) estudaram o impacto da legislação do tabagismo sobre os níveis de poluição em bares e restaurantes na Dakota do Norte. Um total de 135 locais foi randomicamente amostrado a partir de três estratos: restaurantes, bares em comunidades com regulamentações mais fortes que a lei estatal e bares não localizados nessas comunidades.

> **DICA** Estudos nacionais muito grandes usam *amostragem multiestágios*, na qual grandes unidades são primeiro amostradas de maneira randômica (p. ex., setor censitário, hospitais) e, então, unidades menores são selecionadas (p. ex., pessoas individuais).

A **amostragem sistemática** envolve a seleção de sucessivos itens de uma lista, como pessoas de uma série de pacientes contadas de 10 em 10. A amostragem sistemática pode ser feita de modo que uma amostra essencialmente randômica seja formada. Em primeiro lugar, o tamanho da população é dividido pelo tamanho da amostra desejada a fim de obter o *intervalo de amostragem* (a distância fixa entre os casos selecionados). Por exemplo, se for necessária uma amostra de 50, retirada de uma população de 5.000, o intervalo da amostragem será de 100 (5.000 ÷ 50 = 100). Cada 100º caso em uma estrutura de amostragem deveria ser amostrado, com o primeiro caso randomicamente selecionado. Se o número randômico for 73, as pessoas correspondentes aos números 73, 173, 273 e assim sucessivamente seriam incluídas na amostra. A amostragem sistemática feita desse modo é essencialmente igual à amostragem randômica simples e é, com frequência, conveniente.

> **Exemplo de amostragem sistemática**
>
> Ridout e colaboradores (2014) estudaram a incidência de falha de comunicação sobre informações vitais à medida que os pacientes avançaram por todo o processo perioperatório. A partir de uma população de 1.858 registros de pacientes em um sistema de cuidado da saúde preenchendo os critérios de elegibilidade, os pesquisadores selecionaram todo 6º caso, para uma amostra de 294 casos.

Avaliação de não probabilidade e amostragem probabilística

A amostragem probabilística é o único método viável para a obtenção de amostras representativas. Se todos os elementos de uma população tiverem igual chance de ser selecionados, então a amostra resultante provavelmente representará bem a população. A amostragem probabilística também permite que os pesquisadores estimem a magnitude do *erro de amostragem*, que é a diferença entre os valores populacionais (p. ex., a idade média da população) e os valores de amostra (p. ex., a idade média da amostra).

As amostras de não probabilidade raramente são representativas da população – algum segmento populacional provavelmente será sub-representado. Quando há viés de amostragem, há sempre o risco de os resultados serem mal interpretados. Então, por que amostras de não probabilidade são usadas na maioria dos estudos? Claramente, a vantagem está em sua experiência: a amostragem probabilística é, muitas vezes, não prática. Os pesquisadores quantitativos que usam amostras de não probabilidade devem ser cautelosos sobre as inferências extraídas dos dados, e os consumidores devem ser alertados quanto a possíveis viés de amostra.

> **DICA** A qualidade do plano de amostragem é de particular importância quando o foco da pesquisa é obter informação descritiva sobre a prevalência ou os valores médios para uma população. As pesquisas nacionais quase sempre usam amostras de probabilidade. Para estudos cujo propósito é principalmente a descrição, os dados de uma amostra de probabilidade estão no topo da hierarquia de evidência para estudos individuais.

Tamanho da amostra em estudos quantitativos

O **tamanho da amostra** – número de participantes do estudo – é uma preocupação na pesquisa quantitativa. Não há fórmula simples para determinar qual deve ser o tamanho da amostra, mas maior é geralmente melhor do que menor. Quando os pesquisadores calculam uma porcentagem ou uma média usando dados de amostra, o propósito é estimar um valor da população, e amostras maiores possuem menos erros de amostragem.

Os pesquisadores podem estimar o tamanho adequado de suas amostras para testar suas hipóteses por meio da **análise de potência**. Um exemplo pode ilustrar princípios básicos da análise de potência. Suponha-se que está sendo testada uma intervenção para ajudar as pessoas a parar de fumar; os fumantes devem ser randomizados para um grupo de intervenção ou para um grupo-controle. Quantas pessoas deve haver na amostra? Na análise de potência, os pesquisadores devem estimar o tamanho da diferença entre os grupos (p. ex., as diferenças entre os grupos no número de cigarros fumados por dia). A estimativa pode ser baseada em uma pesquisa prévia. Quando as diferenças esperadas são mensuráveis, não é necessária uma grande amostra para revelar estatisticamente as diferenças entre grupos; porém, quando são previstas pequenas diferenças, amostras grandes são necessárias. No exemplo, se o pesquisador espera uma diferença entre os grupos, de pequena a moderada no tabagismo pós-intervenção, o tamanho da amostra necessário para testar as diferenças entre grupos no tabagismo, com critérios estatísticos de referência, será de cerca de 250 fumantes (125 por grupo).

O risco de "entender errado" (validade de conclusão estatística) aumenta quando as amostras são muito pequenas: os pesquisadores arriscam coletar dados que não sustentam suas hipóteses *mesmo quando essas hipóteses estão corretas*. Todavia, amostras grandes não são garantia de precisão. Na amostragem não probabilística, até mesmo uma amostra grande pode abrigar viés. O famoso exemplo para ilustrar esse ponto é a pesquisa presidencial dos Estados Unidos realizada em 1936 pela revista *Literary Digest*, que previu a vitória folgada de Alfred Landon sobre Franklin Roosevelt. Uma amostra de 2,5 milhões de pessoas foi reunida, mas houve viés porque a amostra foi retirada de catálogos telefônicos e registros de automóveis durante o ano de depressão econômica, quando apenas as pessoas bem-sucedidas (favoráveis a Landon) tinham carro ou telefone.

Uma amostra grande não é capaz de corrigir um modelo de amostragem errôneo. Apesar disso, uma amostra não probabilística grande é melhor do que uma amostra pequena. Ao criticar estudos quantitativos, é preciso avaliar tanto o tamanho da amostra quanto o método de seleção para, então, julgar o quão bom era o grau de sua representatividade.

> **DICA** Muitas vezes, o plano de amostragem é um dos pontos mais fracos dos estudos quantitativos. A maioria dos estudos de enfermagem usa amostras por conveniência, e muitos baseiam-se em amostras pequenas demais para um teste adequado das hipóteses de pesquisa.

Crítica de planos de amostragem

Quando se tiram conclusões sobre a qualidade das evidências científicas geradas por um estudo, o plano de amostragem merece atenção especial. Se a amostra tiver vieses graves ou for pequena demais, haverá o risco de problemas de interpretação ou erro claro.

Ao criticar uma descrição de um plano de amostragem, deve-se considerar se o pesquisador descreveu adequadamente a estratégia de amostragem. É ideal que os relatos de pesquisa descrevam:

- O tipo de abordagem de amostra usado (p. ex., de conveniência, em sequência, randômica)
- A população e os critérios de elegibilidade para a seleção da amostra
- O tamanho da amostra, com uma análise racional
- Uma descrição das principais características da amostra (p. ex., idade, sexo, estado clínico e assim por diante)

Um segundo aspecto é se o pesquisador tomou boas decisões de amostragem. Aqui, já foi salientado que um dos critérios-chave na avaliação de um plano de amostragem em pesquisas quantitativas consiste em saber se a amostra é representativa da população. Nunca será possível ter certeza disso, mas, se a estratégia de amostragem for fraca ou se o tamanho da amostra for pequeno, haverá razão para suspeitar de algum viés.

Inclusive quando o plano de amostragem é rigoroso, a amostra pode ser desviada se nem todas as pessoas convidadas a participar do estudo concordarem em fazê-lo. Se certos subgrupos na população declinarem da participação, então o resultado pode ser uma amostra com viés, inclusive se for usada uma amostra de probabilidade. Idealmente, o relatório de pesquisa deve fornecer informações sobre as **taxas de resposta** (i.e., o número de pessoas que participaram do estudo em relação ao número de pessoas que compuseram a amostra) e sobre possíveis *vieses por ausência de resposta* (às vezes, chamados também de *vieses de resposta*). Em um estudo longitudinal, o viés por redução de participantes deve ser relatado.

Como revisores, nosso trabalho consiste em concluir até que ponto é razoável a generalização das descobertas da amostra de pesquisa para a população acessível e para a população-alvo mais ampla. Se o plano de amostragem tiver problemas, talvez seja arriscada a simples generalização das descobertas sem a replicação do estudo com outra amostra.

O Quadro 10.1 apresenta algumas questões para orientar a crítica de amostragem de um relatório de pesquisa quantitativa.

COLETA DE DADOS NAS PESQUISAS QUANTITATIVAS

Fenômenos pelos quais os pesquisadores se interessam precisam ser traduzidos em dados sujeitos a análises. Esta seção discute a desafiadora tarefa de coletar dados nas pesquisas quantitativas.

Visão geral das fontes e da coleta de dados

Os métodos de coleta de dados variam de acordo com várias dimensões. Um aspecto é se o pesquisador coleta dados originais ou usa dados já existentes. Os *registros* existentes, por exemplo, são uma fonte de dados importante para enfermeiros pesquisadores. Uma grande variedade de dados clínicos reunidos com propósitos diferentes da pesquisa pode ser analisada de maneira útil para a solução de questões científicas.

> **Exemplo de estudo com uso de registros**
> Draughton Moret e colaboradores (2016) exploraram fatores associados com a aceitação dos pacientes à profilaxia de vírus da imunodeficiência humana (HIV, do inglês *human immunodeficiency virus*) pós-exposição não ocupacional depois de uma agressão sexual. Os dados foram obtidos a partir de prontuários de enfermagem forense.

Os pesquisadores coletam dados novos com frequência. Ao desenvolver um plano de coleta de dados, os pesquisadores têm de decidir os ti-

---

Quadro 10.1 Orientações para crítica de modelos de amostragem quantitativa

1. A população foi identificada? Os critérios de elegibilidade foram especificados?
2. Que tipo de delineamento de amostragem foi usado? O plano de amostragem é de um tipo do qual se pode esperar a geração de uma amostra representativa?
3. Quantas pessoas havia na amostra? O tamanho da amostra foi afetado por altas taxas de recusa ou desistência? O tamanho da amostra era grande o suficiente para sustentar a validade da conclusão estatística? O tamanho da amostra justifica-se com base na análise de potência ou em algum outro princípio racional?
4. As características-chave da amostra foram descritas (p. ex., idade média, porcentagem de mulheres)?
5. A quem os resultados do estudo podem ser razoavelmente generalizados?

pos de dados a serem obtidos. Três tipos têm sido usados frequentemente por enfermeiros pesquisadores: autorrelatos, observações e medidas biofisiológicas. Dados de **autorrelato** são as respostas dos participantes às perguntas dos pesquisadores, em uma entrevista. Em estudos de enfermagem, o autorrelato é a abordagem de coleta de dados mais comum. A **observação** direta dos comportamentos e das características das pessoas pode ser usada para determinadas questões. Os enfermeiros também usam **medidas biofisiológicas** para avaliar variáveis clínicas importantes.

Seja qual for o tipo de dado coletado em um estudo, os métodos de coleta variam em várias dimensões, incluindo estrutura, quantificação e objetividade. Os dados para estudos quantitativos tendem a ser quantificados e estruturados, com as mesmas informações coletadas de todos os participantes de uma maneira pré-especificada e comparável. Em geral, os pesquisadores quantitativos buscam os métodos mais objetivos possíveis.

Autorrelatos/resultados relatados pelo paciente

Métodos de autorrelato estruturado são usados quando os pesquisadores sabem de antemão exatamente o que precisam descobrir e podem estruturar as questões apropriadas para obter as informações necessárias. Os dados do autorrelato estruturado são coletados por meio de um documento escrito formal, chamado de *instrumento*. Este é conhecido como **programa da entrevista** quando as perguntas são feitas oralmente, face a face, ou por telefone ou como **questionário** quando os respondentes completam o documento por conta própria.

Construção e redação da questão

Em um instrumento totalmente estruturado, pede-se aos participantes que respondam às mesmas questões na mesma ordem. As **perguntas fechadas** (ou *de alternativas fixas*) são aquelas em que as **opções de resposta** foram pré-especificadas. As opções variam de um simples "sim" ou "não" a expressões de opinião mais complexas. Essas questões garantem a comparação das respostas e facilitam a análise. Alguns exemplos de perguntas fechadas são apresentados na Tabela 10.1.

No entanto, alguns instrumentos estruturados também incluem **perguntas abertas**, que permitem que os participantes respondam com

TABELA 10.1 Exemplos de perguntas fechadas

Tipo de questão	Exemplo
1. Pergunta dicotômica	Você já engravidou? 1. Sim 2. Não
2. Pergunta de múltipla escolha	Evitar a gravidez neste momento é: 1. Extremamente importante 2. Muito importante 3. Um pouco importante 4. Nem um pouco importante
3. Pergunta de escolha forçada	Qual declaração representa mais proximamente seu ponto de vista? 1. O que acontece comigo sou eu que faço. 2. Às vezes, sinto que não tenho controle suficiente sobre minha vida.
4. Pergunta de pontuação	Em uma escala de 0 a 10, em que 0 significa "extremamente insatisfeito" e 10 significa "extremamente satisfeito", qual seu grau de satisfação com o serviço de enfermagem recebido durante sua hospitalização? 0 1 2 3 4 5 6 7 8 9 10 Extremamente Extremamente insatisfeito satisfeito

suas próprias palavras (p. ex., "Por que você parou de fumar?"). Quando se inclui esse tipo de pergunta em um questionário, os respondentes têm de escrever as próprias respostas. Em entrevistas, o entrevistador registra as respostas textualmente.

É mais difícil formular boas perguntas fechadas do que abertas; porém, a análise das primeiras é mais fácil. Além disso, pode ser que as pessoas queiram compor longas respostas escritas às perguntas abertas em questionários. O principal ponto fraco das perguntas fechadas está no risco de os pesquisadores omitirem alguma resposta potencialmente importante. Se os respondentes forem verbalmente expressivos e cooperativos, as perguntas abertas fornecem informações mais valiosas do que as perguntas fechadas. Por fim, alguns respondentes têm objeções à escolha de alternativas que podem não refletir suas opiniões com precisão.

Ao elaborar questões para um instrumento estruturado, os pesquisadores precisam monitorizar com cuidado a construção de cada pergunta, garantindo clareza, ausência de viés e (em questionários) nível de leitura. As questões precisam ser sequenciais, em uma ordem psicologicamente significativa, que encoraje a cooperação e a sinceridade. O desenvolvimento, o pré-teste e o aperfeiçoamento de um instrumento de autorrelato podem levar meses.

Entrevistas *versus* questionários

Os pesquisadores que optam por autorrelatos estruturados têm de decidir se usarão entrevistas ou questionários autoadministrados. Os questionários têm as seguintes vantagens:

- Têm custo menor e são vantajosos para amostras geograficamente dispersas. Os questionários da internet são especialmente econômicos e são meios cada vez mais importantes de obter dados de autorrelatos, embora as taxas de resposta a esses questionários sejam baixas.
- Oferecem a possibilidade do anonimato, o que pode ser crucial na obtenção de informações sobre determinadas opiniões ou traços.

Exemplo de questionários da internet
Ratanasiripong (2015) enviou um questionário pela internet a uma amostra de conveniência de 3.300 estudantes do sexo masculino de uma universidade pública. O propósito do estudo foi documentar a taxa de vacina contra o papilomavírus humano em universitários e examinar fatores associados com ser vacinado. As respostas foram recebidas de 410 estudantes.

As vantagens das entrevistas superam as dos questionários:

- As taxas de resposta tendem a ser altas em entrevistas face a face. Os respondentes ficam menos propensos a se recusar a falar com o entrevistador do que a ignorar um questionário. Baixas taxas de resposta podem levar a viés porque os respondentes raramente são um subconjunto randômico da amostra original. No estudo com questionário da internet para universitários do sexo masculino (Ratanasiripong, 2015), a taxa de resposta foi inferior a 15%.
- Algumas pessoas não conseguem preencher um questionário (p. ex., crianças pequenas). As entrevistas são mais viáveis para a maioria dos indivíduos.

Algumas vantagens das entrevistas face a face também se aplicam às entrevistas por telefone. Instrumentos longos ou complexos não servem bem para o contato por telefone; porém, quando eles são relativamente breves, as entrevistas por telefone combinam custos relativamente baixos e altas taxas de resposta.

Exemplo de entrevistas por telefone
Oliver e colaboradores (2016) realizaram entrevistas por telefone com uma amostra de 1.024 participantes. As entrevistas incluíram questões sobre conhecimento do risco de câncer, com ênfase no conhecimento sobre risco de câncer colorretal.

Escalas

As escalas sociopsicológicas com frequência são incorporadas a questionários ou entrevistas. A **escala** é um dispositivo que atribui certo valor numérico a pessoas ao longo de um *continuum*, como uma escala de medidas de peso. As escalas psicológicas diferenciam pessoas com diferentes atitudes, percepções e traços psicológicos.

Uma das técnicas é a **escala de Likert**, que consiste em várias declarações (*itens*) que expressam um ponto de vista sobre algum tópico. Nessa abordagem, pede-se aos respondentes que indiquem até que ponto concordam ou discordam da declaração. A Tabela 10.2 apresenta uma escala de Likert de seis itens para medir atitudes em relação ao uso de preservativo. Nesse exemplo, a concordância com declarações expressas de modo positivo recebe pontuação maior. A primeira declaração é expressa positivamente; a concordância com ela indica uma atitude favorável ao uso de preservativo. Uma vez que são cinco as possíveis respostas, um escore 5 é para quem *concorda plenamente*, 4 é para quem *concorda*, e assim por diante. As respostas de dois participantes hipotéticos são mostradas com um ✓ e um X, e suas pontuações máximas encontram-se nas colunas da direita. A pessoa 1, que concordou com a primeira declaração, marcou 4 pontos, enquanto a pessoa 2, que discordou completamente, marcou 1 ponto. A segunda declaração é expressa de modo negativo; portanto, sua pontuação fica invertida – ganha 1 ponto quem *concorda plenamente*, e assim por diante. A *reversão de itens* garante que um alto escore reflita, de maneira consistente, as atitudes positivas em relação ao uso do preservativo.

A pontuação total da pessoa é a soma dos pontos de cada item – em virtude disso, às vezes, essas escalas são chamadas de *escalas de classificação somada* ou *escalas compostas*. No exemplo, a pessoa 1 tem uma atitude mais positiva em relação aos preservativos (pontuação total = 26) do que a pessoa 2 (pontuação total = 11). A soma

TABELA 10.2 Exemplo de escala de Likert para mensurar atitudes em relação ao uso de preservativo

Direção do escore*	Item	Respostas**					Escore	
		CP	C	?	D	DC	Pessoa 1 (✓)	Pessoa 2 (X)
+	1. Usar preservativo mostra consideração pelo parceiro.		✓			X	4	1
–	2. Meu parceiro poderia se zangar se eu falasse sobre o uso de preservativos.			X	✓		5	3
–	3. Eu não gostaria tanto da relação sexual se meu parceiro e eu usássemos preservativos.			X	✓		4	2
+	4. Os preservativos são uma boa proteção contra a aids e outras doenças sexualmente transmissíveis.				✓	X	3	2
+	5. Meu parceiro me respeitaria se eu insistisse no uso de preservativos.	✓				X	5	1
–	6. Eu ficaria muito constrangido de perguntar a meu parceiro sobre o uso de preservativo.		X		✓		5	2
	Escore total						26	11

*Os pesquisadores não incluiriam orientações para pontuação em uma escala de Likert entregue aos participantes. Elas são incluídas aqui apenas por motivos ilustrativos.
**CP, concordo plenamente; C, concordo; ?, em dúvida; D, discordo; DC, discordo completamente.

dos pontos dos itens possibilita discriminar com clareza pessoas com diferentes opiniões. As escalas compostas são, com frequência, constituídas por duas ou mais *subescalas* que medem diferentes aspectos de um construto. Desenvolver escalas de alta qualidade requer uma boa dose de habilidade e esforço.

> **Exemplo de escala de Likert**
>
> Ranse e colaboradores (2015) estudaram os fatores que influenciam a provisão de cuidados no fim da vida em cenários de cuidado crítico e criaram uma escala do tipo Likert com 58 itens com oito subescalas. Exemplos de afirmações incluem: "Pacientes no fim da vida requerem poucos cuidados de enfermagem" e "Tenho sensação de falha pessoal quando um paciente morre". As respostas eram classificadas em uma escala de cinco pontos: discorda fortemente, discorda, neutro, concorda e concorda fortemente.

Outro tipo de escala é a **escala de analogia visual** (EAV), que pode ser usada para medir experiências subjetivas como dor e fadiga. A EAV é uma linha reta cujas extremidades são denominadas limites extremos da sensação medida (Fig. 10.1). Na linha, as pessoas marcam o ponto que corresponde ao grau da sensação experimentada. Tradicionalmente, a linha da EAV tem 100 mm de comprimento, o que facilita o uso de valores de 0 a 100 pela medição da distância entre uma extremidade da escala e o ponto marcado.

> **Exemplo de escala de analogia visual**
>
> Hu e copesquisadores (2015) testaram os efeitos de protetores auriculares, máscaras faciais e música relaxante na qualidade de sono de pacientes na UTI. A qualidade do sono foi medida usando uma EAV de 0 a 100.

As escalas permitem aos pesquisadores quantificar com eficiência gradações sutis na intensidade de características individuais. Elas podem ser administradas verbalmente ou por escrito, e, desse modo, podem ser usadas para a maioria das pessoas. Entretanto, são suscetíveis a vários problemas comuns, muitos dos quais são chamados de **viés do conjunto de respostas**. Os vieses mais importantes incluem:

- *Viés de adequação* – tendência a interpretar erroneamente atitudes ou traços, dando respostas consistentes com as visões sociais prevalentes.
- *Viés extremo* – tendência a expressar de forma consistente as atitudes extremas (p. ex., concordo plenamente), levando a distorções porque as respostas, às vezes, não estão relacionadas ao traço medido.
- *Viés de aquiescência* – tendência a concordar com as declarações, seja qual for seu conteúdo (*pessoas do sim*). A propensão oposta (*pessoas do não*), de discordar das declarações seja qual for o conteúdo da questão, é menos comum.

Os pesquisadores podem reduzir esses vieses desenvolvendo questões formuladas com tato, criando uma atmosfera permissiva e sem julgamentos e garantindo a confidencialidade das respostas.

> **DICA** Outras abordagens de autorrelato incluem vinhetas e escolhas-Q. As *vinhetas* são breves descrições de situações nas quais os respondentes devem reagir. Nas *escolhas-Q*, os participantes recebem uma série de cartões nos quais as declarações são escritas. Então, pede-se que ordenem os cartões ao longo de uma dimensão especificada, como mais útil ou menos útil. Vinhetas e escolhas-Q são descritas no suplemento deste capítulo no nosso *site*.

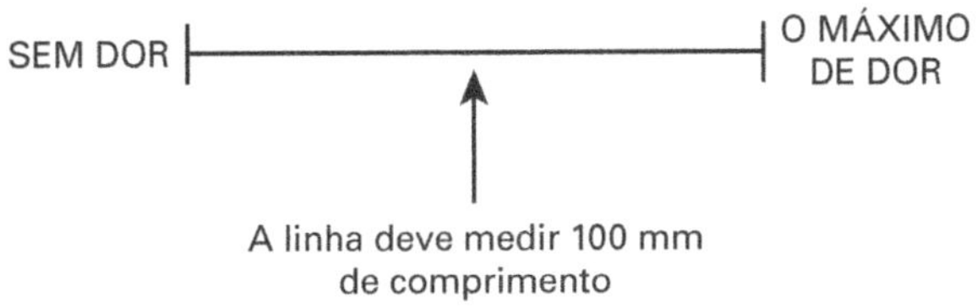

```
SEM DOR |————————————————| O MÁXIMO
                  ↑          DE DOR
         A linha deve medir 100 mm
              de comprimento
```

FIGURA 10.1 Exemplo de escala de analogia visual.

Avaliação dos métodos de autorrelato

Se os pesquisadores quiserem saber como as pessoas se sentem ou em que acreditam, a abordagem mais direta é perguntar a elas. Frequentemente, os autorrelatos geram informações cuja coleta seria difícil ou impossível por outros meios. Os comportamentos podem ser *observados*, mas apenas se as pessoas desejam empregá-los de modo público e no momento da coleta dos dados.

Todavia, os autorrelatos possuem algumas fraquezas. As mais sérias preocupações versam sobre a validade e a precisão dos autorrelatos: como se pode ter certeza de que os respondentes sentem ou agem da maneira como afirmam? Os investigadores geralmente não têm escolha – são obrigados a pressupor a sinceridade da maioria dos respondentes. Além disso, todas as pessoas tendem a apresentar-se do melhor modo possível, e isso pode entrar em conflito com a verdade. Ao ler os relatórios de pesquisa, o pesquisador deve prestar atenção aos potenciais vieses nos dados autorrelatados.

Métodos observacionais

Para algumas questões de pesquisa, a observação direta do comportamento das pessoas é uma alternativa aos autorrelatos, especialmente em ambientes clínicos. Os *métodos observacionais* podem ser usados para reunir informações como condições dos pacientes (p. ex., seu estado sono-vigília), comunicação verbal (p. ex., troca de informações na alta hospitalar), comunicação não verbal (p. ex., linguagem corporal), atividades (p. ex., atividades de pacientes geriátricos relacionadas a cuidados com a própria aparência) e condições ambientais (p. ex., níveis de ruído).

Em estudos que usam a observação, os pesquisadores têm flexibilidade em relação a várias dimensões importantes. Por exemplo, o foco da observação pode recair em eventos amplamente definidos (p. ex., alterações de humor dos pacientes) ou em comportamentos pequenos e específicos (p. ex., expressões faciais). As observações podem ser feitas por meio do sentido humano e, então, ser manualmente registradas, mas também podem ser feitas com equipamento como gravadores de vídeo. Os pesquisadores nem sempre dizem às pessoas que elas estão sendo observadas pois esse conhecimento pode gerar um comportamento atípico. As distorções comportamentais devidas à presença conhecida de um observador são chamadas de *reatividade*.

A observação estruturada envolve o uso de instrumentos formais e protocolos que ditam o que deve ser observado, quanto tempo deve durar a observação e como serão registrados os dados. A observação estruturada não pretende apreender uma ampla faixa da vida, mas, sim, documentar comportamentos, ações e eventos específicos. A observação estruturada requer a formulação de um sistema para precisamente categorizar, registrar e codificar as observações.

> **DICA** Com frequência, os pesquisadores usam observações estruturadas quando os participantes não podem responder a questões ou quando não fornecem respostas confiáveis. Muitos instrumentos de observação destinam-se a capturar comportamentos de bebês, crianças ou de pessoas cujas habilidades de comunicação estão prejudicadas.

Métodos de observação estruturada

Na realização de observações estruturadas, a abordagem mais comum é o uso de um sistema de categorias para classificar os fenômenos observados. O **sistema de categorias** representa um método de registrar, de modo sistemático, comportamentos e eventos de interesse ocorridos em determinado ambiente.

Alguns sistemas de categorias requerem que *todos* os comportamentos observados em um domínio especificado (p. ex., posições corporais) sejam classificados. Uma técnica de contraste é um sistema no qual apenas tipos particulares de comportamento (que podem ou não ocorrer) são categorizados. Por exemplo, se o comportamento agressivo de crianças for estudado, pode-se desenvolver categorias como "bater em outra criança" ou "arremessar objetos". Nesse sistema de categorias, muitos comportamentos – todos os que não são agressivos – não são classificados; pode ser que algumas crianças *não* realizem ações agressivas.

> **Exemplo de categorias não abrangentes**
>
> Nilsen e colaboradores (2014) conduziram um estudo de qualidade no cuidado de enfermagem que envolveu observações de comunicação entre enfermeiros e pacientes sob ventilação mecânica em uma UTI. Entre os vários diferentes tipos de observações feitos, os pesquisadores registraram momentos de comportamentos positivos e negativos por parte dos enfermeiros, de acordo com critérios cuidadosamente definidos. Os comportamentos de enfermeiros considerados neutros não foram categorizados.

Os sistemas de categorias devem ter definições operacionais cuidadosas, explícitas dos comportamentos e das características a serem observados. Cada categoria tem de ser explicada, garantindo aos observadores critérios precisos para avaliar a ocorrência do fenômeno.

Os sistemas de categorias são a base da construção das **listas** – o instrumento usado pelos observadores para registrar observações. Comumente, a lista é formada com uma relação de comportamentos do sistema de categorias à esquerda e um espaço para cálculo da frequência ou duração à direita. A tarefa do observador que usa um sistema de categorias abrangente é colocar *todos* os comportamentos observados em uma categoria para cada "unidade" de comportamento (p. ex., um intervalo de tempo). Com sistemas de categorias não abrangentes, são listadas categorias de comportamento que podem ou não ser manifestadas pelos participantes. O observador espera por situações em que surjam esses comportamentos e registra sua ocorrência.

Outra abordagem da estrutura das observações consiste em usar uma **escala de classificação**, instrumento que requer que os observadores categorizem fenômenos ao longo de um *continuum* descritivo. Pode ser que o observador tenha de classificar de tempos em tempos durante toda a observação ou resumir um evento após o fim da observação. As escalas de classificação podem ser usadas como uma extensão das listas, em que o observador registra não só a ocorrência de algum comportamento, mas também algum aspecto qualitativo dele, como sua intensidade. Embora essa abordagem produza muita informação, ela coloca uma imensa ameaça aos observadores.

> **Exemplo de classificações observacionais**
>
> Burk e colaboradores (2014) procuraram identificar fatores que poderiam prever agitação em adultos cronicamente doentes. O grau de agitação dos pacientes foi observado e medido usando a escala de agitação e sedação de Richmond, que requer classificações em uma escala de 10 pontos, variando de +4 (combativo) a –5 (não estimulável).

Amostragem observacional

Os pesquisadores têm de decidir quando aplicar seus sistemas observacionais. Os métodos de amostragem observacional são um meio para a obtenção de exemplos representativos dos comportamentos observados. Um dos sistemas é a *amostragem temporal*, que envolve a seleção de períodos de tempo durante os quais irão ocorrer as observações. As estruturas de tempo podem ser selecionadas sistematicamente (p. ex., a cada 30 segundos com intervalos de dois minutos) ou aleatoriamente.

Com a *amostragem por evento*, os pesquisadores selecionam eventos integrais a serem observados. A amostragem por evento requer que os pesquisadores saibam quando os eventos ocorrerão (p. ex., troca de turnos dos enfermeiros) ou esperem por sua ocorrência. A amostragem por evento é uma boa opção quando os eventos estudados são infrequentes e podem ser perdidos se forem escolhidos os períodos de observação. Todavia, quando os comportamentos e os eventos são relativamente frequentes, a amostragem por tempo incrementa a representatividade dos comportamentos observados.

> **Exemplo de amostragens por evento e temporal**
>
> No estudo observacional previamente mencionado de comunicação entre enfermeiro e paciente na UTI (Nilsen e colaboradores, 2014), os eventos foram primeiro amostrados (ocasiões de interação entre enfermeiro e paciente), e, então, segmentos de três minutos foram gravados em vídeo e codificados para uma gama de resultados (p. ex., fazendo contato visual).

Avaliação dos métodos observacionais

Certas questões de pesquisa são mais adequadas à observação do que ao autorrelato, como acontece, por exemplo, quando as pessoas não podem descrever os próprios comportamentos. Isso pode acontecer quando as pessoas não têm consciência do comportamento (p. ex., comportamento induzido por estresse), quando os comportamentos são emocionalmente carregados (p. ex., pesar em casos de luto) ou quando as pessoas não são capazes de relatar suas ações (p. ex., crianças pequenas). Os métodos observacionais têm um apelo intrínseco por capturar comportamentos diretamente. Com frequência, os enfermeiros estão em uma posição favorável à observação do comportamento das pessoas e, após treinamento, podem ser observadores especialmente sensíveis.

As falhas dos métodos observacionais incluem a possível reatividade quando o observador for proeminente e a vulnerabilidade das observações ao viés. Por exemplo, os valores e os preconceitos do observador podem levar à inferência errada. É bem provável que não seja possível eliminar os vieses observacionais, mas eles podem ser minimizados por meio de treinamento e exame cuidadosos do observador.

Medidas biofisiológicas

Os estudos de enfermagem clínica envolvem instrumentos biofisiológicos, tanto para criar variáveis independentes (p. ex., uma intervenção de *biofeedback*) como para medir variáveis dependentes. Aqui, a discussão tem como foco o uso de medidas biofisiológicas como variáveis dependentes (resultado).

Os pesquisadores em enfermagem têm usado medidas biofisiológicas para uma ampla variedade de propósitos. Exemplos compreendem estudos de processos biofisiológicos básicos, explorações dos modos como ações e intervenções de enfermagem afetam resultados fisiológicos, avaliações de produtos, estudos para avaliar a precisão de informações biofisiológicas reunidas por enfermeiros e estudos de correlatos do funcionamento fisiológico de pacientes com problemas de saúde.

As medidas *in vivo* e *in vitro* são usadas na pesquisa. As medições *in vivo* são aquelas realizadas diretamente com organismos vivos, como medir a pressão arterial e a temperatura corporal. Os avanços tecnológicos continuam a melhorar a capacidade de medir com precisão e conveniência os fenômenos biofisiológicos. Nas medições *in vitro*, são coletados dados dos participantes pela extração de material biofisiológico, que é submetido a análises por técnicos de laboratório. Estão incluídas mensurações químicas (p. ex., medição dos níveis de hormônios), microbiológicas (p. ex., contagem e identificação de bactérias) e citológicas ou histológicas (p. ex., biópsias de tecido). A pesquisa em enfermagem usa *medidas antropomórficas*, como o índice de massa corporal e a circunferência da cintura.

> **Exemplo de estudo com medidas *in vivo* e *in vitro***
> Okoli e colaboradores (2016) examinaram as respostas fisiológicas de não fumantes à administração de emplastro de nicotina. Os pesquisadores mediram a frequência cardíaca, a pressão arterial e os níveis de nicotina sérica em 30 minutos, 60 minutos e 120 minutos após a aplicação de um emplastro de nicotina.

As medidas biofisiológicas oferecem uma série de vantagens a enfermeiros pesquisadores. Elas são relativamente precisas, em especial se comparadas com medidas psicológicas, como medidas de autorrelato de ansiedade ou dor. Além disso, as medidas biofisiológicas são objetivas. Se dois enfermeiros fizerem leituras a partir de um mesmo espirômetro, provavelmente vão registrar valores idênticos nas medições do volume corrente, e dois espirômetros certamente vão produzir as mesmas leituras. Os pacientes não podem distorcer facilmente as medições do funcionamento biofisiológico. Por fim, os instrumentos biofisiológicos fornecem medidas válidas das variáveis-alvo: pode-se confiar nos termômetros para medir a temperatura, mas não o volume sanguíneo e assim por diante. Em medições não biofisiológicas, geralmente se pode questionar se o instrumento de fato está mensurando o conceito-alvo.

Qualidade dos dados na pesquisa quantitativa

Ao desenvolver um plano de coleta de dados, os pesquisadores devem procurar por dados com a mais alta qualidade possível. Um aspecto da qualidade dos dados diz respeito aos procedimentos usados para coletá-los. Por exemplo, as pessoas que coletam e registram os dados devem ser adequadamente treinadas e monitorizadas para garantir que os procedimentos sejam diligentemente seguidos. Outra questão diz respeito às circunstâncias em que os dados foram coletados. Por exemplo, é importante que os pesquisadores tenham garantida a privacidade e criem uma atmosfera que estimule os participantes a ficar tranquilos ou comportar-se naturalmente.

Um aspecto crucial para a qualidade dos dados diz respeito à adequação dos instrumentos ou das escalas usadas para medir os construtos. Os pesquisadores procuram melhorar a qualidade de seus dados selecionando excelentes *medida*s. A **medida** envolve designar números para representar a quantidade de um atributo presente em uma pessoa ou objeto. Quando uma nova medida de um construto (p. ex., ansiedade) é desenvolvida, as regras para designar valores numéricos (*escores*) precisam ser estabelecidas. Então, as regras devem ser avaliadas para verificar se são boas – elas devem produzir números que verdadeiramente correspondam a diferentes quantidades do ensaio-alvo.

As medidas que não são perfeitamente precisas produzem medições que contêm algum erro. Muitos fatores contribuem para o *erro de medição*, incluindo estados das pessoas (p. ex., humor, fadiga), viés do conjunto de respostas e fatores situacionais (p. ex., temperatura, iluminação). Nas medidas autorrelatadas, os erros de medição podem resultar da maneira como as questões são formuladas.

Os pesquisadores selecionam cuidadosamente medidas conhecidas por serem psicometricamente sólidas. A *psicometria* é o ramo da psicologia que se preocupa com a teoria e os métodos de medidas psicológicas. Quando uma nova medida é desenvolvida, os pesquisadores realizam uma **avaliação psicométrica**, que envolve uma **avaliação das propriedades de medição**.

Tradicionalmente, os psicométricos (e a maioria dos pesquisadores em enfermagem) têm focado em duas propriedades de medidas quando avaliam a qualidade de uma medida: confiabilidade e validade. Em anos recentes, especialistas em medição em medicina têm defendido a participação em propriedades de medida adicionais que dizem respeito à medida da mudança (Polit e Yang, 2016). Aqui, são descritas as duas propriedades que muito provavelmente serão encontradas na leitura de artigos na literatura de enfermagem. Os métodos usados para avaliar essas propriedades são descritos no capítulo sobre análise estatística (ver Cap. 14).

Confiabilidade

A **confiabilidade**, de modo geral, existe quando os escores estão livres de erro de mensuração. Também pode ser definida como a extensão até a qual os escores para pessoas *que não mudaram* são os mesmos para mensurações repetidas. Em outras palavras, a confiabilidade diz respeito à consistência – a *ausência* de variação – em mensurar um atributo estável para um indivíduo. Em todos os tipos de avaliação, confiabilidade envolve uma *replicação* para avaliar até que ponto os escores para um traço estável são os mesmos.

Na **confiabilidade teste-reteste**, a replicação assume a forma de administrar uma medida para as mesmas pessoas em duas ocasiões (p. ex., uma semana de intervalo). A premissa é que para traços que não mudaram, quaisquer diferenças nos escores das pessoas nos dois testes são o resultado de erro de mensuração. Quando as diferenças de escore entre as ondas são pequenas, a confiabilidade é alta. Esse tipo de confiabilidade é, às vezes, chamado de *estabilidade* ou *capacidade de reprodução* – ou seja, quando os escores podem ser reproduzidos em uma administração repetida. Exceto para construtos altamente voláteis (p. ex., humor), a confiabilidade teste-reteste pode ser avaliada para a maioria das medidas, incluindo as biofisiológicas.

Quando as medidas envolvem o uso de pessoas que fazem julgamentos dos escores, uma fonte-chave de erro de mensuração se origina da pessoa que realiza as mensurações. Esta é a situação para as medidas observacionais (p. ex., graus para medir a agitação) e também se aplica a algumas medidas biofisiológicas

(p. ex., medida de dobra de pele). Nessas situações, é importante avaliar o quanto a confiabilidade das medidas reflete os efeitos atribuíveis à pessoa que está sendo tratada em vez dos atributos dos avaliadores. A abordagem mais típica a ser empreendida é uma avaliação de **confiabilidade interavaliador** (ou *interobservador*), que envolve ter dois ou mais observadores aplicando, de forma independente, a medida com as mesmas pessoas para verificar se os escores são consistentes entre os avaliadores.

Outro aspecto da confiabilidade é a **consistência interna**. Ao responder a um item de autorrelato, as pessoas são influenciadas não apenas pela construção subjacente, mas também por reações idiossincráticas às palavras. Ao combinar múltiplos itens com várias redações, as irrelevâncias dos itens autoanulam-se. O instrumento é considerado como tendo consistência interna quando seus itens medem o mesmo traço. Para consistência interna, a reprodução envolve as respostas das pessoas a múltiplos itens durante uma administração simples. Enquanto outras estimativas de confiabilidade avaliam a medida do grau de consistência entre o tempo ou os avaliadores, a consistência interna captura a consistência entre os itens.

Como explicado no Capítulo 14, as avaliações de confiabilidade produzem coeficientes que resumem a confiabilidade da medida. Os *coeficientes de confiabilidade* normalmente variam em valores de 0,0 a 1,0, com os valores mais altos sendo especialmente desejáveis. Coeficientes de 0,80 ou mais são considerados desejáveis. Os pesquisadores devem selecionar instrumentos com confiabilidade comprovada e devem documentá-los em seu relato. Ao empreender um estudo, os pesquisadores geralmente não realizam uma avaliação psicométrica plena da medida existente, mas com frequência computam coeficientes de confiabilidade da consistência interna com seus dados.

Exemplo de confiabilidade da consistência interna

Kennedy e colaboradores (2015) desenvolveram e avaliaram uma escala para medir a autoeficácia de estudantes de enfermagem para a competência da prática. A escala de 22 itens teve alta consistência interna: o coeficiente de confiabilidade foi 0,92.

Validade

Validade em contexto de medida é o grau no qual um instrumento mede o construto que ele se propõe a medir. Se os pesquisadores desenvolverem uma escala para medir *resistência*, eles precisam ter certeza de que os escores resultantes refletem de modo válido esse construto e não outra coisa, como autoeficácia ou perseverança. A avaliação da validade de construtos abstratos requer uma conceitualização cuidadosa do construto – bem como uma conceitualização do que o construto *não* é. Como a confiabilidade, a validade possui diferentes aspectos e abordagens de avaliações. Os quatro aspectos da validade de medida são validade aparente, validade do conteúdo, validade do critério e validade do construto.

A **validade aparente** indica se o instrumento *parece* medir o construto apropriado. Embora a validade aparente não seja considerada uma boa evidência da qualidade, é útil para uma medida ter uma validade aparente se outros tipos de validade também tiverem sido demonstrados. Se a resistência dos pacientes a serem mensurados reflete a visão de que a escala não é relevante para seus problemas ou situações, então a validade aparente é um problema.

A **validade do conteúdo** pode ser definida como a extensão na qual o conteúdo de um instrumento captura de modo adequado o construto – isto é, se um instrumento composto (p. ex., uma escala de vários itens) tem uma amostra apropriada de itens para o construto que está sendo medido. Se o conteúdo de um instrumento for um bom reflexo de um construto, então o instrumento tem maior probabilidade de atingir seus objetivos de medida. A validade do conteúdo é geralmente avaliada fazendo um painel de especialistas classificar os itens de escala para relevância do construto e comentar a necessidade de itens adicionais.

A **validade do critério** reflete o quanto os escores em uma medida são um bom reflexo de um "padrão-ouro" – isto é, um critério considerado uma medida ideal do construto. Nem todas as medidas podem ser validadas usando uma abordagem de critérios porque nem sempre há um critério de "padrão-ouro". Existem dois tipos de validade de critério. A *validade simultânea* é o tipo de validade de critério que é avaliada quando as medidas do critério e o instrumento focal ocorrem ao mesmo tempo. Nessa situação, a hipótese implícita é que a medida focal é um substituto adequado para um critério contemporâneo. Por exemplo, os escores em uma escala para medir o estresse podem ser comparados a níveis salivares sem cortisol ao acordar (o critério). Na *validade de predição*, a medida focal é testada contra um critério que é medido no futuro. As escalas de rastreamento são muitas vezes testadas contra algum critério futuro – a saber, a ocorrência do fenômeno para o qual a ferramenta de rastreamento é requisitada (p. ex., queda de um paciente).

Para muitos atributos humanos (construtos) não observáveis e abstratos, não existem critérios tipo padrão-ouro, e outras vias de validação devem ser buscadas. A **validade do construto** é o grau no qual a evidência sobre o escore de uma medida em relação a outras variáveis sustenta a inferência de que o construto foi bem representado. A validade do construto geralmente envolve testar a hipótese, que segue um trajeto similar: as hipóteses são desenvolvidas sobre uma relação entre escores da medida focal e valores sobre outros construtos, dados são coletados para testar a hipótese, e, então, as conclusões de validade são obtidas com base nos resultados dos testes de hipótese.

Uma abordagem de teste de hipótese amplamente usada para construir a validade é algumas vezes chamada de *validade de grupos conhecidos*, que testa a hipótese sobre a capacidade de uma medida de discriminar entre dois ou mais grupos conhecidos (ou esperados) por diferirem a respeito do construto de interesse. Por exemplo, para validar uma medição da ansiedade da experiência do parto, podem-se comparar os escores de primíparas (mulheres que vão parir pela primeira vez) e multíparas (aquelas que já tiveram filhos). Em média, as mulheres que nunca experienciaram um parto manifestarão mais ansiedade do que aquelas que já têm filhos. No fim, a validade do instrumento seria questionada caso não surgissem diferenças.

> **Exemplo de validade de grupos conhecidos**
>
> Peters e colaboradores (2014) avaliaram a validade de uma escala existente, a Trust in Provider Scale (Confiança na Escala do Provedor), para uma nova população, a saber, mulheres afro-americanas grávidas. Consistente com a hipótese, as mulheres que sofreram racismo no cuidado da saúde tiveram escores significativamente mais baixos na escala de confiança do que as mulheres que não sofreram racismo.

> **DICA** Outro aspecto da validade do construto é a chamada validade de cultura cruzada, que é relevante para medidas que foram traduzidas ou adaptadas para uso com um grupo cultural diferente daquele do instrumento original. A *validade de cultura cruzada* é o grau no qual os componentes (p. ex., itens) de uma medida traduzida ou culturalmente adaptada funciona de forma adequada e equivalente ao seu desempenho no instrumento original.

A questão não é se o instrumento tem ou não validade, mas, sim, qual é o grau dela. Não se comprova, estabelece, demonstra ou verifica a validade de um instrumento: na verdade, ela é sustentada, em maior ou menor grau, por dados científicos. Os pesquisadores que empreendem um estudo devem selecionar medidas para as quais haja boa informação de validade.

Crítica de métodos de coleta de dados

O objetivo do plano de coleta de dados é produzir informações de qualidade excelente. Cada decisão tomada pelos pesquisadores sobre métodos e procedimentos da coleta de dados pode afetar a qualidade dos dados e, por conseguinte, a qualidade geral do estudo.

Entretanto, pode ser difícil criticar os métodos de coleta de dados em estudos relatados em periódicos, pois as descrições raramente são detalhadas. Contudo, os pesquisadores têm a responsabilidade de comunicar a informação básica sobre sua abordagem de modo que os leitores possam avaliar a qualidade da evidência que o estudo produz. Uma questão importante é a *mistura* de abordagens de coleta de dados. Triangulação de métodos (p. ex., autorrelato e observação) é, com frequência, desejável.

A informação sobre qualidade dos dados (confiabilidade e validade das medidas) deve ser fornecida em todo relato de pesquisa quantitativa. De maneira ideal, em especial no caso de escalas compostas, o relatório deve fornecer coeficientes de consistência interna com base nos dados do próprio estudo, e não apenas em pesquisas prévias. A confiabilidade interavaliadores ou interobservadores é especialmente crucial para avaliar a qualidade dos dados em estudos que usam a observação. Os valores dos coeficientes de confiabilidade devem ser elevados o suficiente para sustentar a confiança nas descobertas.

É mais difícil documentar a validade do que a confiabilidade. No mínimo, os pesquisadores precisam defender as medidas escolhidas, com base em informações sobre validade fornecidas pelos elaboradores, e devem citar a publicação relevante. As orientações para a crítica dos métodos de coleta de dados são apresentadas no Quadro 10.2.

Quadro 10.2 Orientações para crítica de planos de coleta de dados quantitativos

1. Os pesquisadores usam o melhor método para capturar fenômenos de estudo (i.e., autorrelatos, observação, medidas biofisiológicas)? A triangulação de métodos foi usada para obter vantagem?
2. Foram usados métodos de autorrelato? Em caso positivo, os pesquisadores tomaram boas decisões em relação aos métodos específicos de solicitação de informação (p. ex., entrevistas face a face, questionários postados na internet, etc.)? As escalas compostas foram usadas? Em caso negativo, deveriam ter sido?
3. Foram usados métodos observacionais? Em caso positivo, o relatório descreve adequadamente como foram feitas as observações e como elas foram amostradas? Os riscos de viés observacionais foram tratados? Foram usadas medidas biofisiológicas no estudo? Em caso positivo, isso foi apropriado?
4. O relatório forneceu informações adequadas sobre os procedimentos de coleta de dados? Os coletores de dados foram adequadamente treinados?
5. O relatório ofereceu dados sobre a confiabilidade das medidas? Os dados vieram da própria amostra da pesquisa ou eram baseados em outros estudos? Foi relatada confiabilidade? Em caso positivo, qual método de estimativa foi usado? A confiabilidade era suficientemente alta?
6. O relatório ofereceu dados sobre a validade das medidas? Foram relatadas informações sobre a validade? Em caso positivo, qual abordagem de validade foi usada?
7. Existiam informações sobre a confiabilidade e a validade? Em caso negativo, o que é possível concluir sobre a qualidade dos dados do estudo?

EXEMPLOS DE PESQUISA COM ATIVIDADES DE PENSAMENTO CRÍTICO

Nesta seção, descrevemos a amostragem e o plano de coleta de dados de um estudo de enfermagem quantitativo. Leia o resumo e depois responda às questões de pensamento crítico que seguem, consultando a versão integral do relatório, se necessário. As questões de pensamento crítico para o Exemplo 2 são baseadas no estudo que aparece em sua totalidade no Apêndice A deste livro.

EXEMPLO 1: AMOSTRAGEM E COLETA DE DADOS EM UM ESTUDO QUANTITATIVO

Estudo: *Insomnia symptoms are associated with abnormal endothelial function* (Os sintomas de insônia estão associados à função endotelial anormal) (Routledge e colaboradores, 2015) (Algumas informações sobre o estudo foram fornecidas por Rask e colaboradores, 2011.)

Propósito: O propósito deste estudo foi testar a hipótese de que os sintomas de insônia estão associados com a redução da função endotelial em adultos que trabalham.

Delineamento: Os pesquisadores usaram dados de linha de base transversais provenientes de um estudo longitudinal que envolveu a coleta de dados extensos de pessoas inscritas em um estudo do Emory-GeorgiaTech Predictive Health Institute. O delineamento para o estudo relatado por Routledge e colaboradores (2015) foi de correlação descritiva.

Amostragem: A coorte inicial do estudo foi uma amostra de empregados em tempo integral em uma grande universidade. A população de empregados elegíveis foi estratificada por tipo de empregados (empregados do corpo docente, isentos e não isentos de obrigações). A partir do esquema de amostragem estratificada, cada 10º empregado foi convidado a participar da pesquisa. Cerca de 30% dos empregados solicitados concordaram em ser contatados e cerca de 10% foram, por fim, convocados. Além disso, cerca de 10% da amostra foi uma amostra de conveniência de trabalhadores de autoencaminhamento ou encaminhamento a um profissional da saúde. Os critérios específicos para participação incluíram empregados com 18 anos ou mais, sem hospitalização no ano anterior, com exceção de acidentes. Os critérios de exclusão incluíram história, no ano anterior, de um grave distúrbio psicossocial, abuso de substâncias/drogas ou alcoolismo, neoplasma maligno ativo atual e qualquer doença aguda nas duas semanas anteriores à coleta de dados de linha de base. Para os propósitos do estudo de Routledge e colaboradores (2015), os participantes seriam excluídos se apresentassem diagnóstico de apneia do sono ou sintomas relatados de apneia do sono. A amostra para esse estudo teve 496 adultos com idades entre 19 e 82 anos.

Coleta de dados: O estudo global envolveu duas avaliações na linha de base. Uma avaliação de seis meses e quatro avaliações anuais. As medidas de linha de base usadas no estudo feito por Routledge e colaboradores (2015) incluíram medidas de autorrelatos e biofisiológicas. Em relação aos autorrelatos, os participantes completaram um questionário *online* que continha perguntas sobre características da história (p. ex., idade, sexo, tabagismo). O questionário também inclui várias escalas compostas para mensurar a qualidade do sono (Índice de Qualidade de Sono de Pittsburgh), a depressão (Inventário de Depressão de Beck) e a sonolência (Escala de Sonolência de Epworth). As informações da escala de sono foram usadas para categorizar os participantes em um grupo de insônia ou em um grupo de "pessoas que dormem melhor". Medidas antropométricas (altura e peso, índice de massa corporal) foram obtidas, houve aferição da pressão arterial e uma coleta de sangue para analisar os lipídeos. Por fim, a função endotelial foi mensurada por meio de dilatação mediada por fluxo (DMF) da artéria braquial. As mensurações de DMF foram interpretadas por dois técnicos em ultrassonografia. Informações sobre a confiabilidade e a validade das várias medidas não foram fornecidas.

Resultados: Nessa amostra, os sintomas de insônia foram relatados por 40% dos participantes. Após controle estatístico para idade e outras variáveis, os pesquisadores descobriram que os participantes que relataram sintomas de insônia tinham DMF mais baixa do que os participantes que relataram dormir melhor.

Exercícios para desenvolver o pensamento crítico

1. Responda às questões relevantes do Quadro 10.1 em relação a esse estudo.
2. Responda às questões relevantes do Quadro 10.2 em relação a esse estudo.
3. Existem variáveis nesse estudo que poderiam ter sido mensuradas por meio de observação, mas não foram?
4. Se os resultados desse estudo forem válidos e confiáveis, quais serão os possíveis usos dos achados na prática clínica?

EXEMPLO 2: AMOSTRAGEM E COLETA DE DADOS DO ESTUDO NO APÊNDICE A

- Leia a seção de métodos do estudo de Swenson e colaboradores (2016) (*Parents' use of praise and criticism in a sample of young children seeking mental health services* [Uso de elogio e crítica pelos pais em uma amostra de crianças pequenas que procuram serviços de atendimento de saúde mental]) no Apêndice A deste livro.

Exercícios para desenvolver o pensamento crítico

1. Responda às questões relevantes do Quadro 10.1 em relação a esse estudo.
2. Responda às questões relevantes do Quadro 10.2 em relação a esse estudo.

Tópicos Resumidos

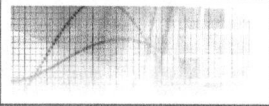

- A **amostragem** consiste no processo de selecionar elementos de uma **população**, que é o agregado inteiro de casos. O *elemento* é a unidade básica da população – na pesquisa em enfermagem, em geral, são seres humanos.

- Os **critérios de elegibilidade** (tanto os *critérios de inclusão* quanto os *critérios de exclusão*) são usados para definir as características da população.

- Um critério-chave na avaliação da amostra em um estudo quantitativo está relacionado à *representatividade* – o grau em que a amostra é similar à população e evita viés. O **viés de amostragem** é o excesso ou a insuficiência da representação de algum segmento da população.

- A **amostragem não probabilística** (em que os elementos são selecionados por métodos não randômicos) inclui: por conveniência, por cota, em sequência e intencional. A amostragem não probabilística é conveniente e econômica; uma de suas principais desvantagens é seu potencial de viés.

- A **amostragem por conveniência** usa o grupo de pessoas mais prontamente disponível ou conveniente.

- A **amostragem por cota** divide a população em **estratos** homogêneos (subpopulações) para garantir a representação dos subgrupos na amostra; em cada estrato, as pessoas são amostradas por conveniência.

- A **amostragem em sequência** envolve a seleção de *todas* as pessoas de uma população acessível que atende aos critérios de elegibilidade ao longo de um intervalo de tempo específico ou até atingir um tamanho de amostra especificado.

- Na **amostragem intencional**, o pesquisador escolhe os participantes com base no seu conhecimento prévio sobre a população.

- Os modelos de **amostragem probabilística**, que envolve a seleção randômica dos elementos da população, geram mais amostras representativas do que os de não probabilidade e permitem estimar a magnitude do *erro de amostragem*.

- A **amostragem randômica simples** envolve a seleção aleatória de elementos de uma *estrutura de amostragem* que enumera todos os elementos; a **amostragem randômica estratificada** divide a população em subgrupos homogêneos, a partir dos quais os elementos são selecionados randomicamente.

- A **amostragem sistemática** tem a ver com a seleção de sucessivos itens de uma lista. O pesquisador divide o tamanho da população pelo tamanho desejado da amostra, obtendo, assim, o *intervalo da amostragem*, que é a distância-padrão entre os elementos selecionados.

- Em estudos quantitativos, os pesquisadores podem usar uma **análise de potência** para estimar o **tamanho da amostra** necessário. É melhor usar amostras grandes, pois elas incrementam a validade da conclusão estatística e tendem a ser mais representativas, mas mesmo as amostras grandes não são *garantia* de representatividade.

- Os três principais métodos de coleta de dados para enfermeiros pesquisadores são autorrelatos, observações e medidas biofisiológicas.

- Os **autorrelatos**, envolvem o questionamento direto dos participantes do estudo e são o método mais amplamente usado na coleta de dados de estudos de enfermagem.

- Em estudos quantitativos, os autorrelatos estruturados envolvem um **instrumento** formal – **questionário** ou **programa de entrevista** – que pode conter **perguntas abertas** (que possibilitam aos entrevistados responder em suas próprias palavras) e **perguntas fechadas** (que oferecem às respondentes opções **de resposta**, entre as quais devem escolher uma).

- Os questionários são menos onerosos do que as entrevistas e oferecem a possibilidade do

- anonimato, mas as entrevistas geram taxas de resposta mais elevadas e são adequadas a uma ampla variedade de pessoas.

- As **escalas** psicológicas sociais são instrumentos de autorrelato para medir características como atitudes e atributos psicológicos. **Escalas de Likert** (*escalas de classificação somada*) presenteiam os respondentes com uma série de itens; cada item é classificado (p. ex., em uma forma contínua de concorda fortemente a discorda fortemente) e, então, somado em um escore composto.

- A **escala de analogia visual (EAV)** é usada para medir experiências subjetivas (p. ex., dor, fadiga) ao longo de uma linha de 100 mm que designa um *continuum* bipolar.

- As escalas são versáteis e potentes, mas suscetíveis a **viés do conjunto de respostas** – tendência que algumas pessoas têm de responder aos itens de modos característicos, seja qual for o conteúdo do item.

- Os métodos observacionais são técnicas para a aquisição de dados por meio da **observação** dos fenômenos.

- As observações estruturadas ditam o que o observador deve observar; com frequência, elas envolvem **listas** – instrumentos baseados em **sistemas de categoria** para registro da aparência, da frequência ou da duração de comportamentos ou eventos. Os observadores também podem usar as **escalas de classificação** para distribuir fenômenos ao longo de uma dimensão importante (p. ex., letárgico ou energético).

- As observações estruturadas muitas vezes envolvem um plano de amostragem (como *amostragem por tempo* ou *amostragem por evento*) para selecionar comportamentos, eventos e condições a serem observados. As técnicas observacionais são muitas vezes essenciais, mas os vieses observacionais podem reduzir a qualidade dos dados.

- Os dados também podem ser derivados de **medidas biofisiológicas**, que incluem medidas *in vivo* (realizadas com ou dentro de organismos vivos) e medidas *in vitro* (realizadas fora do corpo do organismo, como exames de sangue). As medidas biofisiológicas têm a vantagem de ser objetivas e precisas.

- Ao desenvolver um plano de coleta de dados, os pesquisadores têm de decidir quem vai coletar os dados, como os coletores vão ser treinados e quais serão as circunstâncias da coleta de dados.

- Nos estudos quantitativos, as variáveis são medidas. A **medida** envolve designar números para representar a quantidade de um atributo presente em uma pessoa, usando uma série de regras; os pesquisadores buscam usar medidas que tenham boas regras para minimizar os *erros de medidas*.

- Medidas (e a qualidade dos dados que as medidas produzem) podem ser avaliadas na **avaliação psicométrica** em termos de várias **propriedades de medidas**, com frequência confiabilidade e validade.

- A **confiabilidade** é a extensão na qual os escores para pessoas *que não mudaram* são as mesmas para medidas repetidas. Uma medida confiável minimiza o erro de medida.

- Os métodos de avaliação incluem **confiabilidade teste-reteste** (administrar uma medida duas vezes em um curto período de tempo para ver se a medida produz escores consistentes), **confiabilidade interobservador** (avaliar se os dois avaliadores ou observadores designam de forma independente escores similares) e **consistência interna** (avaliar se há consistência entre itens em uma escala composta na medição de um traço).

- A confiabilidade é estatisticamente avaliada computando coeficientes que variam de 0,00 a 1,00; valores mais altos indicam maior confiabilidade.

- A **validade** é o grau em que um instrumento mede o que supostamente deve medir.

- Os aspectos da validade incluem **validade aparente** (extensão na qual uma medida parece estar medindo o construto-alvo), **validade do conteúdo** (nas escalas compostas, extensão na qual o conteúdo de um instrumento capta com precisão o construto), **validade do critério** (extensão na qual os escores em uma medida são um bom reflexo de um "padrão-ouro") e **validade do construto** (extensão na qual um instrumento mede adequadamente medidas do construto-alvo, como avaliado principalmente por hipóteses de teste).

- A validade de uma medida não é provada ou estabelecida, mas, sim, sustentada, em maior ou menor grau, por dados científicos.

REFERÊNCIAS PARA O CAPÍTULO 10

Bryant, V., Phang, J., & Abrams, K. (2015). Verifying placement of small-bore feeding tubes: Electromagnetic device images versus abdominal radiographs. *American Journal of Critical Care*, *24*, 525–530.

Buettner-Schmidt, K., Lobo, M., Travers, M., & Boursaw, B. (2015). Tobacco smoke exposure and impact of smoking legislation on rural and non-rural hospitality venues in North Dakota. *Research in Nursing & Health*, *38*, 268–277.

Burk, R., Grap, M., Munro, C., Schubert, C., & Sessler, C. (2014). Predictors of agitation in the adult critically ill. *American Journal of Critical Care*, *23*, 414–423.

Draughton Moret, J., Hauda, W., II, Price, B., & Sheridan, D. (2016). Nonoccupational postexposure human immunodeficiency virus prophylaxis: Acceptance following sexual assault. *Nursing Research*, *65*, 47–54.

Hewitt, C., & Cappiello, J. (2015). Essential competencies in nursing education for prevention and care related to unintended pregnancy. *Journal of Obstetric, Gynecologic, & Neonatal Nursing*, *44*, 69–76.

Hu, R., Jiang, X., Hegadoren, K., & Zhang, Y. (2015). Effects of earplugs and eye masks combined with relaxing music on sleep, melatonin and cortisol levels in ICU patients: A randomized controlled trial. *Critical Care*, *19*, 115.

Huang, C. Y., Lai, H., Lu, Y., Chen, W., Chi, S., Lu, C., & Chen, C. (2016). Risk factors and coping style affect health outcomes in adults with type 2 diabetes. *Biological Research for Nursing*, *18*, 82–89.

Joseph, P. V., Reed, D., & Mennella, J. (2016). Individual dif- ferences among children in sucrose detection thresholds. *Nursing Research*, *65*, 3–12.

Kennedy, E., Murphy, G., Misener, R., & Alder, E. (2015). Development and psychometric assessment of the Nursing Competence Self-Efficacy Scale. *Journal of Nursing Education*, *54*, 550–558.

Neta, D., DaSilva, A., & DaSilva, G. (2015). Adherence to foot self-care in diabetes mellitus patients. *Revista Brasileira de Enfermagem*, *68*, 103–108.

Nilsen, M., Sereika, S., Hoffman, L., Barnato, A., Donovan, H., & Happ, M. (2014). Nurse and patient interaction behaviors' effects on nursing care quality for mechanically ventilated older adults in the ICU. *Research in Gerontological Nursing*, *7*, 113–125.

Okoli, C., Kodet, J., & Robertson, H. (2016). Behavioral and physiological responses to nicotine patch administration amongnonsmokers based on acute and chronic secondhand tobacco smoke exposure. *Biological Research for Nursing*, *18*, 60–67.

Oliver, J., Ewell, P., Nicholls, K., Chapman, K., & Ford, S. (2016). Differences in colorectal cancer risk knowledge among Alabamians. *Oncology Nursing Forum*, *43*, 77–85.

Peters, R. M., Benkert, R., Templin, T., & Cassidy-Bushrow, A. (2014). Measuring African American women's trust in provider during pregnancy. *Research in Nursing & Health*, *37*, 144–154.

Polit, D. F., & Yang, F. M. (2016). *Measurement and the measure- ment of change: A primer for health professionals*. Philadelphia, PA: Wolters Kluwer.

Ranse, K., Yates, P., & Coyer, F. (2015). Factors influencing the provision of end-of-life care in critical care settings: Development and testing of a survey instrument. *Journal of Advanced Nursing*, *71*, 697–709.

Rask, K., Brigham, K., & Johns, M. (2011). Integrating comparative effectiveness research programs into predictive health: A unique role for academic health centers. *Academic Medicine*, *86*, 718–723.

Ratanasiripong, N. T. (2015). Factors related to human papillomavirus (HPV) vaccination in college men. *Public Health Nursing*, *32*, 645–653.

Ridout, J., Aucoin, J., Browning, A., Piedra, K., & Weeks, S. (2014). Does perioperative documentation transfer reliably? *Computers, Informatics, Nursing*, *32*, 37–42.

Routledge, F., Dunbar, S., Higgins, M., Rogers, A., Feeley, C., Ioachimescu, O., . . . Quyyumi, A. (2015). Insomnia symptoms are associated with abnormal endothelial func- tion. *Journal of Cardiovascular Nursing*. Advance online publication.

Wang, W., Zhang, H., Lopez, V., Wu, V., Poo, D., & Kowitlawakul, Y. (2015). Improving awareness, knowledge and heart-related lifestyle of coronary heart disease among working population through a mHealth programme: Study protocol. *Journal of Advanced Nursing*, *71*, 2200–2207.

11 Delineamentos e abordagens de estudos qualitativos

Objetivos de aprendizagem

Depois de estudar este capítulo, o leitor será capaz de:

- Discutir o princípio racional de um modelo emergente na pesquisa qualitativa e descrever os aspectos do projeto qualitativo
- Identificar as principais tradições da pesquisa qualitativa e descrever o domínio de pesquisa de cada uma
- Descrever os principais aspectos e métodos associados com estudos de etnografia, fenomenologia e teoria fundamentada
- Descrever os principais aspectos da pesquisa histórica, dos estudos de caso, da análise narrativa e de estudos qualitativos descritivos
- Discutir os objetivos e os aspectos de pesquisa com perspectiva ideológica
- Definir os novos termos apresentados neste capítulo

Termos-chave

- Análise narrativa
- Comparação constante
- Diário reflexivo
- Estudo de caso
- Estudo qualitativo descritivo
- Etnografia crítica
- Fenomenologia descritiva
- Fenomenologia interpretativa
- Hermenêutica
- Modelo emergente
- Observação participativa
- Pesquisa de ação participativa (PAP)
- Pesquisa de etnoenfermagem
- Pesquisa feminista
- Pesquisa histórica
- Processo social básico (PSB)
- Suspensão
- Teoria crítica
- Teoria fundamentada
- Teoria fundamentada construtivista
- Variável central

DELINEAMENTO DE ESTUDOS QUALITATIVOS

Os pesquisadores quantitativos desenvolvem o projeto de pesquisa antes de coletar os dados e raramente se afastam dele após o início do estudo. Eles elaboram o projeto e, *depois*, colocam-no em prática. Na pesquisa qualitativa, por sua vez, o delineamento do estudo muitas vezes evolui durante o projeto: os pesquisadores qualitativos elaboram o projeto *enquanto* colocam-no em prática. Os estudos qualitativos usam um **modelo emergente** que evolui à medida que os pesquisadores tomam decisões sobre as necessidades de seus dados com base naquilo que já aprenderam. Um modelo emergente sustenta o desejo dos pesquisadores em fazer a investigação refletir as realidades e os pontos de vista dos participantes do estudo – realidades e pontos de vista que não são conhecidos no início.

Características do delineamento de pesquisas qualitativas

A investigação qualitativa tem sido orientada por diversas disciplinas com distintos métodos e abordagens. Entretanto, algumas características gerais do delineamento de pesquisa qualitativa são amplamente aplicáveis. Em geral, o modelo qualitativo

- É flexível, capaz de ajustar-se ao que é descoberto durante a coleta de dados
- Muitas vezes envolve triangulação de várias estratégias de coleta de dados
- Tende a ser holístico, buscando uma compreensão do todo
- Requer que os pesquisadores se tornem intensamente envolvidos e reflexivos e pode demandar um tempo longo
- Beneficia-se da análise de dados em andamento para orientar estratégias futuras

Ainda que as decisões sobre o delineamento de pesquisa não sejam finalizadas de antemão, os pesquisadores qualitativos costumam fazer um planejamento flexível antecipado. Por exemplo, os pesquisadores qualitativos tomam decisões antecipadas com relação à tradição de pesquisa, ao local do estudo, a uma estratégia ampla de coleta de dados e ao equipamento que precisarão usar na área estudada. Eles planejam uma série de circunstâncias, mas as decisões sobre o modo de lidar com elas são tomadas quando houver maior conhecimento sobre o contexto social.

Aspectos do delineamento qualitativo

Alguns dos aspectos do delineamento discutidos no Capítulo 9 aplicam-se aos estudos qualitativos. Para contrastar os delineamentos de pesquisa quantitativo e qualitativo, são considerados os elementos identificados na Tabela 9.1.

Intervenção, controle e mascaramento

A pesquisa qualitativa quase sempre é não experimental, embora um subestudo qualitativo possa estar inserido em um experimento (ver Cap. 13). Os pesquisadores qualitativos não conceituam seus estudos a partir da existência de variáveis independentes e dependentes, e raramente controlam as pessoas ou os ambientes estudados. O estudo cego raramente é usado por pesquisadores qualitativos. O objetivo consiste em desenvolver uma rica compreensão do fenômeno da forma como existe e é construído pelos indivíduos em seu próprio contexto.

Comparações

Geralmente, os pesquisadores qualitativos não planejam fazer comparações entre os grupos, pois o objetivo é descrever ou explicar o fenômeno em sua totalidade. Além disso, os padrões que surgem dos dados às vezes sugerem comparações claras. De fato, como Morse (2004) observou em um dos editoriais da revista *Qualitative Health Research*, "todas as descrições exigem comparações" (p. 1323). Ao analisar dados qualitativos e determinar se as categorias estão saturadas, é preciso comparar "isto" com "aquilo".

> **Exemplo de comparações qualitativas**
>
> Olsson e colaboradores (2015) estudaram a tomada de decisão dos pacientes sobre realização de implante de valva aórtica por cateter na estenose aórtica grave. Eles identificaram três padrões distintos de tomada de decisão na amostra de 24 pacientes, que eram contrários ao tratamento, obedientes e dispostos a deixar que outras pessoas decidissem, ou satisfeitos e de acordo com o tratamento.

Ambientes de pesquisa

Comumente, os pesquisadores qualitativos coletam dados em ambientes naturais. E, enquanto os pesquisadores quantitativos costumam esforçar-se para coletar dados em um tipo de local, a fim de manter a constância das condições (p. ex., realizando todas as entrevistas nas casas dos participantes), os pesquisadores qualitativos podem estudar deliberadamente os fenômenos em uma série de contextos naturais, especialmente em pesquisas etnográficas.

Tempo e prazos

A pesquisa qualitativa, assim como a quantitativa, pode ser transversal, com um ponto de coleta de dados, ou longitudinal, com vários pontos de coleta de dados para observar a evolução do fenômeno.

> **Exemplo de estudo qualitativo longitudinal**
>
> Hansen e colaboradores (2015) estudaram as experiências de doenças de pacientes com carcinoma hepatocelular em estágio terminal. Os dados de 14 pacientes foram coletados por meio de entrevistas abrangentes uma vez por mês por até seis meses.

Causalidade e pesquisa qualitativa

Em hierarquias de dados que fazem a classificação de acordo com a sustentação de inferências causais (p. ex., aquela apresentada na Fig. 2.1), a pesquisa qualitativa muitas vezes fica próxima da base, o que tem levado alguns a criticar as iniciativas baseadas em evidência. A questão da causalidade, que tem sido controversa ao longo de toda a história da ciência, é especialmente polêmica na pesquisa qualitativa.

Alguns consideram que a causalidade é um construto inadequado ao paradigma naturalista. Lincoln e Guba (1985), por exemplo, devotaram um capítulo inteiro de seu livro à crítica da causalidade e argumentaram que esta deveria ser substituída por um conceito denominado por eles de *modelagem mútua*. De acordo com a visão deles, "Tudo influencia todo o resto, aqui e agora" (p. 151).

Outros, no entanto, consideram que os métodos qualitativos são particularmente bem apropriados para compreensão de relações causais. Huberman e Miles (1994) argumentam que os estudos qualitativos "podem tratar direta e longitudinalmente de processos locais subjacentes a uma série temporal de eventos e estados, mostrando como eles levam a resultados específicos e eliminando hipóteses equivalentes" (p. 434).

Na tentativa não somente de descrever, mas também de explicar fenômenos, os pesquisadores qualitativos que realizam estudos profundos inevitavelmente revelam padrões e processos que sugerem interpretações causais. Essas interpretações podem ser (e com frequência são) submetidas a testes mais sistemáticos por meio de métodos mais controlados de pesquisa.

TRADIÇÕES DA PESQUISA QUALITATIVA

Existe uma ampla variedade de abordagens qualitativas. Um sistema de classificação envolve classificar a pesquisa qualitativa de acordo com as tradições disciplinares. Essas tradições variam em relação à maneira como conceituam os tipos de questões que devem ser colocadas e aos métodos considerados apropriados para responder às questões. A Tabela 11.1 fornece uma visão geral de várias dessas tradições, algumas delas já introduzidas previamente. Esta seção descreve as tradições proeminentes na pesquisa em enfermagem.

TABELA 11.1 Visão geral das tradições da pesquisa qualitativa

Disciplina	Domínio	Tradição de pesquisa	Área de pesquisa
Antropologia	Cultura	Etnografia	Visão holística de uma cultura
Psicologia/filosofia	Experiência vivida	Fenomenologia	Experiências de indivíduos dentro de seu mundo.
		Hermenêutica	Interpretações e significados das experiências do indivíduo
Sociologia	Ambientes sociais	Teoria fundamentada	Processos sociais, psicológicos e estruturais em um ambiente social
História	Comportamento, eventos e condições passadas	Pesquisa histórica	Descrição e interpretação de eventos históricos

Etnografia

Etnografia envolve a descrição e a interpretação de uma cultura e de um comportamento cultural. A *cultura* refere-se ao modo como um grupo de pessoas vive – os padrões da atividade humana e os valores e normas que dão sentido à atividade. As etnografias, em geral, envolvem *trabalho de campo*, que é o processo pelo qual o etnógrafo compreende uma cultura. Como a cultura, em si, não é visível ou tangível, deve ser inferida por palavras, ações e produtos de membros de um grupo.

A pesquisa etnográfica, às vezes, preocupa-se com culturas amplamente definidas (p. ex., a cultura dos maori da Nova Zelândia); essa área, às vezes, é chamada de *macroetnografia*. No entanto, os etnógrafos algumas vezes têm como foco culturas definidas de modo mais restrito em uma *etnografia focada*. As etnografias focadas são estudos sobre pequenas unidades de um grupo ou cultura (p. ex., a cultura de uma unidade de terapia intensiva). Uma suposição subjacente do etnógrafo é que todo grupo humano, no fim, desenvolve uma cultura que orienta a visão de mundo de seus membros e o modo como estruturam suas experiências.

> **Exemplo de etnografia focada**
> Taylor e colaboradores (2015) usaram uma abordagem etnográfica focada para estudar as experiências dos enfermeiros no atendimento de idosos no departamento de emergência.

Os etnógrafos buscam aprender com (e não estudar os) membros de um grupo cultural, a fim de compreender sua visão de mundo. Os etnógrafos distinguem perspectivas "êmicas" e "éticas". A *perspectiva êmica* aborda o modo como os membros da cultura consideram o próprio mundo – a visão de quem está dentro desse mundo. Ela inclui os conceitos locais ou os meios de expressão usados por membros do grupo estudado para caracterizar suas experiências. A *perspectiva ética*, por sua vez, é a interpretação de alguém de fora a respeito das experiências da cultura – as palavras e os conceitos que esse alguém usa para referir-se aos mesmos fenômenos. Os etnógrafos buscam adquirir uma perspectiva êmica de uma cultura e revelar *conhecimento tácito* – informações sobre a cultura que estão tão profundamente enraizadas nas experiências culturais a ponto de os integrantes não falarem mais a respeito delas ou, às vezes, não terem consciência da sua existência.

Três tipos amplos de informação costumam ser buscados pelos etnógrafos: o comportamento cultural (o que os membros da cultura fazem), os artefatos culturais (o que os membros produzem e usam) e o discurso cultural (o que eles dizem). Os etnógrafos confiam em uma ampla variedade de fontes de dados, inclusive observações, entrevistas detalhadas, registros e outros tipos de dados físicos (p. ex., fotografias, diários). Geralmente, os etnógrafos usam uma estratégia chamada de **observação participante**, em que examinam a cultura estudada enquanto participam de suas atividades. Além disso, recrutam *informantes-chave* que auxiliam na compreensão e na interpretação de eventos e atividades observados.

A pesquisa etnográfica é demorada – meses e até mesmo anos de trabalho de campo podem ser necessários para aprender sobre uma cultura. A etnografia exige certo nível de intimidade com os membros do grupo cultural, e essa intimidade só pode ser desenvolvida ao longo do tempo e por meio do trabalho com esses membros como participantes ativos.

Os produtos das etnografias são descrições e interpretações ricas e holísticas da cultura estudada. Para os pesquisadores da área de saúde, a etnografia permite o acesso a crenças e práticas de saúde de determinada cultura. Portanto, a pesquisa etnográfica pode ajudar a promover a compreensão de comportamentos que afetam a saúde e a doença. Leininger (1985) cunhou a expressão **pesquisa de etnoenfermagem** e definiu-a como "o estudo e a análise de pontos de vista, crenças e práticas locais ou estrangeiras sobre o comportamento no atendimento e os processos de enfermagem em determinadas culturas" (p. 38).

> **Exemplo de estudo de etnoenfermagem**
>
> López Entrambasaguas e colaboradores (2015) conduziram um estudo de etnoenfermagem para descrever e compreender os padrões culturais relacionados ao risco de vírus da imunodeficiência humana (HIV, do inglês *human immunodeficiency virus*) em mulheres da tribo Ayoreo (indígenas bolivianas) que trabalham no comércio sexual.

Com frequência, mas nem sempre, os etnógrafos são "estrangeiros" em relação à cultura estudada. Um tipo de etnografia que envolve autoescrutínio (inclusive exame minucioso de grupos ou culturas aos quais os próprios pesquisadores pertencem) é chamado de *autoetnografia* ou *pesquisa do interno*. A autoetnografia tem várias vantagens, inclusive facilidade de recrutamento e capacidade de obter dados sinceros com base na confiança preestabelecida. A desvantagem é que um "interno" pode ter viés a respeito de certos temas ou pode estar tão enraizado na cultura a ponto de deixar que dados valiosos não sejam percebidos.

Fenomenologia

Fenomenologia é uma abordagem para compreender as experiências cotidianas das pessoas. Os pesquisadores fenomenológicos questionam: "Qual é a *essência* desse fenômeno como experimentado por essas pessoas e o que ele *significa*?". Os fenomenologistas pressupõem a existência de uma essência – uma estrutura essencial – que pode ser compreendida, embora os etnógrafos pressuponham a existência de uma cultura. A essência faz um fenômeno ser o que é. Os fenomenologistas investigam fenômenos subjetivos na crença de que verdades críticas sobre a realidade se fundamentam nas experiências de vida das pessoas. Os tópicos apropriados para a fenomenologia são aqueles fundamentais às experiências de vida das pessoas, como o significado do sofrimento ou a qualidade de vida com dor crônica.

Em estudos fenomenológicos, a principal fonte de estudo é a conversa aprofundada. Por meio dessa conversa, os pesquisadores buscam ter acesso ao mundo dos informantes e às suas experiências do modo como foram vividas. Os estudos fenomenológicos, em geral, envolvem um pequeno número de participantes – com frequência, 10 ou menos. Para alguns pesquisadores fenomenológicos, a pesquisa inclui reunir não apenas informações dos informantes, mas também esforçar-se para experimentar o fenômeno por meio de participação, observação e reflexão. Os fenomenologistas compartilham suas reflexões em relatórios vívidos e ricos que descrevem *temas-chave*. A seção de resultados em um relatório fenomenológico pode ajudar os leitores a "ver" algo de modo diferente, o que enriquece a compreensão das experiências.

A fenomenologia tem diversas variantes e interpretações. As duas principais escolas de pensamento são a fenomenologia descritiva e a fenomenologia interpretativa (hermenêutica).

Fenomenologia descritiva

A **fenomenologia descritiva** foi desenvolvida primeiro por Husserl, interessado sobretudo na questão: "*O que sabemos como pessoas?*" Os fenomenologistas descritivos insistem no retrato cuidadoso da experiência consciente comum da vida cotidiana – a descrição das "coisas" como as pessoas as experimentam. Essas "coisas" incluem ouvir, ver, acreditar, sentir, lembrar, decidir e avaliar.

Os estudos de fenomenologia descritiva com frequência envolvem os quatro passos seguintes: suspender, intuir, analisar e descrever. A **suspensão** refere-se ao processo de identificar e manter suspensas crenças e opiniões preconcebidas sobre o fenômeno estudado. Os pesquisadores esforçam-se para suspender pressuposições, buscando confrontar os dados em sua forma pura. Os pesquisadores fenomenológicos (assim como outros pesquisadores qualitativos) costumam manter um **diário reflexivo** de seus esforços para concretizar a suspensão.

A *intuição*, segundo passo da fenomenologia descritiva, ocorre quando os pesquisadores permanecem abertos a significados atribuídos ao fenômeno por quem o experimentou. Os pesquisadores fenomenológicos prosseguem para uma *análise* (i.e., extrair declarações significativas, categorizar e dar sentido aos significados essenciais). Por fim, a fase *descritiva* ocorre quando os pesquisadores compreendem e definem o fenômeno.

> **Exemplo de estudo fenomenológico descritivo**
>
> Meyer e colaboradores (2016) usaram uma abordagem fenomenológica descritiva em seu estudo de experiências de cônjuges vivendo com um parceiro afetado pela demência.

Fenomenologia interpretativa

Heidegger, um estudante de Husserl, é o fundador da **fenomenologia interpretativa** ou hermenêutica. Heidegger enfatizou a interpretação e a compreensão – e não somente a descrição – da experiência humana. Ele acreditava que a experiência vivida é inerentemente um processo interpretativo e argumentou que a **hermenêutica** ("compreensão") é uma característica básica da existência humana (o termo *hermenêutica* refere-se à arte e à filosofia da interpretação do significado de um objeto, como um *texto* ou obra de arte.) Os objetivos da pesquisa fenomenológica interpretativa são entrar em outro mundo e descobrir as compreensões encontradas ali.

Gadamer, outro fenomenologista interpretativo, descreveu o processo interpretativo como uma relação circular – o *círculo hermenêutico* – em que a pessoa compreende todo o texto (p. ex., transcrição de entrevista) em termos de suas partes e as partes em termos do todo. Os pesquisadores continuamente questionam os significados do texto.

No estudo fenomenológico interpretativo, não ocorre suspensão. Para Heidegger é impossível suspender seu ser-no-mundo. A hermenêutica pressupõe uma compreensão prévia da parte do pesquisador. Idealmente, os fenomenologistas interpretativos tratam cada texto de entrevista de modo aberto – eles devem estar dispostos a ouvir o que o texto está dizendo.

Os fenomenologistas interpretativos, assim como os descritivos, confiam principalmente em entrevistas aprofundadas com os indivíduos que experimentam o fenômeno estudado, mas vão além da abordagem tradicional ao reunir e analisar dados. Algumas vezes, por exemplo, incrementam a compreensão do fenômeno por meio da análise de textos suplementares, como romances, poesias ou outras expressões artísticas – ou usam esses materiais nas conversas com os participantes.

> **Exemplo de estudo fenomenológico interpretativo**
>
> LaDonna e colaboradores (2016) usaram uma abordagem fenomenológica interpretativa em sua exploração da experiência de cuidar de indivíduos com disfagia e distrofia miotônica.

> **DICA DE ANÁLISE** Como dizer se um estudo fenomenológico é descritivo ou interpretativo? Os fenomenologistas com frequência usam termos que ajudam a determinar o tipo de pesquisa. Em um estudo fenomenológico descritivo, esses termos podem ser *suspensão, descrição, essência* e *Husserl*. Os nomes Colaizzi, Van Kaam ou Giorgi podem ser mencionados na seção de métodos. Em um estudo fenomenológico interpretativo, os termos-chave podem incluir *ser-no-mundo, hermenêutica, compreensão* e *Heidegger*. Os nomes van Manen ou Benner podem aparecer na seção de métodos, como discutido no Capítulo 16 sobre análise de dados qualitativos.

Teoria fundamentada

A **teoria fundamentada** tem contribuído para o desenvolvimento de muitas teorias de médio alcance de fenômenos relevantes para os enfermeiros. A teoria fundamentada foi desenvolvida na década de 1960 por dois sociólogos, Glaser e Strauss (1967), cujas raízes teóricas encontram-se na *interação simbólica*, que tem como foco o modo como as pessoas dão sentido às interações sociais.

Na teoria fundamentada, busca-se considerar as ações das pessoas a partir da perspectiva dos envolvidos. Os pesquisadores da teoria fundamentada procuram identificar uma preocupação principal ou problema e, então, entender o comportamento que pretende resolvê-lo – a **variável central**. Um dos tipos de variável central é o **processo social básico** (**PSB**). Os pesquisadores da teoria fundamentada geram categorias conceituais e integram-nas em uma teoria substantiva, fundamentada nos dados.

Métodos da teoria fundamentada

Os métodos da teoria fundamentada constituem uma abordagem integral de condução da pesquisa de campo. Um estudo que verdadeiramente segue os preceitos de Glaser e Strauss (1967) não começa com um problema de pesquisa focado. O problema e o processo usado para resolvê-lo surgem dos dados e são descobertos durante o estudo. Na pesquisa da teoria fundamentada, a coleta de dados, a análise de dados e a amostragem dos participantes ocorrem simultaneamente. O processo de teoria fundamentada é recorrente: os pesquisadores coletam dados, fazem sua categorização, descrevem o fenômeno central emergente e, depois, reciclam as etapas anteriores.

Um procedimento chamado de **comparação constante** é usado para desenvolver e refinar conceitos e categorias teoricamente relevantes. As categorias reveladas a partir dos dados são constantemente comparadas com dados obtidos anteriormente, de modo que se torna possível a detecção de aspectos comuns e variações. À medida que a coleta de dados avança, a investigação torna-se cada vez mais focada na teoria emergente.

Entrevistas detalhadas e observação dos participantes são as fontes de dados mais comuns em estudos de teoria fundamentada, mas documentos e outros dados também podem ser usados. Geralmente, um estudo de teoria fundamentada envolve entrevistas com uma amostra de 20 a 30 pessoas.

Visões alternativas da teoria fundamentada

Em 1990, Strauss e Corbin publicaram um livro controverso, *Pesquisa qualitativa: técnicas e procedimentos para o desenvolvimento de teoria fundamentada*. O propósito do livro foi proporcionar aos pesquisadores iniciantes da teoria fundamentada os procedimentos básicos para compor uma teoria fundamentada. Atualmente, esse livro está em sua 4ª edição (Corbin e Strauss, 2015).

Glaser, no entanto, discordou de alguns procedimentos defendidos por Strauss (seu coautor original) e Corbin (enfermeira pesquisadora). Glaser (1992) acreditava que Strauss e Corbin (1990) tinham desenvolvido um método que não era teoria fundamentada, mas, sim, o que ele chamou de "descrição conceitual completa". Segundo Glaser (1992), o propósito da teoria fundamentada é gerar conceitos e teorias que expliquem e respondam pela variação no comportamento na área substantiva estudada. A *descrição conceitual*, em contrapartida, visa descrever a ampla gama de comportamento do que está ocorrendo na área substantiva.

Os enfermeiros pesquisadores têm realizado estudos de teoria fundamentada tanto com a abordagem original de Glaser e Strauss (1967) quanto com a de Corbin e Strauss (2015). Eles também usam uma abordagem chamada de **teoria fundamentada construtivista** (Charmaz, 2014). Charmaz (2014) considera que a teoria fundamentada de Glaser e Strauss apresenta raízes positivistas. Na abordagem de Charmaz (2014), a teoria fundamentada desenvolvida é vista como uma interpretação. Os dados coletados e analisados são reconhecidos como construídos a partir de experiências compartilhadas e relações entre o pesquisador e os participantes. Dados e análises são vistos como construções sociais.

> **Exemplo de estudo de teoria fundamentada**
>
> Johansson e colaboradores (2015) usaram os métodos de teoria fundamentada construtivista para explorar a auto-orientação na fase inicial de recuperação após o tratamento para o câncer colorretal. Os dados foram reunidos em entrevistas aprofundadas com 17 pacientes, 3 a 9 meses após a cirurgia.

Pesquisa histórica

A **pesquisa histórica** é a coleta sistemática e a avaliação crítica dos dados relacionados a ocorrências passadas. A pesquisa histórica baseia-se principalmente em dados qualitativos (narrativa), mas pode, às vezes, envolver análise estatística de dados quantitativos. Os enfermeiros têm usado os métodos da pesquisa histórica para examinar uma ampla variedade de fenômenos tanto do passado recente quanto do mais distante.

Os dados para a pesquisa histórica vêm, em geral, na forma de registros escritos: diários, cartas, jornais, documentos médicos e assim por diante. Materiais não escritos, como fotografias e filmes, podem ser formas de dados históricos. Em alguns casos, é possível conduzir entrevistas com pessoas que participaram de eventos históricos (p. ex., enfermeiros que serviram em guerras recentes).

A pesquisa histórica é geralmente interpretativa. Os pesquisadores históricos tentam descrever o que ocorreu e também como e por que isso ocorreu. As relações entre eventos e ideias, entre pessoas e organizações, são exploradas e interpretadas dentro de seu contexto histórico e do contexto de novos pontos de vista sobre o que é historicamente significativo.

> **Exemplo de pesquisa histórica**
> Irwin (2016) conduziu um estudo histórico sobre o papel de enfermeiros nas relações entre Estados Unidos e Europa após a Primeira Guerra Mundial. A análise foi baseada em cartas, diários, registros oficiais e artigos publicados sobre o papel de enfermeiros da Cruz Vermelha norte-americana.

OUTROS TIPOS DE PESQUISA QUALITATIVA

Os estudos qualitativos com frequência podem ser caracterizados e descritos de acordo com as tradições de pesquisas disciplinares discutidas na seção anterior. Entretanto, vários outros tipos de pesquisa qualitativa não associados com uma disciplina particular também merecem atenção.

Estudos de caso

Os **estudos de caso** são investigações detalhadas de uma única entidade ou pequeno número de entidades. Entidade pode ser um indivíduo, família, instituição, comunidade ou outra unidade social. Os pesquisadores de estudo de caso tentam entender questões importantes para as circunstâncias da entidade estudada.

Na maioria dos estudos, sejam quantitativos ou qualitativos, certos fenômenos ou variáveis são o centro da pesquisa. No estudo de caso, o *caso* em si está no "estágio central". O foco dos estudos de caso é, em geral, entender *por que* um indivíduo pensa, comporta-se ou desenvolve-se de uma maneira particular e não saber *o que* seu estado ou ações são. As pesquisas de sondagem desse tipo podem requerer um estudo detalhado por um considerável período. Com frequência, são coletados dados não apenas sobre o estado presente da pessoa, mas também sobre as experiências passadas relevantes para o problema examinado.

A grande vantagem dos estudos de caso é a profundidade possível quando um pequeno número de entidades está sendo investigado. Os pesquisadores de estudo de caso podem ter um profundo conhecimento dos sentimentos, das ações e das intenções da pessoa. No entanto, esta mesma vantagem é uma potencial fraqueza: a familiaridade dos pesquisadores com o caso pode tornar a objetividade mais difícil. Outra limitação dos estudos de caso diz respeito à generalização: se os pesquisadores descobrirem relações importantes, fica difícil saber se as mesmas relações ocorreriam com outros. No entanto, esse tipo de abordagem pode desempenhar um papel no questionamento das generalizações de outros tipos de pesquisa.

> **Exemplo de estudo de caso**
> Graneheim e colaboradores (2015) conduziram um estudo aprofundado que focou nas interações entre cuidadores profissionais e uma mulher com esquizofrenia e demência. Os dados foram obtidos por meio de observações e entrevistas na residência da mulher.

Análises narrativas

As **análises narrativas** abordam a *história* do objeto investigado para entender como os indivíduos dão sentido aos eventos em suas vidas. A premissa subjacente à pesquisa narrativa está no fato de as pessoas darem sentido ao próprio mundo de modo mais eficaz – e comunicarem esses significados – por meio de histórias narrativas. Os indivíduos constroem suas histórias quando desejam compreender eventos e situações específicos que exigem uma ligação entre um mundo interno de necessidades com um mundo externo de ações observáveis. A análise das histórias disponibiliza *formas* de falar sobre experiências e consiste em mais do que um simples conteúdo. Os analistas narrativos perguntam: "*Por que a história foi contada deste modo?*". Uma série de abordagens estruturais pode ser usada para analisar histórias, incluindo aquelas baseadas em análise e linguística literária.

Exemplo de análise narrativa
Tobin e colaboradores (incluindo Beck, uma das autoras deste livro) (2014) conduziram uma análise narrativa da experiência de parto de mulheres que pediram asilo na Irlanda. Vinte e duas mães contaram suas histórias durante entrevistas detalhadas que duraram 40 a 90 minutos. Realçada em suas narrativas estava a falta de comunicação, conexão e cuidado culturalmente competente.

Estudos qualitativos descritivos

Muitos estudos qualitativos não propõem nenhuma raiz disciplinar ou metodológica. Às vezes, os pesquisadores simplesmente indicam que realizaram um estudo qualitativo, uma investigação naturalista ou uma *análise de conteúdo* dos dados qualitativos (i.e., uma análise de temas e padrões que emergem do conteúdo narrativo). Portanto, alguns estudos qualitativos não têm um nome formal nem se enquadram na tipologia apresentada neste capítulo. Eles são denominados **estudos qualitativos descritivos**.

Os estudos qualitativos descritivos tendem a ser ecléticos em seus delineamentos e métodos e são baseados em premissas gerais da pesquisa construtivista. Esses estudos são frequentemente pouco discutidos em livros de métodos de pesquisa. O suplemento para este capítulo no nosso *site* apresenta informações sobre estudos qualitativos descritivos e estudos que a pesquisadora em enfermagem Sally Thorne (2013) chamou de *descrição interpretativa*.

Exemplo de estudo qualitativo descritivo
Cal e Bahar (2015) realizaram um estudo qualitativo descritivo para explorar as barreiras das mulheres quanto à prevenção de linfedema após a cirurgia para o câncer de mama. Os pesquisadores conduziram entrevistas detalhadas com 14 mulheres com linfedema.

Pesquisa com perspectivas ideológicas

Alguns pesquisadores qualitativos realizam pesquisas dentro de uma estrutura ideológica, em geral, a fim de chamar a atenção para certos problemas sociais ou necessidades de determinados grupos e promover mudanças. Essas abordagens representam importantes vias investigativas.

Teoria crítica

A **teoria crítica** originou-se com um grupo de acadêmicos alemães de orientação marxista na década de 1920. Em essência, o pesquisador crítico preocupa-se em fazer uma crítica da sociedade e divisar novas possibilidades. A ciência social crítica é orientada pela ação. Seus objetivos são tornar as pessoas cientes das contradições e das disparidades nas práticas sociais e motivar sua mudança. A teoria crítica pede investigações que estimulem o autoconhecimento esclarecido e a ação sociopolítica.

Os pesquisadores críticos costumam triangular métodos e enfatizar várias perspectivas (p. ex., perspectivas alternativas de classe social ou etnia) dos problemas. Em geral, interagem com os participantes de modos que enfatizam *expertise* dos participantes.

A teoria crítica tem sido aplicada em várias disciplinas, mas tem desempenhado um papel especialmente importante na etnografia. A **etnografia crítica** tem como foco a elevação da consciência na esperança de efetuar uma mudança social. Seus pesquisadores tentam aumentar as dimensões políticas da pesquisa cultural e minar sistemas opressivos.

> **Exemplo de etnografia crítica**
>
> Speechley e colaboradores (2015) desenvolveram um "etnodrama" para catalisar o diálogo em um cuidado de demência em atendimento domiciliar. O roteiro foi derivado de um estudo etnográfico crítico que seguiu pessoas vivendo com demência e seus cuidadores em um período de 18 meses. O roteiro foi designado para disseminar seus achados de pesquisa "de um modo que catalise e promova o diálogo crítico (acionável)" (p. 1551).

Pesquisa feminista

A **pesquisa feminista** é similar à pesquisa da teoria crítica, mas o foco volta-se para a dominação e a discriminação por gênero nas sociedades patriarcais. De maneira semelhante aos pesquisadores críticos, os pesquisadores feministas buscam estabelecer relações de cooperação e não exploradoras com seus informantes e realizar uma pesquisa transformadora. As investigadoras feministas procuram entender como o gênero e a ordem social de gênero formataram as vidas das mulheres. O objetivo é facilitar a mudança de modos relevantes para a extinção da posição social desigual das mulheres.

Os métodos da pesquisa feminista incluem, em geral, entrevistas individuais detalhadas, interativas e colaborativas ou entrevistas em grupo que oferecem a possibilidade de encontros reciprocamente educativos. Comumente, os pesquisadores feministas tentam negociar os significados dos resultados com os participantes do estudo e buscam ser autorreflexivos sobre seu próprio aprendizado.

> **Exemplo de pesquisa feminista**
>
> Sutherland e colaboradores (2016) usaram uma lente feminista crítica em seu estudo dos processos que formam as inequidades de gênero em instituições de longa permanência e no cuidado domiciliar paliativo para idosos com câncer.

Pesquisa de ação participativa

A **pesquisa de ação participativa** (**PAP**) é baseada na visão de que a produção de conhecimento pode ser usada para exercer poder. Os pesquisadores da PAP trabalham, em geral, com grupos ou comunidades vulneráveis ao controle ou à opressão de um grupo dominante.

A tradição da PAP tem como ponto de partida a preocupação com a falta de poder do grupo estudado. Na PAP, os pesquisadores e os participantes colaboram para a definição do problema, a seleção dos métodos de pesquisa, a análise de dados e a decisão sobre como os achados serão usados. O objetivo da PAP é produzir não apenas conhecimento, mas também ação, emancipação e aumento da consciência.

Na PAP, os métodos de pesquisa destinam-se a facilitar processos de colaboração que podem motivar e gerar solidariedade comunitária. Portanto, as estratégias de "coleta de dados" podem incluir não apenas os métodos tradicionais de entrevista e observação, mas também narrar histórias, sociodrama, fotografia e outras atividades destinadas a encorajar as pessoas a encontrar modos criativos de explorar suas vidas, contar suas histórias e reconhecer seus pontos fortes.

> **Exemplo de pesquisa de ação participativa**
>
> Baird e colaboradores (2015) usaram pesquisa de ação com base na comunidade para explorar a parceria entre pesquisadores, estudante e mulheres sul-sudanesas refugiadas para abordar os desafios de saúde oriundos dessas mulheres nos Estados Unidos.

CRÍTICA DE DELINEAMENTOS DE PESQUISAS QUALITATIVAS

Com frequência, é difícil avaliar delineamentos qualitativos. Os pesquisadores nem sempre documentam as decisões de elaboração do delineamento ou descrevem o processo que levou à tomada dessas decisões. No entanto, muitas vezes, indicam se o estudo foi realizado de acordo com alguma tradição qualitativa específica. Essa informação pode ser usada para tirar algumas conclusões sobre o modelo do estudo. Por exemplo, se um relatório indica que o pesquisador realizou dois meses de trabalho de campo para um estudo etnográfico, então é possível inferir que o tempo gasto no campo foi insuficiente para obter uma perspectiva êmica da cultura estudada. Os estudos etnográficos também podem ser criticados quando sua única fonte de informação consiste em entrevistas, e não em uma variedade mais ampla, incluindo observações.

Em um estudo de teoria fundamentada, é preciso procurar por indícios de prazos e datas da coleta e da análise de dados. Se o pesquisador coletou todos os dados antes de analisá-los, então será possível questionar se o método comparativo constante foi usado de forma correta.

Ao criticar um estudo fenomenológico, primeiro é preciso determinar o tipo do estudo – descritivo ou interpretativo. Isso ajudará a avaliar até que ponto o pesquisador manteve os princípios básicos da respectiva tradição de pesquisa qualitativa. Em um estudo fenomenológico descritivo, por exemplo, o pesquisador usou a suspensão? Ao criticar um estudo fenomenológico, além de avaliar a metodologia, deve-se observar, também, sua capacidade de apreender o significado dos fenômenos estudados.

Seja qual for o delineamento qualitativo identificado no estudo, o leitor deve observar se os pesquisadores se mantiveram fiéis a uma única tradição qualitativa durante todo o estudo ou se combinaram tradições qualitativas. Por exemplo, o pesquisador declarou ter usado a teoria fundamentada, mas depois apresentou resultados que descreviam *temas* em vez de uma teoria substantiva?

As orientações do Quadro 11.1 destinam-se a ajudar o leitor a criticar delineamentos de estudos qualitativos.

Quadro 11.1 Orientações para a crítica de delineamentos qualitativos

1. Foi identificada a tradição de pesquisa desse estudo qualitativo? Se a resposta for não, pode-se inferir alguma?
2. A questão de pesquisa é congruente com uma abordagem qualitativa e com a tradição de pesquisa específica? As fontes de dados e os métodos de pesquisa são congruentes com a tradição de pesquisa?
3. O delineamento de pesquisa estava bem descrito? Suas decisões foram explicadas e justificadas? O delineamento parece ter emergido durante a coleta de dados, permitindo aos pesquisadores explorar ao máximo as informações prévias?
4. O delineamento permitiu um exame completo e profundo do fenômeno central? Houve evidência de reflexibilidade? Quais elementos do delineamento poderiam ter fortalecido o estudo (p. ex., uma perspectiva longitudinal em vez de uma transversal)?
5. O estudo foi realizado a partir de uma perspectiva ideológica? Em caso positivo, há indícios de que objetivos ideológicos foram alcançados? (p. ex., Houve integral colaboração entre os pesquisadores e os participantes? A pesquisa teve a potência de ser transformadora?)

EXEMPLOS DE PESQUISA COM ATIVIDADES DE PENSAMENTO CRÍTICO

Esta seção apresenta exemplos de estudos qualitativos. Leia estes resumos e responda às questões de pensamento crítico, consultando a versão integral do relatório, se necessário. As questões de pensamento crítico para o Exemplo 2 são baseadas no estudo que aparece em sua totalidade no Apêndice B deste livro.

EXEMPLO 1: ESTUDO DE TEORIA FUNDAMENTADA

Estudo: *The psychological process of breast cancer patients receiving initial chemotherapy* (O processo psicológico de pacientes com câncer de mama recebendo quimioterapia inicial) (Chen e colaboradores, 2015)

Objetivo: O objetivo do estudo foi gerar uma teoria para descrever os estágios psicológicos de pacientes de Taiwan com câncer de mama sendo submetidas à quimioterapia inicial.

Método: Os pesquisadores usaram a abordagem de Glaser (1992) como teoria fundamentada para entender os processos psicológicos das mulheres, as quais foram recrutadas em um hospital-escola no sul de Taiwan. Vinte pacientes com câncer de mama que tinham terminado sua primeira rodada de quimioterapia foram convidadas a participar do estudo, e nenhuma recusou. As participantes foram selecionadas próximo ao fim do estudo com base nas categorias que surgiram da análise de dados iniciais. As entrevistas detalhadas, que duraram de 30 a 60 minutos, foram conduzidas em uma sala privada por um enfermeiro com extenso conhecimento sobre quimioterapia. O entrevistador realizou questões amplas, como "O que passava em sua mente antes da quimioterapia?" e "Como a quimioterapia afetou sua vida?" O entrevistador foi orientado pelas respostas das mulheres a realizar questões mais investigativas que poderiam estar ligadas a conceitos emergentes para obter uma saturação teórica. As entrevistas foram gravadas em áudio e subsequentemente transcritas para análise. Foi usada a comparação constante na análise. O pesquisador-chefe manteve um diário reflexivo "para ajudar com a autoconsciência".

Resultados: Os aspectos psicológicos de passar pela quimioterapia foram a principal preocupação neste estudo. A análise revelou uma categoria central que os pesquisadores chamaram de "ressurgindo das cinzas". Os quatro estágios do processo psicológico eram (1) o estágio do medo, (2) o estágio do sofrimento, (3) o estágio do ajuste e (4) o estágio de relaxamento, quando os pacientes aceitaram as mudanças relacionadas à doença em suas vidas.

Exercícios para desenvolver o pensamento crítico

1. Responda às questões relevantes do Quadro 11.1 em relação a esse estudo.
2. Considere também as seguintes questões:
   a. Esse estudo foi transversal ou longitudinal?
   b. Esse estudo poderia ter sido realizado como uma etnografia? Como investigação fenomenológica?
3. Se os resultados desse estudo forem confiáveis, quais serão os possíveis usos dos achados na prática clínica?

EXEMPLO 2: ESTUDO FENOMENOLÓGICO NO APÊNDICE B

- Leia a seção de métodos do estudo de Beck e Watson (2010) (*Subsequent childbirth after a previous traumatic birth* [Parto subsequente após nascimento traumático prévio]) no Apêndice B deste livro.

Exercícios para desenvolver o pensamento crítico

1. Responda às questões relevantes do Quadro 11.1 em relação a esse estudo.
2. Considere também as seguintes questões:
   a. O estudo foi uma fenomenologia descritiva ou interpretativa?
   b. O estudo poderia ter sido feito como pesquisa de teoria fundamentada? Como estudo etnográfico? Por quê?
   c. O estudo poderia ter sido feito como investigação feminista? Em caso positivo, o que Beck teria que mudar?

Tópicos Resumidos

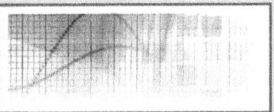

- A pesquisa qualitativa envolve um **modelo emergente** que se desenvolve no campo à medida que o estudo se desenrola. Os estudos qualitativos podem ser transversais ou longitudinais.

- A etnografia enfatiza a cultura de um grupo de pessoas e baseia-se em um extensivo trabalho de campo, que, comumente, inclui **observação participativa** e entrevistas detalhadas com *informantes-chave*. Os etnógrafos esforçam-se para adquirir uma *perspectiva* êmica (interna) da cultura em vez de uma *perspectiva* ética (externa).

- Os enfermeiros às vezes referem-se a seus estudos etnográficos como **pesquisa de etnoenfermagem**.

- Os fenomenologistas buscam descobrir a *essência* e o *significado* do fenômeno como experimentado por pessoas, sobretudo em entrevistas detalhadas com pessoas que tiveram a experiência relevante.

- Na **fenomenologia descritiva**, que busca descrever experiências vividas, os pesquisadores buscam a **suspensão** de visões preconcebidas e a *intuição* da essência do fenômeno, permanecendo abertos a significados que são atribuídos por quem já o experimentou.

- A **fenomenologia interpretativa** (**hermenêutica**) aborda a interpretação do significado das experiências, em vez de apenas descrevê-las.

- Os pesquisadores da **teoria fundamentada** tentam considerar as ações das pessoas, enfatizando o problema principal que o comportamento do indivíduo se destina a resolver. A maneira como as pessoas resolvem o problema principal é a **variável central**. Um tipo proeminente de variável central é chamado de **processo social básico** (**PSB**), que explica os processos de resolução de problemas.

- A teoria fundamentada usa **comparação constante**: as categorias reveladas a partir dos dados são comparadas com os dados obtidos anteriormente.

- Seguir os procedimentos originais de Glaser e Strauss (1967) ou usar os procedimentos adaptados por Strauss e Corbin (2015) é uma controvérsia existente na teoria fundamentada. Glaser argumentou que a abordagem mais recente não resulta em *teorias fundamentadas*, mas, sim, em *descrições conceituais*. Mais recentemente, surgiu a **teoria fundamentada construtivista** de Charmaz (2014), enfatizando aspectos interpretativos nos quais a teoria fundamentada é construída a partir de relações entre o pesquisador e os participantes.

- Os **estudos de caso** são investigações intensivas de uma entidade única ou de algumas entidades, como indivíduos, grupos, famílias ou comunidades.

- A **análise narrativa** aborda uma *história* em estudos cujo propósito é determinar como os indivíduos dão sentido a eventos de suas vidas.

- Os **estudos qualitativos descritivos** não se encontram inseridos em uma tradição disciplinar. Eles podem ser considerados como estudos qualitativos, investigações naturalistas ou análises de conteúdo qualitativo.

- A pesquisa algumas vezes é conduzida dentro de uma perspectiva ideológica. A **teoria crítica** está preocupada com uma crítica de estruturas sociais existentes; os pesquisadores críticos conduzem estudos em colaboração com os participantes em um esforço de promover o autoconhecimento e a transformação. A **etnografia crítica** usa os princípios da teoria crítica no estudo das culturas.

- A **pesquisa feminista**, assim como a pesquisa crítica, busca ser transformadora, mas seu foco volta-se para o modo como a dominação e a discriminação de gênero modelam a vida das mulheres.

- A **pesquisa de ação participativa** (**PAP**) produz conhecimento por meio da colaboração estreita com grupos vulneráveis ao controle ou à opressão de uma cultura dominante; na PAP, um dos objetivos é desenvolver processos que possam motivar as pessoas e gerar solidariedade comunitária.

REFERÊNCIAS PARA O CAPÍTULO 11

Baird, M., Domian, E., Mulcahy, E., Mabior, R., Jemutai-Tanui, G., & Filippi, M. (2015). Creating a bridge of understanding between two worlds: Community-based collaborative-action research with Sudanese refugee women. *Public Health Nursing, 32*, 388-396.

Cal, A., & Bahar, Z. (2015). Women's barriers to prevention of lymphedema after breast surgery and home care needs: A qualitative study. *Cancer Nursing*. Advance online publication.

Charmaz, K. (2014). *Constructing grounded theory* (2nd ed.). Thousand Oaks, CA: Sage.

Chen, Y. C., Huang, H., Kao, C., Sun, C., Chiang, C., & Sun, F. (2015). The psychological process of breast cancer patients receiving initial chemotherapy. *Cancer Nursing*. Advance online publication.

Corbin, J., & Strauss, A. (2015). *Basics of qualitative research: Techniques and procedures for developing grounded theory* (4th ed.). Thousand Oaks, CA: Sage.

Glaser, B. G. (1992). *Basics of grounded theory analysis: Emergence vs. forcing*. Mill Valley, CA: Sociology Press.

Glaser, B. G., & Strauss, A. L. (1967). *The discovery of grounded theory: Strategies for qualitative research*. Chicago, IL: Aldine.

Graneheim, U., Jansson, L., & Lindgren, B. (2015). Hovering between heaven and hell: An observational study focusing on the interactions between one woman with schizophrenia, dementia, and challenging behaviour and her care providers. *Issues in Mental Health Nursing, 36*, 543-550.

Hansen, L., Rosenkranz, S., Vaccaro, G., & Chang, M. (2015). Patients with hepatocellular carcinoma near the end of life: A longitudinal qualitative study of their illness experiences. *Cancer Nursing, 38*, E19-E27.

Huberman, A. M., & Miles, M. (1994). Data management and analysis methods. In N. K. Denzin & Y. S. Lincoln (Eds.), *Handbook of qualitative research* (pp. 428-444). Thousand Oaks, CA: Sage.

Irwin, J. F. (2016). Beyond Versailles: Recovering the voices of-nurses in post-World War I U.S.-European relations. *Nursing History Review, 24*, 12-40.

Johansson, A., Axelsson, M., Berndtsson, I., & Brink, E. (2015). Self-orientation following colorectal cancer treatment—a grounded theory study. *The Open Nursing Journal, 9*, 25-31.

LaDonna, K., Koopman, W., Ray, S., & Venance, S. (2016). Hard to swallow: A phenomenological exploration of the experience of caring for individuals with myotomic dystrophy and dysphagia. *Journal of Neuroscience Nursing, 48*, 42-51.

Leininger, M. M. (Ed.). (1985). *Qualitative research methods in nursing*. New York, NY: Grune & Stratton.

Lincoln, Y. S., & Guba, E. G. (1985). *Naturalistic inquiry*. Newbury Park, CA: Sage.

López Entrambasaguas, O., Granero-Molina, J., Hernández-Padilla, J., & Fernández-Sola, C. (2015). Understanding sociocultural factors contributing to HIV risk among Ayoreo Bolivian sex workers. *Journal of the Association of Nurses in AIDS Care, 26*, 781-793.

Meyer, J., McCullough, J., & Berggren, I. (2016). A phenomenological study of living with a partner affected with dementia. *British Journal of Community Nursing, 21*, 24-30.

Morse, J. M. (2004). Qualitative comparison: Appropriateness, equivalence, and fit. *Qualitative Health Research, 14*(10), 1323-1325.

Olsson, K., Näslund, U., Nillson, J., & Hörnsten, Å. (2015). Patients' decision making about undergoing transcatheter aortic valve implantation for severe aortic stenosis. *Journal of Cardiovascular Nursing*. Advance online publication.

Speechley, M., DeForge, R., Ward-Griffin, C., Marlatt, N., & Gutmanis, I. (2015). Creating an ethnodrama to catalyze dialogue in home-based dementia care. *Qualitative Health Research, 25*, 1551-1559.

Strauss, A., & Corbin, J. (1990). *Basics of qualitative research: Grounded theory procedures and techniques*. Thousand Oaks, CA: Sage.

Sutherland, N., Ward-Griffin, C., McWilliam, C., & Stajdu-har, K. (2016). Gendered processes in hospice and palliative home care for seniors with cancer and their family caregivers. *Qualitative Health Research, 26*(7), 907-920.

Taylor, B., Rush, K., & Robinson, C. (2015). Nurses' experiences of caring for the older adult in the emergency department: A focused ethnography. *International Emergency Nursing, 23*, 185-189.

Thorne, S. (2013). Interpretive description. In C. T. Beck (Ed.), *Routledge international handbook of qualitative nursing research* (pp. 295-306). New York, NY: Routledge.

Tobin, C., Murphy-Lawless, J., & Beck, C. T. (2014). Childbirth in exile: Asylum seeking women's experience of childbirth in Ireland. *Midwifery, 30*, 831-838.

12 Amostragem e coleta de dados em estudos qualitativos

Objetivos de aprendizagem

Depois de estudar este capítulo, o leitor será capaz de:
- Descrever a lógica de amostragem para estudos qualitativos
- Identificar e descrever vários tipos de amostragem em estudos qualitativos
- Avaliar em que medida o método de amostragem e o tamanho da amostra são apropriados ao estudo qualitativo
- Identificar e descrever métodos de coleta de dados autorrelatados não estruturados
- Identificar e descrever métodos de coleta e registro de dados observacionais não estruturados
- Criticar as decisões do pesquisador qualitativo quanto ao plano de coleta de dados
- Definir os novos termos apresentados neste capítulo

Termos-chave

- Amostragem de variação máxima
- Amostragem em rede (ou em bola de neve)
- Amostragem proposital (ou intencional)
- Amostragem teórica
- Diário
- Entrevista com grupo focal
- Entrevista não estruturada
- Entrevista semiestruturada
- Estimulação por foto
- Fotovoz
- Guia de tópicos
- Informante-chave
- Notas de campo
- Observação participante
- Registro
- Saturação de dados

Este capítulo cobre dois aspectos importantes de estudos qualitativos – amostragem (seleção de participantes informativos do estudo) e coleta de dados (coleta de tipos e quantidades corretas de informações para tratar a questão de pesquisa).

AMOSTRAGEM NA PESQUISA QUALITATIVA

Os estudos qualitativos, em geral, baseiam-se em pequenas amostras de não probabilidade. Os pesquisadores qualitativos são tão preocupados com suas amostras quanto os pesquisadores quantitativos, porém, usam considerações diferentes na seleção de participantes do estudo.

A lógica da amostragem qualitativa

Os pesquisadores quantitativos medem atributos e identificam relações em uma população; eles querem uma amostra representativa para que as descobertas possam ser generalizadas. Os objetivos da maior parte dos estudos qualitativos são descobrir o *significado* e revelar realidades múltiplas, não generalizando para uma população.

Os pesquisadores qualitativos formulam questões de amostragem como "Quem pode ser uma fonte de dados *rica em informações* para meu estudo?" ou "Com quem devo conversar ou o que devo observar para maximizar minha compreensão do fenômeno?". Um primeiro passo na amostragem qualitativa é selecionar cenários com potencial de riqueza informativa.

À medida que o estudo avança, surgem novas questões de amostragem, como "Com quem eu posso conversar ou quem devo observar para confirmar, contestar ou enriquecer minhas compreensões?". Igualmente ao modelo geral, o modelo de amostragem nos estudos qualitativos é emergente e beneficia-se de informações prévias para orientar a direção subsequente.

> **DICA** Igualmente aos pesquisadores quantitativos, os pesquisadores qualitativos com frequência identificam critérios de elegibilidade para seus estudos. Embora não especifiquem uma população explícita para a qual os resultados poderiam ser generalizados, eles estabelecem tipos de pessoas elegíveis para a participação em sua pesquisa.

Tipos de amostragem qualitativa

Os pesquisadores qualitativos evitam amostras randômicas porque elas não são o melhor método de selecionar pessoas que são informadas, articuladas, reflexivas e desejam conversar com os pesquisadores. Os pesquisadores qualitativos usam vários delineamentos de amostragem de não probabilidade.

Amostragem por conveniência e amostragem em rede (ou em bola de neve)

Muitas vezes, os pesquisadores qualitativos começam com uma *amostra voluntária* (ou por conveniência). As amostras voluntárias são, com frequência, usadas quando os pesquisadores querem que os participantes tomem a frente e se identifiquem. Por exemplo, se o objetivo é estudar as experiências de pessoas com pesadelos frequentes, pode-se recrutá-las colocando um anúncio em um quadro de anúncios ou na internet. Não há interesse em formar uma amostra representativa de pessoas que têm pesadelos, mas, sim, em recrutar um grupo com diversas experiências com pesadelos.

A amostragem por conveniência é eficiente, mas não é a abordagem preferida. Nesses estudos, o objetivo é extrair a maior quantidade possível de informações de um número pequeno de pessoas, e a amostra por conveniência às vezes não fornece as fontes mais ricas em informações. Ainda assim, ela pode ser um modo econômico de iniciar o processo de amostragem.

> **Exemplo de amostra por conveniência**
> Wise (2015) investigou as crenças de adolescentes grávidas sobre alimentação saudável e escolhas de alimentos. A amostra de conveniência com 14 adolescentes foi recrutada de programas de assistência à adolescente gestante.

Os pesquisadores qualitativos também usam **amostragem em bola de neve** (ou *amostragem em rede*), solicitando que os informantes iniciais façam indicações. Um dos pontos fracos dessa abordagem está no fato de que essa amostra pode ficar restrita a um grupo pequeno de conhecidos. Além disso, a qualidade das indicações sofre influência da confiança do membro da amostra no pesquisador e de seu verdadeiro desejo de cooperar.

> **Exemplo de amostragem em bola de neve**
> Em uma etnografia focada, Martin e colaboradores (2016) estudaram preocupações de saúde da família a partir da perspectiva de membros adultos de uma tribo em uma reserva indígena norte-americana. Um processo bola de neve foi usado para recrutar membros da tribo.

Amostragem proposital

A amostragem qualitativa pode iniciar com informantes voluntários e pode ser suplementada com novos participantes por meio da técnica de bola de neve. Muitos estudos qualitativos, no entanto, evoluem para uma estratégia de **amostragem proposital** (ou **intencional**) em que os pesquisadores escolhem deliberadamente os casos ou os tipos de casos que melhor contribuem para o estudo.

Dezenas de estratégias de amostragem proposital têm sido identificadas (Patton, 2002), mas apenas algumas são mencionadas aqui. Os pesquisadores não se referem, necessariamente, a seus planos de amostragem usando os nomes dados por Patton (2002), cuja classificação mostra as várias estratégias adotadas por pesquisadores qualitativos para atender às necessidades conceituais de suas pesquisas:

- A **amostragem de variação máxima** envolve a seleção deliberada de casos, com ampla abrangência de variação das dimensões estudadas.
- A *amostragem de caso extremo* (*desviado*) fornece oportunidades de aprendizado a partir dos informantes mais incomuns e extremos (p. ex., sucessos excepcionais e fracassos notáveis).
- A *amostragem de caso típico* engloba a seleção de participantes que ilustram ou esclarecem o que é médio ou típico.
- A *amostragem por critério* inclui o estudo de casos que atendem a um critério de relevância previamente determinado.

A amostragem de variação máxima com frequência é o modelo preferido na pesquisa qualitativa, por ser útil para o esclarecimento de todos os limites do fenômeno e para a identificação de padrões importantes, que vão além das variações. Entretanto, outras estratégias também podem ser utilizadas de modo vantajoso, dependendo da natureza da questão de pesquisa.

> **Exemplo de amostragem de variação máxima**
> Tobiano e colaboradores (2016) estudaram as percepções dos pacientes em relação à participação no atendimento de enfermagem nas alas médicas. A amostragem de variação máxima foi usada para recrutar pacientes que variavam quanto à idade, ao sexo e ao estado de mobilidade.

Formar amostras de casos confirmatórios e não confirmatórios é outra estratégia proposital usada no fim da coleta de dados. À medida que os pesquisadores analisam os dados, às vezes as conceituações emergentes precisam ser verificadas. Os *casos confirmatórios* são situações adicionais que se encaixam nas conceituações dos pesquisadores e fortalecem a credibilidade. Os *casos não confirmatórios* são casos novos, que não se encaixam nas interpretações dos pesquisadores e representam um desafio. Esses casos "negativos" podem oferecer visões sobre o modo como a conceituação original precisa ser revisada.

> **DICA** Alguns pesquisadores qualitativos chamam a amostragem de *proposital* apenas porque "de propósito" selecionaram as pessoas que experimentaram o fenômeno estudado. A exposição ao fenômeno é, no entanto, um critério de elegibilidade. Se, depois, o pesquisador recrutar *qualquer* pessoa com a experiência desejada, então essa amostra será do tipo por conveniência, e não proposital. A amostragem proposital implica a intenção de escolher exemplares *particulares* ou *tipos* de pessoas que melhor incrementam a compreensão do pesquisador sobre o fenômeno.

Amostragem teórica

A **amostragem teórica** é um método usado em estudos de teoria fundamentada. Envolve decisões sobre onde encontrar dados para desenvolver uma teoria emergente de modo adequado. A questão básica na amostragem teórica é "Para que tipos de pessoas o pesquisador deve se voltar em seguida para promover o desenvolvimento da conceituação emergente?". Os participantes são selecionados conforme necessário por sua relevância teórica no desenvolvimento de categorias emergentes.

> **Exemplo de amostragem teórica**
> Slatyer e colaboradores (2015) usaram a amostragem teórica no estudo de teoria fundamentada sobre a perspectiva dos enfermeiros de um hospital quanto ao atendimento de pacientes com dor intensa. Entrevistas e observações iniciais em uma unidade renal/de hepatologia forneceram dados sobre o atendimento de pacientes com problemas de tolerância a medicações analgésicas. A categoria emergente, chamada de "ineficácia de medicação", orientou os pesquisadores a observar em uma ala ortopédica onde os enfermeiros tratavam de pacientes idosos que continuavam com dor intensa durante meses após cirurgia de quadril. Essa amostragem teórica levou os pesquisadores a observar diferenças nas respostas dos enfermeiros para pacientes com dor aguda ou crônica. Por sua vez, isso induziu os pesquisadores a formar uma amostra na ala de cirurgia plástica/de olhos/de orelha onde os pacientes eram tratados para dor de longo prazo.

Tamanho da amostra na pesquisa qualitativa

Em geral, o tamanho da amostra na pesquisa qualitativa é baseado em necessidades de informação. A **saturação de dados** envolve reunir amostras até que não sejam obtidas informações novas e a redundância seja alcançada. O número necessário de participantes para atingir saturação depende de vários fatores. Por exemplo, quanto mais abrangente for a questão de pesquisa, maior será, provavelmente, o número de participantes necessário. A qualidade dos dados pode afetar o tamanho da amostra: se os participantes forem perspicazes e conseguirem comunicar-se de forma efetiva, a saturação poderá ser atingida com uma amostra relativamente pequena. Além disso, com amostras de variação máxima, provavelmente será necessário maior número de participantes do que com a amostragem de caso típico.

> **Exemplo de saturação**
> Van Rompaey e colaboradores (2016) estudaram a percepção que os pacientes têm de um *delirium* em uma unidade de terapia intensiva (UTI) na Bélgica. Pacientes adultos da UTI foram entrevistados pelo menos 48 horas após a última pontuação positiva para *delirium*. A coleta de dados continuou até que "a saturação de dados fosse atingida após entrevistar 30 pacientes" (p. 68).

DICA No estudo qualitativo, é difícil avaliar a adequação do tamanho da amostra porque o critério principal é a redundância de informações, que o leitor não consegue julgar. Alguns relatórios mencionam explicitamente que a saturação foi atingida.

Amostragem nas três principais tradições qualitativas

Existem semelhanças entre as principais tradições qualitativas em relação à amostragem: as amostras são pequenas, são usados métodos não randômicos e as decisões de amostragem final ocorrem durante a coleta de dados. No entanto, também há diferenças.

Amostragem na etnografia

Os etnógrafos com frequência começam com uma abordagem de "rede grande" – eles entram em contato e conversam com muitos membros da cultura. No entanto, eles costumam confiar muito em um número menor de **informantes-chave**, que são instruídos sobre a cultura e atuam como o principal elo do pesquisador para o "interno". Os etnógrafos podem usar um esquema de trabalho inicial para desenvolver um conjunto de potenciais informantes-chave. Por exemplo, o etnógrafo pode decidir recrutar diferentes tipos de informantes-chave com base em seus *papéis* (p. ex., enfermeiros, advogados). Uma vez que os potenciais informantes-chave são identificados, as principais considerações para a seleção final são seu nível de conhecimento sobre a cultura e a disposição de colaborar com o etnógrafo na revelação e na interpretação da cultura.

A amostragem na etnografia geralmente envolve a amostragem de *coisas*, bem como de pessoas. Os etnógrafos podem, por exemplo, tomar decisões sobre os *eventos* e as *atividades* a serem observados, os *registros* e os *artefatos* a serem examinados e os *locais* a serem explorados, a fim de localizar pistas sobre a cultura. Os informantes-chave com frequência ajudam os etnógrafos a decidir o que amostrar.

> **Exemplo de amostra etnográfica**
> Em seu estudo etnográfico, Michel e colaboradores (2015) estudaram os significados designados ao cuidado da saúde por enfermeiros e idosos com vida longa em um cenário de cuidado da saúde no Brasil. A coleta de dados, que envolveu observações e entrevistas, foi baseada na participação de 20 informantes-chave: 10 profissionais de enfermagem e 10 idosos.

Amostragem em estudos fenomenológicos

Os fenomenologistas tendem a confiar em amostras de participantes muito pequenas – em geral, de 10 ou menos. Dois princípios orientam a seleção de uma amostra para um estudo fenomenológico: (1) todos os participantes devem ter sentido o fenômeno e (2) eles devem ser capazes de articular como foi ter vivido essa experiência. Os pesquisadores fenomenológicos com frequência desejam explorar a diversidade de experiências individuais e, assim, podem procurar especificamente por pessoas com diferenças demográficas e outras que partilharam uma experiência comum.

> **Exemplo de amostra de estudo fenomenológico**
>
> Pedersen e colaboradores (2016) estudaram o significado das mudanças de peso entre mulheres tratadas para o câncer de mama. Foi recrutada uma amostra orientada de 12 mulheres sendo tratadas para o câncer de mama em um hospital universitário dinamarquês. "Foram procuradas variações quanto à idade, ao tratamento inicial para o câncer, ao tipo de cirurgia e à mudança no peso e na medida da circunferência da cintura" (p. 18).

Os fenomenologistas interpretativos podem compor amostras não só de pessoas, mas também de fontes artísticas ou literárias. As descrições de experiências de um fenômeno podem ser selecionadas da literatura, como poesia, romances ou autobiografias. Essas fontes podem ajudar a ampliar a compreensão do fenomenologista sobre o fenômeno estudado.

Amostragem em estudos de teoria fundamentada

A pesquisa em teoria fundamentada é feita, em geral, com amostras de 20 a 30 pessoas, usando o modelo teórico. O objetivo do estudo de teoria fundamentada é selecionar informantes que possam contribuir melhor para a evolução da teoria. A amostragem, a coleta de dados, a análise de dados e a construção da teoria ocorrem simultaneamente, e, por isso, os participantes do estudo são selecionados em sequência e de modo contingente (i.e., contingente em relação à conceituação emergente). A amostragem pode evoluir do seguinte modo:

1. No início, o pesquisador tem uma noção geral de onde e com quem começar. Os primeiros casos podem ser solicitados por conveniência.
2. Em seguida, a amostragem de variação máxima pode ser usada a fim de obter informações quanto à variedade e à complexidade do fenômeno.
3. A amostra é continuamente ajustada: as conceitualizações emergentes informam o processo de amostragem teórica.
4. A amostragem continua até que a saturação seja alcançada.
5. A amostragem final pode incluir a busca de casos confirmatórios ou não confirmatórios para testar, refinar e fortalecer a teoria.

Crítica de planos de amostragem qualitativa

Os planos de amostragem qualitativa podem ser avaliados em termos de sua adequação e apropriação (Morse, 1991). A *adequação* refere-se à suficiência e à qualidade dos dados da amostra gerada. Uma amostra adequada fornece dados sem pontos "falhos". Quando chegam realmente à saturação, os pesquisadores alcançam a adequação informativa, e a descrição ou teoria resultante fica ricamente detalhada e completa.

A *apropriação* refere-se aos métodos usados para selecionar a amostra. Uma amostra apropriada resulta da seleção de participantes que podem melhor suprir informações que satisfaçam os requerimentos conceituais do estudo. A estratégia de amostragem deve produzir uma compreensão plena do fenômeno de interesse. Uma abordagem de amostragem que exclui casos negativos ou não inclui pessoas com experiências incomuns podem abordar não totalmente as necessidades de informação do estudo.

Outra questão importante refere-se ao potencial de transferência das descobertas. O potencial de transferência das descobertas do estudo é uma função da similaridade entre a amostra do estudo e outras pessoas às quais as descobertas podem ser aplicadas. Portanto, ao criticar um relatório, deve-se avaliar se o pesquisador forneceu uma *descrição densa* da amostra e do contexto do estudo, de modo que os interessados em aplicar os achados possam tomar uma decisão bem informada. Outras orientações para a crítica de decisões de amostragem qualitativa são apresentadas no Quadro 12.1.

> **DICA** O assunto da transferência dentro do contexto de modelos mais amplos da generalização é discutido no suplemento para este capítulo em nosso *site*.

Quadro 12.1 Orientações para a crítica de planos de amostragem qualitativa

1. O ambiente foi apropriado para abordar a questão de pesquisa, e esta foi adequadamente descrita?
2. Qual tipo de estratégia de amostragem foi usado?
3. Os critérios de elegibilidade do estudo foram especificados? Como os participantes foram recrutados para o estudo?
4. Dadas as necessidades de informação do estudo – e, se aplicável, sua tradição qualitativa – a abordagem de amostragem foi efetiva?
5. O tamanho da amostra foi adequado e apropriado? O pesquisador indicou se houve alcance da saturação? Os achados sugerem um conjunto de dados ricamente detalhados e abrangentes, sem "lacunas" aparentes ou falhas?
6. As características-chave da amostra (p. ex., idade, sexo) foram descritas? Foi fornecida uma descrição detalhada dos participantes e do contexto, de modo a permitir uma avaliação do potencial de transferência dos achados?

COLETA DE DADOS EM ESTUDOS QUALITATIVOS

As entrevistas detalhadas são o método mais comum de coletar dados qualitativos. A observação também é usada em alguns estudos qualitativos. Os dados fisiológicos raramente são coletados em uma investigação construtivista. A Tabela 12.1 compara os tipos de dados e os aspectos de coleta de dados usados por pesquisadores nas três principais tradições qualitativas. Os etnógrafos, em geral, coletam uma ampla gama de dados, com observação e entrevistas sendo os métodos primários. Eles também reúnem ou examinam produtos da cultura estudada, como documentos, registros, artefatos, fotografias, entre outros. Os fenomenologistas e os pesquisadores da teoria fundamentada baseiam sua pes-

TABELA 12.1 Comparação da coleta de dados nas três tradições qualitativas

Aspecto	Etnografia	Fenomenologia	Teoria fundamentada
Tipos de dados	Principalmente observação e entrevistas, mais artefatos, documentos, fotografias, diagramas de redes sociais	Principalmente entrevistas detalhadas, às vezes diários, outros materiais escritos	Principalmente entrevistas individuais, às vezes entrevistas em grupo, observação, diários, documentos
Unidade de coleta de dados	Sistema cultural	Indivíduos	Indivíduos
Pontos de coleta de dados	Principalmente longitudinal	Principalmente transversal	Transversal ou longitudinal
Tempo da coleta de dados	Geralmente longo, muitos meses ou anos	Geralmente moderado	Geralmente moderado
Questões de campo preponderantes	Obter acesso, determinar o papel, aprender como participar, encorajamento da sinceridade, perda da objetividade, saída prematura, reflexividade	Suspender as próprias visões, estabelecer uma atmosfera de confiança, encorajar a sinceridade, ouvir enquanto se prepara para fazer a pergunta seguinte, manter o acompanhamento, conter-se emocionalmente	Estabelecer uma atmosfera de confiança, encorajar a sinceridade, ouvir enquanto se prepara para fazer a pergunta seguinte, manter o acompanhamento, conter-se emocionalmente

quisa principalmente em entrevistas detalhadas, embora a observação também desempenhe certo papel em estudos de teoria fundamentada.

Técnicas do autorrelato qualitativo

Os pesquisadores qualitativos não definem um conjunto de perguntas que devem ser feitas em determinada ordem e expressas de certo modo. Em vez disso, começam com questões gerais e permitem que os respondentes façam a narrativa de suas histórias de modo mais natural. As entrevistas qualitativas tendem a ser no estilo de conversa. Os entrevistadores estimulam os respondentes a definir as importantes dimensões de um fenômeno e a elaborar com base no que é relevante para eles.

Tipos de autorrelatos qualitativos

Os pesquisadores usam **entrevistas não estruturadas** quando não têm uma visão preconcebida da informação a ser reunida. Os pesquisadores começam fazendo uma questão ampla, como "O que aconteceu quando você soube que estava com aids?". As questões subsequentes são orientadas pelas respostas iniciais. Os estudos etnográficos e fenomenológicos com frequência se baseiam em entrevistas não estruturadas.

As **entrevistas semiestruturadas** (ou *focadas*) são usadas quando os pesquisadores possuem tópicos ou questões amplas que precisam ser cobertos durante a entrevista. Os entrevistadores usam um **guia de tópicos** para garantir que todas as áreas da questão sejam abordadas. A função do entrevistador é encorajar os participantes a falar livremente sobre todos os tópicos listados.

Exemplo de entrevista semiestruturada

Duck e colaboradores (2015) estudaram as percepções e as experiências de pacientes com fibrose pulmonar idiopática. As entrevistas semiestruturadas duraram cerca de uma hora e foram conduzidas com 17 pacientes. O guia de entrevista cobriu tópicos sugeridos na literatura e de um grupo de apoio paciente/cuidador. O pesquisador colocou questões amplas e discursivas que "deram aos participantes a oportunidade de contar sua história" (p. 1057).

As **entrevistas com grupo focal** envolvem grupos de 5 a 10 pessoas cujas opiniões e experiências são simultaneamente solicitadas. O entrevistador (ou *moderador*) orienta a discussão utilizando um guia de tópicos. Um formato de grupo é eficiente e pode gerar bastante diálogo, mas nem todo mundo se sente confortável em compartilhar suas visões ou experiências diante de um grupo.

Exemplo de entrevistas com grupo focal

Neville e colaboradores (2015) exploraram percepções da equipe de pessoal trabalhando em instituição de longa permanência para idosos e idosas bissexuais, lésbicas e *gays*. Um total de 47 trabalhadores de sete clínicas de cuidado residencial participou de sete grupos focais. O guia de tópicos incluiu duas vinhetas realçando histórias hipotéticas de um idoso *gay* e uma idosa lésbica.

Diários pessoais são uma fonte de dados de referência na pesquisa histórica. Também é possível gerar novos dados para estudos solicitando aos participantes que mantenham um diário durante determinado período. Os diários podem ser úteis para fornecer uma descrição íntima da vida cotidiana da pessoa. Eles podem ser completamente não estruturados; por exemplo, pode-se solicitar simplesmente que indivíduos submetidos a um transplante de órgão usem 15 minutos de seu tempo, por dia, para registrar por escrito seus pensamentos. Frequentemente, contudo, as pessoas são solicitadas a fazer anotações nos diários a respeito de alguns aspectos específicos de suas vidas.

Exemplo de diários

Curtis e colaboradores (2014) exploraram respostas ao estresse entre mulheres irlandesas com câncer de mama. Trinta mulheres com câncer de mama recém-diagnosticado mantiveram diários durante sua participação em um ensaio clínico. Elas foram solicitadas a escrever regularmente sobre suas experiências e sentimentos. Um facilitador lembrou-as semanalmente sobre os diários por um período de cinco semanas, mas não forneceu instruções adicionais.

A **estimulação por foto** envolve uma entrevista orientada por imagens fotográficas. Esse procedimento, utilizado com mais frequência em etnografias e pesquisa de ação participativa, pode ajudar a promover uma discussão colaborativa. Às vezes, as fotografias são aquelas que os pesquisadores fizeram do mundo do participante, mas a estimulação por foto também pode ser usada com fotos nas casas dos participantes. Os pesquisadores também usaram a técnica de pedir que os participantes tirem fotos de si e então as interpretem, um método algumas vezes chamado de **fotovoz**.

> **DICA** Embora os dados de autorrelatos qualitativos sejam com frequência reunidos em entrevistas face a face, eles também podem ser coletados por escrito. As "entrevistas" pela internet estão cada vez mais comuns.

> **Exemplo de estudo de fotovoz**
> Evans-Agnew (2016) usou fotovoz para explorar disparidades no manejo da asma com jovens afro-americanos. Os adolescentes participaram de um projeto de três sessões de fotovoz; seus fototextos foram analisados e comparados com diretrizes para asma relacionadas a jovens no estado de Washington.

Coleta de dados de autorrelato qualitativo

Os pesquisadores reúnem dados de autorrelato narrativo para desenvolver uma construção do fenômeno consistente com o dos participantes. Esse objetivo exige que os pesquisadores superem barreiras de comunicação e incrementem o fluxo da informação. Embora as entrevistas qualitativas sejam discursivas, as conversações são propositais e requerem preparação. Por exemplo, a formulação de questões deve refletir a visão de mundo e a linguagem dos participantes. Além de ser bons interrogadores, os pesquisadores têm de ser bons ouvintes. Eles poderão desenvolver questões úteis de acompanhamento apenas se prestarem bastante atenção ao que os respondentes estão dizendo.

Em geral, entrevistas não estruturadas são longas, algumas vezes durando uma hora ou mais; assim, um aspecto importante é como registrar essa grande quantidade de informação. Alguns pesquisadores fazem anotações durante a entrevista, mas isso é arriscado em termos de precisão dos dados. A maioria dos pesquisadores grava as entrevistas para depois transcrevê-las. Mesmo tendo plena consciência de que a sua conversa está sendo gravada, os respondentes costumam esquecer a presença do equipamento de gravação após alguns poucos minutos.

Avaliação dos métodos de autorrelato qualitativo

As entrevistas detalhadas são uma abordagem flexível para coleta de dados e, em muitos contextos de pesquisa, oferecem vantagens distintas. Em situações clínicas, por exemplo, muitas vezes é apropriado deixar as pessoas falarem com liberdade sobre seus problemas e preocupações, permitindo que elas tomem a iniciativa em direcionar o fluxo da conversação. Autorrelatos não estruturados podem permitir que os investigadores verifiquem quais são os problemas ou aspectos básicos, a sensibilidade e a controvérsia do tópico, como os indivíduos conceitualizam e falam sobre os problemas e qual é a gama de opiniões ou comportamentos relevantes ao tópico. As entrevistas detalhadas também podem ajudar a elucidar o significado subjacente de uma relação repetidamente observado na pesquisa mais estruturada. Por outro lado, os métodos qualitativos são muito demorados e exigem muito das habilidades dos pesquisadores para reunir, analisar e interpretar os dados resultantes.

Métodos observacionais qualitativos

Às vezes, os pesquisadores qualitativos coletam dados observacionais livremente estruturados, com frequência como um suplemento a dados autorrelatados. O objetivo da observação qualitativa é entender os comportamentos e as experiências das pessoas à medida que eles ocorrem em cenários naturais. Uma observação hábil permite enxergar o mundo como os participantes o veem, desenvolver uma compreensão rica do fenômeno local e capturar sutilezas da variação cultural.

Os dados observacionais não estruturados são muitas vezes reunidos por meio da **observação participante**. Os observadores participantes tomam parte no funcionamento do grupo estudado e esforçam-se para observar, fazer perguntas e registrar informações dentro de contextos e estruturas que são relevantes aos membros do grupo. A observação participante é caracterizada por prolongados períodos de interação social entre pesquisadores e participantes. Ao assumir o papel de participante, os observadores com frequência compreendem fatos velados ou que não teriam sido percebidos por observadores mais passivos.

> **DICA** Nem toda pesquisa observacional qualitativa é observação *participante* (i.e., com observações ocorrendo *dentro* do grupo). Algumas observações não estruturadas envolvem observar e registrar comportamentos sem a participação ativa dos observadores nas atividades. Deve-se estar atento ao mau uso do termo "observação participante". Alguns pesquisadores usam o termo de forma inapropriada para referir-se a todas as observações não estruturadas realizadas no campo.

O papel do observador participante

Na observação participante, o papel desempenhado pelos observadores no grupo é importante porque sua posição social determina o que eles provavelmente vão ver. A extensão da real participação dos observadores em um grupo é mais bem compreendida como um *continuum*. Em um extremo, está a imersão completa no ambiente, em que o pesquisador assume a condição de participante total; no outro extremo, está a separação completa, sem envolvimento do pesquisador. Em alguns casos, os pesquisadores podem assumir uma posição fixa nesse *continuum* durante todo o estudo, mas, com frequência, seu papel evolui para o aumento da participação no decorrer do trabalho de campo.

Os observadores têm de superar dois obstáculos principais para assumir um papel satisfatório diante dos participantes. O primeiro é ter livre entrada no grupo social sob estudo; o segundo é estabelecer uma atmosfera harmônica e de confiança dentro do grupo. Sem a permissão de acesso, o estudo não pode prosseguir; mas, sem a confiança do grupo, o pesquisador ficará restrito a um conhecimento "de palco" – informações distorcidas pelas fachadas protetoras do grupo. Por um lado, o objetivo da participação dos observadores é "chegar atrás do palco" – aprender sobre as verdadeiras realidades das experiências do grupo. Por outro, ser um membro integral participativo não oferece, *necessariamente*, a melhor perspectiva para o estudo do fenômeno – assim como ser um ator em uma peça não garante a visão mais privilegiada do desempenho.

> **Exemplo de papeis de observador participante**
>
> Michaelsen (2012) estudou as relações dos enfermeiros com pacientes que eles consideraram problemáticos. Os dados foram coletados por meio da observação participante e de entrevistas detalhadas em um período de 18 meses. Michaelsen conduziu 18 sessões de observação durante entre 3 e 4 horas, em que enfermeiros interagiram com pacientes durante as visitas domésticas. Ela manteve "um equilíbrio entre a visão 'de dentro' e a visão 'de fora', entre a participação e a observação" (p. 92).

Como obter dados na observação participante

Em geral, os observadores participantes fazem poucas restrições à natureza dos dados coletados, mas, com frequência, elaboram um plano amplo para tipos de informações desejadas. Entre os aspectos de uma atividade observada provavelmente considerada relevante, estão:

1. *Ambiente físico* – Questões "Onde". Quais são os principais aspectos do ambiente?
2. *Participantes* – Questões "Quem". Quem está presente e quais são suas características?
3. *Atividades* – Questões "O que". O que está acontecendo? O que os participantes estão fazendo?
4. *Frequência e duração* – Questões "Quando". Quando a atividade começou e terminou? A atividade é recorrente?

5. *Processo* – Questões "Como". Como a atividade está organizada? Como ela é desvendada?
6. *Resultados* – Questões "Por que". Por que a atividade está ocorrendo? O que não aconteceu (em especial, se deveria ter acontecido) e por quê?

Os observadores participantes devem decidir como amostrar os eventos e selecionar os locais observacionais. Com frequência, eles usam uma combinação de abordagem de posicionamento – ficar em um local para observar atividades naquele local (*posicionamento simples*), movimentar-se para observar comportamentos de diferentes locais (*posicionamento múltiplo*) ou seguir uma pessoa (*posicionamento móvel*).

Em geral, a observação direta é suplementada com informação proveniente de entrevistas. Por exemplo, pode-se pedir aos informantes-chave que descrevam o que aconteceu em uma reunião à qual o observador não pôde comparecer ou que descrevam um evento ocorrido antes de o estudo ter começado. Nesses casos, o informante funciona como um observador do observador.

Registro de observações

As formas mais comuns de documentação da observação participante são os registros e as notas de campo, mas fotografias e gravações de vídeo também podem ser utilizadas. O **registro** (ou *diário de campo*) é um controle diário dos eventos e das conversas. As **notas de campo** são mais amplas e mais interpretativas. Essas notas representam os esforços do observador para registrar informações e sintetizar e compreender os dados.

As notas de campo servem para múltiplos propósitos. As *notas descritivas* são descrições objetivas de eventos e conversações que foram observados. As *notas reflexivas* documentam as experiências pessoais, as reflexões e os avanços no campo dos pesquisadores. Por exemplo, algumas notas documentam os esforços de interpretação dos observadores; outras são lembretes sobre como as observações subsequentes devem ser feitas. Os observadores com frequência registram notas pessoais, que são comentários sobre seus próprios sentimentos durante o processo de pesquisa.

O sucesso da observação participante depende da qualidade dos registros e das notas de campo. É essencial registrar as observações o mais rapidamente possível. Porém, muitas vezes, os observadores participantes não podem registrar as informações abertamente – por exemplo, levando consigo uma prancheta ou um dispositivo de gravação –, porque isso poderia minar seu papel como participantes comuns. Eles precisam desenvolver a habilidade de fazer notas mentais detalhadas, que, mais tarde, serão escritas ou registradas.

Avaliação dos métodos observacionais não estruturados

Os métodos observacionais qualitativos e, especialmente, a observação participante podem proporcionar uma compreensão mais aprofundada dos comportamentos humanos e das situações sociais do que seria possível com métodos estruturados. A observação participante é valiosa por sua capacidade de "entrar" em uma situação e esclarecer suas complexidades. A observação participante é um bom método para responder a questões sobre fenômenos que são difíceis para os próprios internos explicarem por que esses fenômenos são subestimados.

Igualmente a todos os métodos de pesquisa, contudo, a observação participante defronta-se com potenciais problemas. Os observadores podem perder objetividade na amostragem, na visualização e no registro de observações. Uma vez que começam a participar de atividades em grupo, a possibilidade de envolvimento emocional torna-se uma preocupação. Os pesquisadores, em seu papel de membro, podem não conseguir olhar os principais aspectos da situação ou podem desenvolver visão limitada sobre aspectos de importância para o grupo. Por fim, o sucesso da observação participante depende das habilidades de observação e interpretação do observador – habilidades que podem ser difíceis de obter.

Crítica da coleta de dados não estruturados

Com frequência, é difícil criticar as decisões que os pesquisadores fizeram em relação à coleta de dados qualitativos porque os detalhes sobre essas decisões raramente são especificados. Em particular, com frequência há escassez de informação sobre a observação participativa. Não é incomum um relato simplesmente afirmar que o pesquisador realizou a observação participativa, sem descrições de quanto tempo foi dispendido no campo, o que exatamente foi observado, como as observações foram registradas e qual nível de participação foi exigido. Por isso, um aspecto da crítica provavelmente envolve avaliar a quantidade de informações que o artigo fornece sobre os métodos de coleta de dados. Mesmo que restrições de espaço em periódicos impeçam a elaboração completa dos métodos, os pesquisadores têm a responsabilidade de comunicar as informações básicas de sua abordagem, de modo que os leitores possam avaliar a qualidade da evidência que o estudo produz. Os pesquisadores devem dar exemplos de questões feitas e tipos de observações feitas.

A triangulação de métodos proporciona importantes oportunidades para os pesquisadores qualitativos melhorarem a integridade de seus dados. Portanto, uma questão que deve ser considerada na avaliação de dados não estruturados é se o tipo e a quantidade de dados obtidos são consistentes o suficiente para sustentar uma compreensão holística detalhada do fenômeno sob estudo. O Quadro 12.2 fornece orientações para criticar a coleta de dados não estruturados.

Quadro 12.2 Orientações para a crítica de métodos de coleta de dados em estudos qualitativos

1. Dada a questão de pesquisa e as características dos participantes do estudo, os pesquisadores usaram o melhor método para apreender o fenômeno estudado (i.e., autorrelatos, observação)? Métodos suplementares deveriam ter sido usados para enriquecer os dados disponíveis para análise?
2. Foram usados métodos de autorrelato? Em caso positivo, os pesquisadores tomaram boas decisões em relação aos métodos específicos de solicitação de informação (p. ex., entrevistas não estruturadas, entrevistas com grupos focados, etc.)?
3. Foi usado um guia de tópicos? Em caso positivo, o relatório apresentou exemplos de questões específicas? As questões foram apropriadas e abrangentes? A linguagem utilizada estimulou respostas ricas?
4. As entrevistas foram gravadas e transcritas? Se as entrevistas não foram gravadas, quais medidas foram tomadas para assegurar a precisão dos dados?
5. Foram usados métodos observacionais? Em caso positivo, o relatório descreve adequadamente como foram feitas as observações? O que o pesquisador realmente observou, em que tipo de ambiente a observação ocorreu, com que frequência e por quanto tempo?
6. Qual papel o pesquisador assumiu como observador e como participante? Esse papel foi apropriado?
7. Como os dados observacionais foram registrados? O método de registro maximizou a qualidade dos dados?

EXEMPLOS DE PESQUISA COM ATIVIDADES DE PENSAMENTO CRÍTICO

Nesta seção, descrevemos os planos de amostragem e as estratégias de coleta de dados usados no estudo de enfermagem qualitativo. Leia o resumo e responda às questões de pensamento crítico que seguem, consultando a versão integral do relatório, se necessário. As questões de pensamento crítico para o Exemplo 2 são baseadas no estudo que aparece em sua totalidade no Apêndice B deste livro.

EXEMPLO 1: AMOSTRAGEM E COLETA DE DADOS EM UM ESTUDO QUALITATIVO

Estudo: *Canadian adolescents' perspectives of cancer risk: A qualitative study* (Perspectivas de adolescentes canadenses sobre o risco de câncer: um estudo qualitativo) (Woodgate e colaboradores, 2015)

Declaração de objetivo: O objetivo deste estudo foi entender as perspectivas de adolescentes canadenses sobre o câncer e a prevenção de câncer, incluindo como eles conceitualizam e entendem o risco de câncer.

Delineamento: Os pesquisadores descreveram sua abordagem como etnográfica: "Explorar a compreensão e as percepções compartilhadas de adolescentes sobre o câncer e o risco de câncer se presta a um delineamento etnográfico usando métodos múltiplos de coleta de dados" (p. 686). Os dados foram coletados em um período de três anos.

Estratégia de amostragem: Uma amostra orientada de 75 adolescentes foi recrutada de quatro escolas em uma província do oeste canadense, com tentativas de "maximizar variação nas experiências demográficas (p. ex., idade, sexo, perfil socioeconômico, residência urbana/rural) e de câncer" (p. 686). O recrutamento e a análise ocorreram simultaneamente, e o recrutamento terminou quando a saturação foi atingida. O estudo ocorreu em um período de 3 anos. A amostra incluiu indivíduos do sexo masculino (27%) e do sexo feminino (73%), com idades entre 11 e 19 anos; 56% viviam na área urbana e cerca de 30% tinham um membro da família com história de câncer. A maioria foi descrita como tendo "renda média" (72%) e descendência europeia (63%).

Coleta de dados: A coleta de dados ocorreu nas escolas em que os jovens estudavam. Duas entrevistas face a face foram planejadas para cada adolescente, com a segunda programada para quatro a cinco semanas após a primeira. A segunda entrevista pretendia garantir uma "descrição densa" e fornecer uma oportunidade para questões de acompanhamento que ajudassem a esclarecer aspectos identificados na entrevista inicial. Cada entrevista, durando entre 60 e 90 minutos, foi digitalmente gravada e transcrita. Para a primeira entrevista, o guia de tópicos incluiu questões gerais sobre risco e prevenção de câncer (p. ex., "Como as pessoas contraem câncer?"). Métodos de fotovoz também foram introduzidos. Os participantes receberam câmeras e tinham que tirar fotografias durante um período de quatro semanas do que eles sentiam que representava câncer, riscos de câncer e prevenção de câncer. Depois, na segunda entrevista, os adolescentes tinham que descrever o que as fotos significavam para eles. Eles foram orientados por questões como "Como isto (a fotografia) se relaciona ao câncer?" (p. 687). Por fim, quatro entrevistas com grupos focais foram conduzidas com adolescentes que foram previamente entrevistados "para complementar as descobertas existentes e reunir novos conhecimentos baseados nos grupos sobre riscos de câncer" (p. 687). Notas de campo foram mantidas para descrever comportamentos verbais e não verbais dos participantes após entrevistas individuais e entrevistas com grupo focais.

Resultados: Os adolescentes conceitualizaram o risco de câncer em termos de fatores de risco específicos; fatores de estilo de vida (p. ex., tabagismo) eram proeminentes. Eles explicaram comportamentos de saúde arriscados usando uma variedade de estratégias cognitivas que ajudaram a tornar os riscos de câncer mais aceitáveis para eles. No entanto, eles acreditavam que se os indivíduos fizessem as escolhas corretas, o surgimento de câncer poderia ser retardado.

Exercícios para desenvolver o pensamento crítico

1. Responda às questões relevantes dos Quadros 12.1 e 12.2 em relação a esse estudo.
2. Considere também as seguintes questões:
    a. Comente a variação alcançada pelos pesquisadores no tipo de participantes do estudo.
    b. Comente o plano geral de coleta de dados dos pesquisadores em termos de quantidade de informações obtidas.
3. Se os resultados desse estudo forem válidos e confiáveis, quais serão os possíveis usos dos achados na prática clínica?

EXEMPLO 2: AMOSTRAGEM E COLETA DE DADOS DO ESTUDO NO APÊNDICE B

- Leia a seção de métodos do estudo de Beck e Watson (2010) (*Subsequent childbirth after a previous traumatic birth* [Parto subsequente após nascimento traumático prévio]) no Apêndice B deste livro.

Exercícios para desenvolver o pensamento crítico

1. Responda às questões relevantes dos Quadros 12.1 e 12.2 em relação a esse estudo.
2. Considere também as seguintes questões, que ajudam a aperfeiçoar as habilidades de pensamento crítico e a avaliar os aspectos do mérito do estudo:
    a. Comente as características dos participantes, dado o propósito do estudo.
    b. Em sua opinião, Beck e Watson deveriam ter limitado a amostra a mulheres de apenas um país? Forneça um princípio racional para sua resposta.
    c. Algum dos conceitos desse estudo poderia ter sido capturado por observação? Algum deveria ter sido medido assim?
    d. O estudo de Beck e Watson envolveu alguma questão ampla?

Tópicos Resumidos

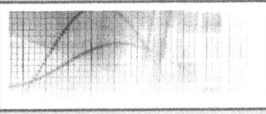

- Os pesquisadores qualitativos costumam selecionar informantes articulados e ponderados com certos tipos de experiência, de modo emergente, tirando proveito do aprendizado prévio para orientar as decisões de amostragem subsequentes.

- Os pesquisadores qualitativos podem iniciar com amostragem por conveniência ou com **amostragem em bola de neve**, mas costumam confiar, por fim, na **amostragem proposital** para orientá-los na seleção de fontes de dados que maximizam a riqueza de informações.

- Uma estratégia proposital é a **amostragem de variação máxima**, que envolve a seleção proposital de diversos casos sobre traços principais. Outra estratégia importante é a *amostragem de casos confirmatórios e não confirmatórios* – isto é, selecionar casos que enriquecem e desafiam as conceituações dos pesquisadores.

- Em estudos qualitativos, as amostras são, em geral, pequenas e baseiam-se nas necessidades de informação. Um princípio norteador é a **saturação de dados**, que envolve incrementar a amostra até o ponto em que não se obtêm mais informações novas e alcança-se a redundância.

- Os etnógrafos tomam numerosas decisões de amostragem, incluindo não apenas *quem*, mas também *o que* vai compor a amostra (p. ex., atividades, eventos, documentos, artefatos); a tomada de decisões com frequência é auxiliada por **informantes-chave**, que servem de guias e intérpretes da cultura.

- Os fenomenologistas costumam trabalhar com uma amostra pequena de pessoas (com frequência, 10 ou menos), que atendem ao critério de ter vivido a experiência estudada.

- Os pesquisadores da teoria fundamentada usam, em geral, a **amostragem teórica**, em que as decisões sobre amostragem são orientadas de modo contínuo pela teoria emergente. Amostras de 20 a 30 pessoas são comuns.

- As entrevistas detalhadas são o método mais amplamente usado de coletar dados para estudos qualitativos. Autorrelatos em estudos qualitativos incluem **entrevistas completamente não estruturadas**, que são discussões de conversas sobre o tópico de interesse; **entrevistas semiestruturadas** (ou *focadas*), usando um **guia de tópicos** amplo; **entrevistas com grupos focados**, que envolvem discussões com pequenos grupos; **diários**, em que os participantes mantêm registros diários sobre alguns aspectos de suas vidas; e entrevistas com **estimulação por foto**, que são guiadas e estimuladas por imagens fotográficas, às vezes usando fotos que os próprios participantes tiraram (**fotovoz**).

- Na pesquisa qualitativa, os autorrelatos são com frequência suplementados por observação direta em ambientes naturais. Um tipo de observação não estruturada é a **observação participante**, em que o pesquisador consegue acesso a um grupo social e participa dos vários graus de seu funcionamento, enquanto faz observações detalhadas de atividades e eventos. Manter **registros** dos eventos diários e **notas de campo** sobre as experiências e as interpretações é o principal método de coleta de dados.

REFERÊNCIAS PARA O CAPÍTULO 12

Curtis, R., Groarke, A., McSharry, J., & Kerin, M. (2014). Experience of breast cancer: Burden, benefit, or both? *Cancer Nursing, 37*, E21–E30.

Duck, A., Spencer, L., Bailey, S., Leonard, C., Ormes, J., & Caress, A. (2015). Perceptions, experiences and needs of patients with idiopathic pulmonary fibrosis. *Journal of Advanced Nursing, 71*, 1055–1065.

Evans-Agnew, R. (2016). Asthma management disparities: A photovoice investigation with African American youth. *The Journal of School Nursing, 32*, 99–111.

Martin, D., Yurkovich, E., & Anderson, K. (2016). American Indians' family health concern on a Northern Plains reservation: "Diabetes runs rampant here." *Public Health Nursing, 33*, 73–81.

Michaelsen, J. J. (2012). Emotional distance to so-called difficult patients. *Scandinavian Journal of Caring Sciences, 26*, 90–97.

Michel, T., Lenardt, M., Willig, M., & Alvarez, A. (2015). From real to ideal—the health (un)care of long-lived elders. *Revista Brasileira de Enfermagem, 68*, 343–349.

Morse, J. M. (1991). Strategies for sampling. In J. M. Morse (Ed.), *Qualitative nursing research: A contemporary dialogue* (Rev. ed., pp. 127–145). Newbury Park, CA: Sage.

Neville, S., Adams, J., Bellamy, G., Boyd, M., & George, N. (2015). Perceptions towards lesbian, gay and bisexual people in residential care facilities: A qualitative study. *International Journal of Older People Nursing, 10*, 73–81.

Patton, M. Q. (2002). *Qualitative research & evaluation methods* (3rd ed.). Thousand Oaks, CA: Sage.

Pedersen, B., Groenkjaer, M., Falkmer, U., Mark, E., & Delmar, C. (2016). "The ambiguous transforming body"—a phenomenological study of the meaning of weight changes among women treated for breast cancer. *International Journal of Nursing Studies, 55*, 15–25.

Slatyer, S., Williams, A. M., & Michael, R. (2015). Seeking empowerment to comfort patients in severe pain: A grounded theory study of the nurse's perspective. *International Journal of Nursing Studies, 52*, 229–239.

Tobiano, G., Bucknall, T., Marshall, A., Guinane, J., & Chaboyer, W. (2016). Patients' perceptions of participation in nursing care on medical wards. *Scandinavian Journal of Caring Sciences, 30*(2), 260–270.

Van Rompaey, B., Van Hoof, A., van Bogaert, P., Timmermans, O., & Dilles, T. (2016). The patient's perception of a delirium: A qualitative research in a Belgian intensive care unit. *Intensive and Critical Care Nursing, 32*, 66–74.

Wise, N. J. (2015). Pregnant adolescents, beliefs about healthy eating, factors that influence food choices, and nutrition education preferences. *Journal of Midwifery & Women's Health, 60*, 410–418.

Woodgate, R. L., Safipour, J., & Tailor, K. (2015). Canadian adolescents' perspectives of cancer risk: A qualitative study. *Health Promotion International, 30*, 684–694.

13 Métodos mistos e outros tipos especiais de pesquisa

Objetivos de aprendizagem

Depois de estudar este capítulo, o leitor será capaz de:

- Identificar vantagens da pesquisa com métodos mistos e descrever aplicações específicas
- Descrever estratégias e delineamentos para conduzir pesquisas com métodos mistos
- Identificar os propósitos e alguns aspectos distintivos dos tipos específicos de pesquisa (p. ex., ensaios clínicos, avaliações, pesquisa de resultados, enquetes)
- Definir os novos termos apresentados neste capítulo

Termos-chave

- Análise do processo
- Análise econômica (de custos)
- Análise secundária
- Enquetes
- Ensaio clínico
- Entrevista de Delphi
- Estudo metodológico
- Melhora da qualidade (MQ)
- Modelo convergente
- Modelo explanatório
- Modelo exploratório
- Modelo sequencial
- Modelo simultâneo
- Pesquisa com métodos mistos
- Pesquisa de avaliação
- Pesquisa de intervenção
- Pesquisa de resultados
- Pesquisa de serviços de saúde
- Pragmatismo
- Resultado sensível em enfermagem
- Teoria de intervenção

Neste capítulo final sobre delineamentos de pesquisa, são explicados vários tipos especiais de pesquisa. Primeiro, será discutida a pesquisa com métodos mistos que combina abordagens quantitativas e qualitativas.

PESQUISA COM MÉTODOS MISTOS

A coleta e a integração planejadas de dados quantitativos e qualitativos em um estudo individual ou em conjuntos de estudos coordenados são tendências crescentes na pesquisa em enfermagem. Esta seção discute o princípio racional da **pesquisa com métodos mistos** e apresenta algumas de suas aplicações.

Princípio da pesquisa com método misto

A dicotomia entre dados quantitativos e qualitativos representa uma distinção metodológica essencial. Alguns argumentam que os paradigmas em que se baseiam as pesquisas quantitativa e qualitativa são incompatíveis. A maioria das pessoas, no entanto, acredita que muitas áreas de investigação podem ser enriquecidas por triangulação de dados quantitativos e qualitativos. As vantagens do delineamento dos métodos mistos (MMs) incluem:

- *Complementariedade*. Abordagens quantitativas e qualitativas são complementares. Ao usar métodos mistos, os pesquisadores

possivelmente evitam as limitações de uma única abordagem.
- *Praticidade.* Dada a complexidade dos fenômenos, é prático usar quaisquer ferramentas metodológicas que sejam mais apropriadas para abordar questões de pesquisa urgentes.
- *Validade incrementada.* Quando se sustenta uma hipótese ou modelo por vários tipos complementares de dados, os pesquisadores podem ficar mais seguros a respeito de suas inferências.

Entretanto, talvez o argumento mais forte a favor da pesquisa com MM seja o fato de algumas questões *exigirem* este tipo de método. O **pragmatismo**, paradigma com frequência associado à pesquisa com MM, fornece uma base para uma posição que tem sido chamada de "ditadura da questão de pesquisa" (Tashakkori e Teddlie, 2003, p. 21). Os pesquisadores pragmáticos consideram que é a questão de pesquisa que deve orientar o delineamento da investigação. Eles rejeitam a escolha obrigatória entre as abordagens tradicionais pós-positivistas e construtivistas para pesquisa.

Propósitos e aplicações da pesquisa com métodos mistos

Na pesquisa com MM, há, em geral, um objetivo fundamental, mas existem inevitavelmente pelo menos duas questões de pesquisa, e cada uma delas requer um tipo diferente de abordagem. Por exemplo, os pesquisadores de MM podem formular simultaneamente questões exploratórias (qualitativas) e confirmatórias (quantitativas). Em um estudo com MMs, os pesquisadores podem examinar os *efeitos* causais em um componente quantitativo, mas podem esclarecer os *mecanismos* causais em um componente qualitativo.

Creswell e Plano Clark (2011) identificaram seis tipos de situações de pesquisa que são bem adequados à pesquisa com MMs:

1. Os conceitos são novos e mal compreendidos, e há necessidade de exploração qualitativa antes que métodos mais formais e estruturados possam ser utilizados.
2. Nenhuma abordagem qualitativa, tampouco quantitativa, propriamente dita, é adequada para abordar a complexidade do problema de pesquisa.
3. As descobertas de uma abordagem podem aumentar consideravelmente com uma segunda fonte de dados.
4. Os resultados quantitativos são enigmáticos e difíceis de interpretar, e os dados qualitativos podem ajudar a explicar os resultados.
5. Uma perspectiva teórica específica pode requerer tanto dados quantitativos quanto qualitativos.
6. Um projeto com múltiplas fases é necessário para atingir os objetivos principais, como o desenvolvimento e a avaliação de uma intervenção.

Como essa lista sugere, a pesquisa com MM pode ser utilizada em várias situações. Algumas das principais aplicações incluem:

- *Desenvolvimento de instrumento.* Os enfermeiros pesquisadores podem coletar dados qualitativos como base para desenvolver instrumentos formais – isto é, para gerar e formular questões em escalas quantitativas que, subsequentemente, serão submetidas a testes rigorosos.
- *Desenvolvimento de intervenções.* A pesquisa qualitativa também desempenha um papel importante no desenvolvimento de intervenções de enfermagem promissoras que são depois rigorosamente testadas quanto à eficácia.
- *Geração de hipótese.* Estudos qualitativos profundos com frequência produzem modos de compreender construtos ou relações entre eles. Essa compreensão pode ser testada e confirmada com amostras maiores, em estudos quantitativos.
- *Construção e teste da teoria.* A teoria ganha aceitação quando supera as desconfirmações, e o uso de vários métodos fornece oportunidade para isso. Quando a teoria sobrevive a esses ataques, chega-se a um contexto mais sólido para a organização de um trabalho clínico e intelectual.

- *Explicação*. Às vezes, dados qualitativos são utilizados para explicar o *significado* de descrições ou relações quantitativas. Os métodos quantitativos podem demonstrar que as variáveis são relacionadas de forma sistemática, mas não explicam *por que* estão relacionadas.

> **Exemplo de explicação com dados qualitativos**
>
> Edinburgh e colaboradores (2015) realizaram um estudo de MM das experiências de abuso sexual de 62 adolescentes fugitivos vistos em um Centro de Defesa Infantil. Os dados quantitativos provêm de exames físicos e respostas a escalas psicológicas. Os dados qualitativos provenientes de entrevistas forenses foram analisados para explorar a experiência do abuso sexual. Em uma escala para medir o transtorno de estresse pós-traumático (TEPT), quase 80% dos jovens apresentaram sintomas graves o suficiente para satisfazer os critérios de TEPT do *DSM-5: manual diagnóstico e estatístico de transtornos mentais*, 5ª edição. As entrevistas detalhadas revelaram como os jovens foram aliciados e abusados.

Estratégias e delineamentos com método misto

Ao delinear os estudos de MM, os pesquisadores tomam importantes decisões. Aqui, serão descritas brevemente algumas delas.

Notações e decisões de delineamento

Duas decisões do delineamento do MM dizem respeito ao sequenciamento e à priorização. Existem três opções para os componentes de sequenciamento de um estudo de MM: os dados qualitativos são coletados primeiro, os dados quantitativos são coletados primeiro ou ambos os tipos são coletados de maneira simultânea. Quando os dados são coletados ao mesmo tempo, a abordagem é **simultânea**. O modelo é **sequencial** quando dois tipos de dados são coletados em fases ou etapas. Nos modelos sequenciais bem-concebidos, a análise e a interpretação em uma etapa informa a coleta de dados no segundo.

Em termos de priorização, os pesquisadores em geral decidem qual abordagem enfatizar – quantitativa ou qualitativa. Uma opção é dar peso igual, ou quase igual, aos dois componentes (*linhas*). Em geral, contudo, é dada prioridade a uma abordagem. A distinção é às vezes referida como *estado igual versus estado dominante*.

Janice Morse (1991), uma proeminente pesquisadora em enfermagem, deu uma grande contribuição à pesquisa com MM propondo um sistema de notação amplamente utilizado para sequenciamento e priorização. Nesse sistema, a prioridade é designada por letras maiúsculas e letras minúsculas: QUAL/quan designa um estudo de MM no qual a abordagem dominante é qualitativa, enquanto QUAN/qual denota o inverso. Se nenhuma abordagem for dominante (i.e., se ambas forem iguais), a notação é QUAL/QUAN. O sequenciamento é indicado pelos símbolos + ou →. A seta designa uma abordagem sequencial. Por exemplo, QUAN → qual é a notação para um estudo de MM primariamente quantitativo no qual os dados qualitativos são coletados na fase 2. Quando ambas as abordagens ocorrem simultaneamente, um sinal de mais é usado (p. ex., QUAL + quan).

Delineamentos de métodos mistos específicos

Várias tipologias de delineamentos foram propostas por diferentes metodologistas de MM. Aqui, são ilustrados alguns delineamentos básicos descritos por Creswell (2015).

O propósito do **modelo convergente** (às vezes, chamado de *delineamento de triangulação*) é obter dados diferentes, mas complementares, sobre o fenômeno central sob estudo – isto é, triangular fontes de dados. O objetivo desse modelo é convergir para "a verdade" sobre um problema ou fenômeno, permitindo que as limitações de uma abordagem sejam compensadas pelos pontos fortes de outras. Nesse modelo, os dados quantitativos e qualitativos são coletados de forma simultânea, com igual prioridade (QUAL + QUAN).

> **Exemplo de modelo convergente**
> Wittenberg-Lyles e colaboradores (2015) utilizaram um modelo de QUAL + QUAN em seu estudo de MM que avaliou os potenciais benefícios de um grupo secreto no Facebook para cuidadores enlutados em instituições de longa permanência. Os dados foram coletados simultaneamente por meio de postagens e comentários no grupo secreto no Facebook e por meio de escalas padronizadas de ansiedade e depressão.

Modelos explanatórios são modelos sequenciais com dados quantitativos coletados na primeira fase, seguido por dados qualitativos coletados na segunda fase. Tanto as linhas quantitativas como as qualitativas podem receber uma maior prioridade: o delineamento pode ser tanto QUAN → qual quanto quan → QUAL. Nos modelos explanatórios, os dados qualitativos da segunda etapa são usados para compor ou explicar os dados quantitativos da etapa inicial. O modelo é especialmente adequado quando os resultados são complexos e de difícil interpretação.

> **Exemplo de modelo explanatório**
> Polivka e colaboradores (2015) estudaram ameaças de segurança e saúde ambiental sentidas pelos profissionais de saúde de cuidado domiciliar. Uma amostra de 68 enfermeiros, auxiliares e outros trabalhadores de saúde de cuidado domiciliar preencheram um questionário estruturado sobre tarefas do cuidado da saúde e lesões ou resultados adversos experimentados. Então, os membros da amostra participaram de entrevistas detalhadas com grupo focal. Os dados do grupo focal permitiram que os pesquisadores fizessem uma análise das ameaças.

Modelos exploratórios são delineamentos de MM sequenciais, com dados qualitativos sendo coletados primeiro. O modelo tem como sua premissa central a necessidade de exploração detalhada inicial de um conceito. Em geral, a primeira etapa ocorre na exploração de um fenômeno muito mal-entendido, e a segunda etapa é focada em mensurá-lo ou classificá-lo. Em um modelo exploratório, a etapa qualitativa pode ser dominante (QUAL → quan) ou a etapa quantitativa pode ser dominante (qual → QUAN).

> **Exemplo de modelo exploratório**
> Yang e colaboradores (2016) desenvolveram uma lista de verificação para avaliar a sede em pacientes com demência avançada. Os itens na lista de verificação foram desenvolvidos por meio de entrevistas detalhadas com enfermeiros que cuidam de pacientes com demência avançada. Então, a lista de verificação foi quantitativamente testada (p. ex., para confiabilidade) com cuidadores de oito instituições.

> **DICA** Creswell e Plano Clark (2011) descreveram um modelo chamado de *modelo enraizado* – termo que é às vezes usado em estudos de enfermagem. Contudo, Creswell (2015) subsequentemente interrompeu o referenciamento a esse modelo. Um modelo enraizado é aquele no qual um segundo tipo de dados é totalmente subserviente a outro tipo de dados. Creswell agora vê o enraizamento como uma estratégia analítica em vez de um tipo de modelo.

Amostragem e coleta de dados na pesquisa de métodos mistos

A amostragem e a coleta de dados em estudos de MM são, com frequência, uma combinação de abordagens descritas nos capítulos anteriores. Alguns aspectos especiais para um estudo de MM merecem uma breve abordagem.

Os pesquisadores de MM podem combinar delineamentos de amostragem de várias maneiras. O componente quantitativo é provavelmente baseado na estratégia de amostragem que aumenta a capacidade de o pesquisador generalizar a partir de uma amostra para uma população. Para o componente qualitativo, os pesquisadores de MM geralmente adotam métodos de amostragem proposital para selecionar casos ricos em informação que são bons informantes sobre o fenômeno de interesse. Os tamanhos das amostras provavelmente também serão diferentes nas linhas quantitativas e qualitativas de um modo esperado – isto é, amostras maiores para o componente quantitativo. Um aspecto único de amostragem nos estudos de MM mostra se as mesmas pessoas estarão nas linhas quantitativas e qualitativas. A melhor estratégia depende do objetivo e do delineamento do estudo, mas usar amostras sobrepostas pode ser vantajoso. Na verdade, uma estratégia particularmente popular é uma abordagem *agrupada* na qual um subconjunto de participantes da quantitativa é usado na fileira qualitativa.

> **Exemplo de amostragem agrupada**
> Nguyen e colaboradores (2016) estudaram as razões clínicas, relacionadas ao serviço e emocionais para as entradas na sala de emergência por parte de pacientes idosos com câncer. Realizaram uma análise estatística de bancos de dados administrativos para 792 pacientes com câncer com 70 anos de idade ou mais. Eles conduziram entrevistas semiestruturadas com uma subamostra de 11 pacientes para melhor compreender as experiências a partir da perspectiva dos pacientes.

Em termos de coleta de dados, todos os métodos da coleta discutidos previamente podem ser criativamente combinados e triangulados em um estudo de MM. Assim, possíveis fontes de dados incluem entrevistas em grupo e individuais, escalas psicossociais, observações, medidas biofisiológicas, registros, diários e assim por diante. Os estudos de MM podem envolver *combinação intramétodo* (p. ex., autorrelatos estruturados e não estruturados) e *combinação intermétodo* (p. ex., medidas biofisiológicas e observação não estruturada). Um aspecto fundamental diz respeito à complementariedade dos métodos – isto é, ter as limitações de um método equilibradas e compensadas pelos pontos fortes do outro.

> **DICA** Um desafio em fazer a pesquisa de MM considera como melhor analisar os dados quantitativos e qualitativos. Os benefícios da pesquisa em MM requerem esforço para combinar resultados de duas linhas e desenvolver interpretações e recomendações com base nas compreensões integradas.

OUTROS TIPOS ESPECIAIS DE PESQUISA

O restante deste capítulo descreve brevemente os tipos de pesquisa que variam pelo objetivo do estudo e não pelo delineamento ou pela tradição científica.

Pesquisa de intervenção

No Capítulo 9, foram abordados ensaios controlados randomizados (ECRs) e outros delineamentos experimentais e quase experimentais para testar os efeitos das intervenções. De fato, a pesquisa de intervenção é muito mais complexa do que uma simples comparação dos resultados do grupo experimental com o grupo-controle – na realidade, a pesquisa de intervenção muitas vezes se baseia no MM para desenvolver, refinar, testar e entender a intervenção.

Disciplinas diferentes costumam desenvolver abordagens e terminologias próprias, em conexão com os esforços de intervenção. Os *ensaios clínicos* estão associados com a pesquisa médica, a *pesquisa de avaliação*, com os campos de educação e políticas públicas, e os enfermeiros estão desenvolvendo sua própria tradição na pesquisa de intervenção. Essas três abordagens serão descritas brevemente.

Ensaios clínicos

Ensaios clínicos testam intervenções clínicas. Os ensaios clínicos empreendidos para avaliar uma terapia ou fármaco inovador são com frequência designados em uma série de fases:

- A *fase I* do ensaio é projetada para estabelecer segurança, tolerância e dosagem com um delineamento simples (p. ex., pré-teste--pós-teste em um grupo). O foco está em desenvolver o melhor tratamento.
- A *fase II* é um teste-piloto da efetividade do tratamento. Os pesquisadores veem se a intervenção é acessível, aceitável e promissora. Essa fase é designada como experimento em pequena escala ou quase experimento.
- A *fase III* é um teste experimental pleno da intervenção – um ECR com designação

randômica às condições de tratamento. O objetivo é desenvolver dados sobre a *eficácia* do tratamento – isto é, se a intervenção é mais eficaz do que o cuidado normal ou outra alternativa. Quando o termo *ensaio clínico* é usado, com frequência se refere a um ensaio de fase III.

* A *fase IV* envolve estudos sobre a *eficiência* da intervenção na população em geral. Nos estudos de eficiência, a ênfase recai sobre a validade externa da intervenção que tem demonstrado eficácia sob condições controladas (mas artificiais).

Pesquisa de avaliação

A **pesquisa de avaliação** aborda o desenvolvimento de informações úteis sobre um programa ou política – informações fundamentais para que a pessoa responsável possa decidir pela adoção, pela modificação ou pelo abandono do programa.

As avaliações são feitas para responder a várias questões. As questões sobre eficiência do programa baseiam-se nos delineamentos experimentais ou quase experimentais, mas outras questões não. Muitas avaliações são estudos de MM com componentes distintos.

Por exemplo, realiza-se uma **análise de processo** para obter informação descritiva sobre o processo pelo qual um programa deve ser implantado e o modo como vai funcionar. Uma análise do processo aborda questões como: "Qual é exatamente o tratamento e como ele difere das práticas tradicionais?", "Quais são as barreiras para a implementação de um programa bem-sucedido?" e "Como a equipe e os clientes se sentem sobre a intervenção?". Os dados qualitativos desempenham um grande papel nas análises do processo.

As avaliações também podem incluir uma **análise econômica** (ou **de custos**) para avaliar se os benefícios do programa superam seus custos financeiros. Administradores tomam decisões sobre a alocação de recursos para serviços de saúde não apenas com base em se alguma solução "funciona", mas também com base na viabilidade econômica. Muitas vezes, as análises de custos são feitas quando os pesquisadores também avaliam a eficácia do programa.

Exemplo de análise econômica

Sahlen e colaboradores (2016) avaliaram o custo-efetividade do cuidado paliativo domiciliar em um centro integrado de pessoas com insuficiência cardíaca com base nos dados reunidos em um ECR da eficácia da intervenção. A análise mostrou significativa redução de custos comparada com o cuidado normal.

Pesquisa de intervenção em enfermagem

Tanto os ensaios clínicos quanto as avaliações envolvem *intervenções*. No entanto, o termo **pesquisa de intervenção** está sendo cada vez mais utilizado por enfermeiros pesquisadores para descrever uma abordagem diferenciada por um *processo* característico de planejamento, desenvolvimento e teste de intervenções – especialmente *intervenções complexas*. Os proponentes do processo criticam a abordagem mais simplista e sem base teórica usada com frequência para elaborar e avaliar intervenções. O processo recomendado envolve compreensão profunda do problema e da população-alvo; planejamento cuidadoso e cooperativo com uma equipe diversificada; e desenvolvimento ou adoção de uma teoria para orientar a investigação.

De maneira similar aos ensaios clínicos, a pesquisa de intervenção em enfermagem que envolve o desenvolvimento de uma intervenção complexa abrange várias fases: (1) estudo de desenvolvimento básico, (2) estudo-piloto, (3) estudos de eficácia, e (4) estudos de eficiência.

A conceituação, principal foco da fase de desenvolvimento, sustenta-se em discussões cooperativas, consultas a especialistas, revisões críticas da literatura e pesquisa qualitativa detalhada para compreensão do problema. A validade do construto da intervenção é incrementada por esforços para desenvolver uma **teoria de intervenção**, que articula claramente o que precisa ser feito para alcançar os resultados desejados. O modelo de intervenção, que surge da teoria de intervenção, especifica quais devem ser as informações clínicas. Durante a fase de desenvolvimento, os *acionistas-chave* – pessoas que investiram na intervenção – são muitas vezes identificados e incluídos. Os acionistas são compostos por potenciais beneficiários da intervenção e suas famílias, partidários e líderes comunitários, e equipe de profissionais da saúde.

A segunda fase da pesquisa de intervenção em enfermagem é um estudo-piloto. As atividades centrais no estudo-piloto são garantir dados preliminares sobre os benefícios da intervenção, avaliar a viabilidade de um teste rigoroso e refinar a teoria e os protocolos da intervenção. A avaliação da viabilidade deve envolver uma análise dos fatores que afetam a implementação ao longo do estudo-piloto (p. ex., recrutamento, retenção e problemas de permanência do participante no estudo). A pesquisa qualitativa pode ser utilizada para obter informações sobre como a intervenção deve ser refinada.

Como no ensaio clínico clássico, a terceira fase envolve um teste experimental completo da intervenção; a fase final aborda a eficiência e a utilidade em ambientes clínicos do mundo real. Esse modelo completo de pesquisa de intervenção é, neste momento, mais um ideal do que uma realidade. São raros, por exemplo, os estudos de eficiência na pesquisa em enfermagem. Algumas poucas equipes de pesquisa começaram a implementar partes do modelo, sendo provável a expansão desses esforços.

Exemplo de pesquisa de intervenção em enfermagem

Rossen e colaboradores (2016) desenvolveram e fizeram um teste-piloto de uma intervenção psicoeducacional complexa conduzida por enfermeiros para tratar as necessidades físicas e psicológicas das mulheres que eram submetidas à radioterapia para câncer ginecológico. Os pesquisadores desenvolveram a intervenção com base na teoria relevante e nas consultas com pacientes e especialistas. Duas perspectivas teóricas informaram o desenvolvimento da intervenção: teoria da autodeterminação e teoria do suporte entre pares. O teste-piloto da intervenção foi feito com seis pacientes. Os pares voluntários e os enfermeiros que administraram a intervenção mantiveram diários reflexivos quanto à viabilidade e à aceitação. A intervenção está sendo formalmente testada em um ECR.

Serviços de saúde e pesquisa de resultados

A **pesquisa de serviços de saúde** é o campo interdisciplinar amplo que estuda como estruturas e processos organizacionais, tecnologias de saúde, fatores sociais e comportamentos pessoais afetam o acesso ao atendimento de saúde, o custo e a qualidade do atendimento de saúde e, por fim, a saúde e o bem-estar das pessoas. A **pesquisa de resultados**, um subconjunto da pesquisa de serviços de saúde, abrange esforços para compreender os resultados finais de práticas de atendimento de saúde particular e para avaliar a eficiência dos serviços de saúde. A pesquisa de resultados representa uma resposta à crescente demanda de idealizadores de políticas públicas e público em geral por justificativas para práticas em relação a custos e melhorias dos resultados dos pacientes.

Muitos estudos de enfermagem avaliam os resultados do paciente, mas esforços para examinar a qualidade e o impacto do atendimento de enfermagem – como algo distinto do atendimento fornecido pelo sistema de saúde em geral – são menos comuns. Um dos principais obstáculos é a atribuição, ou seja, ligar os resultados do paciente a ações de enfermagem específicas, separadas daquelas de outros membros da equipe de saúde. Muitas vezes, também é difícil determinar uma conexão causal entre os resultados e as intervenções de saúde, pois fatores externos ao sistema de saúde (p. ex., características do paciente) afetam os resultados de modos complexos.

Donabedian (1987), pioneiro nos esforços de criação de uma estrutura para a pesquisa de resultados, enfatizou três fatores na avaliação da qualidade dos serviços de saúde: estrutura, processo e resultados. A *estrutura* do atendimento refere-se a aspectos administrativos e organizacionais amplos. A combinação de habilidades dos enfermeiros, por exemplo, é uma variável estrutural relacionada aos resultados do paciente. Os *processos* envolvem aspectos de administração clínica e tomada de decisões. Os *resultados* referem-se a resultados clínicos finais específicos do atendimento ao paciente. Muito progresso foi feito na identificação de **resultados sensíveis**

na enfermagem – resultados do paciente que melhoram se houver maior quantidade ou qualidade no atendimento dos enfermeiros.

Foram propostas várias modificações na estrutura de Donabedian (1987) para a avaliação da qualidade dos serviços de saúde, sendo a mais notável aquela relacionada com o Quality Health Outcomes Model (Modelo de Resultados da Saúde de Qualidade), desenvolvido pela American Academy of Nursing (Mitchell e colaboradores, 1998). Esse modelo é menos linear e mais dinâmico do que a estrutura original de Donabedian e considera as características do usuário (p. ex., gravidade da doença) e do sistema.

A pesquisa de resultados concentra-se em estudar ligações com esses modelos, em vez de testar o modelo geral. Alguns estudos examinam o efeito das estruturas do sistema de saúde sobre processos ou resultados. Muitas vezes, a pesquisa de resultados na enfermagem tem se concentrado na conexão processo-paciente-resultados. Exemplos de variáveis do processo de enfermagem incluem ações de enfermagem, habilidades para solucionar problemas e tomar decisões clínicas, liderança e competência clínica e atividades ou intervenções específicas (p. ex., comunicação, toque).

> **Exemplo de pesquisa de resultados**
> Pitkäaho e colaboradores (2015) estudaram a relação entre seleção de enfermeiros (proporção de enfermeiros registrados e conjunto de habilidades) de um lado e resultados do paciente (p. ex., duração da estadia hospitalar) de outro, em 35.306 episódios de pacientes em unidades de pronto-atendimento de um hospital finlandês.

Pesquisa de enquete

A **enquete** obtém informações quantitativas sobre prevalência, distribuição e inter-relações de variáveis em uma população. Pesquisas de opinião política são exemplos de enquetes. Os dados da enquete são utilizados principalmente em estudos correlacionais e são, muitas vezes, usados para coletar informações de populações não clínicas (p. ex., estudantes universitários, enfermeiros).

As enquetes contêm informações sobre as ações, o conhecimento, as intenções e as opiniões das pessoas por autorrelato. Geram principalmente dados quantitativos, que podem ser transversais ou longitudinais. Qualquer informação passível de obtenção confiável por questionamento direto pode ser coletada por entrevista, embora, em geral, sejam feitas perguntas fechadas.

Dados de enquetes podem ser coletados de várias maneiras, mas o método mais respeitado são as entrevistas pessoais, em que os entrevistadores se encontram pessoalmente com os respondentes para fazer as perguntas. As entrevistas pessoais têm custo alto porque envolvem muito tempo da equipe, porém fornecem dados de alta qualidade e a taxa de rejeição tende a ser baixa. As entrevistas por telefone são menos dispendiosas, mas, quando o entrevistador não é uma pessoa conhecida, os respondentes às vezes se mostram menos dispostos a colaborar. Os questionários autoadministrados (especialmente aqueles enviados pela internet) são abordagens econômicas de fazer uma enquete, mas não são apropriados para avaliar determinadas populações (p. ex., idosos, crianças) e tendem a gerar baixas taxas de respostas.

As maiores vantagens das enquetes são sua flexibilidade e sua amplitude. Elas podem ser usadas com muitas populações, focar uma ampla variedade de tópicos e servir a muitos propósitos. As informações obtidas na maioria das enquetes, no entanto, tendem a ser relativamente superficiais: as enquetes raramente investigam em profundidade as complexidades do comportamento e dos sentimentos humanos. A pesquisa de enquete presta-se mais a análises extensivas do que intensivas.

> **Exemplo de enquete**
> Kleinpell e colaboradores (2016) conduziram uma enquete de referência nacional de enfermeiros que trabalham em instituições de telemedicina de tratamento intensivo nos Estados Unidos. A enquete concentrou-se nos benefícios observados da telemedicina e nas barreiras para seu uso. Mais de 1.200 enfermeiros responderam a uma enquete *online*.

Estudos de melhoria da qualidade

Outro tipo de pesquisa é o projeto de **melhoria da qualidade (MQ)**. Conforme discutido no Capítulo 2, o objetivo da MQ é melhorar as práticas e os processos dentro de uma organização específica – em vez de gerar conhecimento que possa ser generalizado além do contexto específico do estudo. Entretanto, existem semelhanças entre projetos de MQ, de pesquisa de atendimento de saúde e de prática baseada em evidência (PBE). Todos os três têm muito em comum (p. ex., o uso de métodos sistemáticos de coleta e análise de dados para tratar um problema), mas também existem diferenças.

Shirey e colaboradores (2011) prepararam um gráfico de comparação descrevendo as semelhanças e as diferenças dos três tipos de esforços em mais de 20 dimensões. Uma dimensão é "expectativas para disseminação de conhecimento". Na MQ, a principal expectativa é que os resultados sejam disseminados internamente – a publicação em um periódico científico não é, em geral, considerada necessária. Em projetos de PBE, a disseminação de conhecimento está "se tornando cada vez mais uma expectativa dentro da instituição na qual o projeto de PBE foi realizado e além daquele ambiente" (Shirey e colaboradores, 2011, p. 63). Para pesquisa, a disseminação generalizada em publicações acessíveis é a regra e, muitas vezes, considerada uma obrigação. Uma década atrás, a publicação em um periódico científico foi considerada por muitos um critério para classificar algo como "pesquisa" e não como MQ ou PBE, mas isso não ocorre mais. Muitos projetos de MQ são descritos em periódicos científicos.

O quão "generalizado" é o conhecimento obtido pelo projeto é outro problema. O gráfico de Shirey e colaboradores (2011) afirma que o conhecimento de MQ não pode ser generalizado – ele é específico para a organização na qual a MQ é realizada. No entanto, alguns projetos de MQ examinam melhoras que podem ser efetivamente implementadas em outras instituições. A pesquisa, que se supõe ser generalizada, muitas vezes não é acessível à generalização como se deseja. Muitos estudos de enfermagem e de saúde são feitos em ambientes locais usando amostras por conveniência que fornecem pouco desvio para generalização sem replicações. Desse modo, não se pode necessariamente distinguir MQ e pesquisa com base em se os pacientes são de um microssistema clínico específico.

O campo da MQ desenvolveu algumas metodologias distintas e modelos para conduzir as investigações. Um modelo mencionado com frequência é o ciclo *Planejar-Executar-Estudar-Agir* (PDSA, do inglês *Plan-Do-Study-Act*), que às vezes é chamado de *Planejar-Executar-Verificar-Agir* (PDCA, do inglês *Plan-Do-Check-Act*). O ciclo PDSA, que é parte do modelo de melhora do Institute for Healthcare Improvement, foi projetado como uma ferramenta de aceleração de MQ. As etapas do ciclo são:

1. Planejar: planejar uma mudança e desenvolver um teste ou observação, incluindo um plano para coleta de dados.
2. Executar: testar a mudança em uma escala pequena.
3. Estudar: revisar e analisar os dados, estudar os resultados e identificar o que foi aprendido.
4. Agir: refinar a mudança e agir com base nas lições aprendidas a partir do teste.

> **Exemplo de estudo de melhora da qualidade**
>
> Zimnicki (2015) utilizou o modelo PDCA em um projeto de MQ envolvendo o desenvolvimento de um fluxograma para atendimento de pacientes que fizeram cirurgia de ostomia planejada e uma intervenção educacional para ajudar os enfermeiros da equipe a realizar a demarcação pré-operatória do local do estoma e instruir o paciente.

Alguns outros tipos de pesquisa

A maior parte dos estudos quantitativos que os enfermeiros pesquisadores conduziram é composta pelos tipos descritos até aqui neste capítulo e em capítulos anteriores. No entanto, os enfermeiros pesquisadores procuraram outros tipos específicos de pesquisa, conforme brevemente descritos aqui. O suplemento para este capítulo no nosso *site* fornece mais detalhes sobre cada tipo.

- **Análises secundárias.** Envolvem o uso de dados existentes de um estudo prévio ou em andamento para testar novas hipóteses ou responder a questões que não foram inicialmente previstas. As análises secundárias são, com frequência, baseadas em dados quantitativos de um grande conjunto de dados (p. ex., de enquetes nacionais); porém, análises secundárias de dados de estudos qualitativos também foram realizadas. O estudo no Apêndice A deste livro é uma análise secundária.
- **Entrevistas com técnica Delphi.** Foram desenvolvidas como ferramenta para previsões em curto prazo. A técnica Delphi envolve um painel de especialistas que precisam completar várias rodadas de questionários concentrando-se em seus julgamentos sobre um tópico de interesse. Múltiplas repetições são usadas para chegar a um consenso.
- **Estudos metodológicos.** Os enfermeiros pesquisadores realizaram muitos estudos metodológicos, que focam no desenvolvimento, na validação e na avaliação de ferramentas ou estratégias metodológicas (p. ex., o teste psicométrico de uma nova escala).

CRÍTICA DE ESTUDOS DESCRITOS NESTE CAPÍTULO

É difícil fornecer orientação sobre a crítica dos tipos de estudo descritos neste capítulo, uma vez que eles são muito variados e muitos temas metodológicos fundamentais requerem uma crítica do delineamento geral. As orientações para a crítica de temas relacionados ao delineamento foram apresentadas em capítulos anteriores.

No entanto, o leitor pode considerar se os pesquisadores aproveitaram as possibilidades do delineamento com método misto. Coletar dados quantitativos e qualitativos nem sempre é necessário ou prático, mas, na crítica de estudos, sempre é preciso considerar se a pesquisa poderia ter sido incrementada pela triangulação de diferentes tipos de dados. No caso de estudos com métodos mistos, é preciso considerar se era justificada a inclusão de ambos os tipos de dados e se o pesquisador realmente usou os dois tipos para aumentar o conhecimento sobre o tópico pesquisado. O Quadro 13.1 traz algumas questões específicas para a crítica dos tipos de estudos incluídos neste capítulo.

Quadro 13.1 Orientações para a crítica de estudos descritos no Capítulo 13

1. O estudo foi exclusivamente quantitativo ou exclusivamente qualitativo? Em caso positivo, o estudo poderia ter resultado mais consistente se tivesse incorporado ambas as abordagens?
2. Se o estudo usou um modelo de MM, a inclusão de ambas as abordagens contribui para o incremento da validade? De que outros modos (se houver algum) a inclusão de ambos os tipos de dados fortaleceria o estudo e ampliaria os objetivos da pesquisa?
3. Se o estudo usou uma abordagem MM, qual foi o modelo – como os componentes foram sequenciados e qual teve prioridade? Essa abordagem foi apropriada?
4. O estudo era um ensaio clínico ou de intervenção? Em caso positivo, foi prestada a devida atenção ao desenvolvimento de uma intervenção apropriada? Havia uma teoria de intervenção bem-elaborada, a fim de orientar o projeto? A intervenção contou com um teste-piloto adequado?
5. O estudo era um ensaio clínico, um estudo de avaliação ou um estudo de intervenção? Em caso positivo, houve esforço para compreender como a intervenção foi implantada (i.e., uma análise do tipo de processo)? Os custos financeiros e benefícios foram avaliados? Em caso negativo, deveriam ter sido?
6. O estudo era uma pesquisa de resultados? Em caso positivo, quais segmentos do modelo estrutura-processo-resultados foram examinados? Teria sido desejável (e viável) expandir o estudo para incluir outros aspectos? As descobertas sugerem possíveis melhorias na estrutura ou no processo que pudessem ser benéficas para os resultados do paciente?
7. O estudo era de enquete? Em caso positivo, foi usado o método mais apropriado para a coleta de dados (i.e., entrevistas pessoais ou por telefone, questionários pelo correio ou pela internet)?

EXEMPLOS DE PESQUISA COM ATIVIDADES DE PENSAMENTO CRÍTICO

A literatura em enfermagem é abundante em estudos dos tipos descritos neste capítulo. Aqui, descrevemos um exemplo importante. Leia o resumo e depois responda às questões de pensamento crítico que seguem, consultando a versão integral do relatório, se necessário. As questões de pensamento crítico para o Exemplo 2 são baseadas no estudo que aparece em sua totalidade no Apêndice D deste livro.

EXEMPLO 1: ESTUDO COM MÉTODOS MISTOS

Estudo: A mixed-methods study of secondary traumatic stress in certified nurse-midwives: Shaken belief in the birth process (Estudo de métodos mistos de estresse traumático secundário em enfermeiras obstétricas certificadas: crença abalada no processo de parto) (Beck e colaboradores, 2015).

Objetivo: Examinar o estresse traumático secundário (ETS) entre enfermeiras obstétricas certificadas (EOCs) expostas a pacientes traumatizados durante o parto. As questões de pesquisa foram (1) "Qual a prevalência e a gravidade do ETS em EOCs expostas ao parto traumático?", (2) "As características demográficas das EOCs são relacionadas ao ETS?", (3) "Quais são as experiências de EOCs que participaram de partos traumáticos?" e (4) "Como os conjuntos de resultados quantitativos e qualitativos desenvolvem um quadro mais completo de ETS em EOCs?".

Métodos: Foi utilizado um modelo convergente (QUAL + QUAN), isto é, linhas independentes de dados foram coletadas em uma única fase. EOCs que assistiram pelo menos um parto traumático foram convidadas a participar do estudo. Um total de 473 EOCs completou a porção quantitativa – um questionário que incluiu questões da história e a escala de ETS de 17 itens. Os dados para referência qualitativa, obtidos a partir de uma amostra agrupada de 246 participantes do estudo, vieram de respostas às seguintes questões: "Descreva da forma mais detalhada possível sua experiência de atendimento de um ou mais partos traumáticos. Descreva todos os seus pensamentos, sentimentos e percepções até que você não tenha mais informações para escrever. Se o atendimento de partos traumáticos teve impacto na sua prática obstétrica, descreva esse impacto" (p. 17).

Análise e integração de dados: Métodos estatísticos foram usados para responder às questões 1 e 2 da pesquisa. A questão 3 foi abordada por meio de uma análise de conteúdo dos dados qualitativos sobre as experiências reais dss EOCs. Foi feita tabulação cruzada dos temas com informações sobre características de EOCs e sintomas relatados. Então, os resultados reunidos foram integrados na interpretação geral.

Resultados: Nessa amostra, 29% das EOCs relataram ETS alto a grave; 36% tiveram exame positivo para transtorno do estresse pós-traumático devido ao atendimento de partos traumáticos. Seis temas foram identificados na análise de dados qualitativos (p. ex., protegendo meus pacientes: sensação agonizante de impotência e desamparo; crença abalada no processo de nascimento: impacto na prática obstétrica). Mais da metade das participantes disse que a prática sofreu impacto. Ter os dados quantitativos e qualitativos proporciona um quadro mais completo e mais rico do ETS das EOCs. Os resultados quantitativos revelaram a porcentagem alta previamente desconhecida de EOCs sofrendo de ETS. Os resultados qualitativos, contudo, forneceram uma visão interna de como é para as EOCs ter que lidar com o ETS. Por exemplo, um item altamente cotado na escala de ETS foi "Eu tinha problemas para dormir". Há um trecho dos dados qualitativos que demonstra esse item de escala: "O bebê devia estar morto há pelo menos cinco dias ou mais, uma vez que a pele estava descascando e apresentava bolhas. Entre o limo do mecônio e os problemas de pele foi difícil pegar a cabeça e ajudar a trazer o resto do corpo. Eu me senti como se estivesse arrancando a pele e preocupada que pudesse arrancar a cabeça. Durante semanas não consegui tirar da minha mente as imagens do bebê morto. Tive dificuldades para dormir devido aos pesadelos" (p. 21).

Exercícios para desenvolver o pensamento crítico

1. Responda às questões relevantes do Quadro 13.1 em relação a esse estudo.
2. Considere também as seguintes questões:
   a. Comente o modelo da amostragem nesse estudo.
   b. O que poderia ser uma vantagem de usar um modelo sequencial em vez de um modelo simultâneo nesse estudo?
3. Se os resultados do estudo forem válidos, quais serão os possíveis usos dos achados na prática clínica?

EXEMPLO 2: ESTUDO COM MÉTODOS MISTOS NO APÊNDICE D

- Leia o relato do estudo de MM (*Differences in perceptions of diagnosis and treatment of obstructive sleep apnea and continuous positive airway pressure therapy among adherers and nonadherers* [Diferenças nas percepções de diagnóstico e tratamento da apneia obstrutiva do sono e da terapia de pressão positiva contínua nas vias aéreas entre os indivíduos que aderiram e os que não aderiram]) de Sawyer e colaboradores (2010) no Apêndice D e, então, aborde as seguintes atividades sugeridas.

Exercícios para desenvolver o pensamento crítico

1. Responda às questões 1 a 3 no Quadro 13.1 sobre esse estudo.
2. Suponha que Sawyer e colaboradores (2010) tenham coletado apenas dados qualitativos. Comente sobre como isso pode ter afetado os resultados e a qualidade geral da evidência. Então, suponha que eles tenham coletado todos os dados de modo quantitativo e estruturado. Como isso poderia ter mudado os resultados e afetado a qualidade da evidência?
3. Se os resultados do estudo forem válidos, quais serão os possíveis usos dos achados na prática clínica?

Tópicos Resumidos

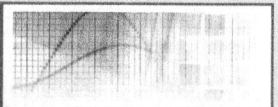

- Para muitos propósitos de pesquisa, estudos de método misto são vantajosos. **Pesquisa com métodos mistos** envolve a coleta, a análise e a integração dos dados quantitativos e qualitativos dentro de um estudo ou série de estudos, com frequência com o objetivo abrangente de atingir a descoberta e a verificação.

- A pesquisa com métodos mistos (MMs) tem numerosas vantagens, incluindo a complementariedade dos dados quantitativos e qualitativos e a praticidade de usar métodos que melhor abordem a questão. A pesquisa com MM tem muitas aplicações, incluindo o desenvolvimento e o teste de instrumentos, teorias e intervenções.

- O paradigma mais vezes associado com a pesquisa de MM é o **pragmatismo**, que tem um dogma maior, "a ditadura da questão de pesquisa".

- As principais decisões no delineamento de um estudo de MM envolvem como sequenciar os componentes e para qual linha (se tiver) será dada prioridade. Em termos de sequenciamento, os modelos de MM são **simultâneos** (ambas as linhas ocorrendo em uma etapa simultânea) ou **sequenciais** (a primeira linha ocorrendo antes da segunda e informando esta linha).

- A notação para a pesquisa com MM muitas vezes designa prioridade – todas as letras maiúsculas para a fileira dominante e todas as letras minúsculas para a fileira não dominante – e sequência. Uma seta é usada para modelos sequenciais, e um "+" é usado para modelos simultâneos. QUAL → quan, por exemplo, é um modelo sequencial, qualitativo-dominante.

- Modelos MM específicos incluem o **modelo convergente** (QUAL + QUAN), o **modelo explanatório** (p. ex., QUAN → qual) e o **modelo exploratório** (p. ex., QUAL → quan).

- A amostragem nos estudos de MM pode envolver as mesmas pessoas ou pessoas diferentes em diferentes contextos. O *agrupamento* é uma abordagem de amostragem comum na qual uma subamostra dos participantes em uma linha também participa na outra.

- Diferentes disciplinas têm desenvolvido diferentes abordagens para (e termos para) esforços para avaliar as intervenções. **Ensaios clínicos**, que são estudos destinados a avaliar a eficácia de intervenções clínicas, com frequência envolvem uma série de fases. A *fase I* destina-se a finalizar aspectos da intervenção. A *fase II* envolve a busca de dados preliminares sobre a eficácia e as oportunidades de refinamento. A *fase III* consiste em um teste experimental completo sobre a *eficácia* do tratamento. Na *fase IV*, o pesquisador aborda principalmente a *eficiência* geral e os dados sobre custos e benefícios.

- A **pesquisa de avaliação** examina a eficiência de um programa, de uma política ou de um procedimento na assistência a pessoas responsáveis pela tomada de decisões no momento de escolher o rumo da ação. As avaliações podem responder a uma série de questões. As **análises de processo** descrevem o processo pelo qual um programa é implantado e como ele funciona na prática. A **análise econômica (de custos)** busca determinar se os custos financeiros de um programa não ultrapassam seus benefícios.

- **Pesquisa de intervenção** é uma expressão usada, às vezes, para referir-se ao *processo* distinto de planejar, desenvolver, testar e disseminar uma intervenção. A validade do construto de uma intervenção emergente é incrementada por esforços para desenvolver uma **teoria de intervenção**, que articula o que precisa ser feito para alcançar os resultados desejados.

- A **pesquisa de resultados** (um subconjunto de **pesquisa de serviços de saúde**) é feita para documentar a qualidade e a eficácia do serviço de saúde e de enfermagem. Um modelo de qualidade do cuidado da saúde abrange vários conceitos amplos, incluindo **estrutura** (p. ex., combinação de habilidades de enfermagem), *processo* (intervenções de enfermagem e ações) e *resultados* (resultados finais específicos do cuidado ao paciente em termos de funcionamento do paciente). Foram feitos esforços para identificar os **resultados sensíveis de enfermagem**.

- A **pesquisa de enquete** examina características, comportamentos, intenções e opiniões de pessoas às quais são feitas perguntas. As enquetes podem ser administradas por meio de entrevistas pessoais (face a face), entrevistas por telefone ou questionários autoadministrados.

- Os projetos de **melhora da qualidade (MQ)** são delineados para melhorar as práticas em uma organização específica; com frequência, eles utilizam um modelo chamado de *Planejar-Executar-Estudar-Agir* (PDSA) ou *Planejar-Executar-Verificar-Agir* (PDCA).

REFERÊNCIAS PARA O CAPÍTULO 13

Beck, C. T., LoGiudice, J., & Gable, R. (2015). A mixed-methods study of secondary traumatic stress in certified nurse-midwives: Shaken belief in the birth process. *Journal of Mid-wifery & Women's Health*, 60, 16–23.

Creswell, J. W. (2015). *A concise introduction to mixed methods research*. Thousand Oaks, CA: Sage.

Creswell, J. W., & Plano Clark, V. L. (2011). *Designing and conducting mixed methods research* (2nd ed.). Thousand Oaks, CA: Sage.

Donabedian, A. (1987). Some basic issues in evaluating the quality of health care. In L. T. Rinke (Ed.), *Outcome measures in home care* (Vol. 1, pp. 3–28). New York, NY: National League for Nursing.

Edinburgh, L., Pape-Blabolil, J., Harpin, S., & Saewyc, E. (2015). Assessing exploitation experiences of girls and boys seen at a Child Advocacy Center. *Child Abuse & Neglect*, 46, 47–59.

Kleinpell, R., Barden, C., Rincon, T., McCarthy, M., & Zapatochny Rufo, R. (2016). Assessing the impact of telemedicine on nursing care in intensive care units. *American Journal of Critical Care*, 25, e14–e20.

Mitchell, P., Ferketich, S., & Jennings, B. (1998). Quality health outcomes model. *Image: The Journal of Nursing Scholarship, 30*, 43–46.

Morse, J. M. (1991). Approaches to qualitative-quantitative methodological triangulation. *Nursing Research, 40*, 120–123.

Nguyen, B., Tremblay, D., Mathieu, L., & Groleau, D. (2016). Mixed method exploration of the medical, service-related, and emotional reasons for emergency room visits of older cancer patients. *Supportive Care in Cancer, 24*, 2549–2556.

Pitkäaho, T., Partanen, P., Miettinen, M., & Vehviläinen-Julkunen, K. (2015). Non-linear relationships between nurse staffing and patients' length of stay in acute care units: Bayesian dependence modelling. *Journal of Advanced Nursing, 71*, 458–473.

Polivka, B., Wills, C., Darragh, A., Lavender, S., Sommerich, C., & Stredney, D. (2015). Environmental health and safety hazards experienced by home health care providers: A room-by-room analysis. *Workplace Health & Safety, 63*, 512–522.

Rossen, S., Hansen-Nord, N., Kayser, L., Borre, M., Borre, M., Larsen, R., . . . Hansen, R. (2016). The impact of husbands' prostate cancer diagnosis and participation in a behavioral lifestyle intervention on spouses' lives and relationships with their partners. *Cancer Nursing, 39*, E1–E9.

Sahlen, K., Boman, K., & Brännström, M. (2016). A cost-effectiveness study of person-centered integrated heart failure and palliative home care: Based on randomized controlled trial. *Palliative Medicine, 30*, 296–302.

Shirey, M., Hauck, S., Embree, J., Kinner, T., Schaar, G., Phillips, L., . . . McCool, I. (2011). Showcasing differences between quality improvement, evidence-based practice, and research. *The Journal of Continuing Education in Nursing, 42*, 57–68.

Tashakkori, A., & Teddlie, C. (2003). *Handbook of mixed methods in social & behavioral research* (2nd ed.). Thousand Oaks, CA: Sage.

Wittenberg-Lyles, E., Washington, K., Oliver, D. P., Shaunfield, S., Gage, L. A., Mooney, M., & Lewis, A. (2015). "It is the 'starting over' part that is so hard": Using an online group to support hospice bereavement. *Palliative & Supportive Care, 13*, 351–357.

Yang, Y. P., Wang, C., & Wang, J. (2016). The initial development of a checklist for assessing thirst in patients with advanced dementia. *The Journal of Nursing Research, 24*, 224–230.

Zimnicki, K. M. (2015). Preoperative teaching and stoma marking in an inpatient population: A quality improvement process using a FOCUS-Plan-Do-Check-Act model. *Journal of Wound, Ostomy, and Continence Nursing, 42*, 165–169.

PARTE 4 Análise e interpretação nas pesquisas quantitativa e qualitativa

14 Análise estatística de dados quantitativos

Objetivos de aprendizagem

Depois de estudar este capítulo, o leitor será capaz de:

- Descrever os quatro níveis de medição e identificar qual nível foi utilizado para medir variáveis específicas
- Descrever as características das distribuições por frequência e identificar e interpretar várias estatísticas descritivas
- Descrever a lógica e o propósito da estimativa de parâmetros e interpretar intervalos de confiança
- Descrever a lógica e o propósito do teste de hipóteses e interpretar os valores p
- Especificar aplicações apropriadas para testes t, análise de variância, testes do qui quadrado e coeficientes de correlação e interpretar o significado das estatísticas calculadas
- Compreender os resultados dos procedimentos estatísticos simples descritos em relatórios de pesquisa
- Identificar vários tipos de estatísticas multivariadas e descrever situações nas quais elas podem ser utilizadas
- Identificar índices utilizados nas avaliações de confiança e de validade
- Definir os novos termos apresentados neste capítulo

Termos-chave

- Alfa (α)
- Análise de covariância (ANCOVA)
- Análise de variância (ANOVA)
- ANOVA de medições repetidas
- Coeficiente alfa
- Coeficiente de correlação
- Coeficiente de correlação intraclasse (CCI)
- Coeficiente de correlação múltipla
- Coeficiente kappa de Cohen
- Coeficiente rho de Spearman
- Correlação
- Desvio-padrão
- Distribuição anormal
- Distribuição normal
- Distribuição por frequência
- Distribuição simétrica
- Erro de tipo I
- Erro de tipo II
- Especificidade
- Estatística
- Estatística d
- Estatística de teste
- Estatística descritiva
- Estatística inferencial

- Estatística multivariada
- Estatisticamente significativo
- Estimativa de parâmetro
- Intervalo de confiança (IC)
- Matriz de correlação
- Média aritmética
- Mediana
- Medição intervalar
- Medição nominal
- Medição ordinal
- Medição proporcional
- Moda
- N
- Nível de medição
- Nível de significância
- Número necessário para tratar (NNT)
- Parâmetro
- Proporção F
- r
- R^2
- r de Pearson
- Razão de chances (RC)
- Redução do risco absoluto (RRA)
- Regressão logística
- Regressão múltipla
- Relação negativa
- Relação positiva
- Resultado não significativo (NS)
- Risco absoluto (RA)
- Sensibilidade
- Tabela cruzada
- Tamanho do efeito
- Tendência central
- Teste de hipóteses
- Teste do qui quadrado
- Teste estatístico
- Teste t
- Valor p
- Variabilidade
- Variação
- Variável contínua
- Variável de predição

A análise estatística é utilizada na pesquisa quantitativa para três propósitos principais – descrever os dados (p. ex., características da amostra), testar as hipóteses e fornecer evidência quanto às propriedades de medição de variáveis quantificadas (ver Cap. 10). Este capítulo fornece uma breve visão geral de procedimentos estatísticos para esses propósitos. Inicia-se, no entanto, explicando os níveis de medição.

> **DICA** Embora o pensamento de aprendizado sobre estatística possa provocar ansiedade, considere a visão de estatística de Florence Nightingale: "Para entender os pensamentos de Deus, temos de estudar estatística, porque estas são as medidas de Seu propósito".

NÍVEIS DE MEDIÇÃO

As operações estatísticas dependem do **nível de medição** da variável. Há quatro níveis principais de medição.

A **medição nominal**, o nível mais baixo, envolve o uso de números simplesmente para categorizar atributos. Sexo é um exemplo de variável nominalmente mensurada (p. ex., sexo feminino = 1, sexo masculino = 2). Os números utilizados na medição nominal não possuem significado quantitativo e não podem ser tratados matematicamente. Não faz sentido calcular o sexo médio da amostra.

A **medição ordinal** classifica as pessoas em um atributo. Por exemplo, considere-se o seguinte esquema ordinal para medir a habilidade de realizar atividades da vida diária (AVDs): 1 = completamente dependente, 2 = precisa de assistência de outra pessoa, 3 = precisa de assistência mecânica e 4 = completamente independente. Os números significam incremento na habilidade de realizar AVDs de forma independente, mas não informam quanto um nível é maior que o outro. Assim como acontece com as medições nominais, as operações matemáticas com dados que expressam ordem-nível são restritas.

A **medição intervalar** ocorre quando os pesquisadores conseguem classificar as pessoas em um atributo e especificar a distância entre elas. A maior parte das escalas e testes psicológicos gera medições de intervalo-nível. Por exemplo, o teste de inteligência de Stanford-Binet (quociente de inteligência [QI]) é uma medida de intervalo. A diferença entre um escore de 140 e 120 é equivalente à diferença entre 120 e 100. Muitos procedimentos estatísticos exigem dados intervalares.

A **medição proporcional** é o nível mais elevado. As escalas por proporção, diferentemente das intervalares, têm um zero significativo e fornecem informações sobre a magnitude absoluta do atributo. Muitas medidas físicas, como o peso das pessoas, são medidas proporcionais. É significativo dizer que uma pessoa com 90 kg é duas vezes mais pesada do que uma com 45 kg. Os procedimentos estatísticos apropriados a dados intervalares também são aplicados a dados proporcionais. Variáveis com medições intervalares e proporcionais muitas vezes são chamadas de **variáveis contínuas**.

> **Exemplo de níveis de medição diferentes**
> Grønning e colaboradores (2014) testaram o efeito de um programa de educação conduzido por enfermeiros para pacientes com poliartrite inflamatória crônica. Sexo e diagnóstico foram mensurados como variáveis de nível nominal. Educação (10 anos, 11 a 12 anos, 13+ anos) foi uma medida ordinal. Muitos resultados (p. ex., autoeficácia, enfrentamento) foram mensurados em escalas de nível intervalar. Outras variáveis foram mensuradas em nível proporcional (p. ex., idade, número de admissões hospitalares).

Comumente, os pesquisadores esforçam-se para usar os níveis mais elevados de medição possíveis porque são os níveis mais elevados que geram quantidade maior de informação, sendo passíveis de análises potentes.

> **DICA DE ANÁLISE**
> Como você pode dizer o nível de medição da variável? A variável é *nominal* quando os valores podem ser invertidos (p. ex., 1 = masculino, 2 = feminino OU 1 = feminino, 2 = masculino). Em geral, uma variável é *ordinal* quando há uma ordem quantitativa de valores E um pequeno número de valores (p. ex., excelente, bom, regular, insatisfatório). Em geral, uma variável é considerada *intervalar* quando é medida por um teste ou por uma escala composta. Uma variável é *proporcional* quando faz sentido dizer que um valor é o dobro do outro (p. ex., 100 mg é o dobro de 50 mg).

ESTATÍSTICA DESCRITIVA

A análise estatística permite que os pesquisadores compreendam as informações numéricas. A **estatística descritiva** é utilizada para sintetizar e descrever dados. Quando índices como média e porcentagem são calculados com dados da população, são **parâmetros**. Um índice descritivo de uma amostra é uma **estatística**. A maioria das questões de pesquisa refere-se a parâmetros; os pesquisadores calculam estatísticas destinadas a estimá-los e usam a *estatística inferencial* para fazer inferências sobre a população.

Os dados para uma variável contínua podem ser descritos quanto a três características: formato da distribuição de valores, tendência central e variabilidade.

Distribuições por frequência

Dados desorganizados são um peso morto. Considerem-se os 60 números da Tabela 14.1. Pode-se imaginar que esses números são os escores de 60 pacientes pré-operatórios em uma escala de ansiedade. A inspeção visual desses números fornece pouca percepção na ansiedade dos pacientes.

A **distribuição por frequência** impõe ordem a dados numéricos. Ela consiste no arranjo de valores em ordem crescente (do menor para o maior) e na soma ou porcentagem de quantas vezes cada valor ocorreu. A distribuição por frequência para os 60 escores de ansiedade (Tab. 14.2) torna fácil a visualização dos escores mais altos e mais baixos, onde os escores foram agrupados e quantos pacientes estavam na amostra (o tamanho total da amostra é designado como *N* nos relatórios de pesquisa).

Os dados de frequência podem ser exibidos a partir de um gráfico, em um *gráfico de frequência* (Fig. 14.1). Nesses gráficos, os escores ficam na linha horizontal e as somas ou porcentagens fi-

TABELA 14.1 Escores de ansiedade dos pacientes

22	27	25	19	24	25	23	29	24	20	26	16	20	26	17
22	24	18	26	28	15	24	23	22	21	24	20	25	18	27
24	23	16	25	30	29	27	21	23	24	26	18	30	21	17
25	22	24	29	28	20	25	26	24	23	19	27	28	25	26

TABELA 14.2 Distribuição por frequência dos escores de ansiedade dos pacientes

Escore	Frequência	Porcentagem (%)
15	1	1,7
16	2	3,3
17	2	3,3
18	3	5,0
19	2	3,3
20	4	6,7
21	3	5,0
22	4	6,7
23	5	8,3
24	9	15,0
25	7	11,7
26	6	10,0
27	4	6,7
28	3	5,0
29	3	5,0
30	2	3,3
	N = 60	100,0%

cam na linha vertical. As distribuições podem ser descritas por seu formato. A **distribuição simétrica** ocorre quando, dobrando-se o gráfico, as duas metades do polígono de frequência ficam sobrepostas (Fig. 14.2). Na **distribuição assimétrica**, ou *desigual*, o pico não fica centralizado, e uma das extremidades é mais longa do que a outra. Quando a extremidade mais longa aponta para a direita, a distribuição tem uma *inclinação positiva*, como na Figura 14.3A. A renda pessoal

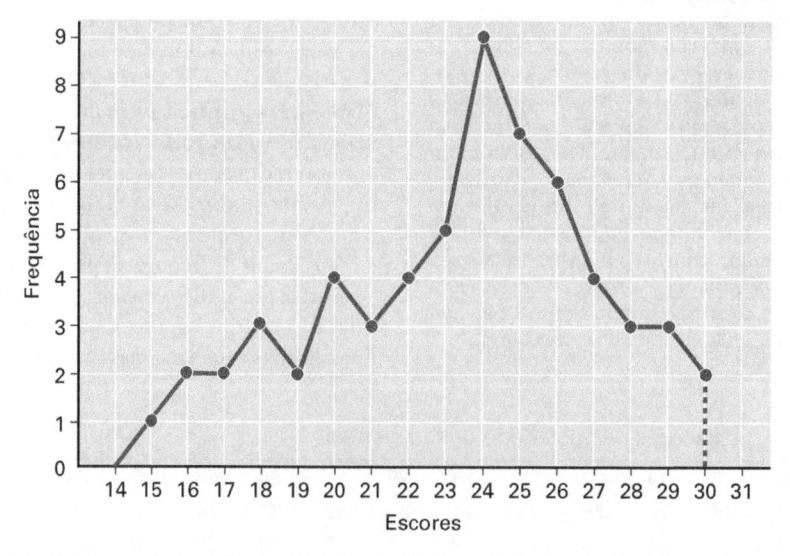

FIGURA 14.1 Polígono de frequência dos escores de ansiedade dos pacientes.

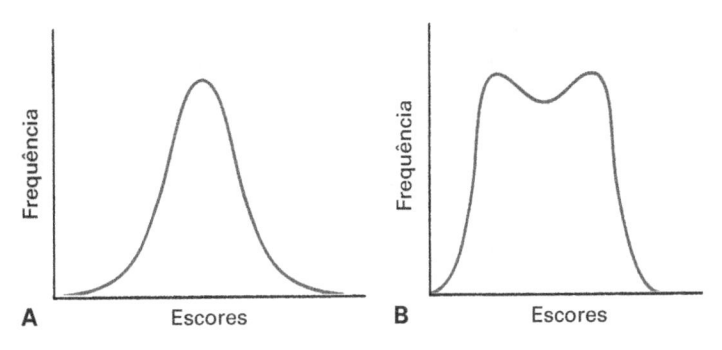

FIGURA 14.2 Exemplos de distribuições simétricas.

é inclinada positivamente: a maioria das pessoas tem renda moderada, poucas possuem renda elevada e estão representadas na extremidade direita da distribuição. Se a extremidade mais longa aponta para a esquerda, a distribuição tem *inclinação negativa* (Fig. 14.3B). A idade de morte é de inclinação negativa: a maioria das pessoas encontra-se na extremidade direita da distribuição, com poucas pessoas morrendo jovens.

Outro aspecto do formato da distribuição refere-se ao número de picos existentes. A *distribuição unimodal* tem um pico (Fig. 14.2A), enquanto a *distribuição multimodal* tem dois ou mais picos – dois ou mais valores de alta frequência. A distribuição com dois picos é *bimodal* (Fig. 14.2B).

A distribuição especial chamada de **distribuição normal** (*uma curva em formato de sino*) é simétrica, unimodal e não muito pontiaguda (Fig. 14.2A). Muitos atributos humanos (p. ex., altura, inteligência) aproximam-se da distribuição normal.

Tendência central

A distribuição por frequência esclarece os padrões, mas um resumo global muitas vezes é necessário. Os pesquisadores fazem perguntas como "Qual é o consumo calórico diário *médio* dos residentes em casas de repouso?" Essa questão busca um único número para resumir a distribuição. Os índices de **tendência central** indicam que é "típica". Existem três índices de tendência central: a moda, a mediana e a média.

- **Moda**: É o número que ocorre com mais frequência em uma distribuição. Na distribuição a seguir, a moda é 53:

  50 51 51 52 53 53 53 53 54 55 56

  O valor 53 ocorreu quatro vezes, mais do que qualquer outro número. A moda dos escores de ansiedade dos pacientes da Tabela 14.2 é 24. A moda identifica o valor mais "popular".

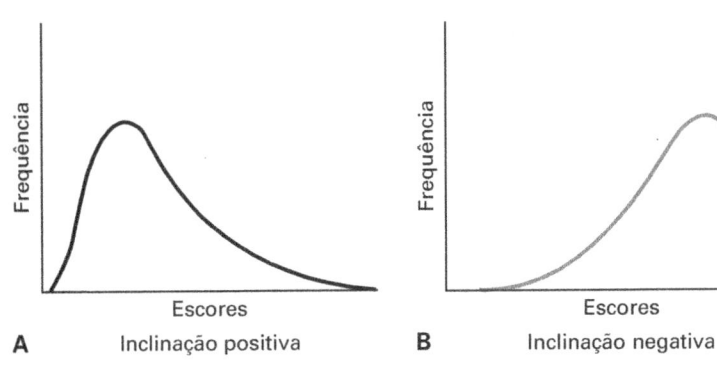

FIGURA 14.3 Exemplos de distribuições assimétricas.

- **Mediana**: É o ponto que divide os escores na metade. Considere-se o seguinte conjunto de valores:

    2 2 3 3 4 5 6 7 8 9

    O valor que divide os casos na metade está entre o 4 e o 5; portanto, a mediana é 4,5. A mediana do escore de ansiedade é 24, ou seja, igual à moda. A mediana não considera valores individuais e é insensível a extremos. No conjunto de números apresentado, se o valor 9 fosse mudado para 99, a mediana ainda seria 4,5.

- **Média aritmética**: É igual à soma de todos os valores dividida pelo número de participantes – o que em geral chamamos de média. A média aritmética dos escores de ansiedade dos pacientes é de 23,4 (1.405 ÷ 60). Segue outro exemplo, com pesos de oito pessoas em quilogramas:

    38,5 49,4 54,4 61,2 71,6 80,2 82,1 88,4

    Nesse exemplo, a média aritmética é 65,72. Diferentemente da mediana, a média aritmética é afetada pelo valor de cada escore. Se trocarmos a pessoa que pesa 88,4 kg por uma pesa 124,7 kg, a média aritmética aumenta de 65,725 para 70,26 kg. Em artigos de pesquisa, a média aritmética com frequência é simbolizada por M ou $\overline{X}$ (p. ex., $\overline{X}$ = 65,72).

    Para variáveis contínuas, a média aritmética em geral é registrada. Dos três índices, a média aritmética é a mais estável: se forem retiradas repetidas amostras de uma população, as médias aritméticas vão flutuar menos do que as modas ou as medianas. Devido à sua estabilidade, em geral, é a melhor estimativa da tendência central de uma população. Quando a distribuição tem inclinação, contudo, a mediana é preferida. Por exemplo, a mediana é o melhor índice para a renda "média" (típica) do que a média aritmética porque a renda tem inclinação positiva.

Variabilidade

Duas distribuições com médias aritméticas iguais podem diferir no modo como os dados encontram-se distribuídos – em que medida as pessoas são diferentes umas das outras quanto ao atributo. Esta seção descreve a **variabilidade** das distribuições.

Considerem-se as duas distribuições da Figura 14.4, que representam escores hipotéticos de estudantes de duas escolas em um teste de QI. Ambas as distribuições têm média aritmética de 100, porém, a escola A tem uma faixa mais ampla de escores; alguns abaixo de 70, outros acima de 130. Na escola B, há poucos escores baixos ou altos. A escola A é mais *heterogênea* (i.e., mais variada) do que a escola B; a escola B é mais *homogênea* do que a escola A. Os pesquisadores calculam o índice de variabilidade para expressar o grau de diferença entre os escores de uma distribuição e os escores de outra. Dois índices comuns são a variação e o desvio-padrão.

- **Variação**: É o escore mais alto da distribuição menos o mais baixo. No exemplo de escore de ansiedade, a variação é 15 (30 – 15). Nas distribuições da Figura 14.4,

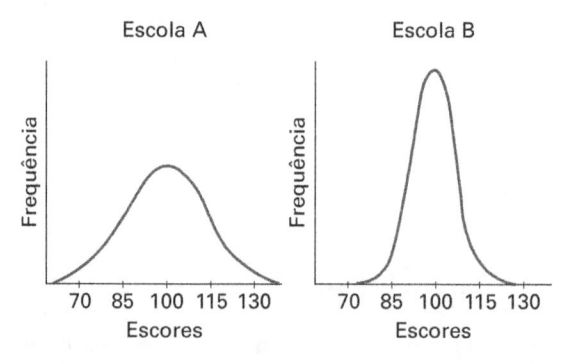

FIGURA 14.4 Duas distribuições de variabilidade diferente.

a variação da escola A é de cerca de 80 (140 – 60), enquanto a variação da escola B é de aproximadamente 50 (125 – 75). A virtude principal da variação é a facilidade de cálculo. Como é baseada em apenas dois escores, contudo, a variação é instável: de uma amostra para outra de uma população, a variação pode flutuar muito.

- **Desvio-padrão**: É o índice de variabilidade mais comumente utilizado. Como na média aritmética, o desvio-padrão é calculado com base em cada valor na distribuição. O desvio-padrão resume a quantidade *média* de desvio de valores a partir da média aritmética.* No exemplo de escores de ansiedade dos pacientes (Tab. 14.2), o desvio-padrão é 3,725. Nos relatórios de pesquisa, o desvio-padrão é, com frequência, abreviado como *DP*.

> **DICA** Os *DP*s, às vezes, são mostrados em relação à média aritmética sem uma indicação. Por exemplo, os escores de ansiedade podem ser mostrados como *M* = 23,4 (3,7) ou *M* = 23,4 ± 3,7, em que 23,4 é a média aritmética e 3,7 é o *DP*.

É mais difícil interpretar o *DP* do que a variação. Para o *DP* dos escores de ansiedade, poderíamos perguntar "3,725 *o quê?*" ou "O que esse número significa?". É possível responder a essas questões a partir de vários ângulos. Primeiramente, o *DP* é um índice do grau de variabilidade dos escores de uma distribuição. Desse modo, se (por exemplo) pacientes dos sexos masculino e feminino apresentam médias 23,0 na escala de ansiedade, mas seus *DP*s são 7,0 e 3,0, respectivamente, significa que as mulheres são mais homogêneas (i.e., os escores de todas elas são mais similares entre si).

O *DP* representa a *média* dos desvios a partir da média aritmética. A média aritmética indica o melhor valor para resumir a distribuição inteira e o *DP* mostra em que grau aproximado os escores se desviam da média aritmética. O *DP* pode ser interpretado como o grau de erro quando se usa a média aritmética para descrever uma amostra inteira.

Em distribuições normais e próximas do normal, existem aproximadamente três *DP*s acima e abaixo da média aritmética, e uma porcentagem fixa de casos encaixa-se dentro de determinadas distâncias a partir da média aritmética. Por exemplo, com uma média de 50 e um *DP* de 10 (Fig. 14.5), 68% de todos os casos estão dentro de 1 *DP* acima e abaixo da média. De todos os casos, 68% ficam entre 1 *DP* acima e abaixo da média aritmética. Portanto, quase 7 em cada 10 escores estão entre 40 e 60. Em uma distribuição normal, 95% dos escores encontram-se no intervalo de 2 *DP*s em relação à média aritmética. Apenas alguns poucos casos – cerca de 2% em cada extremo – situam-se a mais do que 2 *DP*s da média aritmética. De acordo com esses valores, constata-se que uma pessoa com escore 70 alcançou um valor mais elevado do que cerca de 98% da amostra.

> **DICA** As estatísticas descritivas (porcentagens, médias aritméticas, *DP*s) são utilizadas com frequência para descrever as características da amostra e as variáveis principais da pesquisa e também para documentar aspectos metodológicos (p. ex., taxas de resposta). Raramente são empregadas para responder a questões de pesquisa – as estatísticas inferenciais são as que, em geral, destinam-se a esse propósito.

> **Exemplo de estatísticas descritivas**
> Awoleke e copesquisadores (2015) estudaram fatores que prediziam demoras na busca de atendimento para mulheres com gravidez tubária rota, na Nigéria. Eles apresentaram estatísticas descritivas sobre as características das participantes. A média de idade das 92 mulheres da amostra foi 30,3 anos (*DP* = 5,6); 76,9% eram moradoras de espaços urbanos, 74,7% eram casadas e 27,5% não tinham gravidez anterior. A duração média da amenorreia antes da apresentação no hospital foi de 5,5 semanas (*DP* = 4,0).

---
*Fórmulas para calcular o *DP* e outras estatísticas discutidas neste capítulo não são mostradas neste livro. A ênfase aqui é ajudar o leitor a compreender as aplicações estatísticas. Polit (2010) pode ser consultado para cálculo.

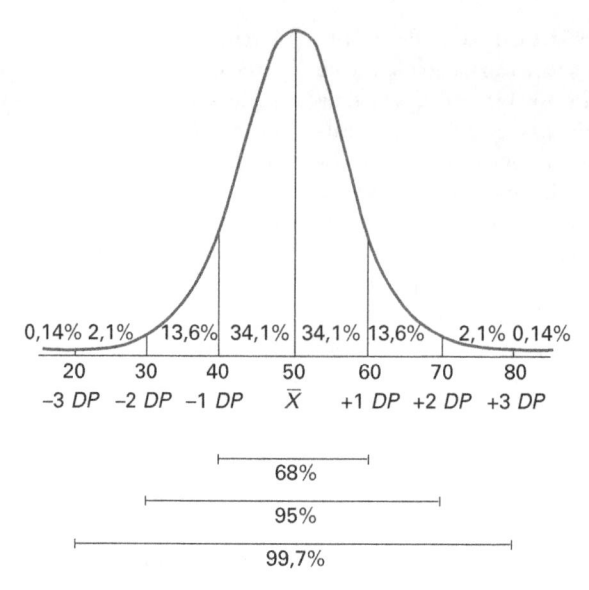

FIGURA 14.5 Desvios-padrão em uma distribuição normal.

Estatística descritiva bivariada

Até aqui, a discussão focou *estatísticas descritivas univariadas* (de uma variável). As *estatísticas descritivas bivariadas* (de duas variáveis) descrevem relações entre duas variáveis.

Tabulações cruzadas

A **tabela cruzada** é uma distribuição por frequência bidimensional em que as frequências de duas variáveis são *tabuladas de forma cruzada*. Suponha-se a existência de dados sobre sexo dos pacientes e sua relação com o tabagismo – não fumantes, fumantes leves (< 1 maço de cigarro por dia) e fumantes pesados (≥ 1 maço de cigarro por dia). A questão consiste em se os homens fumam mais do que as mulheres, ou vice-versa (i.e., se há *relação* entre o hábito de fumar e o sexo do paciente). Dados fictícios para exemplo são mostrados na Tabela 14.3. São criadas seis *células*, com uma variável (sexo) ao longo de uma dimensão e a outra variável (hábito de fumar) ao longo da outra. Depois de distribuir os dados dos sujeitos nas células apropriadas, calcula-se a porcentagem. A tabela cruzada mostra que as mulheres nessa amostra tinham mais tendência a ser não fumantes em relação aos homens (45,4% vs. 27,3%) e menos tendência a ser fumantes pesadas (18,2% vs. 36,4%). As tabelas cruzadas são utilizadas com dados nominais ou ordinais com poucos valores. Nesse exemplo, o sexo é nominal e o hábito de fumar, como operacionalizado, é ordinal.

TABELA 14.3 Tabela cruzada para relação entre sexo e hábito de fumar

	Sexo				Total	
	Mulheres		Homens			
Hábito de fumar	n	%	n	%	n	%
Não fumante	10	45,4	6	27,3	16	36,4
Fumante leve	8	36,4	8	36,4	16	36,4
Fumante pesado	4	18,2	8	36,4	12	27,3
TOTAL	22	100,0	22	100,0	44	100,0

Correlação

As relações entre duas variáveis podem ser descritas por métodos de **correlação**. A questão da correlação resume-se a: "Em que grau duas variáveis relacionam-se entre si?"; por exemplo, "Em que grau escores de ansiedade estão relacionados com valores da pressão arterial?". Essa questão pode ser respondida pelo cálculo do **coeficiente de correlação**, que descreve a *intensidade* e a *direção* da relação.

Duas variáveis relacionadas são altura e peso: pessoas altas tendem a pesar mais do que as baixas. A relação entre altura e peso seria *perfeita* se a pessoa mais alta da população fosse a mais pesada, a segunda pessoa mais alta fosse a segunda mais pesada, e assim por diante. O coeficiente de correlação indica o grau de "perfeição" da relação. Os valores possíveis do coeficiente de correlação variam de –1,00 a +1,00, passando por 0,00. Se a altura e o peso tivessem uma correlação perfeita, seu respectivo coeficiente seria 1,00 (o coeficiente de correlação real encontra-se em torno de 0,50 a 0,60 para uma população geral). A altura e o peso têm uma **relação positiva**, porque alturas maiores tendem a estar associadas com pesos maiores.

Quando duas variáveis não estão relacionadas, o coeficiente de correlação é zero. É de se esperar que o número do sapato das mulheres não tenha relação com a inteligência delas. Mulheres que calçam números maiores podem se sair tão bem em testes de QI quanto as que têm os pés pequenos. O coeficiente de correlação que resume essa relação estaria em torno de 0,00.

Coeficientes de correlação entre 0,00 e –1,00 expressam uma **relação negativa** (*inversa*). Quando duas variáveis são inversamente relacionadas, valores mais altos em uma delas associam-se a valores mais baixos na outra. Por exemplo, há uma correlação negativa entre depressão e autoestima. Isso significa que, em média, pessoas com autoestima *elevada* tendem a ter *menos* depressão. Se a relação fosse perfeita (i.e., se a pessoa com o escore de autoestima mais elevado tivesse o escore de depressão mais baixo, e assim por diante), então o coeficiente da relação seria –1,00. Na verdade, a relação entre depressão e autoestima é moderada – geralmente, em torno de –0,30 a –0,40. Observe-se que, quanto mais alto for o *valor absoluto* do coeficiente (i.e., o valor sem o sinal), mais forte será a relação. Uma correlação de –0,50, por exemplo, é muito mais forte do que uma correlação de +0,30.

A estatística de correlação mais amplamente utilizada é o **r de Pearson** (o *coeficiente de correlação produto-momento*), que é calculado com medições contínuas. Para correlações entre variáveis mensuradas em uma escala ordinal, em geral, os pesquisadores usam o índice chamado de **coeficiente rho de Spearman**. Não existem orientações sobre o que deve ser interpretado como uma correlação forte ou fraca, pois isso depende das variáveis. Se fossem medidas as temperaturas corporais oral e retal dos pacientes, um r igual a 0,70 entre as duas medições seria baixo. No entanto, para a maioria das variáveis psicossociais (p. ex., estresse e depressão), r igual a 0,70 seria alto.

Os coeficientes de correlação são muitas vezes registrados em tabelas que mostram uma **matriz de correlação** bidimensional, em que cada variável é mostrada tanto na linha como na coluna, e os coeficientes são mostrados nas intersecções. Um exemplo de matriz de correlação é apresentado no fim deste capítulo.

Exemplo de correlações

Elder e colaboradores (2016) investigaram sono e atividade relacionados ao índice de massa corporal e à circunferência da cintura (CC). Eles encontraram uma modesta correlação positiva entre CC e atividade sedentária ($r = 0,17$) e uma modesta correlação negativa entre duração do sono e CC ($r = –0,11$).

Descrição de riscos

O movimento da prática baseada em evidências (PBE) transformou em tema importante a tomada de decisões com base em descobertas de pesquisas. Vários índices descritivos podem ser utilizados para facilitar essa tomada de decisão. Muitos desses índices envolvem o cálculo de diferenças de risco – por exemplo, diferenças de risco antes e depois da exposição a uma intervenção benéfica.

É dada ênfase à descrição de resultados dicotômicos (p. ex., teve queda/não teve queda) em relação à exposição ou à não exposição a um tratamento benéfico ou fator de proteção. Essa situação resulta em uma tabela cruzada 2 × 2 de quatro células. Na Tabela 14.4, as quatro células possuem títulos que explicam os índices. A *célula a* é o número de casos com resultado indesejado (p. ex., queda) no grupo da intervenção/proteção; a *célula b* é o número do resultado desejado (p. ex., ausência de queda) também no grupo da intervenção/proteção; e as *células c* e *d* são as duas possibilidades de resultado no grupo não tratado/desprotegido. Agora é possível explicar o significado e o cálculo de alguns índices importantes para os clínicos.

Risco absoluto

O risco absoluto pode ser computado para os grupos expostos à intervenção ou ao fator de proteção e para os não expostos. O **risco absoluto (RA)** é simplesmente a proporção de pessoas que experimenta o resultado indesejado em cada grupo. Suponhamos 200 fumantes distribuídos de forma randômica em dois grupos, um grupo submetido a uma intervenção para cessar o tabagismo e o outro, um grupo-controle (Tab. 14.5). O hábito de fumar 3 meses mais tarde é o resultado. Aqui, o RA de continuar a fumar é de 0,50 no grupo da intervenção e de 0,80 no grupo-controle. Sem a intervenção, 20% daqueles que estão no grupo experimental teriam parado de fumar de qualquer modo, mas a intervenção fez a porcentagem subir para 50%.

Redução do risco absoluto

O índice de **redução do risco absoluto (RRA)**, uma comparação entre os dois riscos, é calculado subtraindo-se o RA para o grupo exposto do RA para o grupo não exposto. Esse índice é a proporção estimada de pessoas que podem ficar livres do resultado indesejado pela exposição à intervenção ou ao fator de proteção. No exemplo, o valor da RRA é 0,30: 30% dos sujeitos do grupo-controle presumivelmente teriam parado de fumar se tivessem recebido a intervenção, além dos 20% que cessaram o tabagismo sem ela.

Razão de chances

A razão de chances é um índice de risco amplamente registrado. A *chance*, nesse contexto, é a proporção de pessoas *com* o resultado adverso em relação aos que *não* têm esse resultado. No exemplo, a chance de continuar a fumar para o

TABELA 14.4 Índices de risco e associação em uma tabela 2 × 2

Exposição	Resultado		Total
	Resultado indesejado	Resultado desejado	
Sim, exposto (E) à intervenção – experimentais (ou, NÃO exposto a um fator de risco)	a	b	a + b
Não, não exposto (NE) à intervenção – controles (ou, exposto a um fator de risco)	c	d	c + d
TOTAL	a + c	b + d	a + b + c + d
Risco absoluto, grupo exposto (RA_E)	= $a / (a + b)$		
Risco absoluto, grupo não exposto (RA_{NE})	= $c / (c + d)$		
Redução do risco absoluto (RRA)	= $RA_{NE} - RA_E$		
Razão de chances (RC)	= $\frac{ad}{bc}$ OU $\frac{a/b}{c/d}$		
Número necessário para tratar (NNT)	= $\frac{1}{RRA}$		

TABELA 14.5 Dados hipotéticos para exemplo da intervenção voltada ao abandono do tabagismo, índices de risco

Exposição à intervenção voltada ao abandono do tabagismo	Resultado		Total
	Continuaram a fumar	Pararam de fumar	
Sim, exposto: E (Grupo experimental)	50 (a)	50 (b)	100
Não, não exposto: NE (Grupo-controle)	80 (c)	20 (d)	100
TOTAL	130	70	200
Risco absoluto, grupo exposto (RA_E)	= 50 / 100 = 0,50		
Risco absoluto, grupo não exposto (RA_{NE})	= 80 / 100 = 0,80		
Redução do risco absoluto (RRA)	= 0,80 − 0,50 = 0,30		
Razão de chances (RC)	= $\frac{(50/50)}{(80/20)}$ = 0,25		
Número necessário para tratar (NNT)	= 1 / 0,30 = 3,33		

grupo com intervenção é 1,0: 50 (os que continuaram a fumar) dividido por 50 (os que pararam). A chance do grupo-controle é 80 dividido por 20, ou 4,0. A **razão de chances (RC)** é a razão desses dois índices de chance – aqui, 0,25. A chance estimada de continuar a fumar para os membros do grupo da intervenção corresponde a um quarto da chance do grupo-controle. Invertendo, a chance estimada de continuar a fumar é quatro vezes mais alta entre os fumantes que não participaram da intervenção do que entre os que participaram.

> **Exemplo de razão de chances**
>
> Draughon Moret e colaboradores (2016) examinaram fatores associados com a aceitação dos pacientes à profilaxia pós-exposição não ocupacional (PPEn) para vírus da imunodeficiência humana (HIV, do inglês *human immunodeficiency virus*) após agressão sexual; muitos resultados foram registrados como RCs. Por exemplo, os pacientes tinham quase 13 vezes mais probabilidade de aceitar a oferta de PPEn se tivessem sido agredidos por mais de uma pessoa (RC = 12,66).

Número necessário para tratar

O índice do **número necessário para tratar (NNT)** estima quantas pessoas seriam necessárias para receber uma intervenção a fim de prevenir um resultado indesejável. O NNT é calculado dividindo-se 1 pela RRA. No exemplo, RRA = 0,30; portanto, NNT é 3,33. Cerca de três fumantes teriam que ser expostos à intervenção para evitar que uma pessoa continuasse fumando. O NNT é válido porque pode ser integrado com informação monetária para mostrar se uma intervenção pode ser custo-efetiva.

> **DICA** Outro índice de risco é conhecido como *risco relativo* (RR). Trata-se da proporção estimada do risco original de um resultado adverso (no exemplo, continuar a fumar) que persiste mesmo quando as pessoas são expostas à intervenção. No exemplo, RR é 0,625 (0,50 ÷ 0,80): O risco de continuar a fumar é estimado como 62,5% do que teria sido sem a intervenção.

INTRODUÇÃO À ESTATÍSTICA INFERENCIAL

Estatísticas descritivas são úteis para resumir dados, mas, em geral, os pesquisadores fazem mais do que descrever. A **estatística inferencial**, baseada nas *leis da probabilidade*, fornece um meio de tirar inferências sobre a população a partir de dados de uma amostra. Estatísticas inferenciais são utilizadas para testar hipóteses de pesquisa.

Distribuições por amostragem

As estatísticas inferenciais baseiam-se na suposição de uma amostragem randômica de casos da população – embora essa suposição seja amplamente ignorada. Entretanto, inclusive na amostragem randômica, as características da amostra raramente são idênticas às da população. Considere-se uma população de 100 mil residentes de casas de repouso com escore médio de 500 em um teste de função física (FF) com um *DP* de 100. Esses parâmetros não são conhecidos – considere-se que devam ser estimados com base nos escores de uma amostra randômica de 100 residentes. É improvável obter uma média de exatamente 500. A média aritmética da amostra poderia ser, digamos, 505. Se for selecionada uma nova amostra randômica de 100 residentes, o escore médio de FF poderia ser 497. As estatísticas da amostra flutuam e não são iguais ao parâmetro devido ao *erro de amostragem*. Os pesquisadores precisam saber como avaliar se a estatística da amostra corresponde a boas estimativas dos parâmetros da população.

Para entender a lógica da estatística inferencial, é preciso realizar um exercício mental.

Consideremos pegar 5 mil amostras consecutivas de 100 residentes por amostra da população de todos os residentes. Se o escore médio de FF fosse calculado a cada momento, seria possível representar graficamente a distribuição dessas médias das amostras, como mostrado na Figura 14.6. Essa distribuição é uma *distribuição por amostragem da média*. A distribuição por amostragem é teórica: ninguém *realmente* pega amostras consecutivas de uma população e calcula suas médias aritméticas. Os estatísticos mostram que as distribuições por amostragem das médias costumam ser distribuídas e suas médias são iguais à média da população. No exemplo, a média da distribuição por amostragem é 500, ou seja, igual à média da população.

Para uma distribuição por amostragem de médias normalmente distribuídas, há probabilidade de 95 em cada 100 de a média da amostra situar-se entre +2 *DP* e –2 *DP* da média da população. O *DP* da distribuição por amostragem – chamado de *erro-padrão da média* (ou EPM) – pode ser estimado usando uma fórmula que utiliza duas partes da informação: o *DP* para a amostra e o tamanho da amostra. No último exemplo, o EPM é 10 (Fig. 14.6) e é uma estimativa da quantidade de erro de amostragem que haveria na média de uma amostra em relação à outra, em um número infinito de amostras de 100 residentes.

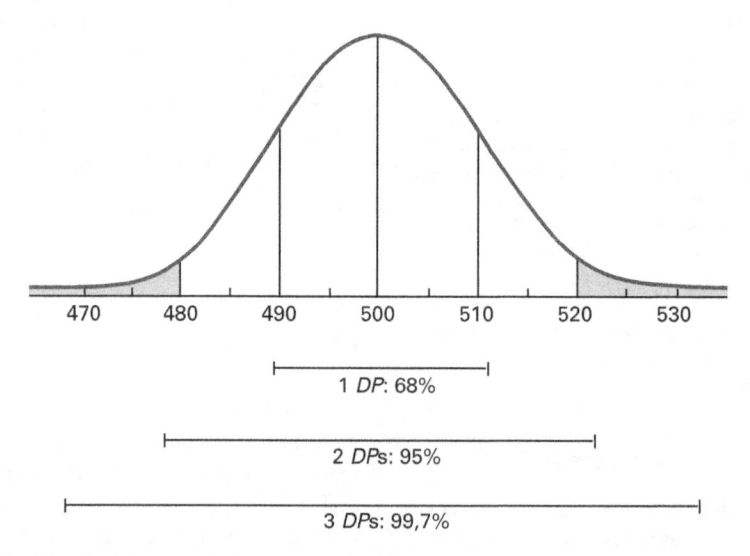

FIGURA 14.6 Distribuição por amostragem da média.

Agora é possível estimar a probabilidade de formar uma amostra com uma certa média. Se o tamanho da amostra for 100 e a média da população for 500, haverá 95 chances em 100 de a média da amostra encontrar-se entre 480 e 520 – 2 *DP*s acima e abaixo da média. Apenas cinco vezes em cada 100 a média de uma amostra randômica de 100 residentes seria maior do que 520 ou menor do que 480.

O EPM é, em parte, uma função do tamanho da amostra, portanto, o aumento do tamanho da amostra incrementa a precisão da estimativa. Se for utilizada uma amostra de 400 residentes para estimar a média da população, o EPM seria apenas 5. A probabilidade seria 95 em cada 100 de a média da amostra ficar entre 490 e 510. A chance de pegar uma amostra com uma média muito diferente da média da população é reduzida à medida que o tamanho da amostra aumenta.

Pode-se questionar por que é preciso aprender essas noções estatísticas abstratas. Consideremos, então, que estamos falando sobre a precisão dos resultados dos pesquisadores. O consumidor inteligente precisa avaliar de modo crítico o grau de credibilidade dos dados científicos a fim de decidir se vale a pena incorporá-los em sua prática de enfermagem.

Estimativa de parâmetro

A inferência estatística consiste em duas técnicas: estimativa de parâmetros e teste de hipóteses. A **estimativa de parâmetros**, como o nome diz, é utilizada para estimar parâmetros da população – por exemplo, uma média, proporção ou diferença nas médias entre dois grupos (p. ex., fumantes vs. não fumantes). A *estimativa pontual* envolve o cálculo de uma única estatística para estimar o parâmetro. No exemplo, se o escore médio de FF de uma amostra de 100 residentes de casas de repouso for 510, esta será a estimativa pontual da média da população.

As estimativas pontuais não levam a informações sobre a margem de erro da estimativa. A *estimativa de intervalo* de um parâmetro fornece uma faixa de valores na qual o parâmetro tem probabilidade específica de cair. Com a estimativa intervalar, os pesquisadores constroem um **intervalo de confiança** (**IC**) ao redor da estimativa pontual. O IC ao redor da média aritmética da amostra estabelece uma variação de valores para o valor da população e a probabilidade de estar correto. Por convenção, os pesquisadores usam um IC de 95 ou 99%.

> **DICA** Os ICs tratam de uma questão essencial da PBE para a avaliação de dados, como apresentado no Quadro 2.1: "Qual o grau de *precisão* da estimativa dos efeitos?"

Como observado anteriormente, 95% dos escores em uma distribuição normal encontram-se na faixa de 2 *DP*s (mais precisamente, 1,96 *DP*) da média. No exemplo, se a estimativa pontual para os escores médios for 510 e o *DP*, 100, o EPM de uma amostra de 100 será 10. Pode-se construir um IC de 95% usando a seguinte fórmula: IC de 95% = ($X \pm 1{,}96 \times EPM$). Há 95% de confiança de que a média da população fique entre valores iguais a 1,96 vez o EPM acima e abaixo da média da amostra. No exemplo, com EPM de 10, o IC de 95% ao redor da média da amostra de 510 é entre 490,4 e 529,6.

Os ICs refletem a quantidade de risco que os pesquisadores têm de cometer erro. Com IC de 95%, os pesquisadores têm risco de 5 em cada 100 de errar. Um IC de 99% estabelece risco de pelo menos 1%, permitindo uma faixa mais ampla de valores possíveis. No exemplo, o IC de 99% ao redor de 510 é 484,2 a 535,8. Com risco mais baixo de erro, a precisão é reduzida. Para um intervalo de 95%, a faixa do IC é de cerca de 39 pontos; para 99%, passa a cerca de 52 pontos. O risco de erro aceitável depende da natureza do problema, mas, para a maioria dos estudos, um IC de 95% é suficiente.

> **Exemplo de intervalos de confiança ao redor da razão de chances**
>
> Steindal e colaboradores (2015) compararam analgésicos administrados nos últimos três dias de vida para pacientes adultos (de 65 a 84 anos de idade) e pacientes com idade mais avançada (85 anos ou mais). Os pacientes do grupo com menos idade tinham 3 vezes mais probabilidade de receber paracetamol com codeína do que os de idade mais avançada (RC = 3,25, IC de 95% [1,02, 10,40]).

Teste de hipóteses

Com **teste de hipóteses**, os pesquisadores usam critérios objetivos para decidir se as hipóteses devem ser aceitas ou rejeitadas. Suponha-se a hipótese de que, em uma maternidade, as pacientes que receberam suporte interativo *online* sobre amamentação vão alimentar os filhos no peito por mais tempo do que as mães que não receberam esse suporte. O número médio de dias de amamentação no peito é de 131,5 para 25 mães do grupo de intervenção e de 125,1 para 25 mães do grupo-controle. Pode-se concluir que a hipótese se sustenta? As diferenças entre os grupos estão na direção prevista, mas, em outra amostra, as médias aritméticas dos grupos podem ser mais similares. Duas explicações são possíveis para o resultado observado: (1) a intervenção foi efetiva para encorajar a amamentação ou (2) a diferença média nessa amostra foi devida à chance (erro de amostragem).

A primeira explicação é a *hipótese de pesquisa*, e a segunda é a *hipótese nula*, o que significa que não há relação entre a variável independente (intervenção) e a variável dependente (duração da amamentação). O teste de hipóteses é um processo de negação da prova. Não é possível demonstrar diretamente que a hipótese de pesquisa está correta. Contudo, é possível mostrar que a hipótese nula tem elevada probabilidade de estar incorreta, e esse indício leva à sustentação da hipótese de pesquisa. O teste de hipóteses ajuda os pesquisadores a tomarem decisões objetivas sobre se os resultados refletem diferenças ocasionais ou efeitos considerados na hipótese.

Os pesquisadores usam **testes estatísticos** na esperança de rejeitar a hipótese nula.

As hipóteses nulas são aceitas ou rejeitadas com base nos dados da amostra, porém, as hipóteses são sobre os valores da população. O interesse em testar hipóteses, assim como em toda inferência estatística, está em usar uma amostra para fazer inferências sobre a população.

Erros de tipos I e II

Os pesquisadores decidem aceitar ou rejeitar a hipótese nula estimando qual é a probabilidade de as diferenças entre os grupos observados serem ocasionais. Sem dados sobre a população, não se pode declarar que a hipótese nula é ou não verdadeira. Os pesquisadores têm de se contentar em dizer que as hipóteses são *provavelmente* verdadeiras ou *provavelmente* falsas.

Os pesquisadores podem cometer dois tipos de erro: rejeitar uma hipótese nula verdadeira ou aceitar uma hipótese nula falsa. A Figura 14.7 resume os resultados possíveis das decisões dos pesquisadores. Eles cometem o **erro de tipo I** ao rejeitar uma hipótese nula que, na realidade, é verdadeira. Por exemplo, foi cometido erro de tipo I – uma conclusão falso-positiva – ao decidir que o suporte *online* foi efetivo na promoção da amamentação no peito quando, na verdade, as diferenças entre os grupos eram devidas meramente a um erro de amostragem. Foi cometido **erro de tipo II** – uma conclusão falso-negativa – ao decidir que as diferenças na amamentação no peito eram

		Na situação real, a hipótese nula é:	
		Verdadeira	Falsa
O pesquisador calcula uma estatística de teste e decide que a hipótese nula é:	Verdadeira (Nula aceita)	Decisão correta	Erro de tipo II
	Falsa (Nula rejeitada)	Erro de tipo I	Decisão correta

FIGURA 14.7 Resultados da tomada de decisão estatística.

devidas a flutuações na amostragem, quando a intervenção, na verdade, *teve* efeito.

Nível de significância

Os pesquisadores não têm como saber quando cometem um erro na tomada de decisões estatísticas. No entanto, eles controlam o risco para erro de tipo I selecionando um **nível de significância**, que é a probabilidade de cometer esse tipo de erro. Os dois níveis de significância utilizados com mais frequência (chamados de **alfa** ou α) são 0,05 e 0,01. Com nível de significância de 0,05, aceita-se o risco de que, de 100 amostras de uma população, uma hipótese nula verdadeira seja rejeitada cinco vezes de modo equivocado. No entanto, em 95 de cada 100, uma hipótese nula verdadeira seria corretamente aceita. Com nível de significância de 0,01, o risco de erro de tipo I é mais baixo: a hipótese nula seria rejeitada de modo equivocado em apenas 1 amostra de cada 100. Por convenção, o nível alfa mínimo aceitável é de 0,05.

> **DICA** Os níveis de significância são análogos aos valores do IC já descritos: o alfa 0,05 é análogo ao IC de 95%; e o alfa 0,01, ao IC de 99%.

Os pesquisadores gostariam de reduzir o risco de cometer os dois tipos de erro, mas, infelizmente, diminuir o risco de erro de tipo I aumenta o risco de erro de tipo II. Contudo, os pesquisadores podem reduzir o risco de erro de tipo II aumentando o tamanho da amostra. A probabilidade de cometer erro de tipo II pode ser estimada pela *análise de potência*, o procedimento mencionado no Capítulo 10 com relação ao tamanho da amostra. *Potência* é a capacidade do teste estatístico para detectar relações verdadeiras. Os pesquisadores usam, de maneira ideal, um tamanho de amostra que fornece potência mínima de 0,80 e, portanto, risco de erro de tipo II de no máximo 0,20 (i.e., risco de 20%).

> **DICA** Quando o relatório indica que a hipótese de pesquisa não foi sustentada pelos dados, o leitor deve considerar se pode ter ocorrido um erro de tipo II devido a um tamanho de amostra inadequado.

Testes de significância estatística

Na testagem de hipóteses, os pesquisadores usam dados do estudo para calcular uma **estatística de teste**. Para cada estatística de teste, há uma distribuição por amostragem teórica, similar à distribuição por amostragem das médias. O teste de hipóteses usa distribuições teóricas para estabelecer valores *prováveis* e *improváveis* para a estatística de teste, utilizada para aceitar ou rejeitar a hipótese nula.

Um exemplo pode ilustrar esse processo. No exemplo de um teste de função física para residentes em casas de repouso, suponha-se que existam *normas* de população, que são valores derivados de amostras grandes, representativas. Considere-se que, na distribuição por amostragem para os dados de formulação de normas, a média seja 500 com EPM de 10, como na Figura 14.6. Agora suponha que 100 residentes de casas de repouso foram recrutados para participar de uma intervenção para melhorar a função física. A hipótese nula é que aqueles que recebem a intervenção têm escores pós-testes médios semelhantes aos da população geral – isto é, 500 – mas a hipótese de pesquisa é a de que eles teriam escores mais altos. Após a intervenção, o escore médio da FF para o grupo de intervenção é 528. Agora suponha que a Figura 14.6 mostra a distribuição por amostragem para esse exemplo, para uma média de 500 da população com EPM de 10. Como se pode ver, um escore médio de 528 é mais de 2 *DP*s acima da média da população – é um valor *improvável* se a hipótese nula for verdadeira. Por isso, aceita-se a hipótese de pesquisa de que a intervenção resultou em escores mais altos de função física do que os da população.*

Não haveria justificativa para dizer que a hipótese de pesquisa *foi comprovada*, pois a possibilidade de um erro de tipo I permanece, mas, nesse caso, é menos de 5 em 100. Pesquisadores que relatam os resultados dos testes de hipóteses declaram se as suas descobertas são **estatisticamente significativas**.

---

*O delineamento para o exemplo fictício é altamente imperfeito, com várias ameaças graves à validade interna. Aqui, foi utilizado esse exemplo inventado meramente como uma maneira simples de ilustrar o teste de hipóteses.

A palavra *significativa* não indica importante ou cheia de sentido. Na estatística, o termo *significativo* indica que os resultados provavelmente não são devidos ao acaso, em determinado nível especificado de probabilidade. O **resultado não significativo (NS)** quer dizer que a diferença ou a relação observada pode ter sido resultado ocasional.

Visão geral dos procedimentos de testagem de hipóteses

Na próxima seção, são apresentados alguns testes estatísticos. São enfatizadas aplicações e interpretações de testes estatísticos, não cálculos. Cada teste estatístico pode ser utilizado com tipos de dados específicos, mas o processo de testagem de hipótese global é similar para todos os testes:

1. *Selecionar um teste estatístico*. Os pesquisadores selecionam um teste com base em fatores como os níveis de medição das variáveis.
2. *Especificar o nível de significância*. Um nível α de 0,05 é geralmente escolhido.
3. *Calcular a estatística de teste*. O valor para uma estatística de teste é calculado com dados do estudo.
4. *Determinar os graus de liberdade*. A expressão *graus de liberdade* (*df*, do inglês *degrees of freedom*) refere-se ao número de observações que podem variar livremente a respeito de cada parâmetro. O conceito pode causar confusão, mas calcular os graus de liberdade é fácil.
5. *Comparar a estatística do teste com um valor teórico*. Existem distribuições teóricas para todas as estatísticas de teste. O valor calculado da estatística de teste é comparado a um valor teórico para estabelecer significância ou não significância.

Quando se usa um programa estatístico para a análise, como quase sempre acontece, os pesquisadores seguem apenas a primeira etapa. É a máquina que calcula o teste estatístico, os graus de liberdade e a probabilidade real de que a relação testada se deva ao acaso. Por exemplo, os dados produzidos pelo computador podem indicar que a probabilidade (*p*) de um grupo de intervenção ter um número médio mais alto de dias de amamentação no peito do que um grupo-controle com base apenas no acaso é de 0,025. Isso significa que, em menos de três vezes em cada 100 (apenas 25 de cada 1.000 vezes), ocorreria, por acaso, uma diferença desse tamanho entre os grupos. Então, o **valor *p*** calculado é comparado com o alfa desejado. Nesse exemplo, se tivesse sido estabelecido o nível de significância para 0,05, os resultados seriam significativos porque 0,025 é mais restritivo do que 0,05. Qualquer probabilidade calculada acima de 0,05 (p. ex., 0,15) indica uma relação não significativa (i.e., que poderia ter ocorrido com base no acaso em mais de 5 em cada 100 amostras).

> **DICA** Muitos testes discutidos neste capítulo são *testes paramétricos*, os quais focam nos parâmetros da população e envolvem determinadas hipóteses sobre variáveis na análise, notavelmente a hipótese de que eles são normalmente distribuídos na população. Os *testes não paramétricos*, por sua vez, não estimam parâmetros e envolvem menos suposições restritivas sobre o formato de distribuição.

TESTES ESTATÍSTICOS BIVARIADOS

Os pesquisadores usam uma série de testes estatísticos para fazer inferências sobre suas hipóteses. Aqui, são descritos e ilustrados vários testes bivariados utilizados com frequência.

Testes *t*

Os pesquisadores, com frequência, comparam dois grupos de pessoas em um resultado. Um teste paramétrico para testar diferenças em médias aritméticas de dois grupos é chamado de **teste *t***.

Suponha-se um teste para o efeito da alta precoce de pacientes de maternidades sobre a competência maternal percebida. Para isso, aplica-se uma escala de competência maternal percebida no momento da alta a 20 primíparas que tiveram parto vaginal: 10 que permaneceram no hospital 25 a 48 horas após o parto (grupo de alta regular) e 10 que tiveram alta 24 horas ou menos após o parto (grupo de alta precoce). Os dados desse exemplo são apresentados na Tabela 14.6. Os escores médios para esses dois grupos são de 25,0 e 19,0, respectivamente. Essas diferenças são *reais* (i.e., existem na população de mães que tiveram alta precoce e alta regular) ou as diferenças entre os grupos refletem oscilações ocasionais? Os 20 escores variam de uma mãe para outra, desde um escore baixo de 13 até um escore alto de 30. Algumas variações refletem diferenças individuais na competência materna, outras podem resultar do humor dos participantes em um dia específico e assim por diante. A questão de pesquisa é se uma quantidade significativa da variação está associada com a variável independente – tempo de alta hospitalar. O teste t permite fazer inferências sobre essa questão com objetividade.

A fórmula de cálculo da estatística t usa médias dos grupos, variabilidade e tamanho da amostra. O valor calculado de t para os dados da Tabela 14.6 é 2,86. Os graus de liberdade são o tamanho total da amostra menos 2 ($df = 20 - 2 = 18$). Para um nível α de 0,05, o valor de *cutoff* para t com 18 graus de liberdade é 2,10. *Esse valor é o limite superior para a faixa de valores prováveis quando a hipótese nula é verdadeira.* Portanto, o t calculado de 2,86, maior do que o valor teórico de t, é improvável (i.e., estatisticamente significativo). As primíparas que receberam alta precoce tiveram competência maternal percebida significativamente menor do que aquelas que não tiveram alta precoce. Uma diferença tão grande entre as médias poderia ser creditada ao acaso em menos de 5 amostras em cada 100. De fato, o valor p real é 0,011: essa diferença de tamanho seria encontrada ao acaso apenas em cerca de 1 amostra em cada 100.

A situação que acabamos de descrever requer um *teste t de grupos independentes*: as mães dos dois grupos eram pessoas diferentes, independentes umas das outras. Existem situações em que esse tipo de teste t não é apropriado. Por exemplo, se a comparação envolvesse as médias de um único grupo de pessoas medidas antes e depois de uma intervenção, os pesquisadores fariam um *teste t pareado* (também chamado de *teste t de grupos dependentes*), usando uma fórmula diferente.

> **Exemplo de teste *t***
> Najafi Ghezeljeh e colaboradores (2016) testaram os efeitos de uma intervenção com música sobre a dor e a ansiedade em pacientes queimados. Eles usaram testes *t* de grupos independentes para comparar os escores de dor e de ansiedade daqueles que receberam intervenção com música *versus* o grupo-controle, e também usaram testes *t* pareados para avaliar diferenças antes e depois da intervenção dentro de cada grupo.

Em vez de testes *t*, ICs podem ser construídos em relação à diferença entre as duas médias. No exemplo da Tabela 14.6, ICs foram construídos em torno da diferença média de 6,0 nos escores da competência maternal (25,0 – 19,0 = 6,0). Para um IC de 95%, os limites de confiança são 1,6 e 10,4: pode-se ter 95% de confiança de que a diferença entre as médias da população para mães com alta precoce e regular situa-se entre esses

TABELA 14.6 Dados fictícios para exemplo de teste *t*: escores em uma escala de competência maternal percebida

Mães com alta regular		Mães com alta precoce	
30	32	23	26
27	17	17	16
25	18	22	13
20	28	18	21
24	29	20	14
Média = 25,0		Média = 19,0	
$t = 2{,}86$, $df = 18$, $p = 0{,}011$			

valores. Com a informação do IC, também é possível ver que a diferença média é significativa em $p < 0,05$ *porque a variação não inclui 0*. Há 95% de probabilidade de a diferença média não ser inferior a 1,6; isso significa que há menos de 5% de probabilidade de não existir qualquer diferença – portanto, a hipótese nula pode ser rejeitada.

Análise de variância

A **análise de variância (ANOVA)** é utilizada para testar diferenças médias entre três ou mais grupos. Esse recurso separa a variabilidade de uma variável de resultado em dois componentes: variabilidade que se deve à variável independente (p. ex., estado do grupo experimental) e variabilidade que se deve a outras fontes (p. ex., diferenças individuais). A variação *entre* grupos é comparada com a variação *interna* dos grupos para gerar uma estatística da **proporção F**.

Suponha uma comparação da efetividade de intervenções destinadas a ajudar as pessoas a parar de fumar. Os fumantes do grupo A recebem aconselhamento dado por enfermeiro, os fumantes do grupo B recebem um adesivo de nicotina, e o grupo-controle (grupo C) não recebe intervenção. O resultado é o consumo diário de cigarros medido 1 mês após a intervenção. Os 30 fumantes são distribuídos de forma randômica em um dos três grupos. A hipótese nula consiste em as médias aritméticas da população em termos do hábito de fumar pós-tratamento serem as mesmas para todos os três grupos, e a hipótese de pesquisa afirma a desigualdade das médias.

A Tabela 14.7 apresenta dados fictícios para os 30 participantes. No pós-tratamento, o número médio de cigarros consumidos é 16,6, 19,2 e 34,0 para os grupos A, B e C, respectivamente. Sem dúvida, essas médias são diferentes, mas será que são muito distintas ou as discrepâncias refletem oscilações randômicas?

Uma ANOVA aplicada a esses dados gera uma proporção F de 4,98. Para $\alpha = 0,05$ e $df = 2$ e 27 (2 df intergrupos e 27 df intragrupos), o valor teórico de F é 3,35. Uma vez que $F = 4,98$ excede 3,35, rejeita-se a hipótese nula de que as médias das populações são iguais. A probabilidade *real*, como calculada no computador, é 0,014. Em apenas 14 de cada 1.000 amostras, diferenças entre os grupos dessa magnitude poderiam ser obtidas somente por acaso.

Os resultados da ANOVA sustentam a hipótese de que tratamentos diferentes eram associados com fumantes diferentes, mas não se pode afirmar a partir desses resultados se o tratamento A era significativamente mais efetivo do que o tratamento B. As análises estatísticas conhecidas como *testes post hoc* (ou *procedimentos de comparação múltipla*) são utilizadas para isolar as diferenças entre as médias do grupo que resultaram na rejeição da hipótese nula global.

Um tipo de ANOVA conhecido como **ANOVA de medições repetidas** (ANOVA-MR) pode ser utilizado quando as médias comparadas são observadas em momentos diferentes (p. ex., a pressão arterial média 2, 4 e 6 horas após a cirurgia). Isso é análogo a um teste t pareado, estendido por três ou mais pontos de coleta de dados.

TABELA 14.7 Dados fictícios para exemplo de ANOVA de uma via: número de cigarros fumados em 1 dia no pós-tratamento

Grupo A Aconselhamento dado por enfermeiro		Grupo B Adesivo de nicotina		Grupo C Controles não tratados	
28	19	0	27	33	35
0	24	31	0	54	0
17	0	26	3	19	43
20	21	30	24	40	39
35	2	24	27	41	36
Média$_A$ = 16,6		Média$_B$ = 19,2		Média$_C$ = 34,0	
$F = 4,98$, $df = 2, 27$, $p = 0,01$					

Quando dois ou mais grupos são medidos várias vezes, a ANOVA-MR fornece informações sobre o principal efeito de acordo com o tempo (As medidas mudam significativamente ao longo do tempo, seja qual for o grupo?); o principal efeito de acordo com os grupos (As médias do grupo diferem significativamente, seja qual for o ponto temporal?); e o *efeito da interação* (Os grupos diferem mais em determinados pontos temporais?).

> **Exemplo de ANOVA**
>
> Em um estudo transversal, Lester e colaboradores (2015) estudaram os níveis de sofrimento entre mulheres que sobreviveram ao câncer de mama, selecionadas para representar quatro períodos de tempo na trajetória do câncer. A ANOVA unilateral foi utilizada para comparar os quatro grupos em termos de escores em uma escala de estresse. Foram encontradas diferenças significativas entre os grupos ($F[3, 96] = 5,3$, $p = 0,002$). Os níveis de estresse foram mais baixos entre mulheres que estavam no período de 6 meses pós-tratamento, em comparação com as que tinham sido tratadas recentemente.

Teste do qui quadrado

O **teste do qui quadrado** (χ^2) é utilizado para testar hipóteses sobre diferenças de proporções, como em uma tabulação cruzada. Suponhamos, por exemplo, o estudo do efeito de instruções fornecidas por enfermeiros sobre o cumprimento de automedicação pelo paciente. Os enfermeiros implementam uma nova estratégia de instrução com 50 pacientes, enquanto 50 pacientes do grupo-controle recebem o atendimento comum. De acordo com a hipótese de pesquisa, uma proporção maior de pessoas na intervenção, em comparação com o grupo-controle, vai cumprir o regime de automedicação. Alguns dados fictícios desse exemplo encontram-se na Tabela 14.8 e mostram que 60% dos sujeitos do grupo de intervenção cumpriram o regime, comparados com 40% do grupo-controle. Mas será que essa diferença de 20% é estatisticamente significativa – isto é, tem probabilidade de ser "real"?

O valor da estatística χ^2 para os dados na Tabela 14.8 é 4,00, que pode ser comparado com o valor de uma distribuição teórica do qui quadrado. Nesse exemplo, o valor teórico que tem de ser excedido para estabelecer uma significância no nível 0,05 é 3,84. O valor obtido, igual a 4,00, é maior do que o valor que poderia ser esperado por obra do acaso (p real = 0,046). Pode-se concluir que uma proporção significativamente maior de pacientes experimentais cumpriu o regime de automedicação, em comparação com os pacientes de controle.

> **Exemplo de teste do qui quadrado**
>
> Zou e colaboradores (2016) realizaram um ensaio controlado randomizado para avaliar se a batata-doce alivia a constipação em pacientes com leucemia que estão fazendo quimioterapia. Eles usaram testes do qui quadrado para estudar as diferenças do grupo em vários resultados. Por exemplo, uma porcentagem mais alta de pacientes no grupo de intervenção (82,5%) do que no grupo-controle (52,4%) defecou primeiro dentro de 24 horas do início da quimioterapia ($\chi^2 = 12,2$, $df = 1$, $p < 0,001$).

Assim como acontece com as médias aritméticas, podem ser construídos ICs em torno da

TABELA 14.8 Frequências observadas para exemplo de teste do qui quadrado: taxas de cumprimento do regime de medicações

	Grupo				Total
	Experimental		Controle		
Atitude do paciente	N	%	n	%	n
Cumpriu o regime	30	60,0	20	40,0	50
Não cumpriu o regime	20	40,0	30	60,0	50
TOTAL	50	100,0	50	100,0	100

$\chi^2 = 4,0$, $df = 1$, $p = 0,046$.

diferença entre as duas proporções. No exemplo, a diferença do cumprimento do regime de automedicação entre os grupos era de 0,20 (0,60 − 0,40 = 0,20). O IC de 95% em torno de 0,20 é de 0,06 a 0,34. Podemos ficar 95% confiantes de que a diferença real da população em termos das taxas de cumprimento do regime entre os grupos fica entre 6 e 34%. Uma vez que esse intervalo não inclui 0%, pode-se ter 95% de confiança de que as diferenças entre os grupos são "reais" na respectiva população.

Coeficientes de correlação

O r de Pearson é tanto descritivo quanto inferencial. Como estatística descritiva, resume a magnitude e a direção da relação entre duas variáveis. Como estatística inferencial, o r testa hipóteses sobre as correlações da população; a hipótese nula diz que não há relação entre as duas variáveis – isto é, r da população = 0,00.

Considere-se um estudo sobre a relação entre o nível de estresse autorrelatado pelos pacientes (escores mais elevados indicam mais estresse) e o nível do pH da saliva. Com uma amostra de 50 pacientes, detectou-se que $r = -0,29$. Esse valor indica que pessoas com estresse mais elevado tendem a apresentar níveis de pH mais baixos do que aquelas com estresse baixo. Mas o r de −0,29 é uma oscilação randômica observada apenas nessa amostra, ou a relação é significativa? Os graus de liberdade para coeficientes de correlação são iguais a $N − 2$, que, nesse exemplo, é 48. O valor teórico para r com df = 48 e α = 0,05 é 0,28. Uma vez que o valor absoluto do r calculado é 0,29, a hipótese nula é rejeitada: a relação entre nível de estresse dos pacientes e acidez da saliva é estatisticamente significativa.

> **Exemplo de r de Pearson**
> Lewis e Cunningham (2016) estudaram as percepções dos enfermeiros da liderança de enfermagem em relação ao esgotamento e ao empenho do enfermeiro em uma amostra de 120 enfermeiros durante o trabalho. Muitas correlações foram estatisticamente significativas. Por exemplo, os escores em uma escala de esgotamento foram negativamente correlacionados com percepções de liderança transformacional ($r = -0,54$, $p < 0,05$).

Índices do tamanho do efeito

Os índices do **tamanho do efeito** são estimativas da magnitude de efeitos de um componente "I" sobre um componente "O" em questões PICO – um aspecto importante na PBE (ver Quadro 2.1). As informações sobre o tamanho do efeito podem ser cruciais porque, com amostras grandes, inclusive efeitos minúsculos podem ser estatisticamente significativos. Os valores p indicam a probabilidade de os resultados serem *reais*, mas os tamanhos do efeito sugerem se são relevantes. O tamanho do efeito influencia a metanálise de maneira substancial.

Explicar os tamanhos dos efeitos em detalhes está além do objetivo deste livro, mas é oferecida uma ilustração. Um índice do tamanho do efeito utilizado com frequência é a **estatística d**, que resume a magnitude das diferenças em duas médias aritméticas, como a diferença entre médias do grupo de intervenção e do grupo-controle sobre um resultado. Portanto, d pode ser calculada para estimar o tamanho do efeito quando os testes t são utilizados. Quando d é igual a zero, significa que não existe efeito – as médias dos dois grupos comparados são iguais. Por convenção, um d de 0,20 ou menos é considerado *pequeno*; de 0,50, *moderado*; e de 0,80 ou mais, *grande*.

Índices do tamanho do efeito diferentes e convenções interpretativas são associados com situações distintas. Por exemplo, o r estatístico pode ser interpretado diretamente como um índice do tamanho do efeito, assim como a RC. O ponto principal está no fato de esses índices guardarem informações sobre a potência do efeito de uma variável independente sobre um resultado.

> **DICA** Os pesquisadores que conduzem uma *análise de potência* para estimar o tamanho da amostra que precisam para testar adequadamente suas hipóteses (i.e., para evitar um erro de tipo II) devem estimar com antecedência qual será o tamanho da amostra – em geral, com base em pesquisa prévia ou em um estudo-piloto.

> **Exemplo de tamanho do efeito calculado**
>
> Hevezi (2015) conduziu um estudo-piloto de uma intervenção de meditação para reduzir o estresse associado com fadiga por compaixão entre enfermeiros, usando um modelo de pré-teste e pós-teste e testes t pareados. Os índices do tamanho do efeito também foram calculados. Por exemplo, os escores em uma escala de esgotamento diminuíram significativamente após a intervenção ($t = 3,58$, $p = 0,003$), e o tamanho do efeito foi grande: $d = 0,92$.

Orientação para testes estatísticos bivariados

A seleção de um teste estatístico depende de vários fatores, como o número de grupos e os níveis de medição das variáveis de pesquisa. Para ajudar a avaliar se os testes estatísticos utilizados por enfermeiros pesquisadores são apropriados, a Tabela 14.9 resume os aspectos-chave dos testes bivariados mencionados neste capítulo.

> **DICA** Sempre que um relatório apresenta informações sobre testes estatísticos como os descritos nesta seção, isso significa que o pesquisador testou hipóteses, ainda que estas não tenham sido formalmente declaradas na introdução.

ANÁLISE ESTATÍSTICA MULTIVARIADA

Seria bom poder evitar a discussão de métodos estatísticos complexos neste livro de nível intro-

TABELA 14.9 Guia para os principais testes estatísticos bivariados

Nome	Estatística de teste	Propósito	Nível de medição	
			Variável independente	Variável dependente
Teste t para grupos independentes	t	Testar a diferença entre as médias de dois grupos independentes (p. ex., experimental vs. controle, homens vs. mulheres)	Nominal	Contínua*
Teste t para grupos pareados	t	Testar a diferença entre as médias de um grupo pareado (p. ex., pré-teste vs. pós-teste das mesmas pessoas)	Nominal	Contínua*
Análise de variância (ANOVA)	F	Testar a diferença entre as médias de 3 ou mais grupos independentes	Nominal	Contínua*
ANOVA de medições repetidas	F	Testar a diferença entre as médias de 3 ou mais grupos relacionados, p. ex., o mesmo grupo com o decorrer do tempo, ou comparar 2 ou mais grupos com o decorrer do tempo	Nominal	Contínua*
Coeficiente de correlação de Pearson	r	Testar a existência e a força de uma relação entre duas variáveis	Contínua*	Contínua*
Teste do qui quadrado	χ^2	Testar a diferença de proporções em dois ou mais grupos independentes	Nominal (ou ordinal, poucas categorias)	Nominal (ou ordinal, poucas categorias)

*Medidas contínuas estão em uma escala de nível intervalar ou proporcional.

dutório. No entanto, o fato é que a *maioria* dos estudos quantitativos em enfermagem se baseia na **estatística multivariada** que envolve a análise de três ou mais variáveis simultaneamente. O aumento do uso de métodos analíticos sofisticados tem resultado em maior rigor nos estudos de enfermagem, mas compreender os relatórios de pesquisa na sua totalidade pode ser um desafio para aqueles que não possuem conhecimento estatístico.

Devido à natureza introdutória deste livro e ao fato de muitos leitores não serem proficientes nem mesmo com testes estatísticos básicos, é apresentada apenas uma breve descrição de três estatísticas multivariadas amplamente utilizadas. O suplemento para este capítulo no nosso *site* expande essa apresentação.

Regressão múltipla

As correlações permitem que os pesquisadores façam previsões. Por exemplo, se a correlação entre as notas no ensino médio e na escola de enfermagem for 0,60, os diretores da escola de enfermagem podem fazer previsões – embora imperfeitas – sobre o desempenho acadêmico dos candidatos na escola de enfermagem. Os pesquisadores podem melhorar suas previsões de um resultado realizando uma **regressão múltipla** em que diversas variáveis independentes são incluídas na análise. Como exemplo, pode-se prever o peso de nascimento do bebê (o resultado) a partir de variáveis como se a mãe é fumante, o número de atendimentos no pré-natal e o período gestacional. Na regressão múltipla, as variáveis de resultado são variáveis contínuas. As variáveis independentes (muitas vezes chamadas de **variáveis de predição** na regressão) são contínuas ou dicotômicas de nível nominal, como homem/mulher.

A estatística utilizada na regressão múltipla é o **coeficiente de correlação múltipla**, simbolizado como R. Diferentemente do r de Pearson, o R não tem valores negativos. Ele varia de 0,00 a 1,00, mostrando a *força*, mas não a *direção*, da relação entre os vários fatores de predição e um resultado. Os pesquisadores podem testar se o R é estatisticamente significativo – isto é, diferente de 0,00. O R, quando elevado ao quadrado, pode ser interpretado como a proporção da variabilidade no resultado que é explicada pelos fatores de predição. Na previsão do peso de nascimento, se for alcançado um R igual a 0,50 ($R^2 = 0,25$), seria possível dizer que os fatores de predição seriam responsáveis por um quarto da variação no peso de nascimento. Contudo, três quartos da variação resultaram de fatores que não estavam na análise. Comumente, os pesquisadores relatam resultados de correlação múltipla em R^2, e não em R.

> **Exemplo de análise de regressão múltipla**
>
> Bhandari e Kim (2015) exploraram fatores que previam comportamentos promotores de saúde entre trabalhadores migrantes nepaleses. Na análise de regressão múltipla, os pesquisadores descobriram que idade, sexo, educação e saúde percebida não foram fatores de predição significativos de escores em uma escala de comportamento de promoção de saúde, mas a autoeficácia foi. O R^2 global foi modesto (0,06), porém, significativo ($p < 0,05$).

Análise de covariância

A **análise de covariância** (**ANCOVA**), que combina aspectos da ANOVA e da regressão múltipla, é utilizada para controlar estatisticamente variáveis de confusão, ou seja, para "equalizar" os grupos que serão comparados. Essa abordagem é valiosa em certas situações, em que se usa um modelo de grupo-controle não equivalente. Quando não há controle por randomização, a ANCOVA oferece uma possibilidade de controle estatístico.

Na ANCOVA, as variáveis de confusão que estão sendo controladas são chamadas de *covariadas*. A ANCOVA testa a significância de diferenças entre as médias aritméticas dos grupos sobre um resultado após remover o efeito das covariadas. A ANCOVA produz a estatística F para testar a significância das diferenças dos grupos. A ANCOVA é uma técnica potente e útil para controlar influências que podem causar confusão sobre os resultados.

> **Exemplo de ANCOVA**
>
> Ham (2015) estudou características socioeconômicas e comportamentais associadas com síndrome metabólica entre crianças em idade escolar com sobrepeso e obesas. As variáveis incluídas foram pressão arterial, níveis de colesterol e circunferência da cintura. Na ANCOVA, fatores comportamentais, como consumo de *fast food* e prática regular de exercícios foram as variáveis independentes, e idade e sexo foram as covariadas.

Regressão logística

A **regressão logística** analisa as relações entre múltiplas variáveis independentes e um resultado de nível nominal (p. ex., cumprimento de recomendações vs. não cumprimento). É similar à regressão múltipla, embora empregue um procedimento de estimativa estatística diferente. A regressão logística transforma a probabilidade de um evento ocorrer (p. ex., se uma mulher irá fazer o autoexame da mama ou não) na sua *chance*. Após outras transformações, a análise examina a relação entre as variáveis de predição e a variável de resultado transformada. Para cada fator de predição, a regressão logística gera uma *RC*, que é o fator pelo qual as chances mudam por unidade dos fatores de predição após controlar outros fatores de predição. A regressão logística gera RCs para cada fator de predição bem como ICs em torno das RCs.

> **Exemplo de regressão logística**
>
> Miller e colaboradores (2016) examinaram o grau em que os escores da escala de Braden e outras variáveis de triagem de nutrição (p. ex., índice de massa corporal, perda de peso) predizem o desenvolvimento de lesão de pressão (UPs) em pacientes hospitalizados. O escore inicial da escala de Braden foi um fator de predição significativo de UPs adquiridas no hospital na primeira semana de hospitalização (RC = 0,64, *p* = 0,009). Os resultados indicaram que cada aumento de 5 pontos na escala de Braden estava associado com redução de 36% na chance de desenvolvimento de UP.

ESTATÍSTICA DE MEDIÇÃO

No Capítulo 10, foram descritas duas propriedades de medição que representam aspectos essenciais de qualidade de medição – confiabilidade e validade. Quando uma nova medição é desenvolvida, os pesquisadores realizam uma avaliação psicométrica para estimar sua confiabilidade e validade. Essas avaliações psicométricas baseiam-se em análises estatísticas, usando índices que foram brevemente descritos aqui. Muitas vezes, os pesquisadores registram estatísticas de medição quando descrevem as medidas que escolheram usar, para fornecer evidência de que os dados podem ser confiáveis.

Avaliação de confiabilidade

Confiabilidade é o grau em que os escores em uma medição são consistentes por meio de medições repetidas se a característica em si não tiver mudado. No Capítulo 10, foram mencionados três tipos principais de confiabilidade, e cada um baseia-se em índices estatísticos diferentes: confiabilidade teste-reteste, confiabilidade interobservador e confiabilidade por consistência interna.

- A *confiabilidade teste-reteste*, que diz respeito à estabilidade de uma medição, é avaliada ao fazer duas medições separadas das mesmas pessoas, muitas vezes com 1 ou 2 semanas de intervalo, e, depois, testa-se o grau em que os dois conjuntos de escores são consistentes. Alguns pesquisadores usam o *r* de Pearson para correlacionar os escores do Momento 1 com aqueles do Momento 2, mas o índice preferido para confiabilidade teste-reteste é o **coeficiente de correlação intraclasse** (**CCI**), que pode variar de 0,00 até 1,00.
- A *confiabilidade interobservador* é utilizada para avaliar o grau em que dois avaliadores ou observadores diferentes indicam o mesmo escore ao medir um atributo. Quando as classificações são dicotômicas (p. ex., presença vs. ausência de flebite infusional), o índice preferido é o **coeficiente kappa de Cohen**, cujos valores também variam de 0,00 a 1,00.

Se as classificações forem escores contínuos, o CCI geralmente é utilizado.

- A *confiabilidade por consistência interna* diz respeito ao grau em que os vários componentes de uma medição de múltiplos componentes (p. ex., itens em uma escala psicossocial) estão medindo constantemente o mesmo atributo. A consistência interna, um aspecto de confiabilidade amplamente registrado, é estimada por um índice chamado **coeficiente alfa** (ou *alfa de Cronbach*). Se uma escala psicossocial incluir várias subescalas, o coeficiente alfa é geralmente calculado para cada subescala separadamente.

Para todos esses índices de confiabilidade, quanto mais próximo de 1,00 estiver o valor, mais forte é a evidência de boa confiabilidade. Embora as opiniões sobre valores minimamente aceitáveis possam variar, os valores de 0,80 ou superiores são comumente considerados satisfatórios. Os pesquisadores tentam selecionar medições com níveis altos de confiabilidade previamente demonstrados, mas se estiverem usando uma escala de múltiplos itens, em geral, também calculam o coeficiente alfa com seus próprios dados.

Avaliação de validade

A validade é a medida que diz respeito ao grau no qual um instrumento mede o que ele se propõe a medir. Como a confiabilidade, a validade tem vários aspectos. Diferentemente da confiabilidade, no entanto, é um desafio estabelecer a validade de uma medida. Validação é um processo de construção de evidência e, em geral, múltiplas formas de evidência são procuradas.

Validade do conteúdo

A validade do conteúdo é relevante para medidas compostas, como escalas de múltiplos itens. A questão é se o conteúdo dos itens reflete adequadamente o construto de interesse. A validação de conteúdo normalmente baseia-se em classificações de cada item feitas por especialista, e essas classificações são utilizadas para calcular um índice chamado de *índice de validade do conteúdo* (*IVC*). Foi sugerido que um valor igual a 0,90 ou superior fornece evidência de satisfatória validade do conteúdo.

Validade do critério

A validade do critério diz respeito ao grau em que os escores em uma medida são consistentes com um critério de "padrão-ouro". Os métodos utilizados para avaliar a validade do critério dependem do nível de medição da medida focal e do critério.

Quando tanto a medida focal quanto o critério são contínuos, os pesquisadores administram as duas medidas para uma amostra e depois calculam o r de Pearson entre os dois escores. Coeficientes maiores são desejáveis, mas não há valor-limite que seja considerado um mínimo. Em geral, significância estatística é o padrão para concluir se a validade do critério é adequada.

Se tanto a medida quanto o padrão-ouro forem variáveis dicotômicas, os pesquisadores muitas vezes aplicarão métodos para avaliar a *precisão diagnóstica*. **Sensibilidade** é a capacidade que a medida possui de identificar corretamente um "caso", ou seja, rastrear ou diagnosticar corretamente uma condição. A sensibilidade da medida é a proporção em que ela gera *positivos verdadeiros*. **Especificidade** é a capacidade que a medida possui de identificar corretamente os não casos, ou seja, de *excluir* os casos em que não aparece a condição estudada. A especificidade é a proporção em que um instrumento gera *negativos verdadeiros*.

Para avaliar a sensibilidade e a especificidade de um instrumento, os pesquisadores precisam de um critério válido e altamente confiável para apontar "qualidades do caso" em relação às quais os escores do instrumento serão avaliados. Por exemplo, se desejamos testar a validade dos autorrelatos de adolescentes sobre fumar (sim/não nas últimas 24 horas), seria possível usar o nível de cotinina na urina, usando um valor de *cutoff* para um teste positivo de ≥ 200 ng/mL como o padrão-ouro. A sensibilidade seria calculada como a proporção de adolescentes que disseram ter fumado *e* tinham elevadas concentrações de cotinina dividida por todos os verdadeiros fumantes, como indicado pelo teste de urina. A especificidade seria a proporção de adolescentes que relataram com precisão que não tinham fumado, ou seja, os negativos verdadeiros, dividida por todos os negativos *reais*. Tanto a sensibilidade quanto a especificidade podem variar de 0 a 100%. É difícil estabelecer padrões de aceitabilidade para sensibilidade e especificidade, mas ambas devem ser o mais alto possível.

Quando a medida focal é contínua e o padrão-ouro é dicotômico, os pesquisadores muitas vezes usam uma ferramenta estatística chamada de *curva característica de operação do receptor* (*COR*). Uma curva COR envolve traçar cada escore sobre a medida focal contra sua sensibilidade e especificidade para corrigir a classificação com base em um critério dicotômico. Uma discussão de curvas COR está além do propósito deste livro, mas leitores interessados podem consultar Polit e Yang (2016).

Validade do construto

A validade do construto diz respeito ao grau em que uma medida está realmente medindo o construto-alvo e, muitas vezes, é avaliada usando procedimentos de testagem de hipóteses como os descritos em seções prévias neste capítulo. Por exemplo, um pesquisador pode pressupor que os escores sobre uma nova medida (p. ex., uma escala de esgotamento do profissional de saúde) estariam correlacionados aos escores em outra medida estabelecida (p. ex., uma escala de depressão). O r de Pearson seria utilizado para testar essa hipótese e uma correlação significativa forneceria alguma evidência de validade do construto. Para validade de grupos conhecida, que envolve testar hipóteses sobre diferenças esperadas dos grupos sobre uma nova medida, um teste *t* de grupos independentes pode ser utilizado. Testes estatísticos bivariados e multivariados são apropriados em avaliações da validade do construto de uma nova medida.

LEITURA E COMPREENSÃO DE INFORMAÇÕES ESTATÍSTICAS

As estatísticas de medição provavelmente são apresentadas na seção de métodos de um relatório e, em geral, são estatísticas registradas previamente pelo desenvolvedor de instrumento. As *descobertas* estatísticas, contudo, são apresentadas na seção de resultados. Informações estatísticas são descritas no texto e em tabelas (ou, com menos frequência, em figuras). Esta seção oferece auxílio para a leitura e a interpretação de informações estatísticas.

Dicas de leitura de textos com informações estatísticas

Tanto as estatísticas descritivas quanto as inferenciais são registradas nas seções de resultados. A estatística descritiva geralmente resume as características da amostra. Informações sobre a história dos participantes ajudam os leitores a tirar conclusões sobre as pessoas nas quais as descobertas podem ser aplicadas. Os pesquisadores podem fornecer informações estatísticas para avaliar vieses. Por exemplo, quando um modelo quase experimental ou de controle de caso é utilizado, os pesquisadores podem testar a equivalência dos grupos que estão sendo comparados nas variáveis de linha de base ou da história, usando testes como os testes *t*.

Para teste de hipóteses, o texto de artigos de pesquisa geralmente fornece as seguintes informações sobre os testes estatísticos: (1) o teste utilizado, (2) o valor da estatística calculada, (3) os graus de liberdade, e (4) o nível de significância estatística. A seguir, são mostrados alguns exemplos do modo como os resultados dos vários testes estatísticos podem ser apresentados na forma de texto.

1. Teste *t*: $t = 1{,}68$, $df = 160$, $p = 0{,}09$
2. Qui quadrado: $\chi^2 = 16{,}65$, $df = 2$, $p < 0{,}001$
3. *r* de Pearson: $r = 0{,}36$, $df = 100$, $p < 0{,}01$
4. ANOVA: $F = 0{,}18$, $df = 1{,}69$, *ns*

A abordagem preferida é registrar significância como a probabilidade calculada de a hipótese nula estar correta, como no Exemplo 1. Neste caso, as diferenças de médias aritméticas dos grupos observados podem ser encontradas ao acaso em 9 em cada 100 amostras. Esse resultado não é estatisticamente significativo porque a diferença média tinha chance inaceitavelmente alta de ser falsa. O nível de probabilidade às vezes é relatado simplesmente como uma faixa abaixo ou acima de determinados limites (Exemplos 2 e 3). Esses resultados são significativos porque a probabilidade de obtê-los por acaso é menor do que 1 em cada 100. O símbolo após o valor p deve ser lido corretamente: o símbolo < significa *menor que*, e o símbolo > significa *maior que* – isto é, os resultados não são significativos se o valor p for 0,05 ou mais. Quando os resultados não alcançam uma significância estatística de nível desejado, os pesquisadores indicam que eles não foram significativos (*ns*), como no Exemplo 4.

Muitas vezes, as informações estatísticas são colocadas entre parênteses em uma sentença que descreve as descobertas, como em "Os pacientes do grupo experimental tiveram uma taxa muito mais baixa de infecção do que os do grupo-controle (χ^2 = 5,41, *df* = 1, p = 0,02)". Na leitura de relatórios de pesquisa, os valores reais da estatística de teste (p. ex., χ^2) não são de interesse inerente. O importante é compreender se os testes estatísticos indicaram que as hipóteses de pesquisa foram aceitas como provavelmente verdadeiras (como demonstrado por resultados significativos) ou rejeitadas como provavelmente falsas (como demonstrado por NS).

Dicas de leitura de tabelas estatísticas

As tabelas permitem que os pesquisadores condensem muitas informações estatísticas e minimizem a redundância. Considere, por exemplo, inserir informações sobre dezenas de coeficientes de correlação no texto.

As tabelas são eficazes, mas podem ser desestimulantes para leitores principiantes devido à ausência de padronização. Não existe formato universalmente aceito para apresentar resultados de testes *t*, por exemplo. Por isso, cada tabela pode apresentar um novo desafio de decodificação.

Aqui, são dadas algumas sugestões para ajudar na compreensão de tabelas estatísticas. Em primeiro lugar, deve-se ler simultaneamente o texto e as tabelas – o texto pode ajudar a descobrir o que a tabela está apresentando. Em segundo lugar, antes de tentar compreender os números de uma tabela, deve-se tentar extrair informações das palavras que a acompanham. Os títulos e as notas de rodapé das tabelas com frequência apresentam informações importantes. Os cabeçalhos das tabelas devem ser examinados com cuidado porque indicam quais são as variáveis da análise (muitas vezes, descritas como legendas da fileira na primeira coluna, como na Tab. 14.10 na p. 251) e quais informações estatísticas são incluídas (muitas vezes, especificadas como cabeçalhos das colunas). Em terceiro lugar, pode ser útil a consulta do glossário de símbolos na parte interna da última capa deste livro para verificar o significado dos símbolos estatísticos. Nem todos os símbolos do glossário estão descritos neste capítulo, portanto, pode ser necessário consultar um manual de estatística, como o da pesquisadora Polit (2010), para obter mais informações.

> **DICA** Em tabelas, os níveis de probabilidade associados com os testes de significância às vezes são apresentados diretamente na tabela, em uma coluna indicada como "*p*" (p. ex., p = 0,03). Contudo, os pesquisadores às vezes indicam níveis de significância em tabelas com asteriscos colocados próximo ao valor da estatística do teste. Um asterisco geralmente significa $p < 0,05$; dois asteriscos, $p < 0,01$; e três asteriscos, $p < 0,001$ (deve-se colocar o asterisco no fim da tabela, acompanhado da indicação do seu significado). Por isso, uma tabela pode mostrar t = 3,00 em uma coluna e $p < 0,01$ em outra. De forma alternativa, a tabela pode mostrar t = 3,00**. A ausência de um asterisco significaria um resultado NS.

CRÍTICA DE ANÁLISES QUANTITATIVAS

Muitas vezes, é difícil criticar análises estatísticas. Espera-se que este capítulo ajude a desvendar a estatística, mas reconhece-se a abrangência limitada de nossa cobertura. Seria insensato esperar que o leitor seja especialista em avaliar análises estatísticas, mas ele pode estar atento a determinadas questões ao revisar artigos de pesquisa. Algumas orientações específicas são apresentadas no Quadro 14.1.

Quadro 14.1 Orientações para a crítica de análises estatísticas

1. As estatísticas descritivas do relatório descreveram suficientemente as principais variáveis e as características da amostra? Foram utilizadas estatísticas descritivas apropriadas – por exemplo, foi apresentada uma média quando teria sido mais informativo o uso de porcentagens?
2. As análises estatísticas foram realizadas para avaliar ameaças à validade do estudo (p. ex., para testar desvios de seleção ou desvios por desistência)?
3. Os pesquisadores relataram alguma estatística inferencial? Foram utilizadas estatísticas inferenciais? Se não, deveriam ter sido utilizadas?
4. Foram fornecidas informações tanto sobre o teste de hipóteses quanto sobre a estimativa de parâmetros (i.e., intervalos de confiança)? Os tamanhos do efeito foram relatados? Em geral, as estatísticas relatadas forneceram aos leitores informações suficientes sobre os resultados do estudo?
5. Foi utilizado algum procedimento multivariado? Se não, deveria ter sido utilizado – por exemplo, a validade interna do estudo teria sido fortalecida pelo controle estatístico das variáveis de confusão?
6. Os testes estatísticos selecionados foram apropriados, dados o nível de medição das variáveis e a natureza das hipóteses?
7. Os resultados dos testes estatísticos foram significativos? O que os testes dizem sobre a plausibilidade das hipóteses de pesquisa? Os efeitos eram mensuráveis?
8. Os resultados de algum dos testes não foram significativos? É possível que reflitam erros de tipo II? Quais fatores poderiam ter minado a validade da conclusão estatística do estudo?
9. As informações sobre a confiabilidade e a validade das medidas foram relatadas? Os pesquisadores usaram medidas com propriedades de medição satisfatórias?
10. Havia uma quantidade apropriada de informações estatísticas? Os resultados foram organizados com clareza e lógica? As tabelas ou figuras foram utilizadas adequadamente para resumir grandes quantidades de informações estatísticas? As tabelas estão claras, com bons títulos e legendas de linhas/colunas?

Um aspecto da crítica deve focar o tipo de análise relatado. O leitor deve avaliar se as informações estatísticas relatadas descrevem adequadamente a amostra e informam sobre os resultados dos testes estatísticos de todas as hipóteses. Outra questão da apresentação está relacionada com o uso acertado das tabelas para resumir as informações estatísticas.

A crítica abrangente também questiona se os pesquisadores usaram estatísticas apropriadas. A Tabela 14.9 fornece orientações para alguns testes estatísticos bivariados utilizados com frequência. As principais questões a serem consideradas são o número de variáveis independentes e dependentes, os níveis de medição das variáveis de pesquisa e o número de grupos comparados (se houver algum).

Quando os pesquisadores não usam uma técnica multivariada, o leitor deve considerar se a análise bivariada testa de modo adequado a relação entre as variáveis independente e dependente. Por exemplo, em caso de uso de um teste t ou ANOVA, a validade interna do estudo teria sido incrementada pelo controle estatístico das variáveis de confusão por meio da ANCOVA? Muitas vezes, a resposta será "sim".

Por fim, o leitor deve ficar atento a possíveis exageros ou subjetividade nos resultados relatados. Os pesquisadores nunca deveriam afirmar que os dados comprovaram, verificaram, confirmaram ou demonstraram que as hipóteses estavam corretas ou incorretas. As hipóteses devem ser descritas como *sustentadas* ou *não sustentadas*, *aceitas* ou *rejeitadas*.

A principal tarefa dos consumidores iniciantes, ao lerem a seção de resultados de um relatório de pesquisa, é compreender o significado dos testes estatísticos. O que os resultados quantitativos indicam sobre a hipótese do pesquisador? Até que ponto as descobertas são aceitáveis? A resposta a essas questões forma a base da interpretação dos resultados de pesquisa, tópico que é discutido no Capítulo 15.

250   Parte 4   Análise e interpretação nas pesquisas quantitativa e qualitativa

EXEMPLOS DE PESQUISA COM ATIVIDADES DE PENSAMENTO CRÍTICO

Nesta seção, fornecemos detalhes sobre a análise de um estudo de enfermagem, seguidos de algumas questões para orientar o pensamento crítico. Leia o resumo e depois responda às questões de pensamento crítico que seguem, consultando a versão integral do relatório, se necessário. As questões de pensamento crítico para o Exemplo 2 são baseadas no estudo que aparece em sua totalidade no Apêndice A deste livro.

EXEMPLO 1: ESTATÍSTICAS DESCRITIVAS E INFERENCIAIS

Estudo: *Psychological characteristics and traits for finding benefit from prostate cancer: Correlates and predictors* (Características e traços psicológicos para encontrar benefícios a partir do câncer de próstata: correlatos e fatores de predição) (Pascoe e Edvardsson, 2015)

Declaração do objetivo: O objetivo deste estudo foi explorar os correlatos e os fatores de predição da descoberta de benefícios a partir de câncer de próstata entre homens que passam por terapia de bloqueio androgênico (TBA).

Métodos: Os pesquisadores usaram um modelo correlacional descritivo. Eles coletaram dados de uma amostra de 209 homens que se submeteram à TBA no ambulatório de um hospital terciário de cuidados intensivos na Austrália. Os participantes do estudo completaram questionários de autorrelato que continham questões sobre características demográficas e clínicas. O questionário também continha várias escalas psicológicas, inclusive escalas para medir enfrentamento, ansiedade, depressão e resiliência. Os pesquisadores observaram que um modelo teórico do processo de enfrentamento fez eles selecionarem variáveis independentes que compreendem "fatores psicológicos que podem ser influentes para encorajar ou manter estados emocionais positivos, o que inclui descoberta de benefícios" (p. 3). Os participantes completaram a escala de descoberta de benefícios, uma escala com 17 itens que questiona sobre benefícios potenciais de ter tido câncer de próstata (p. ex., "[...] ajudou-me a aceitar as coisas como se apresentam"). Os pesquisadores indicaram que, na amostra de homens, a consistência interna para essa escala foi forte ($\alpha = 0,96$). Consistência interna satisfatória também foi encontrada para a escala de enfrentamento ($\alpha = 0,85$), a escala de ansiedade ($\alpha = 0,85$), a escala de depressão ($\alpha = 0,79$) e a escala de resiliência ($\alpha = 0,90$).

Estatística descritiva: Os pesquisadores apresentaram estatísticas descritivas (médias, *DPs*, variações e porcentagens) para descrever as características de membros da amostra, em termos de características demográficas e escores sobre as escalas psicológicas. A Tabela 14.10 apresenta informações descritivas para variáveis selecionadas. Os homens da amostra tinham idades entre 53 e 92 anos, e a média de idade era 72,0 anos (±7,2). O participante típico estava em um relacionamento (76,6%) e era aposentado (73,2%). Um pouco mais da metade dos homens tinha educação superior (53,1%). Em relação aos escores dos participantes nas escalas psicológicas, houve boa variação de valores, indicando variabilidade adequada. Os escores na escala de descoberta de benefícios variaram de 17 a 85, o que corresponde à variação total dos escores possíveis.

Teste de hipótese: Os pesquisadores usaram o *r* de Pearson para testar a hipótese de que a descoberta de benefícios para esses homens estava correlacionada com características psicológicas diversas. A Tabela 14.11 apresenta uma matriz de correlação que mostra os valores de *r* para pares de variáveis selecionadas (a matriz de correlação dos pesquisadores foi mais abrangente). Essa tabela apresenta, no lado esquerdo, seis variáveis: Variável 1, escores na escala de descoberta de benefícios (a variável dependente); Variável 2, nível de educação; Variável 3, escores na escala de enfrentamento; Variável 4, escores na escala de depressão; Variável 5, escores na escala de ansiedade; e Variável 6, idade. A matriz de correlação mostra, na coluna 1, o coeficiente de correlação entre escores de descoberta de benefícios e todas as outras variáveis. Na intersecção da linha 1 com a coluna 1, encontramos o valor 1,00, indicando que os escores estão perfeitamente correlacionados entre si. A próxima entrada na coluna 1 é o *r* entre escores de descoberta de benefícios e nível de educação.

TABELA 14.10 Características demográficas e psicológicas selecionadas de amostra de estudo no estudo sobre descoberta de benefícios a partir do câncer de próstata (N = 209)

Características da amostra	Frequência (n)	Porcentagem	Média aritmética (DP)	Variação
Estado do relacionamento				
Em um relacionamento	160	76,63%		
Não está em um relacionamento	48	23,4%		
Nível de educação				
Curso superior	97	46,6%		
Educação mais alta/avançada	111	53,1%		
Estado do emprego				
Aposentado	153	73,2%		
Outras	55	26,4%		
Idade			72,0 (7,2)	53-92
Escores da escala de enfrentamento			43,9 (13,6)	28-112
Escores da escala de depressão			2,8 (2,9)	0-21
Escores da escala de ansiedade			3,5 (3,6)	0-21
Escore da escala de descoberta de benefícios			36,2 (18,3)	17-85

As escalas para medição de características psicológicas são descritas no relatório.
Adaptada das Tabelas 1 e 2 de Pascoe, E. C., e Edvardsson, D. (2015). Psychological characteristics and traits for fnding beneft from prostate cancer: Correlates and predictors. *Cancer Nursing*. Publicação antecipada *online*.

O valor 0,09 indica uma relação positiva e muito modesta entre essas duas variáveis – uma relação que não era estatisticamente significativa e, portanto, poderia ser zero. A correlação mais forte para os escores de descoberta de benefícios foi com escores da escala de enfrentamento, $r = 0,59$, $p < 0,01$.

Análises multivariadas: Os pesquisadores descobriram que seis dessas variáveis independentes estavam significativamente correlacionadas com os escores da escala de descoberta de benefícios. Essas seis variáveis foram inseridas em uma análise de regressão múltipla. O R^2 para essas seis variáveis de predição foi 0,38, $p < 0,001$. Essas variáveis explicavam 38% da variância na descoberta de benefícios do câncer de próstata. O enfrentamento autorrelatado forneceu a maior contribuição, sugerindo que pode ser válido ajudar os pacientes a identificar estratégias de enfrentamento.

TABELA 14.11 Matriz de correlação para variáveis de estudo selecionadas no estudo sobre descoberta de benefícios a partir do câncer de próstata (N = 209)

Variável	1	2	3	4	5	6
1. Escore de descoberta de benefícios	1,00					
2. Nível de educação	0,09	1,00				
3. Enfrentamento	0,59**	0,17*	1,00			
4. Escore de depressão	0,17**	−0,04	0,33**	1,00		
5. Escore de ansiedade	0,29**	0,01	0,45**	0,67**	1,00	
6. Idade	−0,02	−0,12	−0,11	−0,12	−0,04	1,00

*$p < 0,05$. **$p < 0,01$.
Adaptada da Tabela 3 de Pascoe, E. C., e Edvardsson, D. (2015). Psychological characteristics and traits for fnding beneft from prostate cancer: Correlates and predictors. *Cancer Nursing*. Publicação antecipada *online*.

Exercícios para desenvolver o pensamento crítico

1. Responda às questões relevantes do Quadro 14.1 em relação a esse estudo.
2. Considere também as seguintes questões:
   a. Usando informações da Tabela 14.11, com qual variável o nível educacional dos homens estava significativamente correlacionado? O que a correlação indica?
   b. Qual é a correlação mais forte na Tabela 14.11? Qual é a correlação mais fraca nessa tabela? O que as correlações indicam?
3. Quais serão os possíveis usos dos achados na prática clínica?

EXEMPLO 2: ANÁLISE ESTATÍSTICA DO ESTUDO NO APÊNDICE A

- Leia a seção de resultados do estudo de Swenson e colaboradores (2016) (*Parents' use of praise and criticism in a sample of young children seeking mental health services* [Uso de elogio e crítica pelos pais em uma amostra de crianças pequenas que procuram serviços de atendimento de saúde mental]) no Apêndice A deste livro.

Exercícios para desenvolver o pensamento crítico

1. Responda às questões relevantes do Quadro 14.1 em relação a esse estudo.
2. Considere também as seguintes questões:
   a. Observando a Tabela 1, qual porcentagem de pais tinha ensino superior completo? Qual foi o escore médio (e o *DP*) dos pais na escala de depressão CES-D?
   b. Na Tabela 2, qual porcentagem de pais relatou que "quase nunca" elogiava os filhos? E qual porcentagem de pais relatou que "quase nunca" criticava os filhos?
   c. Na Tabela 4, qual foi o coeficiente de correlação entre o uso de crítica autorrelatada dos pais e seus escores na escala de sintomas de depressão? Essa correlação foi estatisticamente significativa?

Tópicos Resumidos

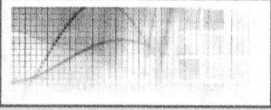

- Há quatro **níveis de medição**: (1) **medição nominal** – classificação dos atributos em categorias mutuamente exclusivas, (2) **medição ordinal** – ordenação das pessoas com base na posição relativa em termos de atributo, (3) **medição intervalar** – indicação não apenas da ordem das pessoas, mas também da distância entre elas, e (4) **medição proporcional** – é distinta da medição intervalar por ter um ponto zero racional. Medidas de níveis intervalar e proporcional são muitas vezes chamadas de **contínuas**.

- A **estatística descritiva** é utilizada para resumir e descrever dados quantitativos.

- Em **distribuições por frequência**, os valores numéricos são ordenados do mais baixo para o mais alto, junto com a soma do número (ou porcentagem) de vezes em que cada valor foi obtido.

- Os dados de uma variável contínua podem ser completamente descritos em termos de formato da distribuição, tendência central e variabilidade.

- O formato da distribuição pode ser **simétrico** ou **inclinado**, com uma extremidade mais longa do que a outra; também pode ser unimodal, com um único pico (i.e., um valor de frequência elevado), ou multimodal, com mais de um pico. A **distribuição normal** (curva em formato de sino) é simétrica, unimodal e não apresenta pico muito alto.

- Os índices da **tendência central** representam a média ou o valor típico de um conjunto de escores. A **moda** é o valor que ocorre com mais frequência; a **mediana**, o ponto acima e abaixo do qual ficam 50% dos casos; e a **média aritmética**, a média de todos os escores. A média aritmética é o índice de tendência central mais estável.

- Índices de **variabilidade** – até que ponto os dados se espalham – incluem a variação e o desvio-padrão. A **variação** é a distância entre os escores mais alto e mais baixo. O **desvio-padrão** (*DP*) indica quanto, em média, os escores desviam-se da média.

- Em uma distribuição normal, 95% dos valores encontram-se no intervalo de 2 *DP*s acima e abaixo da média.

- A **tabela cruzada** é uma distribuição de frequência bidimensional, em que as frequências de duas variáveis de nível nominal ou ordinal são tabuladas de modo cruzado.

- Os **coeficientes de correlação** descrevem a direção e a magnitude de uma relação entre duas variáveis e a variação de –1,00 (**correlação negativa** perfeita) a +1,00 (**correlação positiva** perfeita), passando por 0,00. O coeficiente de correlação utilizado com mais frequência é o *r* **de Pearson**, usado com variáveis contínuas. O **coeficiente rho de Spearman** é geralmente o coeficiente de correlação utilizado quando as variáveis são mensuradas em uma escala ordinal.

- Os índices estatísticos que descrevem os efeitos da exposição a fatores de risco ou intervenções fornecem informações úteis para a tomada de decisões clínicas. O índice de risco amplamente relatado é a **razão de chances (RC)**, que consiste na razão entre as chances do grupo exposto *versus* o não exposto, sendo que a chance reflete a proporção de pessoas com um resultado adverso em relação àquelas que não o têm.

- A **estatística inferencial**, baseada em leis de probabilidade, permite que os pesquisadores façam inferências sobre os **parâmetros** da população com base nos dados de uma amostra.

- A *distribuição por amostragem da média* consiste em uma distribuição teórica das médias de um número infinito de amostras retiradas de uma população. As distribuições por amostragem são a base da estatística inferencial.

- O *erro-padrão da média* (*EPM*) – o *DP* dessa distribuição teórica – indica o grau do erro médio da média de uma amostra; quanto menor for o EPM, mais precisas são as estimativas do valor da população.

- A inferência estatística consiste em duas abordagens: teste de hipótese e **estimativa de parâmetro** (que estima um valor da população).

- A *estimativa pontual* fornece um único valor para a estimativa da população (p. ex., uma média aritmética). A *estimativa intervalar* fornece uma faixa de valores – um **intervalo de confiança (IC)** – entre os quais se espera que fique o valor da população, em uma determinada probabilidade. Com maior frequência, relata-se um IC de 95%, que indica que há 95% de probabilidade de o valor verdadeiro da população estar entre os limites de segurança superior e inferior.

- O **teste de hipóteses** por testes estatísticos possibilita que os pesquisadores tomem decisões objetivas sobre relações entre as variáveis.

- A *hipótese nula* descreve a ausência de relação entre variáveis; a rejeição da hipótese nula leva à sustentação da hipótese de pesquisa. Ao testar hipóteses, os pesquisadores calculam uma **estatística de teste** e depois verificam se a estatística encontra-se além de uma região crítica na distribuição teórica. O valor da estatística de teste indica se a hipótese nula é "improvável".

- O **erro de tipo I** ocorre quando uma hipótese nula é incorretamente rejeitada (falso-positiva). O **erro de tipo II** ocorre quando uma hipótese nula é incorretamente aceita (falso-negativa).

- Os pesquisadores controlam o risco de cometer um erro de tipo I selecionando um **nível de significância** (ou **nível alfa**), que é a probabilidade de esse erro ocorrer. O nível 0,05 (padrão convencional) significa que apenas 5 em cada 100 amostras seria rejeitada uma hipótese nula que deveria ser aceita.

- A probabilidade de cometer um erro de tipo II está relacionada à potência, a capacidade que o teste estatístico tem para detectar relações verdadeiras. Já o critério-padrão de um nível de potência aceitável é 0,80. A potência aumenta à medida que o tamanho da amostra aumenta.

- Os resultados de testes de hipóteses são significativos ou não significativos; ser **estatisticamente significativo** indica que os resultados obtidos provavelmente não são decorrentes de oscilações ocasionais em determinada probabilidade (**valor *p***).

- Dois testes estatísticos comuns são o **teste *t*** e a **análise de variância (ANOVA)**; ambos podem ser usados para testar a significância da diferença entre médias de grupos. A ANOVA é utilizada quando existem três ou mais grupos. A **ANOVA de medições repetidas** (ANOVA-MR) é empregada quando os dados são coletados ao longo de vários pontos de tempo.

- O **teste do qui quadrado** é utilizado para testar hipóteses sobre diferenças de proporções dos grupos.

- O *r* de Pearson pode ser utilizado para testar se a correlação é significativamente diferente de zero.

- Índices do **tamanho do efeito** (como a **estatística d**) resumem a força do efeito de uma variável independente (p. ex., uma intervenção) sobre uma variável de resultado.

- As **estatísticas multivariadas** são utilizadas na pesquisa em enfermagem para separar relações complexas entre três ou mais variáveis.

- A **análise de regressão múltipla** é um método para compreender o efeito de duas ou mais **variáveis de predição** (independentes) sobre uma variável dependente contínua. O **coeficiente de correlação múltipla ao quadrado** (R^2) é uma estimativa da proporção de variabilidade na variável de resultado responsável pelos fatores de predição.

- A **análise de covariância** (**ANCOVA**) controla as variáveis de confusão (chamadas *covariadas*) antes de testar se as diferenças médias entre os grupos são estatisticamente significativas.

- A **regressão logística** é utilizada no lugar da regressão múltipla quando o resultado é dicotômico.

- A estatística também é utilizada em avaliações psicométricas para quantificar a confiabilidade e a validade de uma medição.

- Para confiabilidade teste-reteste, o índice preferido é o **coeficiente de correlação intraclasse** (**CCI**). O **coeficiente kappa de Cohen** é utilizado para estimar a confiabilidade interobservador quando as classificações dos dois observadores independentes são dicotômicas. O índice utilizado para estimar a confiabilidade por consistência interna é o **coeficiente alfa**. São desejáveis coeficientes de confiabilidade de 0,80 ou mais.

- Em termos de validade de conteúdo, as classificações dos itens da escala, feitas por especialistas, são utilizadas para calcular um *índice de validade do conteúdo* (*IVC*).

- A validade do critério é avaliada com métodos estatísticos diferentes, dependendo do nível de medição da medida focal e do critério. Quando ambos são dicotômicos, a sensibilidade e a especificidade são geralmente calculadas. A **sensibilidade** está associada à capacidade de o instrumento identificar um caso corretamente (i.e., a proporção em que ele gera positivos verdadeiros). Já a **especificidade** refere-se à capacidade de o instrumento identificar os não casos corretamente (i.e., a proporção em que gera negativos verdadeiros).

- A validade do construto é avaliada usando procedimentos de teste de hipóteses; portanto, os testes estatísticos como os descritos neste capítulo (p. ex., *r* de Pearson, testes *t*) são apropriados.

REFERÊNCIAS PARA O CAPÍTULO 14

Awoleke, J., Adanikin, A., & Awoleke, A. (2015). Ruptured tubal pregnancy: Predictors of delays in seeking and obtaining care in a Nigerian population. *International Journal of Women's Health*, 27, 141–147.

Bhandari, P., & Kim, M. (2015). Predictors of the health-promoting behaviors of Nepalese migrant workers. *The Journal of Nursing Research*, 24, 232–239.

Draughon Moret, J., Hauda, W., II, Price, B., & Sheridan, D. (2016). Nonoccupational postexposure human immunodeficiency virus prophylaxis: Acceptance following sexual assault. *Nursing Research*, 65, 47–54.

Elder, B., Ammar, E., & Pile, D. (2016). Sleep duration, activity levels, and measures of obesity in adults. *Public Health Nursing*, 33(3), 200–205.

Grønning, K., Rannestad, T., Skomsvoll, J., Rygg, L., & Steinsbekk, A. (2014). Long-term effects of a nurse-led group and individual patient education programme for patients with chronic inflammatory polyarthritis—a randomised controlled trial. *Journal of Clinical Nursing*, 23, 1005–1017.

Ham, O. K. (2015). Socioeconomic and behavioral characteristics associated with metabolic syndrome among overweight/obese school-age children. *Journal of Cardiovascular Nursing*. Advance online publication.

Hevezi, J. A. (2015). Evaluation of a meditation intervention to reduce the effects of stressors associated with compassion fatigue among nurses. *Journal of Holistic Nursing*. Advance online publication.

Lester, J., Crosthwaite, K., Stout, R., Jones, R., Holloman, C., Shapiro, C., & Andersen, B. (2015). Women with breast cancer: Self-reported distress in early survivorship. *Oncology Nursing Forum, 42*, E17–E23.

Lewis, H. S., & Cunningham, C. (2016). Linking nurse leadership and work characteristics to nurse burnout and engage- ment. *Nursing Research, 65*, 13–23.

Miller, N., Frankenfield, D., Lehman, E., Maguire, M., & Schirm, V. (2016). Predicting pressure ulcer development in clinical practice: Evaluation of Braden Scale scores and nutrition parameters. *Journal of Wound, Ostomy, and Continence Nursing, 43*, 133–139.

Najafi Ghezeljeh, T., Mohades Ardebilii, F., Rafii, F., & Haghani, H. (2016). The effects of music intervention on background pain and anxiety in burn patients: Randomized controlled clinical trial. *Journal of Burn Care & Research, 37*(4), 226–234.

Pascoe, E. C., & Edvardsson, D. (2015). Psychological characteristics and traits for finding benefit from prostate cancer: Correlates and predictors. *Cancer Nursing*. Advance online publication.

Polit, D. F. (2010). *Statistics and data analysis for nursing research* (2nd ed.). Upper Saddle River, NJ: Pearson.

Polit, D. F., & Yang, F. (2016). *Measurement and the measurement of change*. Philadelphia, PA: Wolters Kluwer.

Steindal, S., Bredal, I., Ranhoff, A., Sørbye, L., & Lerdal, A. (2015). The last three days of life: A comparison of pain management in the young old and the oldest old hospitalised patients using the Resident Assessment Instrument for Palliative Care. *International Journal of Older People Nursing, 10*, 263–272.

Zou, J., Xu, Y., Wang, X., Jiang, Q., & Zhu, X. (2016). Improvement of constipation in leukemia patients undergoing chemotherapy using sweet potato. *Cancer Nursing, 39*, 181–186.

15 Interpretação e significância clínica na pesquisa quantitativa

Objetivos de aprendizagem

Depois de estudar este capítulo, o leitor será capaz de:

- Descrever as dimensões para interpretar resultados de pesquisa quantitativa
- Descrever a disposição mental que conduz à interpretação crítica de resultados de pesquisa
- Identificar abordagens de avaliação da credibilidade dos resultados quantitativos, e realizar esse tipo de avaliação
- Distinguir entre significância estatística e significância clínica
- Identificar alguns métodos para tirar conclusões sobre significância clínica nos níveis de grupo e individual
- Criticar a interpretação dos resultados feita pelos pesquisadores na seção de discussão de um relatório
- Definir os novos termos apresentados neste capítulo

Termos-chave

- Escore de mudança
- Mudança mínima importante (MMI)
- Orientações CONSORT
- Referência
- Resultados
- Significância clínica

Neste capítulo, são consideradas abordagens para interpretar os resultados estatísticos dos pesquisadores, o que requer consideração das várias decisões teóricas, metodológicas e práticas que os pesquisadores tomam ao realizar um estudo. Fala-se também sobre um tópico importante, mas raramente discutido: a significância clínica.

INTERPRETAÇÃO DOS RESULTADOS QUANTITATIVOS

Os **resultados** estatísticos são resumidos na seção de "Resultados" de um artigo de pesquisa. Os pesquisadores apresentam as *interpretações* dos resultados na seção de "Discussão". Os pesquisadores são raramente objetivos por completo, portanto, o leitor deve desenvolver suas próprias interpretações.

Aspectos da interpretação

A interpretação dos resultados de um estudo envolve seis considerações diferentes, que se sobrepõem e estão inter-relacionadas com as "Questões para avaliação de evidências", apresentadas no Quadro 2.1:

- A credibilidade e a precisão dos resultados
- A precisão da estimativa dos efeitos
- A magnitude dos efeitos e a importância dos resultados
- O significado dos resultados, em especial em relação à causalidade
- O potencial de generalização dos resultados
- As implicações dos resultados na prática de enfermagem, no desenvolvimento da teoria ou na pesquisa futura

Antes de discutir essas considerações, é importante relembrar o papel da inferência no pensamento científico e na interpretação de pesquisas.

Inferência e interpretação

Uma *inferência* envolve tirar conclusões com base em informações limitadas, usando o raciocínio lógico. Interpretar descobertas de pesquisas requer fazer múltiplas inferências. Na pesquisa, praticamente tudo serve de "substituto" para outra coisa. Uma amostra é um substituto para uma população, o escore de uma escala é um representante para a magnitude de um atributo abstrato, e assim por diante.

Os resultados das pesquisas supostamente refletem "a verdade no mundo real" – as descobertas são "substitutos" para o estado real das coisas (Fig. 15.1). As inferências sobre o mundo real são válidas apenas quando os pesquisadores tomam decisões satisfatórias ao selecionar representantes e possuem fontes de vieses controlados. Este capítulo oferece vários pontos de vantagem para avaliar se as descobertas do estudo realmente refletem a "veracidade no mundo real".

Disposição mental interpretativa

A prática baseada em evidências (PBE) envolve integrar os dados de pesquisa à tomada de decisões clínicas. A PBE encoraja os clínicos a pensarem criticamente sobre a prática clínica e a desafiarem o *status quo* quando este entra em conflito com a "melhor evidência". Pensar criticamente e exigir dados comprobatórios também faz parte do trabalho do intérprete de pesquisas. Assim como os clínicos questionam "Quais são os indícios de que essa intervenção será benéfica?", os intérpretes devem perguntar "Quais evidências mostram que os resultados são reais e verdadeiros?".

Para ser um bom intérprete de resultados de pesquisas, pode-se tirar proveito começando por uma atitude cética e uma hipótese nula. Na *interpretação, a hipótese nula afirma que os resultados estão errados e os dados científicos têm falhas.* A "hipótese de pesquisa" afirma que a evidência reflete a veracidade. Os intérpretes decidem se a hipótese nula tem mérito; para isso, examinam criticamente as evidências metodológicas. Quanto mais indícios houver de que o modelo e os métodos usados pelo pesquisador são sólidos, menos plausível será a hipótese nula de que a evidência é imprecisa.

CREDIBILIDADE DOS RESULTADOS QUANTITATIVOS

Uma tarefa interpretativa crucial consiste em avaliar se os resultados estão *corretos*. Isso corresponde à primeira questão do Quadro 2.1: "Qual é a qualidade da evidência – ou seja, quão rigorosa e confiável ela é?". Se for considerado que os resultados não são plausíveis, as questões interpretativas remanescentes (significado, magnitude, precisão, generalização e implicações dos resultados) provavelmente não serão relevantes.

A avaliação da credibilidade requer uma análise cuidadosa das limitações e dos pontos fortes metodológicos e conceituais do estudo. Para concluir se os resultados se aproximam substancialmente da "verdade no mundo real", cada aspecto do estudo – delineamento de pesquisa, plano de amostragem, coleta de dados e análises – tem de ser submetido a um exame crítico.

Há vários modos de abordar a questão da credibilidade, incluindo o uso das orientações para a crítica que estão inseridas neste livro e do protocolo de crítica global apresentado na Tabela 4.1. Nesta seção, são compartilhadas algumas perspectivas adicionais.

Representantes e interpretação

Os pesquisadores começam por construtos e depois planejam meios de operacionalizá-los. Os construtos são ligados às estratégias de pesquisas

| Verdade no mundo real | ← Inferência | Resultados do estudo |

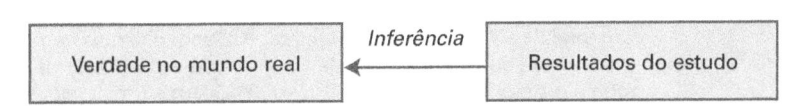

FIGURA 15.1 Inferências na interpretação dos resultados de pesquisas.

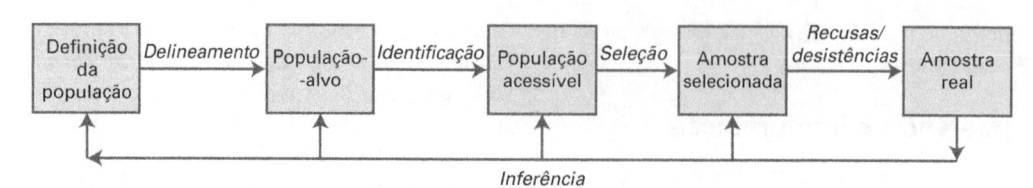

```
Definição    Delineamento   População-   Identificação   População    Seleção   Amostra     Recusas/        Amostra
   da        ──────────▶     -alvo      ──────────▶     acessível   ───────▶  selecionada  desistências      real
população                                                                                  ──────────▶
              ◀────────────────────────────────────────────────────────────────────────────────────────
                                                      Inferência
```

FIGURA 15.2 Inferências sobre as populações: da amostra final à população.

reais em uma série de aproximações; quanto melhor forem os representantes, mais verossímeis podem ser os resultados. Nesta seção, são ilustradas representações sequenciais por meio de conceitos da amostragem para destacar a existência de possíveis desafios inferenciais.

Quando os pesquisadores formulam questões de pesquisa, a população de interesse muitas vezes é abstrata. Suponha-se, por exemplo, o teste da eficácia de uma intervenção para aumentar a atividade física de mulheres de baixa renda. A Figura 15.2 mostra a série de etapas entre o construto abstrato da população (mulheres de baixa renda) e os participantes reais do estudo. Usando dados da amostra real, indicada no último quadrado à direita, o pesquisador tem a intenção de fazer inferências sobre a eficácia da intervenção para um grupo mais amplo, mas cada representante ao longo do caminho traz um problema potencial para alcançar a inferência desejada. Ao interpretar estudos, os leitores têm de considerar até que ponto é *plausível* aceitar que a amostra real reflete a amostra selecionada, a população acessível, a população-alvo e a definição da população.

A Tabela 15.1 apresenta a descrição de um cenário hipotético em que os pesquisadores avançam a partir do construto da população (mulheres de baixa renda) até alcançarem uma amostra de 161 participantes (recentes benefi-

TABELA 15.1 Exemplo de séries sucessivas de representantes na amostragem

Elemento	Descrição	Possíveis desafios inferenciais
Construto da população	Mulheres de baixa renda	
População-alvo	Todas as mulheres que receberam assistência pública (bolsa de serviço social) no estado da Califórnia	• Por que apenas as que receberam bolsas – por que não as trabalhadoras em situação de pobreza? • Por que não aquelas com incapacidades? • Por que a Califórnia?
População acessível	Todas as mulheres que recebem assistência pública na cidade de Los Angeles (Estados Unidos) e falam inglês ou espanhol	• Por que Los Angeles? • E aquelas que não falam inglês nem espanhol?
Amostra selecionada	Uma amostra consecutiva de 300 mulheres que recebiam assistência do serviço social (falantes de inglês ou espanhol) e tinham se inscrito para o recebimento de benefícios em janeiro de 2017 em dois escritórios do serviço social de Los Angeles randomicamente escolhidos	• Por que apenas novas inscritas – e as mulheres que já receberam a assistência? • Por que apenas dois escritórios? Eles são representativos? • Janeiro é um mês típico?
Amostra real	Um total de 161 mulheres da amostra selecionada que participaram de todo o estudo	• Quem não quis participar (ou estava doente demais, etc.)? • Quem entrou e, depois, desistiu do estudo?

ciários da previdência social de dois bairros de Los Angeles, Estados Unidos). A tabela identifica questões que poderiam ser feitas ao extrair as inferências dos resultados dos estudos. As respostas a essas questões afetam a interpretação da *real* eficácia da intervenção para mulheres de baixa renda – ou apenas para as que recebem assistência do serviço social em Los Angeles que cooperaram com a equipe de pesquisa.

Os pesquisadores tomam decisões metodológicas que afetam inferências, e essas decisões devem ser examinadas detalhadamente. Contudo, o comportamento prospectivo dos participantes também precisa ser considerado. No exemplo, 300 mulheres foram selecionadas para o estudo, mas apenas 161 forneceram dados. É quase certo que a amostra final de 161 difere, em aspectos importantes, das 139 que declinaram, e essas diferenças afetam a evidência do estudo.

Felizmente, cada vez mais, exige-se que os pesquisadores documentem o fluxo de participação em seus estudos – especialmente em análises de intervenção. As diretrizes chamadas de **orientações CONSORT** (do inglês, *Consolidated Standards of Reporting Trials* [Padrões Consolidados para Relato de Ensaios]) foram adotadas pelos principais periódicos de medicina e de enfermagem para ajudar o leitor a acompanhar a trajetória dos participantes do estudo. Fluxogramas com as orientações CONSORT, quando disponíveis, devem ser seguidos durante o processo de interpretação. A Figura 15.3 fornece um exemplo desse fluxograma para um ensaio controlado randomizado (ECR). Os dados da figura mostram que 295 pessoas foram avaliadas para elegibilidade, mas 95 não satisfizeram os critérios de elegibilidade ou se recusaram a participar do estudo. Dos 200 participantes do estudo, metade foi randomizada para o grupo experimental e a outra metade, para o grupo-controle ($N = 100$ em cada grupo). Todavia, apenas 83 no grupo de intervenção realmente receberam a intervenção total. No acompanhamento de 3 meses, os pesquisadores tentaram obter dados de 96 pessoas no grupo de intervenção (todos que não se mudaram ou não morreram). Eles não conseguiram dados de acompanhamento de 92 indivíduos no grupo de intervenção (e 89 no grupo-controle), e estes 181 integraram a amostra da análise.

Credibilidade e validade

A inferência e a validade estão ligadas de modo intrínseco. Como intérpretes cuidadosos, os leitores têm de buscar indícios de que as inferências desejadas são, de fato, válidas. Parte desse processo envolve considerar hipóteses alternativas concorrentes sobre a credibilidade e o significado dos resultados.

No Capítulo 9, foram discutidos quatro tipos de validade relacionados com a credibilidade dos resultados do estudo: validade da conclusão estatística, validade interna, validade externa e validade do construto. Aqui, será utilizado o exemplo de amostragem (Fig. 15.2 e Tab. 15.1) a fim de demonstrar a relevância das decisões metodológicas para todos os tipos de validade – e, portanto, para inferências sobre os resultados do estudo.

No exemplo, o construto da população é *mulheres de baixa renda*, o que levou aos critérios de elegibilidade da população estipulando as mulheres que recebiam assistência do governo na Califórnia. Contudo, ainda existem operacionalizações alternativas para o construto da população (p.ex., mulheres que moram na Califórnia abaixo do nível de pobreza oficial). Deve-se ter em mente que a validade do construto envolve inferências que vão desde os construtos particulares do estudo até os de ordem mais elevada. Portanto, é justo perguntar: "Os critérios de elegibilidade captam adequadamente o construto da população – as mulheres de baixa renda?"

A validade da conclusão estatística – até que ponto podem ser feitas inferências corretas sobre a existência de diferenças "reais" entre os grupos – também é afetada pelas decisões sobre a amostragem. De modo ideal, os pesquisadores devem fazer uma análise potente logo no início, a fim de estimar o tamanho da amostra necessária. No exemplo, pressupõe-se (com base em pesquisas prévias) que o tamanho do efeito da intervenção com exercícios será pequeno a moderado, com $d = 0,40$. Para uma potência de 0,80 e risco de erro de tipo I em 0,05, seria necessária uma amostra de cerca de 200 participantes. A amostra real, de 161, gera risco de cerca de 30% de erro de tipo II – isto é, conclui incorretamente que a intervenção não foi bem-sucedida.

```
                    ┌─────────────────────────────────┐
                    │ Submetidos à avaliação de elegibilidade │
                    │            N = 295              │
                    └─────────────────────────────────┘
                                    │
                                    ▼
                              ( Inscrição )  ───────►  Excluídos – não satisfizeram os
                                    │                  critérios de elegibilidade:  n = 61
                                    │                  Desistiram de participar:    n = 34
                                    ▼
                            ( Alocação randômica )
```

Grupo experimental		Grupo-controle	
Randomizados ao grupo de intervenção:	N = 100	Randomizados ao grupo-controle:	N = 100
Receberam intervenção integral:	n = 83		
		Saíram da área:	n = 3
Não receberam intervenção:	N = 5	Morreram:	n = 2
Decisão do participante:	n = 4		
Decisão clínica (segurança):	n = 1		
Intervenção interrompida:	N = 12		
Saíram da área:	n = 3		
Morreram:	n = 1		
Desistiram (falta de tempo):	n = 8		

Acompanhamento de 3 meses

Acompanhados:	N = 96	Acompanhados:	N = 95
Completaram:	N = 92	Completaram:	N = 89
Não completaram:	N = 4	Não completaram:	N = 6
Não foram localizados:	n = 1	Não foram localizados:	n = 3
Doença grave:	n = 1	Doença grave:	n = 0
Recusa (falta de tempo):	n = 2	Recusa (falta de tempo):	n = 3

Análise

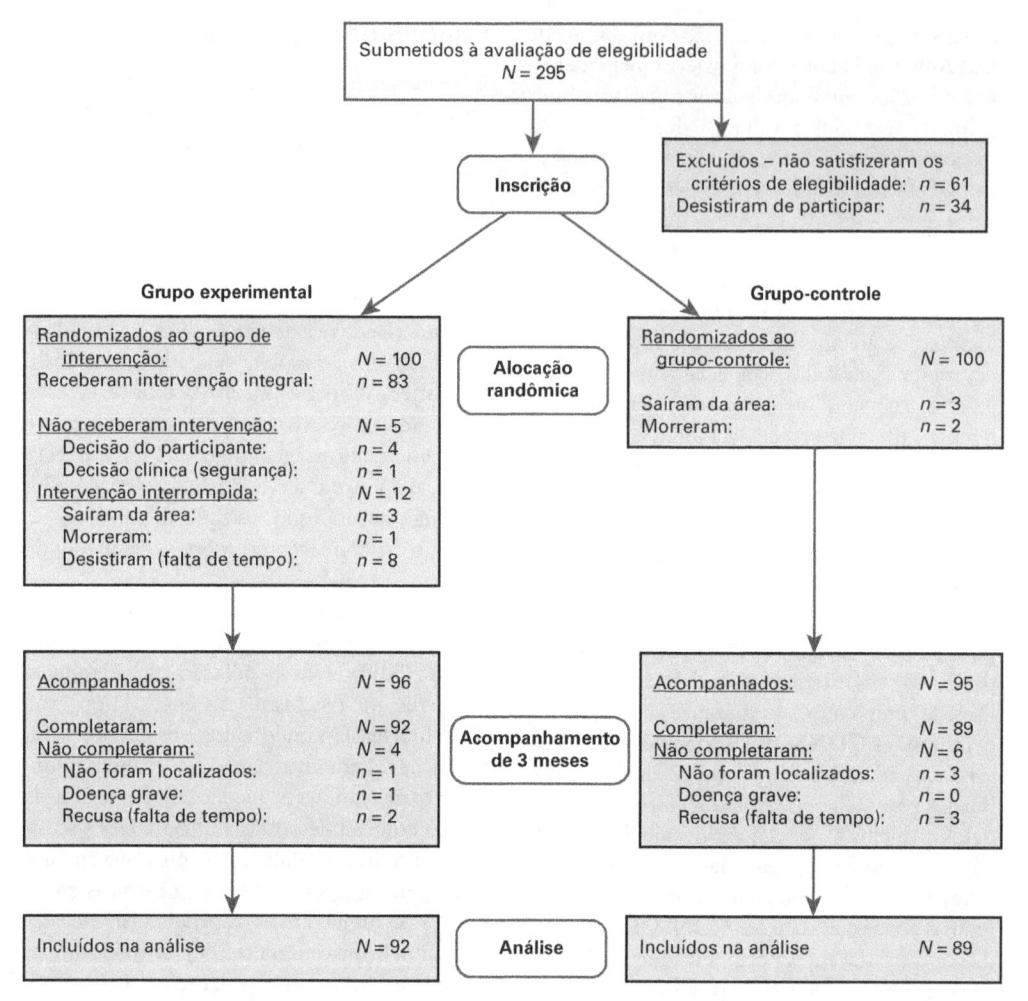

Incluídos na análise	N = 92	Incluídos na análise	N = 89

FIGURA 15.3 Exemplo de fluxograma das orientações CONSORT: progressão de participantes em um estudo de intervenção.

A validade externa – potencial de generalização dos resultados – é afetada pela amostragem. Para quem seria segura a generalização dos resultados desse exemplo – para o construto da população de mulheres de baixa renda? Para todas que recebem assistência social na Califórnia? Para todas que recebem assistência social em Los Angeles e falam inglês e espanhol? Inferências sobre até que ponto os resultados do estudo correspondem à "verdade no mundo real" precisam levar em consideração as decisões e os problemas da amostragem (p. ex., dificuldades de seleção).

Por fim, a validade interna do estudo (até que ponto uma inferência causal pode ser feita) também é afetada pela composição da amostra. Nesse exemplo, a desistência causaria preocupação. Será que os participantes do grupo de intervenção teriam maior (ou menor) probabilidade de abandonar o estudo do que os do grupo-controle? Em caso positivo, qualquer diferença observada nos resultados poderia ter sido causada por diferenças individuais nos grupos (p. ex., diferenças no grau de motivação para permanecer no estudo), e não pela intervenção em si.

As decisões metodológicas – sejam elas sobre amostragem, modelo de intervenção, medição, delineamento ou análise – e sua cuidadosa implantação afetam inevitavelmente o rigor do estudo. E todas elas podem interferir nos quatro tipos de validade e, por conseguinte, na interpretação dos resultados.

Credibilidade e viés

O trabalho do pesquisador é traduzir os construtos abstratos em procurações apropriadas. Outra tarefa importante refere-se a esforços para eliminar, reduzir ou controlar vieses – ou, como último recurso, detectá-los e compreendê-los. O trabalho do leitor de relatórios de pesquisa consiste em descobrir vieses e considerá-los na avaliação sobre a credibilidade dos resultados.

Os vieses criam distorções e minam os esforços dos pesquisadores em revelar "a verdade no mundo real". Os vieses são disseminados e praticamente inevitáveis. É importante considerar quais tipos de vieses podem estar presentes e qual sua extensão, tamanho e sistemática. Neste livro, são discutidos muitos tipos de vieses – alguns refletem inadequações do modelo (p. ex., viés de seleção), outros refletem problemas de recrutamento (p. ex., viés de falta de resposta), e outros estão relacionados com a medição (p. ex., condições sociais desejáveis). A Tabela 15.2 apresenta vieses e erros mencionados neste livro. Essa tabela pretende servir como lembrete para alguns dos problemas que devem ser considerados durante a interpretação de resultados de estudo.

> **DICA** O suplemento para este capítulo no nosso *site* inclui uma longa lista de vieses, incluindo alguns descritos neste livro; são oferecidas definições para todos os que estão listados. Disciplinas diferentes e autores distintos usam denominações diversas para os mesmos vieses. Os nomes reais não são importantes – o que importa é refletir sobre como forças diferentes podem distorcer resultados e afetar inferências.

Credibilidade e corroboração

Anteriormente, observou-se que os intérpretes de pesquisas devem buscar indícios para derrubar a "hipótese nula" de que os resultados de pesquisa estariam errados. A evidência para desacreditar essa hipótese nula vem da qualidade dos representantes que substituem as abstrações. A eliminação de vieses também enfraquece a hipótese nula. Outra estratégia é buscar a corroboração dos resultados.

A corroboração pode vir de fontes internas e externas, e o conceito de *replicação* é importante em ambos os casos. Para ajudar nas interpretações, são consideradas, por exemplo, pesquisas prévias sobre o tópico. Os intérpretes podem examinar se os resultados do estudo são congruentes com os de outros estudos. A consistência entre os estudos tende a desacreditar a "hipótese nula" de resultados errôneos.

Os pesquisadores podem ter oportunidades de fazer replicações. Por exemplo, em estudos em vários locais, a ocorrência de resultados similares em todos os locais sugere que algo "real" está

TABELA 15.2 Lista selecionada dos principais vieses ou erros em estudos quantitativos em quatro domínios de pesquisa

Delineamento da pesquisa	Amostragem	Medição	Análise
Viés de expectativa	Erro de amostra	Viés de incapacidade social	Erro de tipo I
Efeito Hawthorne	Viés de voluntário	Viés de aquiescência	Erro de tipo II
Contaminação dos tratamentos	Viés de não respondente	Viés de opositores	
Efeitos de resíduo		Viés de resposta extrema	
Viés de não adesão		Viés de memória	
Viés de seleção		Reatividade	
Viés de desistência		Viés do observador	
Viés de história			

acontecendo. A triangulação pode ser outra forma de replicação. As autoras deste livro são fortes defensoras dos estudos de métodos mistos (ver Cap. 13). Quando as descobertas da análise de dados qualitativos são consistentes com os resultados das análises estatísticas, a corroboração interna pode ser especialmente potente e persuasiva.

OUTROS ASPECTOS DA INTERPRETAÇÃO

Se uma avaliação levar à aceitação de que os resultados de um estudo são provavelmente "reais", foi feito um importante progresso na interpretação das descobertas do estudo. Outras tarefas interpretativas dependem da conclusão de que os resultados são provavelmente plausíveis.

Precisão dos resultados

Os resultados provenientes de teste de hipóteses indicam se uma relação ou diferença de grupo é provavelmente "real". Um valor p no teste de hipóteses oferece informações importantes (quer a hipótese nula seja provavelmente falsa), mas incompletas. Os intervalos de confiança (ICs), por sua vez, fornecem informações sobre o grau de precisão dos resultados do estudo. O Dr. David Sackett, um fundador no movimento PBE, e seus colaboradores (2000) afirmaram o seguinte sobre os ICs: "os valores p, isoladamente, não são informativos [...]. Em contrapartida, os ICs indicam a força da evidência sobre quantidades que interessam diretamente, assim como o benefício do tratamento. Eles são, portanto, de particular relevância para praticantes da medicina baseada em evidências" (p. 232). Parece que, nos próximos anos, cada vez mais enfermeiros pesquisadores vão relatar informações sobre o IC devido ao valor desses dados para a interpretação dos resultados do estudo e a avaliação da sua utilidade na prática de enfermagem.

Magnitude dos efeitos e importância

Em estudos quantitativos, os resultados que sustentam as hipóteses dos pesquisadores são descritos como *significativos*. A análise cuidadosa dos resultados do estudo envolve avaliar se, além de terem significância estatística, os efeitos são importantes do ponto de vista clínico.

Ter significância estatística não é sinônimo, necessariamente, de ser importante para enfermeiros e pacientes. A significância estatística indica que é improvável a ocorrência dos resultados por mero acaso – isso não quer dizer que sejam importantes. Com amostras grandes, inclusive relações modestas são significativas quando avaliadas de modo estatístico. Por exemplo, com uma amostra de 500, o coeficiente de correlação de 0,10 é significativo em nível 0,05, mas uma relação tão fraca assim talvez tenha pouca relevância prática. Esse ponto levanta uma importante questão de PBE (Quadro 2.1): "Qual é a evidênica – qual a magnitudes de seus efeitos?" Estimar a magnitude e a importância dos efeitos é relevante quanto ao aspecto da significância clínica, um tópico que será abordado mais tarde neste capítulo.

Significado dos resultados quantitativos

Nos estudos quantitativos, os resultados estatísticos vêm na forma de valores p, tamanhos de efeito e ICs, aos quais os pesquisadores e os consumidores devem atribuir um significado. As questões sobre o significado dos resultados estatísticos muitas vezes refletem o desejo de interpretar conexões causais. Em geral, interpretar o significado dos resultados descritivos não é um desafio. Considere-se, por exemplo, que foi descoberto que, entre pacientes submetidos à eletroconvulsoterapia (ECT), a porcentagem dos que experimentam dores de cabeça induzidas pelo procedimento é 59,4% (IC de 95% [56,3, 63,1]). Esse resultado é diretamente interpretável. Mas, se descobrirmos que a prevalência da dor de cabeça é significativamente mais baixa no grupo da intervenção de crioterapia do que entre pacientes que receberam paracetamol, será preciso interpretar o que esse resultado significa. Em particular, teríamos de interpretar se é plausível que a crioterapia *tenha causado* a reduzida prevalência de dores de cabeça. Nesta seção, discute-se a interpretação de resultados de pesquisa no contexto da testagem das hipóteses, com ênfase nas interpretações causais.

Interpretação de resultados previstos na hipótese

Interpretar resultados estatísticos é mais fácil quando as hipóteses são sustentadas – isto é, quando existem *resultados positivos*. Os pesquisadores já consideraram descobertas prévias e teoria no desenvolvimento de hipóteses. Entretanto, algumas advertências devem ser consideradas.

É importante evitar a tentação de extrapolar os dados para explicar o que os resultados significam. Por exemplo, suponhamos a hipótese de que o nível de ansiedade em gestantes em relação ao parto está correlacionado com o número de filhos que elas têm. Os dados revelam uma relação negativa significativa entre os níveis de ansiedade e o número de partos ($r = -0,40$). Interpreta-se isso do seguinte modo: uma maior experiência com nascimentos resulta em diminuição da ansiedade. Os dados sustentam essa conclusão? A conclusão parece lógica, mas, na verdade, não há nada nos dados que leve a essa interpretação. Um preceito científico importante – de fato, decisivo – é o fato de que *a correlação não comprova uma relação de causa*. A descoberta de que duas variáveis estão relacionadas não oferece indícios de que alguma delas cause a outra, e nem mesmo de que há alguma relação de causa. No exemplo, talvez a causalidade corra na direção oposta – isto é, o nível de ansiedade da mulher afeta o número de filhos que ela tem. Ou talvez uma terceira variável, como a relação da mulher com o marido, influencie tanto a ansiedade como o número de filhos. Inferir causalidade é difícil, sobretudo em estudos cujo delineamento não é experimental.

Dados empíricos que sustentam as hipóteses de pesquisa nunca constituem *prova* da veracidade delas. O teste de hipóteses é probabilístico. Há sempre a possibilidade de as relações observadas resultarem do acaso – ou seja, pode ter ocorrido um erro de tipo I. Os pesquisadores devem ser empíricos sobre seus resultados e sobre as interpretações deles. Assim, mesmo quando os resultados estão alinhados com as expectativas, os pesquisadores devem tirar conclusões com restrições.

> **Exemplo de corroboração de hipótese**
>
> Houck e colaboradores (2011) estudaram fatores associados com autoconceito em 145 crianças com transtorno do déficit de atenção com hiperatividade (TDAH). Eles propuseram que os problemas comportamentais nessas crianças poderiam estar associados com autoconceito menos favorável e descobriram que a internalização de problemas comportamentais era significativamente preditiva dos escores de autoconceito mais baixos. Em sua discussão, eles afirmaram que "idade e comportamentos internalizantes influenciavam de forma negativa o autoconceito da criança" (p. 245).

Esse estudo é um bom exemplo dos desafios da interpretação de descobertas em estudos correlacionais. A interpretação dos pesquisadores diz que que os problemas comportamentais *influenciaram* ("causaram") o baixo autoconceito. Essa conclusão é sustentada pela pesquisa anterior, ainda que não haja nada nos dados que possa eliminar a possibilidade de o autoconceito de uma criança ter *influenciado* seu comportamento ou de algum outro fator ter influenciado tanto o comportamento quanto o autoconceito. A interpretação dos pesquisadores é plausível, mas seu modelo transversal torna difícil eliminar outras explanações. Uma das principais ameaças à validade interna da inferência nesse estudo é a ambiguidade temporal.

Interpretação de resultados não significativos

Os resultados não significativos não impõem desafios interpretativos. Os testes estatísticos são orientados para a negação da hipótese nula. Quando não se consegue rejeitar a hipótese nula, as razões podem ser várias, e, geralmente, é difícil compreender o real motivo.

A hipótese nula *poderia* na verdade ser real, refletindo com precisão a ausência de uma relação entre as variáveis de pesquisa. Por outro lado, a hipótese nula pode ser falsa. A retenção de uma hipótese nula falsa (um erro de tipo II) pode resultar de problemas metodológicos, como validade interna inconsistente, amostra anômala, procedimento estatístico fraco ou medidas não confiáveis. Em particular, muitas vezes a falha em rejeitar a hipótese nula é consequência da insuficiência de potência, refletindo, em geral, um tamanho de amostra pequeno demais.

É importante reconhecer que uma hipótese nula que não é rejeitada não confirma a *ausência* de relações entre as variáveis. *Resultados não significativos não fornecem indícios nem da verdade nem da falsidade da hipótese.*

Uma vez que se destinam a dar sustentação à rejeição de hipóteses nulas, os procedimentos estatísticos básicos não servem bem a testes de hipóteses de pesquisas *reais* sobre a ausência de relações ou sobre a equivalência entre grupos. No entanto, às vezes, isso é exatamente o que os pesquisadores querem fazer, em especial em situações clínicas nas quais o objetivo é testar se uma prática é tão efetiva quanto outra – mas talvez menos dolorosa ou dispendiosa. Quando a hipótese de pesquisa real é nula (p. ex., pressupõe-se que *não* há diferença entre os grupos), devem ser usadas estratégias rigorosas para fornecer dados de sustentação. Isso é útil para calcular tamanhos do efeito ou ICs para ilustrar que o risco de um erro de tipo II é pequeno.

> **Exemplo de sustentação fornecida por resultado não significativo previsto na hipótese**
>
> Lavender e colaboradores (2013) conduziram um ensaio para testar a hipótese de que um produto de banho para bebê formulado para banhos em recém-nascidos não é inferior a banhar a criança somente com água, em termos de perda de água transepidérmica (PATE) e outros resultados secundários. Em sua amostra relativamente grande de 307 bebês saudáveis, nenhuma das diferenças do grupo foi estatisticamente significativa. A diferença nos valores de PATE foi de apenas 0,08 glm^2/h, $p = 0,89$, IC de 95% [–1,24, 1,07]. A conclusão dos pesquisadores foi: "Não conseguimos detectar quaisquer diferenças entre produtos para banho em recém-nascidos e água" (p. 203).

Interpretação de resultados significativos não previstos na hipótese

Resultados significativos não previstos na hipótese podem ocorrer em duas situações. A primeira envolve a exploração de relações que não tinham sido consideradas durante a elaboração do estudo. Por exemplo, ao examinar correlações entre variáveis de pesquisa, o pesquisador pode observar que duas variáveis centrais para as questões de pesquisa, na verdade, não estão significativamente correlacionadas – e também não são interessantes.

> **Exemplo de descoberta significativa ocorrida por um feliz acaso**
>
> Latendresse e Ruiz (2011) estudaram a relação entre estresse materno crônico e parto prematuro. Eles relataram uma descoberta inesperada de que o uso materno de inibidores seletivos da recaptação da serotonina (ISRSs) estava associado com aumento de 12 vezes de partos prematuros.

A segunda situação é mais surpreendente e não ocorre com frequência: a obtenção de resultados *opostos* aos hipotetizados. Por exemplo, o pesquisador lança a hipótese de que o ensino individualizado acerca dos riscos da síndrome da imunodeficiência adquirida (aids, do inglês *acquired immunodeficiency syndrome*) é mais eficaz do que a instrução em grupo, mas os resultados indicam que o método em grupo é significativamente melhor. Embora isso possa parecer desconcertante, a pesquisa não deve ser feita para corroborar predições, mas, sim, para chegar à verdade. Não é possível dizer que os resultados do estudo "deram errado" quando refletem a verdade. Quando os achados significativos são opostos ao que foi hipotetizado, a interpretação deve envolver comparações com outras pesquisas, uma consideração de teorias alternativas e o exame crítico dos métodos de pesquisa.

> **Exemplo de resultado significativo contrário à hipótese**
>
> Dotson e colaboradores (2014), que testaram hipóteses sobre retenção de enfermagem com uma amostra de 861 enfermeiros registrados (ERs), previram que níveis mais altos de altruísmo estariam associados com intenções mais fortes de ficar na enfermaria; contudo, encontrou-se o oposto. Eles especularam que isso poderia significar que alguns enfermeiros "não sentem mais o prazer de seus desejos altruístas no campo da enfermagem" (p. 115).

Em resumo, a interpretação do significado de resultados de pesquisas é uma tarefa árdua, mas, ainda assim, oferece recompensas intelectuais. Em essência, os intérpretes precisam desempenhar o papel de detetives científicos, tentando reunir as partes de um quebra-cabeça para que surja um quadro coerente.

Potencial de generalização dos resultados

Em geral, os pesquisadores buscam evidência que possa ser usada por outros. Se a nova intervenção de enfermagem for considerada bem-sucedida, outros podem querer adotá-la. Portanto, outra questão interpretativa consiste em se a intervenção vai "funcionar" ou se as relações serão "mantidas" em outros ambientes, com outras pessoas. Parte do processo interpretativo envolve a seguinte questão: "A que grupos, ambientes e condições os resultados podem ser aplicados razoavelmente? "

Para interpretar a generalização do estudo, é útil considerar a discussão anterior sobre representantes. Para quais construtos de ordem mais alta, quais populações, quais ambientes ou quais versões de uma intervenção as operações de estudo foram substitutos satisfatórios?

Implicações dos resultados

Assim que consegue tirar conclusões sobre credibilidade, precisão, importância, significado e potencial de generalização dos resultados, o leitor está pronto para pensar sobre suas implicações. O leitor pode considerar as implicações das descobertas em relação à futura pesquisa: O que outros pesquisadores nesta área devem fazer – qual é o "próximo passo" correto? O leitor tende a considerar as implicações para a prática de enfermagem: Como os resultados devem ser usados por enfermeiros na prática?

Todas as dimensões interpretativas discutidas aqui são essenciais para a prática de enfermagem baseada em evidências. Em relação ao potencial de generalização, talvez não seja suficiente descobrir a quem os resultados podem ser aplicados – também pode ser preciso fazer a seguinte pergunta: "Esses resultados são relevantes para a *minha* situação clínica particular"? Se o leitor chegou à conclusão de que os resultados têm limitada credibilidade ou importância, então é provável que sejam de pouca utilidade para a prática.

SIGNIFICÂNCIA CLÍNICA

Há muito tempo é reconhecido que o teste de hipóteses fornece informações limitadas para propósitos de interpretação. Em particular, atingir significância estatística não aborda se a descoberta é clinicamente significativa ou relevante. Com uma amostra grande o suficiente, uma relação trivial pode ser estatisticamente significativa. De modo geral, define-se **significância clínica** como a importância prática de resultados de pesquisa – ou seja, se eles possuem efeitos palpáveis e genuínos sobre a vida cotidiana dos pacientes ou sobre as decisões de atendimento de saúde tomadas em nome deles.

Em áreas que não a da enfermagem, particularmente na medicina e na psicoterapia, a atenção recente tem sido voltada para definir significância clínica e desenvolver maneiras para operacionalizá-la. Não tem havido consenso em qualquer frente, mas algumas soluções conceituais e estatísticas estão sendo usadas com alguma regularidade. Nesta seção, é fornecida uma breve visão geral de avanços recentes na definição e na operacionalização da significância clínica; informações adicionais estão disponíveis em Polit e Yang (2016).

No teste de hipóteses, o consenso foi alcançado décadas atrás – para melhor ou para pior –, de que um valor p igual a 0,05 seria o critério-padrão para significância clínica. É improvável que um padrão uniforme seja sempre adotado para significância clínica, no entanto, devido à sua complexidade. Por exemplo, em alguns casos, *ausência de mudança* no decorrer do tempo pode ser clinicamente significativo se isso representar que um grupo com doença progressiva não piorou. Em outros casos, a significância clínica está associada com melhoras. Outro aspecto é: "a *perspectiva* sobre significância clínica é relevante para quem? " Às vezes, a perspectiva do clínico é principal devido às implicações para tratamento de saúde (p. ex., quanto aos níveis de colesterol). Para outros resultados, a visão do paciente é a que importa (p. ex., sobre qualidade de vida). Outros aspectos são determinar se a significância clínica é para descobertas em nível do grupo ou sobre pacientes individuais e se a significância clínica está ligada aos resultados pontuais no tempo ou a escores de mudança. O trabalho mais recente é sobre a significância clínica de **escores de mudança** para pacientes individuais (p. ex., mudança de uma medição da linha de base para uma medição do acompanhamento). No entanto, inicia-se com uma breve discussão de significância clínica em nível de grupo.

Significância clínica em nível de grupo

Muitos estudos dizem respeito às comparações em nível de grupo. Por exemplo, modelos de pré-teste e pós-teste com um grupo envolvem comparar um grupo em dois ou mais momentos, para examinar se ocorreu ou não uma mudança nos resultados, em média. Em ECRs e em estudos de caso-controle, a comparação central é sobre diferenças médias para diferentes grupos de pessoas. A significância clínica em nível de grupo geralmente envolve usar informações estatísticas que não o valor p para tirar conclusões sobre a utilidade das descobertas de pesquisa. As estatísticas mais amplamente usadas para esse propósito são índices de tamanho do efeito (TE), ICs e número necessário para tratar (NNT).

Índices de TE resumem a magnitude de uma mudança ou uma relação e, assim, fornecem perspectivas sobre como um grupo, *em média*, pode beneficiar-se de um tratamento. Na maioria dos casos, uma descoberta clinicamente significativa em nível de grupo significa que o TE é suficientemente grande para ter relevância para os pacientes. Os ICs são defendidos por vários escritores como ferramentas úteis para entender o significado clínico; os ICs fornecem a mais plausível gama de valores, em um determinado nível de confiança, para o parâmetro populacional desconhecido. Os NNTs são, às vezes, promovidos como úteis indicadores da significância clínica porque a informação é relativamente fácil de entender. Por exemplo, se o NNT para um importante resultado é considerado 2,0, apenas 2 pacientes têm que receber um tratamento em particular de modo que um paciente se beneficie. Contudo, se o NNT for 10,0, 9 pacientes de 10 que recebem o tratamento não obteriam nenhum benefício.

Com qualquer um desses índices em nível de grupo, os pesquisadores devem designar o que constitui a significância clínica – assim como devem designar um valor alfa para a significância estatística. Por exemplo, um TE de 0,20 (para o índice d descrito no Cap. 14) seria considerado clinicamente significativo? Um d de 0,20 foi descrito como um efeito "pequeno", mas, às vezes, pequenas melhoras podem ter relevância clínica. Afirmações sobre a obtenção de significância clínica para os grupos devem ser baseadas em critérios defensáveis.

> **Exemplo de significância clínica em nível de grupo**
>
> Despriee e Langeland (2016) testaram o efeito de 30% de sacarose comparados com um placebo (água) no alívio da dor durante a imunização de crianças com 15 meses de idade. A diferença média de grupo de menos 15 segundos de choro entre os bebês no grupo de intervenção foi estatisticamente significativa. O grande TE levou os pesquisadores a concluir que a melhora também foi clinicamente significativa.

Significância clínica em nível individual

Os médicos geralmente não estão interessados no que ocorre em um *grupo* de pessoas – eles estão preocupados com os pacientes individuais. Como observado no Capítulo 2, um objetivo-chave na PBE é personalizar a "melhor evidência" em decisões para as necessidades específicas de um paciente, dentro de um contexto clínico particular. Os esforços para chegar a conclusões sobre a significância clínica em nível individual podem ser diretamente ligados aos objetivos de PBE.

Foram definidas várias abordagens para definir e operacionalizar a significância clínica em nível individual, mas elas partilham um aspecto em comum: envolvem estabelecer uma **referência** (ou *limiar*) que designe o valor de escore sobre uma medida (ou valor de uma mudança de escore) que deveria ser considerado importante. Com uma referência estabelecida para a significância clínica, cada pessoa em um estudo pode ser classificada como tendo ou não tendo um escore ou mudança de escore que é clinicamente significativo.

Definições conceituais da significância clínica

Várias definições da significância clínica podem ser encontradas na literatura sobre saúde, e a maioria delas diz respeito a mudanças nas medidas de desfechos de pacientes (p. ex., um escore em Tempo 1 subtraído de um escore em Tempo 2). Uma abordagem para conceitualizar a significância clínica domina os campos médicos. Em uma publicação citada centenas de vezes na literatura médica, Jaeschke e colaboradores (1989) ofereceram a seguinte definição: "A diferença mínima clinicamente importante (DMCI) pode ser definida como a menor diferença no escore no domínio de interesse pelo qual os pacientes percebem como benéfico e que deveriam impor, na ausência de efeitos colaterais problemáticos e custo excessivo, uma mudança no manejo do paciente" (p. 408). Embora esses pesquisadores tenham se referido ao limiar conceitual para significância clínica como *diferença* mínima clinicamente importante (DMCI), aqui, é seguido um influente grupo de especialistas em medidas ao usar o termo **mudança mínima importante (MMI)**, porque o foco é sobre os escores de mudança individual, não sobre as diferenças entre os grupos.

Operacionalização da significância clínica: estabelecendo a referência de mudança mínima importante

A definição de Jaeschke e colaboradores (1989) sobre referências para mudança de escore inspirou os pesquisadores a seguir diferentes direções para quantificá-la. Em termos gerais, a referência de MIM é geralmente operacionalizada como um valor para a quantidade de mudança em pontos de escore sobre uma medida que um paciente individual deve atingir para ser considerado como uma mudança clinicamente importante.

Uma abordagem tradicional ao cenário de uma referência para desfechos de saúde é obter um *input* de um painel de especialistas em cuidado da saúde – às vezes, chamado de *painel de consenso*. Por exemplo, um painel de consenso organizado em 2005 para estabelecer a significância clínica de mudanças na intensidade da dor autorrelatada (p. ex., em uma escala analógica visual) estabeleceu a referência de 30% de redução da dor.

Outra abordagem consiste em empreender um estudo para determinar o que os próprios pacientes pensam que é uma mudança minimamente importante em uma medida focal. Os desenvolvedores de muitas escalas de vários itens usam agora essa abordagem para estimar a MMI como parte da avaliação psicométrica de seu instrumento. Contudo, calcular a MMI usando classificações de paciente da importante mudança requer muito trabalho e um cuidadoso delineamento de pesquisa com uma grande amostra de pessoas cuja mudança varia com o passar do tempo.

Uma terceira abordagem para definir a MMI é baseada nas características de distribuição de uma medida. Com mais frequência, a MMI usando essa abordagem é determinada a um limiar de 0,5 *DP* – isto é, apenas 50% de um desvio-padrão (*DP*) em uma distribuição de escores de linha de base. Por exemplo, se um *DP* de linha de base para uma escala for 6,0, então a MMI usando o critério de 0,5 *DP* seria 3,0. Esse valor, como uma MMI, pode ser usado como referência para classificar pacientes individuais como tendo ou não tendo experimentado uma mudança clinicamente significativa.

Muitos pesquisadores têm usado o MMI para interpretar descobertas em nível de grupo. A MMI, contudo, é um índice de mudança *individual*, não de diferenças de grupo. Os especialistas têm alertado que é inadequado interpretar as diferenças médias em relação à MMI. Por exemplo, se a MMI de um importante desfecho foi estabelecida como 4,0, esse valor não deve ser usado para interpretar a significância clínica da diferença média entre dois grupos. Se a diferença média de grupo foi considerada como, por exemplo, 3,0, seria errado concluir que os resultados não eram clinicamente significativos. Uma diferença média de 3,0 sugere que uma porcentagem mensurável de participantes *atingiu* um benefício clinicamente significativo – isto é, uma melhora de 4 pontos ou mais.

Os limiares de MMI podem ser usados para calcular as taxas de significância clínica para participantes de estudo individuais. Uma vez que a MMI é conhecida, os pesquisadores podem classificar todas as pessoas em um estudo em termos de terem atingido ou não o limiar. Então, os pesquisadores podem comparar a porcentagem de pessoas que "responderam" em níveis clinicamente importantes nos grupos de estudo (p. ex., aquelas no grupo de intervenção e aquelas no grupo-controle). Essa *análise do respondente* é de fácil compreensão e possui fortes implicações para a PBE.

> **Exemplo de análise do respondente**
> Lima e colaboradores (2015) examinaram respostas de pressão arterial à caminhada e exercícios de resistência em pacientes com doença arterial periférica. Os pesquisadores usaram uma MMI previamente estabelecida de diminuição de 4 mmHg na pressão diastólica ou sistólica para classificar participantes. A análise de qui quadrado e os testes *t* foram usados para comparar as características clínicas dos respondentes (aqueles beneficiados em níveis clinicamente significativos pelo exercício) e dos não respondentes.

CRÍTICA DE INTERPRETAÇÕES

Os pesquisadores oferecem uma interpretação de suas descobertas e discutem o que elas podem implicar para a enfermagem na seção de discussão dos artigos de pesquisa. Ao criticar um estudo, as interpretações do leitor podem ser contrastadas com as dos pesquisadores.

Uma boa seção de discussão deve apontar as limitações do estudo. Os pesquisadores encontram-se na melhor posição para detectar e avaliar deficiências de amostragem, restrições da prática, problemas na qualidade dos dados, entre outros aspectos, sendo sua responsabilidade profissional alertar os leitores a respeito dessas dificuldades. Igualmente, quando os pesquisadores reconhecem problemas metodológicos, os leitores sabem que essas limitações foram consideradas na interpretação dos resultados. É claro que os pesquisadores, provavelmente, não conseguirão enxergar todas as limitações relevantes. A tarefa do leitor como revisor é desenvolver a interpretação e a avaliação dos problemas metodológicos, questionar conclusões que parecem não ser sustentadas e considerar como os dados do estudo poderiam ter sido incrementados.

Além disso, é preciso examinar com cuidado interpretações causais, especialmente nos estudos não experimentais. Às vezes, inclusive o título do relatório sugere uma inferência causal potencialmente inapropriada. Se o título de um estudo não experimental incluir termos como "o efeito de" ou "o impacto de", isso pode sinalizar a necessidade de um exame crítico das inferências dos pesquisadores.

Na crítica, além de comparar a própria interpretação com a dos pesquisadores, é preciso tirar conclusões sobre as implicações declaradas do estudo. Alguns pesquisadores fazem afirmações grandiosas ou recomendações infundadas com base em resultados modestos.

A significância clínica é um novo tópico nesta edição do livro. A conceitualização e a operacionalização da significância clínica não receberam muita atenção na enfermagem, e, assim, estudos que não mencionam a significância clínica não deveriam ser culpados por essa omissão – mas os estudos que abordam a significância clínica devem ser elogiados. Espera-se que os pesquisadores em enfermagem prestem mais atenção a esse aspecto nos próximos anos.

Orientações para avaliação das interpretações dos pesquisadores são oferecidas no Quadro 15.1.

Quadro 15.1 Orientações para a crítica de interpretações/discussões em relatórios de pesquisa quantitativa

Interpretação das descobertas
1. Todos os resultados importantes foram discutidos?
2. Os pesquisadores discutiram alguma limitação do estudo e seus possíveis efeitos sobre a credibilidade dos achados? As interpretações levaram em consideração as limitações?
3. Quais tipos de dados foram oferecidos para sustentar a interpretação? Esses dados foram persuasivos? Os resultados foram interpretados à luz das descobertas de outros estudos?
4. Os pesquisadores fizeram alguma inferência causal injustificada? Foram consideradas explicações alternativas para as descobertas? O raciocínio utilizado para rejeitar essas alternativas foi convincente?
5. A interpretação levou em consideração a precisão dos resultados e/ou a magnitude dos efeitos?
6. Os pesquisadores tiraram alguma conclusão insustentável sobre o potencial de generalização dos resultados?

Implicações dos achados e recomendações
7. Os pesquisadores discutiram as implicações do estudo na prática clínica ou na pesquisa de enfermagem futura? Fizeram recomendações específicas?
8. Em caso positivo, as implicações declaradas são apropriadas, dadas as limitações do estudo e o tamanho dos efeitos – assim como os dados de outros estudos? Há implicações importantes que foram negligenciadas no relatório?

Significância clínica
9. Os pesquisadores mencionaram ou avaliaram a significância clínica? Eles fizeram distinção entre significância estatística e significância clínica?
10. Se a significância clínica tiver sido examinada, ela foi avaliada em termos de informações em nível de grupo (p. ex., tamanhos do efeito) ou de resultados em nível individual? No caso da última opção, como a significância clínica foi operacionalizada?

EXEMPLOS DE PESQUISA COM ATIVIDADES DE PENSAMENTO CRÍTICO

Nesta seção, fornecemos detalhes sobre a porção interpretativa de um estudo quantitativo. Leia o resumo e depois responda às questões de pensamento crítico que seguem, consultando a versão integral do relatório, se necessário. As questões de pensamento crítico para os Exemplos 2 e 3 são baseadas nos estudos que aparecem em sua totalidade nos Apêndices A e C deste livro.

EXEMPLO 1: INTERPRETAÇÃO EM UM ESTUDO QUANTITATIVO

Estudo: *Neurobehavioral effects of aspartame consumption* (Efeitos neurocomportamentais do consumo do aspartame) (Lindseth e colaboradores, 2014)

Declaração do objetivo: O objetivo deste estudo foi examinar os efeitos com consumo de alimentos com quantidades maiores de aspartame (25 mg/kg de peso corporal/dia) *versus* quantidades menores de aspartame (10 mg/kg de peso corporal/dia) sobre os resultados neurocomportamentais.

Método: Os pesquisadores usaram um modelo transversal randomizado para avaliar os efeitos das quantidades de aspartame. Os participantes do estudo eram 28 adultos saudáveis, estudantes universitários, que consumiram as dietas preparadas para o estudo. Os participantes foram randomizados para a ordem do protocolo de aspartame (i.e., alguns receberam primeiro a alimentação rica em aspartame, outros receberam primeiro a alimentação com baixa quantidade). Os participantes foram ocultados a respeito de qual alimentação estavam recebendo, e os coletores de dados também foram cegados. Eles consumiram uma das dietas por um período de 8 dias, seguidos por um período de 2 semanas de eliminação. Então, eles consumiram a dieta alternativa por mais 8 dias. No fim de cada sessão de 8 dias, as medidas foram feitas para desfechos neurocomportamentais, incluindo cognição (memória de trabalho e visualização espacial), depressão e humor (irritabilidade).

Análises: Os testes entre os indivíduos (teste t emparelhado, medidas repetidas de análise de variância) foram usados para testar a significância estatística das diferenças nos resultados para os dois protocolos alimentares, com o alfa estabelecido em 0,05. Em termos de significância clínica, 1 participante foi considerado como tendo efeito neurocomportamental significativo se seu escore fosse 2+ *DP*s fora do escore médio para o funcionamento normal com base nas normas para cada medida. Assim, as mudanças nos escores para os participantes não foram computadas. Em vez disso, cada escore foi avaliado para cruzar o valor de referência para um estado normativo – um critério que foi frequentemente usado em ensaios de intervenções psicoterapêuticas.

Resultados: As diferenças estatisticamente significativas, favorecendo a dieta com pouco aspartame, foram observadas para três desfechos neurocomportamentais: orientação espacial, depressão e irritabilidade. Apesar de os participantes serem estudantes adultos saudáveis, poucos deles tiveram desfechos clinicamente significativos na condição rica em aspartame. Por exemplo, 2 participantes tiveram dano cognitivo clinicamente significativo (2 com déficits de memória de trabalho e outros 2 com dano de orientação espacial) após 8 dias consumindo a dieta rica em aspartame. Outros 3 participantes (diferentes dos 4 com dano cognitivo) tiveram níveis clinicamente relevantes de depressão no fim da condição rica em aspartame. Nenhum dos escores dos participantes foi clinicamente significativo após 8 dias na dieta com pouco aspartame.

Discussão: Os pesquisadores devotaram uma grande porção de sua seção de discussão ao aspecto da *corroboração*, que foi mencionada junto com os efeitos para interpretar a credibilidade dos resultados do estudo. Eles apontaram caminhos nos quais seus achados eram consistentes com (ou divergiam de) outros estudos sobre os efeitos do aspartame. De acordo com o uso por parte dos pesquisadores de um forte delineamento experimental, eles concluíram que havia uma relação causal entre altas quantidades de consumo de aspartame e efeitos neurocomportamentais negativos: "Uma alta dose de aspartame causou mais irritabilidade e depressão do que uma dose baixa de aspartame consumida pelos mesmos participantes, sustentando os achados de estudos anteriores feitos por Walton e colaboradores (1993)" (p. 191). Os pesquisadores também comentaram sobre as descobertas de significância clínica: "Além disso, 3 participantes de nosso estudo pontuaram na categoria clinicamente deprimidos enquanto consumiam a alimentação rica em aspartame, apesar de ausência de histórias prévias de depressão" (p. 191). Os pesquisadores concluíram sua seção de discussão com lembretes sobre as limitações de seu estudo, que incluía problemas de generalização: "As limitações de nosso estudo incluíram a pequena amostra homogênea, o que pode tornar difícil aplicar nossas conclusões a outras populações de estudo. Além disso, o tamanho de amostra de 28 participantes resultou em uma potência estatística de 0,72, que está na extremidade mais baixa do alcance aceitável. Um período de eliminação antes das avaliações de linha de base e o uso de diários alimentares durante o período de eliminação entre o tratamento para verificar que o aspartame não foi consumido poderia ter fortalecido o delineamento" (p. 191).

Exercícios para desenvolver o pensamento crítico

1. Responda às questões relevantes do Quadro 15.1 em relação a esse estudo. (Recomendamos a leitura da versão integral do relatório – em especial, a discussão – antes de responder às perguntas.)
2. Considere também as seguintes questões:
    a. Comente a validade da conclusão estatística do estudo.
    b. Este estudo se beneficiaria da inclusão de um fluxograma do tipo CONSORT?
3. Quais são os possíveis usos dos achados na prática clínica?

EXEMPLO 2: SEÇÃO DE DISCUSSÃO NO ESTUDO NO APÊNDICE A

- Leia a seção "Discussão" do estudo de Swenson e colaboradores (2016) (*Parents' use of praise and criticism in a sample of young children seeking mental health services* [Uso de elogio e crítica pelos pais em uma amostra de crianças pequenas que procuram serviços de atendimento de saúde mental]) no Apêndice A deste livro.

Exercícios para desenvolver o pensamento crítico

1. Responda às questões relevantes do Quadro 15.1 em relação a esse estudo.
2. Considere também as seguintes questões:
   a. Um fluxograma do tipo CONSORT foi usado nesse estudo? Se não, informações sobre o fluxo do participante foram disponibilizadas nesse texto?
   b. Você pode imaginar limitações desse estudo que os pesquisadores não tenham mencionado?

EXEMPLO 3: ESTUDO QUANTITATIVO NO APÊNDICE C

- Leia o estudo de Wilson e colaboradores (2016) (*A randomized controlled trial of an individualized preoperative education intervention for symptom management after total knee arthroplasty* [Ensaio controlado randomizado de intervenção de educação pré-operatória individualizada para manejo de sintomas após artroplastia total do joelho]) no Apêndice C e aborde as seguintes questões ou atividades sugeridas.

Exercícios para desenvolver o pensamento crítico

1. Antes de ler nossa crítica, que acompanha a versão integral, escreva sua própria crítica ou prepare uma lista do que você considera que são os maiores pontos positivos e pontos negativos do estudo. Dê especial atenção à validade de ameaças e vieses. Então, contraste suas críticas com as nossas. Lembre-se que você (ou seu professor/instrutor) não tem necessariamente que concordar com todas as considerações feitas em nossa crítica, e você pode identificar os pontos positivos e os pontos negativos que tenhamos deixado passar. Você pode considerar úteis as amplas orientações de crítica da Tabela 4.1.
2. Redija um pequeno resumo sobre quão verossímil, importante e generalizável você considera que são os resultados do estudo. Seu resumo deve ser concluído com sua interpretação do significado dos resultados e quais são suas implicações para a prática de enfermagem. Contraste seu resumo com a seção de discussão no próprio relatório.
3. Ao selecionar os estudos a incluir nesse texto didático, deliberadamente escolhemos um com muitos pontos positivos. Nas questões seguintes, oferecemos alguns cenários "fictícios" nos quais os pesquisadores para o estudo no Apêndice C tomam decisões metodológicas diferentes das que eles tomaram de fato. Redija um ou dois parágrafos criticando essas questões "fictícias", apontando como essas alternativas poderiam ter afetado o rigor do estudo e as inferências que poderiam ser feitas.
   a. Imagine que os pesquisadores foram incapazes de randomizar os indivíduos para os tratamentos. O delineamento, em outras palavras, seria um estudo quase experimental de grupo--controle não equivalente.
   b. Imagine que os 143 participantes foram randomizados (isso realmente ocorreu), mas que apenas 80 participantes permaneceram no estudo no Tempo 3.

Tópicos Resumidos

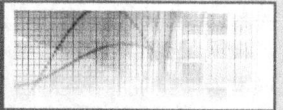

- A interpretação dos **resultados** da pesquisa quantitativa (resultados das análises estatísticas) envolve, em geral, consideração de (1) credibilidade dos resultados, (2) precisão das estimativas dos efeitos, (3) magnitude dos efeitos, (4) significado subjacente, (5) potencial de generalização, e (6) implicações na pesquisa futura e na prática da enfermagem.

- As particularidades do estudo – em especial, as decisões metodológicas tomadas pelos pesquisadores – afetam as inferências que podem ser feitas sobre a correspondência entre os resultados do estudo e a "verdade no mundo real".

- Uma visão cautelosa é apropriada quando se tiram conclusões sobre a credibilidade e o significado dos resultados do estudo.

- A avaliação da credibilidade do estudo pode envolver várias abordagens; uma delas inclui a avaliação do grau de congruência entre os construtos abstratos ou métodos idealizados, de um lado, e representantes realmente utilizados, de outro.

- As avaliações da credibilidade também envolvem um exame cuidadoso do rigor do estudo, pela análise das ameaças à validade e de vieses capazes de minar a precisão dos resultados.

- A corroboração (replicação) dos resultados, por fontes internas e externas, é outra abordagem da avaliação de credibilidade.

- Os pesquisadores podem facilitar as interpretações documentando cuidadosamente suas decisões metodológicas e seus resultados (p. ex., o uso de **orientações CONSORT** para registrar o fluxo dos participantes).

- Em termos gerais, a **significância clínica** refere-se à importância prática dos resultados de pesquisa – isto é, se os efeitos são genuínos e palpáveis nas vidas diárias dos pacientes ou no manejo de sua saúde. A significância clínica tem recebido grande atenção na pesquisa em enfermagem.

- A significância clínica para resultados em nível de grupo é com frequência inferida com base em estatísticas como índices de tamanho do efeito, intervalos de confiança e número necessário para tratar. Contudo, a significância clínica é discutida com mais frequência em termos de efeitos para pacientes individuais – em especial, se eles atingiram uma mudança clinicamente significativa.

- As definições e as operacionalizações da significância clínica para indivíduos envolvem geralmente uma **referência** ou limiar para designar uma quantidade significativa de mudança. Essa referência é chamada de **mudança mínima importante** (**MMI**), que é um valor para a quantidade de pontos de **escore de mudança** em uma medida que um paciente individual deve atingir para ser classificado como tendo uma mudança clinicamente importante.

- As MMIs não podem legitimamente ser utilizadas para interpretar médias de grupos ou diferenças nas médias. Contudo, a MMI pode ser usada para determinar se cada pessoa em uma amostra atingiu ou não uma mudança maior do que a MMI, e, então, uma *análise do respondente* pode ser realizada para comparar a porcentagem de pessoas satisfazendo o limiar em diferentes grupos de estudo.

- Nas discussões sobre os resultados do estudo, os próprios pesquisadores devem indicar as limitações, mas os leitores devem tirar suas próprias conclusões sobre o rigor do estudo e a plausibilidade de explicações alternativas para os resultados.

REFERÊNCIAS PARA O CAPÍTULO 15

Despriee, Å., & Langeland, E. (2016). The effect of sucrose as pain relief/comfort during immunisation of 15-month-old children in health care centres: A randomised controlled trial. *Journal of Clinical Nursing, 25*, 372–380.

Dotson, M. J., Dave, D., Cazier, J., & Spaulding, T. (2014). An empirical analysis of nurse retention: What keeps RNs in nursing? *The Journal of Nursing Administration, 44*, 111–116.

Houck, G., Kendall, J., Miller, A., Morrell, P., & Wiebe, G. (2011). Self-concept in children and adolescents with attention deficit hyperactivity disorder. *Journal of Pediatric Nursing, 26*, 239–247.

Jaeschke, R., Singer, J., & Guyatt, G. H. (1989). Measurement of health status: Ascertaining the minimal clinically important difference. *Controlled Clinical Trials, 10,* 407–415.

Latendresse, G., & Ruiz, R. (2011). Maternal corticotropin- releasing hormone and the use of selective serotonin reuptake inhibitors independently predict the occurrence of preterm birth. *Journal of Midwifery & Women's Health, 56,* 118–126.

Lavender, T., Bedwell, C., Roberts, S., Hart, A., Turner, M., Carter, L., & Cork, M. (2013). Randomized, controlled trial evaluating a baby wash product on skin barrier function in healthy, term neonates. *Journal of Obstetric, Gynecologic, & Neonatal Nursing, 42,* 203–214.

Lima, A., Miranda, A., Correia, M., Soares, A., Cucato, G., Sobral Filho, D., . . . Ritti-Dias, R. (2015). Individual blood pressure responses to walking and resistance exercise in peripheral artery disease patients: Are the mean values describing what is happening? *Journal of Vascular Nursing, 33,* 150–156.

Lindseth, G. N., Coolahan, S., Petros, T., & Lindseth, P. (2014). Neurobehavioral effects of aspartame consumption. *Research in Nursing & Health, 37,* 185–193.

Polit, D. F., & Yang, F. M. (2016). *Measurement and the measure- ment of change.* Philadelphia, PA: Wolters Kluwer.

Sackett, D. L., Straus, S., Richardson, W., Rosenberg, W., & Haynes, R. (2000). *Evidence-based medicine: How to practice and teach EBM* (2nd ed.). Edinburgh, United Kingdom: Churchill Livingstone.

16 Análise de dados qualitativos

Objetivos de aprendizagem

Depois de estudar este capítulo, o leitor será capaz de:

- Descrever as atividades que os pesquisadores qualitativos realizam para controlar e organizar seus dados
- Discutir os procedimentos utilizados para analisar dados qualitativos, incluindo tanto procedimentos gerais quanto aqueles usados nas pesquisas etnográfica, fenomenológica e de teoria fundamentada
- Avaliar a adequação das descrições feitas pelos pesquisadores de seus próprios procedimentos analíticos e analisar a pertinência desses procedimentos
- Definir os novos termos apresentados neste capítulo

Termos-chave

- Análise de conteúdo qualitativa
- Caso-paradigma
- Categoria central
- Categoria nuclear
- Círculo hermenêutico
- Codificação aberta
- Codificação axial
- Codificação seletiva
- Códigos substantivos
- Códigos teóricos
- Comparação constante
- Domínio
- Encaixe emergente
- Metáfora
- Processo social básico (PSB)
- Taxonomia
- Tema

Os dados qualitativos são derivados de materiais narrativos, como transcrições de entrevistas gravadas em áudio ou notas de campo dos observadores participantes. Este capítulo descreve métodos de análise desses dados qualitativos.

INTRODUÇÃO À ANÁLISE QUALITATIVA

A análise de dados qualitativos é desafiadora, por várias razões. Em primeiro lugar, não há regras universais para análise desse tipo de dado. Um segundo desafio é a enorme quantidade de trabalho exigida. Os analistas qualitativos têm de organizar e dar sentido a centenas e até mesmo milhares de páginas de materiais narrativos. Em geral, os pesquisadores qualitativos examinam seus dados com cuidado e costumam reler esses dados repetidas vezes a fim de compreendê-los. Além disso, fazer uma boa análise qualitativa requer criatividade e habilidades indutivas sólidas (indução universal a partir da particular). Um analista qualitativo deve ser proficiente em discernir padrões e entrelaçá-los em um todo integrado.

Outro desafio é condensar os dados ao escrever os relatórios. Muitas vezes, os resultados quantitativos podem ser resumidos em poucas tabelas. Os pesquisadores qualitativos, por sua vez, precisam equilibrar a necessidade de concisão com a necessidade de manter a riqueza de seus dados.

> **DICA** É mais difícil *fazer* análises qualitativas do que quantitativas, mas as descobertas qualitativas são mais fáceis de compreender do que as quantitativas, pois as histórias são contadas na linguagem cotidiana. Entretanto, com frequência, é difícil criticar análises qualitativas, porque os leitores não sabem se os pesquisadores obtiveram adequadamente os padrões temáticos dos dados.

ORGANIZAÇÃO E CONTROLE DE DADOS QUALITATIVOS

A análise qualitativa é sustentada por várias tarefas que ajudam a organizar e controlar a grande quantidade de dados narrativos.

Desenvolvimento de esquema de codificação

Os pesquisadores qualitativos começam suas análises desenvolvendo um método para classificar e indexar dados. Eles precisam ter acesso a partes dos dados, sem, necessariamente, precisar relê-los repetidas vezes do princípio ao fim.

O procedimento comum é criar um *esquema de codificação*, baseado em um exame minucioso dos dados reais e, depois, codificar os dados de acordo com as categorias do esquema de codificação. Desenvolver um esquema de codificação de alta qualidade envolve a leitura cuidadosa dos dados, com ênfase na identificação de conceitos adjacentes. A natureza dos códigos pode variar em nível de detalhe, assim como em nível de abstração.

Os pesquisadores cujos objetivos são principalmente descritivos utilizam códigos bastante concretos com frequência. Os códigos podem diferenciar vários tipos de ações ou eventos, por exemplo. No desenvolvimento do esquema de codificação, conceitos relacionados são agrupados para facilitar o processo de codificação.

> **Exemplo de esquema de codificação descritiva**
> Ersek e Jablonski (2014) estudaram a prática de gerenciamento da dor, em instituições de longa permanência, com base em evidências. Os dados de entrevistas com grupo focal foram codificados em amplas categorias de facilitadores e barreiras segundo o esquema de Donabedian (1988) considerando a estrutura, o processo e o resultado. Por exemplo, as categorias de barreiras no grupo de processo incluíram desconfiança do provedor; falta de tempo, de conhecimento, de atitudes da equipe e da família.

Muitos estudos, como aqueles projetados para desenvolver uma teoria, são mais propensos a envolver o desenvolvimento de categorias de codificação conceituais e abstratas. Ao criar categorias abstratas, os pesquisadores segmentam os dados, examinam-nos minuciosamente e comparam-nos com outros segmentos a fim de descobrir o significado dos fenômenos. O pesquisador faz as seguintes questões sobre declarações distintas: "O que é isto?", "O que está acontecendo?", "O que mais é como isso?" e "De que isso se distingue?".

Então, importantes conceitos que surgem do exame dos dados recebem um código temático. Os nomes são abstrações, mas as denominações costumam ser bastante gráficas, de modo a deixar clara – e, com frequência, provocativa – a natureza do material a que se referem.

> **Exemplo de esquema de codificação abstrato**
> O Quadro 16.1 mostra o esquema de categorias desenvolvido por Beck e Watson (2010) para codificar dados de suas entrevistas sobre o parto após um parto traumático prévio (o estudo completo encontra-se no Apêndice B). O esquema de codificação incluiu as principais categorias com subcódigos. Por exemplo, um trecho que descreveu como uma mãe viu seu parto subsequente, como uma experiência saudável e de empoderamento, porque ela se sentiu respeitada durante este trabalho de parto, e os partos subsequentes seriam codificados como 2A, a categoria para "Tratada com respeito".

Codificação de dados qualitativos

Depois de desenvolvido o esquema de codificação, todos os dados são lidos e codificados

> **Quadro 16.1 Esquema de codificação de Beck e Watson (2010) para o parto subsequente após um parto prévio traumático**
>
> **Tema 1: Revivendo a turbulenta onda de pânico durante a gravidez**
> A. Reações ao saber da gravidez
> B. Negação durante o primeiro trimestre
> C. Elevação do estado de ansiedade
> D. Ataques de pânico à medida que a data do parto se aproxima
> E. Sensação de paralisia em relação ao bebê
>
> **Tema 2: Estratégias: tentativas de recuperar o corpo e completar a jornada para a maternidade**
> A. Passar o tempo cuidando de si, por meio de exercícios, aulas de ioga e natação
> B. Manter um diário durante a gravidez
> C. Recorrer a doulas para assistência durante o trabalho de parto
> D. Ler avidamente para compreender o processo do nascimento
> E. Engajar-se em exercícios para o parto
> F. Revelar aos profissionais de saúde o trauma de parto prévio
> G. Compartilhar os medos com o parceiro
> H. Aprender técnicas de relaxamento
>
> **Tema 3: Transmitir respeito ao processo de parto e empoderamento das mulheres**
> A. Tratada com respeito
> B. Alívio da dor levado a sério
> C. Conexão com a equipe de parto e de trabalho de parto
> D. Recuperação do corpo
> E. Forte senso de controle
> F. Plano de parto honrado pela equipe de parto e trabalho de parto
> G. Lástima em relação ao que perdeu com o parto anterior
> H. Parto subsequente saudável, porém isso nunca mudará o passado
>
> **Tema 4: Ainda elusiva: o desejado para a experiência de parto saudável**
> A. Fracasso novamente como mulher
> B. Melhor do que no primeiro parto que foi traumático, mas como uma experiência saudável e de aprendizado
> C. Expectativas de um parto domiciliar saudável desfeitas

para que correspondam às categorias – essa tarefa raramente é fácil. Os pesquisadores podem ter dificuldades, por exemplo, em decidir o código mais apropriado. Às vezes, são necessárias várias leituras do material para captar suas nuanças.

Além disso, os pesquisadores com frequência descobrem durante a codificação que o sistema de codificação inicial estava incompleto. Podem surgir categorias que tinham sido identificadas a princípio. Quando isso acontece, é arriscado pressupor que a categoria estava ausente nos materiais previamente codificados. Pode ser que o conceito só seja identificado como algo evidente depois de ter aparecido várias vezes.

Nesse caso, seria necessário reler todo o material previamente codificado para verificar se o novo código deve ser aplicado.

Em geral, os materiais narrativos não são lineares. Por exemplo, parágrafos das transcrições de entrevistas podem conter elementos relacionados com três ou quatro categorias diferentes.

> **Exemplo de segmento multitópico**
>
> A Figura 16.1 mostra um exemplo de um segmento multitópico de uma entrevista de Beck e Watson (2010) do estudo sobre parto subsequente após parto traumático prévio. Os códigos à margem correspondem ao esquema apresentado no Quadro 16.1.

Trecho	Códigos
"Após três meses de negação do fato de que eu iria passar por um parto novamente, decidi que trataria meu próximo parto e trabalho de parto como uma experiência saudável e de aprendizado. Eu queria ficar o mais preparada possível, fisicamente, para o trabalho de parto, então me concentrei em tornar meu corpo forte e minha mente também. Fiz ioga durante o pré-natal, que me ajudou a criar vínculo com meu filho que iria nascer. Fiz exercícios de alongamento e coloquei em prática um plano de exercícios. Contratamos uma doula para que eu tivesse mais assistência no momento próximo do trabalho de parto. Li muitos livros e mantive um diário para que pudesse estar completamente informada sobre minhas escolhas para o trabalho de parto e para o parto. Aprendi técnicas de relaxamento para ajudar com a ansiedade que senti durante os nove longos meses de minha gravidez."	1B 2A 2C 2B, 2D 1C, 2H

FIGURA 16.1 Trecho codificado do estudo de Beck and Watson (2010) sobre parto subsequente após parto prévio traumático.

Métodos de organização de dados qualitativos

Antes do advento do *software* para o manuseio de dados qualitativos, os analistas utilizavam *arquivos conceituais* para organizar seus dados. Essa abordagem envolve a criação de um arquivo físico para cada categoria; depois, o pesquisador destaca e insere todos os materiais relacionados com a categoria no arquivo. Então, os pesquisadores recuperam o conteúdo em um tópico particular por meio da revisão da pasta do respectivo arquivo.

Criar arquivos conceituais é uma tarefa complicada, de trabalho intenso, em particular quando os segmentos das narrativas possuem múltiplos códigos. Por exemplo, na Figura 16.1, sete cópias do parágrafo seriam necessárias, correspondendo a sete códigos que foram utilizados. Os pesquisadores também devem fornecer contexto suficiente de que o material destacado pode ser entendido; assim, muitas vezes é necessário incluir material precedente ou seguir o material relevante.

O software *de análise de dados qualitativos assistida por computador* (*CAQDAS*, do inglês *computer-assisted qualitative data analysis software*) elimina o trabalho de recortar e colar páginas do material narrativo. Esse tipo de programa permite a entrada de uma série inteira de dados no computador e sua codificação; então, o texto correspondente a códigos especificados pode ser recuperado para análise. O *software* também pode ser utilizado para examinar relações entre códigos. Os programas de computador oferecem muitas vantagens para gerenciar dados qualitativos, mas algumas pessoas preferem os métodos manuais porque permitem aos pesquisadores maior proximidade em relação aos dados. Outros têm como objetivo transformar um processo cognitivo em uma atividade tecnológica. Apesar das preocupações, muitos pesquisadores mudaram para o manuseio de dados computadorizados porque ele gasta menos tempo e permite que seja dispensada mais atenção para aspectos conceituais.

PROCEDIMENTOS ANALÍTICOS

A *análise* de dados na pesquisa qualitativa é, por natureza, reducionista: envolve a conversão de grande quantidade de dados em segmentos menores, mais manuseáveis. Em contrapartida, a *análise* dos dados qualitativos é construcionista: envolve juntar os segmentos em padrões conceituais significativos. Existem várias abordagens de análise de dados qualitativos, mas alguns elementos são comuns a muitas delas.

Um resumo analítico geral

A análise de materiais qualitativos começa, com frequência, com a busca de categorias ou temas amplos. Em uma revisão da maneira como o termo *tema* tem sido usado entre pesquisadores qualitativos, DeSantis e Ugarriza (2000) ofereceram esta definição: "O **tema** é uma entidade abstrata, que transmite significado e identidade a uma experiência atual e às variantes de sua manifestação. Desse modo, o tema captura e unifica a natureza ou a base da experiência em um todo significativo" (p. 362).

Os temas emergem dos dados. Eles são desenvolvidos no contexto das categorias de dados (i.e., dentro das categorias do esquema de codificação), mas também podem extrapolar essas categorias. A busca por temas envolve não apenas descobrir aspectos comuns entre os participantes, mas também investigar variações. Os temas nunca são universais. Os pesquisadores precisam prestar atenção não apenas em quais temas surgem, mas também em como são padronizados. O tema aplica-se apenas a certos tipos de pessoas ou contextos? Em certos períodos? Em outras palavras, os analistas qualitativos têm de ser sensíveis às *relações* entre os dados.

> **DICA** Com frequência, os pesquisadores qualitativos usam os temas principais como subtítulos na seção de "Resultados" em seus relatórios. Por exemplo, em sua análise de entrevistas sobre experiências de 14 cuidadores de pacientes com insuficiência cardíaca, Gusdal e copesquisadores (2016) identificaram dois temas principais que foram usados para organizar seus resultados: "Vivendo em uma existência trocada" e "Lidando e batalhando com o cuidado da saúde". Subtemas nas duas categorias também geraram subtítulos no relatório.

Em algumas situações, a investigação dos dados pelos pesquisadores em busca de temas e padrões pode ser facilitada por dispositivos que permitem representar a evolução de comportamentos e processos. Por exemplo, para estudos qualitativos que têm como foco experiências dinâmicas (p. ex., tomada de decisão), fluxogramas ou linhas de tempo podem ser utilizados para realçar as sequências de tempo ou pontos de decisão maiores.

Alguns pesquisadores qualitativos usam metáforas como estratégia analítica. A **metáfora** é uma comparação simbólica, usando uma linguagem figurativa para evocar uma analogia visual. As metáforas podem ser ferramentas expressivas para analistas qualitativos, mas há o risco de "substituir a ideia criativa por um clichê, mascarado como algo profundo" (Thorne e Darbyshire, 2005, p. 1111).

> **Exemplo de metáfora**
> Patel e colaboradores (2016) estudaram as experiências de sintomas de mulheres com miocardiopatia no periparto. Os pesquisadores captaram a natureza do tema principal com a metáfora "Sendo preso em uma teia de aranha".

Um passo analítico adicional envolve a validação. Nessa fase, a preocupação é se os temas representam com precisão as perspectivas dos participantes. Vários procedimentos de validação são discutidos no Capítulo 17.

Na etapa final da análise, eles esforçam-se para unir as peças temáticas em um todo integrado. Os vários temas são integrados para fornecer uma estrutura geral (como a teoria ou descrição integrada) para os dados. A integração bem-sucedida demanda criatividade e rigor intelectual.

> **DICA** Ainda que um número relativamente pequeno de pesquisadores qualitativos empreenda esforços formais para quantificar aspectos dos seus dados, o leitor deve ficar alerta a implicações quantitativas quando leem relatórios qualitativos. Os pesquisadores qualitativos costumam usar palavras como "alguns", "a maioria" ou "muitos" nas caracterizações de experiências e ações dos participantes, o que implica algum grau de quantificação.

Análise de conteúdo qualitativo

No restante desta seção, discutem-se procedimentos analíticos utilizados por etnógrafos, fenomenologistas e pesquisadores de teoria fundamentada. Os pesquisadores qualitativos que conduzem estudos qualitativos podem, contudo, simplesmente afirmar que realizaram uma análise de conteúdo. A **análise de conteúdo qualitativo** envolve analisar o conteúdo dos dados narrativos para identificar temas proeminentes e padrões entre os temas. A análise de conteúdo qualitativo envolve a quebra de dados em pequenas *unidades*, codificando-as e nomeando-as de acordo com o conteúdo que representam e o material codificado agrupado baseado em conceitos partilhados. A literatura sobre a análise de conteúdo refere-se, com frequência, a *unidades de significado*. Uma unidade de significado, essencialmente, é o menor segmento de um texto que contém uma parte reconhecível de informação.

Os analistas de conteúdo muitas vezes fazem a distinção entre conteúdo manifesto e latente. O *conteúdo manifesto* é o que o texto realmente afirma. Nos estudos puramente descritivos, os pesquisadores qualitativos podem focar principalmente em resumir o conteúdo manifesto comunicado no texto. Com frequência, contudo, os analistas de conteúdo também analisam *sobre* o que o texto versa, o que envolve a interpretação do significado de seu *conteúdo latente*. As interpretações podem variar em profundidade e nível de abstração e são, em geral, a base para os temas.

> **Exemplo de análise de conteúdo**
> Herling e colaboradores (2016) realizaram uma análise de conteúdo de entrevistas semiestruturadas com 12 mulheres com câncer endometrial de estágio inicial que foram submetidas a uma histerectomia laparoscópica assistida por robô. Surgiram quatro temas abrangentes: "A cirurgia foi muito fácil", "Recuperar-se fisicamente após a cirurgia", "Passar de ser pego de surpresa para estar alerta" e "Preparar-se por meio da busca de informação".

Análise etnográfica

A análise começa no momento em que os etnógrafos entram no campo de pesquisa. Eles buscam continuamente *padrões* em comportamentos e pensamentos dos participantes, comparando um padrão com outro e analisando muitos padrões ao mesmo tempo. À medida que examinam os padrões da vida diária, eles adquirem uma compreensão mais profunda da cultura que está sendo estudada. Mapas, fluxogramas e organogramas também são ferramentas úteis para cristalizar e ilustrar os dados coletados. As matrizes (demonstrações bidimensionais) também podem ajudar a destacar graficamente uma comparação, fazer referências cruzadas entre categorias e descobrir padrões emergentes.

A sequência de pesquisa de Spradley (1979) é algumas vezes utilizada para a análise de dados etnográficos. A sua sequência de 12 passos incluiu estratégias para coleta e análise de dados. No método de Spradley, existem quatro níveis de análise de dados: *análise de domínio, análise taxonômica, análise de componentes* e *análise de temas*. Os **domínios** são amplas categorias que representam unidades de conhecimento cultural. Nesse primeiro nível da análise, os etnógrafos identificam padrões relacionais entre os termos nos domínios usados pelos membros da cultura. O etnógrafo tem como foco o significado cultural dos termos e dos símbolos (objetos e eventos) usados em uma cultura e suas inter-relações.

Na *análise taxonômica*, o segundo nível do método analítico de Spradley (1979), os etnógrafos decidem quantos domínios a análise irá abranger. Apenas um ou dois domínios serão analisados em profundidade, ou vários domínios serão estudados de modo menos intensivo? Depois de tomar essa decisão, desenvolve-se a **taxonomia** – sistema de classificação e organização de termos – para ilustrar a organização interna de um domínio.

Na *análise de componentes*, são examinadas várias relações entre os termos nos domínios. O etnógrafo analisa os dados em busca de similaridades e diferenças entre os termos culturais em um domínio. Por fim, na *análise de temas*, são revelados temas culturais. Os domínios são conectados em temas culturais, o que ajuda a fornecer uma visão holística da cultura estudada. O resultado é a descoberta do significado cultural.

> **Exemplo de uso do método de Spradley**
> Michel e colaboradores (2015) estudaram os significados designados ao cuidado da saúde por enfermeiros e idosos com vida longa em um cenário de cuidado da saúde. Eles usaram o método de Spradley de análise etnográfica, identificaram e analisaram seis domínios. O tema cultural abrangente que surgiu foi "Do real ao ideal – o cuidado (ou não) da saúde de idosos com vida longa".

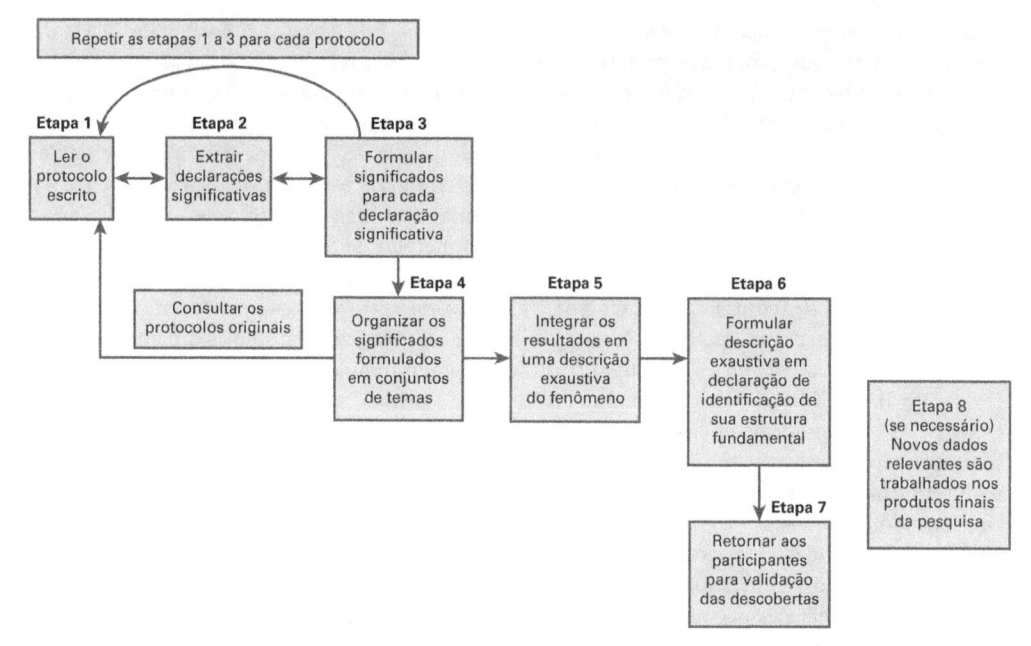

FIGURA 16.2 Etapas do procedimento de Colaizzi na análise de dados fenomenológicos. (Reimpressa, com permissão, de Beck, C. T. [2009]. The arm: There is no escaping the reality for mothers of children with obstetric brachial plexus injuries. *Nursing Research*, 58, 237-245.)

Outras abordagens à análise etnográfica têm sido desenvolvidas. Por exemplo, no método de pesquisa em enfermagem de Leininger, como descrito por McFarland e Wehbe-Alamah (2015), os etnógrafos seguem dados de etnoenfermagem em quatro fases. Na primeira, os etnógrafos coletam, descrevem e registram dados. A segunda fase envolve identificar e caracterizar os descritores. Na terceira, os dados são analisados em busca de padrões repetitivos em seu contexto. A quarta – e última – fase envolve a abstração dos temas principais e a apresentação das descobertas.

> **Exemplo de uso do método de Leininger**
> Raymond e Omeri (2015) estudaram o cuidado na cultura de famílias imigrantes, de origem mauriciana, que vivem na Austrália. Seguiram as quatro fases da pesquisa de etnoenfermagem de Leininger. Os pesquisadores identificaram cinco temas dominantes: cuidado como apoio à família e pessoas de sua relação; cuidado como melhores práticas profissionais e/ou da comunidade; responsabilidade pelo autocuidado; cuidado como manutenção de um meio ambiente saudável.

Análise fenomenológica

As escolas de fenomenologia têm desenvolvido diferentes abordagens para a análise de dados. Três métodos frequentemente usados pela fenomenologia descritiva são os métodos de Colaizzi (1978), Giorgi (1985) e van Kaam (1966), todos da escola de fenomenologia de Duquesne, embasada na filosofia de Husserl.

Seu resultado básico consiste na descrição da natureza essencial de uma experiência, com frequência por meio da identificação de temas essenciais. Existem algumas importantes diferenças entre as três abordagens. O método de Colaizzi (1978), por exemplo, é o único que pede validação dos resultados com uma consulta aos participantes do estudo. A visão de Giorgi (1985) diz que é inapropriado tanto dar um retorno aos participantes para validar as descobertas quanto buscar a ajuda de pessoas externas para revisar a análise. O método de van Kaam (1966) exige que se alcance um acordo intersubjetivo com outros especialistas revisores.

A Figura 16.2 fornece uma ilustração dos passos envolvidos na abordagem de análise dos dados de Colaizzi (1978), que é a mais utilizada das três abordagens pelos pesquisadores em enfermagem.

> **Exemplo de estudo com uso do método de Colaizzi**
>
> Knecht e Fischer (2015) exploraram a experiência de aprendizado do serviço de estudantes de enfermagem não formados. As entrevistas transcritas com 10 estudantes foram analisadas usando o método de Colaizzi. Surgiram cinco temas: "Quebra de estereótipos", "Sobrecarregado com sua necessidade", "Mudando para cuidador da comunidade", "Defendendo" e "Benefícios recíprocos".

Os fenomenologistas da *Utrecht School*, como van Manen (1997), combinam características de fenomenologia descritiva e interpretativa. Essa abordagem envolve seis ações: (1) voltar-se para a natureza da experiência vivida, (2) explorar a experiência como é vivida, (3) refletir sobre temas essenciais, (4) descrever o fenômeno pela arte da escrita e da reescrita, (5) manter uma relação forte com o fenômeno, e (6) equilibrar o contexto da pesquisa, considerando as partes e o todo. De acordo com van Manen (1997), os aspectos temáticos da experiência podem ser revelados a partir das descrições dos participantes sobre a experiência por três métodos: a abordagem holística, a abordagem seletiva ou a abordagem detalhada. Na *abordagem holística*, considera-se o texto como um todo e tenta-se capturar seus significados. Já na *abordagem seletiva* (ou de destaque), os pesquisadores extraem declarações que parecem essenciais à experiência estudada. Por sua vez, na *abordagem detalhada* (ou linha por linha), os pesquisadores analisam cada sentença. Depois de identificados, os temas tornam-se objeto de interpretação por meio de entrevistas de acompanhamento com participantes. Nesse processo, descobrem-se os temas essenciais.

> **Exemplo de estudo com uso do método de van Manen**
>
> Rasmussen e Delmar (2014) proporcionaram uma descrição detalhada do uso dos métodos de van Manen (1997), em estudo sobre a dignidade, na percepção de pacientes cirúrgicos em um hospital dinamarquês. Análises holísticas, seletivas e detalhadas foram feitas para revelar o tema básico: "*Ser uma pessoa importante*".

Além de identificar temas a partir das descrições dos participantes, van Manen (1997) também demanda a reunião de descrições temáticas a partir de fontes artísticas. Ele estimulou os pesquisadores qualitativos a terem em mente que a literatura, a pintura e outras formas de arte podem fornecer ricos dados sobre experiências, capazes de gerar boas ideias para compreensão do significado essencial da experiência estudada.

Uma terceira escola de fenomenologia faz a abordagem interpretativa chamada hermenêutica heideggeriana. Central para a análise dos dados nesse tipo de estudo é a noção do **círculo hermenêutico**. O círculo significa um processo metodológico em que, para compreender algo, realiza-se um contínuo movimento entre as partes e o todo do texto analisado. Gadamer (1975) acentuou que, para interpretar um texto, os pesquisadores não podem separar-se dos significados desse texto e precisam lutar para compreender possibilidades que ele possa revelar.

Benner (1994) ofereceu uma abordagem analítica para análise hermenêutica que envolve três processos inter-relacionados: busca de casos-paradigmas, análise temática e análise de exemplares. Os **casos-paradigmas** são "instâncias fortes de preocupação ou modos de ser no mundo" (Benner, 1994, p. 113). São usados logo no início do processo analítico como estratégia para melhor compreensão. A análise temática é feita com o objetivo de comparar e contrastar similaridades entre os casos. Por fim, os casos-paradigmas e a análise temática podem ser incrementados por *exemplares*, que lançam luz sobre aspectos de um tema ou caso-paradigma. Os casos-paradigmas e os exemplares apresentados em relatórios de pesquisa permitem aos leitores desempenhar seu papel na validação consensual dos resultados, decidindo se os casos sustentam as conclusões dos pesquisadores.

> **Exemplo de uso da análise hermenêutica de Benner**
>
> Solomon e Hansen (2015) conduziram um estudo fenomenológico interpretativo da experiência vivida única de um paciente em fase terminal e os membros de sua família. Os pesquisadores usaram a abordagem de Benner em sua análise, que incluiu casos-paradigmas, análise temática e exemplares. Os exemplares incluíram "Percorrendo o próprio caminho" e "Não ser um fardo".

Análise de teoria fundamentada

Os métodos da teoria fundamentada surgiram na década de 1960 quando dois sociólogos, Glaser e Strauss, estudavam pessoas à beira da morte em hospitais. No fim, eles se separaram e desenvolveram abordagens divergentes, chamadas de versões "glaseriana" e "straussiana" da teoria fundamentada. Também surgiu uma terceira abordagem analítica feita por Charmaz (2014), a teoria fundamentada construtivista.

Método de teoria fundamentada de Glaser e Strauss

A teoria fundamentada, em todos os três sistemas analíticos, usa a **comparação constante**, método que envolve comparar elementos presentes em uma fonte de dados (p. ex., em uma entrevista) com elementos de outra. O processo estende-se até que o conteúdo de todas as fontes tenha sido comparado de modo que os aspectos em comum sejam identificados. O conceito de encaixe é um aspecto importante na análise glaseriana de teoria fundamentada. O *encaixe* está relacionado a quanto os conceitos emergentes enquadram-se nos incidentes que os representam – o que depende do grau de abrangência no qual a comparação constante foi feita.

Na abordagem glaseriana, usa-se a codificação para conceituar dados em padrões. A codificação ajuda o pesquisador a descobrir o problema básico enfrentado pelos participantes. A substância do tópico sob estudo é conceitualizada por meio de **códigos substantivos**, dos quais existem dois tipos: aberto e seletivo. A **codificação aberta**, usada no primeiro estágio da comparação constante, captura o que está acontecendo com os dados. Códigos abertos podem ser palavras reais utilizadas pelos participantes. Na codificação aberta, os dados são separados e suas similaridades e diferenças são examinadas.

Há três níveis de codificação aberta, com variados graus de abstração. Os *códigos de nível I* (ou *códigos in vivo*) derivam diretamente da linguagem da área substantiva. Eles têm imagens vívidas e "imaginadas". A Tabela 16.1 apresenta cinco códigos de nível I e ilustra trechos de entrevistas de um estudo da teoria fundamentada de Beck (2002) sobre mães de gêmeos.

À medida que comparam, de forma constante, os códigos de nível I com aqueles previamente identificados, os pesquisadores condensam-nos em *códigos de nível II* mais amplos. Por exemplo, na Tabela 16.1, os cinco códigos de nível I de Beck (2002) foram condensados no código de nível II simples "Graças recebidas". Os *códigos de nível III* (ou construtos teóricos) são os mais abstratos. A condensação dos códigos de nível II ajuda a identificar construtos.

> **DICA** Material adicional sobre o estudo de Beck (2002) sobre gêmeos é apresentado no suplemento para este capítulo no nosso *site*.

A codificação aberta termina quando a categoria central é descoberta, e, em seguida, começa a codificação seletiva. A **categoria central** (ou *variável central*) é um padrão de comportamento relevante e/ou problemático para os participantes do estudo. Na **codificação seletiva**, os pesquisadores codificam apenas dados que estão relacionados à categoria central. Um tipo de categoria central é o **processo social básico (PSB)**, que surge ao longo do tempo, em duas ou mais fases. Todos os PSBs são categorias centrais, mas nem todas as categorias centrais são PSBs.

Glaser (1978) forneceu critérios para ajudar os pesquisadores a escolher a categoria central! Aqui estão alguns exemplos: ela deve ser central, significando que está relacionada a muitas categorias; deve reocorrer com frequência nos dados; relaciona-se de forma significativa e fácil com outras categorias; e possui implicações claras e seguras para a teoria formal.

TABELA 16.1 Condensação dos códigos de nível I em código de nível II de "Graças recebidas" (Beck, 2002)

Trecho	Código de nível I
Gosto simplesmente de ficar olhando os gêmeos interagindo muito. Especialmente agora, que eles se movimentam. Ainda não estão andando, mas engatinham. Eu diria que já estão brincando. É como se brincassem de esconde-esconde – um deles vai até um canto e fica espiando em volta. Eles vão um atrás do outro, engatinhando.	Curtindo os gêmeos
Com os gêmeos, tudo é tão impressionante. Ela estava doente e com febre. Mas era ele quem parecia doente. Ela parecia normal, como se não tivesse nada. Ele é que tinha algo. Observamos por umas 6 a 8 horas. Quando demos remédio a ela, ele começou a se acalmar. Uau! É tudo tão estranho. Tínhamos lido sobre isso, mas ver é realmente demais.	Surpreendente
Atualmente, tudo é mesmo muito incrível, porque vamos a uma loja ou saímos para passear, e as pessoas ficam falando: "Ah, são gêmeos, que lindos". E digo: "É, são mesmo. Vejam só meus filhos".	Chamando a atenção
Sinto-me abençoada por ter dois. Acho que tive duas vezes mais sorte do que as mães que têm um só. Quer dizer, acho que essa é a melhor parte. Só que em vez de ter um bebê que você vai ver crescer, mudar, se desenvolver, passar pela infância, entrar na escola, você tem dois.	Sentindo-se abençoada
É muito legal. É interessante e engraçado olhar para eles e ver como realmente funciona a ligação entre os gêmeos. Existe mesmo uma ligação entre os gêmeos. A gente lê sobre isso, ouve falar, mas quem não experimenta na própria família não pode entender como tudo isso acontece. Uma vez os dois estavam chorando, mas já tinham mamado. As fraldas estavam limpas e eles já tinham arrotado. Não havia nada de anormal. Eu não conseguia entender o que estava errado. Então pensei: "Vou simplesmente colocar os dois juntos e fechar a porta". Coloquei-os na minha cama, e eles juntaram as mãozinhas, encostaram o nariz um no outro, olharam-se e caíram no sono.	Gêmeos vinculando-se

Os **códigos teóricos** fornecem perspectivas sobre como os códigos substantivos se relacionam um com o outro. Os códigos teóricos ajudam os pesquisadores da teoria fundamentada a entrelaçar peças perdidas dos dados, reunindo-as de novo. Glaser (1978) propôs 18 famílias de códigos teóricos que podem ser utilizadas para conceituar o modo como os códigos substantivos se relacionam (embora, em 2005, ele tenha expandido essas possibilidades). Quatro exemplos dessas famílias de códigos teóricos incluem:

- Processo: etapas, fases, passagens, transições
- Estratégia: táticas, técnicas, manobras
- Ponto de corte: fronteiras, junções críticas, pontos de virada
- Os 6 Cs: causas, contextos, contingências, consequências, covariâncias e condições

Ao longo da codificação e da análise, os analistas da teoria fundamentada documentam, em *memorandos*, suas ideias sobre dados e esquema conceitual emergente. Os memorandos encorajam os pesquisadores a refletir sobre (e descrever) padrões dos dados, relações entre categorias e conceituações emergentes.

O produto de uma análise de teoria fundamentada glaseriana típica é um modelo teórico que tenta explicar um padrão de comportamento que é relevante para os participantes do estudo. Assim que o problema básico emerge, o teórico fundamentado segue em frente, tentando descobrir o processo que os participantes experimentam ao abordar ou solucionar esse problema.

> **Exemplo de análise de teoria fundamentada de Glaser e Strauss**
>
> A Figura 16.3 apresenta o modelo de Beck (2002) em um estudo no qual "Desligando o botão de pausa" foi conceitualizado como a categoria central e também o processo pelo qual passavam mães de gêmeos quando tentavam retomar as próprias vidas pós--parto. O processo envolve quatro fases: Drenagem de energia, Pausa na própria vida, Batalha para recomeçar e Retomada da própria vida. Beck usou 10 famílias de códigos em sua codificação teórica para o estudo. O *ponto de corte* da família oferece uma ilustração. O ponto de virada para as mães pareceu ser aos três meses, quando a vida começou a ficar mais administrável. Este é um trecho da entrevista que Beck codificou como ponto de virada: "Três longos meses se passaram, e os gêmeos começaram a dormir a noite toda, o que fez uma diferença enorme, realmente enorme".

Glaser e Strauss aconselharam não consultar a literatura antes que um esquema de trabalho seja estabelecido, mas eles também viram o benefício de examinar outro trabalho. Glaser (1978) discutiu a evolução das teorias fundamentadas por meio do processo do **encaixe emergente**, para evitar que teorias individuais substantivas se tornassem "respeitadas ilhazi-nhas de conhecimentos" (p. 148). Como observado, gerar uma teoria fundamentada não exige, necessariamente, descobrir todas as categorias novas ou ignorar todas as previamente identificadas na literatura. Pela comparação constante, os pesquisadores podem comparar conceitos que emergem de dados e conceitos similares de teorias ou pesquisas já existentes para avaliar quais partes têm encaixe emergente com a teoria gerada.

Abordagem de Strauss e Corbin

A abordagem de Strauss e Corbin para a análise da teoria fundamentada, mais recentemente descrita em Corbin e Strauss, difere da abordagem original de Glaser e Strauss em relação a método, processos e resultados. A Tabela 16.2 resume as principais diferenças analíticas entre esses dois métodos de análise de teoria fundamentada.

Glaser (1978) enfatizou que, para gerar uma teoria fundamentada, o problema básico tem de emergir dos dados – tem de ser descoberto. A teoria é, desde o início, fundamentada nos dados, em vez de ser iniciada por um problema previamente concebido. Strauss e Corbin, no entanto, argumentaram que a pesquisa, em si, é apenas uma das fontes possíveis do problema a ser investigado. Os problemas de pes-

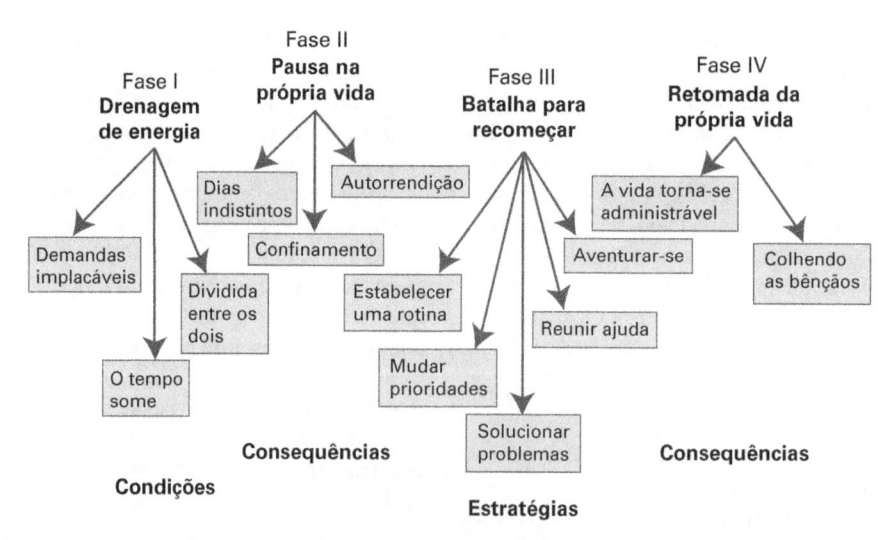

FIGURA 16.3 Teoria fundamentada de Beck (2002) sobre o processo de ser mãe de gêmeos e cuidar deles: "Desligando o botão de pausa".

TABELA 16.2 Comparação entre o método de Glaser e o método de Corbin e Strauss

	Glaser	Corbin e Strauss
Análise inicial de dados	Separar e conceituar os dados envolve comparar cada incidente, a fim de que surjam padrões	Separar e conceituar os dados envolve tomar cada sentença, observação e incidente de maneira separada
Tipos de codificação	Aberta, seletiva e teórica	Aberta e axial
Conexões entre as categorias	Codificação de 18 famílias mais códigos teóricos de muitos campos diferentes de estudo	Paradigma (condições, ações-interações, e consequências ou resultados) e a matriz condicional/de consequência
Resultado	Teoria emergente (descoberta)	Descrição conceitual (verificação)

quisa poderiam vir, por exemplo, da literatura ou da experiência profissional ou pessoal dos pesquisadores.

O método de Corbin e Strauss (2015) envolve dois tipos de codificação: codificação aberta e codificação axial. Na *codificação aberta*, os dados são divididos em partes e conceitos identificados para o significado interpretado dos dados brutos. Na **codificação axial**, o analista codifica o contexto. Aqui, o analista está "localizando e ligando ação-interação dentro de um esquema de trabalho de subconceitos que lhe conferem significado e permitem que explique quais interações ocorrem, e por que e quais consequências reais ou antecipadas estão ocorrendo" (Corbin e Strauss, 2015, p. 156). O *paradigma* é utilizado como uma estratégia analítica para ajudar a integrar estrutura e processo. Os componentes básicos do paradigma incluem condições, ações-interações e consequências ou resultados. Corbin e Strauss sugeriram a matriz condicional/de consequência como uma estratégia analítica para considerar a gama de possíveis condições e consequências que podem entrar no contexto.

O primeiro passo para integrar as descobertas consiste em escolher a **categoria central** (às vezes, chamada de *categoria nuclear*), que é o principal construto da pesquisa. O resultado da abordagem de Strauss e Corbin revela-se uma descrição conceitual completa. O método original da teoria fundamentada, por sua vez, gera uma teoria que explica como um problema social básico surgido a partir dos dados é processado em um ambiente social.

> **Exemplo de análise de teoria fundamentada de Strauss e Corbin**
>
> Lawler e colaboradores (2015) procuraram entender o processo de passar pela maternidade para mulheres com alguma incapacidade. Os dados de entrevistas com 22 mulheres foram analisados usando o método de Corbin e Strauss de codificação aberta e axial: "Os dados foram divididos, examinados, comparados, conceitualizados e categorizados de modo que pudessem ser interpretados, e os conceitos e categorias fossem selecionados. Uma vez que as categorias e subcategorias foram suficientemente reforçadas, os dados foram reconstruídos de diferentes maneiras por meio da ligação de categorias e subcategorias [...]. As categorias foram, então, integradas para refinar a teoria em evolução" (p. 1675).

Abordagem à teoria fundamentada construtivista

A abordagem construtivista à teoria fundamentada é, de algum modo, similar à abordagem glaseriana. De acordo com Charmaz (2014), na teoria fundamentada construtivista, a "codificação gera os ossos da análise. A integração teórica irá agrupar esses ossos em um esqueleto de trabalho" (p. 113). Charmaz ofereceu orientações para diferentes tipos de codificação: codificação palavra por palavra, codificação linha por linha e codificação incidente por incidente. Diferentemente da abordagem da teoria fundamentada de Glaser e Strauss, na qual a teoria é descoberta a partir de dados separados do pesquisador, a posição de Charmaz diz que os pesquisadores constroem teorias fundamentadas por meio de seus envolvimentos e interações passados e atuais com os indivíduos e práticas de pesquisa.

Charmaz (2014) distinguiu *codificação inicial* e *codificação focada*. Na codificação inicial, as partes dos dados (p. ex., palavras, linhas, segmentos, incidentes) são estudadas de modo que o pesquisador pode aprender o que os participantes veem como problemático. Na codificação focada, a análise é direcionada para identificar os códigos iniciais mais significativos, que são, então, teoricamente codificados.

> **Exemplo de análise da teoria fundamentada construtivista**
>
> Giles e colaboradores (2016) usaram métodos construtivistas para desenvolver uma teoria fundamentada da presença familiar durante a ressuscitação, que eles denominaram de "A construção social da permissão condicional". O artigo escrito por eles fornece uma descrição excelente e detalhada de seus métodos, traçando a construção da categoria central ("permissão condicional") dos códigos iniciais e focados até a teoria fundamentada substantiva final.

DICA Os pesquisadores da teoria fundamentada com frequência apresentam mapas conceituais ou modelos para resumir seus resultados, como aquele da Figura 16.2, em especial quando o fenômeno central é um processo dinâmico ou em evolução.

CRÍTICA DE ANÁLISES QUALITATIVAS

A avaliação de uma análise qualitativa não é algo fácil de fazer. Os leitores não têm acesso às informações necessárias para avaliar se os pesquisadores fizeram um bom julgamento e tiveram boas ideias críticas no processo de codificação dos materiais narrativos, no desenvolvimento da análise temática e na integração dos materiais em um todo significativo. Raramente os pesquisadores conseguem incluir mais do que alguns poucos exemplos dos dados reais em um artigo científico. Além disso, é difícil descrever e ilustrar o processo utilizado para abstrair, de modo indutivo, os significados a partir dos dados.

Um dos principais focos da crítica de análises qualitativas é saber se eles documentaram o processo analítico de maneira adequada. O relatório deve fornecer informações sobre a abordagem utilizada para analisar os dados. Por exemplo, um relatório de um estudo de teoria fundamentada deve indicar se os pesquisadores usaram o método de Glaser e Strauss, o método de Corbin e Strauss ou o método construtivista.

Outro aspecto da análise qualitativa que pode ser criticado é se o pesquisador documentou a utilização de uma abordagem de modo consistente e se foi fiel à integridade em seus procedimentos. Por exemplo, se disse que estava usando a abordagem glaseriana da teoria fundamentada, então o pesquisador não devia incluir elementos do método de Strauss e Corbin. Um problema ainda mais grave ocorre quando os pesquisadores confundem as tradições. Quem descreve o próprio estudo como teoria fundamentada, por exemplo, não deve apresentar *temas*, pois a análise de teoria fundamentada não gera temas. Os pesquisadores que tentam mesclar elementos das duas tradições podem não ter clareza sobre os preceitos analíticos de cada uma. Por exemplo, um pesquisador que diz ter realizado uma etnografia usando uma abordagem de teoria fundamentada para a análise talvez não esteja bem informado sobre os objetivos e a filosofia inerentes a cada uma dessas tradições.

Outras orientações que podem ser úteis para a avaliação de análises qualitativas são apresentadas no Quadro 16.2.

Quadro 16.2 Orientações para a crítica de análises qualitativas

1. A abordagem de análise de dados foi apropriada para o delineamento ou a tradição de pesquisa?
2. O esquema de categorias foi descrito? Em caso positivo, ele parece lógico e completo?
3. O relatório descreveu adequadamente o processo de execução da análise real? O relatório indicou qual abordagem de análise de dados foi utilizada (p. ex., glaseriana, straussiana ou construtivista em estudos de teoria fundamentada)?
4. Quais temas ou processos importantes emergiram? Foram fornecidos trechos relevantes dos dados? Em caso positivo, os temas ou categorias parecem capturar o significado das narrativas – ou seja, o pesquisador parece ter interpretado os dados e conceituado os temas adequadamente? A análise é parcimoniosa – dois ou mais temas poderiam ter sido condensados em uma conceituação mais ampla e talvez mais útil?
5. Foi apresentado, de modo eficaz, um mapa conceitual, modelo ou diagrama para comunicar processos importantes?
6. O contexto do fenômeno foi adequadamente descrito? O relatório forneceu um quadro claro do mundo social ou emocional dos participantes do estudo?
7. A análise gerou um quadro significativo e frutífero do fenômeno estudado? A teoria ou descrição resultante é trivial ou óbvia?

EXEMPLOS DE PESQUISA COM ATIVIDADES DE PENSAMENTO CRÍTICO

Esta seção descreve os procedimentos analíticos utilizados em um estudo qualitativo. Leia o resumo e responda as questões de pensamento crítico que seguem, consultando a versão integral do relatório, se necessário. As questões de pensamento crítico para o Exemplo 2 são baseadas no estudo que aparece em sua totalidade no Apêndice B deste livro.

EXEMPLO 1: ANÁLISE DA TEORIA FUNDAMENTADA CONSTRUTIVISTA

Estudo: *Care transition experiences of spousal caregivers: From a geriatric rehabilitation unit to home* (Experiências de transferência de cuidadores de cônjuges: da unidade de reabilitação geriátrica para casa) (Byrne e colaboradores, 2011).

Declaração de objetivo: O objetivo deste estudo foi desenvolver uma teoria sobre os processos de transição de cuidadores e experiências durante o retorno para a casa de seus cônjuges de uma unidade de reabilitação geriátrica (URG).

Método: Este estudo de teoria fundamentada envolveu entrevistas detalhadas com cuidadores de cônjuges adultos com mais de 18 anos. A maioria dos cuidadores foi entrevistada em três ocasiões: 48 horas antes da alta hospitalar de uma URG de 36 leitos em um hospital canadense de cuidado prolongado, duas semanas e um mês após a alta. Além das entrevistas, que duraram entre 35 e 120 minutos, os pesquisadores fizeram observações das interações entre cônjuges e recebedores do cuidado.

Análises: A análise começou com uma codificação linha por linha feita pelo primeiro autor. Todos os autores contribuíram para a codificação focada, seguida pela codificação teórica. Eles utilizaram comparação constante durante todo o processo de codificação e análise e proporcionaram um bom exemplo: "Nos estágios iniciais da coleta e da análise de dados, observamos que os cuidadores continuadamente usavam a frase 'Eu não sei', e, assim, um código aberto por esse nome foi criado. À medida que a coleta e a análise de dados prosseguiram, nós nos empenhamos na codificação focada usando o termo *sabe/não sabe* para refletir essas instâncias" (p. 1374). Os pesquisadores ilustraram com um trecho de entrevista como eles entenderam que sabe/não sabe era parte do processo de *navegação*. Os pesquisadores também notaram que "Passar da codificação linha por linha para a codificação focada não foi um processo linear. À medida que nos engajamos com os dados, retornamos aos dados coletados para explorar as novas ideias e a conceitualização dos códigos" (p. 1375).

Resultados: O problema básico que os cuidadores enfrentaram foi "necessidades flutuantes", incluindo as necessidades físicas, emocionais, sociais e médicas dos cuidadores e seus cônjuges. Os pesquisadores desenvolveram um esquema de trabalho teórico no qual *reconciliar em resposta às necessidades flutuantes* surgiu como processo social básico. A reconciliação abrangeu três subprocessos: navegação, custódia e reposicionamento. O contexto que partilhou reconciliação foi uma trajetória de transições de cuidado prévias e eventos da vida interligados.

Exercícios para desenvolver o pensamento crítico

1. Responda às questões relevantes do Quadro 16.2 em relação a esse estudo.
2. Considere também as seguintes questões:
   a. Comente sobre a decisão dos pesquisadores de usar dados de entrevista e observações.
   b. Os autores escreveram que "para promover a sensibilidade teórica, memorandos focados em ações e processos e literatura relevante gradualmente incorporada (p. ex., perspectivas teóricas sobre a transição)" (p. 1375). Comente essa declaração.
3. Quais são os possíveis usos dos achados na prática clínica?

EXEMPLO 2: ANÁLISE FENOMENOLÓGICA NO APÊNDICE B

- Leia as seções de métodos e resultados do estudo fenomenológico de Beck e Watson (2010) (*Subsequent childbirth after a previous traumatic birth* [Parto subsequente após nascimento traumático prévio]) no Apêndice B deste livro.

Exercícios para desenvolver o pensamento crítico

1. Responda às questões relevantes do Quadro 16.2 em relação a esse estudo.
2. Considere também as seguintes questões:
   a. Comente a quantidade de dados que teve de ser analisada nesse estudo.
   b. Consulte a Tabela 2 do artigo, que apresenta uma lista de 10 declarações significativas feitas pelos participantes. Na abordagem de Colaizzi, o próximo passo é construir *significados formulados* a partir das afirmações significativas. Tente desenvolver seus próprios *significados formulados* de uma ou duas dessas afirmações significativas.

Tópicos Resumidos

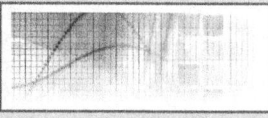

- A análise qualitativa é uma atividade desafiadora e trabalhosa, com poucas regras fixas.

- A primeira etapa da análise de dados qualitativos consiste em organizar e indexar os materiais para facilitar a revisão; em geral, isso é feito pela codificação do conteúdo dos dados de acordo com um *esquema de codificação* que envolve a criação de categorias descritivas ou abstratas.

- Tradicionalmente, os pesquisadores têm organizado os dados desenvolvendo *arquivos conceituais* – arquivos físicos em que são incluídos trechos codificados de dados para as categorias específicas. Agora, no entanto, o *software* de análise de dados qualitativos assistida por computador (CAQDAS, do inglês *computer-assisted qualitative data analysis software*) é amplamente empregado para executar funções de indexação básicas e facilitar a análise dos dados.

- A verdadeira análise de dados começa por uma pesquisa de padrões e **temas**, que envolve a descoberta não apenas de aspectos comuns entre os participantes, mas também da variação natural dos dados. Alguns analistas qualitativos empregam *metáforas* ou comparações figurativas para evocar a analogia visual e simbólica. Na etapa final, os analistas tentam arrematar os grupos temáticos, agrupando-os para formar um quadro integrado do fenômeno estudado.

- Os pesquisadores cujo objetivo é a descrição qualitativa muitas vezes dizem que utilizaram **análise de conteúdo qualitativa** como seu método analítico. A análise de conteúdo pode variar em termos de ênfase sobre um *conteúdo manifesto* ou *conteúdo latente*.

- Em etnografias, a análise começa quando o pesquisador vai para o campo. Uma abordagem analítica é o método de Spradley, que envolve quatro níveis de análise: *análise de domínios* (identificação de **domínios** ou unidades de conhecimento cultural); *análise taxonômica* (seleção de domínios-chave e construção de **taxonomias**); *análise de componentes* (comparação e contraste de termos em um domínio) e *análise de temas* (para revelar temas culturais).

- Existem várias abordagens para a análise fenomenológica, incluindo os métodos descritivos de Colaizzi, Giorgi e van Kaam, nos quais o objetivo é encontrar padrões de experiências comuns, compartilhados por instâncias particulares.

- Na abordagem de van Manen, que envolve esforços para apreender o significado essencial da experiência estudada, os pesquisadores buscam temas usando uma *abordagem holística* (considerar o texto como um todo) ou uma *abordagem detalhada* (analisar cada sentença).

- Central para a organização dos dados em um estudo hermenêutico é a noção de **círculo hermenêutico**, que significa um processo em que há movimento contínuo entre as partes e o todo do texto analisado.

- A abordagem de Benner consiste em três processos: busca de **casos-paradigmas**, análise temática e análise de *exemplares*.

- A teoria fundamentada usa o método **comparativo constante** de análise de dados, que envolve comparar elementos de uma fonte de dados (p. ex., em uma entrevista) com outra fonte de dados. O *encaixe* indica em que medida os conceitos se encaixam nos incidentes que representam; isso está relacionado com a abrangência da comparação constante.

- Uma abordagem de teoria fundamentada é o método de Glaser e Strauss (glaseriano), no qual existem dois amplos tipos de códigos: **códigos substantivos** (em que a substância empírica do tópico é conceitualizada) e **códigos teóricos** (em que as relações entre os códigos substantivos são conceitualizadas).

- A codificação substantiva envolve a **codificação aberta**, para capturar o que está acontecendo com os dados e, depois, a **codificação seletiva**, em que se codificam apenas as variáveis relacionadas com a categoria central. A **categoria nuclear** (ou *central*), padrão de comportamento relevante para os participantes, às vezes é um **processo social básico (PSB)** que envolve um processo evolutivo para lidar com a situação ou adaptar-se a ela.

- No método glaseriano, os códigos abertos começam pelos *códigos de nível I* (*in vivo*), sendo em seguida condensados em um nível superior de abstração com *códigos de nível II*. Estes últimos são utilizados para formular *códigos de nível III* – os construtos teóricos. Pela comparação constante, o pesquisador compara conceitos que emergem de dados e conceitos similares de teorias ou pesquisas já existentes para observar quais partes têm **encaixe emergente** com a teoria gerada.

- O método de Strauss e Corbin é um método de teoria fundamentada alternativo cujo resultado é uma descrição conceitual integral. Essa abordagem à análise de teoria fundamentada envolve dois tipos de codificação: codificação aberta (em que as categorias são geradas) e **codificação axial** (em que as categorias são ligadas com subcategorias e integradas).

- Na teoria fundamentada construtivista de Charmaz, a codificação pode ser de palavra por palavra, linha por linha ou incidente por incidente. A codificação inicial leva à *codificação focada*, que é, então, seguida pela codificação teórica.

REFERÊNCIAS PARA O CAPÍTULO 16

Beck, C. T. (2002). Releasing the pause button: Mothering twins during the first year of life. *Qualitative Health Research, 12*, 593–608.

Beck, C. T., & Watson, S. (2010). Subsequent childbirth after a previous traumatic birth. *Nursing Research, 59*, 241–249.

Benner, P. (1994). The tradition and skill of interpretive phenomenology in studying health, illness, and caring practices. In P. Benner (Ed.), *Interpretive phenomenology: Embodiment, caring, and ethics in health and illness* (pp. 99–128). Thousand Oaks, CA: Sage.

Byrne, K., Orange, J., & Ward-Griffin, C. (2011). Care transition experiences of spousal caregivers: From a geriatric rehabilitation unit to home. *Qualitative Health Research, 21*, 1371–1387.

Charmaz, K. (2014). *Constructing grounded theory* (2nd ed.). Thousand Oaks, CA: Sage.

Colaizzi, P. (1978). Psychological research as the phenomenologist views it. In R. Valle & M. King (Eds.), *Existential-phenomenological alternatives for psychology* (pp. 48–71). New York, NY: Oxford University Press.

Corbin, J., & Strauss, A. (2015). *Basics of qualitative research: Techniques and procedures for developing grounded theory*. Thousand Oaks, CA: Sage.

DeSantis, L., & Ugarriza, D. N. (2000). The concept of theme as used in qualitative nursing research. *Western Journal of Nursing Research, 22*, 351–372.

Ersek, M., & Jablonski, A. (2014). A mixed-methods approach to investigating the adoption of evidence-based pain practices in nursing homes. *Journal of Gerontological Nursing, 40*, 52–60.

Gadamer, H. G. (1975). *Truth and method* (G. Borden & J. Cumming, Trans.). London, United Kingdom: Sheed & Ward. (Original work published 1960)

Giles, T. M., de Lacey, S., & Muir-Cochrane, E. (2016). Coding, constant comparisons, and core categories: A worked example for novice constructivist grounded theorists. *Advances in Nursing Science, 39*, E29–E44.

Giorgi, A. (1985). *Phenomenology and psychological research*. Pittsburgh, PA: Duquesne University Press.

Glaser, B. G. (1978). *Theoretical sensitivity*. Mill Valley, CA: Sociology Press.

Glaser, B. G. (2005). *The grounded theory perspective III: Theoretical coding*. Mill Valley, CA: Sociology Press.

Gusdal, A., Josefsson, K., Adolfsson, E., & Martin, L. (2016). Informal caregivers' experiences and needs when caring for a relative with heart failure: An interview study. *Journal of Cardiovascular Nursing, 31*(4), E1–E8.

Herling, S., Palle, C., Moeller, A., & Thomsen, T. (2016). The experience of robotic-assisted laparoscopic hysterectomy for women treated for early-stage endometrial cancer: A qualitative study. *Cancer Nursing, 39*, 125–133.

Knecht, J. G., & Fischer, B. (2015). Undergraduate nursing students' experience of service-learning: A phenomenological study. *Journal of Nursing Education, 54*, 378–384.

Lawler, D., Begley, C., & Lalor, J. (2015). (Re)constructing myself: The process of transition to motherhood for women with a disability. *Journal of Advanced Nursing, 71*, 1672–1683.

McFarland, M. R., & Wehbe-Alamah, H. B. (2015). *Leininger's culture care diversity and universality: A worldwide nursing theory*. Burlington, MA: Jones & Bartlett.

Michel, T., Lenardt, M., Willig, M., & Alvarez, A. (2015). From real to ideal—the health (un)care of long-lived elders. *Revista Brasileira de Enfermagem, 68*, 343–349.

Patel, H., Berg, M., Barasa, A., Begley, C., & Schaufelberger, M. (2016). Symptoms in women with peripartum cardiomyopathy: A mixed method study. *Midwifery, 32*, 14–20.

Rasmussen, T. S., & Delmar, C. (2014). Dignity as an empirical lifeworld construction—in the field of surgery in Denmark. *International Journal of Qualitative Studies on Health and Well-Being, 9*, 24849.

Raymond, L. M., & Omeri, A. (2015). Transcultural midwifery: Culture care for Mauritian immigrant childbearing families living in New South Wales, Australia. In M. R. McFarland & H. B. Wehbe-Alamah (Eds.), *Leininger's culture care diversity and universality: A worldwide nursing theory* (pp. 183–254). Burlington, MA: Jones & Bartlett.

Solomon, D., & Hansen, L. (2015). Living through the end: The phenomenon of dying at home. *Palliative & Supportive Care, 13*, 125–134.

Spradley, J. P. (1979). *The ethnographic interview*. Belmont, CA: Wadsworth, Cengage Learning.

Thorne, S., & Darbyshire, P. (2005). Land mines in the field: A modest proposal for improving the craft of qualitative health research. *Qualitative Health Research, 15*, 1105–1113.

van Kaam, A. (1966). *Existential foundations of psychology*. Pittsburgh, PA: Duquesne University Press.

van Manen, M. (1997). *Researching lived experience: Human science for an action sensitive pedagogy* (2nd ed.). Ontario, Canada: The Althouse Press.

17 Confiabilidade e integridade na pesquisa qualitativa

Objetivos de aprendizagem

Depois de estudar este capítulo, o leitor será capaz de:

- Discutir algumas controvérsias relacionadas com a questão da qualidade na pesquisa qualitativa
- Identificar os critérios de qualidade propostos em uma estrutura principal de avaliação da qualidade e da integridade na pesquisa qualitativa
- Discutir as estratégias de incremento da qualidade na pesquisa qualitativa
- Descrever as diferentes dimensões relacionadas com a interpretação dos resultados qualitativos
- Definir os novos termos apresentados neste capítulo

Termos-chave

- Acompanhamento de auditoria
- Análise de casos negativos
- Auditoria investigativa
- Autenticidade
- Credibilidade
- Credibilidade do pesquisador
- Desconformidades
- Descrição densa
- Engajamento prolongado
- Grau de dependência
- Observação persistente
- Potencial de confirmação
- Potencial de transferência
- Reflexividade
- Triangulação
- Triangulação de dados
- Triangulação de métodos
- Triangulação de pesquisadores
- Veracidade
- Verificação de informações por pares
- Verificação feita pelos membros

A integridade na pesquisa qualitativa é um aspecto crítico tanto para aqueles que fazem a pesquisa quanto para os que consideram o uso de evidência qualitativa.

PERSPECTIVAS DA QUALIDADE NA PESQUISA QUALITATIVA

Os pesquisadores qualitativos concordam sobre a importância de fazer pesquisa de alta qualidade, ainda que definir "alta qualidade" tem sido controverso. Oferecemos uma breve visão geral dos argumentos do debate.

Debates sobre rigor e validade

Uma questão controversa é sobre o uso dos termos *rigor* e *validade* – termos que algumas pessoas evitam porque eles estão associados com o paradigma positivista. Para esses críticos, o conceito de rigor é, por natureza, um termo incompatível com o paradigma interpretativo, que valoriza *insight* e criatividade.

Outros discordam e se opõem ao termo *validade*. Morse (2015), por exemplo, argumentou que os pesquisadores qualitativos devem retornar à terminologia das ciências sociais – isto é, rigor, confiabilidade, validade e capacidade de generalização.

O debate complexo tem dado origem a várias posições. Em um extremo, estão os que pensam que a validade é um critério de qualidade apropriado tanto nos estudos qualitativos quanto nos quantitativos, embora os pesquisadores qualitativos usem diferentes métodos para alcançá-la. Em outro extremo, estão os que criticam duramente o "absurdo" da validade. Uma posição mais amplamente adotada é aquela chamada de *perspectiva paralela*. Essa posição foi proposta por Lincoln e Guba (1985), que produziram padrões de **confiabilidade** e validade da pesquisa qualitativa paralelos aos de confiabilidade e validade da pesquisa quantitativa.

Padrões genéricos *versus* padrões específicos

Outra controvérsia versa sobre a existência de uma série genérica de padrões de qualidade ou se os padrões específicos são necessários para diferentes tradições qualitativas. Alguns escritores acreditam que a pesquisa conduzida dentro de tradições disciplinares diferentes tem de atender a critérios diferentes e que as técnicas utilizadas para demonstrar a integridade da pesquisa variam. Assim, diferentes escritores têm oferecido padrões para formas específicas de questão qualitativa, como teoria fundamentada, fenomenologia, etnografia e pesquisa crítica. No entanto, há autores que acreditam que alguns critérios de qualidade são bem universais dentro do paradigma construtivista. Por exemplo, Whittemore e colaboradores (2001) prepararam uma síntese dos critérios que viram como essenciais a todas as questões qualitativas.

Proliferação e Confusão da terminologia

O resultado dessas controvérsias é que não há um vocabulário comum para critérios de qualidade na pesquisa qualitativa. Propagam-se termos como *valor real*, *qualidade*, *integridade* e *confiabilidade*, mas cada termo proposto foi refutado por alguns críticos. Em relação aos *critérios* reais utilizados para avaliar a qualidade em pesquisas qualitativas, dezenas de termos têm sido sugeridos. Permanece indefinido o estabelecimento de um consenso sobre quais devem ser os critérios de qualidade e como eles devem ser chamados.

Diante da falta de consenso e dos argumentos acalorados que sustentam e contestam várias estruturas, é difícil fornecer orientações sobre padrões de qualidade. Na seção seguinte, são apresentadas informações sobre *critérios* do esquema de trabalho de Lincoln e Guba (1985). (Critérios de outro esquema de trabalho são descritos no suplemento para este capítulo no nosso *site*.) Então, são descritas *estratégias* que os pesquisadores usam para fortalecer a integridade na pesquisa qualitativa. Essas estratégias devem fornecer orientação a ser considerada se um estudo qualitativo for suficientemente rigoroso, fidedigno, frutífero ou válido.

ESQUEMA DE TRABALHO DE LINCOLN E GUBA DE CRITÉRIOS DE QUALIDADE

Ainda que não estejam livres de críticas, os critérios com frequência vistos como o "padrão-ouro" da pesquisa qualitativa são aqueles esboçados por Lincoln e Guba (1985). Esses pesquisadores sugeriram quatro critérios para desenvolver a fidedignidade de uma investigação qualitativa: credibilidade, grau de dependência, potencial de confirmação e potencial de transferência. Esses critérios representam paralelos aos critérios positivistas de validade interna, confiabilidade, objetividade e validade externa, respectivamente. Em seus últimos escritos, em resposta às críticas e à evolução de suas próprias visões, foi acrescentado um quinto critério mais distintamente alinhado com o paradigma construtivista: autenticidade (Guba e Lincoln, 1994).

Credibilidade

A **credibilidade** refere-se à confiança no real valor dos dados e de suas interpretações. Os pesquisadores qualitativos têm de se esforçar para gerar confiança na verdade das descobertas relativas a participantes e contextos específicos da pesquisa. Lincoln e Guba (1985) destacaram que a credibilidade envolve dois aspectos: primeiro, a realização do estudo de um modo que incremente o grau de credibilidade das descobertas; segundo, o cumprimento de etapas para *demonstrar* a credibilidade a leitores externos. A credibilidade é um critério crucial na pesquisa qualitativa que tem sido proposto em vários esquemas de trabalho de qualidade.

Grau de dependência

O **grau de dependência** refere-se à estabilidade (confiabilidade) dos dados ao longo do tempo e em relação a certas condições. A questão do grau de dependência é: "As descobertas do estudo se repetiriam se a investigação fosse replicada com os mesmos (ou similares) participantes em um mesmo (ou semelhante) contexto?". A credibilidade não pode ser alcançada na ausência do grau de dependência, assim como, na pesquisa quantitativa, a validade não pode ser alcançada na ausência da confiabilidade.

Potencial de confirmação

O **potencial de confirmação** refere-se à objetividade – o potencial para congruência entre duas ou mais pessoas independentes sobre a precisão dos dados, a relevância ou o significado. O critério envolve estabelecer se os dados representam a informação que os participantes forneceram e se as interpretações desses dados não são produto da imaginação do investigador. Para atender a esse critério, as descobertas têm de refletir a voz dos participantes e as condições da investigação, e não os vieses do pesquisador.

Potencial de transferência

O **potencial de transferência**, análogo à generalização, é a extensão da aplicabilidade das descobertas qualitativas em outros cenários ou grupos. Lincoln e Guba (1985) observaram que a responsabilidade do investigador consiste em fornecer dados descritivos suficientes para que os leitores possam avaliar o potencial de aplicação dos dados em outros contextos: "Portanto, o naturalista não pode especificar a validade externa de uma investigação; ele pode apenas fornecer uma descrição densa, que será útil a quem quer fazer uma transferência e precisa concluir se há possibilidade real para isso" (p. 316).

Autenticidade

A **autenticidade** indica em que medida os pesquisadores mostram, de modo justo e confiável, uma série de realidades diferentes. A autenticidade emerge em um relatório quando se comunica o tom experimentado pelos participantes em suas vidas. O texto tem autenticidade quando convida os leitores a uma experiência que substitui aquela das vidas descritas e permite que desenvolvam maior sensibilidade em relação aos temas mostrados. Quando um texto alcança autenticidade, os leitores são mais capazes de compreender as vidas retratadas "de todos os ângulos", percebendo humor, experiência, linguagem e contexto dessas vidas.

ESTRATÉGIAS PARA APRIMORAR A QUALIDADE NA INVESTIGAÇÃO QUALITATIVA

Esta seção descreve algumas das estratégias que os pesquisadores qualitativos podem usar para estabelecer confiabilidade em seus estudos. Espera-se que essa descrição instigue o leitor a avaliar cuidadosamente os passos que os pesquisadores deram ou não para intensificar a qualidade.

Aqui, as estratégias não foram organizadas de acordo com os cinco critérios recém-descritos (p. ex., estratégias que os pesquisadores usam para intensificar a *credibilidade*), porque muitas estratégias abordam simultaneamente múltiplos critérios. Em vez disso, as estratégias foram organizadas por fase de estudo – coleta de dados, codificação e análise, e preparação de relatório. A Tabela 17.1 indica como traçar as várias estratégias para aprimorar a qualidade nos critérios de Lincoln e Guba (1985).

Estratégias para aprimorar a qualidade durante a coleta de dados

Algumas das estratégias que os pesquisadores qualitativos usam são de difícil discernimento em um relatório. Por exemplo, a audição intensiva durante a entrevista, a *sondagem* cuidadosa para obter dados ricos e abrangentes e os esforços para conquistar a confiança dos participantes são estratégias para incrementar a qualidade que não são fáceis de transmitir no relatório. Nesta seção, são salientadas algumas estratégias que podem ser descritas aos leitores para despertar neles maior confiança na integridade dos resultados do estudo.

TABELA 17.1 Estratégias para aprimorar a qualidade relacionadas aos critérios de qualidade de Lincoln e Guba para a investigação qualitativa

Estratégia	Credibilidade	Grau de dependência	Potencial de confirmação	Potencial de transferência	Autenticidade
Durante toda a investigação					
Reflexividade/registro reflexivo	X				X
Documentação cuidadosa, acompanhamento de auditoria		X	X		
Coleta de dados					
Engajamento prolongado	X				X
Observação persistente	X				X
Notas de campo abrangentes	X			X	
Gravação de áudio e transcrição literal	X				X
Triangulação (dados, métodos)	X	X			
Saturação de dados	X			X	
Verificação feita pelos membros	X	X			
Codificação de dados/análise					
Rigor da transcrição/limpeza dos dados	X				
Verificações de confiabilidade intercodificadores	X		X		
Triangulação (investigador)	X	X	X		
Busca de casos que não confirmam a hipótese/ análise de casos negativos	X				
Revisão/verificação das informações por pares	X		X		
Auditoria investigativa		X	X		
Apresentação das descobertas					
Documentação dos esforços de incremento da qualidade	X			X	
Descrição densa e vívida				X	X
Redação impactante e evocativa					X
Documentação das credenciais e da história do pesquisador	X				
Documentação da reflexividade	X				

Engajamento prolongado e observação persistente

Um passo importante no estabelecimento da integridade em estudos qualitativos é o **engajamento prolongado** – o investimento de tempo suficiente na coleta de dados, a fim de obter compreensão profunda da cultura, da linguagem ou das visões das pessoas ou dos grupos estudados, de fazer testes para identificar erros de informação e de garantir a saturação de categorias importantes. O engajamento prolongado também é importante na conquista da confiança dos informantes, o que, por sua vez, torna mais provável a obtenção de informações úteis e ricas.

> **Exemplo de engajamento prolongado**
> Zakerihamidi e colaboradores (2015) conduziram um estudo etnográfico focado das percepções de gestantes do parto vaginal *versus* cesariana no Irã. A pesquisadora principal teve "um envolvimento de longa duração com as participantes durante a coleta de dados" (p. 43). Observou-se que "a pesquisadora imergiu por completo na cultura relacionada à seleção do modo de parto" (p. 42).

Em estudos qualitativos, a coleta de dados de alta qualidade também envolve a **observação persistente**, relacionada à evidência dos dados que serão unidos. A observação persistente refere-se ao foco do pesquisador nas características ou nos aspectos de uma situação relevante para os fenômenos estudados. Como Lincoln e Guba (1985) observaram: "Se, por um lado, o engajamento prolongado fornece abrangência, por outro, a observação persistente proporciona profundidade" (p. 304).

> **Exemplo de observação persistente**
> Nortvedt e colaboradores (2016) conduziram um estudo qualitativo com 14 mulheres imigrantes em licença prolongada devido à doença durante sua reabilitação na Noruega. Além das entrevistas, o primeiro autor conduziu a observação do participante durante dois cursos de reabilitação em uma clínica ambulatorial. Cada curso ocorreu durante 10 dias por 10 semanas cada. As imigrantes foram observadas por 45 horas, no total.

Estratégias de reflexividade

A **reflexividade** envolve a consciência de que o pesquisador enquanto indivíduo traz à investigação uma base única, uma série de valores e uma identidade profissional que pode afetar o processo de pesquisa. A reflexividade envolve acompanhar continuamente o efeito do pesquisador sobre a coleta, a análise e a interpretação dos dados.

A estratégia mais amplamente utilizada para manter a reflexividade é produzir um relatório ou diário reflexivo. A redação reflexiva pode ser utilizada para registrar, de modo contínuo, ideias sobre como as experiências prévias e as leituras sobre o fenômeno estão afetando a investigação. Por meio do autoquestionamento e da reflexão, os pesquisadores procuram estar bem posicionados para sondar profundamente e captar a experiência, o processo ou a cultura sob estudo por meio da lente dos participantes.

> **DICA** Às vezes, os pesquisadores começam um estudo entrevistando uns aos outros sobre o fenômeno que está sendo estudado. É claro que essa abordagem é possível apenas se o pesquisador tiver vivenciado o fenômeno.

Triangulação de dados e triangulação de métodos

A **triangulação** refere-se ao uso de múltiplos referentes para tirar conclusões sobre o que constitui a verdade. O objetivo da triangulação é "superar o viés intrínseco que surge em estudos com um único método, um único observador e uma única teoria" (Denzin, 1989, p. 313). A triangulação também pode ajudar a construir um quadro mais completo e contextualizado do fenômeno estudado. Denzin (1989) identificou quatro tipos de triangulação (triangulação de dados, triangulação de pesquisadores, triangulação de métodos e triangulação de teoria), e outros tipos têm sido propostos. Dois tipos são relevantes para a coleta de dados.

A **triangulação de dados** envolve o uso de múltiplas fontes de dados com o propósito de validar conclusões. Existem três tipos de triangulação de dados: temporal, espacial e pessoal.

A *triangulação temporal* envolve coleta de dados sobre o mesmo fenômeno ou sobre as mesmas pessoas em pontos temporais diferentes (p. ex., em diferentes épocas do ano). Esse conceito é similar ao de avaliação de confiabilidade por teste-reteste – não se trata de estudar o fenômeno no aspecto longitudinal para avaliar a mudança, mas de estabelecer a congruência do fenômeno ao longo do tempo. A *triangulação espacial* envolve coletar dados do mesmo fenômeno em múltiplos locais, a fim de testar a consistência entre os locais. Por fim, a *triangulação pessoal* envolve coletar dados de diferentes tipos ou níveis de pessoas (p. ex., pacientes, equipe do cuidado da saúde) com o objetivo de validar dados por meio de múltiplas perspectivas sobre o fenômeno.

> **Exemplo de triangulação pessoal e triangulação espacial**
> Mill e uma equipe multidisciplinar (2013) realizaram uma pesquisa de ação participativa em quatro países (Jamaica, Quênia, Uganda e África do Sul) para explorar o estigma no cuidado de enfermagem da síndrome da imunodeficiência adquirida (aids, do inglês *acquired immunodeficiency syndrome*). Eles reuniram dados de enfermeiros registrados na linha de frente, enfermeiros envolvidos e parteiras, usando entrevistas com grupo focal e pessoal. Eles observaram que a triangulação foi especificamente designada para "intensificar o rigor do estudo" (p. 1068).

A **triangulação de métodos** envolve o uso de vários métodos de coleta de dados. Em estudos qualitativos, os pesquisadores com frequência usam uma combinação rica de métodos de coleta de dados não estruturados (p. ex., entrevistas, observações, documentos) para desenvolver uma compreensão abrangente do fenômeno. A variedade de métodos de coleta de dados fornece uma oportunidade de avaliar até que ponto emerge um quadro coerente e consistente do fenômeno.

> **Exemplo de triangulação de métodos**
> Nilmanat e colaboradores (2015) estudaram as experiências no fim da vida de pacientes tailandeses com câncer em estágio avançado. Os participantes foram entrevistados várias vezes, e cada entrevista durou cerca de 60 minutos. Observações detalhadas foram feitas nas casas dos participantes, nos hospitais e em suas cerimônias de funeral em templos budistas.

Registro abrangente e vívido das informações

Além de seguir as etapas de registro dos dados das entrevistas com precisão (p. ex., pela transcrição cuidadosa de entrevistas gravadas), os pesquisadores devem preparar, de modo ideal, notas de campo ricas em descrições do que transpareceu no campo – mesmo que as entrevistas sejam a fonte primária de dados.

Alguns pesquisadores desenvolvem especificamente um **acompanhamento de auditoria** – uma coleta sistemática de materiais para permitir que um auditor independente tire conclusões sobre os dados. Um acompanhamento de auditoria pode incluir os dados brutos (p. ex., transcrições de entrevistas), observações metodológicas e reflexivas, guias de tópicos e produtos de reconstrução de dados (p. ex., extrações do relatório final). De modo similar, a manutenção de um *acompanhamento das decisões* que articula as regras das decisões tomadas pelo pesquisador para categorizar dados e fazer inferências analíticas é um modo útil de incrementar o potencial de fidedignidade do estudo. Quando os pesquisadores compartilham informações do acompanhamento das decisões em seus relatórios, os leitores conseguem avaliar melhor a solidez das decisões.

> **Exemplo de acompanhamento de auditoria**
> Em seu estudo fenomenológico acerca das experiências de pacientes que sofrem de doenças raras e dos profissionais de saúde que cuidam deles, Garrino e colaboradores (2015) mantiveram uma cuidadosa documentação e um acompanhamento de auditoria para intensificar a credibilidade.

Verificação feita pelos membros

Em uma **verificação feita pelos membros**, os pesquisadores fornecem *feedback* aos participantes sobre as interpretações emergentes e, então, tentam descobrir as reações dos participantes. O argumento é que os participantes devem ter a oportunidade de avaliar e validar se as interpretações dos pesquisadores são boas representações de suas realidades. A verificação feita pelos membros pode ser realizada à medida que os dados são coletados (p. ex., por sondagem para garantir que os entrevistadores compreenderam os significados dos participantes) e, mais formalmente, após a análise dos dados em entrevistas de acompanhamento.

Apesar do potencial da contribuição que a verificação feita pelos membros pode dar à credibilidade, ela tem possíveis obstáculos. Por exemplo, as verificações feitas pelos membros podem levar a conclusões errôneas se os participantes partilharem alguma posição específica ou o desejo de "encobrir situações". Além disso, alguns participantes podem concordar com as interpretações do pesquisador por educação ou crença de que os pesquisadores são "mais espertos" do que eles. Thorne e Darbyshire (2005) alertaram sobre o que chamaram de *validade adulatória*, "um ritual de afago mútuo que satisfaz tanto a agenda do pesquisador quanto a do pesquisado" (p. 1110). Eles observaram que a verificação feita pelos membros tende a privilegiar interpretações que colocam os participantes em evidência.

Poucas estratégias de incremento da qualidade dos dados são tão controversas quanto a verificação feita pelos membros. Apesar disso, essa estratégia tem o potencial de aprimorar a credibilidade quando é feita de modo a encorajar a sinceridade e a avaliação crítica por parte dos participantes.

> **Exemplo de verificação feita pelos membros**
> Smith (2015) conduziu um estudo qualitativo de estratégias de proteção sexual e uso de preservativos em mulheres afro-americanas de meia-idade. Uma amostra de 10 mulheres, de 45 a 56 anos, participou de entrevistas detalhadas. Os temas apontaram relações de gênero e poder com elementos socioculturais que influenciaram a proteção sexual ou o comportamento de risco. Foram revisados por três participantes, que afirmaram que os temas refletiram com precisão suas experiências.

Estratégias relacionadas à codificação e à análise

A pesquisa qualitativa excelente costuma envolver coleta e análise simultâneas dos dados; portanto, várias das estratégias descritas anteriormente também contribuem para a integridade analítica. A verificação feita pelos membros, por exemplo, pode ocorrer de modo contínuo, como parte do processo de coleta de dados, mas também envolve a revisão das construções analíticas preliminares por parte dos participantes. Nesta seção, são introduzidas algumas estratégias adicionais para incremento da qualidade, associadas à codificação, à análise e à interpretação de dados qualitativos.

Triangulação de pesquisadores

A **triangulação de pesquisadores** refere-se ao emprego de dois ou mais pesquisadores na coleta de dados, na codificação e na tomada de decisões de análise. A premissa subjacente consiste em que, colaborando entre si, os investigadores podem reduzir a possibilidade de vieses em decisões e interpretações idiossincráticas.

Conceitualmente, esse tipo de triangulação é análogo à confiabilidade entre avaliadores em estudos quantitativos e consiste em uma estratégia utilizada com frequência na codificação de dados qualitativos. Alguns pesquisadores seguem etapas formais para comparar dois ou mais esquemas de categorias ou decisões de codificação independentes.

> **Exemplo de codificação independente**
> Aujoulat e colaboradores (2014) estudaram os desafios do autocuidado para jovens receptores de transplante de fígado. Entrevistas detalhadas foram conduzidas com 18 pacientes (idades de 16 a 30 anos) e com vários cuidadores parentais. A codificação inicial de transcrições foi feita por dois pesquisadores, que se encontraram regularmente para abordar as categorias emergentes.

A colaboração também pode ser utilizada no estágio de análise. Quando os investigadores, na análise, apresentam uma mistura complementar de habilidades e especialidades, o exame e a interpretação contam com um potencial benefício dessas diferentes perspectivas. No estudo de Aujoulat e colaboradores (2014) de jovens receptores de transplante de fígado, os temas emergentes foram discutidos em quatro encontros de "grupos focais" com equipes multidisciplinares de pesquisadores.

Busca por indícios de desconfirmação e explicações concorrentes

Um potente procedimento de verificação envolve a busca sistemática de dados capazes de desafiar a categorização ou a explicação surgida anteriormente na análise. A busca por **casos de desconfirmação** ocorre por métodos de amostragem propositais ou teóricos. Claramente, essa estratégia depende da coleta de dados e da análise de dados simultânea: os pesquisadores não podem olhar para dados de desconfirmação a menos que tenham percepção do que precisam saber.

> **Exemplo de busca por indícios de desconfirmação**
> Andersen e Owen (2014) conduziram um estudo de teoria fundamentada para explicar o processo de parar de fumar cigarros. Os dois investigadores trabalharam em conjunto para analisar transcrições de entrevistas com 16 participantes: "Entramos em uma discussão de categorias emergentes, procurando uma evidência contraditória" (p. 254).

Lincoln e Guba (1985) discutiram a atividade relacionada da **análise de casos negativos**. Essa estratégia (às vezes, chamada de *análise de caso distorcida*) é um processo pelo qual os pesquisadores procuram por casos que pareçam confirmar hipóteses iniciais e, então, revisam, quando necessário, suas interpretações. O objetivo desse procedimento é refinar continuamente uma hipótese ou teoria até que ela seja responsável por *todos* os casos.

> **Exemplo de análise de casos negativos**
> Begley e colaboradores (2015) estudaram se os especialistas clínicos na Irlanda estavam preenchendo as expectativas em termos de envolvimento com a pesquisa e as atividades de prática baseada em evidências (PBE). Após a coleta de dados de entrevistas e de observação, a equipe reuniu-se para desenvolver os temas. A equipe procurou exemplos de casos negativos "que pudessem desconfirmar, ou validar, as descobertas emergentes" (p. 104).

Revisão e verificação de informações por pares

A **verificação por pares** envolve validação externa, com frequência uma sessão frente a frente com os pares dos pesquisadores para rever aspectos da investigação. A verificação por pares expõe os pesquisadores a questões investigativas de outras pessoas com experiência nos métodos da investigação construtivista, no fenômeno estudado ou em ambos.

Em uma sessão de verificação ou revisão de informações por pares, os pesquisadores podem apresentar resumos escritos ou orais dos dados coletados, das categorias e dos temas surgidos durante a pesquisa, bem como suas interpretações. Em alguns casos, pode-se ouvir as entrevistas gravadas. Entre as questões tratadas pelos verificadores por pares estão:

- Os dados reunidos retratam adequadamente o fenômeno? Todos os temas ou categorias importantes foram identificados?
- Há omissões importantes? Em caso positivo, quais estratégias poderiam remediar esse problema?
- Existe algum erro aparente ou possíveis erros de interpretação?
- Há indícios de viés do pesquisador?
- Os temas e as interpretações estão interligados em uma conceituação convincente, útil e criativa do fenômeno?

> **Exemplo de revisão por pares**
> Belpame e colaboradores (2016) exploraram as experiências psicossociais de 23 adolescentes e adultos jovens com câncer. Eles estabeleceram um comitê de pesquisa que serviu como guia durante todo o processo de pesquisa, incluindo uma revisão das descobertas.

Auditorias investigativas

Uma abordagem similar, mas mais formal, consiste em realizar uma **auditoria investigativa**, um procedimento que envolve a descoberta dos dados reais e dos documentos de suporte relevantes por um revisor externo. Esse tipo de auditoria exige documentação cuidadosa de todos os aspectos da investigação. Assim que os materiais do *acompanhamento de auditoria* são reunidos, o auditor investigador realiza a auditoria, de modo análogo ao de uma auditoria fiscal, da fidedignidade dos dados e dos significados relacionados a eles. Essas auditorias são uma boa ferramenta para persuadir outras pessoas de que os dados qualitativos merecem confiança. Na literatura, tem sido relatado um número relativamente pequeno de auditorias investigativas abrangentes, mas alguns estudos relatam auditorias parciais.

> **Exemplo de auditoria investigativa**
> Rotegård e colaboradores (2012) estudaram experiências dos pacientes com câncer e a percepção de seus pontos fortes, usados por eles ou por seus cuidadores. Dados foram coletados com 26 participantes, em quatro grupos focais. Uma auditoria parcial foi feita por meio da revisão de uma amostra de transcrições e interpretações realizada por um pesquisador externo.

Estratégias relacionadas à apresentação

Esta seção descreve alguns aspectos do próprio relatório qualitativo que ajudam a persuadir os leitores acerca da alta qualidade da investigação.

Descrição densa e contextualizada

A **descrição densa** refere-se a uma descrição rica, minuciosa e vívida do contexto da pesquisa, dos participantes do estudo e de eventos e experiências observadas durante a investigação. A capacidade de transferência não pode ocorrer a menos que os investigadores forneçam informação suficiente para julgar a similaridade contextual. Descrições lúcidas e detalhadas, com inclusão judiciosa de citações literais dos participantes do estudo, também contribuem para a autenticidade de um estudo qualitativo.

> **DICA** Sandelowski (2004) alertou para o seguinte: "[...] a expressão *descrição densa* provavelmente não deve aparecer em nenhum artigo ou relatório de pesquisas qualitativas, pois ela está entre as palavras da pesquisa qualitativa que devem ser observadas, mas não escritas" (p. 215).

Em estudos qualitativos de alta qualidade, as descrições vão além do fornecimento fiel das informações. A descrição potente é evocativa e tem a capacidade de provocar impacto emocional. Os pesquisadores qualitativos devem ter cuidado, contudo, para não adulterar suas descobertas partilhando apenas as histórias mais comoventes. Thorne e Darbyshire (2005) alertaram sobre o que chamaram de *validade lacrimal*, um critério de avaliação de pesquisas que mede o quanto o relatório é capaz de arrancar lágrimas dos leitores. Ao mesmo tempo, eles observaram o problema oposto com relatórios que "não têm vida". Descobertas sem vida são caracterizadas pela tendência de alguns pesquisadores "serem cautelosos na redação da pesquisa, registrando o óbvio [...] [e] falhando em aplicar qualquer volta analítica indutiva à sequência, à estrutura ou à forma das descobertas" (p. 1109).

Credibilidade do pesquisador

Outro aspecto é a **credibilidade do pesquisador**. Nos estudos qualitativos, os pesquisadores *são* os instrumentos de coleta de dados – bem como criadores do processo analítico –, e, assim, suas qualificações, experiência e reflexividade são relevantes para estabelecer confiança nos dados. Patton (2002) argumentou que a confiabilidade é intensificada se o relatório contiver informação sobre os pesquisadores, incluindo informação sobre credenciais e quaisquer conexões pessoais que os pesquisadores tiveram com pessoas, tópicos ou comunidade estudados. Por exemplo, para o leitor de um relatório sobre os mecanismos utilizados por pacientes com aids para lidar com a doença, é relevante saber que o pesquisador é HIV-positivo. A credibilidade do pesquisador também é intensificada quando os relatórios descrevem os esforços dos pesquisadores para serem reflexivos.

> **Exemplo de credibilidade do pesquisador**
>
> Kindell e colaboradores (2014) exploraram a experiência de viver com demência semântica. Kindell descreveu-se como terapeuta da fala e da linguagem, especializada no cuidado da demência. Ela conduziu todas as entrevistas, e sua experiência foi descrita como uma "experiência sensibilizadora [que] serviu como recurso para facilitar suas histórias" (p. 403). Um coautor era um enfermeiro de cuidado da saúde mental da comunidade com 25 anos de experiência no cuidado da demência.

INTERPRETAÇÃO DE DESCOBERTAS QUALITATIVAS

É difícil descrever o processo interpretativo em estudos qualitativos, mas existe considerável consenso na afirmação de que a habilidade de "extrair sentido" dos textos qualitativos depende da imersão dos pesquisadores nos dados e da proximidade mantida em relação a eles. A *incubação* é o processo de deixar os dados *ganharem vida*, ou seja, os pesquisadores precisam tentar compreender os significados dos dados, encontrar padrões essenciais e tirar conclusões criativas. Outro ingrediente na hora de interpretar e dar significado aos dados é a autoconsciência dos pesquisadores e sua habilidade de refletir sua própria visão de mundo – ou seja, sua reflexividade. A criatividade também desempenha um papel importante na revelação do significado dos dados. Os pesquisadores precisam dedicar um tempo suficiente para alcançar a *epifania*, que acompanha a descoberta de significados além dos dados.

Para *leitores* de relatórios qualitativos, obstáculos à interpretação são o limitado acesso aos dados e a falta de oportunidade de deixar os dados "ganharem vida". Os pesquisadores são seletivos em relação à quantidade e aos tipos de informações que serão incluídos nos relatórios. Apesar disso, devem esforçar-se para considerar algumas das dimensões mais interpretativas para os estudos qualitativos, assim como para os quantitativos (ver Cap. 15).

Credibilidade dos resultados qualitativos

De maneira semelhante aos relatórios quantitativos, é preciso considerar se os resultados da investigação qualitativa são plausíveis. Razoavelmente, espera-se dos autores de relatórios qualitativos que forneçam *indícios* da credibilidade de suas descobertas. Como os consumidores observam apenas uma porção dos dados, os leitores desses relatórios têm de confiar nos esforços dos pesquisadores para corroborar descobertas por meio de estratégias como verificação de informações por pares, verificações feitas pelos membros, auditorias, triangulação e análise de casos negativos. Eles também precisam confiar na franqueza do pesquisador em reconhecer as limitações identificadas.

Para considerar a credibilidade dos resultados qualitativos, é aconselhável adotar a postura de uma pessoa que precisa ser persuadida sobre a conceitualização feita pelo pesquisador e que espera que ele apresente indícios que possam persuadi-la. Também é apropriado considerar se a conceitualização do pesquisador é consistente com as próprias ideias clínicas do leitor.

Significado dos resultados qualitativos

A interpretação e a análise dos dados qualitativos por parte do pesquisador ocorrem de modo praticamente simultâneo em um processo sucessivo. Ao contrário das análises quantitativas, o significado dos dados flui diretamente da análise qualitativa. Esforços para validar a análise também são, necessariamente, esforços para validar as interpretações. Apesar disso, pesquisadores qualitativos prudentes mantêm suas interpretações abertas a exames cuidadosos – tanto pessoais quanto feitos por revisores externos.

> **DICA** Em estudos qualitativos, a interpretação com frequência gera hipóteses que podem ser testadas em estudos quantitativos mais controlados. Também os estudos qualitativos servem bem à geração de hipóteses causais, mas não à testagem destas.

Importância dos resultados qualitativos

A pesquisa qualitativa é especialmente produtiva quando utilizada para descrever e explicar fenômenos mal compreendidos. Contudo, o fenômeno deve merecer ser examinado.

Deve-se considerar também se as próprias descobertas são triviais. Às vezes, o tópico é válido, mas, após ler um relatório, o leitor nota que não aprendeu nada além do que já é do conhecimento cotidiano – isso pode acontecer quando os dados são "escassos" ou quando a conceituação é rasa. Os leitores, assim como os pesquisadores, querem ter uma experiência de *epifania* quando leem sobre a vida de clientes e seus familiares. Os pesquisadores qualitativos com frequência colam títulos chamativos a seus temas, mas o leitor deve perguntar-se se os rótulos realmente representam um construto frutífero.

Potencial de transferência dos resultados qualitativos

Os pesquisadores qualitativos não buscam o potencial de generalização, mas a possível aplicação dos resultados a outros ambientes é importante para a PBE. Por isso, ao interpretar resultados qualitativos, o leitor deve considerar o potencial de transferência das descobertas. Em quais tipos de ambientes e contextos é possível esperar que o fenômeno estudado se manifeste de modo similar? É claro, para fazer essa avaliação, os pesquisadores devem ter descrito os participantes e o contexto com riqueza de detalhes. Uma vez que os estudos qualitativos estão ligados ao contexto, apenas por meio de uma análise cuidadosa dos aspectos-chave do contexto do estudo é que o potencial de transferência pode ser avaliado.

Implicações dos resultados qualitativos

Quando as descobertas são consideradas críveis e importantes e o leitor está satisfeito com a interpretação dos resultados, então ele pode começar a considerar as possíveis implicações das descobertas. Em primeiro lugar, podem-se considerar implicações para a pesquisa futura: pode ser realizado um estudo similar em um ambiente diferente? Foi identificado algum construto relevante que mereça o desenvolvimento de um instrumento de medição formal? Os resultados sugerem hipóteses que poderiam ser testadas por meio de uma pesquisa quantificada controlada? Em segundo lugar, as descobertas têm implicações na prática da enfermagem? Por exemplo, as necessidades de serviços de saúde de uma subcultura (p. ex., os sem-teto) podem ser tratadas de modo mais eficaz como resultado desse estudo? Finalmente, as descobertas lançam luz sobre processos fundamentais que poderiam influenciar de alguma forma as teorias de enfermagem?

CRÍTICA DE INTEGRIDADE E INTERPRETAÇÕES EM ESTUDOS QUALITATIVOS

Para que uma pesquisa qualitativa seja considerada fidedigna, os investigadores precisam conquistar a confiança dos leitores. Em um mundo consciente da qualidade dos dados de pesquisas, os pesquisadores qualitativos precisam ser proativos, realizando uma pesquisa de alta qualidade e persuadindo outros profissionais sobre o fato de eles terem sido bem sucedidos.

A demonstração da integridade a outros envolve fornecer uma boa descrição das ações empreendidas para incremento da qualidade. Contudo, muitos relatórios qualitativos não fornecem muita informação sobre esforços para garantir que o estudo é forte com respeito à fidedignidade. Assim como os médicos procuram *evidência* para decisões clínicas, os consumidores de pesquisa precisam de evidência de que as descobertas são válidas. Os pesquisadores devem incluir informações sobre as estratégias de incremento da qualidade para que os leitores tirem conclusões sobre a qualidade do estudo.

Parte da dificuldade enfrentada por pesquisadores qualitativos ao tentar demonstrar fidedignidade está no fato de as restrições de número de páginas dos periódicos estabelecerem demandas conflitantes. É necessária uma quantidade preciosa de espaço para apresentar estratégias de incremento de qualidade de modo adequado e convincente. Usar o espaço para essa documentação significa deixar menos espaço para uma descrição densa do contexto e avaliações literais ricas, que sustentem a autenticidade e a vivacidade. A pesquisa qualitativa com frequência caracteriza-se pela necessidade de compromissos críticos. É bom ter esses compromissos em mente ao criticar relatórios de pesquisas qualitativas.

Um ponto importante na reflexão sobre qualidade na investigação qualitativa consiste em dedicar atenção tanto à "arte" quanto à "ciência", tanto à interpretação quanto à descrição. A criatividade e o potencial de geração de ideias precisam ser alcançados, mas não à custa da rigidez. E a busca pela robustez não pode sacrificar a inspiração – caso contrário, é provável que os resultados sejam "perfeitamente saudáveis, mas mortos" (Morse, 2006, p. 6). Um bom trabalho qualitativo é, no aspecto descritivo, tão preciso quanto explícito e, no aspecto interpretativo, tão rico quanto inovador. Algumas orientações que podem ser úteis para a avaliação de métodos e análises qualitativos são apresentadas no Quadro 17.1.

Quadro 17.1 Orientações para a avaliação da fidedignidade e da integridade em estudos qualitativos

1. O relatório discutiu esforços para incrementar ou avaliar a qualidade dos dados e da investigação em geral? Em caso positivo, a descrição foi suficientemente detalhada e clara? Se não, houve alguma informação que permitisse fazer inferências sobre a qualidade dos dados, a análise e as interpretações?
2. Quais técnicas específicas (se houver alguma) o pesquisador usou para incrementar a fidedignidade e a integridade da investigação? Quais estratégias *não* foram utilizadas para incrementar a qualidade? Alguma estratégia adicional teria aumentado sua confiança no estudo e em seus dados?
3. O pesquisador representou adequadamente as múltiplas realidades do objeto de estudo? As descobertas parecem *autênticas*?
4. Dados os esforços para incrementar a qualidade dos dados, o que se pode concluir a respeito de validade, integridade, rigor e fidedignidade do estudo?
5. O relatório discute alguma limitação do estudo e seus possíveis efeitos sobre a credibilidade dos resultados ou sobre as interpretações dos dados? Os resultados foram interpretados à luz das descobertas de outros estudos?
6. Os pesquisadores discutiram as implicações do estudo na prática clínica ou na pesquisa futura? As implicações foram bem fundamentadas nos dados do estudo e de pesquisas anteriores?

Capítulo 17 Confiabilidade e integridade na pesquisa qualitativa 303

EXEMPLOS DE PESQUISA COM ATIVIDADES DE PENSAMENTO CRÍTICO

Esta seção descreve os esforços de melhora da qualidade em um estudo de teoria fundamentada – um estudo que também foi descrito no Capítulo 11. Leia o resumo e responda às questões de pensamento crítico que seguem, consultando a versão integral do relatório, se necessário. As questões de pensamento crítico para o Exemplo 2 são baseadas no estudo que aparece em sua totalidade no Apêndice B deste livro.

EXEMPLO 1: FIDEDIGNIDADE EM UM ESTUDO DE TEORIA FUNDAMENTADA

Estudo: *The psychological process of breast cancer patients receiving initial chemotherapy* (O processo psicológico de pacientes com câncer de mama recebendo quimioterapia inicial) (Chen e colaboradores, 2015).

Declaração de objetivo: O objetivo deste estudo foi explorar o sofrimento e os efeitos adversos em pacientes durante o processo de recebimento da primeira sessão de quimioterapia para o câncer de mama.

Método: Os pesquisadores usaram os métodos da teoria fundamentada de Glaser. Vinte mulheres de Taiwan, com idades variando entre 39 e 62 anos, foram entrevistadas em 6 meses após completar o primeiro curso de quimioterapia. A amostragem proposital foi inicialmente utilizada, e, então, a amostragem teórica foi utilizada para selecionar participantes adicionais até as categorias terem sido saturadas. As entrevistas incluíram questões amplas iguais às seguintes: "Durante a quimioterapia, o que se passava em sua cabeça?" e "Como a quimioterapia afetou a sua vida?". As entrevistas gravadas em áudio foram transcritas para análise.

Estratégias para incremento da qualidade: O relatório dos pesquisadores fornece bons detalhes sobre os esforços para incrementar a fidedignidade de seu estudo, como descrito em uma subseção de sua seção "Método" intitulada "Rigor". Os pesquisadores observaram que o investigador principal participou no cuidado das mulheres durante sua hospitalização e durante as consultas de acompanhamento, contribuindo para o envolvimento prolongado – e para o desenvolvimento de uma boa relação terapêutica. O pesquisador continuou a observar as expressões verbais e não verbais desses pacientes durante as consultas de acompanhamento; essa estratégia foi descrita como observação persistente, mas também poderia ser considerada triangulação de dados se a análise fosse informada pelos dados da entrevista e pelas observações informais. Três especialistas foram convidados a rever e discutir a conceitualização emergente (verificação das informações por pares). Dois participantes do estudo revisaram as descobertas em um esforço de verificação dos membros. A pesquisadora responsável também manteve um diário reflexivo que a orientou durante a coleta de dados. Durante as entrevistas, o questionamento foi informado pela análise de dados em andamento de modo que as questões estavam ligadas a categorias emergentes para atingir a saturação. O relatório também incluiu afirmações explícitas sobre as credenciais e a experiência dos pesquisadores, apoiando a credibilidade do pesquisador. Em termos de descrição densa, os pesquisadores forneceram muitos trechos vívidos das entrevistas.

Resultados: Os pesquisadores concluíram que a categoria nuclear era "Renascendo das cinzas". Quatro categorias representaram quatro estágios do processo psicológico experimentado pelos pacientes: o estágio do medo, o estágio da adversidade, o estágio do ajuste e o estágio do relaxamento. Os autores observaram que cada estágio tinha a propensão de ocorrer repetidamente.

Exercícios para desenvolver o pensamento crítico

1. Responda às questões relevantes do Quadro 17.1 em relação a esse estudo.
2. Considere também as seguintes questões:
    a. Qual estratégia de incremento da qualidade utilizada por Chen e colaboradores (2015) lhe deu a *maior* confiança na integridade e na fidedignidade de seu estudo? Por quê?

b. Pense em um tipo adicional de triangulação que os pesquisadores poderiam ter utilizado no estudo e descreva como poderia ter sido operacionalizado.
3. Quais são os possíveis usos dos achados na prática clínica?

EXEMPLO 2: FIDEDIGNIDADE NO ESTUDO FENOMENOLÓGICO NO APÊNDICE B

- Leia as seções de métodos e resultados do estudo fenomenológico de Beck e Watson (2010) (*Subsequent childbirth after a previous traumatic birth* [Parto subsequente após nascimento traumático prévio]) no Apêndice B deste livro.

Exercícios para desenvolver o pensamento crítico

1. Responda às questões relevantes do Quadro 17.1 em relação a esse estudo.
2. Considere também as seguintes questões:
    a. Sugira um ou dois meios pelos quais a triangulação poderia ter sido utilizada nesse estudo.
    b. Qual estratégia de incremento da qualidade utilizada por Beck e Watson transmitiu *mais* confiança na integridade e na fidedignidade do estudo? Por quê?

Tópicos Resumidos

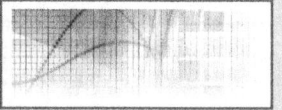

- Uma das várias controvérsias sobre *qualidade* nos estudos qualitativos envolve terminologia. Alguns argumentam que *rigor* e *validade* são termos quantitativos que não se prestam a objetivos na investigação qualitativa, mas outros acreditam que esses termos são apropriados. Outras controvérsias envolvem quais critérios devem ser utilizados como indicadores da integridade e se os critérios devem ser genéricos ou específicos do estudo.

- Lincoln e Guba propuseram um esquema de trabalho para avaliar **fidedignidade** nas investigações qualitativas em termos de cinco critérios: credibilidade, grau de dependência, potencial de confirmação, potencial de transferência e autenticidade.

- A **credibilidade**, que se refere à confiança no valor de verdade das descobertas, tem sido vista como o equivalente qualitativo da validade interna. O **grau de dependência** – a estabilidade dos dados ao longo do tempo e em qualquer condição – é, de certo modo, análogo à confiabilidade de estudos quantitativos. O **potencial de confirmação** refere-se à objetividade dos dados. Já o **potencial de transferência**, análogo à validade externa, representa em que medida as descobertas podem ser transferidas a outros ambientes ou grupos.

- A **autenticidade**, por sua vez, indica em que medida os pesquisadores mostram cuidadosamente uma faixa de realidades diferentes e comunicam o tom das vidas como são vividas.

- As estratégias para incrementar a qualidade durante a coleta de dados qualitativos incluem o **engajamento prolongado**, que busca o grau adequado de cobertura dos dados; a **observação persistente**, que se destina a alcançar a profundidade adequada; o registro abrangente de informações (incluindo a manutenção de um **acompanhamento de auditoria**); a triangulação; e as **verificações feitas pelos membros** (solicita-se aos participantes que revisem e reajam às conceituações emergentes).

- A **triangulação** é o processo em que são aplicadas várias referências para tirar conclusões sobre o que constitui a verdade. Ela inclui a **triangulação de dados** (uso de diversas fontes de dados para validar conclusões) e a **triangulação de métodos** (emprego de vários métodos para coletar dados sobre um mesmo fenômeno).

- As estratégias para incrementar a qualidade durante a codificação e a análise de dados qualitativos incluem a **triangulação de pesquisadores** (codificação e análise independentes dos dados por dois ou mais pesquisadores), a busca de **indícios de desconfirmação**, a busca de explicações rivais e realização de uma

análise de casos negativos (revisar interpretações responsáveis por casos que parecem desconfirmar conclusões prévias), a validação externa por meio de **verificações de informações por pares** (exposição da investigação ao questionamento de colegas), e o lançamento de uma **auditoria investigativa** (exame formal dos documentos do acompanhamento de auditoria por um auditor independente).

• As estratégias que podem ser utilizadas para convencer leitores de relatórios a respeito da alta qualidade das investigações incluem o uso da **descrição densa** para retratar vividamente informações contextualizadas sobre os participantes do estudo e o fenômeno focal e o emprego de esforços para deixar transparentes as credenciais do pesquisador e a reflexividade, a fim de permitir o estabelecimento da **credibilidade do pesquisador**.

• A interpretação na pesquisa qualitativa envolve "dar sentido" – um processo difícil de descrever ou criticar. Ainda assim, na investigação qualitativa, as interpretações precisam ser revisadas em termos de credibilidade, importância, potencial de transferência e implicações.

REFERÊNCIAS PARA O CAPÍTULO 17

Andersen, J. S., & Owen, D. (2014). Helping relationships for smoking cessation: Grounded theory development of the process of finding help to quit. *Nursing Research*, *63*, 252–259.

Aujoulat, I., Janssen, M., Libion, F., Charles, A., Struyf, C., Smets, F., . . . Reding, R. (2014). Internalizing motivation to self-care: A multifaceted challenge for young liver transplant recipients. *Qualitative Health Research*, *24*, 357–365.

Begley, C., Elliott, N., Lalor, J., & Higgins, A. (2015). Perceived outcomes of research and audit activities of clinical specialists in Ireland. *Clinical Nurse Specialist*, *29*, 100–111.

Belpame, N., Kars, M., Beeckman, D., Decoene, E., Quaghebeur, M., Van Hecke, A., & Verhaeghe, S. (2016). "The AYA Director": A synthesizing concept to understand psychosocial experiences of adolescents and young adults with cancer. *Cancer Nursing*, *39*(4), 292–302.

Chen, Y. C., Huang, H., Kao, C., Sun, C., Chiang, C., & Sun, F. (2015). The psychological process of breast cancer patients receiving initial chemotherapy. *Cancer Nursing*. Advance online publication.

Denzin, N. K. (1989). *The research act: A theoretical introduction to sociological methods* (3rd ed.). Upper Saddle River, NJ: Prentice Hall.

Garrino, L., Picco, E., Finiguerra, I., Rossi, D., Simone, P., & Roccatello, D. (2015). Living with and treating rare diseases: Experiences of patients and professional health care providers. *Qualitative Health Research*, *25*, 636–651.

Guba, E., & Lincoln, Y. (1994). Competing paradigms in qualita- tive research. In N. Denzin & Y. Lincoln (Eds.), *Handbook of qualitative research* (pp. 105–117). Thousand Oaks, CA: Sage.

Kindell, J., Sage, K., Wilkinson, R., & Keady, J. (2014). Living with semantic dementia: A case study of one family's experi- ence. *Qualitative Health Research*, *24*, 401–411.

Lincoln, Y. S., & Guba, E. G. (1985). *Naturalistic inquiry*. Newbury Park, CA: Sage.

Mill, J., Harrowing, J., Rae, T., Richter, S., Minnie, K., Mbalinda, S., & Hepburn-Brown, C. (2013). Stigma in AIDS nursing care in Sub-Saharan Africa and the Caribbean. *Qualitative Health Research*, *23*, 1066–1078.

Morse, J. M. (2006). Insight, inference, evidence, and verification: Creating a legitimate discipline. *International Journal of Qualitative Methods*, *5*(1), 93–100. Retrieved from https://ejournals.library.ualberta.ca/index.php/IJQM/article/view/4412

Morse, J. M. (2015). Critical analysis of strategies for determining rigor in qualitative inquiry. *Qualitative Health Research*, *25*, 1212–1222.

Nilmanat, K., Promnoi, C., Phungrassami, T., Chailungka, P., Tulathamkit, K., Noo-urai, P., & Phattaranavig, S. (2015). Moving beyond suffering: The experiences of Thai persons with advanced cancer. *Cancer Nursing*, *38*, 224–231.

Nortvedt, L., Lohne, V., Kumar, B. N., & Hansen, H. P. (2016). A lonely life—a qualitative study of immigrant women on long-term sick leave in Norway. *International Journal of Nursing Studies*, *54*, 54–64.

Patton, M. Q. (2002). *Qualitative research & evaluation methods* (3rd ed.). Thousand Oaks, CA: Sage.

Rotegård, A., Fagermoen, M., & Ruland, C. (2012). Cancer patients' experiences of their personal strengths through illness and recovery. *Cancer Nursing*, *35*, E8–E17.

Sandelowski, M. (2004). Counting cats in Zanzibar. *Research in Nursing & Health*, *27*, 215–216.

Smith, T. K. (2015). Sexual protective strategies and condom use in middle-aged African American women: A qualitative study. *Journal of the Association of Nurses in AIDS Care, 26,* 526–541.

Thorne, S., & Darbyshire, P. (2005). Land mines in the field: A modest proposal for improving the craft of qualitative health research. *Qualitative Health Research, 15,* 1105–1113.

Whittemore, R., Chase, S. K., & Mandle, C. L. (2001). Validity in qualitative research. *Qualitative Health Research, 11,* 522–537.

Zakerihamidi, M., Latifnejad Roudsari, R., & Merghati Khoei, E. (2015). Vaginal delivery vs. cesarean section: A focused ethnographic study of women's perceptions in the north of Iran. *International Journal of Community Based Nursing and Midwifery, 3,* 39–50.

18 Revisões sistemáticas: metanálise e metassíntese

Objetivos de aprendizagem

Depois de estudar este capítulo, o leitor será capaz de:

- Discutir abordagens alternativas para integrar dados de pesquisas e vantagens do uso de métodos sistemáticos
- Descrever decisões e etapas fundamentais da realização de metanálises e metassínteses
- Criticar aspectos principais da escrita de uma revisão sistemática
- Definir os novos termos apresentados neste capítulo

Termos-chave

- Análise de subgrupo
- Estudo primário
- Gráfico de floresta
- Heterogeneidade estatística
- Metaetnografia
- Metanálise
- Metarresumo
- Metassíntese
- Revisão sistemática
- Tamanho do efeito (TE)
- Tamanho do efeito da frequência
- Tamanho do efeito da intensidade
- Tamanho do efeito manifesto
- Viés de publicação

No Capítulo 7, foram descritas as principais etapas da realização de uma revisão da literatura. Este capítulo também discute revisões de evidências existentes, mas concentra-se em revisões sistemáticas, especialmente aquelas na forma de *metanálises* e *metassínteses*. As revisões sistemáticas, um pilar da prática baseada em evidências (PBE), são investigações que seguem muitas das mesmas regras dos **estudos primários** – isto é, investigações de pesquisa originais. Este capítulo fornece orientações que ajudarão o leitor a compreender e avaliar a integração sistemática de pesquisas.

INTEGRAÇÃO E SÍNTESE DE PESQUISAS

A **revisão sistemática** integra evidência de pesquisa sobre uma questão de pesquisa específica usando amostragem cuidadosa e procedimentos de coleta de dados que são explicados antecipadamente. O processo de revisão é organizado e transparente de modo que os leitores de uma revisão sistemática possam avaliar a integridade das conclusões.

Há 20 anos, as revisões sistemáticas geralmente envolviam integração narrativa, usando métodos não estatísticos para sintetizar as descobertas de pesquisa. Revisões sistemáticas narrativas continuam sendo publicadas, mas técnicas metanalíticas que usam integração estatística são amplamente utilizadas. A maioria das revisões da Cochrane Collaboration, por exemplo, é metanálise. Entretanto, a integração estatística às vezes não é apropriada, como será visto aqui.

Os pesquisadores qualitativos também têm desenvolvido técnicas para integrar descobertas entre estudos. Existem muitos termos para esses esforços (p. ex., *metaestudo, metaetnografia*), mas aquele que surgiu como termo principal é a *metassíntese*.

O campo da integração de pesquisa está se expandindo constantemente. Este capítulo fornece uma breve introdução a esse tópico importante e complexo.

METANÁLISE

As metanálises de ensaios controlados randomizados (ECRs) são o ápice das hierarquias de dados tradicionais para questões de Terapia (ver Fig. 2.1). A essência da **metanálise** está no fato de as descobertas de cada estudo serem utilizadas para calcular um índice comum, um *tamanho do efeito*. Os valores do tamanho do efeito têm a média calculada por meio de estudos, gerando informações sobre a relação entre variáveis por múltiplos estudos.

Vantagens da metanálise

A metanálise fornece uma vantagem simples como método de integração: *objetividade*. É difícil tirar conclusões objetivas sobre um corpo de dados por meio de métodos narrativos quando os resultados são inconsistentes, o que costuma acontecer bastante. Os revisores narrativos tomam decisões subjetivas sobre o valor que devem dar às descobertas de diversos estudos, e, portanto, revisores diferentes podem chegar a conclusões distintas na revisão dos mesmos estudos. A metanálise toma decisões que são abertas e explícitas à descoberta. A própria integração também é objetiva porque ela emprega fórmulas estatísticas. Os leitores de uma metanálise podem estar seguros de que outro analista, usando o mesmo conjunto de dados e decisões analíticas, chegaria às mesmas conclusões.

Outra vantagem da metanálise diz respeito à *potência* – isto é, a probabilidade de detectar uma real relação entre as variáveis (ver Cap. 14). A combinação de efeitos de vários estudos aumenta a potência. Na metanálise, é possível concluir que uma relação é real (p. ex., se uma intervenção é eficaz), inclusive quando vários pequenos estudos geraram descobertas não significativas. Em uma revisão narrativa, dez descobertas não significativas quase certamente seriam interpretadas como ausência de indícios de um efeito real, o que poderia ser uma conclusão errada.

Apesar dessas vantagens, a metanálise nem sempre é apropriada. Seu uso indiscriminado tem levado críticos a alertar contra potenciais abusos.

Critérios de uso das técnicas de metanálise em uma revisão sistemática

Os revisores precisam decidir se a integração estatística é adequada. Um critério básico é que a questão da pesquisa deve ser quase idêntica entre os estudos. Isso significa que as variáveis independentes e dependentes e as populações dos estudos são tão similares que merecem uma integração. Com certeza as variáveis podem ser operacionalizadas de modos diferentes. As intervenções orientadas por enfermeiros para promover alimentações saudáveis entre diabéticos poderiam ser, por exemplo, um programa de quatro semanas em uma clínica em um estudo e uma intervenção de seis semanas em casa em outro. No entanto, um estudo sobre os efeitos de uma hora de leitura destinada a desencorajar a ingestão de "comida não saudável" por adolescentes com sobrepeso não seria um bom candidato para inclusão nessa metanálise. Frequentemente, isso é chamado de problema das "maçãs e laranjas" ou "das frutas". A metanálise não deve tratar de *frutas* – isto é, uma categoria ampla –, mas, ao contrário, deve abordar "maçãs" ou, melhor ainda, "maçãs da vovozinha".

Outro critério preocupa-se com a seguinte questão: há uma base de conhecimento suficiente para a integração estatística? Se houver apenas poucos estudos ou se todos os estudos tiverem um modelo fraco, então, comumente, não fará muito sentido calcular um efeito "médio".

Outro tema refere-se à consistência dos dados. Quando a mesma hipótese é testada em múltiplos estudos e os resultados são altamente conflitantes, provavelmente a metanálise não é apropriada. Um exemplo extremo é o seguinte: se metade dos estudos que testaram uma intervenção detectou benefícios para o grupo de intervenção, mas a outra metade encontrou benefícios para o grupo-controle, seria um erro de condução calcular um efeito médio. Nessa situação, seria melhor fazer uma análise narrativa aprofundada, explicando *por que* os resultados são conflitantes.

> **Exemplo de inabilidade na realização de uma metanálise**
>
> Langbecker e Janda (2015) realizaram uma revisão sistemática de intervenções projetadas para melhorar a provisão de informação para adultos com tumores cerebrais primários. Eles pretendiam empreender uma metanálise, "[...] mas a heterogeneidade nos tipos de intervenção, nos resultados e nos delineamentos do estudo indicou que os dados não eram adequados para isso" (p. 3).

Etapas da metanálise

Inicia-se descrevendo os principais passos em uma metanálise, de modo que o leitor entenda as decisões que uma metanálise toma – decisões que afetam a qualidade da revisão e precisam ser avaliadas.

Formulação do problema

Uma revisão sistemática começa com a declaração de um problema e com uma questão de pesquisa ou hipótese. As questões para uma metanálise costumam ser restritas, com foco, por exemplo, em um tipo particular de intervenção e resultados específicos. A definição cuidadosa dos construtos-chave é crucial para decidir se um estudo primário se qualifica para a síntese.

> **Exemplo de questão de metanálise**
>
> Dal Molin e colaboradores (2014) conduziram uma metanálise que questionou se a heparina era mais efetiva do que outras soluções para lavar o o cateter entre pacientes adultos com cateteres venosos centrais. A questão crítica foi estabelecida usando o esquema de trabalho PICO (ver Cap. 2). A **P**opulação foi formada pelos pacientes usando cateteres venosos centrais. A **I**ntervenção foi o uso de heparina no *flushing*, e a **C**omparação foi feita com outras soluções (p. ex., solução salina normal). Os **R**esultados (do inglês **O**utcomes) incluíram obstruções, infecções e outras complicações.

Uma estratégia que está ganhando atenção consiste em empreender uma *scopping review* para refinar a questão específica para uma revisão sistemática. Uma revisão abrangente é uma investigação preliminar que esclarece o âmbito e a natureza da base de evidência, usando procedimentos flexíveis. As *scopping reviews* podem sugerir estratégias para uma revisão sistemática completa e também podem indicar se a integração estatística (uma metanálise) é viável.

Delineamento da metanálise

A amostragem é um importante aspecto do delineamento. Em uma revisão sistemática, a amostra consiste em estudos primários que trataram da questão de pesquisa. Os critérios de elegibilidade devem ser afirmados. Substantivamente, os critérios especificam a população (P) e as variáveis (I, C e O). Por exemplo, se o revisor está integrando descobertas sobre a eficácia de uma intervenção, quais resultados *devem* ter sido estudados pelos pesquisadores? Em relação à população do estudo, algumas faixas etárias, por exemplo, serão excluídas? Os critérios também precisam especificar que apenas estudos que usaram um modelo randomizado serão incluídos. Em termos práticos, os relatórios não escritos em inglês podem ser excluídos*. Outra decisão diz respeito à inclusão dos relatórios publicados e não publicados.

> **Exemplo de critérios de amostragem**
>
> Liao e pesquisadores (2016) realizaram uma metanálise dos efeitos da massagem sobre a pressão arterial em pacientes hipertensos. Os estudos primários deveriam ser ERCs envolvendo pacientes com hipertensão ou pré-hipertensão. A intervenção deveria envolver massoterapia, comparada à condição de controle (p. ex., placebo, cuidado normal, sem tratamento). Para serem incluídos, os estudos deveriam ter medidas da pressão arterial como resultado primário. Estudos não redigidos em inglês foram excluídos

---

*N. de R. T. Os tradutores consideram que em países que não utilizam como língua oficial o inglês, a exclusão do idioma nacional pode representar uma sensibilidade reduzida na apresentação de dados regionais. Neste caso, a sugestão é que a eliminação dos estudos seja feita pela qualidade metodológica e não pelo idioma.

Os pesquisadores às vezes usam a qualidade do estudo como critério de amostragem. O rastreamento de estudos de menor qualidade pode ocorrer indiretamente se o pesquisador excluir estudos que não usaram um delineamento randomizado. Mais diretamente, cada estudo primário potencial pode ser classificado de acordo com sua qualidade e excluído caso o escore de qualidade fique abaixo do limite. As alternativas para lidar com a qualidade do estudo são discutidas em uma seção anterior. Basta dizer, no entanto, que as avaliações da qualidade dos estudos são parte do processo de integração e, por isso, os analistas precisam decidir como avaliar a qualidade e o que fazer com a informação da avaliação.

Outro tema relativo ao delineamento trata da **heterogeneidade estatística** dos resultados em estudos primários. Para cada estudo, os pesquisadores calculam um índice que resume a força da relação entre as variáveis independente e dependente. Assim como existe uma variação inevitável *intra* estudo (nem todas as pessoas do estudo têm escores idênticos dos resultados), há também uma variação inevitável nos efeitos *inter* estudos. Quando os resultados são altamente variáveis (p. ex., os resultados dos estudos são conflitantes), a metanálise pode não ser apropriada. Mas se os resultados forem moderadamente variáveis, os pesquisadores podem explorar por que isso deve ser dessa maneira. Por exemplo, os efeitos de uma intervenção podem ser sistematicamente diferentes para homens e mulheres. Os pesquisadores muitas vezes planejam expor essas diferenças durante a fase de delineamento do projeto.

Busca de evidência na literatura

Muitos métodos clássicos de busca na literatura foram descritos no Capítulo 7. Os revisores devem decidir se sua revisão cobrirá as descobertas publicadas e não publicadas. Há discordância sobre se os revisores devem limitar sua amostra a estudos publicados ou se devem abranger a maior rede possível e incluir a *literatura cinza* – isto é, estudos com distribuição mais limitada, como dissertações ou relatórios não publicados. Algumas pessoas restringem sua amostra a relatórios de periódicos revisados por pares, argumentando que o sistema de revisão por pares é um desejado rastreamento para busca de achados dignos de consideração enquanto evidência.

Excluir as descobertas não publicadas, contudo, corre o risco de resultados desviados. O **viés de publicação** é a tendência por estudos publicados sistematicamente representando com excesso descobertas estatisticamente significativas. Esse viés (às vezes, chamado de viés contra a hipótese nula) é difundido: os autores tendem a evitar a submissão de manuscritos com resultados não significativos, os revisores e os editores costumam rejeitar a publicação desses relatórios quando são submetidos, e os usuários de dados científicos podem ignorar as descobertas se elas forem publicadas. Em uma metanálise, a exclusão da literatura cinza pode levar à supervalorização dos efeitos.

A metanálise pode usar várias estratégias de pesquisa para localizar a literatura cinza além dos métodos normais para uma revisão da literatura. Esses critérios incluem contatar pesquisadores-chave no campo para verificar se eles fizeram estudos (ou conhecem estudos) que não foram publicados, *buscando manualmente* os resumos de publicações relevantes e revisando resumos de anais de congressos.

> **DICA** Há procedimentos estatísticos para detectar e corrigir vieses de publicação, mas as opiniões sobre sua utilidade variam. Uma breve explicação dos métodos de avaliação dos vieses de publicação é incluída no suplemento para este capítulo no nosso *site*.

> **Exemplo de estratégia de busca de revisão sistemática**
>
> Al-Mallah e colaboradores (2016) realizaram uma metanálise do efeito de clínicas dirigidas por enfermeiros sobre a mortalidade e a morbidade de pacientes com doenças cardiovasculares. A estratégia de busca incluiu uma busca de oito bancos de dados bibliográficos, minuciosa busca das bibliografias de todos os estudos identificados e uma busca manual de publicações especializadas relevantes.

Avaliações da qualidade do estudo

Em revisões sistemáticas, é preciso avaliar os dados dos estudos primários para avaliar quanta confiança pode ser depositada nas descobertas. Obviamente, estudos robustos devem ter mais peso do que aqueles mais elementares ao tirar conclusões sobre um corpo de dados. Na metanálise, as avaliações da qualidade do estudo algumas vezes envolvem classificações gerais de qualidade das evidências em uma escala de vários itens. Existem centenas de escalas de classificação, mas o uso dessas escalas foi criticado. Os critérios de qualidade variam de instrumento para instrumento, e o resultado é que a qualidade do estudo pode ser classificada de forma diferente com diferentes escalas de avaliação – ou por diferentes pessoas usando a mesma escala. Além disso, quando um escore de escala geral é utilizado, o significado dos escores com frequência não é transparente para os usuários da revisão.

O *Cochrane Handbook* (Higgins e Green, 2008) recomenda uma avaliação baseada no domínio, isto é, uma *abordagem de componente*, oposta a uma *abordagem de escala*. Elementos de delineamento individuais são codificados de maneira separada para cada estudo. Portanto, um pesquisador pode, por exemplo, fazer a codificação sobre se a randomização foi utilizada, sobre se os participantes foram ocultados, sobre a extensão da desistência do estudo, e assim por diante.

As avaliações de qualidade dos estudos primários, independentemente da abordagem, devem ser feitas por dois ou mais indivíduos qualificados. Se houver discordâncias entre os avaliadores, deve haver uma discussão até que se chegue a um consenso ou até que outro avaliador ajude a resolver a diferença.

> **Exemplo de avaliação de qualidade**
> Bryanton, Beck (uma das autoras deste livro) e Montelpare (2013) completaram uma revisão da Cochrane dos ECRs testando os efeitos da educação pós-natal estruturada para os pais. Eles usaram uma abordagem de domínio da Cochrane para capturar os elementos da qualidade do ensaio. Os dois primeiros autores completaram as avaliações, e as discordâncias foram resolvidas com uma discussão.

Extração e codificação de dados para análise

A etapa seguinte em uma metanálise consiste em extrair e registrar informações relevantes sobre as descobertas, os métodos e as características do estudo. O objetivo é criar um conjunto de dados passível de análise estatística.

A fonte básica de informação deve ser registrada (p. ex., ano de publicação, país onde os dados foram coletados). Os importantes aspectos metodológicos incluem tamanho da amostra, se os participantes foram randomizados para os tratamentos, se a ocultação foi utilizada, taxas de desistência e duração do acompanhamento. As características dos participantes também devem ser codificadas (p. ex., idade média). Por fim, devem ser extraídas informações sobre os achados. Os revisores precisam calcular os tamanhos do efeito (discutidos na próxima seção) ou, então, registrar informações estatísticas suficientes para o processamento do *software*.

Assim como acontece com outras decisões, a extração e a codificação de informações devem ser realizadas por duas ou mais pessoas, pelo menos para uma parcela dos estudos da amostra. Isso permite uma avaliação do nível de confiabilidade entre os classificadores, que deve ser alto o suficiente para persuadir os leitores da revisão de que os dados são precisos.

> **Exemplo de concordância entre os codificadores**
> Chiu e colaboradores (2016) conduziram uma metanálise dos efeitos da acupuntura sobre os sintomas relacionados à menopausa em sobreviventes de câncer de mama. Dois pesquisadores extraíram, de forma independente, os dados de sete ECRs usando um formulário-padrão. As discordâncias foram resolvidas até que se chegasse a um consenso.

Cálculo dos efeitos

As metanálises dependem do cálculo de um índice de **tamanho de efeito** (**TE**) que encerra em um número simples a relação entre as variáveis independente e de resultado de cada estudo. Os efeitos são capturados de forma diferente dependendo do nível de medida das variáveis. Os três cenários mais comuns para a metanálise envolvem comparações entre dois grupos como um grupo de intervenção *versus* um grupo-controle (p. ex., pressão arterial); comparações entre dois grupos com resultado dicotômico (p. ex., parar de fumar vs. continuar a fumar) ou correlações entre duas variáveis contínuas (p. ex., entre pressão arterial e escores de ansiedade).

O primeiro cenário – ou seja, a comparação entre as médias de dois grupos – é especialmente comum. Quando os resultados dos estudos estão em escalas idênticas (p. ex., todos os resultados são medidas do peso em libras), o efeito é obtido pela simples subtração das médias. Por exemplo, se a média de peso pós-intervenção no grupo de intervenção for 182 libras e, no grupo-controle, 194 libras, então o tamanho do efeito será igual a −8,0. Entretanto, os resultados são medidos em escalas diferentes (p. ex., uma escala de 0 a 10 ou medida de dor de 0 a 100). Nesse caso, as diferenças das médias dos estudos não podem ser combinadas nem calculadas; os pesquisadores precisam de um índice neutro para a métrica original. O *d* de Cohen, índice de tamanho do efeito mais frequentemente utilizado, transforma todos os efeitos em unidades de desvio-padrão. Se *d* for 0,50, o desvio-padrão da média de um grupo é 50% menor que de outro grupo, seja qual for a escala da medição original.

> **DICA** A expressão *tamanho do efeito* é amplamente utilizada para o *d* na literatura de enfermagem, mas, em revisões da Cochrane, utiliza-se a *diferença média padronizada* (DMP).

Quando os resultados nos estudos primários são dicotômicos, a metanálise geralmente utiliza a razão de chances (RC) ou o índice de risco relativo (RR) como a estatística TE. Nos estudos não experimentais, uma estatística de tamanho do efeito comum é o *r* de Pearson, que indica a magnitude e a direção do efeito.

Análise dos dados

Após o cálculo de um tamanho do efeito para cada estudo, uma estimativa de efeito agrupado é computada como *média ponderada* dos efeitos individuais. Quanto maior for o peso dado a um estudo, mais esse estudo vai contribuir para a média ponderada. Uma abordagem amplamente utilizada é dar mais peso a estudos com amostras maiores.

Uma importante decisão refere-se a como lidar com a heterogeneidade das descobertas – isto é, diferenças entre os estudos em termos de magnitude e direção dos efeitos. A heterogeneidade estatística deve ser formalmente testada, e as metanálises devem relatar seus resultados.

A inspeção visual da heterogeneidade geralmente se baseia na construção do gráfico de floresta, que é muitas vezes incluído nos relatórios de metanálise. O gráfico de floresta configura em gráfico o tamanho do efeito de cada estudo, com um intervalo de confiança (IC) de 95% em torno de cada estimativa. A Figura 18.1 ilustra o gráfico de floresta para situações em que há baixa heterogeneidade (painel A) e alta heterogeneidade (painel B) para cinco estudos. No painel A, todas as cinco estimativas do tamanho do efeito (aqui, razão de chances) favorecem o grupo de intervenção. A informação do IC indica que o efeito da intervenção é estatisticamente significativo (não abrange 1,0) para os estudos 2, 4 e 5. No painel B, por sua vez, os resultados estão "por toda parte". Dois dos estudos sustentam o grupo-controle em níveis significativos (estudos 1 e 5) e dois justificam o grupo de tratamento (estudos 2 e 4). A metanálise não é apropriada para a situação do painel B.

> **DICA** A heterogeneidade afeta não apenas se a metanálise é apropriada, mas também qual modelo estatístico deve ser utilizado na análise. Quando as descobertas são similares, os pesquisadores podem usar o *modelo de efeitos fixos*. Quando os resultados são mais variados, é melhor usar o *modelo de efeitos randômicos*.

Alguns pesquisadores procuram entender *por que* as estimativas de tamanho do efeito variam entre os estudos. As diferenças podem ser resultado de características clínicas. Por exemplo, em estudos com intervenção, a variação nos efeitos poderia estar relacionada a se os agentes de intervenção eram enfermeiros ou outros profissionais

A. Heterogeneidade baixa   B. Heterogeneidade alta

```
        Sustenta    Sustenta         Sustenta    Sustenta
        grupo-      grupo de         grupo-      grupo de
        -controle   tratamento       -controle   tratamento
Estudo
  1
  2
  3
  4
  5
       0,1    1,0    10,0          0,1    1,0    10,0
         Razão de chances             Razão de chances
```

● = Tamanho do efeito estimado (RC)
├─┤ = IC de 95%

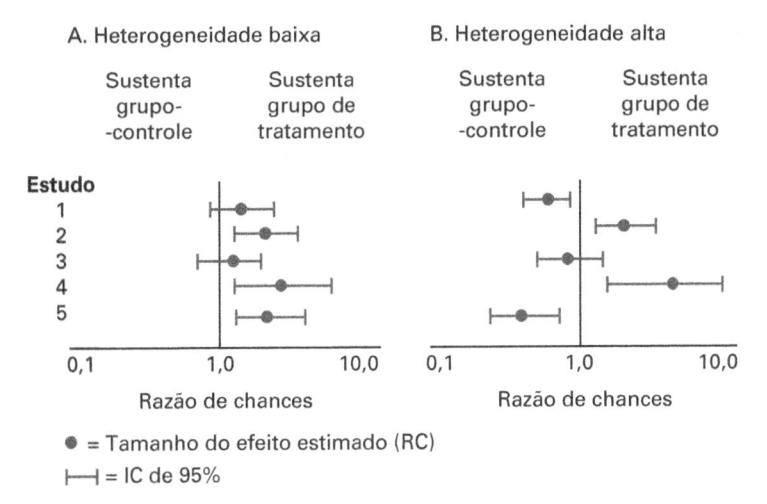

FIGURA 18.1 Dois gráficos de floresta de heterogeneidade diferente.

da saúde. Ou, então, a variação nos resultados poderia ser explicada por diferenças nas características dos participantes (p. ex., pacientes em grupos de idades diferentes). Uma estratégia para explorar diferenças sistemáticas no tamanho do efeito consiste em realizar **análises de subgrupo**. Essas análises (às vezes, chamadas de *análises moderadoras*) envolvem dividir a amostra em grupos categóricos distintos – por exemplo, com base no gênero. Os efeitos dos estudos com amostras apenas (ou predominantemente) de homens seriam comparados àqueles com amostras compostas apenas (ou predominantemente) por mulheres.

Exemplo de análise de subgrupos

Kang e Zhai (2015) fizeram uma metanálise da associação entre diabetes melito preexistente e lesão por pressão entre pacientes após cirurgia. Eles descobriram um efeito significativo (RC = 1,74) sugerindo que pacientes cirúrgicos com diabetes tinham incidência mais alta de úlceras de lesão por pressão do que os pacientes sem diabetes. Os pesquisadores exploraram se essa relação existiu em subgrupos de pacientes que tinham passado por diferentes tipos de cirurgia e descobriram a associação especialmente forte entre aqueles que tinham feito cirurgia cardíaca (RC = 2,00).

Outra questão analítica refere-se à qualidade do estudo. Há várias estratégias para lidar com a qualidade do estudo na metanálise. Uma delas, conforme observado anteriormente, consiste em estabelecer um limiar de qualidade para amostragem de estudos (p. ex., omitir estudos com escore baixo na qualidade). A segunda estratégia consiste em realizar análises para avaliar se a exclusão de estudos de qualidade mais baixa modifica os resultados (isso é chamado de *análise de sensibilidade*). Outra abordagem usa a qualidade como base para análise de um subgrupo. Por exemplo, os modelos randomizados geram estimativas médias de tamanho do efeito diferentes dos delineamentos quase experimentais? É provável que a combinação de estratégias seja uma abordagem prudente para lidar com diferenças na qualidade dos estudos.

METASSÍNTESES

A integração de descobertas qualitativas é um campo crescente e em evolução para o qual não existem procedimentos clássicos. Esta seção fornece uma breve visão geral de alguns assuntos importantes.

Definição de metassíntese

A terminologia relativa à integração qualitativa é diversificada e complexa. Thorne e outros quatro pensadores importantes sobre integração qualitativa (2004) usaram a palavra

metassíntese como termo, que representa amplamente "uma família de abordagens metodológicas para o desenvolvimento de novos conhecimentos com base na análise rigorosa de descobertas de pesquisas qualitativas já existentes" (p. 1343).

Sobre esse tópico, muitos autores têm bastante clareza do que *não* é metassíntese. Metassíntese não é uma revisão da literatura – isto é, um resumo de descobertas de pesquisas –, tampouco uma análise de conceito. Schreiber e colaboradores (1997) ofereceram uma definição que tem sido utilizada com frequência para dizer o que é a metassíntese: "a reunião e o desmembramento de achados, o exame destes, a descoberta de aspectos essenciais e, de algum modo, a combinação dos fenômenos em um todo transformado" (p. 314). Uma visão comum é que as metassínteses são produtos maiores do que a soma das partes – oferecem novas percepções e interpretações das descobertas. A maioria dos métodos de síntese qualitativa envolve um processo transformacional.

A metassíntese tem tido sua parcela de controvérsias, entre as quais está a seguinte questão: devem-se integrar estudos fundamentados em tradições disciplinares diferentes? Alguns pesquisadores contestam a combinação de estudos a partir de diferentes perspectivas epistemológicas, mas outros defendem a integração total entre tradições e métodos. O rumo a ser seguido depende de fatores diversos, incluindo o foco da investigação e a natureza da evidência disponível.

Etapas da metassíntese

Muitas das etapas da metassíntese são similares às descritas em conexão com a metanálise, e, portanto, alguns detalhes não serão repetidos aqui. No entanto, são apontados alguns aspectos distintos em relação à integração qualitativa.

Formulação do problema

Na metassíntese, os pesquisadores começam com uma questão de pesquisa ou foco da investigação, e uma questão fundamental refere-se à abrangência. Finfgeld (2003) recomendou uma estratégia que equilibre a extensão e a utilidade.

Ela alertou que a abrangência deve ser grande o bastante para apreender o fenômeno estudado de forma plena, mas suficientemente focada para gerar achados significativos para clínicos, outros pesquisadores e empreendedores de políticas públicas.

> **Exemplo de declaração de objetivo na metassíntese**
>
> O'Rourke e colaboradores (2015) afirmaram que o objetivo da síntese foi "identificar, avaliar e sintetizar de forma abrangente e sistemática as descobertas de pesquisas qualitativas sobre fatores que afetam a qualidade de vida a partir da perspectiva de pessoas com demência" (p. 24).

Delineamento da metassíntese

Como a metanálise, a metassíntese requer planejamento antecipado. Com frequência, é vantajosa a reunião de uma equipe com, no mínimo, dois pesquisadores, para elaborar e implantar o estudo, devido à natureza subjetiva dos esforços de interpretação. Exatamente como em estudos primários, o modelo da metassíntese qualitativa deve envolver esforços para incrementar a integridade; a triangulação de pesquisadores é uma estratégia desse tipo.

> **DICA** As metanálises com frequência são realizadas por pesquisadores que não fizeram nenhum dos estudos primários que estão sendo revisados. A metassíntese, por sua vez, costuma ser feita por pesquisadores cuja área de interesse levou-os a fazer tanto estudos originais quanto metassínteses sobre o mesmo tópico. O trabalho prévio em uma área oferece vantagem em termos de habilidade do pesquisador em apreender nuanças sutis e em pensar de modo abstrato sobre o tópico; uma desvantagem, porém, pode ser alguma parcialidade em relação ao próprio trabalho.

Ao fazer metassíntese, os pesquisadores devem tomar decisões de amostragem com antecedência. Por exemplo, eles decidem se incluem apenas descobertas de periódicos revisados por profissionais da área. Uma vantagem da inclusão de fontes alternativas, além do desejo de obter uma amostra mais inclusiva, é que os artigos de periódicos têm restrições de páginas. Finfgeld (2003) observou ter utilizado dissertações em sua metassíntese sobre a *coragem*, inclusive quando havia artigos de periódicos revisados por profissionais da área originários do mesmo estudo, porque a dissertação tinha informações mais ricas. Outra decisão de amostragem, como destacado anteriormente, envolve a busca de estudos sobre um fenômeno em diversas tradições qualitativas. Por fim, o pesquisador pode decidir excluir estudos em que as descobertas não são sustentadas de forma adequada com citações diretas dos participantes.

> **Exemplo de decisões de amostragem**
> Chen e Chang Yeh (2015) conduziram uma metassíntese de estudos sobre as experiências de diabéticos em relação ao automonitoramento da glicose sanguínea. Eles pesquisaram estudos relevantes de todas as tradições qualitativas publicadas entre 2004 e 2013. Dos sete estudos primários da análise, cinco eram estudos de teoria fundamentada, um era qualitativo descritivo e o outro era uma análise de redes temáticas.

Busca de evidência na literatura

Em geral, é mais difícil encontrar estudos qualitativos do que quantitativos que usem abordagens amplamente aceitas, como busca em bancos de dados eletrônicos. Por exemplo, "qualitativo" tornou-se um termo MeSH (*Medical Subject Heading*) na base de dados MEDLINE em 2003, mas é arriscado afirmar que todos os estudos qualitativos (p. ex., etnografias) são codificados como qualitativos.

> **DICA** Os tamanhos da amostra nas metassínteses de enfermagem variam muito, desde cinco estudos ou menos até 100. O tamanho da amostra tende a variar em função da abrangência da investigação, da extensão da pesquisa prévia e do tipo de metassíntese realizada. Assim como acontece com estudos primários, uma orientação para a adequação da amostragem é se as categorias da metassíntese estão saturadas.

Avaliações da qualidade do estudo

Avaliações formais da qualidade do estudo primário estão sendo feitas cada vez mais por aqueles que realizam metassíntese, em alguns casos simplesmente para descrever a amostra dos estudos na revisão, mas, em outros casos, para tomar decisões quanto à amostragem. Muitos pesquisadores enfermeiros usam a ferramenta de avaliação com 10 questões a partir do Critical Appraisal Skills Programme (CASP) do Centre for Evidence-Based Medicine no Reino Unido.

Nem todos concordam que a qualidade do estudo deve ser um critério para inclusão do estudo. Alguns argumentaram que um estudo com falhas não invalida necessariamente os dados significativos desses estudos. Noblit e Hare (1988), cuja abordagem metaetnográfica é amplamente utilizada por pesquisadores enfermeiros, defenderam a inclusão de todos os estudos relevantes, mas também sugeriram dar mais valor aos estudos de qualidade mais alta. Outra aplicação de avaliações na metassíntese consiste em explorar se as interpretações são alteradas quando estudos de baixa qualidade são removidos.

Extração de dados para análise

Informações sobre vários aspectos do estudo precisam ser abstraídas e codificadas. O pesquisador que realiza uma metassíntese registra aspectos da fonte de dados (p. ex., ano de publicação), características da amostra (p. ex., média de idade) e aspectos metodológicos (p. ex., tradição da pesquisa). Mais importante, as informações sobre as descobertas do estudo devem ser extraídas e registradas – geralmente os temas-chave, as metáforas ou as categorias de cada estudo.

Entretanto, Sandelowski e Barroso (2002) observaram que *descobrir* os achados nem sempre é fácil. Os pesquisadores qualitativos entremeiam dados com interpretações e achados de outros estudos com seus próprios. Noblit e Hare (1988) alertaram que, assim como os pesquisadores primários precisam ler e reler os dados antes de poder realizar uma análise significativa, os pesquisadores que fazem metassínteses precisam ler os estudos primários várias vezes para compreender inteiramente as categorias ou as metáforas descritas.

Análise e interpretação de dados

As estratégias da metassíntese divergem mais marcadamente na etapa da análise. São descritas, brevemente, duas abordagens. Seja qual for a escolhida, a metassíntese é uma tarefa interpretativa complexa que envolve "retirar cuidadosamente as camadas da superfície dos estudos para, então, descobrir seu coração e sua alma, de modo que lhes cause o menor dano possível" (Sandelowski e colaboradores, 1997, p. 370).

Abordagem de Noblit e Hare

Noblit e Hare (1988), cuja abordagem é chamada de **metaetnografia**, afirmam que a integração deve ser interpretativa e não agregadora (i.e., que a síntese deve focar a construção de interpretações e não de descrições). A abordagem deles inclui sete fases que se sobrepõem e se repetem à medida que a metassíntese avança. As três primeiras fases ocorrem antes da análise: (1) decidir qual é o fenômeno, (2) decidir quais estudos são relevantes para a síntese, e (3) ler e reler cada estudo. As fases 4 a 6 referem-se à análise:

- *Fase 4*: Decidir como os estudos serão relacionados. Nessa fase, o pesquisador lista as metáforas-chave (ou temas/conceitos) de cada estudo e das relações entre elas. Os estudos podem ser relacionados de três modos: *recíproco* (diretamente comparável); *refutador* (um em oposição ao outro); ou em uma *linha de argumentação*, em vez de recíproco ou refutador.
- *Fase 5*: Traduzir os estudos qualitativos entre si. Noblit e Hare (1988) observaram que "as traduções são sínteses especialmente singulares, pois protegem o particular, respeitam o holismo e possibilitam a comparação. A tradução adequada mantém as metáforas e/ou os conceitos centrais de cada relato em sua relação com outras metáforas ou conceitos-chave desse relato" (p. 28).
- *Fase 6*: Sintetizar as traduções. Aqui, o desafio do pesquisador é compor um todo que diga mais do que suas partes individuais.

A fase final na abordagem de Noblit e Hare envolve descrever minuciosamente a síntese.

Exemplo da abordagem de Noblit e Hare

Voldbjerg e colaboradores (2016) usaram a abordagem de Noblit e Hare (1988) na metaetnografia de 17 estudos sobre o uso de fontes de conhecimento por enfermeiros recentemente graduados. A análise revelou uma linha de argumentação entre as descobertas do relatório que salientam a progressão no uso de conhecimento entre enfermeiros recentemente graduados.

Abordagem de Sandelowski e Barroso

Sandelowski e Barroso (2007) dicotomizaram esforços de integração com base no nível de síntese e de interpretação dos estudos primários. Os estudos são chamados *sumários* quando geram sinopses descritivas dos dados qualitativos, comumente com listas e frequências de temas. As *sínteses*, por sua vez, são mais interpretativas e envolvem reestruturação conceitual ou metafórica. Sandelowski e Barroso argumentaram que apenas sínteses devem ser utilizadas na metassíntese.

Tanto sumários quanto sínteses podem, no entanto, ser utilizados em **metarresumos**, que podem lançar uma base para a metassíntese. Sandelowski e Barroso (2007) forneceram um exemplo de metarresumo, usando estudos da maternidade no contexto da infecção por vírus da imunodeficiência humana (HIV, do inglês *human immunodeficiency virus*). A primeira etapa – extrair os achados – resultou em quase 800 sentenças oriundas de 45 relatórios e representaram um inventário abrangente dos achados. Em seguida, as 800 sentenças foram reduzidas a 93 declarações temáticas ou achados abstraídos.

A etapa seguinte envolveu calcular os **tamanhos do efeito manifestos** – isto é, os tamanhos do efeito calculados a partir do conteúdo manifesto relativo ao exercer a maternidade no contexto do HIV, como representado nos 93 achados abstraídos. (Os tamanhos do efeito qualitativo não devem ser confundidos com os efeitos da metanálise.) Dois tipos de tamanho do efeito podem ser criados. O **tamanho do efeito da frequência**, que indica a *magnitude* dos achados, é o número de relatórios que contêm determinada descoberta dividido por todos os relatórios (excluídos aqueles com achados duplicados obtidos a partir dos mesmos dados). Por exemplo, Sandelowski e Barroso (2007) calcularam um tamanho do efeito da frequência geral de 60% para o achado da dificuldade da mãe em revelar aos seus filhos que é HIV-positiva. Em outras palavras, 60% dos 45 estudos primários apresentaram um achado dessa natureza.

O **tamanho do efeito da intensidade** indica a concentração de achados *no interior* de cada relatório. Para obter esse valor, calcula-se o número de achados diferentes em determinado relatório; divide-se esse número pelo total de achados em todos os relatórios. Como exemplo, um estudo primário no metarresumo de Sandelowski e Barroso (2007) tinha 29 dos 93 achados totais, para um tamanho do efeito da intensidade de 31%.

As metassínteses podem ser construções com base em metarresumos, mas, nesse caso, são necessários achados mais interpretativos – isto é, de estudos caracterizados como sínteses. O propósito da metassíntese não é resumir, mas oferecer novas interpretações de achados qualitativos. Essas integrações interpretativas exigem que os pesquisadores responsáveis pela metassíntese recolham as sínteses individuais e, a partir de sua montagem, construam uma explicação nova e coerente para o evento ou a experiência-alvo.

> **Exemplo da abordagem de Sandelowski e Barroso**
>
> Dam e Hall (2016) conduziram um metarresumo para entender as experiências de crianças vivendo com um pai, com grave doença mental. Os achados de 22 estudos qualitativos foram sintetizados no tema abrangente da "Navegando na imprevisível vida diária", que era composto por três subtemas: "Ser um cuidador responsável e atento", "Disfarçar" e "Lidar com o problema". Cada subtema foi classificado em três ou quatro categorias. Os tamanhos do efeito da intensidade intraestudo para as categorias variaram de 66 a 100%. Os tamanhos do efeito da frequência entre os estudos variaram de 45 a 81%.

> **DICA** O surgimento da pesquisa com métodos mistos (ver Cap. 13) tem provocado interesse em revisões sistemáticas que integram descobertas de um conjunto metodológico amplo de estudos. Essas revisões (que têm sido chamadas de *revisão com métodos mistos*, *síntese de pesquisa mista* e *revisões de estudos mistos sistemáticos*) usam procedimentos organizados e auditáveis para integrar e sintetizar as descobertas de estudos quantitativos, qualitativos e de métodos mistos.

CRÍTICA DE REVISÕES SISTEMÁTICAS

Relatórios para revisões sistemáticas, incluindo metanálises e metassínteses, geralmente seguem um formato similar ao do relatório de estudo primário. O formato, em geral, inclui introdução, seção de métodos, seção de resultados, discussão e citações completas para toda a amostra de estudos na revisão (muitas vezes, identificada separadamente de outras citações pelo uso de asteriscos).

A seção de métodos é especialmente importante. Os leitores da revisão precisam examinar a validade das descobertas e, do mesmo modo, devem ser adequadamente descritas as estratégias metodológicas e estatísticas e o raciocínio em que se basearam. Por exemplo, se revisores de estudos quantitativos decidirem que não se justifica a realização de uma metanálise, então o princípio racional dessa decisão deve ser esclarecido. Em geral, tabelas e figuras desempenham papel central em relatórios de revisões sistemáticas. Em metanálises, com frequência estão presentes gráfico de floresta mostrando informações sobre o tamanho do efeito e um IC de 95% para cada estudo e para o resultado agrupado geral. Muitas vezes, é incluída uma tabela mostrando as características dos estudos na revisão.

Os relatórios de metassínteses são similares aos de metanálises, exceto pelo fato de que a seção de resultados contém as novas interpretações em vez de achados quantitativos. Quando um metarresumo é feito, no entanto, os metachados costumam ser resumidos em uma tabela.

A seção de métodos do relatório de uma metassíntese contém uma descrição detalhada dos critérios de amostragem, dos procedimentos de busca e dos esforços feitos para aprimorar a integridade e o rigor do processo.

Uma seção de discussão abrangente é crucial em revisões sistemáticas. A discussão deve incluir a avaliação dos revisores sobre os pontos positivos e as limitações do corpo de dados, as sugestões sobre pesquisas adicionais necessárias para melhorar a base de dados e as implicações da revisão para clínicos. A revisão também deve discutir a consistência dos achados dos estudos e fornecer uma interpretação da inconsistência.

Assim como qualquer estudo, as revisões sistemáticas precisam ser criticadas antes de serem consideradas fidedignas e clinicamente relevantes. O Quadro 18.1 oferece orientações para a avaliação de revisões sistemáticas. Ainda que essas diretrizes sejam amplas, nem todas as questões tratam igualmente bem de todos os tipos de revisões sistemáticas. Em particular, distinguem-se questões sobre a análise separadamente para metanálises e metassínteses. A lista de questões no Quadro 18.1 não é necessariamente abrangente. Podem ser necessárias questões suplementares para tipos específicos de revisões.

Quadro 18.1 Orientações para a crítica de revisões sistemáticas

Problema
- O relatório declarou o problema de pesquisa e/ou as questões de pesquisa? A abrangência do projeto é apropriada? A abordagem de integração foi descrita? A abordagem mostrou-se apropriada?

Estratégia de busca
- O relatório descreveu os critérios de seleção dos estudos primários? Esses critérios são defensáveis?
- Os bancos de dados bibliográficos utilizados pelos revisores foram identificados? Eles são apropriados e abrangentes? As palavras-chave foram identificadas?
- Os revisores usaram esforços suplementares para identificar estudos relevantes?

Amostra
- A estratégia de pesquisa gerou uma boa amostra de estudos?
- Em caso de falta de informações no relatório de estudo primário, os revisores tentaram entrar em contato com os pesquisadores originais para obter outras informações?

Avaliação da qualidade
- Os revisores avaliaram a qualidade dos estudos primários? Eles usaram um conjunto de critérios bem-definidos ou uma escala de avaliação de qualidade validada?
- As avaliações foram feitas por duas ou mais pessoas? Foi relatada confiabilidade entre os avaliadores?
- As informações de qualidade foram utilizadas efetivamente na seleção de estudos ou na análise de resultados?

Obtenção de dados
- Foram extraídas informações adequadas sobre o delineamento do estudo, as características da amostra e os achados do estudo?
- Foram tomadas medidas para incrementar a integridade do conjunto de dados (p. ex., duas ou mais pessoas para obter e registrar as informações para análise)?

Análise de dados – geral
- Os revisores explicaram o método de reunião e integração dos dados?
- Tabelas, figuras e texto foram utilizados com eficiência para resumir os achados?

Quadro 18.1 Orientações para a crítica de revisões sistemáticas (*continuação*)

Análise de dados – quantitativa
* Foi realizada uma metanálise? Em caso negativo, houve justificativa para o uso de um método de integração narrativo? Em caso *positivo*, foi justificável?
* Para metanálises, o relatório descreve como os tamanhos do efeito foram calculados?
* A heterogeneidade dos efeitos foi avaliada? A decisão de usar um modelo de efeitos randômicos *versus* um modelo de efeitos fixos foi fundamentada? Foram realizadas análises de subgrupos? Ou, então, a ausência dessas análises se justifica?

Análise de dados – qualitativa
* Na metassíntese, os revisores descreveram as técnicas utilizadas para comparar os achados de cada estudo? Eles explicaram o método de interpretação dos dados?
* Se um metarresumo foi feito, as informações do tamanho do efeito foram apresentadas efetivamente?
* Na metassíntese, a síntese alcançou uma compreensão mais completa do fenômeno, registrando avanços de conhecimento? Foi incluída uma quantidade de dados suficiente para sustentar as interpretações?

Conclusões
* Os revisores tiraram conclusões razoáveis sobre os resultados e sobre a qualidade dos dados relativos à questão de pesquisa?
* Foram observadas limitações da revisão/síntese?
* As implicações para a prática de enfermagem e de atendimento de saúde e para pesquisas futuras foram claramente declaradas?

Todas as revisões sistemáticas   Revisões sistemáticas de estudos quantitativos   Metassínteses

EXEMPLOS DE PESQUISA COM ATIVIDADES DE PENSAMENTO CRÍTICO

Concluímos este capítulo com a descrição de duas revisões sistemáticas, uma metanálise e uma metassíntese. Leia os resumos e depois responda às questões de pensamento crítico que seguem, consultando a versão integral do relatório, se necessário.

EXEMPLO 1: METANÁLISE

Estudo: *Medication adherence interventions that target subjects with adherence problems: Systematic review and meta-analysis* (Intervenções de adesão à medicação que apontam para indivíduos com problemas de adesão: revisão sistemática e metanálise) (Conn e colaboradores, 2016)

Objetivo: O objetivo da metanálise consistiu em integrar evidências de pesquisa sobre a eficácia de intervenções projetadas para aumentar a adesão à medicação entre pacientes com problemas de adesão.

Critérios de elegibilidade: O estudo primário era considerado elegível para a metanálise se satisfizesse os seguintes critérios: (1) o estudo envolveu uma intervenção para aumentar a adesão à medicação em pacientes adultos recrutados especificamente porque tinham problemas com adesão às medicações prescritas e (2) informação suficiente para calcular o tamanho do efeito (d) estava disponível. Os estudos incluíram relatórios publicados e não publicados. Não houve restrições com base na data de publicação, no tamanho da amostra ou no delineamento da pesquisa.

Estratégia de busca: Uma busca foi realizada em 13 bancos de dados bibliográficos. Inúmeros termos de busca foram utilizados, inclusive os termos MeSH *atitude do paciente* (antes de 2009) e *adesão à medicação* (depois de 2008). Métodos de pesquisa adicionais foram utilizados, inclusive busca de descendência, buscas em registros e procedimentos de conferência e busca manual em 57 periódicos. Dois especialistas em pesquisa avaliaram cada estudo potencial para elegibilidade.

Amostra: A análise foi baseada em uma amostra de 53 estudos elegíveis. Inicialmente, 3.216 relatórios com intervenções de adesão à medicação foram identificados na busca eletrônica, mas a maioria foi excluída devido à falha em relatar os resultados de adesão ou à falha em identificar pacientes com problemas de adesão. A amostra de 53 estudos envolveu 8.423 participantes.

Avaliação da qualidade: A qualidade do estudo não foi avaliada usando uma escala formal, mas os aspectos do delineamento foram codificados (p. ex., randomização, ocultação dos coletores de dados). Dois revisores codificaram todos os dados de maneira independente. As discrepâncias foram discutidas para atingir 100% de concordância.

Obtenção de dados: Um protocolo de extração formal foi desenvolvido para extração de dados. Os dados abstraídos incluíram informação sobre a fonte do estudo, o delineamento do estudo, as características dos participantes, os aspectos da intervenção e os dados dos resultados.

Cálculo do tamanho do efeito: O *d* de Cohen foi utilizado como índice do tamanho do efeito. Se um relatório não fornecesse informação suficiente para o cálculo do tamanho do efeito, os autores eram contatados para obter a informação.

Análises estatísticas: Os pesquisadores descobriram evidência de uma heterogeneidade estatística significativa e usaram modelos de efeito randômicos para sua análise principal, na qual os tamanhos dos efeitos foram ponderados pelo tamanho da amostra do estudo. As análises de subgrupo foram conduzidas para avaliar a extensão na qual a heterogeneidade dos efeitos estava relacionada às características dos participantes do estudo, ao delineamento e aos métodos do estudo, e às próprias intervenções. O viés de publicação também foi avaliado.

Resultados: O tamanho de efeito geral para indivíduos do grupo-controle *versus* o grupo de tratamento foi 0,30, um efeito modesto – porém, significativo – em favor dos que receberam a intervenção. Efeitos significativamente maiores foram encontrados para intervenções feitas frente a frente comparadas com as por telefone ou *e-mail* (0,41 vs. 0,18) e, para intervenções incorporando instruções para tomar medicações comparadas com as instruções sem medicação (0,57 vs. 0,22). Os pesquisadores descobriram evidência de viés de publicação estatisticamente significativo.

Discussão: Os pesquisadores concluíram que as intervenções para pacientes com história de problemas de adesão podem resultar em melhoras modestas – porém, significativas – na medicação tomada e que as intervenções frente a frente podem ser especialmente efetivas.

Exercícios para desenvolver o pensamento crítico

1. Responda às questões relevantes do Quadro 18.1 em relação a esse estudo.
2. Quais são os possíveis usos dos achados na prática clínica?

EXEMPLO 2: METASSÍNTESE

Estudo: *Older people's experiences of care in nursing homes: A meta-synthesis* (Experiências de cuidados de pessoas mais velhas em instituição de longa permanência: metassíntese) (Vaismoradi e colaboradores, 2016)

Objetivo: O objetivo desta metassíntese foi sintetizar estudos qualitativos sobre as experiências de pessoas mais velhas de serem cuidadas em casas de repouso.

Critérios de elegibilidade: Um estudo seria incluído se (1) fosse um estudo qualitativo revisado por pares nas ciências do cuidado, (2) examinasse as experiências de pessoas idosas sendo cuidadas em casas de repouso, (3) envolvesse participantes do estudo cujo estado cognitivo estivesse suficientemente intacto, e (4) fosse publicado em um periódico cientifico *online*. Os pesquisadores não colocaram limites com base na data de publicação, no país de origem ou na tradição em pesquisa.

Estratégia de busca: Foi empreendida uma busca em vários bancos de dados eletrônicos (CINAHL, MEDLINE, Scopus, Ovid, Wiley Online Library e ScienceDirect). Os termos-chave incluíram "mais velho", "casa de repouso" combinados com "experiência" e "enfermeiro" e "qualitativo". Uma busca de descendência também foi conduzida, usando as listas de referência de estudos elegíveis, mais um manual em periódicos que publicam estudos relevantes sobre o tópico.

Amostra: O relatório apresentou um fluxograma mostrando as decisões de amostragem dos pesquisadores. De 12.952 citações inicialmente identificadas por título, 299 resumos foram examinados e, então, 79 publicações integrais foram examinadas para elegibilidade; 70 foram excluídas com base na qualidade. Um total de 7 publicações foi incluído na análise. A amostra combinada de participantes nos estudos primários incluiu 128 idosos em 24 casas de repouso em cinco países diferentes: Canadá, Suécia, Taiwan, Noruega e Espanha.

Avaliação da qualidade: Os pesquisadores usaram uma ferramenta de avaliação da qualidade existente chamada de lista de verificação de 32 itens *Consolidated Criteria for Reporting Qualitative Research* (COREQ). Os quatro autores realizaram revisões de qualidade independentes, mas, por fim, decidiram não usar um sistema de classificação. Em vez disso, eles discutiram a qualidade de cada estudo e chegaram a um consenso sobre se deveriam excluí-lo ou não.

Análise dos dados: A análise foi baseada na abordagem metaetnográfica de Noblit e Hare. Os quatro pesquisadores leram e releram de forma independente os sete artigos. Os pesquisadores decidiram que os estudos eram recíprocos e, então, prosseguiram para extrair as metáforas-chave de cada estudo. Depois, as metáforas-chave de cada estudo foram transpostas para outros seis estudos.

Resultados: Um tema abrangente de "Entender o significado de estar vivo" foi descoberto. Então, três temas principais foram identificados: (1) "Confrontamento das necessidades", (2) "Participação na vida", e (3) "Ajuste". Cada um desses temas principais teve vários subtemas, que foram ilustrados em um modelo esquemático das experiências das pessoas idosas de serem cuidadas em casas de repouso. Como exemplo, o primeiro tema de "Confrontamento das necessidades" abrangeu dois subtemas: "Apresentação de expectativas" e "Satisfação das demandas organizacionais".

Discussão: Os pesquisadores concluíram que suas descobertas revelaram a natureza institucional das casas de repouso que restringe a tomada de decisão por parte das pessoas idosas. Os pesquisadores descreveram algumas importantes implicações de suas descobertas para os tomadores de política em enfermagem, em termos de desenvolver um ambiente de cuidado holístico.

Exercícios para desenvolver o pensamento crítico

1. Responda às questões relevantes do Quadro 18.1 em relação a esse estudo.
2. Na sua opinião os pesquisadores deveriam ter incluído estudos revisados por não pares em sua revisão? Por quê?
3. Quais são os possíveis usos dos achados na prática clínica?

Tópicos Resumidos

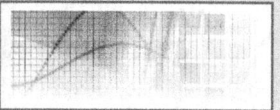

- A prática baseada em evidências fundamenta-se na rigorosa integração dos dados de pesquisa sobre um tópico por meio de **revisões sistemáticas**.

- As revisões sistemáticas de estudo quantitativos às vezes envolvem integração estatística das descobertas em uma **metanálise**, um procedimento cujas vantagens incluem objetividade e poder aumentado. Contudo, a metanálise não é adequada para questões amplas ou quando as descobertas são substancialmente inconsistentes.

- As etapas da integração quantitativa e qualitativa são similares e envolvem formulação do problema, delineamento do estudo (incluindo o estabelecimento de critérios de amostragem), pesquisa da literatura em busca de uma amostra de **estudos primários**, avaliação da qualidade do estudo, extração e codificação de dados para análise, análise dos dados e relato dos achados.

- Não há consenso quanto à inclusão da *literatura cinza* – isto é, relatórios não publicados – nas integrações. Na metanálise, uma das preocupações é que o **viés de publicação** que se origina da sub-representação de descobertas não significativas em relatórios publicados pode levar a estimativas exageradas dos efeitos.

- Na metanálise, as descobertas de estudos primários são representadas por um índice do **tamanho do efeito** (**TE**) que quantifica a magnitude e a direção da relação entre as variáveis independente e dependente. Os índices do tamanho do efeito mais comuns na enfermagem são o *d* (*diferença média padronizada*), a razão de chances e os coeficientes de correlação.

- Os efeitos dos estudos individuais são associados para gerar uma estimativa do tamanho do efeito da população; para isso, calcula-se uma média ponderada dos efeitos, em geral, dando maior peso a estudos com amostras maiores.

- **Heterogeneidade estatística** (diversidade nos efeitos entre os estudos) é um aspecto importante na metanálise e afeta as decisões sobre qual modelo estatístico usar e se uma metanálise é justificada. A heterogeneidade pode ser examinada visualmente por um **gráfico de floresta**.

- A heterogeneidade pode ser explorada por meio de **análises de subgrupos**, e seu propósito é ver se os efeitos variam sistematicamente como uma função de características clínicas ou metodológicas.

- Avaliações da qualidade (que podem envolver classificações quantitativas formais do rigor metodológico) às vezes são utilizadas para excluir das revisões estudos inconsistentes, mas também podem ser utilizadas para pesar os estudos diferencialmente ou para avaliar se incluir ou excluir estudos fracos altera as conclusões.

- As **metassínteses** são mais do que simples resumos de achados qualitativos prévios: envolvem um achado de aspectos essenciais de um corpo de achados e uma transformação que gera novas interpretações.

- Têm sido propostas numerosas abordagens de metassínteses (e muitos termos relacionados à integração qualitativa). Os pesquisadores que fazem metassínteses lidam com questões específicas – por exemplo, se devem combinar achados de diferentes tradições de pesquisa e se devem excluir estudos cuja qualidade é considerada ruim.

- Uma das abordagens da integração qualitativa, chamada de **metaetnografia**, foi proposta por Noblit e Hare; essa abordagem envolve listar temas ou metáforas-chave de todos os estudos e, depois, traduzi-los entre si.

- Na abordagem de Sandelowski e Barroso, um **metarresumo** envolve listar as descobertas extraídas dos estudos primários e calcular **tamanhos do efeito manifesto**. O **tamanho do efeito da frequência** é a porcentagem de relatórios que contêm determinados achados. O **tamanho do efeito da intensidade** indica a porcentagem de todos os achados contidos em determinado relatório.

- Na abordagem de Sandelowski e Barroso, o metarresumo pode lançar as bases de uma metassíntese, que pode usar uma variedade de abordagens qualitativas para análises e interpretações.

REFERÊNCIAS PARA O CAPÍTULO 18

Al-Mallah, M., Farah, I., Al-Madani, W., Bdeir, B., Al Habib, S., Bigelow, M., . . . Ferwana, M. (2016). The impact of nurseled clinics on the mortality and morbidity of patients with cardiovascular diseases: A systematic review and meta-analysis. *Journal of Cardiovascular Nursing, 31*, 89-95.

Bryanton, J., Beck, C. T., & Montelpare, W. (2013). Postnatal parental education for optimizing infant general health and parent-infant relationships. *Cochrane Database of Systematic Reviews*, (11), CD004068.

Chen, C. M., & Chang Yeh, M. (2015). The experiences of diabetics on self-monitoring of blood glucose: A qualitative metasynthesis. *Journal of Clinical Nursing, 24*, 614-626.

Chiu, H., Shyu, Y., Chang, P., & Tsai, P. (2016). Effects of acupuncture on menopause-related symptoms in breast cancer survivors: A meta-analysis of randomized controlled trials. *Cancer Nursing, 39*, 228-237.

Conn, V., Ruppar, T., Enriquez, M., & Cooper, P. (2016). Medication adherence interventions that target subjects with adherence problems: Systematic review and meta-analysis. *Research in Social and Administrative Pharmacy, 12*, 218-246.

Dal Molin, A., Allara, E., Montani, D., Milani, S., Frassati, C., Cossu, S., . . . Rasero, L. (2014). Flushing the central venous catheter: Is heparin necessary? *The Journal of Vascular Access, 15*, 241-248.

Dam, K., & Hall, E. (2016). Navigating in an unpredictable daily life: A metasynthesis on children's experiences living with a parent with severe mental illness. *Scandinavian Journal of Caring Sciences*. Advance online publication.

Finfgeld, D. (2003). Metasynthesis: The state of the art—so far. *Qualitative Health Research, 13*, 893-904.

Higgins, J., & Green, S. (2008). *Cochrane handbook for systematic reviews of interventions*. Chichester, United Kingdom: Wiley.

Kang, Z. Q., & Zhai, X. (2015). The association between pre- existing diabetes mellitus and pressure ulcers in patients following surgery: A meta-analysis. *Scientific Reports, 5*, 13007.

Langbecker, D., & Janda, M. (2015). Systematic review of interventions to improve the provision of information for adults with primary brain tumors and their caregivers. *Frontiers in Oncology, 5*, 1.

Liao, I., Chen, S., Wang, M., & Tsai, P. (2016). Effects of massage on blood pressure in patients with hypertension and prehypertension: A meta-analysis of randomized controlled trials. *Journal of Cardiovascular Nursing, 31*, 73-83.

Noblit, G., & Hare, R. D. (1988). *Meta-ethnography: Synthesizing qualitative studies*. Newbury Park, CA: Sage.

O'Rourke, H., Duggleby, W., Fraser, K., & Jerke, L. (2015). Factors that affect quality of life from the perspective of people with dementia: A metasynthesis. *Journal of the American Geriatrics Society, 63*, 24-38.

Sandelowski, M., & Barroso, J. (2002). Finding the findings in qualitative studies. *Journal of Nursing Scholarship, 34*, 213-219.

Sandelowski, M., & Barroso, J. (2007). *Handbook for synthesizing qualitative research*. New York, NY: Springer Publishing.

Sandelowski, M., Docherty, S., & Emden, C. (1997). Qualitative metasynthesis: Issues and techniques. *Research in Nursing & Health, 20*, 365-371.

Schreiber, R., Crooks, D., & Stern, P. N. (1997). Qualitative meta-analysis. In J. M. Morse (Ed.), *Completing a qualitative project: Details and dialogue* (pp. 311-327). Thousand Oaks, CA: Sage.

Thorne, S., Jensen, L., Kearney, M., Noblit, G., & Sandelowski, M. (2004). Qualitative metasynthesis: Reflections on methodological orientation and ideological agenda. *Qualitative Health Research, 14*, 1342-1365.

Vaismoradi, M., Wang, I. L., Turunen, H., & Bondas, T. (2016). Older people's experiences of care in nursing homes: A meta-synthesis *International Nursing Review, 63*, 111-121.

Voldbjerg, S., Grønkjaer, M., Sørensen, E., & Hall, E. (2016). Newly graduated nurses' use of knowledge sources: A meta-ethnography. *Journal of Advanced Nursing, 72*(8), 1751-1765.

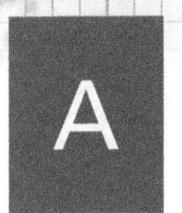

Uso de elogio e crítica pelos pais em uma amostra de crianças pequenas que procuram serviços de atendimento de saúde mental

Stephanie Swenson, BSN, RN, Grace W. K. Ho, PhD, RN, Chakra Budhathoki, PhD, Harolyn M. E. Belcher, MD, MHS, Sharon Tucker, PhD, RN, FAAN, Kellie Miller, e Deborah Gross, DNSc, RN, FAAN

Stephanie Swenson, Registered Nurse, Children's National Medical Center, Washington, DC.

Grace W. K. Ho, Morton and Jane Blaustein Postdoctoral Fellow in Mental Health & Psychiatric Nursing, School of Nursing, Johns Hopkins University, Baltimore, MD.

Chakra Budhathoki, Assistant Professor, School of Nursing, Johns Hopkins University, Baltimore, MD.

Harolyn M.E. Belcher, Director of Research, Center for Child and Family Traumatic Stress at Kennedy Krieger Institute, and Associate Professor of Pediatrics, Johns Hopkins School of Medicine, Baltimore, MD.

Sharon Tucker, Director of Nursing Research, Evidence-Based Practice e Quality, University of Iowa Hospitals & Clinics, Iowa City, IA.

Kellie Miller, Research Coordinator, School of Nursing, Johns Hopkins University, Baltimore, MD.

Deborah Gross, Leonard and Helen Stulman Professor in Mental Health & Psychiatric Nursing, School of Nursing, Johns Hopkins University, Baltimore, MD. Este estudo foi conduzido como parte do projeto de honra de pesquisa da primeira autora enquanto estudante na Johns Hopkins University School of Nursing. Os dados são de um estudo maior fnanciado pelo National Institute for Nursing Research (R01 NR012444) para as Dras. Gross e Belcher.

Conflitos de interesse: Nenhum a declarar.

Correspondência: Stephanie Swenson, BSN, RN, c/o Deborah Gross, DNSc, RN, FAAN, School of Nursing, Johns Hopkins University, Ste 531, 525 N Wolfe St, Baltimore, MD 21205; e-mail: stephswenson@gmail.com.

0891-5245/$36,00

Copyright © 2016 pela National Association of Pediatric Nurse Practitioners. Publicado por Elsevier Inc. Todos os direitos reservados.

Publicação online em 30 de outubro de 2015.

http://dx.doi.org/10.1016/j.pedhc.2015.09.010

Reimpresso com permissão.

RESUMO

O uso de elogio e crítica pelos pais são indicadores comuns da qualidade de interação pais-filhos e são alvos de intervenção para tratamento de saúde mental. Os médicos e os pesquisadores muitas vezes confiam nos autorrelatos de comportamento dos pais, embora sejam raros os estudos sobre a correlação dos autorrelatos e do comportamento real dos pais. Examinamos a concordância entre os autorrelatos de elogio e crítica das crianças feitos pelos pais e observamos o uso desses comportamentos durante uma breve sessão de brincadeiras entre pais e filhos. O autorrelato dos pais e os dados observacionais foram coletados a partir de 128 díades de pais e filhos encaminhados para tratamento de saúde mental. A maioria dos pais relatou que elogiava os filhos com frequência e raramente criticava. No entanto, observou-se que os pais criticavam os filhos quase três vezes mais do que os elogiavam. Os elogios autorrelatados e observados foram positivamente correlacionados ($rs = 0,32$, $p < 0,01$), ao passo que as críticas autorrelatadas e observadas foram negativamente correlacionadas ($rs = 0,21$, $p < 0,05$). As tendências de os pais superestimarem o uso de elogio e subestimarem o uso de crítica são discutidas. J. Pediatr Health Care. (2016) 30, 49-56.

PALAVRAS-CHAVE

Paternidade, crianças pequenas, elogio, declarações críticas, autorrelato dos pais

Os pais são uma fonte poderosa de *feedback* na formação do comportamento e do sentido do *self* das crianças pequenas. É dentro dessas relações precoces que as crianças começam a adquirir pela primeira vez uma sensação de si como capazes, competentes e amadas (Bohlin, Hagekull e Rydell, 2000; Bowlby, 1988; Cassidy, 1988). Duas fontes comuns de *feedback* dos pais usadas para formar o comportamento e a autoestima das crianças pequenas são *elogio* (i.e., declarações positivas destinadas a reforçar comportamentos desejáveis em crianças ou comunicar satisfação com a criança) e *crítica* (i.e., declarações negativas destinadas a cessar ou modificar comportamento indesejável das crianças ou comunicar desgosto com a criança).

O elogio dos pais tem sido utilizado como marcador de comportamentos paternos positivos em numerosos estudos (Breitenstein e colaboradores, 2012; Chorpita, Caleiden e Weisz, 2005; Wahler e Meginnis, 1997). O elogio é muitas vezes acompanhado por outros comportamentos indicativos de afeto, receptividade e aconchego parental (Furlong e colaboradores, 2013). Embora tenha sido debatida a questão de se o uso excessivo de elogio pode influenciar negativamente a motivação intrínseca das crianças (Owens, Slep e Heyman, 2012), uma pesquisa substancial atualmente mostra que o elogio, utilizado estrategicamente, pode reforçar os sentimentos de competência e de confiança das crianças. Portanto, o elogio continua sendo um importante indicador do comportamento parental positivo (Brummelman, Thomaes, Orobio de Castro, Overbeek e Bushman, 2014; Cimpian, 2010; Henderlong e Lepper, 2002; Mueller e Dweck, 1998; Zentall e Morris, 2010).

> Os pais são uma fonte poderosa de *feedback* na formação do comportamento e do sentido do *self* das crianças pequenas.

Os pais podem usar declarações críticas para expressar desaprovação com o comportamento ou atitude de seus filhos. No entanto, o uso de crítica pode enfraquecer a autoestima das crianças, levar a uma maior rebeldia e agressão da criança e aumentar a probabilidade de desenvolverem problemas comportamentais (Barnett e Scaramella, 2013; Lorber e Egeland, 2011; Tung, Li e Lee, 2012; Webster-Stratton e Hammond, 1998). Assim, ao contrário das expectativas dos pais, o uso de declarações críticas para formar o comportamento da criança na verdade pode ser contraproducente. Em estudos clínicos de crianças pequenas em tratamento de saúde mental, os pais que direcionaram mais críticas aos seus filhos também tinham mais probabilidade de abandonar o tratamento (Fernandez e Eyberg, 2009).

Devido à importância na pesquisa de desenvolvimento infantil, intervenções de treinamento para os pais têm sido projetadas para aumentar o uso de elogio e reduzir o uso de críticas com seus filhos (Breitenstein e colaboradores, 2012; Brotman e colaboradores, 2009; Eyberg e colaboradores, 2001; Gross e colaboradores, 2009). Na prática e na pesquisa clínica, o uso de elogio e crítica pelos pais é muitas vezes avaliado por meio de autorrelato dos pais. No entanto, alguns investigadores têm questionado a acurácia de usar autorrelatos para medir os comportamentos parentais verdadeiros, particularmente quando os comportamentos são suscetíveis a vieses de conveniência social e de recordação (Morsbach e Prinz, 2006). Esses vieses podem ser particularmente intensificados em uma população de saúde mental infantil, em que os pais podem ser altamente sensíveis a se sentirem "culpados" pela doença do filho ou ao estigma de se engajarem no sistema de saúde mental (Meltzer, Ford, Goodman e Vostanis, 2011; Angold e colaboradores, 1998).

Este estudo examina o grau em que os autorrelatos de elogio e crítica dos pais são refletidos em seus comportamentos observados em uma amostra de pais de crianças da pré-escola encaminhadas para tratamento de saúde mental. Nós também exploramos se dois indicadores de tendência de os pais manterem atribuições negativas sobre si e seus filhos, sintomas depressivos e percepções de seus filhos como de comportamento mais difícil, moderam a relação entre autorrelato e uso observado de elogios e críticas. De maneira consistente com a teoria da atribuição cognitiva, pais depressivos podem desenvolver desvios de que o mau comportamento de seus filhos é intencional e dentro de seu controle, levando-os a ser menos positivos e mais críticos nas suas interações (Dix, Ruble, Grusec e Nixon, 1986; Leung e Slep, 2006; Scott e Dadds, 2009).

Usando um modelo descritivo e transversal, formulamos as seguintes questões de pesquisa:

- Qual é a relação entre o uso de elogio autorrelatado e o observado com base (a) na frequência e (b) na proporção de declarações para seus filhos que são de elogio durante uma sessão de brincadeira livre de 15 minutos?
- Qual é a relação entre o uso de crítica autorrelatado e o observado com base (a) no número e (b) na proporção de declarações para seus filhos que são críticas durante uma sessão de brincadeira livre de 15 minutos?
- Os sintomas depressivos dos pais moderam a associação entre o uso de elogio e de crítica autorrelatado e observado?
- A percepção dos pais da gravidade dos problemas de comportamento dos filhos afeta a associação entre o uso de elogio e crítica autorrelatado e observado?

Os objetivos deste estudo são (a) compreender o grau em que o uso de elogio e de crítica autorrelatado dos pais reflete acuradamente as avaliações de seu comportamento observado e (b) oferecer orientação para os profissionais sobre como tratar essas duas práticas de parentalidade importantes no atendimento primário pediátrico com pais de crianças pequenas com risco de problemas de saúde mental.

MÉTODOS

Este estudo é uma análise secundária de dados de relato e observação dos pais na linha de base coletados como parte de um ensaio clínico maior comparando dois programas de treinamento de pais baseados em evidências. O ensaio clínico maior foi conduzido em uma clínica urbana de saúde mental que atende famílias de baixa renda com crianças na idade pré-escolar (Gross e colaboradores, 2014) e foi aprovado pelo comitê de ética em pesquisa da Johns Hopkins University Medical Institutions.

Modelo de amostragem

Os dados foram retirados de uma amostra de conveniência de 128 pais que buscaram tratamento em uma clínica de saúde mental infantil urbana que atende famílias de crianças pequenas, do nascimento até os 5 anos de idade, que foram recrutadas no ensaio clínico maior. Cerca de 80% da população clínica são afro-americanos ou multirraciais, e mais de 95% das famílias recebem o Medicaid. Os critérios para inclusão eram que os pais (a) fossem pais biológicos ou adotivos ou guardiões legais de uma criança de 2 a 5 anos de idade e (b) buscassem tratamento de saúde mental para os problemas de comportamento de seus filhos. Os pais eram excluídos se tivessem alguma doença mental grave, transtorno por uso de substâncias ou dano cognitivo que pudesse interferir no tratamento de seus filhos. As crianças eram excluídas se apresentassem atos suicidas ou psicóticos, tivessem diagnóstico de autismo ou transtorno de desenvolvimento difuso ou tivessem alguma anomalia congênita ou genética que pudesse interferir no tratamento. Os pais que satisfizeram os critérios de inclusão e consentiram em participar do ensaio clínico completaram um conjunto de medidas na linha de base e gravaram um vídeo com o filho durante uma sessão de brincadeira livre de 15 minutos (ver seção "Procedimentos").

Variáveis e medidas

Elogio e crítica autorrelatados

O uso autorrelatado de elogio e crítica pelos pais foi mensurado usando dois itens de enquete a partir do *Parenting Questionmaire* (Gross, Fogg, Garvey e Julion, 2004; McCabe, Clark e Barnett, 1999), uma medida do tipo Likert de 40 itens de estratégias de disciplina para pais. Um dos itens pede que os pais marquem com um círculo a frequência com que eles elogiam seus filhos ao longo de uma escala de 5 pontos de 1 (*quase nunca*) até 5 (*com muita frequência*). Outro item pede que os pais marquem com um círculo a frequência com que eles criticam os filhos, usando a mesma escala de 5 pontos de 1 (*quase nunca*) até 5 (*com muita frequência*).

Sintomas depressivos dos pais

A escala de depressão revisada de 20 itens, do Centro de Estudos Epidemiológicos (CESD-R, do inglês *Center for Epidemiologic Studies Depression Scale-Revised*) foi utilizada para mensurar os sintomas de depressão dos pais. Essa versão da CESD foi criada para refletir melhor a variação dos sintomas indicativos de depressão maior (Eaton, Muntaner, Smith, Tien e Ybarra, 2004). A validade da CESD-R tem sido apoiada por análise de fator confirmatório e correlações positivas com outras medidas de depressão e ansiedade (Van Dam e Earleywine, 2011). Escores mais altos são indicativos de sintomas mais depressivos; escore de valor 16 ou mais indica sintomatologia depressiva dentro da variação clínica. O alfa (α) de Cronbach para a CESD-R nessa amostra foi 0,92.

Problemas de comportamento infantil

Os relatos dos pais sobre os problemas de comportamento dos filhos foram mensurados usando a lista de comportamento infantil (CBCL, do inglês *Child Behavior Checklist*) para idades de 1,5 a 5 anos (Achenbach e Rescorla, 2000). A CBCL mede duas dimensões de problemas de comportamento infantil: comportamento externalizante (p. ex., agressão, desobediência e desatenção) e comportamento internalizante (p. ex., ansiedade, depressão e retração).

Os pais classificam os problemas de comportamento dos filhos em uma escala de 0 (o comportamento não é verdadeiro) até 2 (o comportamento é muito verdadeiro ou frequentemente verdadeiro); escores mais altos são indicativos de mais problemas de comportamento. No estudo atual, apenas problemas de comportamento externalizante foram examinados porque esses comportamentos tendem a ser mais aversivos aos pais. A escala externalizante CBCL contém 24 itens, e os escores variam de 0 a 48. Escores T padronizados são utilizados para identificar crianças com problemas de comportamento externalizante na boderline (93º percentil) e clínico (98º percentil). Em populações de minoria étnica e racial de baixa renda, as confiabilidades α para a escala externalizante variam de 0,88 a 0,91 (Gross e colaboradores, 2006), e a validade tem sido sustentada (Gross e colaboradores, 2007; Sivan, Ridge, Gross, Richardson e Cowell, 2008).

Uso observado de elogio e de crítica

As frequências de elogio e de crítica observadas foram mensuradas a partir do vídeo de 15 minutos gravado com interações de brincadeira livre dos pais com os filhos usando uma versão modificada do *Dyadic Parent-Child Interaction Coding System* (DPICS) (Eyberg e Robinson, 1992). O DPICS mede as frequências de verbalizações e comportamentos observados selecionados entre os pais e a criança. As verbalizações dos pais observadas coletadas neste estudo incluem números de declarações críticas, de estímulo, de elogio e de comandos. O uso de elogio e crítica pelos pais foi estimado de duas maneiras: (a) a *frequência* de elogios ou críticas observadas e (b) a *proporção* de elogios ou de críticas para todas as verbalizações dos pais observadas durante a sessão de brincadeira livre de 15 minutos.

As declarações de elogio incluem tanto elogio específico quanto elogio não específico. O elogio específico é operacionalizado como qualquer declaração específica pelo pai ou pela mãe que expressa seu julgamento favorável de uma atividade, produto ou atributo da criança, como "Que maravilha essa casa que você fez". O elogio não específico é operacionalizado como um comentário verbal não específico pelo pai ou pela mãe que expressa um julgamento favorável de uma atividade ou atributo da criança, como "Ótimo" ou "Bom trabalho". Nessa análise, esses dois tipos de elogio foram somados para formar uma estimativa única do uso total de elogio pelos pais.

As declarações críticas são operacionalmente definidas como verbalizações dos pais que encontram defeito nas atividades, nos produtos ou nos atributos da criança. Declarações de culpa e que induzem a culpa também são consideradas críticas. Exemplos incluem "Você está sendo malcriado" e "Não gosto de sua atitude".

Procedimentos

Após a conclusão das medidas de autorrelato, os pais deveriam brincar com a criança durante 15 minutos enquanto o assistente de pesquisa filmava a interação. Os pais foram instruídos a brincar com os filhos como costumavam fazer, e o assistente de pesquisa iria avisar quando os 15 minutos tivessem passado. Então, as gravações em vídeo foram enviadas eletronicamente para classificadores treinados do DPICS que não tinham acesso às hipóteses do estudo. A confiabilidade interclassificador, avaliada por correlação intraclasse para 10% das avaliações do DPICS, foi 0,98 para frases de elogio e 0,92 para frases críticas.

Os dados foram analisados usando o SSPS versão 22 (IBM Corp., Armonk, Nova Iorque, Estados Unidos). Análises estatísticas descritivas foram utilizadas para resumir os autorrelatos de pais de uso de elogios e críticas e observaram o uso de elogios e críticas (enquanto frequências e proporções das verbalizações totais) em uma sessão de brincadeiras de 15 minutos. As correlações bivariadas entre os usos observados e autorrelatados de elogios e críticas, bem como as correlações entre usos autorrelatados e observados de elogios e críticas com a depressão parental e problemas percebidos no comportamento infantil, foram calculadas usando o coeficiente rho de Spearman. As análises de regressão múltipla foram conduzidas para testar os efeitos dos sintomas de depressão parental ou problemas de comportamento infantil percebidos sobre os autorrelatos parentais de elogio e crítica como prognosticadores de seu uso observado. Para abordar a assimetria dos dados, os valores discrepantes foram removidos usando a distância de Mahalanobis, a distância de Cook e os valores de influência centrados.

RESULTADOS

As características da amostra são resumidas na Tabela 1. Grande parte dos pais é constituída de mães (75,8%), afro-americanas (67,2%), desempregadas (64,1%) e economicamente em desvantagem (95,3% registrados com renda familiar inferior a 20 mil dólares ou recebendo Medicaid). A idade média dos pais era 34 anos ($DP = 10,3$). O escore médio de CESD-R foi 17,8 ($DP = 15,6$); mais de 46% dos pais tiveram escores de sintomas de depressão clínica. A idade média das crianças era 3,64 anos ($DP = 1,04$). Mais de 50% das crianças eram meninos (54,7%). Embora todas as crianças fossem encaminhadas devido a problemas comportamentais, apenas 41,7% dos pais registraram a criança externalizando os problemas comportamentais clínico ou boderline.

Uso de elogio e crítica por parte dos pais

A maioria dos pais (86,7%) relatou usar o elogio "com frequência" ou "com muita frequência" e usar a crítica "raramente" ou "quase nunca" (77,3%). Durante as interações observadas de brincadeiras de pais com filhos, os pais verbalizaram uma mediana de 3 declarações de elogio (variação = 0-48) e 8 declarações de crítica (variação = 0-38) em 15 minutos. Uma proporção mais alta de verbalizações totais dos pais consistiu em verbalizações de críticas comparadas com verbalizações de elogios (13,6% vs. 7,4%). Esses resultados são apresentados na Tabela 2.

Relações entre o uso autorrelatado e o uso observado de elogios e críticas por parte dos pais

As Tabelas 3 e 4 resumem as correlações bivariadas entre variáveis pertinentes para o elogio e a crítica, respectivamente, por parte dos pais. Encontramos uma correlação

TABELA 1 Características da amostra

Característica	Média (DP)	n (%)
Características dos pais (n = 128)		
Idade, ano	34 (10,3)	
Relação com a criança		
Mãe		97 (75,8)
Outro		31 (24,2)
Raça/etnia		
Afro-americana		86 (67,2)
Branca		30 (23,4)
Hispânica/latina		6 (4,7)
Nível educacional		
Ensino médio ou menos		79 (61,7)
Ensino superior incompleto		28 (21,9)
Ensino superior ou mestrado/doutorado		11 (8,6)
Renda familiar < $20.000,00 ou recebendo Medicaid		121 (95,3)
Desempregado		82 (64,1)
Escore de CESD-R	17,8 (15,6)	
Escore ≥ 16		59 (46,1)
Características da criança (n = 128)		
Idade, ano	3,6 (1,0)	
Sexo masculino		70 (54,7)
Externalizando o comportamento ≥ variação clínica limítrofe		53 (41,7)

CESD-R, escala de depressão revisada de 20 itens do Centro de Estudos Epidemiológicos (do inglês Center for Epidemiologic Studies Depression Scale-Revised); DP, desvio-padrão.

positiva entre o uso autorrelatado e o uso observado por parte dos pais de elogios com base na frequência absoluta de elogios ($r_s = 0,32, p < 0,01$) e na proporção de elogios em relação às verbalizações totais dos pais ($r_s = 0,23, p < 0,01$). Em contrapartida, uma associação negativa foi encontrada entre o uso autorrelatado por parte dos pais de críticas e a frequência observada de declarações de críticas ($r_s = 0,21, p < 0,05$). Não foi encontrada relação entre os autorrelatos por parte dos pais de seu uso de críticas com seus filhos e a proporção de verbalizações de críticas observadas com as verbalizações parentais totais ($r_s = 0,05$, não significativo).

Moderando o efeito dos sintomas de depressão parentais sobre a relação entre os comportamentos parentais autorrelatados e observados

Como mostrado na Tabela 3, os escores de depressão parental não estavam significativamente associados com o uso por parte dos pais de elogios com base no autorrelato ($r = 0,08$, não significativo) ou na observação ($r = 0,05$, não significativo). Também com base na análise de regressão, os sintomas de depressão paternos não moderaram a re-

TABELA 2 Uso autorrelatado e uso observado de elogios e críticas por parte dos pais

Variáveis	f (%)	Mediana	Média (DP)	Variação	Proporção (%)*
Autorrelatos parentais					
"Eu elogio meu filho..."					
Quase nunca	1 (0,8)				
Raramente	0 (0)				
Às vezes	16 (12,5)				
Com frequência	46 (35,9)				
Com muita frequência	65 (50,8)				
"Eu critico meu filho..."					
Quase nunca	69 (53,9)				
Raramente	30 (23,4)				
Às vezes	22 (17,2)				
Com frequência	7 (5,5)				
Com muita frequência	0 (0)				
Comportamentos parentais observados					
Total de frases de elogio		3	5,8 (7,7)	0-48	7,4
Elogio específico		0	0,3 (0,7)	0-4	0,3
Elogio não específico		3	5,5 (7,3)	0-45	7,1
Frases de crítica		8	8,5 (6,6)	0-38	13,6
Outras verbalizações dos pais		48,5	55,8 (35,7)	1-155	79,0
Total de comportamentos verbais		61	70,1 (43,4)	2-201	100

*Proporção de frases de elogios ou de críticas em relação a todas as verbalizações parentais.

lação entre uso autorrelatado e uso observado de elogios (i.e., não foi encontrada uma interação significativa entre sintomas de depressão e autorrelato; beta [b] = 0,10, p = não significativo).

Como mostrado na Tabela 4, os escores de depressão parentais também não estavam relacionados com a frequência (r = 0,05, não significativo) e com a proporção (r = 0,07, não significativo) de declarações de críticas observadas. Contudo, os pais com escores de depressão mais elevados autorrelataram o uso de mais críticas em relação a seus filhos (r_s = 0,20, p < 0,05). Os sintomas de depressão paternos não moderaram a relação entre o uso autorrelatado e o uso observado por parte dos pais de verbalizações de críticas (i.e., sintomas de depressão e uso autorrelatado de crítica não interagiram de modo significativo; β = 0,12, p = não significativo).

Efeito moderado das percepções parentais da gravidade dos problemas comportamentais de seus filhos sobre a relação entre seus comportamentos autorrelatados e observados

Como mostrado na Tabela 3, os autorrelatos parentais do uso de elogios estavam inversamente correlacionados com

TABELA 3 Coeficientes de correlação Spearman bivariado para as principais variáveis relacionadas ao elogio parental

Variáveis	1	2	3	4	5
1 Elogio autorrelatado		0,32†	0,23†	–0,08	–0,18*
2 Elogio observado			0,89†	–0,05	–0,003
3 Elogio como proporção				–0,001	–0,02
4 Sintomas de depressão parental					0,31†
5 Comportamentos externalizados da criança					

*Coeficiente de correlação significativa em p < 0,05.
†Correlação significativa em p < 0,01.

TABELA 4 Coeficientes de correlação de Spearman bivariado para as principais variáveis relacionadas à crítica parental

Variáveis	1	2	3	4	5
1 Crítica autorrelatada		–0,21*	–0,05	0,20*	0,15
2 Crítica observada			0,65†	–0,05	0,13
3 Crítica como proporção				0,07	0,12
4 Sintomas de depressão parental					0,31†
5 Comportamentos externalizados da criança					

*Coeficiente de correlação significativa em p < 0,05.
†Correlação significativa em p < 0,01.

suas percepções dos problemas comportamentais exteriorizados de seus filhos ($rs = 0,18, p < 0,05$) – isto é, pais que classificaram suas crianças como tendo mais problemas comportamentais tinham menor probabilidade de relatar que elogiavam seus filhos. Contudo, a análise de moderação não revela uma interação significativa entre o comportamento exteriorizado da criança e o uso autorrelatado por parte dos pais de elogios no prognóstico de seu uso observado ($\beta = 0,03$, p = não significativo). Os problemas de comportamento exteriorizados das crianças também não estavam relacionados com o uso por parte dos pais de frases de críticas com base no autorrelato e na observação (ver Tabela 4). Por fim, não houve evidência de que as percepções parentais da gravidade dos problemas comportamentais exteriorizados de suas crianças moderaram as relações entre o uso autorrelatado e o uso observado por parte dos pais de frases de críticas (i.e., não foi encontrada nenhuma interação significativa entre os problemas comportamentais exteriorizados infantis percebidos e o uso autorrelatado de crítica; $\beta = 0,06, p$ = não significativo).

DISCUSSÃO

O elogio e a crítica dos pais são fontes poderosas de *feedback* na formação do comportamento e no desenvolvimento das crianças pequenas. Esses comportamentais parentais têm sido o foco principal na pesquisa sobre desenvolvimento da criança e servem como indicadores importantes de parentalidade positiva ou negativa em famílias de crianças com transtornos mentais, emocionais e comportamentais. Embora muitos estudos utilizem os autorrelatos dos pais de elogio e crítica, permanece incerto o grau em que podemos confiar no relato dos pais como indicadores confiáveis de seu uso real. Os dados obtidos dessa amostra clínica sugerem que os pais tendem a superestimar seu uso de elogio e de subestimar seu uso de crítica com seus filhos em idade pré-escolar.

> Os dados obtidos dessa amostra clínica sugerem que os pais tendem a superestimar seu uso de elogio e de subestimar seu uso de crítica com seus filhos em idade pré-escolar.

Embora os pais que relataram elogiar os filhos com frequência tenham sido observados usando mais elogio, a magnitude do efeito foi pequena ($r_s = 0,32$). Essa modesta correlação é consistente com a literatura anterior, mostrando geralmente pequenas correlações entre os métodos e sugerindo que o autorrelato e a observação capturam aspectos diferentes da mesma variável (i.e., comportamento parental percebido vs. real; Gardner, 2000).

Apesar da correlação positiva entre usos de elogio autorrelatado e observado, o elogio não foi expresso com frequência. Os pais verbalizaram uma mediana de apenas três frases de elogio nas sessões de brincadeira de 15 minutos observadas. Em média, apenas 7% das frases dos pais vieram das interações pais-filhos qualificadas como elogio, embora essas sessões devessem ser positivas. Além disso, quase 87% dos pais relataram que elogiavam os filhos "com frequência" ou "com muita frequência".

Os autorrelatos dos pais quanto ao uso de crítica foram modestamente, embora de forma negativa, correlacionados ao seu uso real. Especificamente, os pais que relataram o uso de crítica raramente, na verdade tinham *mais probabilidade* de criticar os filhos durante a sessão de brincadeira de 15 minutos. Existem algumas explicações plausíveis para a descoberta. Em primeiro lugar, os pais estão cientes de que ser crítico é um comportamento socialmente indesejável e, portanto, podem ter relatado uma resposta mais socialmente aceitável. No entanto, também é possível que os pais realmente desconheçam a frequência com que criticam seus filhos. De fato, os pais nessa amostra criticaram os filhos com frequência quase três vezes maior do que os elogiaram (i.e., 8 críticas vs. 3 elogios), apesar de seus relatos contrários (77% relataram criticar as crianças "raramente" ou "quase nunca"). Outra explicação está relacionada às condições artificiais sob as quais a amostra de comportamento observado foi obtida. Os pais com tendência maior a criticar os filhos podem ter suprimido conscientemente esses comentários durante a sessão de brincadeira de 15 minutos. No entanto, deve-se observar que, apesar da possibilidade de os pais terem modificado o comportamento enquanto eram observados, a proporção de frases de crítica dos pais ainda era quase duas vezes maior do que as de elogio (i.e., 13,6% vs. 7,6%). Também examinamos se dois indicadores da tendência de os pais manterem atribuições negativas sobre si e seus filhos (i.e., sintomas depressivos dos pais e classificações dos pais sobre os comportamentos externalizantes dos filhos) afetaram a concordância entre comportamento autorrelatado e comportamento observado. Escores mais altos de sintomas depressivos estavam associados com mais uso autorrelatado de frases críticas. No entanto, os escores de depressão dos pais não moderaram as relações entre uso autorrelatado e uso observado de crítica ou de elogio. Além disso, os pais que classificaram os filhos como tendo mais problemas de comportamento externalizante, também relataram que elogiavam os filhos com menos frequência, mas a gravidade dos problemas de comportamento de seus filhos não moderou a associação entre uso autorrelatado e uso observado de crítica ou de elogio. Esses dados sugerem que as atribuições negativas dos pais afetam como eles percebem seus filhos e eles mesmos, mas essas atribuições parecem não levar em conta a falta de concordância entre comportamento autorrelatado e comportamento observado.

Várias limitações de estudo devem ser observadas. Primeiro, o uso autorrelatado de elogio e de crítica pelos pais foi mensurado a partir de um único item extraído de uma enquete parental. A medida de um único item pode não ser um indicador acurado da percepção dos pais quanto ao uso de elogio ou de crítica. Em segundo lugar, a amostra de comportamento utilizada para medir o comportamento observado dos pais foi derivada de um vídeo gravado durante uma sessão de brincadeira de 15 minutos. O comportamento dos pais nesse contexto pode não ter sido representativo de seu comportamento típico. Contudo, ser filmado enquanto brinca com o filho provavelmente evocaria comportamento mais positivo do que o comportamento utilizado geralmente. Dessa forma, o número de elogios observados pode ter sido, na verdade, mais alto, e o número de críticas observadas pode ter sido mais baixo que o comum para esses participantes. Por fim, essa análise secundária contou com uma amostra de conveniência existente de pais que buscam serviços de saúde mental para os filhos. Como resultado, o tamanho da amostra, as medidas de estudo utilizadas e a representatividade da amostra foram limitados. São indicados estudos adicionais que avaliem a concordância entre os autorrelatos e o comportamento observado dos pais com os filhos usando amostras maiores e mais diversas, nas populações de saúde mental e da comunidade, para compreender melhor essas discrepâncias na medição e melhores práticas para orientar os pais quanto ao uso de estratégias parentais mais positivas com seus filhos de idade pré-escolar.

IMPLICAÇÕES PARA A PRÁTICA

Problemas crônicos de saúde mental em crianças ultrapassam, hoje, as doenças físicas como uma das cinco incapacidades mais prevalentes que afetam crianças nos Estados Unidos (Halfon, Houtrow, Larson e Newacheck, 2012; Slomski, 2012). Sua prevalência aponta para a importância de rastrear problemas comportamentais e emocionais no atendimento primário pediátrico e identificar recursos apropriados para os pais (Weitzman e Wegner, 2015).

Discussões profundas com os pais no ambiente de atendimento primário sobre estratégias positivas para apoiar a saúde comportamental de seus filhos, suplementadas com materiais escritos sobre como e quando usar essas estratégias, seriam uma etapa inicial. Por exemplo, a *Bright Futures* inclui breves folhetos sobre comunicação com crianças de uma forma que sustente sua autoestima (www.brightfutures.org). Esses folhetos, junto com discussões sobre a importância de frases positivas dos pais que sustentam os esforços e o comportamento dos filhos, seriam um incremento importante para as consultas de puericultura. O encaminhamento a programas de treinamento parental que estão disponíveis em muitas cidades nos Estados Unidos poderia conectar os pais a intervenções que fortaleçam o uso de habilidades positivas por parte dos pais, como o elogio, e ensinem estratégias alternativas, além da crítica, para desestimular o mau comportamento. Os programas de treinamento parental que empregam breves exemplos registrados em vídeo dos pais usando estratégias parentais com base na evidência para promover o comportamento infantil positivo podem ser úteis se os pais não tiverem sido previamente expostos a essas estratégias (p. ex., o *Chicago Parent Program*, o *Incredible Years*). O National Registry of Evidence-Based Programs and Practices, patrocinado pela Substance Abuse and Mental Health Services Administration, lista mais de 70 diferentes programas de treinamento parental. A página na internet também fornece avaliações críticas de cada evidência do programa e disposição para disseminação junto com a informação de contato do programa para profissionais e consumidores que procuram informação adicional (www.nrepp.samhsa.gov).

É importante observar que os pais também representam uma população altamente vulnerável, embora estivessem procurando ajuda para o comportamento de seus filhos. A maioria era desempregada e economicamente fragilizada, e mais de 46% evidenciaram altos níveis de sintomas de depressão. É possível que tenham recebido poucos elogios e uma grande quantidade de críticas em suas vidas. Como resultado, sua perspectiva sobre o que constitui "uma grande quantidade" de elogio e "raras" críticas pode ser distorcida. Além disso, os pais que criam crianças pequenas em comunidades com poucos recursos podem sentir a necessidade de "endurecer" seus filhos para a realidade da vida. Assim, frases de críticas podem ser vistas por alguns pais como um meio mais responsável e realista de preparar seus filhos para a vida adulta do que usar elogios. O desafio para os médicos é apoiar os pais na preparação de seus filhos para as dificuldades da vida, compondo a autoestima e a resiliência que suas crianças precisarão para crescer e desenvolver-se, apesar das dificuldades.

> O desafio para os médicos é apoiar os pais na preparação de seus filhos para as dificuldades da vida, compondo a autoestima e a resiliência que suas crianças precisarão para crescer e desenvolver-se, apesar das dificuldades.

Nós reconhecemos e agradecemos o apoio de Mirian Ofonedu, Ivonne Begue De Benzo e Maria Cecelia Lairet-Michelena.

REFERÊNCIAS

Achenbach, T. M., & Rescorla, L. A. (2000). *Manual for the ASEBA preschool forms and profiles.* Burlington, VT: University of Vermont, Department of Psychiatry.

Angold, A., Messer, S. C., Stangl, D., Farmer, E. M. Z., Costello, E. J., & Burns, B. J. (1998). Perceived parental burden and service use for child and adolescent psychiatric disorders. *American Journal of Public Health, 88*(1), 75-80.

Barnett, M. A., & Scaramella, L. V. (2013). Mothers' parenting and child sex differences in behavior problems among African American preschoolers. *Journal of Family Psychology, 27*(5), 773-783.

Bohlin, G., Hagekull, B., & Rydell, A. (2000). Attachment and social functioning: A longitudinal study from infancy to middle childhood. *Social Development, 9*, 24-39.

Bowlby, J. (1988). *A secure base: Parent-child attachment and healthy human development.* New York, NY: Basic Books.

Breitenstein, S. M., Gross, D., Fogg, L., Ridge, A., Garvey, C., Julion, W., & Tucker, S. (2012). The Chicago Parent Program: Comparing 1-year outcomes for African American and Latino parents of young children. *Research in Nursing and Health, 35*(5), 475-489.

Brotman, L. M., O'Neal, C. R., Huang, K. Y., Gouley, K. K., Rosenfelt, A., & Shrout, P. E. (2009). An experimental test of parenting practices as a mediator of early childhood physical aggression. *Journal of Child Psychology and Psychiatry, 50*(3), 235-245.

Brummelman, E., Thomaes, S., Orobio de Castro, B., Overbeek, G., & Bushman, B. J. (2014). "That's not beautiful—that's incredibly beautiful!": The adverse impact of inflated praise on children with low self-esteem. *Psychological Science, 25*(3), 728-735.

Cassidy, J. (1988). Child-mother attachment and the self in six-yearolds. *Child Development, 59*, 121-134.

Chorpita, B. F., Caleiden, E. L., & Weisz, J. R. (2005). Identifying and selecting the common elements of evidence-based interventions: A distillation and matching model. *Mental Health Services Research, 7*(1), 5-20.

Cimpian, A. (2010). The impact of generic language about ability on children's achievement motivation. *Developmental Psychology, 46*(5), 1333-1340.

Dix, T., Ruble, D. N., Grusec, J. E., & Nixon, S. (1986). Social cognition in parents: Inferential and affective reactions to children of three age levels. *Child Development, 57*(4), 879-894.

Eaton, W., Muntaner, C., Smith, C., Tien, A., & Ybarra, M. (2004). Center for Epidemiologic Studies Depression Scale: Review and revisions (CESD and CESD-R). In M. E. Maruish (Ed.), *The use of psychological testing for treatment planning and outcomes assessment* (3rd ed., pp. 363-377). Mahwah, NJ: Lawrence Erlbaum.

Eyberg, S. M., & Robinson, E. (1992). *Manual for the Dyadic Parent-Child Interaction Coding System*. Seattle, WA: University of Washington Department of Nursing.

Eyberg, S. M., Funderburk, B. W., Hembree-Kigin, T. L., McNeil, C. B., Querido, J. G., & Hood, K. K. (2001). Parent-child interaction therapy with behavior problem children: One and two year maintenance of treatment effects in the family. *Child & Family Behavior Therapy, 23*(4), 1-20.

Fernandez, M. A., & Eyberg, S. M. (2009). Predicting treatment and follow-up attrition in parent-child interaction therapy. *Journal of Abnormal Child Psychology, 37*(3), 431-441.

Furlong, M., McGilloway, S., Bywater, T., Hutchings, J., Smith, S. M., & Donnelly, M. (2013). Cochrane review: Behavioural and cognitive-behavioural group-based parenting programmes for early-onset conduct problems in children aged 3 to 12 years. *Evidence-based Child Health, 8*(2), 318-692.

Gardner, F. (2000). Methodological issues in the direct observation of parent-child interaction: Do observational findings reflect the natural behavior of participants? *Clinical Child and Family Psychology Review, 3*(3), 185-198.

Gross, D. A., Belcher, H. M. E., Ofonedu, M. E., Breitenstein, S., Frick, K. D., & Budhathoki, C. (2014). Study protocol for a comparative effectiveness trial of two parent training programs in a fee-for-service mental health clinic: Can we improve mental health services to low-income families? *Trials, 15*, 70.

Gross, D., Fogg, L., Garvey, C., & Julion, W. (2004). Behavior problems in young children: An analysis of cross-informant agreements and disagreements. *Research in nursing & health, 27*(6), 413-425.

Gross, D., Fogg, L., Young, M., Ridge, A., Cowell, J. M., Richardson, R., & Sivan, A. (2006). The equivalence of the Child Behavior Checklist/1-1/2-5 across parent race/ethnicity, income level, and language. *Psychological Assessment, 18*(3), 313-323.

Gross, D., Fogg, L., Young, M., Ridge, A., Cowell, J. M., Sivan, A., & Richardson, R. (2007). Reliability and validity of the Eyberg Child Behavior Inventory with African American and Latino parents of young children. *Research in Nursing & Health, 30*, 213-223.

Gross, D., Garvey, C., Julion, W., Fogg, L., Tucker, S., & Mokros, H. (2009). Efficacy of the Chicago Parent Program with lowincome African American and Latino parents of young children. *Prevention Science, 10*, 54-65.

Halfon, N., Houtrow, A., Larson, K., & Newacheck, P. W. (2012). The changing landscape of disability in childhood. *The Future of Children, 22*(1), 13-42.

Henderlong, J., & Lepper, M. R. (2002). The effects of praise on children's intrinsic motivation: A review and synthesis. *Psychological Bulletin, 128*(5), 774-795.

Leung, D. W., & Slep, A. M. (2006). Predicting inept discipline: The role of parental depressive symptoms, anger, and attributions. *Journal of Consulting and Clinical Psychology, 74*(3), 524-534.

Lorber, M. F., & Egeland, B. (2011). Parenting and infant difficult: testing a mutual exacerbation hypothesis to predict early onset conduct problems. *Child Development, 82*(6), 2006-2020.

McCabe, K. M., Clark, R., & Barnett, D. (1999). Family protective factors among urban African American youth. *Journal of Child Clinical Psychology, 28*, 137-150.

Meltzer, H., Ford, T., Goodman, R., & Vostanis, P. (2011). The burden of caring for children with emotional or conduct disorders. *International Journal of Family Medicine, 2011*, 801203.

Mueller, C. M., & Dweck, C. S. (1998). Praise for intelligence can undermine children's motivation and performance. *Journal of Personality and Social Psychology, 75*.

Morsbach, S. K., & Prinz, R. J. (2006). Understanding and improving the validity of self-report of parenting. *Clinical Child and Family Psychology Review, 9*(1), 1-21.

Owens, D. J., Slep, A. M., & Heyman, R. E. (2012). The effect of praise, positive nonverbal response, reprimand, and negative nonverbal response on child compliance: A systematic review. *Clinical Child and Family Psychological Review, 15*(4), 364-385.

Scott, S., & Dadds, M. R. (2009). Practitioner review: When parent training doesn't work: Theory-driven clinical strategies. *Journal of Child Psychology and Psychiatry and Applied Disciplines, 50*(12), 1441-1450.

Sivan, A. B., Ridge, A., Gross, D., Richardson, R., & Cowell, J. M. (2008). Analysis of two measures of child behavior problems by African American, Latino, and Non-Hispanic Caucasian parents of young children: A focus group study. *Journal of Pediatric Nursing, 23*(1), 20-27.

Slomski, A. (2012). Chronic mental health issues in children now loom larger than physical problems. *Journal of the American Medical Association, 308*(3), 223-225.

Tung, I., Li, J. J., & Lee, S. S. (2012). Child sex moderates the association between negative parenting and childhood conduct problems. *Aggressive Behavior, 28*(3), 239-251.

Van Dam, N. T., & Earleywine, M. (2011). Validation of the Center for Epidemiologic Studies Depression Scale–Revised (CESD-R): Pragmatic depression assessment in the general population. *Psychiatry Research, 186*(1), 128-132.

Wahler, R. G., & Meginnis, K. L. (1997). Strengthening child compliance through positive parenting practices: What works? *Journal of Clinical Child Psychology, 26*(4), 433-440.

Webster-Stratton, C., & Hammond, M. (1998). Conduct problems and level of social competence in Head Start children: Prevalence, pervasiveness, and associated risk factors. *Clinical Child and Family Psychology Review, 1*(2), 101-124.

Weitzman, C., & Wegner, L. (2015). Promoting optimal development: Screening for behavioral and emotional problems. *Pediatrics, 135*(2), 384-395.

Zentall, S. R., & Morris, B. J. (2010). "Good job, you're so smart": The effects of inconsistency of praise type on young children's motivation. *Journal of Experimental Child Psychology, 107*(2), 155-163.

B Parto subsequente a nascimento traumático prévio

Cheryl Tatano Beck
Sue Watson

- **História**: Nove por cento das novas mães nos Estados Unidos que participaram do *Listening to Mothers II Postpartum Survey* apresentaram critério positivo para transtorno de estresse pós-traumático após o parto segundo *Diagnostic and Statistical Manual of Mental Disorders, Fourth Edition*. As mulheres que tiveram uma experiência de parto traumática relataram subsequentemente terem menos filhos e intervalo de tempo mais longo até sua segunda gravidez. O transtorno de estresse pós-traumático relacionado ao parto impacta a relação física dos casais, a comunicação, o conflito, as emoções e os laços com seus filhos.
- **Objetivo**: O propósito deste estudo foi descrever o significado das experiências femininas de um parto subsequente após um parto prévio traumático.
- **Métodos**: A fenomenologia foi o modelo de pesquisa utilizado. Uma amostra internacional de 35 mulheres participou deste estudo de internet. As mulheres foram solicitadas a "Descrever, com a maior riqueza de detalhes possível, o que você lembra da sua gravidez, do trabalho de parto e do parto subsequente após o seu parto traumático prévio". A abordagem de análise de dados fenomenológica de Colaizzi foi utilizada para analisar as histórias das 35 mulheres.
- **Resultados**: A análise de dados produziu quatro temas: (a) "Revivendo a turbulenta onda de pânico durante a gravidez"; (b) "Estratégias: tentativas de recuperar o corpo e completar a jornada para a maternidade"; (c) "Transmitir respeito ao processo de parto e empoderamento das mulheres"; e (d) "Ainda elusiva: o desejado para a experiência de parto saudável".
- **Discussão**: O parto subsequente após um trauma de parto prévio tem o potencial de curar ou retraumatizar as mulheres. Durante a gravidez, as mulheres precisam de permissão e estímulo para lamentar seus partos traumáticos prévios a fim de ajudar a remover a ameaça de sua dor invisível.
- **Palavras-chave**: fenomenologia, transtorno de estresse pós-traumático (TEPT), parto subsequente, parto traumático

Cheryl Tatano Beck, DNSc, CNM, FAAN, é Distinguished Professor, School of Nursing, University of Connecticut, Storrs.
Sue Watson é Chairperson, Trauma and Birth Stress, Auckland, New Zealand.

Nos Estados Unidos, 9% das novas mães que participaram do *Listening to Mothers II Postpartum Follow-Up Survey* apresentaram critério positivo para transtorno de estresse pós-traumático (TEPT) após o parto, segundo o *Diagnostic and Statistical Manual of Mental Disorders, Fourth Edition* (American Psychiatric Association, 2000) (Declercq, Sakala, Corry e Applebaum, 2008). Nessa pesquisa, as vozes das mães revelaram um padrão preocupante do cuidado da maternidade. Uma grande porcentagem de mulheres que dão à luz nos Estados Unidos recebeu cuidado hospitalar que não refletiu a melhor evidência para a prática nem para as preferências das mulheres. O Institute of Medicine (2003) identificou o parto como uma prioridade de cuidado da saúde nacional para a melhora da qualidade. Ainda existem diferenças de opinião sobre a qualidade do cuidado na maternidade (Sakala e Corry, 2007).

Em um encontro internacional sobre os assuntos atuais a respeito do TEPT após o parto, os pesquisadores e os profissionais do cuidado da saúde recomendaram a necessidade de focar a pesquisa nas experiências subjetivas de parto das mulheres (Ayers, Joseph, McKenzie-McHarg, Slade e Wijma, 2008). Olde, van der Hart, Kleber e van Son (2006) exigiram o exame da natureza crônica do estresse pós-traumático relacionado ao parto que persiste por mais de 6 meses após o parto.

O propósito do atual estudo foi ajudar a preencher o hiato de conhecimento de um aspecto da cronicidade do trauma do parto: as experiências subjetivas femininas da gravidez, do trabalho de parto e do parto subsequentes a um parto traumático.

REVISÃO DA LITERATURA

O parto traumático é definido como "um evento que ocorre durante o trabalho de parto e o processo de parto que envolve uma grave lesão real (ou ameaça de lesão) ou morte à mãe ou ao seu bebê. A mulher que dá à luz experimenta dor intensa, desamparo, perda de controle e horror" (Beck, 2004a, p. 28). Para algumas mulheres, um parto traumático também envolve a percepção de sua experiência de parto como desumana, despindo-as de sua dignidade (Beck, 2004a, 2004b, 2006). Após um parto traumático, 2 a 21% das mulheres preenchem os critérios diagnósticos para TEPT (Ayers, 2004; Ayers, Harris, Sawyer, Parfitt e Ford, 2009), envolvendo o desenvolvimento de três sintomas característicos que se originam da exposição ao trauma: reexperimentação do evento traumático por *flashbacks*, pesadelos ou rememorações sofridas; evitação de estímulos ou gatilhos (pensamentos ou atividades relacionadas com o trauma original); e hiperexitação ou hipervigilância, como uma resposta de sobressalto exagerada, raiva ou alteração do sono (American Psychiatric Association, 2000).

> Uma grande frequencia de mulheres que dão à luz nos Estados Unidos recebeu um cuidado hospitalar que não reflete a melhor evidência para a prática nem para as preferências das mulheres.

Fatores de risco

Os fatores de risco que contribuem para a percepção feminina do parto como traumático podem ser divididos em três categorias: fatores pré-natais, natureza e circunstâncias do parto, e fatores subjetivos durante o parto (van Son, Verkerk, van der Hart, Komproe e Pop, 2005). Sob a categoria pré-natal estão fatores como histórias de partos traumáticos prévios, TEPT pré-natal (Onoye, Goebert, Morland, Matsu e Wright, 2009), abuso sexual infantil e aconselhamento psiquiátrico. Os fatores inclusos na categoria da natureza e circunstâncias do parto incluem alto nível de intervenção médica, trabalho de parto e parto extremamente dolorosos, e tipo de parto (Ayers e colaboradores, 2009). Os fatores de risco subjetivos durante o parto podem incluir sensações de impotência, falta de cuidado e apoio por parte da equipe de trabalho de parto e medo de morrer (Thomson e Downe, 2008).

Impacto de longo prazo do parto traumático

Os pesquisadores estão desvendando uma gama inquietante de efeitos nocivos de longo prazo do parto traumático não apenas sobre as próprias mães, mas também sobre suas relações com os bebês e outros membros da família. As experiências de amamentação das mães e o aniversário anual de seu parto traumático também podem ser negativamente impactados.

As relações mães-bebês prejudicadas após o parto traumático estão sendo confirmadas na literatura. Por exemplo, no estudo de Ayers, Wright e Wells (2007) de mães que sofreram trauma no parto no Reino Unido, as mulheres descreveram-se como desconectadas e com sensações de rejeição em relação a seus bebês. Nicholls e Ayers (2007) relataram dois tipos diferentes de ligação mãe-bebê em casais que afirmaram que o TEPT após o parto afetou suas relações com seus filhos; eles tornaram-se ansiosos/superprotetores ou relutantes/esquivos. O TEPT relacionado ao parto também impactou suas relações com seus parceiros, incluindo sua relação física, comunicação, conflito, emoções, apoio e enfrentamento.

Os efeitos nocivos em longo prazo do parto traumático também podem estender-se às experiências de amamentação das mulheres. Em seu estudo na internet, Beck e Watson (2008) exploraram o impacto do trauma no nascimento sobre as experiências de amamentação de 52 mães. Para algumas mães, o parto traumático levou a obstáculos aflitivos que restringiram suas tentativas de amamentação, como sentir que seus seios eram apenas mais uma coisa a ser violada.

Outro aspecto do efeito crônico do trauma no parto foi identificado no estudo de internet de Beck (2006) do aniversário do parto traumático, um fenômeno invisível com que as mães lidam. Trinta e sete mulheres constituíram esta amostra internacional de mães dos Estados Unidos, da Nova Zelândia, da Austrália, do Reino Unido e do Canadá. Beck concluiu que as mulheres tiveram uma falha na recuperação quando o aniversário do parto* traumático se aproximava, e todas focaram na celebração dos aniversários das crianças. Essa falha na recuperação levou a um desnecessário sofrimento emocional ou físico, ou ambos.

Catherall (1998) alertou para o trauma secundário em famílias que vivem com sobreviventes de traumas. Toda a família é vulnerável a tornar-se secundariamente traumatizada. O impacto em longo prazo do trauma não necessariamente resulta em sintomas de TEPT nos membros da família. Catherall afirmou que isso pode ter um efeito mais insidioso de um distúrbio nas cercanias na família. Os membros da família podem estar fisicamente próximos, mas sua capacidade de expressar as emoções é limitada. A real proximidade na família está ausente, e sua resolução é problemática. Abrams (1999) identificou que uma das características clínicas centrais da transmissão intergeracional do trauma é o silêncio que ocorre nas famílias a respeito das experiências traumáticas. Abrams afirmou que o impacto do trauma sobre várias gerações não deve ser subestimado.

Crescimento pós-traumático

Os pesquisadores estão relatando que as experiências traumáticas podem ter benefícios positivos na vida de uma pessoa. O crescimento pós-traumático foi documentado em uma ampla gama de pessoas que se defrontaram com experiências traumáticas como pais em luto (Engelkemeyer e Marwit, 2008), cuidadores de portadores do vírus da imunodeficiência humana (Cadell, 2007) e mulheres sem lar com histórias de experiências traumáticas (Stump e Smith, 2008). "O crescimento pós-traumático descreve a experiência de indivíduos cujo desenvolvimento, pelo menos em algumas áreas, superou o que estava presente antes da luta com a crise ocorrida. O indivíduo não apenas sobreviveu, mas experimentou mudanças que são vistas como importantes e que vão além do que previamente era o corpo vigente" (Tedeschi e Calhoun, 2004, p. 4). Não é o trauma real que é responsável pelo crescimento pós-traumático, mas, sim, o que acontece após o trauma. Tedeschi e Calhoun (2004, p. 6) propuseram cinco domínios de crescimento pós-traumático: "maior reconhecimento da vida e sensação de mudança das prioridades; relações mais calorosas e mais íntimas com outras pessoas; maior sensação de força pessoal; reconheci-

---

*N. de R. T. Entende-se por "aniversário do parto" a data de nascimento da criança.

mento de novas possibilidades ou trajetórias para a vida da pessoa; e desenvolvimento espiritual".

O parto pode ter um enorme potencial de ajudar a mudar como uma mulher percebe-se e pode impactar sua transição para a maternidade (Levy, 2006). Attias e Goodwin (1999, p. 299) observaram que uma mulher que sobrevive a uma experiência traumática pode ser capaz de reconstruir seu eu interno ferido "tendo um filho, transformando seu corpo de um recipiente de cinzas em um recipiente de uma nova vida humana". Um parto positivo tem o potencial de fortalecer uma mulher traumatizada e ajudar a retomar sua vida.

Foi localizado um estudo que abordou o crescimento positivo da mulher após uma experiência prévia negativa de parto. No estudo qualitativo de Cheyney (2008) de mulheres nos Estados Unidos que optaram por partos em casa após experimentarem um parto negativo, três temas conceituais integrados emergiram a partir de suas narrativas de partos em casa: "Conhecimento", "Força" e "Intimidade". A força de seu parto em casa ajudou a curar feridas de seus partos hospitalares prévios. O crescimento positivo após o trauma ainda tem que ser investigado de forma sistemática por pesquisadores.

Um dos hiatos de conhecimento identificados nesta revisão de literatura focou sobre o aspecto dos efeitos de longa duração do trauma do parto: o parto subsequente das mães. Este estudo fenomenológico foi projetado para responder à questão de pesquisa: "Qual é o significado das experiências das mulheres de um parto subsequente após um parto prévio traumático?".

MÉTODOS

Delineamento da pesquisa

O termo *fenomenologia* é derivado da palavra grega *fenômeno*, que significa "mostrar-se". O objetivo da fenomenologia é descrever as experiências humanas como elas são vividas de forma consciente, sem teorias sobre sua causa e da forma mais livre possível das pressuposições não examinadas dos pesquisadores sobre o fenômeno sendo estudado. Na fenomenologia, os pesquisadores "pegam emprestadas" experiências de outros indivíduos para melhor entender o significado mais profundo do fenômeno (Van Manen, 1984).

O método fenomenológico existencial desenvolvido por Colaizzi (1973, 1978) foi utilizado neste estudo da internet. Seu método é projetado para revelar a estrutura fundamental de um fenômeno, isto é, a essência de uma experiência. Uma presunção da fenomenologia é que para qualquer fenômeno existem estruturas essenciais que constituem esta experiência humana. As suas estruturas essenciais podem ser reveladas somente ao examinar as experiências específicas do fenômeno sob estudo.

O método de Colaizzi (1973, 1978) inclui aspectos das filosofias de Husserl e Heidegger. Colaizzi mantém que a descrição é a chave para a descoberta da essência e do significado de um fenômeno e que a fenomenologia não possui pressuposição (Husserl, 1954). Colaizzi, contudo, adota a visão de redução de Heidegger, o processo de pesquisadores de agrupar pressuposições e sua atitude natural em relação ao fenômeno sendo estudado. Para Colaizzi (1978, p. 58), os pesquisadores identificam suas pressuposições sobre o fenômeno sendo estudado não para agrupá-las, mas, sim, para usá-las para "interrogar" as "crenças, hipóteses, atitudes e palpites" de uma pessoa sobre o fenômeno de modo a ajudar a formular as questões da pesquisa. Colaizzi concorda com Merleau-Ponty (1956, p. 64) que "a maior lição da redução é a impossibilidade de uma redução completa". A reflexão fenomenológica individual sobre o fenômeno sendo estudado é uma abordagem que Colaizzi oferece para ajudar os pesquisadores a diminuir a influência de suas pressuposições e dos desvios de sua atividade de pesquisa.

Como o fenômeno do parto subsequente após um parto traumático prévio não foi sistematicamente examinado antes do estudo atual, a descrição do significado das experiências das mulheres foi o foco deste estudo. An-

TABELA 1 Características demográficas e obstétricas

	n	%
País		
Estado Unidos	15	43
Reino Unido	8	23
Nova Zelândia	6	17
Austrália	5	14
Canadá	1	3
Estado civil		
Casada	34	98
Divorciada	1	2
Solteira	0	0
Educação		
Ensino médio	3	9
Ensino superior incompleto	5	15
Ensino superior completo	13	38
Pós-graduação	7	19
Sem informação	7	19
Parto		
Vaginal	25	72
Cesariana	10	29
TEPT diagnosticado		
Sim	14	40
Não	19	55
Sem informação	2	5
Atualmente fazendo terapia		
Sim	8	23
Não	22	63
Sem informação	5	15

TEPT, transtorno de estresse pós-traumático.

tes do início do estudo, as pesquisadoras empreenderam uma reflexão fenomenológica individual. Elas questionaram-se sobre suas pressuposições a respeito do fenômeno do parto subsequente a um parto traumático e como isso poderia influenciar o que e como elas conduziriam a pesquisa.

Amostra

Trinta e cinco mulheres participaram do estudo (Tab. 1). A saturação dos dados foi facilmente atingida com esse tamanho de amostra. A idade média foi de 33 anos (variação = 27 a 51 anos). Todas as participantes eram brancas e tinham 2 a 4 filhos. O intervalo de tempo desde o trauma do parto prévio até o parto subsequente variou de 1 a 13 anos. Oito das 35 mulheres (23%) optaram por parto em casa para seus partos subsequentes. Destas 8 mães que deram à luz em casa, 4 viviam na Austrália, 3 nos Estados Unidos e 1 no Reino Unido. Quatorze mulheres (40%) foram diagnosticadas com TEPT após o parto.

Todos os traumas de parto foram autodefinidos. As mulheres não seriam questionadas se não tivessem experimentado outros traumas antes de seus traumas de parto. Portanto, este não foi um critério de exclusão. Os partos traumáticos mais frequentemente identificados focaram-se nas cesarianas de emergência, na hemorragia pós-parto, na pré-eclâmpsia grave, no trabalho de parto prematuro, no alto nível de intervenções médicas (i.e., parto a fórceps, extração a vácuo, indução), no bebê na unidade de terapia intensiva neonatal, no fato de sentir-se violada, na falta de tratamento respeitoso, na falta de simpatia, na falta de apoio da equipe de trabalho de parto e parto e na "tortura emocional".

Procedimento

O recrutamento iniciou após a aprovação do comitê de ética e pesquisa em seres humanos que foi obtida da universidade. A coleta de dados prosseguiu durante dois anos e dois meses. As mulheres foram recrutadas por meio de um aviso colocado na página da internet do Trauma and Birth Stress (TABS, www.tabs.org.nz), um fundo de caridade localizado na Nova Zelândia. A missão do TABS é apoiar mulheres que experimentaram partos traumáticos e TEPT decorrente disso. Os critérios da amostra requeriam que a mãe tivesse tido um parto traumático com trabalho de parto e parto prematuros, que ela desejasse verbalizar sua experiência e que soubesse ler e escrever em inglês. Esta representação internacional de participantes foi um ponto forte do método de recrutamento. Uma desvantagem, contudo, foi que apenas mulheres que tiveram acesso à internet e que usaram o TABS para apoio puderam participar.

As mulheres que estivessem interessadas em participar deste estudo de internet contataram a primeira autora pelo *e-mail* da sua universidade, que estava listado na nota de recrutamento. Uma folha de informação e as direções do estudo foram enviadas às mulheres interessadas. Após ler esses dois documentos, as mulheres poderiam mandar um *e-mail* à pesquisadora se tivessem quaisquer dúvidas a respeito do estudo.

As mulheres foram solicitadas a "Descrever, com a maior riqueza de detalhes possível, o que você lembra da sua gravidez, do trabalho de parto e do parto subsequente após o seu parto traumático prévio". As mulheres enviaram as descrições de suas experiências via *e-mail* à pesquisadora. O envio da história implicou seu consentimento informado. A duração do tempo variou de quando uma mãe primeiramente demonstrou interesse via *e-mail* até quando ela enviou a história completa às pesquisadoras. O mais curto prazo de entrega foi dois dias, e, o mais longo, nove dias. Se as mulheres não respondessem dentro de determinado período, as pesquisadoras não as contatavam mais. O desejo das mulheres em não prosseguir com a participação no estudo foi respeitado. Por meio desse procedimento, a primeira autora manteve um diário reflexivo.

Análise dos dados

Foi utilizado o método de Colaizzi (1978) de análise de dados. A ordem das etapas é a seguinte: protocolos por escrito, afirmações significativas, significados formulados, agrupamentos de temas, descrição exaustiva e estrutura fundamental. Deve ser notado, contudo, que esses passos se sobrepõe. A partir da descrição de cada participante do fenômeno, afirmações significativas, que são frases ou sentenças que descrevem o fenômeno, são extraídas (Tab. 2). Para cada afirmação significativa, o pesquisador formula seu significado. Aqui, o pensamento criativo é colocado à prova. Colaizzi advertiu que, nessa etapa da análise de dados, o pesquisador deve ter o cuidado para, a partir do que a participante disse, perceber o que ela realmente queria dizer.

Significados formulados nunca devem romper todas as conexões das transcrições originais. É neste passo da formulação de significados que a conexão de Colaizzi a Heidegger pode ser vista. O passo seguinte abrange organizar todos os significados formulados em grupos de temas. Neste ponto, todos os resultados até o momento são combinados em uma descrição exaustiva. Esta etapa é seguida pela revisão da descrição exaustiva em uma afirmação mais condensada da identificação da estrutura fundamental do fenômeno sendo estudado. A estrutura fundamental pode ser partilhada com as participantes para validar o quão bem ela capta os aspectos de suas experiências. Se quaisquer participantes partilharem esses novos dados, elas são integradas na descrição final do fenômeno. A verificação por membros foi feita com uma participante que revisou os temas e concordou totalmente com eles. Além disso, uma mãe que não participou do estudo, mas sofreu o fenômeno, revisou os achados e também concordou com eles.

RESULTADOS

As pesquisadoras refletiram sobre as descrições escritas fornecidas pelas 35 mulheres para explicar o fenômeno de suas experiências de parto subsequente após parto traumático prévio. Essas reflexões produziram 274 afirmações significativas que foram agrupadas dentro de quatro temas e, por fim, na estrutura fundamental que identificou a essência do fenômeno (Quadro 1).

TABELA 2 Exemplo de extração de afirmações significativas

Número	Afirmações significativas
1	Uma coisa que notei quando era criança foi que, quando meus pais se reuniam com outros adultos, a conversa por vezes se voltava para duas coisas: para meu pai (um veterano do Vietnã) e os outros homens, a conversa se voltava para a guerra e – é interessante notar – para mim enquanto pequena; para minha mãe e as outras mulheres, a conversa sempre se voltava para o parto.
2	Era como se, desde muito pequena, as conexões entre os dois estivessem traçadas. Um homem é testado na guerra, uma mulher é testada no parto.
3	Meu pai, ultraabusivo, era considerado um "homem bom" porque tinha sido um bom soldado; e, então, imaginei com o raciocínio de uma criança, que tudo o que realmente importava para uma mulher era ser forte e capaz de dar à luz.
4	E falhei. No passado, com dois partos prévios (em particular com aquele que resultou em TEPT), era como me sentia. Eu falhei em ser mulher.
5	Não acho que eu esteja sozinha nesta sensação. Tenho uma boa suspeita de que isto é quase universal.
6	Assim como um homem que "fala" sob tortura em uma situação em que é prisioneiro de guerra parece ter fraquejado, uma mulher que não consegue "lidar" com situações torturantes durante o parto se sente como tivesse fracassado. Não é real, mas parece real.
7	Meu pai recebeu dois Corações Púrpuras e uma Estrela de Bronze durante a Guerra do Vietnã. Ele seria considerado um herói. Onde estão os meus Corações Púrpuras? E minhas Estrelas de Bronze? Eu lutei em uma guerra, não menos terrível, não menos destruidora, mas não existem honrarias. Pelo menos é como me sinto.
8	Sou vista como fracassada, porque considero o parto e o trabalho de parto apavorantes.
9	O corpo médico acha que tenho "problemas mentais", comparam as minhas experiências de parto com as de mulheres "normais".
10	Eu sei, eu tentei. E isto me faz sentir isolada e inferior.

TEPT, transtorno de estresse pós-traumático.

Tema 1: Revivendo a turbulenta onda de pânico durante a gravidez

Medo, terror, ansiedade, pânico, receio e negação foram os termos mais frequentemente utilizados para descrever o mundo que as mulheres viveram durante sua gravidez após um parto traumático prévio.

> Lembro do exato momento em que percebi o que estava ocorrendo. Eu estava no intervalo para o lanche em meu trabalho, sentada embaixo de um grande carvalho, olhando os carros passarem, conversando com meu marido. E de repente eu soube [...] estava grávida novamente! Lembro-me do ângulo exato do sol, da sombra dos objetos ao meu redor. Lembro-me de olhar para o sol, para aquela árvore, para as janelas do escritório pensando, "NÃO! Deus, POR FAVOR, NÃO!". Senti meu peito afundar, parecia que havia 1.000 tijolos sobre ele. Faltou-me a respiração, minha cabeça girava. Tudo em que pensava era "NÃÃÃOOOOOO!".

QUADRO 1 Estrutura fundamental do fenômeno

O parto subsequente após parto traumático prévio excede os limites do real trabalho de parto e parto. Durante os nove meses de gestação, as mulheres enfrentam as turbulentas ondas de pânico, terror e medo de que o parto iminente possa ser uma repetição da tortura emocional e/ou física que enfrentaram durante seu trabalho de parto e parto prévios. Durante a gravidez, as mulheres formularam estratégias para retomar seus corpos que foram violados e traumatizados por seus partos prévios. As mulheres prometeram-se que tudo seria diferente e que, desta vez, elas completariam sua jornada até a maternidade. As mães empregaram estratégias para tentar trazer uma relevância ao processo de maternidade e solucionar tudo que saiu errado em seu parto prévio. A gama de várias estratégias abrangeu ações como contratação de doulas para apoio durante o trabalho de parto e parto. Elas tornaram-se ávidas leitoras de livros sobre maternidade, redigiram um detalhado plano de parto, aprenderam hipnose do parto, entrevistaram obstetras e parteiras sobre sua filosofia de parto, fizeram ioga e desenharam figuras de parto. Todas essas estratégias bem-planejadas não garantiram que todas as mulheres desfrutassem da cura do parto que tanto desejavam. Para as mães cujo parto subsequente foi uma experiência de cura, elas retomaram o controle de seus corpos, tiveram forte senso de controle e o parto tornou-se uma experiência de empoderamento. O papel dos apoiadores foi crucial em seu trabalho de parto e parto. As mulheres foram tratadas com respeito, dignidade e compaixão. Embora seu parto subsequente fosse positivo e fortalecedor, as mulheres rapidamente observaram que o passado nunca poderia ser mudado. Ainda elusivo para algumas mulheres era sua cura tão esperada subsequente ao parto.

Outra mulher descreveu em detalhes o dia em que fez o teste de gravidez.

> Peguei o teste e me contorci sobre a borda de nossa cama, soluçando e com ânsia de vômito histericamente durante horas. Sentia-me tonta, nauseada, doente. Não conseguia respirar. Pensei que meu peito fosse implodir e tive uma terrível enxaqueca. Não conseguia dar um passo de onde tinha me contorcido. Não consegui falar com meu marido ou ver nossa filha. Senti-me em frangalhos, despedaçada como cacos de vidro. Passei os dois trimestres seguintes no fio da navalha, com ideias suicidas, mas sem nenhum real desejo de levar isso adiante. Eu queria ver minha filha. Foi um inferno na terra.

Algumas mulheres entram em negação durante o primeiro trimestre de sua gravidez para lidar com a situação. Durante toda sua gravidez, uma mulher revelou que "sentiu-se insensível quanto ao bebê". Algumas mulheres descreveram como tornaram sua negação da gravidez algo positivo. Uma multípara explicou que, após entrar em negação por alguns meses, ela determinou-se a fazer as coisas de modo diferente na próxima vez, e, no fim da gravidez, ela sentiu-se fortalecida por tudo que tinha aprendido: "Após três meses ignorando o fato de que ia passar por um novo parto, decidi ver meu próximo trabalho de parto e parto como uma experiência de cura e fortalecimento pessoal".

Outras mães permaneceram em um elevado estado de ansiedade durante toda sua gestação e, para algumas, a ansiedade subiu a um nível de pânico e terror. Sabendo que poderia ter que passar pela mesma "tortura emocional" com que lidou em seu último parto traumático, uma mulher desabafou "Meus nove meses de gravidez foram um abismo de ansiedade que foi completamente prejudicado enquanto experiência pelo terror que continuamente me assombrava devido à minha experiência de oito anos atrás". À medida que o parto se aproximava, algumas mães relatavam sofrer de ataques de pânico.

Tema 2: Estratégias: tentativas de recuperar o corpo e completar a jornada para a maternidade

"Bem [...] desta vez, eu disse a mim mesma que *as coisas seriam diferentes*. Na verdade, comecei a me planejar para este parto literalmente enquanto curava as feridas de meu parto traumático". Durante a gravidez, as mulheres descreveram uma série de diferentes estratégias que empregaram para ajudar a passar pelos nove meses de gestação enquanto esperavam pelo que temiam: trabalho de parto e parto (Tab. 3). Algumas mulheres cuidavam-se com natação, caminhadas, ioga e passando tempo ao ar livre.

Manter um diário durante toda a gravidez ajudou as mães porque elas podiam escrever sobre sua situação, em especial se sentissem que a família e os amigos não entendiam o quanto era difícil lidar com esta gravidez devido ao parto traumático prévio. Citações inspiracionais foram colocadas em locais da casa para serem lidas e motivar as

TABELA 3 Estratégias utilizadas para lidar com a gravidez e o trabalho de parto e parto iminentes

- Redigir um detalhado plano de parto
- Preparar-se mentalmente para o parto
- Aprender a hipnose do parto
- Fazer exercícios artísticos relacionados ao parto
- Redigir frases positivas
- Preparar-se para o parto em casa
- Contratar uma doula para o trabalho de parto e parto
- Celebrar o parto vindouro
- Evitar ultrassonografias
- Tentar não pensar sobre o parto vindouro
- Ler livros sobre gravidez e parto saudáveis
- Mapear sua pelve
- Aprender posições de parto para a abertura da pelve
- Praticar a hipnose para o trabalho de parto
- Pesquisar centros de parto e programar visitas
- Entrevistar obstetras e parteiras
- Exercitar-se para ajudar o bebê a ficar na posição correta
- Usar grupos de apoio na internet
- Contratar um técnico pessoal
- Pintar uma experiência de parto prévio
- Criar uma lista de "e se" com todas as preocupações possíveis e suas soluções
- Criar uma lista de "Sim, se necessário" e "Não" para o trabalho de parto do que a mãe quer que ocorra
- Determinar o papel dos apoiadores durante o parto
- Pesquisar remédios homeopáticos para preparar o corpo para o trabalho de parto e parto
- Desenvolver uma ferramenta para ajudar a lidar com o trabalho de parto
- Desenvolver confiança no profissional de cuidado da saúde

mulheres. A Figura 1 é uma ilustração de um pôster feito por uma das mães para sua casa.

As mulheres montavam estratégias sobre como garantir que seu trabalho de parto e parto iminentes não fossem, novamente, traumáticos. Nas palavras de uma multípara: "Preciso trazer uma reverência ao processo para que não me sinta como um pedaço de carne perdido no sistema". Tentativas foram feitas para colocar um plano em ação que pudesse tentar retificar tudo que tinha acontecido de errado no parto prévio. Algumas mulheres recorreram a doulas, buscando apoio durante o trabalho de parto e o parto subsequentes. A hipnose do parto foi um plano utilizado por algumas mulheres para manter o primeiro parto traumático bem longe de seus pensamentos.

As mulheres relataram lerem avidamente de modo a entender por completo o processo do parto. Os livros

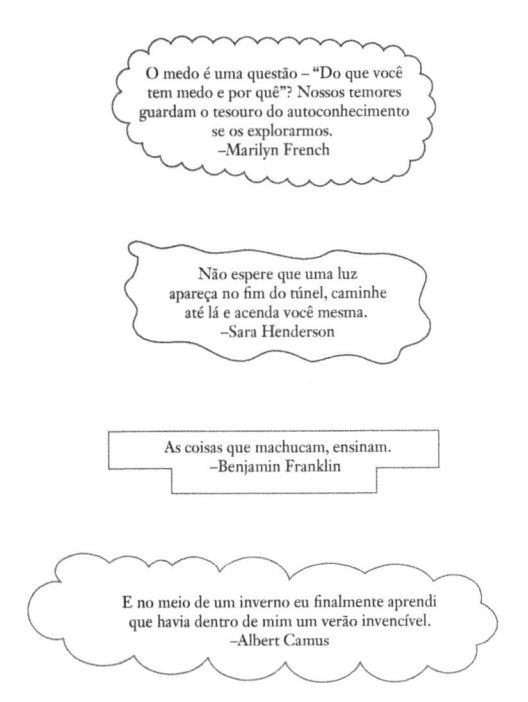

> O medo é uma questão – "Do que você tem medo e por quê"? Nossos temores guardam o tesouro do autoconhecimento se os explorarmos.
> –Marilyn French

> Não espere que uma luz apareça no fim do túnel, caminhe até lá e acenda você mesma.
> –Sara Henderson

> As coisas que machucam, ensinam.
> –Benjamin Franklin

> E no meio de um inverno eu finalmente aprendi que havia dentro de mim um verão invencível.
> –Albert Camus

FIGURA 1 Pôster com citações inspiracionais feito por uma mãe.

citados com maior frequência foram *Rebounding from Childbirth* (Madsen, 1994), *Birthing from Within* (England e Horowitz, 1998) e *Birth and Beyond* (Gordon, 2002). As mães também participavam de exercícios artísticos ligados ao parto.

> Próximo ao fim da gravidez, pratiquei os exercícios artísticos ligados ao parto do livro *Birthing from Within* [...]. Comecei a acreditar em mim. Isto vai permanecer comigo para sempre. É mais do que eu precisava para dar à luz do modo como queria; é o que eu precisava para me tornar uma mulher de verdade, completa.

O processo de abrir-se com seus médicos a respeito de seus partos traumáticos prévios foi útil para algumas mulheres. Uma vez que os médicos estavam cientes de sua história, eles podiam abordar as preocupações das mães durante cada consulta pré-natal. Compartilhar igualmente com seus parceiros os temores e as inseguranças sobre a gravidez e o parto ajudou na preparação emocional das mulheres.

Tema 3: Transmitir respeito ao processo de parto e empoderamento das mulheres

Setenta e cinco por cento das mulheres que participaram deste estudo da internet relataram que seu trabalho de parto e parto subsequente foi "uma experiência de cura" ou, no mínimo, "muito melhor" do que seu parto traumático prévio. As mulheres tiveram mais confiança em si, enquanto mulheres e mães, pois sabiam, de fato, o que era melhor para seus bebês e para si. O papel dos apoiadores durante todo o trabalho de parto e parto foi crucial. O que tornou o parto subsequente uma experiência de cura? Nas palavras das próprias mães:

> Fui tratada com respeito, meus desejos e os do meu marido foram ouvidos. Não fui feita para me sentir como um pedaço de carne, mas, sim, como uma mulher vivenciando um dos momentos mais maravilhosos da natureza.

> O alívio da dor foi levado muito a sério. Na primeira vez, eu fui ignorada. Pedi e implorei por alívio da dor. Na segunda vez, me ofereceram, mas, como me senti no controle da situação, pude recusar.

> Eu não estava com pressa! Minha filha podia nascer quando estivesse pronta. Quando tive meu primeiro filho, o médico responsável me avisou: "cinco minutos ou será um parto a fórceps". Forcei tanto as contrações que as lacerações foram horríveis.

> A comunicação com a equipe de trabalho de parto e parto foi muito melhor desta vez. Na primeira vez, o botão de emergência foi pressionado, mas ninguém me disse o porquê disso. Pensei que meu bebê estivesse morto, e ninguém me deu explicações.

As mulheres retomaram o controle de seus corpos, tiveram forte sensação de controle, e o parto tornou-se uma experiência de empoderamento. Ocorreram apenas o monitoramento fetal essencial e a intervenção clínica mínima. As mulheres puderam iniciar o trabalho de parto por conta própria e não foram induzidas a isso. Sob uma gentil supervisão de profissionais de cuidado da saúde, as mulheres foram tranquilizadas sobre fazer apenas o que seu corpo queria fazer e a seguir o comando de seu corpo. O número de exames vaginais foi mantido a uma quantidade mínima, e elas puderam caminhar e escolher a posição mais confortável para o parto. Uma mãe descreveu seu parto terapêutico:

> Eu trouxe meu filho ao mundo e estava em choque. Eu nunca tinha me atrevido a sonhar com um parto tão perfeito. Eles me deixaram pressionar de forma espontânea, e meu bebê nasceu em meus braços. Meu marido e eu choramos em absoluto alívio pelo fato de eu ter dado à luz exatamente como desejava, e meu trauma estava curado.

Para algumas mulheres, o plano de parto que prepararam durante a gravidez foi honrado pela equipe de trabalho de parto e parto, que as ajudou a se sentirem no controle e a serem uma parte do parto e não somente uma testemunha dele.

Oito mulheres optaram por partos em casa após seus partos traumáticos prévios, e, para seis delas, o processo terminou na realização total de seus sonhos.

Foi tão terapêutico e fortalecedor quanto eu sempre desejei que fosse. Eu não queria manejo de alta tecnologia. Meu parto doméstico foi o dia de maior orgulho da minha vida, e a vitória foi mais doce porque venci todos os obstáculos.

Outra mãe que teve um parto doméstico bem-sucedido entrou em trabalho de parto em seu quarto com luz de velas e música ambiente. Ela descreveu o processo como extremamente pacífico, em casa, cercada por todas as suas coisas. Seu cão manteve-se vigilante ao seu lado. Ela partilhou o modo extremamente gentil como seu filho nasceu.

Meu bebê chorou por um ou dois minutos, como se estivesse me contando a história do seu nascimento, aninhou-se em meu corpo e encontrou meu coração e a mama esquerda. Meu coração disparou com tantas emoções – amor, alegria, felicidade, orgulho, alívio e admiração.

Algumas mulheres explicaram que seu parto subsequente foi terapêutico, mas, ao mesmo tempo, lamentaram o que tinham perdido em seu parto prévio. A seguinte citação ilustra isso.

Mesmo tendo sido uma experiência incrivelmente terapêutica, as expectativas que eu tinha eram irreais. O que passei durante e após meu primeiro parto não pode ser apagado da memória. Todos os aspectos deste segundo parto são maravilhosos, mas ter que lidar com as memórias do meu primeiro parto é extremamente duro. Isso me deixa mais triste e mais irritada, uma vez que antes eu não tinha parâmetros de comparação. Eu não imaginava como poderia ser diferente ou o quanto aqueles primeiros momentos poderiam ser especiais. Eu não compreendi por completo o que tinha perdido. Então, 3 anos depois, eu me apanho lamentando mais uma vez o que passei, como fui tratada e o que perdi.

Outras mães admitiram que, embora seus partos subsequentes tenham sido terapêuticos, isso nunca poderia mudar o que ocorreu.

Todos os partos positivos e fortalecedores no mundo não poderiam nunca mudar o que ocorreu com meu primeiro filho e comigo. A nossa relação é para sempre construída em volta da experiência desse parto. O segundo parto foi tão maravilhoso que eu o repetiria inúmeras vezes, mas isso nunca apagará o que ocorreu antes.

Tema 4: Ainda elusiva: o desejado para a experiência de parto saudável

Infelizmente, algumas mães não experimentaram o parto subsequente terapêutico que esperavam. Duas mulheres escolheram tentar um parto doméstico após seu parto traumático prévio, mas não terminou na experiência terapêutica que elas esperavam. Uma mãe deu à luz em casa, mas, devido a uma hemorragia pós-parto, ela foi transferida de ambulância para o hospital, apavorada com medo de morrer e não poder criar seu filho. Após entrar em trabalho de parto em casa, outra multípara que tentou um parto vaginal após uma cesariana precisou ser transferida de ambulância para uma nova cesariana após falhar com o parto.

Quando a ambulância chegou, me senti resgatada. Eu nunca tinha sido tão grata por existirem hospitais. A jornada na ambulância foi terrível e eu sentia uma dor excruciante. Neste momento, eu tentava separar minha cabeça do meu corpo, como fiz anos atrás quando fui estuprada.

Ela prosseguiu, descrevendo vividamente o momento em que se deitava na mesa de operação:

[...] com minhas pernas mantidas no ar por dois estranhos, enquanto uma terceira pessoa secava o sangue entre minhas pernas, eu me senti como se tivesse sendo estuprada mais uma vez. Eu só queria morrer. Eu tinha falhado como mulher. Minha privacidade tinha sido novamente invadida. Eu me sentia enojada.

Uma multípara partilhou que, embora este parto tenha sido uma experiência melhor, ela não podia dizer que foi terapêutico com relação ao seu primeiro parto, que foi muito traumático. "O contraste no modo como fui tratada apenas enfatizou como o primeiro parto tinha sido falho. Eu não tinha tido sensação de cura até 30 anos depois, quando recebi aconselhamento para TEPT".

DISCUSSÃO

A falha dos profissionais do cuidado da saúde em salvar as mulheres durante seus partos traumáticos prévios pode resultar em um efeito problemático sobre as mães quando elas corajosamente se defrontam com outra gravidez, trabalho de parto e parto. O parto subsequente após um parto traumático prévio proporciona aos médicos não somente uma ótima oportunidade – mas também uma responsabilidade profissional – para ajudar as mulheres traumatizadas a retomarem seus corpos e completarem sua jornada até a maternidade.

Para ajudar as mulheres a se prepararem para um parto subsequente após um parto traumático, os médicos primeiro precisam identificar quem são estas mulheres. Existem instrumentos disponíveis para rastrear as mulheres para sintomas de estresse pós-traumático devido a um trauma no parto. Uma parte essencial das consultas pré-natais iniciais deve ser tirar um tempo para discutir os problemas de partos prévios com as mulheres. As mulheres traumatizadas precisam de permissão e estímulo para lamentar seus partos traumáticos prévios para ajudar a remover a ameaça da dor invisível. A gravidez é um momento valioso para que os profissionais do cuidado da saúde ajudem as mulheres a reconhecer e lidar com problemas não resolvidos, escondidos ou traumáticos. As mulheres devem ser questionadas sobre suas esperanças e temores do trabalho de parto e parto iminentes e como elas imaginam este parto. Se uma mulher estiver explorando a possibilidade de um parto doméstico, os médicos devem perguntar a ela sobre seus partos prévios. A opção por um parto doméstico pode ser uma indicação de um parto traumático prévio (Cheyney, 2008). Se as mulheres necessitarem de acompanhamento para saúde mental durante sua gravidez, a terapia cognitivo-comportamental e o tratamento de reprocessamento e dessensibilização por meio de movimentos oculares são duas opções para o TEPT devido ao trauma no parto. O tratamento pode ser oferecido junto com os membros da família da mulher para abordar efeitos secundários do TEPT.

Estratégias podem ser empregadas para ajudar as mulheres em sua cura e aumentar sua confiança antes do trabalho de parto e parto. Os médicos podem apresentar às mães o *site* do TABS (www.tabs.org.nz), um fundo de caridade na Nova Zelândia que fornece apoio para mulheres que sofreram com um parto traumático. Os profissionais do cuidado obstétrico podem sugerir às mulheres algumas das inúmeras estratégias que as mães que participaram deste estudo utilizaram durante suas gestações. As mulheres podem ser estimuladas a escrever suas histórias de partos traumáticos prévios. Elas podem partilhar essas histórias escritas com seus atuais obstetras de modo que eles entendam essas mulheres. Algumas mulheres que participaram deste estudo revelaram que os trabalhos artísticos sobre o parto ajudaram-nas a se prepararem para seu trabalho de parto e parto subsequentes após parto traumático.

Algumas mulheres deste estudo abordaram um dos domínios de Tedeschi e Calhoun (2004) do crescimento pós-traumático, uma sensação de crescimento pessoal. Essas mulheres revelaram sensações de fortalecimento e de retomada de seus corpos com seus partos subsequentes. Uma futura pesquisa precisa ser focada especificamente no exame dos cinco domínios do crescimento pós-traumático em mulheres que tiveram um parto subsequente após um trauma de parto prévio.

Quando as mulheres ficam traumatizadas durante o parto, isto pode deixar uma marca duradoura em suas vidas. O parto subsequente tem o potencial de curar ou novamente traumatizar as mulheres, e os profissionais do cuidado da saúde precisam estar cuidadosamente cientes das consequências que suas palavras e ações terão durante o trabalho de parto e o parto (Levy, 2006).

Aceito para publicação em 27 de janeiro de 2010.
As autoras serão eternamente gratas a todas as corajosas mulheres que partilharam as histórias pessoais e marcantes de seus partos subsequentes após parto traumático prévio.
Autor correspondente: Cheryl Tatano Beck, DNSc, CNM, FAAN, School of Nursing, University of Connecticut, 231 Glenbrook Road, Storrs, CT 06269-2026 (e-mail: cheryl.beck@uconn.edu).

REFERÊNCIAS

Abrams, M. S. (1999). Intergenerational transmission of trauma: Recent contributions from the literature of family systems approaches to treatment. *American Journal of Psychotherapy, 53*(2), 225-231.

American Psychiatric Association. (2000). *Diagnostic and Statistical Manual of Mental Disorders—text revision.* Washington, DC: Author.

Attias, R., & Goodwin, J. M. (1999). A place to begin: Images of the body in transformation (pp. 287-303). In J. M. Goodwin & R. Attias (Eds.). *Splintered reflections.* New York: Basic Books.

Ayers, S. (2004). Delivery as a traumatic event: Prevalence, risk factors, and treatment for postnatal posttraumatic stress disorder. *Clinical Obstetrics and Gynecology, 47*(3), 552 567.

Ayers, S., Harris, R., Sawyer, A., Parfitt, Y., & Ford, E. (2009). Posttraumatic stress disorder after childbirth: Analysis of symptom presentation and sampling. *Journal of Affective Disorders, 119*(1-3), 200-204.

Ayers, S., Joseph, S., McKenzie-McHarg, K., Slade, P., & Wijma, K. (2008). Post-traumatic stress disorder following childbirth: Current issues and recommendations for future research. *Journal of Psychosomatic Obstetrics and Gynaecology, 29*(4), 240-250.

Ayers, S., Wright, D. B., & Wells, N. (2007). Symptoms of posttraumatic stress disorder in couples after birth: Association with the couple's relationship and parent-baby bond. *Journal of Reproductive and Infant Psychology, 25*(1), 40-50.

Beck, C. T. (2004a). Birth trauma: In the eye of the beholder. *Nursing Research, 53*(1), 28-35.

Beck, C. T. (2004b). Posttraumatic stress disorder due to childbirth: The aftermath. *Nursing Research, 53*(4), 216-224.

Beck, C. T. (2006). The anniversary of birth trauma: Failure to rescue. *Nursing Research, 55*(6), 381-390.

Beck, C. T., & Watson, S. (2008). Impact of birth trauma on breast-feeding: A tale of two pathways. *Nursing Research, 57*(4), 228-236.

Cadell, S. (2007). The sun always comes out after it rains: Understanding posttraumatic growth in HIV caregivers. *Health & Social Work, 32*(3), 169-176.

Catherall, D. R. (1998). Treating traumatized families. In C. R. Figley (Ed.). *Burnout in families: The systematic costs of caring* (pp. 187-215). Boca Raton, FL: CRC Press.

Cheyney, M. J. (2008). Homebirth as systems-challenging praxis: Knowledge, power, and intimacy in the birthplace. *Qualitative Health Research, 18*(2), 254-267.

Colaizzi, P. F. (1973). Reflection and research in psychology: A phenomenological study of learning. Dubuque, IA; Kendall/Hunt Publishing Company.

Colaizzi, P. F. (1978). Psychological research as the phenomenologist views it. In R. Valle &c M. King (Eds.). *Existential phenomenological alternatives for psychology* (pp. 48-71). New York: Oxford University Press.

Declercq, E. R., Sakala, C., Corry, M. P., &c Applebaum, S. (2008). *New mothers speak out: National survey results highlight women's postpartum experience.* New York: Childbirth Connection.

Engelkemeyer, S. M., & Marwit, S. J. (2008). Posttraumatic growth in bereaved parents. *Journal of Traumatic Stress, 21* (3), 344-346.

England, P., & Horowitz, R. (1998). *Birthing from within.* Alburquerque, NM: Partera Press.

Gordon, Y. (2002). *Birth and beyond.* London: Vermilion.

Husserl, E. *(1954). The crisis of European Sciences and transcendental phenomenology.* The Hague: Martinus Nijhoff.

Institute of Medicine. (2003). *Board on Health Care Services Committee on identifying priority areas for quality improvements.* Washington, DC: National Academy Press.

Levy, M. (2006). Maternity in the wake of terrorism: Rebirth or retraumatization? *Journal of Prenatal and Perinatal Psychology and Health, 20*(3), 221-249.

Madsen, L. (1994). *Rebounding from childbirth: Toward emotional recovery.* Westport, CT: Bergin & Garvey.

Merleau-Ponty, M. (1956). What is phenomenology? *Crosscurrents, 6,* 59-70.

Nicholls, K., & Ayers, S. (2007). Childbirth-related post-traumatic stress disorder in couples: A qualitative study. *British Journal of Health Psychology, 12*(Pt. 4), 491-509.

Olde, E., van der Hart, O., Kleber, R., & van Son, M. (2006). Post-traumatic stress following childbirth: A review. *Clinicai Psychology Review, 26*(1), I 16.

Onoye, J. M., Goebert, D., Morland, L., Matsu, C., & Wright, T. (2009). PTSD and postpartum mental health in a sample of Cau-casian, Asian, and Pacific Islander women. *Archives of Women1 s Mental Health, 12*(6), 393-400.

Sakala, C., & Corry, M. P. (2007). Listening to Mothers II reveals maternity care quality chasm. *Journal of Midwifery & Women1's Health, 52*(3), 183-185.

Stump, M. J., & Smith, J. E. (2008). The relationship between post-traumatic growth and substance use in homeless women with histories of traumatic experience. *American Journal on Addictions, 17*(6), 478-487.

Tedeschi, R. G., & Calhoun, L. G. (2004). Posttraumatic growth: Conceptual foundations and empirical evidence. *Psychological Inquiry, 15*(1), 1-18.

Thomson, G., & Downe, S. (2008). Widening the trauma discourse: The link between childbirth and experiences of abuse. *Journal of Psychosomatic Obstetrics and Gynaecology, 29*(4), 268-273.

Van Manen, M. (1984). Practicing phenomenological writing. *Phenomenology + Pedagogy, 2*(1), 36-69.

Van Son, M., Verkerk, G., van der Hart, O., Komproe, I., & Pop, V. (2005). Prenatal depression, mode of delivery and perinatal dissociation as predictors of postpartum posttraumatic stress: An empirical study. *Clinicai Psychology & Psychotherapy, 12*(4), 297-312.

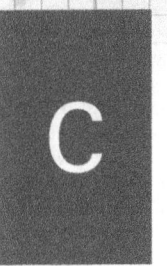

Ensaio controlado randomizado de intervenção de educação pré-operatória individualizada para manejo de sintomas após artroplastia total do joelho

Rosemary A. Wilson
Judith Watt-Watson
Ellen Hodnett
Joan Tranmer

Dor e náusea limitam a recuperação dos pacientes após artroplastia total do joelho (ATJ). O objetivo deste estudo foi determinar o efeito de uma intervenção educacional pré-operatória sobre interferência relacionada à dor pós--cirúrgica em atividades, dor e náusea. Os participantes (n = 143) foram randomizados para intervenção ou atendimento-padrão. O grupo de atendimento-padrão recebeu o ensinamento comum. O grupo de intervenção recebeu o ensinamento comum, um folheto contendo o manejo dos sintomas após ATJ, uma sessão de ensinamento individual e um telefonema de apoio de acompanhamento. As medidas de resultado avaliaram dor, interferência da dor e náusea. Não houve diferenças entre os grupos nos resultados dos pacientes. Não houve diferenças entre os grupos para dor em nenhum ponto temporal. Os respondentes tinham dor pós-operatória intensa e náusea e receberam doses inadequadas de analgesia e de antieméticos. A individualização do conteúdo de educação foi insuficiente para produzir uma mudança nos sintomas dos pacientes. Indica-se pesquisa adicional envolvendo a modificação dos fatores do sistema que afetam o fornecimento de intervenções de manejo dos sintomas.

Rosemary A. Wilson, RN(EC), PhD, Assistant Professor, School of Nursing, Queen's University, Kingston, Ontario, Canada.

Judith Watt-Watson, RN, PhD, Professor Emeritus, Lawrence S. Bloomberg Faculty of Nursing, Senior Fellow, Massey College, University of Toronto, Toronto, Ontario, Canada.

Ellen Hodnett, RN, PhD, Professor Emeritus, Lawrence S. Bloomberg Faculty of Nursing, University of Toronto, Toronto, Ontario, Canada.

Joan Tranmer, RN, PhD, Professor, School of Nursing, Queen's University, Kingston, Ontario, Canada.

This original research was partially funded by an award from the Kingston General Hospital Women's Auxiliary Millennium Fund.

The authors declare that there are no conflicts of interest.

DOI: 10.1097/NOR.0000000000000210

INTRODUÇÃO

No Canadá, mais de 42 mil cirurgias de artroplastia total do joelho (ATJ) foram realizadas de 2012 a 2013 (Canadian Institute for Health Information, 2014). A ATJ é um procedimento bem-sucedido de substituição articular comum para dor e imobilidade associadas com comprometimento da articulação do joelho. Artrite é o diagnóstico pré-operatório mais comum (95,4% de osteoartrite e 2,2% de artrite reumatoide). O objetivo da substituição articular para esses pacientes é reduzir a dor e a rigidez da articulação do joelho e, dessa forma, aumentar a mobilidade e a função.

Dor e náusea são sintomas comuns dos pacientes após esse procedimento. Dor moderada ou intensa durante o movimento e em repouso tem sido documentada durante os três primeiros dias de pós-operatório (Brander e colaboradores, 2003; Salmon, Hall, Perrbhoy, Shenkin e Parker, 2001; Strassels, Chen e Carr, 2002; Wu e colaboradores, 2003). De forma semelhante, descobriu-se que a náusea é pior no primeiro dia pós-operatório, mas tem maior impacto sobre os pacientes no segundo dia (Wu e colaboradores, 2003).

Pesquisas prévias (Beaupre, Lier, Davies e Johnston, 2004; Bondy, Sims, Schroeder, Offord e Narr, 1999; Lin, Lin e Lin, 1997; McDonald, Freeland, Thomas e Moore, 2001; McDonald e Molony, 2004; McDonald, Thomas, Livingston e Severson, 2005; Roach, Tremblay e Bowers, 1995; Sjoling, Nordahl, Olofsson e Asplunf, 2003) exploraram intervenções de educação para prevenção e tratamento da dor na população de ATJ. Esses ensaios usaram uma variedade de métodos de administração para a intervenção incluindo vídeos, panfletos e aulas, e, o impacto sobre os resultados de dor foi variável. Três estudos relataram que a intervenção de educação resultou em escores de dor moderadamente mais baixos (McDonald e Molony, 2004; McDonald e colaboradores, 2001; Sjoling e colaboradores, 2003). Apesar da relação entre dor e náusea e sua prevalência após ATJ, nenhum dos estudos abordou o manejo da dor com analgésico ou terapia antiemética.

Muitos fatores podem causar impacto na eficiência da intervenção de educação pré-operatória, incluindo tempo e conteúdo. Stern e Lockwood (2005), em uma revisão sistemática de 15 ensaios controlados randomizados (ECRs), concluíram que o material escrito pré-admissão combinado com instrução verbal foi mais efetivo e resultou em melhor desempenho dos exercícios ou habilidades do pós-operatório do que as informações fornecidas no pós-operatório. Uma revisão sistemática de 13 estudos (Louw, Diener, Butler e Puentedura, 2013) indicou que a educação pré-operatória, que focou nas estratégias de comunicação e manejo da dor, pode resultar em melhores resultados para os pacientes do que a educação focada na fisiopatologia. A educação pré-operatória para pacientes com ATJ teve efeito significativo e positivo em um estudo (McDonald e colaboradores, 2001). As autoras imaginaram que isso se deve à diferença no conteúdo educacional da intervenção: um foco sobre o manejo da dor e a comunicação em vez da anatomia e da fisiologia da cirurgia. Louw e colaboradores (2013) aconselharam mais investigação sobre o conteúdo das intervenções educacionais associadas com ATJ. Além disso, Wallis e Taylor (2011) conduziram uma revisão sistemática e metanálise de 23 ECRs envolvendo pacientes com substituição de quadril e de joelho. A metanálise ($n = 2$) incluiu 99 participantes e forneceu mínima evidência de qualidade de que o exercício pré-operatório combinado com educação leva ao retorno mais rápido à mobilidade e à atividade após substituição articular, comparado com o atendimento pré-operatório padrão (diferença média padrão = 0,50 [0,10, 0,90]).

A educação que inclui as maneiras como os pacientes podem comunicar dor e realça o uso de estratégias de manejo da dor, incluindo analgésicos, tem sido utilizada em outros grupos de pacientes. Watt-Watson e colaboradores (2004) trataram as preocupações comuns dos pacientes em tomar analgésicos além de revisar a importância do alívio da dor e da comunicação da dor em um estudo de 406 pacientes com cirurgia de revascularização miocárdica. Os pacientes no grupo de intervenção relataram menos preocupações sobre a ingestão de analgésicos (22,6 ± 14,7 vs. 18,5 ± 14,1, $p < 0,05$) e menos preocupações sobre dependência (3,7 ± 3,6 vs. 4,8 ± 3,8). A descoberta de que muitos pacientes não pediriam analgésicos, apesar de terem menos preocupações quanto à dependência e de tomarem analgésicos porque esperavam que os médicos soubessem quando os analgésicos eram necessários, sugeriu que a discussão dessas crenças sobre manejo de sintomas pós-operatórios seria importante também para os pacientes de ATJ.

Uma abordagem de educação pré-operatória individualizada tem sido utilizada com sucesso para reduzir os sintomas em pacientes com câncer (Benor, Delbar e Krulik, 1998; DeWit e colaboradores, 2001; Sherwood e colaboradores, 2005; Velji, 2006; Yates e colaboradores, 2004). Além disso, revisões sistemáticas recomendaram individualização de conteúdo educacional pré-operatório (Johansson, Nuutila, Virtanen, Katajisto e Salantera, 2005; McDonald, Page, Beringer, Wasiak e Sprowson, 2014). No entanto, não foram encontrados estudos que usassem uma abordagem individualizada para educação pré-operatória do paciente em pacientes com ATJ.

Portanto, a intervenção utilizada neste ensaio foi projetada para ser uma abordagem pré-operatória e individualizada para educação do paciente e foi informada por uma adaptação do modelo conceitual de Wilson e Cleary (1995) dos resultados dos pacientes (Fig. 1). A intervenção focou na comunicação do paciente para manejo da dor, uso de analgésicos e uso de antieméticos (ver Tab. 1). Este estudo teve o objetivo de investigar o impacto de uma intervenção de educação pré-operatória administrada individualmente sobre interferência relacionada à dor, dor e náusea para pacientes que se submetem à ATJ unilateral.

QUESTÕES DE PESQUISA

- *Questão de pesquisa primária*: Qual é o efeito de uma intervenção de educação pré-operatória individuali-

TABELA 1 Conteúdo de intervenção de educação de sintomas pré-cirurgia de joelho

Tópico	Evidência de apoio
Dor, importância do manejo da dor	McDonald e colaboradores (2001); Chang e colaboradores (2005); Johnson, Rice, Fuller e Endress (1978); Lin e colaboradores (1997); McDonald e colaboradores (2004); Melzack e Wall (1996); Sjoling e colaboradores (2003); Watt-Watson e colaboradores (2004)
Importância do manejo da dor para promover atividade	McDonald e colaboradores, Lin e colaboradores; Sjoling e colaboradores; Watt-Watson e colaboradores
Comunicação da dor a profissionais da saúde	McDonald e colaboradores; Johnson e colaboradores; McDonald e colaboradores; Sjoling e colaboradores; Watt-Watson e colaboradores
Solicitação de analgésicos	McDonald e colaboradores; Johnson e colaboradores; Sjoling e colaboradores; Lin e colaboradores; Watt-Watson e colaboradores
Solicitação de antieméticos	Gan e colaboradores (2003); Melzack e Wall
Prevenção da desidratação (líquidos)	Hodgkinson e colaboradores (2003); Phillips, Johnston e Gray (1993)
Desconfianças em tomar medicação	Chang e colaboradores; Watt-Watson e colaboradores; Wilson, Goldstein, Van Den Kerkhof e Rimmer (2005)
Medidas não farmacológicas	Melzack e Wall; Watt-Watson e colaboradores

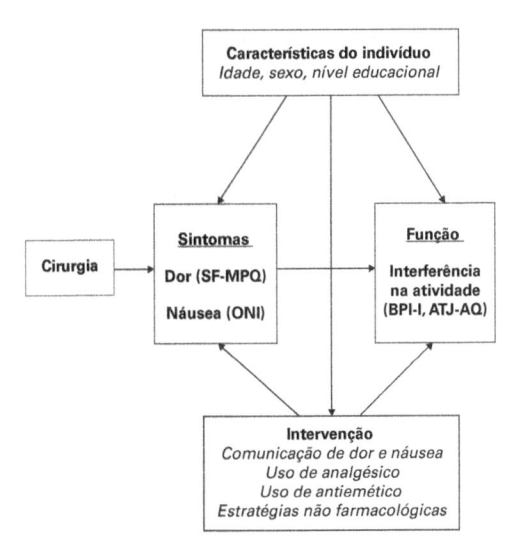

FIGURA 1 Esquema de trabalho conceitual: adaptação do modelo de Wilson e Cleary (1995).

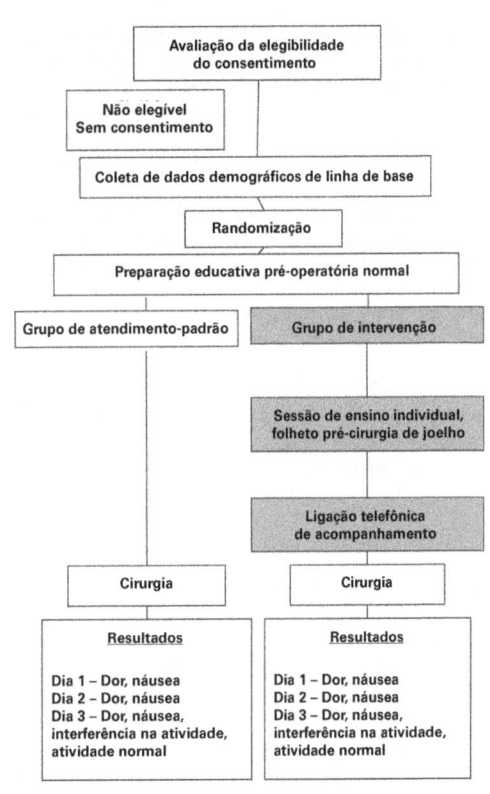

FIGURA 2 Esquema de delineamento de ensaio.

zada para pacientes com ATJ na interferência relacionada à dor com atividades comuns no terceiro dia pós-operatório?
- *Questão de pesquisa secundária*: Qual é o efeito de uma intervenção de educação pré-operatória individualizada para pacientes com ATJ sobre a náusea, a dor e a administração de analgésicos e antieméticos nos dias 1, 2 e 3 pós-operatórios?

MÉTODOS

Delineamento do ensaio
Um delineamento de ECR foi utilizado para avaliar resultados nos dias 1, 2 e 3 após a cirurgia de ATJ (ver Fig. 2). Esse ensaio foi conduzido em um centro acadêmico de ciências da saúde no sudeste de Ontário. A aprovação ética foi obtida a partir do *Research Ethics Board* da universidade e do *Research Ethics Board* do Trial Site Hospital.

Participantes do estudo
As pacientes seriam incluídas se fossem programadas para a ATJ primária unilateral eletiva usando técnica anestésica intratecal (espinal) planejada; tivessem graus I-II na *American Society of Anesthesiologists Physical Status Classification* (Larson, 1996); fossem capazes de falar e entender inglês; pudessem ser contatadas via telefone; estivessem planejadas para alta hospitalar; e consentissem em participar deste ensaio. As pacientes seriam excluídas se não tivessem expectativa de receber alta ou estivessem agendadas para uma artroplastia lateral do joelho, uma hemiartroplastia ou uma cirurgia de revisão.

O recrutamento ocorreu no teste clínico na pré-admissão ortopédica ambulatorial semanal em uma instalação afiliada ao centro de ensaio. As potenciais participantes foram identificadas pela equipe da clínica, e as pacientes elegíveis foram solicitadas a dar permissão para a liberação de seus nomes ao investigador usando um certificado padronizado. O assistente do ensaio forneceu a todas as pacientes uma explanação escrita e oral do ensaio durante sua entrevista de pré-admissão. Antes da randomização, o consentimento escrito foi obtido pelo assistente de pesquisa, que, então, coletou as características demográficas de linha de base e a informação clínica.

INTERVENÇÕES

Intervenção: educação pré-sintomas no joelho
A intervenção de Educação Pré-Sintomas no Joelho era composta por três itens: o folheto, uma sessão de ensino individual e uma chamada telefônica de suporte como acompanhamento. O conteúdo utilizado nesta intervenção foi extraído de ensaios de programas de educação pré-operatórios em pacientes cirúrgicos (McDonald e colaboradores, 2001; McDonald e Molony, 2004; Sjoling e colaboradores, 2003; Watt-Watson e colaboradores, 2004) e apoiado pelos achados do grupo de foco de áreas individuais de preocupação para os pacientes com ATJ (Chang e colaboradores, 2005). Para garantir que as preocupações, encontradas na literatura, fossem consistentes com as de pacientes com ATJ no local do ensaio, entrevistas-piloto de 10 pacientes foram conduzidas no

dia 2 ou 3 após a cirurgia de ATJ. O folheto de Educação Pré-Sintoma do Joelho foi revisado com cada participante consentido em uma sessão de ensino individualizada e privada durante a consulta pré-operatória ao Centro de Triagem Pré-Cirúrgica (CTPC). Este componente foi adaptado a partir de uma ferramenta educacional utilizada por Watt-Watson e colaboradores (2004) para a relevância da recuperação pós-operatória da ATJ e o resultado das entrevistas-piloto conduzidas com os pacientes locais. O folheto continha 12 páginas e incluía o conteúdo fornecido na Tabela 1 além de diagramas, figuras e um espaço para registro de questões para o investigador durante a ligação telefônica de acompanhamento. A sessão de ensino e a revisão do folheto foram feitas em uma sala de exame sem perturbações. O investigador principal forneceu todos os componentes da intervenção durante a consulta clínica no CTPC em 4 dias da cirurgia. Novas preocupações identificadas pelos participantes do ensaio, bem como estratégias apresentadas, foram registradas na Ferramenta de Conteúdo Educacional Individualizada e reforçadas durante a ligação telefônica de apoio no acompanhamento junto com uma abordagem de quaisquer questões levantadas pelos participantes durante o tempo decorrido. A ligação telefônica de apoio no acompanhamento ocorreu durante a semana anterior à data cirúrgica programada. As questões feitas pelos participantes tiveram como foco (a) uso de bomba de analgesia controlada pelo paciente intravenosa (ACP-IV), (b) preocupações sobre os efeitos colaterais dos analgésicos opioides, (c) momento da fisioterapia, (d) analgesia na alta hospitalar, e (e) orientações de jejum pré-cirúrgico e informações sobre a ingestão oral de líquidos.

Atendimento-padrão

Os participantes em ambos os grupos receberam cuidado-padrão, incluindo uma sessão educacional fornecida por um fisioterapeuta orientando as atividades de fisioterapia, um vídeo de 30 minutos explicando o procedimento cirúrgico e rotinas ortopédicas pós-operatórias, e uma breve revisão do uso da ACP-IV feita pela equipe de enfermagem.

Desfechos

Os dados demográficos de linha de base foram coletados usando o Questionário Demográfico de Linha de Base autorrelatado antes da intervenção.

O resultado primário, interferência na dor, foi medido usando a subescala do *Brief Pain Inventory, Interference* (BPI-I) no dia 3 após a operação (Cleeland e Ryan, 1994). A interferência relacionada à dor, como medida pelo BPI-I, refere-se à extensão na qual a dor interfere em atividades gerais, sono, humor, caminhada, movimentar-se da cama para a cadeira e relações com outras pessoas. Essa medida tem uma validade de construto bem-estabelecida (Mendoza e colaboradores, 2004b, 2004a; Tan, Jansen, Thornby e Shanti, 2004; Watt-Watson e colaboradores, 2004). O teste psicométrico do uso pós-operatório do BPI-I demonstra uma estrutura de subescala consistente entre os estados de dor aguda e crônica (Mendoza e colaboradores, 2004a, 2004b; Watt-Watson e colaboradores, 2004; Zalon, 1999), bem como sensibilidade à mudança (Mendoza e colaboradores, 2004a) e diferenças no sexo (Watt-Watson e colaboradores, 2004). O uso do BPI-I no período pós-operatório imediato (Zalon, 1997) e além do terceiro dia pós-operatório foi demonstrado (Mendoza e colaboradores, 2004a; Watt-Watson e colaboradores, 2004). Dois itens foram apagados: "trabalho normal" e "apreciar a vida", uma vez que não eram relevantes para o período pós-operatório inicial. A adição de um item abordando a atividade da transferência da cama para a cadeira foi abordada, e a ferramenta modificada foi o teste-piloto no terceiro dia pós-operatório em um grupo de pacientes de ATJ ($n = 14$). O item adicional, transferência da cama para a cadeira, foi facilmente respondido por todos os participantes e similarmente julgado como um item apropriado para o tempo de administração. A adaptação similar dos itens BPI-I ocorreu em um estudo feito por Watt-Watson e colaboradores (2004), em que o "trabalho normal" e o "apreciar a vida" foram apagados e "respirar profundamente e tossir" foi inserido para o uso em uma população de pacientes no pós-operatório. O α de Cronbach para essa mudança foi relatado como 0,71.

Os resultados secundários incluíram níveis de dor e náusea e uso de analgésicos e antieméticos. A dor e a qualidade da dor foram medidas usando o questionário de dor de McGill – versão reduzida (SF-MPQ, do inglês *short-form McGill Pain Questionnaire*) (Melzack, 1987; Melzack e colaboradores, 1987). A náusea foi medida usando o *Overall Nausea Index* (ONI), um componente do *Nausea Questionnaire* (Melzack, 1989), utilizado previamente por Parlow e colaboradores (2004) em um ensaio de terapias antieméticas pós-operatórias.

Os dados de administração de antieméticos e opioides foram registrados a partir do prontuário para cada um dos dias pós-operatórios, 1 a 3.

Tamanho da amostra

O tamanho da amostra para este ensaio foi baseado em uma média de grupo de outro estudo ($n = 406$) usando o BPI-I como resultado primário (Watt-Watson e colaboradores, 2004). Com o uso de um tamanho de efeito modificado de 0,5 baseado entre o desvio-padrão e dentro do desvio-padrão (Cohen, 1988), o tamanho da amostra requerido foi de 64 por braço ($\alpha = 0,05$, poder = 80%). Redução de 50% do desvio-padrão da população geral, como relatada por Watt-Watson e colaboradores (2004), é uma estimativa razoável do efeito clinicamente importante nesta intervenção. Foi esperado atrito mínimo no ensaio, uma vez que todas as medidas foram obtidas durante a internação hospitalar. Uma estimativa conservadora de 10% foi utilizada. Como resultado, o tamanho da amostra requerido para este ensaio foi de 140 no total, com nível α de 0,05 e força de 80%.

Randomização e cegamento

Os participantes foram randomicamente designados ao grupo de intervenção mais grupo de atendimento-padrão ou ao grupo de atendimento-padrão usando um serviço de randomização fornecido por um programa de pesquisa sem relação com este ensaio. O pessoal do escritório de pesquisa usou uma tabela de randomização em blocos feita no computador fornecida por serviços de estatísticas. O assistente de pesquisa ligou para o número do escritório de pesquisa, forneceu o número do participante e recebeu a informação de designação de grupo. A designação de grupo foi registrada no Questionário Demográfico de Linha de Base e foi armazenada em um local separado de todos os formulários de coleta de dados pós-operatórios.

A intervenção foi iniciada imediatamente após a randomização para os participantes no grupo experimental em uma sala privada na área de triagem pré-cirúrgica. Embora os participantes não pudessem estar alheios à alocação do grupo, os assistentes de pesquisa que coletaram os dados dos resultados pós-operatórios eram cegados a respeito da alocação de grupo, reduzindo o potencial de cointervenção ou introdução de desvio pela equipe de ensaio durante a coleta de dados.

Análise estatística

Os resultados foram analisados usando uma abordagem de intenção de tratamento. Os dados de linha de base foram analisados usando estatística descritiva. Um nível de significância bicaudal de 0,05 foi utilizado para todas as análises. Os dados foram analisados usando o pacote de software SPSS, versão 18.

O teste t das amostras independentes foi utilizado para determinar as diferenças na interferência relacionada à dor com a atividade entre os grupos de intervenção e atendimento-padrão no terceiro dia pós-operatório e nos escores totais e de componente. A análise de covariância de medidas repetidas foi utilizada para determinar as diferenças entre os grupos durante os períodos de medida nos escores da dor (SF-MPQ, questões da escala de classificação numérica [ECN]), escores de náusea (ONI) e administração total de analgésicos em 24 horas. As diferenças na administração antiemética entre os dois grupos foram determinadas usando 2. O 2 linear por linear também foi utilizado para detectar as diferenças na frequência das atividades pós-operatórias concluídas (ATJ-AQ). As análises separadas foram conduzidas usando participantes, classificando os escores de dor moderada a pior dor e náusea – escores de 4 a 10 (Jones e colaboradores, 2005) – nas últimas 24 horas com administração de antieméticos e analgésicos.

RESULTADOS

No total, 337 pacientes foram rastreados para a participação neste ensaio (ver Fig. 3). Destes, 162 eram elegíveis e apenas 19 destes desistiram da participação.

Portanto, 143 foram randomizados após a coleta de dados demográficos de linha de base na fase de pré-admissão da preparação da cirurgia. Um participante no grupo de atendimento-padrão não satisfez os critérios de elegibilidade no momento da cirurgia como resultado de uma mudança no tipo de procedimento (ATJ bilateral vs. ATJ unilateral), e 1 participante em cada grupo teve o procedimento cancelado indefinidamente. Como resultado, o número total para a análise das características de linha de base foi 143 e 140 para os resultados pós-operatórios. Nenhum participante desistiu do ensaio durante a coleta de dados. Os dados demográficos de linha de base são incluídos na Tabela 2.

As características de linha de base foram similares entre os grupos com uma idade média de 67 ± 8 anos no grupo de intervenção e 66 ± 8 no grupo de atendimento-padrão, consistente com muitos estudos de pacientes com ATJ e dados nacionais de ATJ. O diagnóstico primário requerendo cirurgia foi osteoartrite em ambos os grupos, com aproximadamente 33% dos participantes requerendo analgésicos opioides para a dor artrítica no pós-operatório.

Questão de pesquisa primária

As medidas do 3º dia da BPI-I são apresentadas na Tabela 3. As pontuações totais para o grupo de cuidados padrão (22,4 ± 15,1) e o grupo de intervenção (24,4 ± 14,4) não foram significativamente diferentes (p = 0,45). Os testes de t de amostra independentes não foram significativos para todos os itens de BPI-I. Os maiores índices de interferência para ambos os grupos no 3º dia estavam no intervalo moderado e incluíam atividade geral (atendimento-padrão: 5,6 ± 3,2; intervenção: 5,8 ± 3,2) e transferência de cama para cadeira (atendimento- Padrão: 5,0 ± 3,4; intervenção: 4,6 ± 2,9). É importante notar que esses escores

TABELA 2 Demografia de linha de base dos participantes

Demografia	Intervenção (n = 73) n (%)	Atendimento-padrão (n = 70) n (%)
Sexo		
Feminino	46 (63)	43 (61)
Estado domiciliar		
Vive sozinho	13 (18)	15 (21)
Mais alto nível educacional		
Menos que o ensino médio	34 (47)	36 (51)
Pós-ensino médio	39 (53)	34 (49)
Medicação para dor em casa		
Nenhuma	13 (18)	18 (26)
Opioide	21 (29)	24 (34)
Não opioide	39 (53)	28 (40)
Diagnóstico pós-operatório		
Osteoartrite	70 (96)	67 (96)
Artrite reumatoide	3 (4)	3 (4)

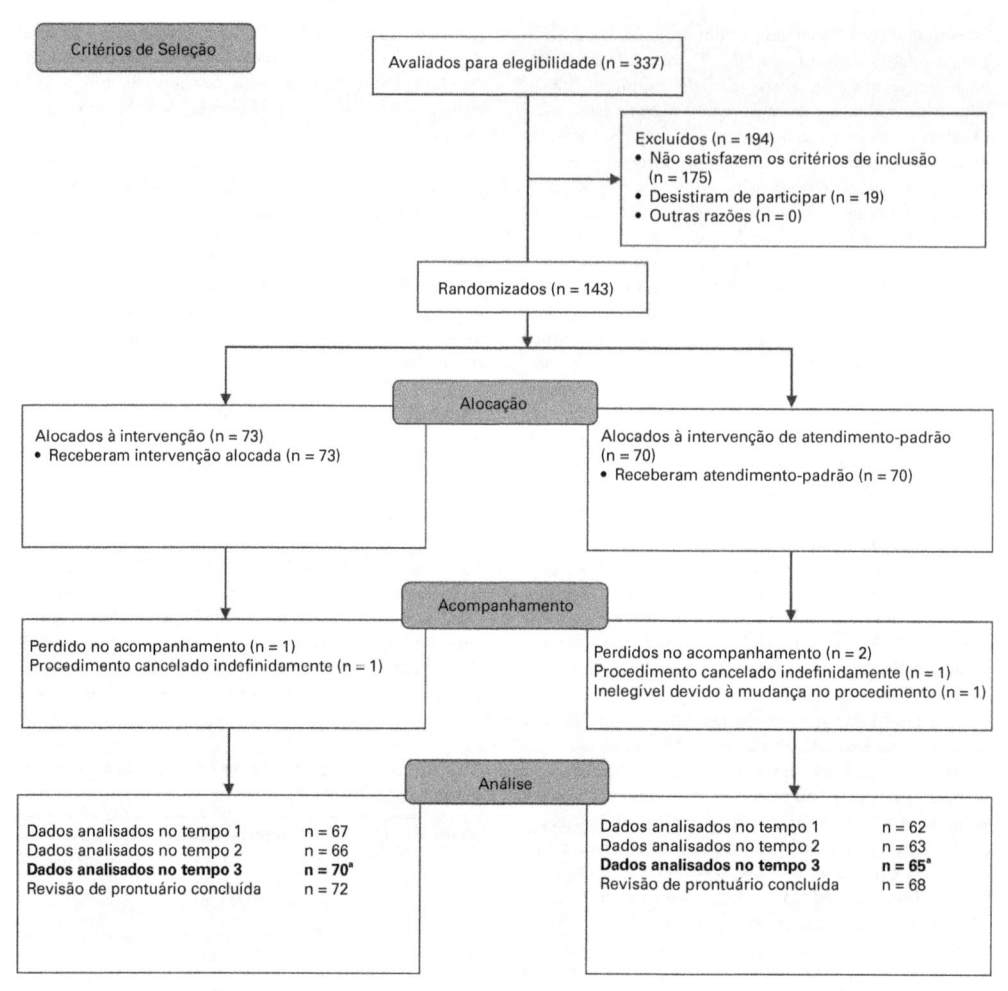

```
┌─────────────────────┐
│ Critérios de Seleção│         Avaliados para elegibilidade (n = 337)
└─────────────────────┘
                                          │
                                          │         ┌──────────────────────────────────────┐
                                          ├────────▶│ Excluídos (n = 194)                  │
                                          │         │ • Não satisfazem os critérios de     │
                                          │         │   inclusão (n = 175)                 │
                                          │         │ • Desistiram de participar (n = 19)  │
                                          │         │ • Outras razões (n = 0)              │
                                          │         └──────────────────────────────────────┘
                                          ▼
                                Randomizados (n = 143)
                                          │
                        ┌─────────────────┴─────────────────┐
                                   Alocação
        ┌─────────────────────────────┐       ┌──────────────────────────────────────────┐
        │ Alocados à intervenção      │       │ Alocados à intervenção de                │
        │ (n = 73)                    │       │ atendimento-padrão (n = 70)              │
        │ • Receberam intervenção     │       │ • Receberam atendimento-padrão (n = 70)  │
        │   alocada (n = 73)          │       │                                          │
        └─────────────────────────────┘       └──────────────────────────────────────────┘
                                   Acompanhamento
        ┌─────────────────────────────┐       ┌──────────────────────────────────────────┐
        │ Perdido no acompanhamento   │       │ Perdidos no acompanhamento (n = 2)       │
        │ (n = 1)                     │       │ Procedimento cancelado                   │
        │ Procedimento cancelado      │       │ indefinidamente (n = 1)                  │
        │ indefinidamente (n = 1)     │       │ Inelegível devido à mudança no           │
        │                             │       │ procedimento (n = 1)                     │
        └─────────────────────────────┘       └──────────────────────────────────────────┘
                                      Análise
        ┌─────────────────────────────────┐   ┌──────────────────────────────────────────┐
        │ Dados analisados no tempo 1  n=67│   │ Dados analisados no tempo 1  n = 62     │
        │ Dados analisados no tempo 2  n=66│   │ Dados analisados no tempo 2  n = 63     │
        │ Dados analisados no tempo 3  n=70ᵃ│  │ Dados analisados no tempo 3  n = 65ᵃ    │
        │ Revisão de prontuário concluída n=72│ │ Revisão de prontuário concluída n = 68  │
        └─────────────────────────────────┘   └──────────────────────────────────────────┘
```

FIGURA 3 Fluxo de participantes por meio do ensaio. ªResultados primários.
Reimpresso com permissão.

de interferência relacionados com a dor foram medidos no terceiro dia pós-operatório, 1º dia antes da data de alta esperada para este grupo de pacientes.

Questões de pesquisa secundárias

Dor

A dor pós-operatória foi medida usando o SF-MPQ em cada um dos dias do pós-operatórios – 1, 2 e 3 (ver Tab. 4): dor neste momento em repouso; dor neste momento em movimento; dor nas últimas 24h. Nos três dias de pós-operatório, não houve diferença significativa entre os grupos, nas medidas de dor. Houve, contudo, um efeito significativo para tempo da dor nas medidas "dor neste momento em repouso" ($p = 0,0002$) e "dor nas últimas 24h" ($p = 0,013$), com diminuição da dor ao longo do tempo. Mas não teve diferença significativa relacionada com a medida "dor neste momento em movimento" ($p = 0,06$). De maneira similar, houve efeito significativo na avaliação global da dor, quanto ao tempo na intensidade da dor presente (PPI, do inglês *Present Pain Intensity*) (0-5) ($p = 0,001$), mas não teve diferença entre os grupos ao longo do tempo ($p = 0,70$). Tal como acontece com a Escala de Classificação Numérica (NRS, do inglês *Numeric Rating Scale*) e PPI (PPI, do inglês *Present Pain Intensity*), houve um efeito significativo de tempo para ambos o PRI-S ($p = 0,02$), o PRI-A ($p = 0,05$) e o PRI-T ($p = 0,02$), mas não houve diferenças significativas de grupo durante os três tempos de medição. Entre os grupos, a classificação média de piora da dor nas últimas 24 horas foi $7 \pm 2,4$, na faixa severa em cada um dos três pós-operatórios dias. Setenta e três por cento da amostra total relatou dor moderada a grave ao movimento no dia 3, considerando que 81% da amostra relatou ter experimentado dor moderada a grave nas últimas 24 horas.

TABELA 3 Interferência relacionada à dor com atividade no terceiro dia pós-operatório

Escores de interferência BPI-I	Intervenção (n = 70) M (DP)	Atendimento--padrão (n = 65) M (DP)
Total (escores 0-60)a	24,4 (14,4)	22,4 (15,1)
Subescalas (escores 0-10)		
Atividade geral	5,6 (3,2)	5,8 (3,2)
Caminhada	4,8 (3,0)	4,4 (3,5)
Humor	3,3 (3,2)	2,4 (3,2)
Transferência da cama para a cadeira	4,8 (2,9)	5,0 (3,4)
Sono	3,8 (3,5)	3,3 (3,1)
Relações com outras pessoas	1,9 (2,9)	1,6 (2,7)

BPI-I, *Brief Pain Inventory, Interference*.
a $t = 0,76$, $p = 0,45$.
Reimpresso com permissão.

Náusea

O impacto da intervenção sobre a náusea foi mensurado usando o ONI de 6 pontos. Não houve diferença entre os grupos nos escores de náusea (24 horas prévias) com o decorrer do tempo ($F = 0,02$; $p = 0,88$); contudo, houve diferença entre os grupos nos escores de náusea (24 horas prévias) com o decorrer do tempo ($F = 50,9$; $p < 0,01$) com diminuição da náusea após o período de três dias.

Administração de analgésicos e antieméticos

Os opioides ACP-IV prescritos para participantes no pós-operatório durante período de 3 dias de estudo foram morfina (82%) e hidromorfona (18%). Os opioides orais prescritos no dia 3 foram morfina, hidromorfona ou oxicodona (67, 14 e 18% dos participantes, respectivamente) e 1 participante recebeu codeína oral. Análises de variância de medidas repetidas demonstraram ausência de diferença entre os grupos na administração de opioide de 24 horas diariamente, mas para a amostra total houve um efeito principal significativo por um tempo, enquanto a administração de analgésicos nos dois grupos diminuiu durante os 3 dias pós-operatórios ($F = 36,1$; $p = 0,000$). Para pacientes que relatam constantemente dor moderada ou intensa em cada dia, a administração de analgésicos opioides também diminuiu durante a estadia no hospital (ver Tab. 5). Entretanto, 7 participantes não receberam nenhuma dose de analgésicos opioides no terceiro dia pós-operatório, 2 destes não receberam nenhuma dose no segundo dia pós-operatório. Um participante não recebeu nenhum opioide durante o período de 3 dias.

O protocolo de dosagem de rotina recomendava a todos os pacientes com ATJ com relatos de náusea leve que fossem prescritas três doses de antieméticos (ondansetrona). Entretanto, 79 (56%) participantes receberam pelo menos uma dose de antiemético durante o período de ensaio de 3 dias. Porém, para aqueles que relataram náusea moderada ou intensa no primeiro dia pós-operatório, 29% do grupo de intervenção e 25% do grupo de atendimento-padrão não receberam nenhum antiemético no período prévio de 24 horas. Para aqueles que relataram ausência de náusea ou náusea leve em cada grupo, 17% receberam pelo menos uma dose de antieméticos durante o mesmo período.

TABELA 4 Dor nos dias 1, 2 e 3 do pós-operatório

ECN (0-10)	Intervenção (n = 62) M (DP)	Atendimento--padrão (n = 55) M (DP)
Dor neste momento em repouso a		
Dia 1 pós-operatório	4,1 (2,9)	3,7 (2,8)
Dia 2 pós-operatório	3,3 (3,0)	2,9 (2,2)
Dia 3 pós-operatório	2,8 (2,5)	2,8 (2,7)
Dor neste momento durante o movimento b		
Dia 1 pós-operatório	6,4 (2,6)	6,4 (2,7)
Dia 2 pós-operatório	6,2 (2,8)	5,9 (2,4)
Dia 3 pós-operatório	5,4 (3,0)	6,1 (2,5)
Pior dor nas últimas 24 horas c		
Dia 1 pós-operatório	7,5 (2,5)	7,2 (2,8)
Dia 2 pós-operatório	7,7 (2,4)	7,5 (2,1)
Dia 3 pós-operatório	7,0 (2,4)	7,0 (2,3)

ECN, escala de classificação numérica.
a $F = 0,36$, $p = 0,70$.
b $F = 1,61$, $p = 0,20$.
c $F = 0,14$, $p = 0,87$.

TABELA 5 Administração de analgésico opioide total para todos os participantes em miligramas de equivalentes de morfina oral por 24 horas em cada um dos 3 dias do período do ensaio

	Intervenção (n = 72) Mediana (variação interquartil)	Atendimento-padrão (n = 68) Mediana (variação interquartil)
Dia 1 pós-operatório	78 (69)	78 (87)
Dia 2 pós-operatório	62 (65)	56 (55)
Dia 3 pós-operatório	40 (45)	40 (42)

DISCUSSÃO

Não houve diferenças significativas entre os grupos em nenhum dos resultados deste ensaio. No entanto, é importante salientar os resultados da amostra total. Não houve diferenças nos escores totais ou de componentes para interferência relacionada à dor com atividade conforme mensurados pelo BPI-I com atividade geral, caminhada e transferência da cama para a cadeira na variação moderada a intensa e consistente com resultados relatados por Akyol, Karayurt e Salmond (2009). Uma ênfase maior do conteúdo de educação dentro de todos os três componentes de administração de intervenção foi a importância do uso de analgésico apropriadamente cronometrado para aumentar a administração de opioides e melhorar a dor e a interferência relacionada com a dor com atividade. No contexto do uso de opioide similar no terceiro dia pós--operatório em ambos os grupos – equivalentes de morfina oral diária mediana: 40 mg na intervenção (variação interquartil = 45 mg), 40 mg no atendimento-padrão (variação interquartil = 42 mg) – escores de BPI-I moderado a grave no grupo de intervenção ilustram que colocar o foco sobre o paciente isolado para assegurar administração de analgesia pré-atividade não é suficiente para melhorar a interferência relacionada à dor. Watt-Watson e colaboradores (2004) relataram que apenas 33% dos analgésicos prescritos foram administrados em 53% dos pacientes que relatam dor moderada a intensa no estudo de 406 pacientes com cirurgia cardíaca. Esses autores identificaram falta de compreensão de analgesia com opioides entre os profissionais da saúde e recomendaram que os futuros ensaios incluam grupos com equipe de enfermagem em particular para discutir aspectos que afetam o manejo da dor no ambiente pós-operatório.

A educação fornecida por todos os três componentes da intervenção que se concentrou em estratégias para prevenir a dor em repouso e a dor ao movimento, incluindo comunicação apropriada de dor para os profissionais da saúde, não produziu diferença nas classificações de dor e nos aspectos qualitativos de descrição da dor. Dor moderada a intensa, no contexto de administração reduzida e inadequada de analgésicos opioides, é preocupante e levanta questões importantes sobre o ambiente pós-operatório quanto ao atendimento clínico. Os componentes da intervenção que reforçaram o uso de analgésicos antes do movimento em um intervalo apropriado para o tipo de analgésico administrado pretendiam maximizar o alívio da dor e melhorar a mobilidade para prevenir complicações adicionais, mas a intervenção focou nos pacientes e ignorou os papéis dos profissionais da saúde. Além disso, não foram coletados dados que diferenciassem dor cirúrgica de outra dor. Wittig-Wells, Shapiro e Higgins (2013) descobriram que outra dor ou dor não cirúrgica, presente em 37% da amostra, interferia na caminhada, no humor, no sono e nas relações com outras pessoas. Kearney e colaboradores (2011) relataram falta de efeito similar na dor pós--operatória ou na atividade em um ensaio de informações pré-operatórias estruturadas em pacientes com substituição de quadril.

A administração de analgésicos opioides (ver Tab. 5) diminuiu durante o período de 3 dias de estudo ($F = 36,1$; $p = 0,000$), ao passo que as classificações de dor no movimento permaneceram na variação moderada em ambos os grupos em todos os 3 dias pós-operatórios. É importante observar que a administração equivalente de morfina oral mediana foi 40 mg para os pacientes em ambos os grupos do ensaio, apenas 33% das doses de opioides que foram prescritas. Essa descoberta é similar aos 33% de doses prescritas administradas no estudo feito por Watt-Watson e colaboradores (2004).

A dor não aliviada e a resposta ao estresse como resultado de lesão cirúrgica aguda podem ter consequências psicológicas e fisiológicas para os pacientes (Apkarian, Bushnell, Treede e Zubieta, 2005; Carr e Thomas, 1997; Kehlet, 1997). O fenômeno da sensibilização central dos neurônios do corno dorsal por *input* nociceptivo prolongado e repetitivo pode criar a fisiologia para um problema de dor de longo prazo (Bausbaum e Jessell, 2000) predispondo os pacientes a comorbidades relacionadas. Os pacientes com ATJ com dor persistente e não aliviada têm menos probabilidade de fazer atividades de fisioterapia específicas (i.e., amplitude de movimento e sustentação de peso) que podem resultar em atraso na reabilitação e rigidez do joelho.

Taxas de náusea moderada a intensa concomitantes neste ensaio podem refletir a inter-relação estabelecida entre dor e náusea. Vinte e oito por cento dos grupos de intervenção e 24% dos grupos de atendimento-padrão relataram experiência de náusea moderada a intensa nas 24 horas prévias do terceiro dia pós-operatório. A atenuação da experiência de dor pela presença de náusea e da produção de náusea pela experiência de dor (Fields, 1999; Julius e Bausbaum, 2001; Kandel, Schwartz e Jessell, 2000) reforça a necessidade de tratar os dois sintomas simultaneamente.

Este ensaio apresenta evidência clara de que existem aspectos significativos do sistema que influenciam o tratamento dos sintomas pós-operatórios após ATJ. Os participantes dos dois grupos que estavam relatando náusea moderada a intensa ou dor muitas vezes não receberam o tratamento antiemético ou os analgésicos solicitados. Protocolos baseados em evidência para tratamento de náusea estavam no lugar no ambiente do ensaio, mas os dados mostram que eles não foram seguidos consistentemente e, em alguns casos, nem foram seguidos. Os agentes antieméticos utilizados nesses protocolos, ondansetrona e proclorperazina, são efetivos para náusea pós-operatória quando administrados de forma apropriada (Dzwonczyk, Weaver, Puente e Bergese, 2012). Neste ensaio, 25% dos participantes que relataram náusea moderada a intensa não receberam nenhum antiemético. Da mesma forma, os participantes que relataram dor moderada a intensa receberam aproximadamente um terço das doses prescritas de analgésicos orais no terceiro dia pós-operatório apesar dos programas hospitalares amplos que sustentam a necessidade de tratamento efetivo da dor (p. ex., Dor, o 5º Sinal Vital). Outra pesquisa sugeriu que esta não é uma descoberta incomum; a educação e a atitude da equipe de enfermagem podem ser fatores contribuintes. Gordon e colaboradores (2008), em um estudo de administração de opioides, associado à prática *pro re nata* (PRN), em 602 enfermeiros registrados, descobriram que o conforto da dose estava direta e positivamente relacionado aos anos de experiência de prática.

No local do ensaio, o serviço de tratamento da dor está disponível para consulta pela equipe de enfermagem em todos os momentos para modificar ou aumentar as doses de analgésicos. Embora os pacientes que relatam escores na variação moderada à intensa durante a avaliação de dor, por política institucional, devessem ser reavaliados pelo serviço de atendimento ou pelo serviço de dor, isso não ocorreu. Mesmo com uma explicação adequada para deficiências no atendimento, os recursos da equipe e a acuidade do paciente podem ter contribuído para diminuições nas avaliações de dor e de náusea, colocando o ônus sobre o paciente para relatar sintomas que requerem tratamento.

O ambiente pós-operatório atual parece não sustentar a melhor prática para a equipe de enfermagem quanto ao tratamento dos sintomas, independentemente das medidas colocadas no lugar. Essa descoberta não é exclusiva ao atendimento do paciente de ortopedia. Em uma revisão sistemática de 16 ensaios de suporte de trabalho de parto durante o nascimento em ambientes institucionais, Hodnett, Gates, Hofmeyr e Sakala (2009) concluíram que a eficácia das intervenções de suporte de trabalho de parto foi mediada pelo ambiente em que as intervenções foram fornecidas. Embora esse grupo clínico tenha solicitações diferentes dos pacientes com ATJ, as descobertas da revisão quanto aos fatores ambientais foram similares. A capacidade que as intervenções com pacientes têm de superar barreiras presentes no ambiente é limitada se as estratégias para tratar essas barreiras também não forem incluídas.

As limitações desse ensaio são principalmente relacionadas ao suporte para a implementação do material educacional no ambiente pós-operatório. Como a intervenção para este ensaio foi direcionada apenas para os participantes sem componente para educação da equipe ou desenvolvimento ou monitoramento de protocolo, a influência do ambiente de atendimento de saúde sobre a capacidade de os participantes se engajarem nos comportamentos associados não foi consolidada. Aspectos dos sistemas, como falta de adesão da equipe aos protocolos estabelecidos para o tratamento dos sintomas, podem ter resultado em mais dor e náusea e em maior interferência funcional.

A responsabilidade institucional que reflete os padrões de certificação no ambiente clínico para a provisão de tratamento dos sintomas e identificação e investigação precoces das preocupações de atividade e de mobilidade precisa ser estabelecida. Uma abordagem consistente utilizada por disciplinas envolvidas no atendimento de pacientes com ATJ precisa abranger desde a avaliação inicial para cirurgia até o atendimento pós-operatório e inclui todos os pontos de contato entre eles. No ambiente pré--operatório, a equipe de enfermagem que atende pacientes da ortopedia deve assumir a liderança para assegurar preparação cirúrgica, que inclui educação que é reforçada por todos os membros da equipe, independentemente de seu papel. No pós-operatório, a equipe de enfermagem da ortopedia deve atender à necessidade de avaliação de sintomas apropriada temporariamente e de intervenções farmacológicas e não farmacológicas para os pacientes. Uma vez que este ensaio demonstra que a administração de conteúdo educacional individualizado com reforço fornecido por acompanhamento por folheto ou por telefone não foi suficiente para impactar os sintomas pós--operatórios após cirurgia de ATJ, o papel do enfermeiro como fornecedor de tratamento de sintomas e defensor do paciente é essencial para a recuperação após ATJ. Ensaios adicionais que também incluam informações padronizadas fornecidas aos pacientes pela equipe médica e de enfermagem na pré-admissão, no planejamento cirúrgico e no pós-operatório seriam benéficos para sustentar os comportamentos adquiridos e a captação do conhecimento. Consistente com as recomendações de Watt-Watson e colaboradores (2004), uma abordagem de pesquisa qualitativa que utiliza grupos focados de equipes de enfermagem ortopédica, de médicos e de fisioterapeutas poderia ser realizada para determinar as características ambientais e relacionadas aos pacientes, afetando a provisão de analgésicos e antieméticos e a relação com a atividade pós--operatória.

CONCLUSÃO

O número de canadenses que requerem ATJ primária cresceu 140% durante os últimos 10 anos (CIHI, 2013). A taxa mais alta de cirurgia de ATJ está na variação de 75 a 84 anos de idade (65%). Não existem diretrizes publicadas para a preparação pré-operatória ou o atendimento pós-operatório desses pacientes relativamente mais velhos. O tratamento inadequado dos sintomas como dor e náusea no período pós-operatório inicial pode resultar em aumento da morbidade para pacientes e custos aumentados para o sistema de saúde. O objetivo do ensaio foi examinar o impacto da individualização da educação do paciente pré-operatório como meio de tratar sintomas pós-operatórios que afetam a recuperação de ATJ.

Fornecer informações aos pacientes isolados não foi suficiente para tratar a necessidade de prevenção de sintomas pós-operatórios e o tratamento após ATJ. Uma abordagem mais ampla e consistente que inclui profissionais da saúde em todos os níveis de contato do paciente é requerida para sustentar a recuperação e a reabilitação após esse tipo de cirurgia. Pesquisa adicional é necessária para delinear as barreiras no ambiente do atendimento de saúde para tratamento apropriado para dor e náusea e fornecer mais evidência para a relação entre dor e náusea e resultados funcionais para pacientes que tinham sido submetidos à ATJ.

REFERÊNCIAS

Akyol, O., Karayurt, O., & Salmomd, S. (2009). Experiences of pain and satisfaction with pain management in patients undergoing total knee replacement. *Orthopedic Nursing, 28*, 79 – 85.

Apkarian, A., Bushnell, M., Treede, R., & Zubieta, J. (2005). Human brain mechanisms of pain perception and regulation in health and disease. *European Journal of Pain, 9* (4), 463 – 484.

Bausbaum, A. I., & Jessell, T. M. (2000). The perception of pain. In E. Kandel, J. Schwartz, & Jessell, T. (Eds.), *Principles of neural science* (4th ed., pp. 472 – 491). New York : McGraw-Hill.

Beaupre, L. A., Lier, D., Davies, D. M., & Johnston, D. B. C. (2004). The effect of a preoperative exercise and education program on functional recovery, health related quality of life, and health service utilization following primary total knee arthroplasty. *Journal of Rheumatology, 31*, 1166 – 1173.

Benor, D.E., Delbar, V., & Krulik, T. (1998). Measuring the impact of nursing interventions on cancer patients' ability to control symptoms. *Cancer Nursing, 21*, 320 – 334

Bondy, L. R., Sims, N., Schroeder, D. R., Offord, K. P., & Narr, B. J. (1999). The effect of anesthetic patient education on preoperative patient's anxiety. *Regional Anesthesia and Pain Medicine, 24*, 158 – 164.

Brander, V. A., Stulberg, S. D., Adams, A. D., Harden, R. N., Bruehl, S., Stanos, S. P., & Houle, T. (2003). Ranawat Award Paper: Predicting total knee replacement pain: A prospective, observational study. *Clinical Orthopaedics and Related Research, 416*, 27 – 36.

Canadian Institute for Health Information. (2014). *Hip and knee replacements in Canada 2012–2013 quick stats*. Canadian Institute for Health Information. Retrieved from http://www.cihi.ca

Canadian Institute for Health Information. (2013). *Hip and knee replacements in Canada—Canadian Joint Replacement Registry 2013 Annual Report*. Ottawa : CIHI ; 2013.

Carr, E., & Thomas, V. (1997). Anticipating and experiencing post-operative pain: The patient's perspective. *Journal of Clinical Nursing, 6*, 191 – 201.

Chang, H. J., Mehta, P. S., Rosenberg, A., & Scrimshaw, S. C. (2004). Concerns of patients actively contemplating total knee replacement: Differences by race and gender. *Arthritis and Rheumatism, 51* (1), 117–123.

Cleeland, C., & Ryan, K. (1994). Pain assessment: Global use of the Brief Pain Inventory. *Annals of Academic Medicine Singapore, 23*, 129 – 138.

Cohen, J. (1988). *Statistical power analysis for the behavioral sciences* (2nd ed.). Hillsdale : Earlbaum Associates.

De Wit, R., & Van Dam, F. (2001). From hospital to home care: A randomized controlled trial of a Pain Education Programme for cancer patients with chronic pain. *Journal of Advanced Nursing, 36* (6), 742–754.

Dzwonczyk, R., Weaver, T., Puente, E., & Bergese, S. (2012). Postoperative nausea and vomiting prophylaxis from an economic point of view. *American Journal of Therapeutics, 19*(1), 11–15.

Fields, H. (1999). Pain: An unpleasant topic. *Pain, Supplement, 6*, S61 – S69.

Gan, T. J., Meyer, T., Apfel, C. C., Chung, F., Davis, P. J., Eubanks, S.,... Tramèr, M. R. (2003). Consensus guidelines for managing postoperative nausea and vomiting. *Anesthesia & Analgesia, 97* (1), 62–71.

Gordon, D., Pellino, T., Higgins, G., Pasero, C., & Murphy-Ende, K. (2008). Nurses' opinions of administration of PRN range opioid oral orders for acute pain. *Pain Management Nursing, 9* (3), 131 – 140.

Hodnett, E., Gates, S., Hofmeyr, G.J., & Sakala, C. (2009). Continuous support for women during childbirth. *Cochrane Database of Systematic Reviews, 3*, CD003766.

Hodgkinson, B., Evans, D., & Wood, J. (2003). Maintaining oral hydration status in older adults: A systematic review. *International Journal of Nursing Practice, 9*, S19 –S28.

Johansson, K., Nuutila, L., Virtanen, H., Katajisto, J., & Salantera, S. (2005). Preoperative education for orthopaedic patients: Systematic review. *Journal of Advanced Nursing, 50*, 212 – 223.

Johnson, J., Rice, V., Fuller, S., & Endress, P. (1978). Sensory information, instruction in a coping strategy, and recovery from surgery. *Research in Nursing and Health, 1* (1), 4 – 17.

Jones, D., Westby, M., Griedanus, N., Johanson, N., Krebs, D., Robbins, L., Rooks, D., & Brander, V. (2005). Update on hip and knee arthroplasty: Current state of evidence. *Arthritis and Rheumatism, 53* (5), 772–780.

Julius, D., & Bausbaum, A. (2001). Molecular mechanisms of nociception. *Nature, 413*, 203 – 210.

Kandel, E., Schwartz, J., & Jessell, T. (2000). The perception of pain. *Principles of neural science* (4th ed., pp. 472 – 491). New York : McGraw-Hill.

Kearney, M., Jennrich, M. K., Lyons, S., Robinson, R., & Berger, B. (2011). Effects of preoperative education on patient outcomes after joint replacement surgery. *Orthopaedic Nursing, 30* (6), 391 – 6

Kehlet, H. (1997). Multimodal approach to control postoperative pathophysiology and rehabilitation. *British Journal of Anaesthesia, 78*, 606 – 617.

Larson, C. P. (1996). Evaluating the patient and preoperative preparation. In P. G. Barash, B. F. Cullen, & Stoelting, R. K. (Eds.), *Handbook of clinical anesthesia* (2nd ed., pp. 3 – 15). Philadelphia : Lippincott-Raven.

Lin, P. C., Lin, L. C., & Lin, J. J. (1997). Comparing the effectiveness of different educational programs for patients with total knee arthroplasty. *Orthopedic Nursing, 16*, 43 – 49.

Louw, A., Diener, I., Butler, D. S., & Puentedura, E. J. (2013). Preoperative education addressing postoperative pain in total joint arthroplasty: Review of content and educational delivery methods. *Physiotherapy Theory and Practice, 29* (3), 175 – 194. doi:10.3109/09593985.2012.727527

McDonald, D. D., Freeland, M., Thomas, G., & Moore, J. (2001). Testing a preoperative pain management intervention for elders. *Research in Nursing and Health, 24*, 402 – 409.

McDonald, D. D., & Molony, S. L. (2004). Postoperative pain communication skills for older adults. *Western Journal of Nursing Research, 26*, 836 – 852.

McDonald, D., Thomas, G., Livingston, K., & Severson, J. (2005). Assisting older adults to communicate their postoperative pain. *Clinical Nursing Research, 14* (2), 109 – 126. doi:10.1177/1054773804271934

McDonald, S., Page, M. J., Beringer, K., Wasiak, J., & Sprowson, A. (2014). Pre-operative education for hip and knee replacement (Review). *Cochrane Database of Systematic Reviews, 5*, 10.1002/14651858.CD003526.pub3.

Melzack, R. (1989). Measurement of Nausea. *Journal of Pain and Symptom Management, 4*, 157 – 160.

Melzack, R. (1987). The short form McGill Pain Questionnaire. *Pain, 30*, 191 – 197.

Melzack, R., Abbott, F., Zackon, W., Mulder, D., & Davis, W. (1987). Pain on a surgical ward: a survey of the duration and intensity of pain and the effectiveness of medication. *Pain, 29*, 67 – 72.

Melzack, R., & Wall, P. (1996). *The challenge of pain* (2nd ed.). London : Penguin.

Mendoza, T. R., Chen, C., Brugger, A., Hubbard, R., Snabes, M., & Palmer, S. N., ... Cleeland, C. S. (2004a). The utility and validity of the modified brief pain inventory in a multiple-dose postoperative analgesic trial. *The Clinical Journal of Pain, 20* (5), 357 – 362.

Mendoza, T. R., Chen, C., Brugger, A., Hubbard, R., Snabes, M., & Palmer, S. N., ... Cleeland, C. S. (2004b). Lessons learned from a multiple-dose post-operative analgesic trial. *Pain, 109* (1), 103 – 109.

Parlow, J., Costache, I., Avery, N., & Turner, K. (2004). Single-does haldoperidol for the prophylaxis of postoperative nausea and vomiting after intrathecal morphine. *Anesthesia and Analgesia, 98*, 1072 – 1076.

Phillips, P. A., Johnston, C. I., & Gray, L. (1993). Disturbed fluid and electrolyte homeostasis following dehydration in elderly people. *Age and Aging, 22*, S26 – S33.

Roach, J. A., Tremblay, L. M., & Bowers, D. L. (1995). A preoperative assessment and education program: implementation and outcomes. *Patient Education and Counseling, 25*, 83 – 88.

Salmon, P., Hall, G., Perrbhoy, D., Shenkin, A., & Parker, C. (2001). Recovery from hip and knee arthroplasty: Patients' perspective on pain, function, quality of life, and well-being up to 6 months post-operatively. *Archives of Physical Medicine and Rehabilitation, 82*, 360 – 366.

Sherwood, P., Given, B., Given, C., Champion, V., Doorenbos, A., Azzouz, F.,... Monahan, P. O. (2005). A cognitive behavioural intervention for symptom management in patients with advanced cancer. *Oncology Nursing Forum, 32*, 1190 – 1198.

Sjoling, M., Nordahl, G., Olofsson, N., & Asplund, K. (2003). The impact of preoperative information on state anxiety, postoeprative pain and satisfaction with pain management. *Patient Education and Counseling, 51*, 169 – 176.

Stern, C., & Lockwood, C. (2005). Knowledge retention from preoperative patient information. *International Journal of Evidence-Based Healthcare, 3*, 45 – 63.

Strassels, S. A., Chen, C., & Carr, D. (2002). Postoperative analgesia: Economics, resource use, and patient satisfaction in an urban teaching hospital. *Anesthesia and Analgesia, 94*, 130 – 137.

Tan, G., Jensen, M. P., Thornby, J. L., & Shanti, B. F. (2004). Validation of the Brief Pain Inventory for chronic non-malignant pain. *Journal of Pain, 5*, 133 – 137.

Velji, K. (2006). Effect of an individualized symptom education program on the symptom distress of women receiving radiotherapy for gynecological cancer. Available from ProQuest database (AAT NR21992).

Wallis, J., & Taylor, F. (2011). Pre-operative interventions (non-surgical and non-pharmacological) for patients with hip or knee osteoarthritis awaiting joint replacement surgery—a systematic review and meta-analysis. *Osteoarthritis and Cartilage, 19* (12), 1381 – 1395. doi:10.1016/j.joca.2011.09.001

Watt-Watson, J., Stevens, B., Katz, J., Costello, J., Reid, G., & David, T. (2004). Impact of pre-operative education on pain outcomes after coronary artery bypass graft surgery. *Pain, 109*, 73 – 85.

Wilson, I. B., & Cleary, P. D. (1995). Linking clinical variables with Health-Related Quality of Life: A conceptual model of patient outcomes. *Journal of the American Medical Association, 273*, 59 – 65.

Wilson, R., Goldstein, D., VanDenKerkhof, E., & Rimmer, M. (2005). APMS clinical dataset. October 1, 2004, to October 1, 2005. Kingston, Ontario, Unpublished.

Wittig-Wells, D. R., Shapiro, S. E., & Higgins, M. K. (2013). Patients' experiences of pain in the 48 hours following total knee Arthroplasty. *Orthopaedic Nursing, 32* (1), 39 – 44.

Wu, C., Naqibuddin, M., Rowlingson, A., Lietman, S., Jermyn, R., & Fleisher, L. (2003). The effect of pain on health-related quality of life in the immediate postoperative period. *Anesthesia and Analgesia, 97*, 1078 – 1085.

Yates, P., Edwards, H., Nash, R., Aranda, S., Purdie, D., & Najman, J., ... Walsh, A. (2004). A randomized controlled trial of a nurse-administered educational intervention for improving cancer pain management in ambulatory settings. *Patient education and counseling, 53* (2), 227 – 237.

Zalon, M. L. (1997). Pain in frail, elderly women after surgery. *Image: Journal of Nursing Scholarship, 29* (1), 21 – 26.

Crítica do estudo de Wilson e colaboradores (2016): "Ensaio controlado randomizado de intervenção de educação pré-operatória individualizada para manejo de sintomas após artroplastia total do joelho"

RESUMO GERAL

Este relatório foi uma descrição bem-escrita de um estudo quantitativo potente que usou um delineamento controlado randomizado rigoroso (ensaio controlado randomizado [ECR]), com procedimentos de randomização e de mascaramento apropriados. A intervenção de educação pré-operatória para pacientes que realizam artroplastia total do joelho (ATJ) foi delineada com base em pesquisa anterior e em um modelo conceitual amplo. As autoras forneceram boas informações sobre os componentes educacionais da intervenção e uma hipótese para o conteúdo. Embora os resultados das diferenças do grupo de intervenção *versus* do grupo-controle não tenham sido estatisticamente significativos, as descobertas foram verossímeis – ou seja, é improvável que os resultados reflitam problemas com potência estatística inadequada ou desvios no delineamento. As autoras concluíram que uma abordagem de educação do paciente para tratamento da dor em pacientes que realizam ATJ pode não ser efetiva sem modificar os sistemas globais de tratamento da dor nos hospitais. Suas conclusões podem ter sido reforçadas pela inclusão de um componente qualitativo para aprender mais sobre *por que* os pacientes no grupo de intervenção não tomavam mais medicação para dor do que de fato recebiam.

TÍTULO

O título deste relatório comunicou efetivamente a natureza do delineamento do estudo (um ECR), a natureza da intervenção (educação pré-operatória individualizada), os resultados (tratamento dos sintomas) e a população (pacientes que realizam ATJ).

RESUMO

O resumo para este artigo foi escrito como um resumo tradicional, sem subtítulos. O resumo foi sucinto, mas transmitiu informações críticas sobre o objetivo do estudo, a natureza da intervenção, o delineamento do estudo de ECR e o tamanho da amostra ($N = 143$). Os resultados principais foram identificados (dor, interferência de dor e náusea). O resumo também relatou as descobertas, isto é, a ausência de diferenças significativas entre o grupo de intervenção e o grupo-controle nos resultados principais. Por fim, as autoras forneceram uma breve interpretação de suas descobertas e sugestões para pesquisa futura. O resumo forneceu informações que os leitores precisavam para decidir se leriam o relatório completo.

INTRODUÇÃO

A introdução forneceu uma hipótese sensata para este estudo. As autoras explicaram a natureza e a extensão do problema (i.e., dor e náusea como sintomas para pacientes que realizam ATJ, com muitos desses procedimentos sendo realizados). Elas também observaram que vários ensaios para tratar desse problema com intervenções educacionais foram testados, usando uma variedade de métodos de administração, e que alguns resultaram em escores mais baixos de dor. No entanto, os resultados desses ensaios foram mistos e nenhum ensaio tratou os aspectos relacionados à náusea após o procedimento de ATJ.

As autoras afirmaram que foram orientadas por várias revisões sistemáticas no delineamento da intervenção. As pesquisadoras também foram orientadas pelos resultados positivos de intervenções pré-operatórias individualizadas testadas com outros grupos de pacientes (p. ex., pacientes com câncer). Com base nos estudos anteriores e usando um modelo conceitual amplo (um mapa conceitual foi fornecido na Fig. 1), as pesquisadoras desenvolveram uma intervenção multicomponente. No entanto, o modelo propriamente dito não parece ter sido a base para componentes específicos de intervenção. Por exemplo, não foi um modelo que pretendia explicar os mecanismos pelos quais a intervenção levaria a efeitos positivos (p. ex., diminuir a ansiedade sobre a potencial dependência pelo uso de opioides, aumentar a autoeficácia dos pacientes, melhorar as habilidades de comunicação dos pacientes).

O conteúdo para a intervenção foi derivado de vários estudos prévios; tópicos e evidência de suporte foram sutilmente resumidos na Tabela 1. A introdução terminou com uma afirmação do propósito do estudo: "Este estudo teve o objetivo de investigar o impacto de uma intervenção de educação pré-operatória administrada individualmente sobre interferência relacionada à dor, dor e náusea para pacientes que se submetem à ATJ unilateral".

QUESTÕES DE PESQUISA

As pesquisadoras especificaram duas questões. A questão primária perguntou sobre o efeito da intervenção na interferência relacionada à dor no terceiro dia pós-operatório. A questão secundária perguntou sobre os efeitos da intervenção sobre a dor, a náusea e a administração de analgésicos e antieméticos nos dias 1, 2 e 3 pós-operatórios. As pesquisadoras não afirmaram hipóteses formalmente, mas a conclusão foi que eles previram que a intervenção reduziria a dor, a náusea e a interferência de dor.

As pesquisadoras não testaram os efeitos da intervenção sobre possíveis mecanismos por meio dos quais a intervenção pode ter tido efeitos positivos. Por exemplo, se as pesquisadoras tivessem esperado níveis mais baixos de dor entre os participantes do grupo de intervenção porque esperava-se que o conteúdo educacional diminuísse os medos de dependência, elas podiam ter perguntado aos participantes do estudo sobre esses medos como um resultado adicional. Vários outros fatores podem mediar o efeito da intervenção sobre os resultados, e as questões sobre esses mediadores poderiam ter sido abordadas.

MÉTODOS

A seção "Métodos" foi bem organizada em várias subseções.

Delineamento do ensaio

Wilson e colaboradores usaram delineamento controlado randomizado, potente, com dois grupos para avaliar a eficácia da intervenção educacional. A Figura 2 resumiu sutilmente e de forma esquemática a progressão das atividades e dos eventos no ensaio, desde a avaliação da elegibilidade até a medição dos resultados. O delineamento foi bem adequado para testar os efeitos de uma intervenção e foi excelente em termos de validade interna. O ensaio foi conduzido em um único centro acadêmico de ciências da saúde em Ontário, Canadá, que podia limitar a generalização dos resultados.

Participantes do estudo

As pesquisadoras delinearam claramente os critérios de inclusão e de exclusão para participação no ensaio. Os participantes tiveram que ser agendados para ATJ eletiva usando anestésicos intratecais planejados. Eles também tinham que ser falantes de inglês com acesso ao telefone e tinham que ter a alta hospitalar planejada. Os pacientes que tinham marcado hemiartroplastia, revisão ou artroplastia bilateral de joelho foram excluídos. O relatório forneceu informações adequadas sobre o processo de recrutamento e de inscrição.

Intervenções

Wilson e colaboradores apresentaram os detalhes sobre os três componentes da intervenção (um panfleto especial, uma sessão de ensino individualizada e uma ligação telefônica de suporte de acompanhamento). As pesquisadoras forneceram informações sobre quem administrou a intervenção (o pesquisador principal de cada caso) e o horário da administração dos componentes de intervenção (dentro de quatro semanas antes da cirurgia para a sessão de ensino e revisão do panfleto e durante a semana anterior à data marcada para cirurgia para o acompanhamento por telefone). O relatório não descreveu a lógica para esse cronograma (p. ex., por que o acompanhamento não foi feito um ou dois dias após a cirurgia).

O relatório também apresentou informações sobre o atendimento-padrão, o que é recomendável. Tanto os pacientes do grupo de intervenção quanto os do grupo-controle receberam uma sessão educacional por um fisioterapeuta, um vídeo de 30 minutos explicando o procedimento cirúrgico e uma breve revisão do uso de bomba de analgesia controlada pelo paciente intravenosa pela equipe de enfermagem clínica. O horário para fornecer esses suportes não foi indicado.

Resultados

Em uma seção chamada "Resultados", as pesquisadoras descreveram os instrumentos utilizados para coletar dados da linha de base e de resultados. Elas usaram escalas de autorrelatórios existentes para mensurar a dor, a náusea e a interferência da dor. A medida da interferência de dor foi o *Brief Pain Inventory, Interference* (BPI-I), uma escala com itens que expressam o grau em que a dor interfere em atividades gerais, no sono, no humor, nos movimentos e nas relações com outras pessoas. As pesquisadoras adaptaram ligeiramente o BPI-I deletando dois itens e adicionando um novo item (transferência da cama para a cadeira) para aumentar a relevância da escala para pacientes no estudo. Elas observaram que a medida original tem validade de construto bem-estabelecida e sensibilidade para mudança. As pesquisadoras fizeram um pequeno teste-piloto da escala adaptada, mas não calcularam sua consistência interna. Elas observaram que uma escala similarmente adaptada tinha confiabilidade de consistência interna de 0,71, que é modesta. As pesquisadoras afirmaram que os resultados secundários foram mensurados usando o questionário de dor de McGill – versão reduzida (SF-MPQ, do inglês *short-form McGill Pain Questionnaire*) e o *Overall Nausea Index* (ONI). Não foi fornecida informação sobre a confiabilidade e a validade dessas escalas. De maneira ideal, as pesquisadoras deveriam ter calculado e relatado um coeficiente a para indicar a consistência interna de todas as suas escalas, usando dados de suas amostras. Além disso, as autoras não forneceram aos leitores informações sobre como a escala BPI-I foi classificada. Os leitores não têm como confirmar se escores mais altos na BPI-I estão associados com graus maiores ou menores de interferência da dor, tornando difícil interpretar os resultados (embora pareça, provavelmente, que os escores mais altos correspondem a uma maior interferência). Os dados sobre os resultados secundários de administração de analgésicos e de antieméticos foram relatados a partir dos prontuários dos pacientes.

Tamanho da amostra

As pesquisadoras fizeram uma análise potente para estimar o tamanho da amostra que seria necessária para este estudo. Elas basearam suas estimativas do tamanho do efeito ($d = 0{,}05$) em um estudo prévio feito por um dos membros da equipe. A análise potente indicou que seria requerida uma amostra de 64 pacientes em cada grupo, mas elas construíram em uma margem de 10% de redução. Assim, as pesquisadoras buscaram um tamanho de amostra de 140 pacientes. De forma elogiável, as pesquisadoras justificaram ainda sua estimativa de tamanho do efeito observando que um *d* no valor de 0,50 seria uma quantidade clinicamente significativa de melhora.

Randomização e mascaramento

As pesquisadoras usaram um excelente método de randomização – elas contaram com um serviço de randomização não conectado ao ensaio. Esse serviço é preferido para randomização pelos membros da equipe porque minimiza o risco de viés. Embora nem os pacientes nem as pessoas que administram a intervenção pudessem ser mascarados devido à natureza da intervenção, os assistentes de pesquisa que coletaram os dados de resultados pós-operatórios foram mascarados para a designação do grupo.

Análise estatística

As pesquisadoras forneceram uma boa descrição dos testes estatísticos e do *software* de estatística que elas utilizaram. Para a questão primária relacionada à interferência de dor, que foi mensurada apenas uma vez no terceiro dia pós-operatório, elas usaram um teste t de grupos independentes para comparar os dois grupos de estudo. Para as questões secundárias relacionadas à dor e à náusea, uma análise de covariância de medidas repetidas foi utilizada, a qual foi apropriada porque esses resultados foram mensurados três vezes. Por fim, para os dados sobre administração de analgésicos e antieméticos, testes do qui quadrado foram utilizados para comparar os grupos de intervenção e de controle.

RESULTADOS

A seção "Resultados" começou com uma descrição da amostra do estudo. Um fluxograma útil foi incluído e mostrou quantos pacientes foram rastreados para elegibilidade ($N = 337$), quantos foram excluídos por várias razões ($N = 194$), quantos foram randomizados ($N = 143$) e quantos realmente receberam o tratamento para o qual eles foram selecionados. Um total de 140 foi mensurado por resultados pós-operatórios, que é o número que a análise de potência sugeriu que as pesquisadoras precisavam. As características de base da amostra foram apresentadas na Tabela 2, que mostrou que os dois grupos eram similares em termos de sexo, educação, uso de medicação para dor e diagnóstico pré-operatório.

Questão de pesquisa primária

As pesquisadoras relataram que as diferenças entre os grupos sobre a medida de interferência da dor (a escala BPI-I) não foram estatisticamente significativas ($p = 0,45$). O escore médio para aqueles do grupo de intervenção foi modestamente (porém, não significativamente) *mais alto* do que o escore médio para o grupo-controle. A Tabela 3 também mostrou os escores médios para seis escores na subescala na BPI-I, e as diferenças entre os grupos não foram significativas para nenhum deles.

Questão de pesquisa secundária

Com relação à dor, as pesquisadoras afirmaram que não houve diferenças entre os grupos nos níveis de dor em nenhum dia do pós-operatório. Um aspecto potencialmente confuso do relatório é que as autoras afirmaram, na seção "Desfechos", que a dor e a qualidade da dor foram mensuradas usando o SF-MPQ. Na seção "Resultados", as autoras mencionaram outra medida que não foi previamente descrita, a classificação de dor global da Intensidade da Dor Presente (PPI, do inglês *Present Pain Intensity*). Elas também se referem a outras medidas de dor usando acrônimos sem qualquer explicação (PRI-S, PRI-A e PRI-T). Informações sobre essas medidas deveriam ter sido apresentadas na seção "Métodos". Além disso, a Tabela 4, que resume alguns dos resultados para os desfechos de dor, refere-se a uma "escala de classificação numérica" (ECN) sem indicar se esses escores são para o SF-MPQ. Em qualquer evento, para várias dessas medidas, as pesquisadoras relataram declínios significativos nos escores de dor com o decorrer do tempo, mas nenhuma diferença significativa entre os grupos de intervenção e de controle.

Com relação à náusea, as pesquisadoras relataram que diferenças entre o grupo de intervenção e o grupo-controle na medida de náusea não foram significativas ($p = 0,88$). Em ambos os grupos, a náusea diminuiu durante o terceiro dia pós-operatório.

Da mesma forma, não houve diferenças significativas entre os grupos de intervenção e de controle com relação à administração diária de opioide, mas houve diminuições significativas com o decorrer do tempo em ambos os grupos. A seção "Resultados" também apresentou informações descritivas interessantes sobre o uso de medicações nesta amostra. Por exemplo, as pesquisadoras relataram que 7 participantes não receberam nenhuma dose de analgésico no dia 3 e que apenas 56% dos pacientes receberam pelo menos uma dose de antieméticos no terceiro dia pós-operatório.

DISCUSSÃO

As pesquisadoras concluíram que sua intervenção não foi efetiva na redução da dor, da náusea e da interferência de dor em pacientes que realizaram ATJ. Com resultados não significativos, às vezes é arriscado tirar essas conclusões devido à possibilidade de erro de tipo II, mas as conclusões das autoras parecem apropriadas porque elas utilizaram um modelo de ECR potente, sua análise teve potência adequada e os resultados foram consistentes entre todos os desfechos.

A conclusão principal das pesquisadoras foi que a educação do paciente foi ineficaz porque o problema da medicação no tempo apropriado e na dose apropriada refletiu um problema amplo dos sistemas. Elas observaram que o ensaio apresentou "evidência clara de que existem aspectos de sistemas significativos que influenciam o tratamento de sintoma pós-operatório após ATJ". Elas afirmaram que os pacientes muitas vezes não receberam as medicações prescritas, que os protocolos baseados em evidência, para tratamento de náusea, não foram seguidos e que o departamento de dor no hospital não revisou os casos com níveis altos de dor, conforme indicado pela política institucional.

Embora essas conclusões tenham muita probabilidade de serem legitimadas, as pesquisadoras parecem ter considerado explicações alternativas ou suplementares para os resultados decepcionantes, como deficiências com a intervenção propriamente dita ou barreiras para o tratamento de sintomas que se originam da população de pacientes (além das barreiras do sistema). Provavelmente teriam sido úteis se este estudo tivesse sido delineado como um projeto com métodos mistos – ou seja, se os pacientes tivessem sido solicitados a fornecer informações aprofundadas sobre suas experiências com os sintomas, suas solicitações de medicação ou sua relutância em pedir analgésicos. No entanto, as pesquisadoras sugeriram que um futuro ensaio deve incluir um componente qualitativo que aponte para a equipe de enfermeiros, médicos e fisioterapeutas da área de ortopedia. O estudo também pode ter se beneficiado incluindo medidas de alguns resultados proximais da intervenção –como conhecimento e atitudes dos pacientes em relação às estratégias de tratamento da dor.

As pesquisadoras observaram na discussão que uma das limitações deste estudo foi o fato de que a educação da equipe deveria ter sido incluída como um componente suplementar. No entanto, isso não teria sido possível com o modelo de pesquisa existente porque a educação da equipe teria beneficiado os membros do grupo de intervenção e do grupo-controle. Para testar se um esforço de educação combinada da equipe e dos pacientes resultaria em melhor tratamento dos sintomas, o ensaio teria que ser conduzido em múltiplos locais, com alguns locais determinados randomicamente para receber ou não receber a intervenção múltipla.

Um comentário final é que as pesquisadoras não discutiram seus achados dentro do contexto da pesquisa anterior. Ensaios prévios de intervenção, como estudos feitos por McDonald, foram descritos na introdução como tendo impactos positivos sobre a dor. As autoras não explicaram por que seus resultados podem estar em desacordo com os dos estudos prévios que ajudaram a orientar essa pesquisa.

OUTROS COMENTÁRIOS

Apresentação

Este relatório foi claramente escrito e bem organizado. Exceto por algumas áreas de confusão quanto aos resultados de dor, o relatório forneceu excelente informação sobre o que foi feito, por que foi feito e o que foi descoberto. O relatório incluiu várias figuras e tabelas excelentes.

Aspectos éticos

As autoras afirmaram que a aprovação ética para este estudo foi obtida a partir do Comitê de Ética em Pesquisa da universidade onde as pesquisadoras trabalhavam e do hospital onde os dados foram coletados. A equipe do hospital pediu permissão para os potenciais participantes para liberar seus nomes à pesquisadora, usando um documento padronizado. O consentimento informado por escrito foi obtido antes da randomização. Nada na descrição deste estudo sugeriu transgressões éticas.

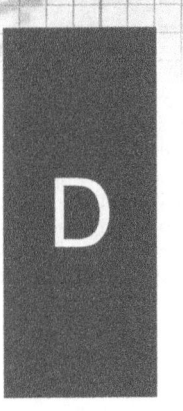

Diferenças nas percepções de diagnóstico e tratamento da apneia obstrutiva do sono e da terapia de pressão positiva contínua nas vias aéreas entre os indivíduos que aderiram ao tratamento e os que não aderiram

Amy M. Sawyer
Janet A. Deatrick
Samuel T. Kuna
Terri E. Weaver

- **Resumo**: O uso consistente da terapia de pressão positiva contínua nas vias aéreas (CPAP, do inglês *continuous positive airway pressure*) por parte de pacientes com apneia obstrutiva do sono (AOS) é crucial para a percepção dos resultados funcionais melhorados e redução dos riscos à saúde inapropriados associados com a AOS. Conduzimos um estudo agrupado simultâneo de métodos mistos para explorar as crenças dos pacientes em relação à AOS e as percepções do diagnóstico e do tratamento por CPAP que diferencia os pacientes que aderiram ao tratamento daqueles que não aderiram antes e após a primeira semana de tratamento, quando o padrão do uso de CPAP é estabelecido. Orientados pela teoria sociocognitiva, os temas foram derivados de 30 entrevistas conduzidas após o diagnóstico e após 1 semana de uso da CPAP. A análise de conteúdo direcionada, seguida pela categorização dos participantes como aderiram ao tratamento/não aderiram ao tratamento a partir do uso de CPAP medido de maneira objetiva, precedeu a análise entre casos entre 15 participantes com AOS grave. As crenças e as percepções que diferiam entre aqueles que aderiram e os que não aderiram incluíam percepção do risco de AOS, reconhecimento dos sintomas, autoeficácia, expectativas de desfechos, objetivos do tratamento e facilitadores/barreiras do tratamento. Nossos achados sugerem oportunidades para desenvolver e testar intervenções moldadas para promover o uso da CPAP.
- **Palavras-chave**: Adesão, concordância análise de conteúdo, tomada de decisão, comportamento de saúde, métodos mistos, distúrbios do sono, teoria sociocognitiva

A apneia obstrutiva do sono (AOS), caracterizada pelo repetitivo colapso noturno das vias aéreas superiores resultando em dessaturação de oxiemoglobina intermitente e fragmentação do sono, contribui para significativas sequelas incapacitantes, incluindo sonolência diurna, dano na função cognitiva e de execução, distúrbios de humor e aumento da morbidade cardiovascular e metabólica (Al Lawati, Patel e Ayas, 2009; Harsch e colaboradores, 2004; Nieto e colaboradores, 2000; Peppard, Young, Palta e Skatrud, 2000). A prevalência da AOS, com base nos critérios diagnósticos mínimos (índice de apneia e hipopneia [IAH] de 5 eventos/hora) foi estimada em 2% nas mulheres e 4% nos homens nos Estados Unidos (Young e colaboradores, 1993). Mais recentemente, grandes estudos de coorte norte-americanos forneceram evidência adicional da prevalência da AOS, estimando que cerca de 1 a cada 5 adultos com índice de massa corporal (IMC) médio de pelo menos 25 kg/m2 tem, no mínimo, AOS leve, definida como IAH de ≥ 5 eventos/hora; e 1 a cada 15 adultos com IMC médio de pelo menos 25 kg/m2 tem, no mínimo, AOS moderada (i.e., IAH ≥ 15 eventos/hora; Young, Peppard e Gottlieb, 2002). A terapia de pressão positiva contínua nas vias aéreas (CPAP, do inglês *continuous positive airway pressure*) é o tratamento médico primário para adultos com AOS, eliminando os fechamentos noturnos e repetitivos das vias aéreas, normalizando os níveis de oxigênio e melhorando efetivamente os danos durante o dia (Gay, Weaver, Loube e Iber, 2006; Sullivan, Barthon-Jones, Issa e Eves, 1981; Weaver e Grunstein, 2008).

A não adesão à CPAP é reconhecida como uma limitação significativa no tratamento efetivo da AOS, com as taxas de adesão média variando de 30 a 60% (Engleman, Martin e Douglas, 1994; Kribbs e colaboradores, 1993; Krieger, 1992; Reeves-Hoche, Meck e Zwillich, 1994; Sanders, Gruendl e Rogers, 1986; Weaver, Kribbs e colaboradores, 1997). Os usuários que não aderiram ao tratamento começam a alternar noites do uso da CPAP durante a primeira semana de tratamento e, seu uso de hora em hora da CPAP, nos dias de uso, é significativamente mais curto do que aqueles que aplicam a CPAP diariamente (Aloia, Arnedt, Stanchina e Millman, 2007; Weaver, Kribbs e colaboradores, 1997). Os pacientes que não aderiram ao tratamento durante o início deste geralmente permanecem assim em longo prazo (Aloia, Arnedt, Stanchina e colaboradores, 2007; Krieger, 1992; McArdle e colaboradores, 1999; Weaver, Kribbs e colaboradores, 1997). O retorno dos sintomas e outras manifestações de AOS com até uma noite de não uso sublinha a natureza crítica da adesão à CPAP (Grunstein e colaboradores, 1996; Kribbs e colaboradores, 1993).

Muitos estudos têm explorado quais fatores predizem a adesão à CPAP (Engleman e colaboradores, 1996; Engleman, Martin e colaboradores, 1994; Kribbs e colaboradores, 1993; Massie, Hart, Peralez e Richards, 1999; McArdle e colaboradores, 1999; Meurice e colaboradores, 1994; Reeves-Hoche e colaboradores, 1994; Rosenthal e colaboradores, 2000; Schweitzer, Chambers, Birkenmeier e Walsh, 1997; Sin, Mayers, Man e Pawluk, 2002). Os efeitos colaterais autorrelatados da CPAP não diferem entre os indivíduos que aderiram e os que não aderiram ao tratamento com CPAP. Sonolência subjetiva, gravidade da AOS como determinado pelo IAH e gravidade da hipóxia noturna são inconsistentemente identificadas como correlacionadas – embora de forma vaga – à adesão à CPAP (Weaver e Grunstein, 2008). A maioria destes estudos teve como focos as variáveis fisiológicas e as características do paciente como prognosticadores da adesão. Durante os últimos 10 anos, estudos têm identificado fatores psicológicos e sociais e percepções cognitivas, como autoeficácia, percepção de risco e expectativas de resultados como determinantes do uso da CPAP (Aloia, Arnedt, Stepnowsky, Hecht e Borrelli, 2005; Lewis, Seale, Bartle, Watkins e Ebden, 2004; Russo-Magno, O'Brien, Panciera e Rounds, 2001; Stepnowsky, Bardwell, Moore, Ancoli-Israel e Dimsdale, 2002; Stepnowsky, Marler e Ancoli-Israel, 2002; Wild, Engleman, Douglas e Espie, 2004). Também foi sugerido que variáveis sociais e situacionais influenciam a adesão à CPAP, com as pessoas que vivem sozinhas, que tiveram um evento na vida recente e que têm problemas com a CPAP na primeira noite de exposição apresentando menor adesão à terapia (Lewis e colaboradores, 2004). Além disso, identificou-se que o comparecimento a um grupo de apoio contribui para o maior uso de CPAP em homens mais velhos (Russo-Magno e colaboradores, 2001). Achados desses dois estudos sugerem que o apoio social é um importante fator que influencia as decisões sobre o uso de CPAP, ainda que o contexto socioestrutural da aceitação e da adesão ao tratamento com CPAP não tenha sido descrito a partir da perspectiva do paciente na literatura. Outros estudos têm identificado que experiências anteriores com CPAP (i.e., durante a primeira semana) são uma importante influência sobre as percepções e as crenças dos pacientes a respeito do diagnóstico de AOS e do tratamento com CPAP (Aloia, Arnedt, Stepnowsky e colaboradores, 2005; Stepnowsky, Bardwell e colaboradores, 2002).

A partir da evidência coletiva publicada, as experiências iniciais com CPAP, combinadas com as percepções e as crenças dos pacientes sobre a AOS e a CPAP e o equilíbrio de seus facilitadores/barreiras socioestruturais, são fatores cruciais que influenciam as decisões dos pacientes de usar CPAP. Até o momento, existem relativamente poucos estudos que examinaram de forma sistemática a influência da doença, as percepções de tratamento e as crenças sobre a adesão à CPAP. Como a primeira semana de tratamento com CPAP é criticamente influente nas decisões do paciente com AOS de usar CPAP, é imperativo que as experiências contextuais e as crenças e percepções subjacentes do diagnóstico e do tratamento sejam descritas. Não existem estudos publicados que tenham abordado esse hiato significativo na literatura científica. Além disso, nenhum estudo explorou de forma direta as perspectivas do paciente, empregando metodologia qualitativa, no diagnóstico e com o tratamento, para descrever com mais plenitude os fatores contextuais que diferenciam aqueles que aderiram à CPAP daqueles que não aderiram. Nosso estudo abordou várias importantes questões: (a) Quais são as crenças e as percepções dos pacientes adultos com AOS sobre a doença, os riscos associados e o tratamento com CPAP antes do uso do tratamento?, (b) Quais são as consequências dessas crenças e percepções sobre o uso da CPAP?, (c) Quais são as crenças e as percepções dos adultos com AOS após 1 semana de uso de CPAP, incluindo os benefícios percebidos do tratamento, o efeito do tratamento na saúde e a capacidade percebida de adaptar-se à CPAP?, e (d) Existem diferenças entre aqueles que aderiram ao tratamento e os que não aderiram a respeito de suas crenças e percepções no diagnóstico e com o uso do tratamento que podem, em parte, explicar diferenças nos resultados de adesão à CPAP? Até onde sabemos, os achados nos nossos estudos fornecem a primeira descrição publicada de crenças daqueles que aderiram ao tratamento e daqueles que optaram por não o fazer. Esses achados contribuem para a compreensão das decisões de tratamento do paciente sobre o uso da CPAP, sugerem oportunidades para identificação daqueles em risco de não adesão à CPAP e contribuem para o desenvolvimento de intervenções moldadas para promover o uso da CPAP.

ESTRUTURA CONCEITUAL

A aceitação e o uso consistente da CPAP são influenciados por uma série de fatores, como é evidenciado em estudos prévios que examinam os prognosticadores da adesão à CPAP (Weaver e Grunstein, 2008). Portanto, é importante abordar o fenômeno da adesão à CPAP a partir de uma perspectiva multifatorial que trabalhe a natureza complexa deste comportamento de saúde em particular. A aplicação da teoria sociocognitiva foi amplamente empregada em estudos de adoção, iniciação e manutenção de comportamentos de saúde (Bandura, 1977, 1992; Schwarzer e Fuchs, 1996). Os determinantes principais do modelo incluem conhecimento, autoeficácia percebida, expectativas de resultado, objetivos de saúde e facilitadores/barreiras. O modelo postula que os comportamentos de promoção de saúde são principalmente influenciados pela autoeficácia do paciente ou sua crença em sua capacidade de exercitar o controle sobre hábitos de saúde pessoais, que influenciam outros determinantes cruciais: conhecimento, expectativas de resultado, objetivos e facilitadores e impedimentos percebidos (Bandura, 2004; ver Fig. 1). O conhecimento dos riscos à saúde e dos benefícios específicos relativos a comportamentos de saúde é um determinante necessário para comportamentos saudáveis, mas raramente o conhecimento isolado promove mudança nos comportamentos. As expectativas de resultados, ou as expectativas que uma pessoa tem para investir em um comportamento de saúde em particular, são avaliadas pelo indivíduo em termos de riscos e benefícios, incluindo físicos, sociais e psicológicos. Os indivíduos que antecipam que os benefícios de um comportamento saudável superam os riscos são mais propensos a perceber o comportamento saudável como favorável e mais inclinados a estabelecer objetivos pessoais em curto e longo prazos para orientar a adoção desse comportamento de saúde. Esta cascata de determinantes de comportamentos saudáveis não ocorre de maneira isolada, mas é influenciada por barreiras e facilitadores que derivam de circunstâncias pessoais, sociais e ambientais. À medida que os indivíduos identificam os facilitadores para o comportamento saudável e sobrepõem as barreiras, sua crença em sua capacidade de mudar com sucesso ou adotar um comportamento saudável (i.e., autoeficácia percebida) aumenta.

O reconhecimento de que os indivíduos existem dentro de uma agência ou comunidade coletiva permite que o construto de autoeficácia não esteja confinado exclusivamente a capacidades pessoais. Embora as semelhanças nos conceitos básicos de autoeficácia existam entre as culturas, as "identidades cultivadas, valores, estruturas de crenças e capacidades de agente são os sistemas através dos quais as experiências são filtradas" (Bandura, 2002, p. 273). Bandura sugeriu que a aplicação da teoria sociocognitiva deve ser situada em um contexto, reconhecendo que "o comportamento humano está socialmente situado, ricamente contextualizado e condicionalmente expresso" (2002, p. 276). A partir desta perspectiva conceitual e em um paradigma de pesquisa predominantemente qualitativo, examinamos as crenças, as percepções e as experiências dos pacientes dentro de seu próprio contexto para permitir uma descrição explícita dos fatores salientes que influenciam as decisões dos pacientes com AOS de usar, ou não, a CPAP.

MÉTODO

Delineamento

Com o uso de um modelo agrupado simultâneo misto, conduzimos um estudo longitudinal a partir do diagnóstico ao longo da primeira semana de tratamento com CPAP domiciliar de pacientes recém-diagnosticados com AOS. Realizamos duas entrevistas individuais com participantes e coletamos os dados de adesão à CPAP na primeira semana. Em contrapartida ao modelo de triangulação, o modelo de estudo agrupado simultâneo salienta uma metodologia, e os dados são combinados na fase de análise do estudo (Creswell, Plano Clark, Gutmann e Hanson, 2003). Agrupar o método quantitativo menos dominante dentro do método qualitativo predominante permitiu uma descrição enriquecida dos participantes e uma análise mais aprofundada do fenômeno geral de interesse: a adesão à CPAP (Creswell e colaboradores, 2003).

Participantes

Os adultos com suspeita de AOS foram recrutados a partir de uma clínica de tratamento do sono em um centro médico urbano do Veterans Affairs durante um período de participação de cinco meses. O especialista do sono encaminhou potenciais participantes que clinicamente tinham probabilidade de ter AOS no estudo. Nossa estratégia de amostra intencional foi incluir pacientes que (a) forneceram informação detalhada durante sua consulta inicial na clínica e estavam dispostos a discutir abertamente sua saúde e cuidado da saúde; (b) tiveram AOS pelo menos moderada (IAH ≥ 15 eventos/hora; American Academy of Sleep Medicine Task Force, 1999) e tinham prescrição de tratamento por CPAP; (c) aceitaram inicialmente a CPAP para uso doméstico; e (d) eram capazes de verbalizar e entender inglês. Para garantir que os participantes tivessem uma prescrição de tratamento de CPAP com base nas orientações de prescrição de CPAP do Veterans Health

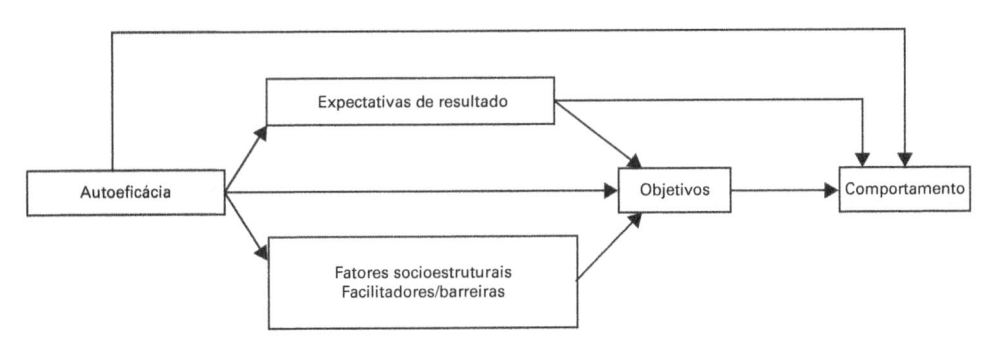

FIGURA 1 Determinantes sociais de saúde da teoria sociocognitiva: trajetórias da influência da autoeficácia sobre os comportamentos de saúde. De Bandura, A. (2004). Health promotion by social cognitive means. *Health Education & Behavior, 31*(2), 146. Copyright 2004 by Sage Publications. Reimpressa com permissão do editor.

Administration no lugar durante a convocação para o estudo, os pacientes com AOS branda (IAH < 15 eventos/hora) foram excluídos. Também excluímos participantes que tinham tratamento atual ou história de tratamento com CPAP ou qualquer outro tratamento para AOS, diagnóstico prévio de AOS, recusa de tratamento por CPAP por parte de um participante antes de qualquer exposição à CPAP (i.e., estudo do sono com titulação de CPAP no laboratório), e requisição de oxigênio suplementar além da CPAP e/ou terapia por pressão positiva das vias aéreas com dois níveis para tratamento de respiração desordenada durante o sono no decorrer de seu estudo do sono com titulação de CPAP no laboratório.

Estudos prévios têm identificado que as decisões de aderir à CPAP surgem por volta do segundo ao quarto dia de tratamento (Aloia, Arnedt, Stanchina e colaboradores, 2007; Weaver, Kribbs e colaboradores, 1997). Portanto, é possível que as crenças, as percepções e as experiências dos pacientes durante a primeira de várias experiências com a CPAP influencie significativamente seus padrões de adesão à CPAP em curto e longo prazos. Devido a isso, não incluímos indivíduos que recusaram o tratamento antes de qualquer experiência com a CPAP, porque procuramos descrever fatores salientes precedentes e durante a exposição inicial à CPAP. O protocolo foi aprovado pelo local de pesquisa e pelos comitês de ética em pesquisa da universidade afiliada. Todos os participantes forneceram consentimento informado antes de participar de quaisquer atividades de estudo.

Procedimento
Após a convocação para o estudo, cada participante recebeu dois estudos de sono no laboratório, a noite toda (i.e., polissonografias). O primeiro estudo do sono foi um estudo diagnóstico, e o segundo foi feito para determinar a pressão de CPAP terapêutica necessária para eliminar eventos da AOS. Todos os estudos do sono foram feitos e classificados usando critérios-padrão (American Academy of Sleep Medicine Task Force, 1999; Rechtschaffen e Kales, 1968). A IAH, uma medida da gravidade da doença na AOS, foi computada a partir da polissonografia como o número de apneias e/ou hipopneias por hora de sono. A pressão de CPAP terapêutica, pressão requerida para eliminar hipopneias e apneias, foi determinada em uma polissonografia de análise volumétrica de CPAP manual realizada cerca de 1 semana (7,9 ± 6,9 dias) após a polissonografia diagnóstica.

Entrevistas semiestruturadas. As entrevistas semiestruturadas, conduzidas por um investigador do estudo, foram programadas com os participantes em dois intervalos: dentro de uma semana após o diagnóstico, mas antes do estudo do sono com titulação da CPAP, e após a primeira semana de tratamento com CPAP em casa (ver Fig. 2). Todas as entrevistas foram conduzidas em uma sala informal particular no centro médico para garantir a privacidade e o conforto dos participantes e promover a troca aberta de informações (Streubert Speziale e Carpenter, 2003). Para minimizar a redução, os participantes tinham a oportunidade de participar de entrevistas em um local alternativo ou por telefone se dificuldades de logística ou limitações na deambulação impedissem a participação no estudo.

Orientações da entrevista, consistindo em questões específicas e sondagens (i.e., estímulos para encorajar o foco sobre um assunto particular de interesse), foram utili-

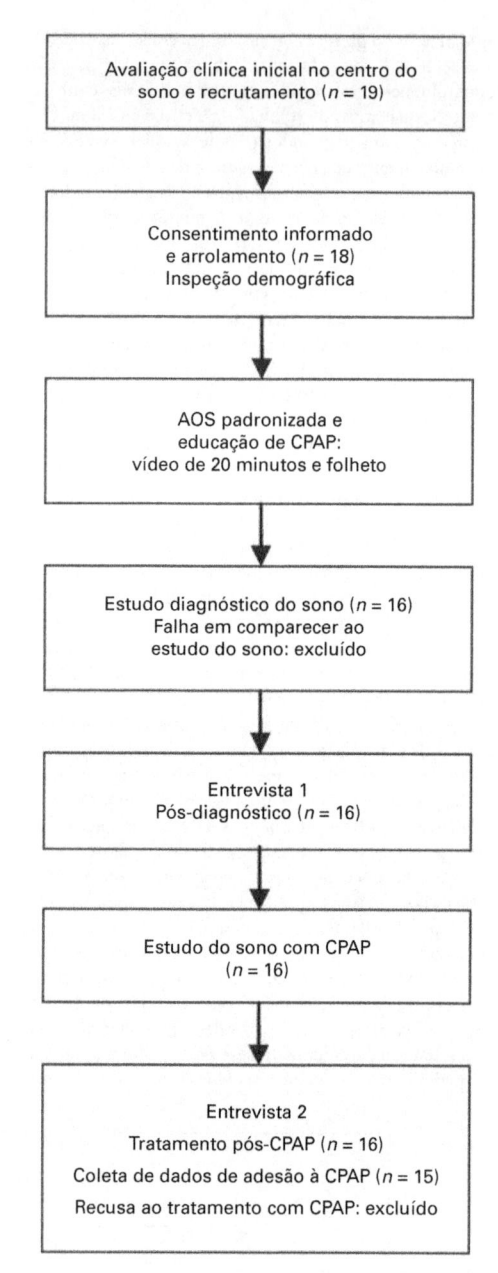

FIGURA 2 Delineamento do estudo.

- Avaliação clínica inicial no centro do sono e recrutamento (n = 19)
- Consentimento informado e arrolamento (n = 18) Inspeção demográfica
- AOS padronizada e educação de CPAP: vídeo de 20 minutos e folheto
- Estudo diagnóstico do sono (n = 16) Falha em comparecer ao estudo do sono: excluído
- Entrevista 1 Pós-diagnóstico (n = 16)
- Estudo do sono com CPAP (n = 16)
- Entrevista 2 Tratamento pós-CPAP (n = 16) Coleta de dados de adesão à CPAP (n = 15) Recusa ao tratamento com CPAP: excluído

zados para cada entrevista de modo a garantir que uma sequência consistente e um conjunto de questões fossem trabalhados entre os participantes. Uma abordagem de funil foi utilizada no desenvolvimento e na execução das orientações da entrevista. Esta abordagem começa com questões amplas e gradualmente avança para questões focadas específicas do fenômeno de interesse para promover a troca de experiências por parte dos participantes (Tashakkori e Teddlie, 1989). A primeira entrevista foi focada nas percepções do diagnóstico, nos efeitos sobre a saúde percebidos do diagnóstico, nas percepções pré-tratamento da CPAP e nos precedentes sociais e culturais que levaram o participante a procurar ajuda clínica para seus problemas de sono (ver Tab. 1). A segunda entrevista teve como focos os efeitos percebidos do tratamento com CPAP, os mecanismos de apoio ou as barreiras ao uso da CPAP, e como as crenças e as percepções sobre o diagnóstico, os riscos associados do diagnóstico e a experiência de tratamento poderiam ter afetado a adesão à CPAP (ver Tab. 2). As entrevistas foram digitalmente gravadas e transcritas para um formato eletrônico por um profissional desta área não afiliado ao estudo. Notas de campo foram mantidas pelo entrevistador antes e após cada entrevista para descrever o ambiente da entrevista, descrever o participante no momento da entrevista e observar quaisquer aberrações que ocorreram a partir do guia de entrevista planejado e uma descrição dessas aberrações. As notas de campo não apenas serviram como um contexto descritivo da entrevista, mas também como notações de reflexividade do entrevistador (i.e., desvios do entrevistador, suposições e pressuposições do tópico da pesquisa). O propósito de manter notações de reflexividade foi garantir que as presunções impostas pelo entrevistador não tivessem precedência sobre a experiência descrita pelo participante.

Adesão à CPAP. De acordo com o padrão de cuidado no centro do sono, todos os participantes receberam o mesmo modelo de máquina CPAP (Respironics Rem-Star Pro®), que registra em um cartão de dados (SmartCardTM) o momento de cada dia em que o circuito de CPAP é pressurizado, uma medida objetiva do período de tempo com uma máscara de CPAP diária. O uso da CPAP foi definido como períodos quando o dispositivo foi aplicado por mais de 20 minutos em pressão efetiva. Uma semana de dados de adesão à CPAP foi carregada em um computador pessoal para análise de *software* (Respironics EncorePro®) no momento da segunda entrevista semiestruturada. Gráficos de dados de adesão foram utilizados como investigadores para discutir as ocorrências específicas do não uso da CPAP. Os dados de adesão à CPAP objetivamente mensurados também foram utilizados para identificar a adesão (≥ 6 horas/noite de uso de CPAP) e a não adesão dos participantes (< 6 horas/noite de uso de CPAP). Um ponto de corte de 6 horas/noite foi selecionado *a priori* para descrever aqueles que aderiram ao tratamento com CPAP e aqueles que não o fizeram, visto que a recente evidência sugere que 6 ou mais horas de CPAP por noite são necessárias para melhorar os resultados de sonolência funcional e objetivo (Weaver e colaboradores, 2007).

Análise

Uma análise sequencial foi feita com análise de conteúdo direcionada à qualidade dos dados da entrevista seguida por análise quantitativa descritiva dos dados de adesão à CPAP. Com o modo sequencial de análise dos dados, a prioridade do indivíduo enquanto informante foi enfatizada e os investigadores foram ocultados quanto à adesão à CPAP até que o procedimento de análise final, uma aná-

TABELA 1 Orientação da entrevista pós-diagnóstico

Conceito	Tópico/questão
Percepções e conhecimento do diagnóstico	Como você soube sobre os distúrbios do sono e o centro do sono antes de comparecer à sua primeira consulta? Antes de ser informado de que tinha AOS*, você tinha ouvido falar de AOS? Se sim, o que você sabia sobre a condição? Agora, o que você entende sobre AOS? Após ter seu estudo do sono, quais são suas ideias sobre AOS e o que ela significa para você?
Efeitos percebidos do diagnóstico	Como você acredita que a AOS afeta sua vida diária?
Precedentes socioculturais e influências sobre a saúde, as doenças e a procura de cuidado	Você conhece mais alguém que tenha sido diagnosticado com AOS? Se sim, como isso impactou você e seu interesse de consultar um centro do sono? Por que você procurou cuidado do centro do sono? Alguém o influenciou a procurar cuidado para este problema? Alguém o ajudou a entender o que é a AOS? Se sim, como esta informação impactou seu desejo de receber tratamento? Até agora, qual tem sido sua experiência com um sistema de cuidado da saúde? O sono, dormir e/ou o ambiente do sono tem qualquer significado específico para você? E para sua família? E para seu cônjuge/outra pessoa significativa/parceiro sexual?

*AOS, apneia obstrutiva do sono.

TABELA 2 Orientação de entrevista uma semana após o uso da CPAP

Conceito	Tópico/questão
Efeitos percebidos e conhecimento do tratamento com CPAP	Você tem utilizado a CPAP* para o tratamento de sua AOS**? Como você descreveria o seu uso de CPAP? Você está percebendo alguma melhora no modo como se sente desde que iniciou o uso de CPAP? Quando você ouviu falar a primeira vez sobre CPAP*? Quem foi a primeira pessoa a descrever a CPAP para você? O que você pensou quando ouviu falar a primeira vez sobre CPAP? O que você pensou quando viu a CPAP pela primeira vez? O que você pensou quando usou a CPAP pela primeira vez no laboratório do sono? O que você vê como a razão mais importante para o uso da CPAP em curto prazo? E em longo prazo?
Mecanismos de apoio ou barreiras para a incorporação da CPAP na vida diária	Como foi a primeira semana de tratamento com CPAP? Quais tipos de problemas você teve usando a CPAP? O que o impediu de usar a CPAP com regularidade? O que tem sido útil para você no uso regular da CPAP?
Perspectivas socioculturais das decisões relacionadas à saúde para uso, ou não, da CPAP	Você acredita que o tratamento com CPAP é um tratamento que você pode (continuar a) usar? Esta crença mudou desde que você soube sobre seu diagnóstico de AOS? E desde o início do uso da CPAP? Você se imagina usando a CPAP nos próximos 3 meses? E durante o ano seguinte? E durante os próximos 5 anos? Você tem preocupações sobre a unidade de CPAP? E sobre seu sono (capacidade de dormir ou qualidade)? E sobre a possibilidade de seu ambiente de sono afetar seu uso da CPAP? Como o diagnóstico de AOS e o tratamento com CPAP afetam ou estão sendo afetados pelas pessoas próximas a você?

*CPAP, pressão positiva contínua nas vias aéreas;
**AOS, apneia obstrutiva do sono.

lise de métodos mistos, fosse conduzido (ver Fig. 3). Ao dividir os participantes em categorias de adesão (i.e., ≥ 6 horas/noite de uso de CPAP) e não adesão (i.e., < 6 horas/noite de uso de CPAP), examinamos as consistências entre os casos em subtemas e temas para descrever a experiência contextualizada de adesão ou não adesão ao tratamento com CPAP.

Cada transcrição foi lida em sua totalidade, realçando, extraindo e condensando o texto de entrevistas individuais que abordassem crenças individuais, percepções e/ou experiências durante o diagnóstico e o tratamento inicial com CPAP. Este processo de análise de texto propôs o conteúdo manifesto dos dados qualitativos (Graneheim e Lundman, 2004). Estas respostas foram separadas do texto da entrevista, identificadas numeração do participante e colocadas em uma tabela de análise. A abstração, ou o processo de pegar dados condensados e manifestos e interpretar o significado subjacente (i.e., significado latente), seguiu à medida que as respostas dos participantes foram descritas em um formato condensado e interpretadas para significado dentro de um processo de codificação temático. A confiabilidade foi aumentada à medida que a probabilidade do desvio do investigador foi minimizada, primeiramente realçando o texto relevante para codificação, extraindo texto relevante proveniente das transcrições de entrevistas completas e, então, codificando as unidades de significado para as categorias conduzidas pela teoria ou temas e, assim, para subtemas (Hsieh e Shannon, 2005).

Os temas abrangentes, derivados da teoria, foram inicialmente determinados pela aplicação dos amplos determinantes da saúde como descritos no esquema conceitual do estudo, a teoria sociocognitiva (Bandura, 2004). Esses temas incluíram conhecimento, barreiras percebidas e facilitadores, autoeficácia percebida, expectativas de resultado e objetivos. Esta abordagem permitiu que os investigadores examinassem a capacidade de aplicação do esquema teórico ao fenômeno da adesão à CPAP e elaborassem achados prévios sugerindo os conceitos do esquema de trabalho dos comportamentos de saúde relacionados à CPAP (Aloia, Arnedt, Stepnowsky e colaboradores, 2005; Stepnowsky, Bardwell e colaboradores, 2002; Wild e colaboradores, 2004). Subtemas emergentes foram identificados à medida que a análise de conteúdo temático avançou. Então, os subtemas foram categorizados dentro dos temas de esquema de trabalho conceitual abrangentes (ver Tab. 3). Projetamos a estratégia de análise como consistente com outros estudos empíricos recentes da adesão à CPAP enquanto permite uma descrição narrativa mais robusta do que estas variáveis teoricamente derivadas significam a partir da perspectiva do paciente com AOS.

As definições de tema foram desenvolvidas pelos investigadores e revistas por um metodologista qualitativo especialista e um especialista na aplicação de pesquisa de construtos teóricos. Um investigador do estudo, cegado para os dados de adesão à CPAP, codificou todos os dados

Apêndice D   Diferenças nas percepções de diagnóstico e tratamento da apneia...   365

Procedimento de análise de métodos mistos   Análise da produção

Preparação de dados qualitativos para análise

Dados de texto da entrevista → Texto realçado → Texto realçado convergido para um texto → Unidade de significado da análise do conteúdo

Análise qualitativa: identificação do tema dentro do caso

Unidade de significado extraída do texto realçado → Unidade de significado condensada → Interpretação do significado subjacente → Tema

Análise qualitativa: descrição dentro do caso

Temas → Descrição narrativa: crenças, percepções e experiências → Categorização: temas por teoria sociocognitiva → Fatores descritivos salientes do uso de CPAP

Análise quantitativa: categorização descritiva

Uso da CPAP por 1 semana (horas/noite) → Aplicar ponto de corte de 6 horas/noite → Categorização: uso de CPAP → Pacientes que aderiram e pacientes que não aderiram ao tratamento com CPAP

Análise dos métodos mistos: descrição entre casos

Pacientes que aderiram e pacientes que não aderiram ao tratamento com CPAP → Tabela por participante: uso de CPAP e todos os temas → Entre casos: temas ancorados pelo uso de CPAP → Tipologias: pacientes que aderiram e pacientes que não aderiram ao tratamento com CPAP

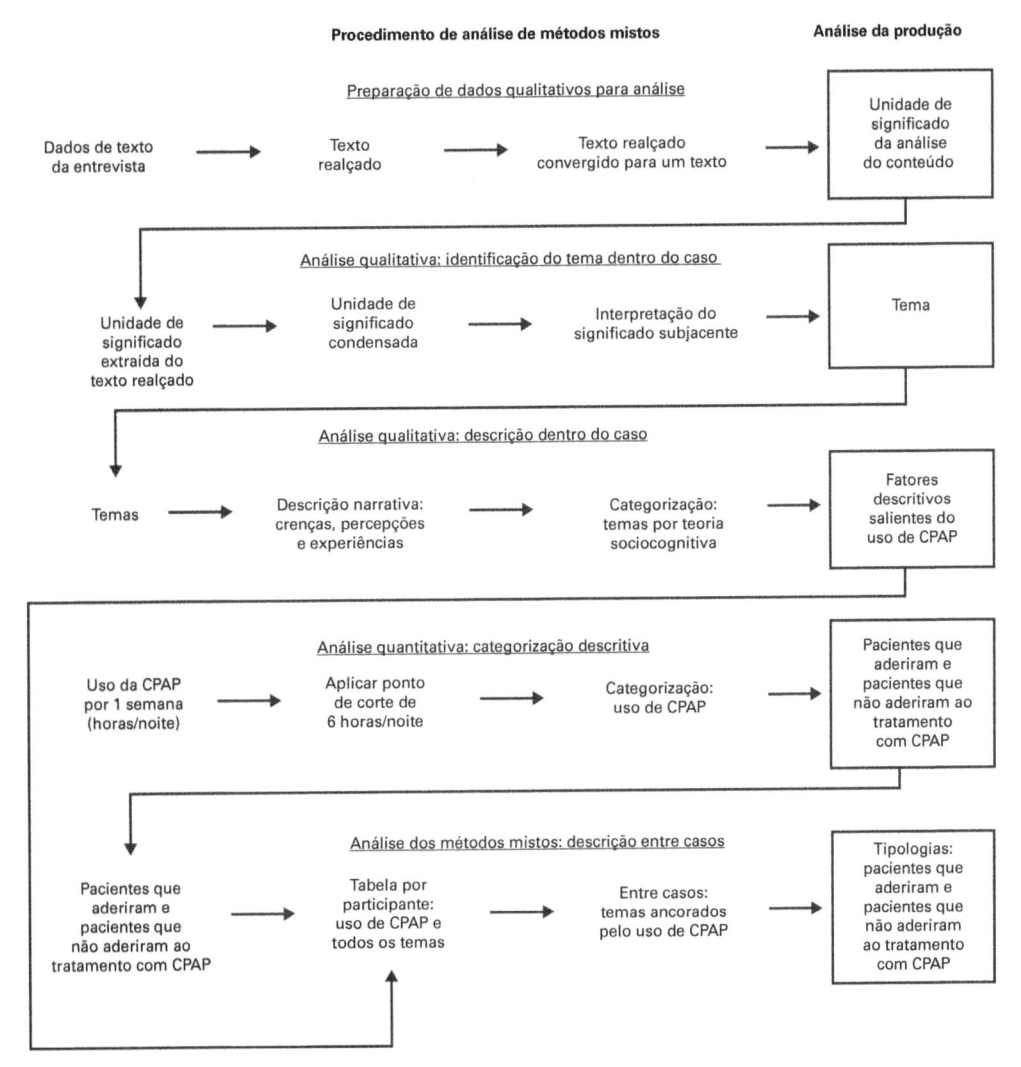

FIGURA 3   Procedimento de análise sequencial.

de entrevista para o estudo. A aplicação válida dos temas foi examinada por um codificador especialista independente. As entrevistas codificadas foram independentemente registradas pelo codificador especialista para estabelecer validade e confiabilidade da aplicação dos códigos aos dados de entrevista. Todos os dados extraídos de entrevistas foram elegíveis para registro; aproximadamente 15% dos dados de cada entrevista total foram randomicamente selecionados para nova codificação por especialista. A concordância do codificador do estudo e do codificador especialista foi de 94%, satisfazendo os critérios estabelecidos de 80% de concordância para aceitação dos dados codificados. Quando as diferenças na aplicação dos códigos foram identificadas, as definições do código foram revistas pelos codificadores, a discussão da aplicação específica dos códigos foi mantida, e a concordância mútua foi obtida em todas as instâncias das diferenças dos códigos.

Após todos os dados de entrevistas serem codificados para os temas, os investigadores utilizaram o uso diário médio de CPAP durante a primeira semana de tratamento para separar pacientes que aderiram ao tratamento (≥ 6 horas/noite de uso de CPAP) daqueles que não aderiram (< 6 horas/noite de uso de CPAP). As estatísticas descritivas foram utilizadas na análise dos dados da adesão de 1 semana de CPAP (média ± desvio-padrão [DP]). Então, a análise entre os casos de temas e subtemas foi examinada a partir de uma perspectiva integrativa, usando pacientes que aderiram e pacientes que não aderiram como âncoras, ou como um qualificador descritivo único, para identificar percepções, crenças e experiências comuns dentro

TABELA 3 Determinantes da teoria sociocognitiva da saúde enquanto categorização de esquema de trabalho para temas a partir da análise de conteúdo

Determinantes do comportamento de saúde	Temas[a] derivados da análise de conteúdo
Conhecimento	Medo da morte
	Coletar informação sobre a AOS/CPAP faz surgir a importância de fazer o tratamento e decisões de aceitar o tratamento
	Impacto mais imediato da AOS sobre a vida diária (sintoma simples) como motivador para buscar diagnóstico e tratamento
	Justificar sintomas fornece explicação para não buscar diagnóstico e/ou tratamento
	A AOS impacta não apenas a saúde, mas também a qualidade de vida
	Efeitos generalizados da AOS na vida
	A sonolência desempenha um papel limitado na vida e pode ser acomodada
	Os efeitos de saúde percebidos de um distúrbio são importantes para valorizar o diagnóstico/tratamento
	Riscos à saúde associados e limitações funcionais com a AOS contribuem para reconhecer a AOS como um problema de saúde com efeitos significativos no bem-estar geral
	A percepção da gravidade dos sintomas influenciada pelos seus efeitos percebidos pelo indivíduo (riscos à saúde) e sobre as pessoas à sua volta (rede social)
	Riscos à saúde percebidos da AOS
	Informação fornecida ao indivíduo e capacidade de aplicação da informação influenciam as presunções de responsabilidade do indivíduo para AOS e tratamento com CPAP
	Os sintomas de AOS têm impacto sobre os papéis, as funções e as relações sociais
Barreiras e facilitadores percebidos	As influências sociais enquanto motivadores para reconhecer um problema de saúde, procurar diagnóstico/tratamento e usar CPAP
	Medidas objetivas da AOS importantes quanto à tomada de decisão de cuidado da saúde
	As diferenças na percepção da urgência do tratamento entre pacientes e profissional influenciam o valor do diagnóstico e do tratamento pelo paciente
	Redes sociais contribuem para a aceitação do tratamento, mas não necessariamente para o uso do tratamento
	A gravidade percebida dos sintomas é influenciada pelos efeitos percebidos dos sintomas sobre o indivíduo (riscos à saúde) e sobre aqueles ao redor dele
	As redes sociais fornecem apoio, ajudam a resolver preocupações com problemas de saúde e são fontes de convergência de informação relacionada à saúde de sintomas da AOS promovendo a percepção de normalidade: Barreira à procura de diagnóstico/tratamento
	Influências sociais enquanto motivadores para reconhecer problemas de saúde, procurar diagnóstico e tratamento e usar o tratamento
	Sintomas silentes: Medo do que significa se os sintomas da AOS forem indetectáveis
	Redes familiares e sociais contribuem para as crenças de saúde sobre o sono
	Expectativas de serviço de saúde *versus* serviço real de cuidado com a saúde impactam a importância que o indivíduo coloca sobre sua saúde e o valor que colocam sobre sua relação com os profissionais da área da saúde
Autoeficácia percebida	O conhecimento e a informação fornecida ao indivíduo e a capacidade de aplicação da informação influenciam a presunção do indivíduo da responsabilidade da AOS e do tratamento com CPAP
	A resposta inicial ao CPAP, consistente ou inconsistente com as expectativas de resultado, facilita ou é uma barreira ao uso do tratamento
	A experiência inicial com a CPAP é uma fonte de apoio ou uma barreira à crença da própria capacidade de usar o tratamento
	Encaixar o tratamento na vida
	Dificuldades de resolução dos problemas/tornar rotineiras as responsabilidades da CPAP contribuem para o manejo da doença

(continua)

TABELA 3 Determinantes da teoria sociocognitiva da saúde enquanto categorização de esquema de trabalho para temas a partir da análise de conteúdo *(continuação)*

Determinantes do comportamento de saúde	Temas[a] derivados da análise de conteúdo
Expectativas de resultado	Entender por que os sintomas existem e associar sintomas específicos com um diagnóstico fornece esperança de que o tratamento aborde os sintomas sentidos e melhore a qualidade de vida geral As expectativas dos resultados do tratamento são facilitadoras do início e do uso do tratamento A resposta inicial à CPAP, consistente ou inconsistente com as expectativas do resultado, facilita ou é uma barreira ao uso do tratamento
Objetivos	Dificuldades de resolução dos problemas/tornar rotineiras as responsabilidades da CPAP contribuem para o manejo da doença

[a]Temas derivados dos dados dos participantes foram categorizados como um determinante do comportamento de saúde a partir da teoria sociocognitiva. Os temas não são mutuamente exclusivos. As definições dos temas foram mutuamente aceitas pelos investigadores do estudo e aplicadas ao procedimento direcionado da análise de conteúdo por um investigador simples atuando como codificador primário dos dados do texto.

dos grupos de interesse. A análise entre casos, incluindo conjuntos de dados qualitativos e quantitativos enquanto complementos dentro da matriz de análise, deu origem a casos que tinham aspectos descritivos comuns.

Resultados

Com a recorrência de temas na fase de análise de conteúdo, a saturação dos dados foi atingida em 15 participantes e o procedimento de amostra foi considerado completo. Os participantes eram todos veteranos, predominantemente homens (88%; ver Tab. 4) de meia-idade (53,9 ± 12,7 anos). Os participantes tinham bom nível escolar, com 93% ($n = 14$) com ensino médio ou acima disso. A amostra, em média, tinha AOS grave (IAH 53,5 ± 26,5 eventos/hora), com nadir de oxigênio de 66,4% (± 13,2%). A pressão da CPAP média estabelecida foi 10,7 ± 1,6 cmH$_2$O. O uso de CPAP média durante os primeiros 7 dias de tratamento com CPAP foi 4,98 ± 0,5 horas/noite. Ordenando a adesão à CPAP (i.e., ≥ 6 horas/noite de uso de CPAP e < 6 horas/noite de uso de CPAP), houve 6 pacientes que aderiram ao tratamento e 9 que não aderiram. A entrevista anterior à exposição à CPAP foi conduzida após a polissonografia diagnóstica, em média no dia 9 (variação: 2 a 28 dias), e a segunda entrevista foi conduzida após pelo menos 1 semana do tratamento com a CPAP (número médio de dias do dia 1 do uso de CPAP: 18; variação: 7 a 47 dias).

Pacientes que aderiram e pacientes que não aderiram à terapia com CPAP

Conhecimento e riscos à saúde percebidos. O conhecimento, ou o "saber" que um indivíduo tem sobre os riscos e os benefícios à saúde dos comportamentos de saúde (Bandura, 2004), foi um tema predominante em ambas as entrevistas para todos os participantes. A saturação em quase todo tema de conhecimento sugere que os participantes identificaram que ter uma compreensão da AOS e da CPAP é uma importante parte da experiência de ser diagnosticado com AOS e tratado com CPAP. Os partici-

TABELA 4 Descrição da amostra

Característica	Frequência (%) ($n = 15$)
Sexo	
Homens	13 (87%)
Mulheres	2 (13%)
Raça/etnia	
Afro-americana	9 (60%)
Branca	5 (33%)
Outra	1 (7%)
Estado civil	
Casado	7 (47%)
Solteiro	3 (20%)
Divorciado	3 (20%)
Viúvo	2 (13%)
Nível de ensino	
Ensino fundamental	1 (7%)
Ensino médio	7 (47%)
2 anos de faculdade	4 (27%)
4 anos ou mais de faculdade	3 (20%)
Trabalho por turnos	3 (20%)
Empregado	6 (40%)
Aposentado	6 (40%)
	Desvio-padrão médio 6
Idade, anos	53,9 ± 12,7
Peso, libras	248,9 ± 68,7
IAH, eventos/hora	53,5 ± 26,5
Nadir de O2, %	66,4 ± 13,2
Pressão de CPAP, cmH$_2$O	10,7 ± 1,6
Adesão de 1 semana à CPAP, horas	4,98 ± 0,5

pantes que aderiram ao tratamento relataram seu conhecimento dos riscos e dos benefícios da CPAP com relação às suas próprias expectativas de resultados após terem sido diagnosticados com AOS. Para alguns participantes, saber que a AOS é mais do que simplesmente roncar foi o primeiro passo no reconhecimento da AOS como uma síndrome com implicações à saúde. Um participante descreveu isso dizendo: "Eu sabia que a apneia do sono existia, mas nunca me dei conta da gravidade dela no meu caso, eu simplesmente não dava atenção a ela. Eu imaginava que iria roncar para o resto da minha vida".

Para muitos participantes, "ter uma visão global das coisas" após receber educação sobre AOS e tratamento com CPAP ajudou a entender que eles não apenas tinham sintomas de AOS em uma base diária, mas que sua saúde e qualidade de vida gerais eram impactadas pela AOS. Durante a primeira entrevista, os participantes recebiam um resumo de seus resultados do estudo do sono. A combinação de educação sobre o diagnóstico de AOS e tratamento com CPAP, relacionando seu próprio diagnóstico com sua saúde e funcionamento diário, foi importante para a formulação, por parte dos pacientes que aderiram ao tratamento, de crenças e percepções acuradas da AOS e da CPAP. Essas crenças serviram para motivar ou facilitar a determinação dos pacientes que aderiram ao tratamento a buscar a CPAP após o diagnóstico:

> Eu não fazia a mínima ideia de como a CPAP funcionava ou algo do tipo, eu só sabia que havia uma doença chamada apneia do sono e que várias pessoas a tinham e não percebiam que tinham. Na verdade, eu ainda não sabia de nada sobre ela até passar pelo teste (polissonografia diagnóstica)... Cinco (respirações) é normal e 30 é grave e eu dou 90 por hora. Sabe, isso literalmente me assustou porque tudo que passava pela minha cabeça era que iria morrer dormindo.
>
> Então, quando você me falou sobre dirigir, sentir-se cansado, eu lembrei que, sempre que fazíamos alguma viagem longa, logo na primeira hora eu tinha que parar no acostamento e descansar. Então tudo fez sentido e pensei que talvez eu tivesse a doença (AOS).

Para muitos participantes que aderiram ao tratamento, o conhecimento dos riscos à saúde associados com a AOS era limitado a "sentir-se com preguiça" ou "ter baixos níveis de energia". Para alguns, sua percepção de AOS era apenas relativa a "cair no sono quando sentava". Participantes que "tiveram uma visão global das coisas", relacionando seu diagnóstico à sua própria condição de saúde, estavam motivados a aceitar o tratamento por CPAP a partir do início. Por exemplo, um participante disse "Ela (AOS) começa a afetar em longo prazo uma série de coisas, como elevação da pressão arterial. Eu espero que o tratamento ajude a baixar minha pressão arterial". Essas percepções forneceram esperança para os participantes que aderiram ao tratamento que se expandiu além do manejo de sua AOS para outras experiências de doenças e de saúde:

> Se tenho mais energia e não me sinto tão preguiçoso – porque vou para a pista de atletismo da minha escola local e dou 5 ou 6 voltas, caminhando –, terei mais energia para fazer atividades que me mantenham saudável.

Após o tratamento, houve menos ênfase sobre os temas baseados no conhecimento entre os participantes que aderiram ao tratamento. Isso sugeriu uma mudança de ênfase entre os pacientes que aderiram ao tratamento do conhecimento dos riscos e dos benefícios da AOS às percepções derivadas da real experiência do tratamento com CPAP.

O conhecimento dos participantes que não aderiram ao tratamento não era diferente daquele dos participantes que aderiram. Contudo, aqueles com conhecimento que serviu como barreira para o diagnóstico, em vez de facilitador, tinham menos probabilidade de buscar um estudo do sono diagnóstico de um modo preciso. Isso era particularmente real para aqueles que tinham conhecimento e percepções de AOS imprecisas, como a AOS ser uma condição de um simples ronco. Ainda que muitos reconheçam que provavelmente tenham AOS, o ronco era o "problema" que definia a AOS, não os eventos de apneia e os resultados funcionais e de saúde adversos resultantes. Como um participante descreveu:

> Meu irmão faz isso (ronca) e ele para (de respirar) o tempo todo no meio da noite. Meu pai também fazia isso e, você sabe, eu também. Sei que faço isso já há algum tempo, quero dizer, lembro de sempre ter sido um cara que ronca alto [...]. Como eu disse, minha condição é hereditária. Tenho certeza de que meu filho mais velho tem e de que meu caçula acabará tendo também. Meu irmão tinha, meu pai tinha, e minha mãe provavelmente também tinha porque ela roncava. Não creio que seja algo tão grave porque isso (roncar, parar de respirar) é algo que venho tendo há muitos anos.

Além disso, descrever o conhecimento inicial de "ter que usar uma máscara" para o tratamento da AOS serviu como uma barreira para a busca do diagnóstico e do tratamento para algumas pessoas. Esta percepção não foi consistente apenas entre aqueles que não aderiram ao tratamento, visto que muitos deles expressaram preocupações sobre o tratamento antecipado de sua AOS. Aqueles que aderiram à CPAP e os que não aderiram descreveram diferenças crucialmente importantes em sua própria capacidade de harmonizar o seguinte: (a) seu diagnóstico de AOS; (b) sua experiência dos sintomas; (c) seus objetivos para o uso do tratamento; e (d) suas expectativas de resultado que foram satisfeitas após a exposição ao tratamento. Esses fatores, quando harmonizados pelo indivíduo, facilitaram as percepções positivas gerais da experiência de diagnóstico e tratamento.

Estabelecimento de objetivos e expectativas de resultados. As expectativas de resultados são os riscos e os benefícios antecipados ou esperados para hábitos/

comportamentos saudáveis que apoiam ou impedem o investimento de um indivíduo no comportamento (Bandura, 2004). Entre os participantes, as expectativas do resultado pós-diagnóstico que foram consistentemente preenchidas foram altamente influentes das decisões dos participantes de usar a CPAP. Por exemplo, após ser diagnosticado com AOS, um participante colocou todos os seus sintomas vivenciados em perspectiva, relacionando-os com sua AOS. Com o tratamento, ele esperava que estes sintomas se resolvessem. Ele afirmou: "Parece que a apneia do sono basicamente causa todos estes problemas. Assim, imaginei que se cuidasse disso (usando a CPAP), basicamente os problemas iriam diminuir". Dar sentido aos problemas em termos de expectativas de resultado ajudou os pacientes que aderiram ao tratamento a comprometer-se a tentar usar a CPAP e acreditar que esta seria uma experiência positiva. Um participante resumiu sua percepção dos sintomas e expectativas de resultado da seguinte forma: "Mas mesmo sem ter tentado, eu sei o que experienciei e como isso me afetou, e que quero melhorar, então, se eu puder, nada me impedirá de usar o CPAP."

Uma percepção particularmente importante descrita pelos participantes foi que sua primeira resposta à CPAP influenciou o uso futuro/contínuo da CPAP. Estas primeiras experiências foram úteis na formulação de expectativas de resultados realísticas e pessoalmente importantes para o uso da CPAP. Um participante descreveu sua resposta à CPAP após usá-la pela primeira vez no laboratório do sono durante seu segundo estudo do sono (i.e., estudo do sono com CPAP):

> Mas senti alívio na primeira noite em que eu estava no hospital. Dirigi para casa após eles me acordarem, desci, tomei café e enquanto estava dirigindo para casa, dizia a mim mesmo, puxa vida, me sinto ótimo e fiquei apenas da 1 até as 6, sabe. Sinto-me muito melhor o dia todo. Senti-me muito bem após 5 horas de sono com o aparelho ligado.

Para os participantes que aderiram ao tratamento, ter uma resposta positiva à CPAP durante a noite de estudo do sono com CPAP foi altamente motivador para o uso contínuo da CPAP em casa. Além disso, esta resposta inicial determinou o estágio para os participantes desenvolverem um comprometimento inicial ao tratamento, mesmo quando enfrentam barreiras. Respostas positivas persistentes à CPAP durante todo o período de tratamento inicial (i.e., 1 semana) reforçaram as expectativas de resultados dos participantes e ajudaram a formular uma percepção do tratamento que foi conducente ao uso em longo termo.

Os objetivos para a melhora da saúde e para atingir determinados comportamentos de saúde são importantes para ter sucesso com qualquer comportamento de saúde. De acordo com Bandura (2004), os indivíduos estabelecem objetivos para sua saúde pessoal, incluindo estabelecer planos ou estratégias concretas para atingir esses objetivos. O estabelecimento de objetivos entre usuários que aderiram à CPAP focou-se em "como melhor adaptar-se ao uso da CPAP" ou identificar "soluções para dificuldades com o uso de CPAP". Esses objetivos foram estabelecidos de modo que os usuários de CPAP fossem capazes de atingir suas expectativas de resultados. O estabelecimento dos objetivos não foi especificamente discutido pelos usuários da CPAP antes de seu uso. Com a exposição e a adesão à CPAP, os participantes que aderiram primeiro identificaram que o uso da CPAP foi importante e, após isso, identificaram "truques e técnicas" para o uso bem-sucedido da CPAP. Se estas foram originadas do participante ou foram um esforço colaborativo entre participante e uma fonte de apoio, ter um plano que abordou o melhor meio de adaptar-se à CPAP promoveu o esforço contínuo direcionado ao uso da CPAP, como descrito por um participante que aderiu à CPAP:

> Acho que na primeira noite que a usei, tive uma pequena sensação de claustrofobia, mas tirei isso da minha cabeça dizendo a mim mesmo, "Não deixa isto te incomodar, isto é uma máquina que vai te ajudar, use-a". Então botei na cabeça que iria usá-la.

Como este participante descreveu, era importante para ele encontrar um modo de usar o tratamento e perceber seus objetivos de saúde geral. De forma similar, um participante descobriu que não poderia dormir com a CPAP na pressão total. Ele enfatizou a importância de usar a CPAP para tratar sua AOS, mas ele comparou o uso da CPAP a "um tornado soprando pelo seu nariz". Ele lembra-se de ter aprendido sobre vários aspectos da máquina de CPAP que poderiam aliviar sua sensação. Após testar alguns truques no aparelho da CPAP, ele descobriu que conseguia dormir em uma pressão estabelecida em um nível baixo enquanto a pressão subia para um nível de pressão total estabelecida após ele adormecer (i.e., função de rampa). Ao estabelecer um objetivo imediato de dormir enquanto usa a CPAP, ele conseguiu atingir seu objetivo em longo prazo de usar a CPAP todas as noites. O objetivo em longo prazo dos participantes que aderiram ao tratamento era sentir-se melhor ou dormir melhor, mas o objetivo imediato era ser capaz de usar a CPAP.

Para os que não aderiram ao tratamento, uma experiência negativa durante seu estudo do sono com CPAP levou a um cenário indesejável sobre a CPAP e o tratamento geral da AOS. Por exemplo, um participante descreveu não sentir resposta imediata à CPAP durante o estudo do sono com CPAP; portanto, ele não esperava obter qualquer resposta ao tratamento em um período de tempo mais estendido:

> Ainda tenho o mesmo tipo de sono, acho. Na realidade, acho que levou mais tempo para pegar no sono do que no primeiro estudo do sono (sem CPAP). Acredito que meu sono ainda era o mesmo tipo de sono que sempre tive, contudo, você sabe, o aparelho deveria me fazer dormir melhor, mas acordei na mesma condição em que geralmente acordava, é o que estou tentan-

do dizer. Não me senti mais vigoroso ou alerta ou qualquer coisa do tipo após a primeira noite.

As descrições dos participantes de suas considerações para o uso de CPAP consistentemente incluíram a questão: "Quais são as desvantagens de usar a CPAP?". Combinando as percepções iniciais negativas do tratamento e as experiências negativas iniciais com a CPAP, aqueles que não aderiram ao tratamento tendiam a ver as desvantagens do uso do tratamento superando quaisquer benefícios do uso do tratamento. Um participante descreveu as percepções negativas e as experiências negativas que o levaram a acreditar que as expectativas do resultado do tratamento por CPAP não valiam o tormento do uso do tratamento:

> Não, no início eu achava que conseguiria o fazer tratamento por CPAP. Eu acreditava que iria fazer mais do que fiz e não fiz nada. Eu não ficava com sono, ainda me sentia cansado. Acho que esperava mais do tratamento e não obtive nada que pudesse desfrutar. Não, apenas um punhado de aborrecimento e não consegui dormir.

Entre os participantes que não aderiram ao tratamento, o tema orientado ao objetivo não estava presente após o diagnóstico. Aqueles que não aderiram não articularam os objetivos específicos para adquirir o tratamento e, além disso, eles não descreveram estratégias para serem capazes de usar a CPAP após 1 semana de tratamento com CPAP. Para aqueles que não aderiram, estabelecer objetivos relacionados ao tratamento para uso de CPAP não era uma prioridade.

Facilitadores e barreiras ao uso de CPAP. Facilitadores e barreiras percebidos podem ser pessoais, sociais e/ou estruturais. Embora facilitadores e barreiras percebidos influenciem os comportamentos de saúde, esse processo é mediado pela autoeficácia (Bandura, 2004). Portanto, a existência de uma barreira pode não ser particularmente influente sobre o comportamento do indivíduo se sua autoeficácia for elevada. Consistente com esta perspectiva conceitual, alguns participantes identificaram barreiras que eram particularmente problemáticas no uso da CPAP, mas eram usuários atentos da CPAP apesar dessas barreiras. Em contrapartida, aqueles que descreveram numerosos facilitadores do uso do tratamento por CPAP não eram necessariamente adeptos do uso da CPAP.

Os participantes que aderiram ficaram menos focados nos facilitadores e barreiras potenciais ou reais ao uso da CPAP com o passar do tempo do que aqueles que não aderiram. Quando os participantes que aderiram à CPAP discutiram facilitadores e barreiras, suas descrições gerais eram positivas, com os facilitadores sendo o foco de sua experiência após usarem a CPAP por 1 semana. Nenhum participante que aderiu ao tratamento salientou barreiras ao uso da CPAP após 1 semana de tratamento. Além disso, quando defrontados com as barreiras, os participantes que aderiram ao tratamento descreveram percepções do tratamento como importantes e identificaram uma crença em sua capacidade de sobrepor a barreira. Por exemplo, um participante experimentou a sensação de não ser capaz de respirar durante sua segunda noite de uso de CPAP em casa, mas sua capacidade de usar a CPAP foi influenciada por seu comprometimento de "precisar" do tratamento:

> Porque aquilo era como se eu não conseguisse respirar, e, ainda que o aparelho estivesse ligado, era como se eu estivesse paralisado, e isso ocorria sempre que eu tentava voltar a dormir. Quantas vezes? Mais três vezes naquela noite até eu me sentir realmente ansioso porque sempre que tentava dormir, após um tempo sentia novamente aquela ansiedade. Por fim, eu rezava. Levantava-me e rezava pra valer, pedia a Deus para me ajudar com isso e então conseguia dormir. Desde então, eu rezo todas as noites e não mais tenho problemas.

Como esse exemplo demonstra, barreiras e facilitadores não são determinantes independentes do comportamento de saúde. Os participantes descrevem situações e experiências que foram rotuladas como um facilitador ou uma barreira, mas o real resultado comportamental de chegar ao diagnóstico e usar CPAP não foi necessariamente um espelho do fato de essas experiências serem uma barreira ou um facilitador.

As experiências facilitadoras descritas pelos participantes que aderiram ao tratamento centraram-se nas interações sociais que forneceram motivação e facilitação de seu uso de CPAP. As experiências facilitadoras incluíram descrições de apoio social, experiências partilhadas de uso de CPAP com outros usuários e reconhecimento de sua própria melhora como resultado do tratamento com CPAP ter sido uma importante influência sobre as relações sociais. As relações sociais e a capacidade de estar totalmente engajado nesses comportamentos durante a primeira semana de uso de CPAP foram descritas por vários participantes que aderiram à CPAP como facilitadores do tratamento contínuo:

> Eu vejo a diferença. As pessoas veem a diferença. Minha esposa vê a diferença. Meus filhos veem a diferença. Isso ajuda. Creio que é 50% de tudo. As pessoas dizem que você mudou, que as coisas estão ficando melhores e que você parece bem melhor, você soa bem melhor e age bem melhor, porque quando você tem uma resposta como essa, você sabe que ela (CPAP) está ajudando.
>
> Nossa relação (com a esposa) está ficando cada vez melhor. Creio que desde que comecei a usar o aparelho do sono ficou cada vez melhor porque algumas coisas que me irritavam, eu colocava para fora e causava um pouco de atrito, como é normal em casais. Mas desde que usei o aparelho do sono, tenho deixado esses detalhes de lado, coisas que me irritam ou das quais eu me queixaria [...]. Comunicação, a nossa relação, assim consegui me abrir e desfrutamos mais um do outro desde então (o início da CPAP). Sim, eu gosto do aparelho, realmente gosto e gosto do que ele me proporciona.

Os participantes que aderiram ao tratamento claramente enfatizaram a importância da melhora em suas relações sociais como resultado de seu tratamento com CPAP. Muitos reconheceram essa melhora após um amigo próximo ou membro da família sugerir que a melhora era óbvia.

Os participantes que não aderiram ao tratamento enfatizaram barreiras em vez de facilitadores ao uso da CPAP após terem sido diagnosticados com AOS. Contudo, após usar a CPAP durante uma semana, os não usuários identificaram algumas barreiras reais ao tratamento. Diferente dos participantes que aderiram ao tratamento, aqueles que não aderiram não discutiram as interações sociais como uma importante parte de sua experiência de tratamento pós-CPAP. Os participantes que não aderiram também se identificaram como solteiros, divorciados ou viúvos, com a exceção de 1 participante. Os participantes que não aderiram ao tratamento não discutiram suas redes sociais (i.e., amigos, família fora de sua residência, colegas de trabalho) como importantes para suas experiências de serem diagnosticados com AOS e iniciarem o tratamento com CPAP.

Autoeficácia percebida. A autoeficácia percebida é a crença de que o indivíduo pode exercitar controle sobre os próprios hábitos de saúde, produzindo efeitos desejados pelos próprios comportamentos de saúde (Bandura, 2004). Este tema abrangente foi significativamente descrito pelos participantes e representado por vários subtemas que eram importantes para os que aderiram e os que não aderiram no estudo. Dentro destas descrições, os participantes ofereceram experiências de serem diagnosticados com AOS e usar CPAP que levou à crença em si ou, na falta dessa crença, a usar ou não usar o tratamento.

Os que aderiram ao tratamento na amostra descreveram uma autoeficácia percebida geralmente positiva sobre o uso futuro de CPAP. Os que aderiram tiveram uma crença positiva em sua capacidade de usar a CPAP no início, que persistiu e tornou-se cada vez mais frequente do diagnóstico ao início do tratamento com CPAP, mesmo que tivessem dúvidas sobre sua capacidade de usar o tratamento. Como um participante descreveu, a primeira ideia de usar uma máscara durante o sono não foi atraente, mas, com uma primeira experiência positiva com a CPAP, ele ficou cada vez mais confiante de que a CPAP se tornaria parte da sua vida:

> Acho que vi as máscaras, quando estava sentado lá, e disse a mim mesmo: tomara que não tenha que usar uma destas. Então eles vieram até mim e disseram "Agora vamos colocar a máscara de CPAP em você", e eu disse "Ok". Eles colocaram a CPAP em mim e, quando voltaram à sala, senti-me ótimo quando acordei às 6. Eles tiveram que me acordar às 6 horas porque eu estava dormindo e, sabe como é, acho que após isso eu não me importei com a máscara. Se eu consegui dormir tão bem da 1 até as 6 sem acordar, eu usaria sempre que tivesse que fazê-lo (usar a CPAP).

Os participantes que aderiram ao tratamento também descreveram que planejavam incorporar a CPAP em sua rotina diária, sugerindo uma crença positiva subjacente em sua capacidade de realizar o comportamento de saúde do uso da CPAP. Reconhecendo que o uso da CPAP necessitaria de uma "tarefa" diária adicional, os pacientes que aderiram ao tratamento tinham planos bem-definidos de incorporar as demandas adicionais à sua programação diária:

> Tenho que acrescentar algumas coisas que devo fazer de modo a manter o aparelho de CPAP limpo e garantir que esteja seco. A cada semana devo desinfetá-lo, mas quando fiz isso, quando decidi que ia fazer isso, fui até o banheiro, fiz todo o cerimonial; levou apenas 20, 25 minutos e tudo estava pronto. E acordar pela manhã e fazer a limpeza diária, sabe como é, não é algo negativo, mas é algo a que tenho que me ajustar.

Os participantes que não aderiram ao tratamento descreveram experiências em grande parte negativas com a CPAP durante a primeira exposição (i.e., estudo do sono com CPAP) ou durante a fase inicial em casa. Poucos participantes que não aderiram tiveram benefícios com o tratamento, e estes descreveram esforços malsucedidos ou que carecem de esforços de solucionar problemas com as dificuldades da CPAP. Essas experiências negativas eram importantes áreas de preocupações sobre a sua capacidade percebida de usar CPAP em um período prolongado de tempo (autoeficácia percebida). Por exemplo, um participante teve uma experiência extremamente negativa durante a primeira semana em que foi exposto à CPAP, e ele firmemente duvidou de sua capacidade de sequer usá-la:

> Eu não conseguia respirar nela (na máscara). Esta coisa, eu tinha que sugá-la para respirar. Na noite passada dormi bem, mas então acordei e me senti claustrofóbico. Senti-me preso embaixo da cama em algum lugar e não conseguia sair dali e, então, acordei. Eu não estava dormindo, e essa é uma das razões (para não usar), eu não conseguia dormir usando ela; aquilo só agravava a situação.

Cada participante descreveu acostumar-se à CPAP durante as primeiras noites de tratamento. Com as experiências malsucedidas durante este período, os participantes identificaram recursos para ajudar a melhorar sua experiência ou tomaram decisões para usar a CPAP durante menos tempo ou parar definitivamente de usá-la. Para todos os participantes, as experiências iniciais com a CPAP contribuíram para sua crença em suas próprias capacidades de se adaptar à terapia.

Os indivíduos que encontram dificuldades em encaixar a CPAP em suas vidas foram desafiados a aderir ao tratamento. Quando a CPAP foi encarada como não se encaixando na rotina diária, os participantes tiveram dúvidas quanto à sua capacidade de continuar a usar o tratamento. Uma participante descreveu ter uma rotina de adormecer vendo TV. Com a CPAP, ela tinha dificuldades em ver televisão e, portanto, teve mais dificuldades em adormecer. Embora ela continuasse a tentar usar a CPAP, ela disse que o uso do aparelho era, em geral, incomodativo. As complexidades apresentadas pelo uso da CPAP dentro das restrições de sua rotina normal provavelmente influenciavam cada vez mais suas dúvidas quanto ao uso da CPAP.

USUÁRIOS DE CPAP CASADOS E NÃO CASADOS

Com a emergente ênfase colocada sobre o apoio social e as redes sociais pelos participantes deste estudo, exploramos como o contexto social da vida diária impactou as percepções da AOS e o tratamento por CPAP, examinando as respostas de participantes casados ($n = 7$) e não casados ($n = 8$). Com o uso da condição de casado e não casado a partir das características demográficas autorrelatadas como âncoras, ou como um qualificador descritivo único, classificamos os subtemas dentro de uma matriz de análise para identificar percepções, crenças e experiências dentro destes grupos de qualificadores. Incluímos todos os participantes que se identificaram como casados ou com união estável como casados; todos os participantes que se identificaram como solteiros, divorciados ou viúvos foram incluídos na categoria de não casados.

Esses grupos descreveram diferentes experiências com o diagnóstico e o tratamento com CPAP. Os participantes casados ofereceram descrições de recursos de apoio social dentro da proximidade imediata que eram facilitadores positivos de procura de diagnóstico e de iniciar/permanecer no tratamento. Os participantes casados expressaram crenças positivas em sua capacidade de usar a CPAP com o uso do tratamento inicial, com frequência descrito em conjunto com um episódio de resolução do problema da CPAP que foi resolvido com seu parceiro/cônjuge de maneira colaborativa. Os participantes casados descreveram respostas iniciais e experiências com o tratamento por CPAP esmagadoramente positivas. Suas expectativas de resultados eram consistentes com o passar do tempo. Eles geralmente anteciparam respostas positivas à CPAP antes da exposição e tiveram respostas positivas ao tratamento após 1 semana de uso. Os participantes casados também identificaram sucesso em "encaixar a CPAP em suas vidas". Esses participantes foram capazes de identificar bem mais benefícios do que dificuldades com a CPAP, benefícios que incrementaram seu comprometimento contínuo com o uso do tratamento. Os participantes casados discutiram fontes de apoio próximas (i.e., cônjuge, companheiro, membros da família) como importantes para proporcionar *feedback* sobre sua resposta ao tratamento, dificuldades em soluções de problemas e reforço positivo para uso persistente da CPAP.

Os participantes não casados comumente identificaram amigos ou colegas de trabalho como fatores motivadores (facilitadores) para procurar diagnóstico, mas menos influência social sobre/facilitação do uso do tratamento após 1 semana de terapia com CPAP. Sem a presença de um apoio social imediato, os participantes não casados não enfatizaram as importantes interações sociais com o uso real da CPAP. Após 1 semana de tratamento com a CPAP, os participantes não casados descreveram menos confiança em sua capacidade de usar a CPAP e descreveram menos "resposta" à CPAP do que os participantes que eram casados. Os participantes não casados descreveram poucos facilitadores do uso do tratamento durante a primeira semana de terapia com CPAP. Quase todos os participantes não casados identificaram razões "automáticas" para buscar tratamento, e houve ausência de fontes sociais de apoio ou "motivadores e solucionadores de problemas sociais" enquanto usavam CPAP durante a primeira semana.

TIPOLOGIAS DE USUÁRIOS DE CPAP QUE ADERIRAM AO TRATAMENTO E QUE NÃO ADERIRAM

As diferenças descritas em crenças, percepções e experiências de ser diagnosticado com AOS e o tratamento inicial com CPAP eram explícitas entre os que aderiram e os que não aderiram ao tratamento. Os que aderiram perceberam riscos à saúde e funcionais da AOS sem tratamento, tiveram crença positiva em sua capacidade de usar CPAP a partir do início do processo diagnóstico, tiveram expectativas de resultados claramente definidas, tiveram mais facilitadores do que barreiras à medida que avançavam do diagnóstico ao tratamento e identificaram importantes influências sociais e fontes de apoio para buscar diagnóstico e persistir com o tratamento por CPAP. Aqueles que não aderiram ao tratamento descreveram não conhecer os riscos associados à AOS, perceberam menos sintomas de seus diagnósticos, não tiveram as expectativas de resultados claramente definidas para o tratamento, identificaram menos melhoras com a exposição à CPAP e perceberam e experimentaram mais barreiras ao tratamento com CPAP. Como resultado da análise entre os casos na qual as consistências e as diferenças surgiram entre os que aderiram e os que não aderiram na experiência descrita de ser diagnosticado com AOS e tratamento com CPAP, sugerimos tipologias, ou perfis descritivos, de pessoas com AOS tratada com CPAP (ver Tab. 5). As tipologias que propomos são consistentes com estudos empíricos prévios de adesão à CPAP, no que as relações preditivas entre percepção de risco, expectativas de resultado, autoeficácia percebida e apoio social com uso de CPAP foram identificadas. Os achados de nosso estudo estendem os achados prévios, esclarecendo a importância de significados contextuais pessoais derivando de suas experiências, crenças e percepções quando passam do diagnóstico com AOS para o tratamento com CPAP. Além disso, as tipologias descrevem sucintamente diferenças críticas entre estes grupos de pessoas com AOS tratadas com CPAP que sustentam o desenvolvimento de intervenções de adesão moldadas ou centradas no paciente que reconheçam as diferenças individuais.

DISCUSSÃO

Até onde sabemos, este é o primeiro estudo a aplicar um método predominantemente qualitativo para descrever as crenças e as percepções individuais do diagnóstico de AOS e tratamento com CPAP em relação à adesão em curto prazo à CPAP. Nossos achados são consistentes com estudos empíricos prévios a respeito da capacidade de aplica-

TABELA 5. Tipologias de usuários de CPAP que aderiram ao tratamento e que não aderiram

Usuários de CPAP que aderiram ao tratamento	Usuários de CPAP que não aderiram ao tratamento
Definem riscos associados com a AOS	São incapazes de definir os riscos associados com a AOS
Identificam as expectativas do resultado a partir do início	Descrevem menos expectativas de resultados
Têm menos barreiras do que facilitadores	Não reconhecem os próprios sintomas
Facilitadores são menos importantes posteriormente com o uso do tratamento	Descrevem as barreiras como mais influentes no uso da CPAP do que os facilitadores
Desenvolvem e definem objetivos e razões para uso da CPAP	Facilitadores do tratamento ausentes ou irreconhecíveis
Descrevem crença positiva na capacidade de usar CPAP mesmo com dificuldades potenciais ou vivenciadas	Descrevem baixa crença na capacidade de usar CPAP
Influências sociais próximas proeminentes nas decisões de buscar diagnóstico e tratamento	Descrevem experiências iniciais negativas com a CPAP, reforçando a baixa crença na capacidade de usar CPAP
	Incapazes de identificar respostas positivas à CPAP durante o tratamento inicial

ção geral da teoria sociocognitiva ao fenômeno da adesão à CPAP. Os achados de nosso estudo estendem unicamente estes achados prévios esclarecendo a importância das experiências, das crenças e das percepções individuais como influentes nas decisões de buscar diagnóstico e tratamento da AOS. As diferenças descritas entre os que aderiram e os que não aderiram ao tratamento em nosso estudo sugerem oportunidades de intervenção moldadas ou centradas no paciente cruciais que podem ser desenvolvidas e testadas entre pacientes que são recém-diagnosticados com AOS e antecipam o tratamento com CPAP. Os principais achados do estudo incluem: (a) adultos descrevendo e designando o significado de serem diagnosticados com AOS e tratados com CPAP, o que, por sua vez, influenciou suas decisões de aceitar ou rejeitar o tratamento e a extensão do uso de CPAP; e (b) diferenças nas crenças e nas percepções no dia e com o tratamento por CPAP foram identificadas entre pacientes que aderiram e que não aderiram à CPAP e também descritas no contexto social de usuários de CPAP casados e não casados. As diferenças descritas entre esses grupos fornecem dados para apoiar a primeira tipologia publicada, ou perfil descritivo, de pacientes que aderiram e pacientes que não aderiram à CPAP.

Variáveis teoricamente derivadas, como os determinantes de comportamentos de saúde descritos na teoria sociocognitiva e aplicados em nosso estudo, são conceitos operacionais que ajudam a entender as percepções de nossos pacientes com a AOS e as crenças sobre AOS e CPAP e podem orientar as intervenções para melhorar a adesão à CPAP. Modeladas pela teoria sociocognitiva de Bandura (1977), as diferenças entre os que aderiram à CPAP e os que não aderiram podem ser definidas entre os determinantes da teoria sociocognitiva de comportamentos de saúde: (a) conhecimento; (b) autoeficácia percebida; (c) expectativas de resultados e objetivos; e (d) facilitadores e barreiras. Como estudos anteriores demonstraram, construtos psicossociais, como aqueles consistentes com a teoria sociocognitiva, fornecem possivelmente a variância mais explicada, até o momento, entre os que aderiram à CPAP e os que não aderiram (Aloia, Arnedt, Stepnowsky e colaboradores, 2005; Engleman e Wild, 2003; Stepnowsky, Bardwell e colaboradores, 2002; Weaver e colaboradores, 2003). Além disso, recentes estudos de intervenção para promover a adesão à CPAP aplicaram construtos teóricos similares com alguns achados positivos (Aloia, Arnedt, Millman e colaboradores, 2007; Richards, Bartlett, Wong, Malouff e Grunstein, 2007). Como nossos achados sugerem, as decisões de usar a CPAP são individualizadas e, pelo menos em parte, dependentes do ambiente de apoio do paciente e das experiências iniciais com a crenças a respeito da CPAP. Como os primeiros comprometimentos de usar ou não a CPAP predizem o uso em longo prazo (Aloia, Arnedt, Stanchina e colaboradores, 2007; Weaver, Kribbs e colaboradores, 1997), é crucialmente importante entender e examinar as oportunidades para intervir em fatores que influenciam o comprometimento inicial com a CPAP. Essa perspectiva irá potencializar o desenvolvimento de intervenções moldadas e centradas no paciente para melhorar a adesão à CPAP em nível individual, enquanto promove, de forma coletiva, os resultados de saúde da população com AOS.

Nosso estudo confirma que a teoria sociocognitiva é aplicável ao comportamento de saúde único do uso do tratamento com CPAP. Na verdade, os determinantes interligados da saúde como descrito por Albert Bandura (1977) em relação às decisões de aceitar e usar a CPAP foram claramente descritos pelos participantes de nosso estudo. Esta afirmação sugere que qualquer domínio mensurado dentro do modelo (i.e., barreiras, facilitadores, expectativas de resultado) provavelmente não identificará pessoas em risco de não adesão à CPAP. Ao contrário, os achados do nosso estudo sustentam a natureza complexa e recíproca do modelo teórico à medida que este se aplica a este comportamento de saúde e oferecem esclarecimento para a nossa compreensão da adesão à CPAP como um processo de tomada de decisão multifatorial iterativo. Portanto, é importante determinar uma compreensão do contexto do indivíduo a partir do diagnóstico inicial por meio do uso de tratamento inicial para abordar a natureza complexa do problema da adesão à CPAP e para identificar, de forma prospectiva, aqueles que provavelmente não irão aderir ao tratamento.

Em nosso estudo, a experiência e a percepção dos sintomas contribuíram para a motivação dos participantes de buscar diagnóstico e tratamento e de aderir ao tratamento da CPAP. Embora os estudos que examinaram sintomas de pré-tratamento, particularmente sonolência subjetiva, tenham produzido resultados inconsistentes sobre o uso subsequente de CPAP, eles mensuraram sintomas em escalas quantitativas que definem cenários específicos de "dano" relacionado ao sintoma de interesse (i.e., Epworth Sleepiness Scale [Johns, 1993], Functional Outcomes of Sleep Questionnaire [Weaver, Laizner e colaboradores, 1997], Stanford Sleepiness Scale [MacLean, Fekken, Saskin e Knowles, 1992; Engleman e colaboradores, 1996; Hui e colaboradores, 2001; Janson, Noges, Svedberg-Randt e Lindberg, 2000; Kribbs e colaboradores, 1993; Lewis e colaboradores, 2004; McArdle e colaboradores, 1999; Sin e colaboradores, 2002; Weaver, Laizner e colaboradores, 1997). Ainda, como nosso estudo realça, as percepções de necessidade relativa à experiência do indivíduo dos sintomas foram altamente individuais e influenciaram de modo significativo as decisões de buscar diagnóstico e tratamento. Consistentes com as percepções que influenciam o comportamento de tomar o fármaco (Hansen, Holstein e Hansen, 2009), situações particulares necessitavam da busca do diagnóstico e do uso do tratamento. A experiência dos sintomas e o impacto dos sintomas na vida diária foram altamente variáveis entre os participantes e não prontamente receptivos à categorização discreta. O entendimento das situações particulares é uma importante perspectiva para explicar a adesão à CPAP.

Reconhecer e admitir que os sintomas percebidos são parte de um processo de doença e logicamente ligados ao diagnóstico de AOS foi importante para os participantes do estudo e para seu comprometimento para avançar do diagnóstico ao tratamento, consistente com os achados de Engleman e Wild (2003). Um recente estudo de intervenção para promover a adesão à CPAP incorporou estratégias específicas que abordam a "personalização" dos sintomas da AOS (Aloia, Arnedt, Riggs, Hecht e Borrelli, 2004; Aloia, Arnedt, Millman e colaboradores, 2007). Os resultados deste ensaio controlado randomizado mostraram menores taxas de interrupção na CPAP entre os participantes que estavam no grupo de educação e reforço motivacional quando comparados ao "cuidado-padrão", sugerindo a importância de auxiliar pessoas diagnosticadas com AOS para fazer a conexão entre doença/diagnóstico objetivamente medidos e sua experiência vivida da doença (Aloia, Arnedt, Millman e colaboradores, 2007). Personalizar sintomas, reconhecer o impacto dos sintomas sobre a função diária e identificar o significado da doença em termos de percepção do indivíduo de sua própria saúde foram claramente descritos pelos participantes em nosso estudo. Os participantes que aderiram e os que não aderiram ao tratamento claramente expressaram diferenças em suas experiências de ter AOS, incluindo o impacto do dano funcional sobre as relações sociais. A partir destas diferentes perspectivas, os participantes definiram expectativas de resultados e riscos de saúde associados à AOS de diferentes modos, possivelmente influenciando sua decisão final de usar ou interromper a CPAP.

A importância descrita das primeiras experiências dos participantes com CPAP e sua resposta inicial ao tratamento com CPAP, durante o estudo do sono com CPAP e durante a primeira semana de uso da CPAP, foram influentes no interesse dos participantes em continuar a usar a CPAP. Os resultados do nosso estudo são consistentes com os achados de Van de Mortel, Laird e Jarrett (2000), nos quais os pacientes com AOS tratados com CPAP e que não aderiram ao tratamento tinham queixas sobre sua experiência de estudo do sono e descreveram problemas "maiores" na noite de sua titulação da CPAP. De maneira similar, Lewis e colaboradores (2004) descobriram que os problemas identificados na primeira noite de uso de CPAP, embora na autotitulação da CPAP, foram consistentes com o uso menor de CPAP. Não apenas a experiência inicial em termos de dificuldades com CPAP foi identificada como importante à subsequente adesão à CPAP, mas também a resposta do paciente à primeira noite de CPAP (i.e., grau de melhora do sono) esteve correlacionada com a subsequente adesão à CPAP (Drake e colaboradores, 2003). A importância de promover uma experiência inicial positiva com CPAP e fornecer a orientação antecipada sobre as expectativas de resultado é realçada por nossos achados.

A significância de apoio social, próximo e dentro da rede social mais ampla, foi um importante facilitador do uso de CPAP entre aqueles que aderiram ao tratamento em nosso estudo. As diferenças entre as experiências de indivíduos casados e não casados com AOS revelaram a importância descrita de uma fonte imediata e próxima de suporte para o uso da CPAP. Nosso achado é consistente com achados prévios de que os usuários de CPAP que viviam sozinhos tinham significativamente menos probabilidade de usar sua CPAP do que aqueles que viviam com alguém (Lewis e colaboradores, 2004). As fontes imediatas não são apenas importantes para o uso contínuo da CPAP, mas também partilharam experiências com a CPAP de fontes sociais menos imediatas. Os participantes no nosso estudo descreveram as relações sociais como motivadores para procurar diagnóstico, fornecendo reforço positivo para persistir com o tratamento e uma fonte de troca de dicas sobre o manejo da AOS e a CPAP. Estudos explorando as razões para a não adesão a fármacos antituberculose identificaram, de forma similar, a importância das influências sociais na procura de tratamento e no uso do tratamento (Naidoo, Dick e Cooper, 2009). Entre os pacientes com AOS tratados com CPAP, os estudos de intervenção que incluíam *feedback* aos participantes, reforço positivo, inclusão de uma pessoa de apoio e assistência com dificuldades em resolução de problemas resultaram em uma adesão mais alta à CPAP entre os participantes nos grupos de intervenção quando comparados com os grupos de placebo ou de cuidado-padrão (Aloia e colaboradores, 2001; Chervin, Theut, Bassetti e Aldrich, 1997; Hoy, Vennelle, Kingshott, Engleman e Douglas, 1999). Confirmando a capacidade de aplicação dessas estratégias de intervenção, as experiências descritas dos participantes em nosso estudo fornecem apoio empírico para as intervenções de adesão que incluem uma pessoa para apoio, fornecer o *feedback* inicial e reforço positivo aos pacientes e ajudar nas dificuldades de solução de problemas no período de tratamento inicial.

As barreiras ao uso subsequente da CPAP que foram identificadas pelos participantes de nosso estudo incluíram o processo de ter que colocar uma máscara todas as noites, aspectos estéticos com o uso de máscara/arnês, inconveniência de ter que usar um aparelho para dormir e rotinas diárias que foram interrompidas pela CPAP. Consistente com estudos prévios (Engleman e colaboradores, 1994; Hui e colaboradores, 2001; Massie e colaboradores, 1999; Sanders e colaboradores, 1986), os efeitos colaterais da CPAP não foram enfatizados pelos participantes como barreiras ao uso da CPAP. Embora as barreiras identificadas não necessitem da não adesão à CPAP em nosso estudo, foi importante que os indivíduos que experimentaram essas barreiras identificassem razões positivas para usar CPAP e diminuir com sucesso as barreiras, com frequência com ajuda de outras pessoas.

Este estudo tem várias limitações. Primeiro, embora o tamanho da amostra de 15 fosse adequado para um estudo qualitativo, houve força limitada para conduzir quaisquer análises quantitativas exploratórias. Embora não fosse o objetivo deste estudo, a exploração quantitativa das medidas comumente utilizadas de sonolência subjetiva, dano funcional e adesão à CPAP se correlacionaram com tipologias descritivas quantificadas de usuários de CPAP que aderiram e não aderiram ao tratamento, pode sustentar os achados do estudo. Os participantes do estudo incluíram veteranos predominantemente do sexo masculino com AOS grave que tiveram preparação educacional relativamente alta. É necessário um exame desta tipologia de uma amostra maior e mais heterogênea de pacientes com AOS. À medida que a relação de sexo, gravidade da doença, percepção dos sintomas e conhecimento específico da doença com a adesão à CPAP não foi claramente definida, reproduzir este estudo em uma amostra mais diversa e expandindo os resultados quantitativos simultaneamente medidos seria informativo e sustentaria o refinamento ou a expansão da tipologia. Por fim, para reduzir o potencial efeito de confusão da psicoeducação clinicamente fornecida, arrolamos participantes referidos ao estudo a partir de uma instituição clínica simples com limitação na interação participante-profissional na primeira avaliação pré-diagnóstica. Contudo, os participantes podem ter recebido um contato telefônico com a equipe do centro de sono ou ter tido consultas programadas no centro de sono que não foram controladas em nosso estudo.

Os nossos métodos mistos, estudo exploratório, empregando uma metodologia predominantemente qualitativa, atingiram a saturação dos temas sobre o diagnóstico da AOS e o uso noturno da CPAP durante a primeira semana de tratamento. Os resultados do estudo são consistentes com estudos prévios da CPAP, mesmo quando a adesão, em muitos estudos prévios, foi definida como 4 horas/noite de uso em vez de 6 horas/noite de uso, como no nosso estudo. Com a recente evidência sugerindo melhores resultados com uso noturno prolongado da CPAP (Stradling e Davies, 2000; Weaver e colaboradores, 2007; Zimmerman, Arndt, Stanchina, Millman e Aloia, 2006), aplicar uma definição de adesão à CPAP de 6 horas *versus* 4 horas provavelmente contribuiu para diferenças mais robustas nas crenças e nas percepções descritas entre aqueles que aderiram e os que não aderiram ao tratamento. Que saibamos, os resultados do nosso estudo fornecem as primeiras descrições narrativas publicadas de pacientes que aderiram e não aderiram à CPAP que sustenta uma composição geral das características que podem ser úteis na identificação de subgrupos específicos de pacientes com mais probabilidade de beneficiar-se das intervenções moldadas para diminuir o risco de uma subsequente não adesão à CPAP. Até agora, os estudos têm fornecido intervenções de promoção à adesão a grupos não selecionados, minimizando possivelmente a variação de resposta entre grupos de intervenção e controle. Futuros ensaios controlados randomizados testando as intervenções de adesão à CPAP fornecidas a participantes que são selecionados com base em seu risco de falha de tratamento devido à não adesão são necessários para avaliar a efetividade da intervenção.

AGRADECIMENTOS

Agradecemos ao comprometimento da equipe do centro de sono na condução e na conclusão do estudo e aos serviços de transcrição exemplares fornecidos por Charlene Hunt em Transcribing4You~Homework4You.

DECLARAÇÃO DE CONFLITO DE INTERESSES

Os autores declaram um potencial conflito de interesse (p. ex., uma relação financeira com as organizações comerciais ou produtos discutidos neste artigo) como segue: Dr. Kuna recebeu apoio contratual e equipamento de Phillips Respironics, Inc., e Dr. Weaver possui uma concordância de licença com Phillips Respironics Inc., para o Functional Outcomes of Sleep Questionnaire.

VERBAS

Os autores revelaram o depósito do seguinte apoio financeiro deste artigo: o estudo foi apoiado pelo número de concessão F31NR9315 (Sawyer) do National Institute of Nursing Research. O conteúdo é unicamente de responsabilidade dos autores e não necessariamente representa as visões oficiais do National Institute of Nursing Research ou do National Institutes of Health.

Biografias

Amy M. Sawyer, PhD, RN, tem pós-doutorado em pesquisa na University of Pennsylvania School of Nursing, Filadélfia, Pensilvânia, e é pesquisadora em enfermagem na Philadelphia Veterans Affairs Medical Center, Filadélfia, Pensilvânia, Estados Unidos.

Janet A. Deatrick, *PhD, RN, FAAN, é professora associada e diretora associada do Center for Health Equities Research, na University of Pennsylvania School of Nursing, Filadélfia, Pensilvânia, Estados Unidos.*
Samuel T. Kuna, *MD, é professor de medicina associado na University of Pennsylvania School of Medicine e chefe na Pulmonary, Critical Care and Sleep Medicine, na Philadelphia Veterans Affairs Medical Center, Filadélfia, Pensilvânia, Estados Unidos.*
Terri E. Weaver, *PhD, RN, FAAN, é presidente do Ellen and Robert Kapito Professor in Nursing Science, Divisão de Ciências da Saúde Biocomportamental, e diretor associado no Biobehavioral Research Center, na University of Pennsylvania School of Nursing, Filadélfia, Pensilvânia, Estados Unidos.*

Autor correspondente

Amy M. Sawyer, University of Pennsylvania School of Nursing, Claire
M. Fagin Hall, 307b, 418 Curie Blvd., Philadelphia PA 19104. USA, E-mail: asawyer@nursing.upenn.edu

REFERÊNCIAS

Al Lawati, N. M., Patel, S., &c Ayas, N. T. (2009). Epidemiology, risk factors, and consequences of obstructive sleep apnea and short sleep duration. *Progress in Cardiovascular Diseases, SI,* 285-293.

Aloia, M. S., Arnedt, J., Riggs, R. L., Hecht, J., & Borrelli, B. (2004). Clinicai managcmcnt of poor adherence to CPAP: Motivational enhancement. *Behavioral Sleep Medicine,* 2(4), 205-222.

Aloia, M. S., Arnedt, J.T., Millman, R. P., Stanchina, M., Carlisle, C., Hecht, J., et al. (2007). Brief behavioral therapies reduce early positive airway pressure discontinuation rates in sleep apnea syndrome: Preliminary findings. *Behavioral Sleep Medicine,* 5, 89-104.

Aloia, M. S., Arnedt, J. T., Stanchina, M., & Millman, R. P. (2007). How early in treatment is PAP adherence established? Revisiting night-to-night variability. *Behavioral Sleep Medicine,* 5, 229-240.

Aloia, M. S., Arnedt, J. T., Stepnowsky, C., Hecht, J., &C Borrelli, B. (2005). Predicting treatment adherence in obstructive sleep apnea using principles of behavior change. *Journal of Clinicai Sleep Medicine,* 1(4), 346-353.

Aloia, M. S., Di Dio, L., Ilniczky, N,, Perlis, M. L., Greenblatt, D. W., & Giles, D. E. (2001). Improving compliance with nasal CPAP and vigilance in older adults with OAHS. *Sleep and Breathing,* 5(1), 13-21.

American Academy of Sleep Medicine Task Force. (1999). Sleep-related breathing disorders in adults: Recommendations for syndrome definitions and measurement techniques in clinicai research. *Sleep,* 22, 667-689.

Bandura, A. (1977). Self-efficacy: Toward a unifying theory of behavioral change. *Psychological Reviews,* 84, 191-215.

Bandura, A. (1992). Exercise of personal agency through the self-efficacy mechanism. In R. Schwarzer (Ed.), *Self--efficacy: Thought control of action* (pp. 3-38). Philadelphia: Hemispherc.

Bandura, A. (2002). Social cognitive theory in cultural context. *Applied psychology: An International Review,* 51(2), 269-290.

Bandura, A. (2004). Health promotion by social cognitive means. *Health Education & Behavior, 31(2),* 143-164.

Chervin, R. D.,Theut, S., Bassetti, C., &, Aldrich, M. S. (1997). Compliance with nasal CPAP can be improved by simple interventions. *Sleep,* 20, 284-289.

Creswell, J. W., Plano Clark, V. L., Gutmann, M. L., & Hanson, W. (2003). Advanced mixed methods research designs. In A.Tashakkori & C.Teddlie (Eds.), *Handbook of mixed methods in social & behavioral research* (pp. 209-240). Thousand Oaks, CA: Sage.

Drake, C. L., Day, R., Hudgel, D., Stefadu, Y., Parks, M., Syron, M. L., et al. (2003). Sleep during titration predicts continuous positive airway pressure compliance. *Sleep, 26,* 308-311.

Engleman, H. M., Asgari-Jirandeh, N., McLeod, A. L., Ramsay, C. F., Deary, I. J., & Douglas, N. J. (1996). Seif--reported use of CPAP and benefits of CPAP therapy. *Chest,* 109, 1470-1476.

Engleman, H. M., Martin, S. E., & Douglas, N. J. (1994). Compliance with CPAP therapy in patients with the sleep apnoea/ hypopnoea syndrome. *Thorax, 49,* 263-266.

Engleman, H. M., & Wild, M. (2003). Improving CPAP use by patients with the sleep apnoea/ hypopnoea syndrome (SAHS). *Sleep Medicine Reviews,* 7(1), 81-99.

Gay, P., Weaver, T., Loube, D., & Iber, C. (2006). Evaíuation of positive airway pressure trcatmcnt for sleep related breathing disorders in adults. *Sleep, 29,* 381-401.

Graneheim, U. H., & Limdman, B. (2004). Qualitative content analysis in nursing research: Concepts, procedures and measures to achieve trustworthiness. *Nursing EducationToday, 24,* 105-112.

Grunstein, R. R., Stewart, D. A., Lloyd, H., Akinci, M., Cheng, N., & Sullivan, C. E. (1996). Acute withdrawal of nasal CPAP in obstructive sleep apnea does not cause a rise in stress hormones. *Sleep, 19,* 774-782.

Hansen, D. L., Holstein, B. E., & Hansen, E. H. (2009). "I'd rather not take it, but••Young women's perceptions of medicines. *Qualitative Health Research, 19,* 829-839.

Harsch, I., Schahin, S., Radespiel-Troger, M., Weintz, O., Jahrei, H., Fuchs, S., et al. (2004). Continuous positive airway pressure treatment rapidly improves insulin sensitivity in patients with obstructive sleep apnea syndrome. *American Journal of Respiratory & Criticai Care Medicine, 169,* 156-162.

Hoy, C. J., Vennelle, M., Kingshott, R. N., Engleman, H. M., &; Douglas, N. J. (1999). Can intensive support improve continuous positive airway pressure use in patients with the sleep apnea/hypopnea syndrome? *American Journal of Respiratory & Criticai Care Medicine, 159,* 1096-1100.

Hsieh, H., & Shannon, S. (2005). Three approaches to quaIitative content analysis. *Qualitative Health Research,* 15,1277-1288.

Hui, D., Choy, D., Li,T., Ko, F., Wong, K., Chan, J., et al. (2001). Determinants of continuous positive airway pressure compliance in a group of Chinese patients with obstructive sleep apnea. *Chest, 120,*170-176.

Janson, C., Noges, E., Svedberg-Randt, S., & Lindberg, E. (2000). What characterizes patients who are unable to tolerate continuous positive airway pressure (CPAP) treatment? *Respiratory Medicine, 94,* 145-149.

Johns, M. (1993). Daytime sleepiness, snoring, and obstructive sleep apnea. The Epworth Sleepiness Scale. *Chest, 103,* 30-36.

Kribbs, N. B., Pack, A. I., Kline, L. R., Smith, P. L., Schwartz, A. R., Schubert, N. M., et al. (1993). Objective measurement of patterns of nasal CPAP use by patients with obstructive sleep apnea. *American Review of Respiratory Diseases, 147,* 887-895.

Krieger, J. (1992). Long-term compliance with nasal continuous positive airway pressure (CPAP) in obstructive sleep apnea patients and nonapneic snorers. *Sleep, 15,* S42-S46.

Lewis, K., Seale, L., Bartle, I. E., Watkins, A. J., & Ebden, P. (2004). Early predictors of CPAP use for the treatment of obstructive sleep apnea. *Sleep, 27,* 134-138.

MacLean, A. W., Fekken, G. C., Saskin, P., & Knowles, J. B. (1992). Psychometric evaíuation of the Stanford Sleepiness Scale. *Journal of Sleep Research 1,* 35-39.

Massie, C, Hart, R., Peralez, K., & Richards, G. (1999). Effects of humidifkation on nasal symptoms and compliance in sleep apnea patients using continuous positive airway pressure. *Chest, 116,* 403-408.

McArdle, N., Devereux, G., Heidarnejad, H., Engleman, H. M., Mackay, T., & Douglas, N. J. (1999). Long-term use of CPAP therapy for sleep apnea/hypopnea syndrome. *American Journal of Respiratory and Criticai Care Medicine, 159,* 1108-1114.

Meurice, J. C., Dore, P., Paquereau, J., Neau, J. P., Ingrand, P., Chavagnat, J. J., et al. (1994). Predictive factors of long-term compliance with nasal continuous positive airway pressure treatment in sleep apnea syndrome. *Chest, 105,* 429-434.

Naidoo, P., Dick, J., & Cooper, D. (2009). Exploring tuberculosis patients' adherence to treatment regimens and prevention programs at a public Health site. *Qualitative Health Research 19,* 55-70.

Nieto, F., Young, T., Lind, B., Shahar, E., Samet, J., Redline, S., et al. (2000). Association of sleep-disordered breathing, sleep apnea, and hypertension in a large community-based study. *Journal of the American Medicai Association, 283,* 1829-1836.

Peppard, P., Young, T., Palta, M., & Skatrud, J. (2000). Prospective study of the association between sleep-disordered breathing and hypertension. *New England Journal of Medicine, 342,* 1378-1384.

Rechtschaffen, A., & Kales, A. (Eds.). (1968). *A manual of standardized terminology, techniques and scoring system for sleep stages in human subjects.* Los Angeles: BIS/BRI. Reeves-Hoche, M. K., Meck, R., & Zwillich, C. W. (1994). Nasal CPAP: An objective evaíuation of patient compliance. *American Journal of Respiratory & Criticai Care Medicine, 149,* 149-154.

Richards, D., Bartlett, D. J., Wong, K., Malouff, J., & Grunstein, R. R. (2007). Increased adherence to CPAP with a group cognitive behavioral treatment intervention: A randomized trial. *Sleep, 30,* 635-640.

Rosenthal, L., Gerhardstein, R., Lumley, A., Guido, P., Day, R., Syron, M. L., et al. (2000). CPAP therapy in patients with mild OSA: Implementation and treatment outcome. *Sleep Medicine, 1,* 215-220.

Russo-Magno, P., O'Brien, A., Panciera, T., & Rounds, S. (2001). Compliance with CPAP therapy in older men with obstructive sleep apnea. *Journal of American Geriatric Society, 49,* 1205-1211.

Sanders, M. H., Gruendl, C. A., & Rogers, R. M. (1986). Patient compliance with nasal CPAP therapy for sleep apnea. *Chest, 90,* 330-333.

Schwarzer, R., & Fuchs, R. (1996). Self-efficacy and health behaviours. In M. Conner & P. Norman (Eds.), *Predicting health behaviour: Research and practice with social cognition models* (pp. 163-196). Philadelphia: Open Press.

Schweitzer, P., Chambers, G., Birkenmeier, N., & Walsh, J. (1997). Nasal continuous positive airway pressure (CPAP) compliance at six, twelve, and eighteen months. *Sleep Research, 16,* 186.

Sin, D., Mayers, I., Man, G., & Pawluk, L. (2002). Long-term compliance rates to continuous positive airway pressure in obstructive sleep apnea: A population-based study. *Chest, 121,* 430-435.

Stepnowsky, C., Bardwell, W. A., Moore, P. J., Ancoli-Israel, S., & Dimsdale, J. E. (2002). Psychologic correlates of compliance with continuous positive airway pressure. *Sleep, 25,* 758-762.

Stepnowsky, C., Marler, M. R., & Ancoli-Israel, S. (2002). Determinants of nasal CPAP compliance. *Sleep Medicme,3,* 239-247.

Stradling, J., & Davies, R. (2000). Is more NCPAP better? *Sleep, 23,* S150-S153.

Streubert Speziale, H., & Carpenter, D. (2003). *Qualitative research in nursing* (3rd ed.). Philadelphia: Lippincott Williams & Wilkins.

Sullivan, C., Barthon-Jones, M., Issa, E, & Eves, L. (1981). Re versai of obstructive sleep apnea by continuous positive airway pressure applied through the nares. *Lancet, 1,* 862-865.

Tashakkori, A., & Teddlie, C. (1989). *Mixed methodology: Combining qualitative and quantitative approaches.* London: Sage.

Van de Mortel, T. F., Laird, P., & Jarrett, C. (2000). Client perceptions of the polysomnography experience and compliance with therapy. *Contemporary Nurse, 9,* 161-168.

Weaver, T. E., & Grunstein, R. R. (2008). Adherence to continuous positive airway pressure therapy: The challenges to effective treatment. *Proceedings of the American Thoracic Society, 5,* 173-178.

Weaver, T. E., Kribbs, N. B., Pack, A. I., Kline, L. R., Chugh, D. K., Maislin, G., et al. (1997). Night-tonight variability in CPAP use over first three months of treatment. *Sleep, 20,* 278-283.

Weaver, T. E., Laizner, A. M., Evans, L. K., Maislin, G., Chugh, D. K., Lyon, K., et al. (1997). An instrument to measure functional status outcomes for disorders of excessive sleepiness. *Sleep, 20,* 835-843.

Weaver, T. E., Maislin, G., Dinges, D. F., Bloxham, T., George, C. F. P., Greenberg, Fl., et al. (2007). Relationship between hours of CPAP use and achieving normal leveis of sleepiness and daily functioning. *Sleep, 30,* 711-719.

Weaver, T. E., Maislin, G., Dinges, D. F., Younger, J., Cantor, C., McCloskey, S., et al. (2003). Self-efficacy in sleep apnea: Instrument development and patient perceptions of obstructive sleep apnea risk, treatment benefit, and volition to use continuous positive airway pressure. *Sleep, 26,* 727-732.

Wild, M., Engleman, FE M., Douglas, N. J., & Espie, C. A. (2004). Can psychological factors help us to determine adherence to CPAP? A prospective study. *European Respiratory Journal, 24,* 461-465.

Young, T., Palta, M., Dempsey, J., Skatrud, J., Weber, S., & Badr, S. (1993). The occurrence of sleep-disordered breathing among middle-aged adults. *New England Journal of Medicine, 328*, 1230-1235.

Young, T., Peppard, P., & Gottlieb, D. (2002). Epidemiology of obstructive sleep apnea: A population health perspective. *American Journal of Respiratory & Critical Care Medicine, 165*, 1217-1239.

Zimmerman, M. E., Arnedt, T., Stanchina, M., Millman, R. P., & Aloia, M. S. (2006). Normalization of memory performance and positive airway pressure adherence in memory-impaired patients with obstructive sleep apnea. *Chest, 130*, 1772-1778.

Crítica do estudo de Sawyer e colaboradores (2010): "Diferenças nas percepções de diagnóstico e tratamento da apneia obstrutiva do sono e da terapia de pressão positiva contínua nas vias aéreas entre os indivíduos que aderiram ao tratamento e os que não aderiram"

RESUMO GERAL

Este é um relato bem-redigido e interessante de um estudo de um tópico significativo. A abordagem de métodos mistos QUAL + quan que foi utilizada era ideal para combinar ricos dados de entrevista narrativa com medidas objetivas e quantitativas de adesão do tratamento por pressão positiva contínua nas vias aéreas (CPAP, do inglês *continuous positive airway pressure*). O uso de um modelo longitudinal permitiu que os pesquisadores tivessem perspectivas sobre as mudanças nas percepções dos pacientes do diagnóstico ao tratamento. O delineamento de estudo e os métodos foram descritos em detalhes, e os próprios métodos eram de alta qualidade. Os autores forneceram uma considerável informação sobre como a confiabilidade do estudo foi incrementada. Os resultados foram muito bem elaborados, e os pesquisadores incorporaram vários trechos das entrevistas. Esta foi, em termos gerais, uma excelente publicação descrevendo um robusto estudo.

TÍTULO

O título deste artigo é longo; talvez algumas palavras pudessem ter sido omitidas (p. ex., o trecho "Diferenças nas" poderia ser removido sem afetar a compreensão dos leitores do estudo). Todavia, o título descreveu aspectos-chave da pesquisa. O título expressou o tópico central (percepções sobre a apneia obstrutiva do sono [AOS] e terapia por CPAP). Ele também comunica a natureza da análise, que comparou as percepções dos indivíduos que aderiram e dos que não aderiram à CPAP.

RESUMO

O resumo foi escrito como um resumo tradicional sem subtítulos. Embora breve, o resumo descreveu aspectos importantes do estudo. Os métodos foram sucintamente apresentados, cobrindo o modelo de métodos mistos geral, a natureza longitudinal do estudo (duas rodadas de entrevistas), a amostra (15 pacientes com AOS), o tipo básico de análise (análise de conteúdo) e o foco em comparar pacientes que aderiram e que não aderiram ao tratamento empregando o uso de CPAP objetivamente mensurado. Embora os resultados específicos não tenham sido descritos, o resumo indicou áreas nas quais foram observadas as diferenças entre os que aderiram ao tratamento e os que não aderiram. Por fim, a última sentença sugeriu algumas possíveis aplicações para os resultados em termos de desenvolver intervenções para promover o uso da CPAP.

INTRODUÇÃO

A introdução deste estudo foi concisa e bem organizada. Ela começou com um parágrafo sobre AOS como um importante problema crônico de saúde, descrevendo sua predominância, efeitos e tratamento médico primário (i.e., CPAP). O primeiro parágrafo transmitiu a significância do tópico.

Grande parte do restante da introdução discutiu a adesão à CPAP, que foi considerada consistentemente baixa. Os pesquisadores determinaram o estágio para seu estudo resumindo a evidência sobre taxas de adesão e fatores que predizem a adesão. Eles também descreveram a pesquisa que afetou as decisões de modelo, como estudos que descobriram que as percepções dos pacientes são influenciadas pelas experiências iniciais com CPAP. Os estudos citados na introdução incluíram vários estudos recentes, sugerindo que os autores estavam resumindo o conhecimento avançado.

A introdução também descreveu hiatos de conhecimento: "Até o momento, existem relativamente poucos estudos que examinaram de forma sistemática a influência da doença, as percepções de tratamento e as crenças sobre a adesão à CPAP". Os autores relataram suas quatro questões de pesquisa inter-relacionadas, que eram bem adequadas a uma abordagem qualitativa aprofundada.

ESTRUTURA CONCEITUAL

O artigo devotou uma seção a uma descrição do esquema conceitual que fundamentou a pesquisa. Os autores usaram como seu esquema a teoria sociocognitiva de Bandura, que eles resumiram e representaram em um mapa conceitual útil (Fig. 1). Eles também observaram que o modelo de Bandura é relevante dentro de uma questão qualitativa devido ao reconhecimento explícito do papel do contexto. Algo inquietante, contudo, é que nesta seção e na seção "Resultados", uma considerável atenção foi dada ao papel do *conhecimento* em influenciar os comportamentos de saúde. Porém, o conhecimento não foi um componente da teoria representada na Figura 1.

MÉTODO

A seção "Método" foi organizada em quatro subseções e foi extraordinariamente minuciosa em fornecer detalhes sobre como os pesquisadores conduziram este estudo.

Delineamento

Sawyer e colaboradores usaram um modelo de métodos mistos para estudar as percepções e as crenças dos pacientes sobre AOS e CPAP e explorar as diferenças entre os que aderiram e os que não aderiram ao tratamento. Os pesquisadores descreveram seu modelo como um modelo de métodos mistos agrupado simultâneo e forneceram uma citação a um artigo de Creswell e Plano-Clark (2003), os dois autores cujo trabalho mais recente foi citado neste texto. Se Sawyer e colaboradores tivessem utilizado o sistema de notação, eles poderiam ter caracterizado o estudo como QUAL + quan, o que indica que os dados para as duas linhas foram coletados de forma simultânea e, então, o componente qualitativo seria dominante.

A seção "Delineamento" também observou que o modelo era longitudinal, com dados coletados no diagnóstico inicial de AOS ao longo da primeira semana de tratamento por CPAP. O modelo longitudinal foi um bom modo de rastrear as percepções dos pacientes do diagnóstico à fase inicial do tratamento. A decisão sobre *quando* coletar as duas rodadas de dados foi bem apoiada pela pesquisa inicial. Um bom gráfico (Fig. 2) ilustrou o modelo de estudo e o momento dos eventos-chave, como o arrolamento e a coleta de dados demográficos, a receita da educação quanto ao tratamento, a condução dos estudos do sono e as duas entrevistas.

Participantes

Os pesquisadores definiram claramente o grupo de interesse e descreveram como os participantes foram recrutados. Os participantes eram adultos com suspeita de AOS, e foram recrutados a partir de uma clínica do sono do Veterans Affairs. Para serem elegíveis, os pacientes deveriam preencher vários critérios clínicos (p. ex., ter tido AOS no mínimo moderada, definida como pelo menos 15 eventos de apneia ou hipopneia por hora em um estudo do sono) e critérios práticos (tinham que falar e entender inglês). Os pacientes seriam excluídos se suas respostas pudessem ser confundidas por experiências prévias com CPAP, porque os pesquisadores estavam interessados em entender as percepções e as crenças inicialmente no diagnóstico e na transição para o tratamento por CPAP.

Os pesquisadores também excluíram indivíduos que recusaram o tratamento por CPAP antes do tratamento real, e a Figura 1 sugere que essa pessoa foi afastada do estudo. Isto é, 16 pacientes foram sabatinados pela entrevista pré-tratamento, mas apenas 15 foram entrevistados uma segunda vez, e a análise foi baseada nas respostas dos 15 pacientes.

Um comentário sobre esta seção é que a abordagem da amostra não parece ser intencional como foi descrita. As pessoas seriam selecionadas se tivessem AOS e usassem a CPAP, mas estes eram, na realidade, critérios de elegibilidade. Os participantes parecem ser uma amostra de conveniência daqueles que satisfazem os critérios de elegibilidade que foram encaminhados a um especialista do sono em uma clínica particular. Com uma amostra pequena e com o objetivo de procurar diferenças entre os que aderiram e os que não aderiram ao tratamento, uma estratégia intencional de amostrar pacientes em dimensões conhecidas por diferenciar estes grupos pode ter aumentado a probabilidade de que ambos os grupos pudessem estar adequadamente representados.

Procedimentos

A seção "Procedimentos" apresentou consideráveis informações, focando principalmente na coleta de dados. A seção começa descrevendo os dois estudos do sono a que todos os participantes do estudo foram submetidos. Em ambos os estudos, o índice de apneia e hipopneia (IAH) do paciente foi comparado por polissonografia. O IAH inicial ajudou a determinar a elegibilidade do estudo.

Depois, os pesquisadores descreveram as principais formas de coleta de dados, que incluíram entrevistas semiestruturadas e instrumentação para avaliar objetivamente a adesão à CPAP. O artigo especificou que os dados da entrevista foram coletados por um investigador simples em dois pontos de tempo: dentro de 1 semana após o diagnóstico de AOS e, então, após a primeira semana de tratamento. Os autores observaram que os participantes receberam opções sobre onde as entrevistas poderiam ser realizadas, em uma tentativa de minimizar a desistência. E, na verdade, não houve desistências neste estudo.

A Tabela 1 listou as questões que orientaram a entrevista inicial, e a Tabela 2 listou questões para a entrevista pós-tratamento. Essas tabelas foram um excelente modo de comunicar a natureza das entrevistas, e o texto forneceu ainda mais detalhes. A consistência foi incrementada ao ter apenas um entrevistador responsável pela condução de todas as entrevistas. Para maximizar a qualidade dos dados, as entrevistas foram digitalmente gravadas e transcritas por um profissional capacitado.

O entrevistador também manteve notas de campo antes e após cada entrevista. De forma notável, estas notas de campo não eram apenas descritivas (i.e., descrevendo os participantes e os ambientes das entrevistas), mas também "serviram como notações de reflexividade do entrevistador (i.e., desvios do entrevistador, suposições e pressuposições do tópico da pesquisa)".

Um importante aspecto deste estudo foi que a adesão à CPAP não foi avaliada por autorrelato. Em vez disso, a adesão foi objetivamente determinada com base em dados quantitativos do aparelho da CPAP. Uma definição-padrão de "uso de CPAP" foi fornecida, e um critério de 6 horas ou mais por noite de uso da CPAP foi estabelecido para a adesão. Os pesquisadores forneceram uma análise racional convincente para o uso do limite de 6 horas por noite como o ponto de corte para adesão *versus* não adesão.

Os pesquisadores poderiam ter considerado administrar uma escala de autoeficácia para ancorar sua discussão de autoeficácia, que é o construto-chave em seu modelo conceitual. Embora muitos construtos no modelo fossem aqueles que merecessem exploração qualitativa, a autoeficácia é um que talvez pudesse ter sido examinado a partir de uma perspectiva tanto qualitativa quando quantitativa, em especial em um estudo que é explicitamente de métodos mistos em seu modelo.

Análise dos dados

Os autores forneceram uma descrição detalhada de seus métodos de análise de dados. Eles não apenas explicaram cuidadosamente os procedimentos analíticos dos dados no texto, mas também forneceram um poderoso fluxograma (Fig. 3) ilustrando a sequência de dados que empregaram.

Os dados qualitativos foram analisados em seu conteúdo, uma abordagem que é apropriada para um estudo que foi principalmente descritivo. O propósito do estudo foi obter informação descritiva em dois pontos de tempo sobre as percepções dos participantes relevantes à AOS e à CPAP. Os pesquisadores explicaram os procedimentos utilizados na análise de conteúdo e, então, forneceram citações apropriadas.

A seção de análise de dados explicou como os temas orientados pela teoria foram extraídos de modo consistente com a ampla conceitualização do comportamento de saúde articulada na teoria de Bandura. Os autores ofereceram ilustrações específicas na Tabela 3, que listou os amplos determinantes teóricos do comportamento de saúde na primeira coluna e, então, temas relevantes para cada determinante enquanto derivado da análise de conteúdo. Por exemplo, para o amplo construto "Autoeficácia percebida", houve cinco temas relevantes, como "Encaixar o tratamento na vida" e "Dificuldades de resolução de problemas".

A seção sobre análise de dados também incluiu importante informação sobre métodos que os pesquisadores usaram para incrementar a confiabilidade. Por exemplo, um investigador codificou todos os dados de entrevistas. Então, um especialista independente recodificou uma amostra aleatória de 15% dos dados de cada entrevista. A concordância geral entre o codificador do estudo e o codificador especialista foi 94%. Para quaisquer diferenças de opinião sobre a codificação, a discrepância foi resolvida por consenso. As definições de temas utilizadas na codificação, que foram desenvolvidas pela equipe investigativa, foram revisadas por dois especialistas, um metodologista qualitativo e um especialista na aplicação dos construtos teóricos.

De forma elogiável, os dados qualitativos foram codificados e analisados quanto ao seu conteúdo para temas por um investigador oculto para o fato de o participante ter sido classificado como tendo aderido ou não tendo aderido ao tratamento com base nos dados quantitativos. Apenas após a codificação ter sido completada, o estado de adesão dos participantes foi revelado. Neste ponto, a análise entre casos foi examinada "a partir de uma perspectiva integrativa, usando que aderiram e pacientes que não aderiram como âncoras...para identificar percepções, crenças e experiências comuns dentro dos grupos de interesse".

RESULTADOS

A seção "Resultados" começa com uma descrição da amostra do estudo, que em sua totalidade era composta por veteranos do exército. A Tabela 4 mostra as estatísticas demográficas básicas dos 15 participantes, incluindo seu sexo, raça/etnia, estado civil e colocação profissional, nível educacional e idade. As informações clínicas (p. ex., peso médio, eventos de IAH por hora e adesão à CPAP em termos de horas por noite) também foram apresentadas. O texto afirmou que a amostra incluía 6 participantes que aderiram ao tratamento e 9 que não aderiram. O parágrafo introdutório da seção "Resultados" também observou que a saturação dos dados foi atingida nos 15 participantes e que a amostra foi interrompida neste ponto.

Grande parte da seção "Resultados" foi organizada de acordo com as diferenças entre aqueles que aderiram à CPAP e os que não aderiram dentro de categorias temáticas maiores, como "Conhecimento e riscos à saúde percebidos", "Facilitadores e barreiras ao uso de CPAP" e "Autoeficácia percebida". As principais diferenças entre os dois grupos (e algumas áreas de sobreposição) dentro destes agrupamentos maiores foram descritas e apoiadas com ricas citações provenientes das transcrições das entrevistas.

O apoio social surgiu como um importante aspecto na adesão à CPAP, consistente com estudos prévios. Assim, os pesquisadores realizaram uma análise suplementar útil na qual examinaram diferenças entre pacientes casados e não casados.

A seção "Análise" concluiu com uma tipologia (perfis descritivos) de usuários de CPAP que aderiram e não aderiam ao tratamento com base em uma integração de dados entre os temas. A Tabela 5 resumiu esta tipologia com precisão.

DISCUSSÃO

Sawyer e colaboradores ofereceram uma cuidadosa discussão de seus achados, o que realçou as maneiras como os achados complementam e estendem o corpo de evidência existente sobre a adesão à CPAP. A discussão agregou achados do estudo atual e estudos prévios e discutiu os achados dentro do contexto do esquema de trabalho teórico.

Os autores também observaram algumas limitações do estudo. Eles apontaram, por exemplo, que os participantes do estudo eram todos veteranos com níveis relativamente altos de educação e, assim, seria desejável uma exploração com uma população mais diversa de pacientes com AOS. Os pesquisadores apontaram que o tamanho de amostra pequeno de 15 pessoas conferiu limitação à força para a condução de análises quantitativas dos dados numéricos que eles tinham à disposição, como medidas de sonolência subjetiva e dano funcional.

Relativamente pouco espaço foi reservado às implicações dos achados do estudo. Os pesquisadores observaram que "As diferenças descritas entre os que aderiram e os que não aderiram ao tratamento em nosso estudo sugerem oportunidades de intervenção centradas ou moldadas no paciente cruciais...". Na verdade, eles mencionaram a oportunidade de intervenções moldadas várias vezes junto com sua discussão de seus temas teoricamente derivados. Poderia ter sido útil um pouco mais de elaboração de como os achados poderiam ser utilizados na intervenção.

OUTROS COMENTÁRIOS
Apresentação
Este relatório foi claramente escrito, bem organizado e ofereceu detalhes consideráveis sobre os métodos de pesquisa. A inclusão de várias tabelas e figuras forneceu informação explícita e concreta sobre os vários aspectos do estudo.

Aspectos éticos
Os autores informaram, de forma resumida, os passos que empreenderam para garantir o tratamento ético dos participantes na subseção rotulada como "Participantes". Todos os participantes forneceram consentimento por escrito e os protocolos de estudo foram aprovados pelos Comitês de Ética em Pesquisa da universidade afiliada e do local de pesquisa.

Glossário

Nota: Algumas entradas que estão neste glossário não são explicadas neste livro, mas foram incluídas aqui porque o leitor pode encontrá-las na literatura de pesquisa. Estas entradas estão marcadas com um asterisco (*).

Abordagem ancestral Em buscas na literatura, uso de citações de estudos relevantes para rastrear pesquisas anteriores em que os estudos foram baseados (os "ancestrais").

Abordagem dos descendentes Em buscas na literatura, descobrir um estudo prévio essencial e pesquisar mais em índices de citações, para encontrar estudos mais recentes ("descendentes") que citam o estudo principal.

Acompanhamento de auditoria Em um estudo qualitativo, a documentação sistemática de decisões, procedimentos e dados que permite que um auditor independente tire conclusões sobre a fidedignidade.

Aleatoriedade Conceito importante na pesquisa quantitativa, que envolve a ideia de que certos aspectos do estudo têm de ser estabelecidos por acaso, e não por um modelo ou preferência pessoal.

Alfa (α) (1) Em testes de significância clínica, o critério de significância – risco que o pesquisador está disposto a aceitar de cometer um erro de tipo I (falso-positivo); (2) em avaliações de consistência interna de uma escala, o coeficiente de confiabilidade, alfa de Cronbach.

Alfa de Cronbach *Ver* coeficiente alfa.

Ambiente Local físico e condições em que a coleta de dados é feita para um estudo.

Ameaça da história Ocorrência de eventos externos, mas concomitantes, a uma intervenção, que pode afetar a variável de resultado e ameaçar a validade interna do estudo.

Ameaça da maturação Ameaça à validade interna de um estudo que ocorre quando mudanças na variável de resultado (dependente) resultam da passagem do tempo.

Ameaça da seleção (autosseleção) Ameaça à validade interna do estudo resultante de diferenças preexistentes entre os grupos estudados; as diferenças afetam o resultado de modos estranhos ao efeito da variável independente.

Ameaça de redução Ameaça à validade interna de um estudo, que se refere à desistência (perda de participantes) diferencial de diferentes grupos.

Ameaças à validade No delineamento de pesquisa, as razões por que uma inferência sobre o efeito de uma variável independente (p. ex., uma intervenção) sobre um resultado pode estar errada.

Amostra Subconjunto de uma população formado pelos participantes selecionados para o estudo.

Amostra representativa Amostra cujas características são comparáveis às da população da qual ela foi retirada.

Amostragem Processo de seleção de uma porção da população para representar a população inteira.

Amostragem agrupada Abordagem à amostragem nos estudos de métodos mistos em que alguns participantes, mas não todos, de um grupo são incluídos na amostra para a outra grupo.

Amostragem de caso extremo Abordagem de amostragem qualitativa que envolve a seleção propositada dos casos mais extremos ou incomuns.

Amostragem de não probabilidade Seleção de unidades de amostragem (p. ex., pessoas) de uma população usando procedimentos não randômicos (p. ex., conveniência e amostragem por cotas).

Amostragem de probabilidade Seleção de unidades de amostragem (p. ex., participantes) de uma população, usando procedimentos de randomização (p. ex., amostragem randômica simples).

Amostragem de variação máxima Abordagem de amostragem utilizada por pesquisadores qualitativos que envolve a seleção proposital de casos com uma faixa ampla de variação.

Amostragem em bola de neve ou em rede Seleção de participantes por indicação de participantes prévios; também chamada de *amostragem em rede*.

Amostragem em rede *Ver* amostragem em bola de neve.

Amostragem em sequência Recrutamento de *todas* as pessoas de uma população acessível que atendem aos critérios de elegibilidade ao longo de um intervalo de tempo específico ou para um tamanho de amostra especificado.

Amostragem multiestágio Estratégia de amostragem que prossegue por um conjunto de etapas, passando de unidades de amostragem maiores a menores (p. ex., de estados a municípios, depois a residências).

Amostragem por conveniência Seleção das pessoas mais prontamente disponíveis como participantes de um estudo.

Amostragem por cota Método de amostragem não randomizado em que são estabelecidas "cotas" para certos subgrupos, com base em características da amostra, para aumentar a representatividade desta.

Amostragem por critério Abordagem de amostragem proposital utilizada por pesquisadores qualitativos, que envolve seleção de casos que atenderam a um critério de importância predeterminado.

Amostragem por evento Plano de amostragem que envolve a seleção de comportamentos ou eventos integrais a serem observados.

Amostragem proposital (intencional) Método de amostragem de não probabilidade em que o pesquisador seleciona participantes com base no julgamento pessoal sobre quem vai ser mais informativo.

Amostragem randômica Seleção de uma amostra de modo que cada membro de uma população tenha igual probabilidade de ser incluído.

Amostragem randômica estratificada Seleção randomizada dos participantes do estudo a partir de dois ou mais estratos da população independentemente.

Amostragem randômica simples Amostragem de probabilidade básica envolvendo a seleção de participantes da amostra a partir de uma estrutura de amostragem randomizada.

Amostragem sistemática Seleção de participantes da amostra de modo que seja escolhida cada enésima (p. ex., cada décimo) pessoa ou elemento da estrutura de amostragem.

Amostragem temporal Em observações estruturadas, a amostragem dos períodos de tempo durante os quais as observações ocorrem.

Amostragem teórica Nos estudos qualitativos, especialmente nos estudos de teoria fundamentada, a seleção dos participantes da amostra com base em descobertas emergentes para garantir a representação adequada de categorias teóricas importantes.

Análise Organização e síntese de dados para responder às questões de pesquisa e testar hipóteses.

Análise da sensibilidade Tentativa de testar o grau de sensibilidade dos resultados de uma análise estatística a mudanças nas suposições ou na forma de fazer a análise (p. ex., na metanálise, é utilizada para avaliar se as conclusões são sensíveis à qualidade dos estudos incluídos ou ao modelo utilizado).

Análise de caso negativo Refinamento de uma teoria ou descrição em um estudo qualitativo, por meio da inclusão de casos que parecem invalidar hipóteses anteriores.

Análise de conceito Processo sistemático para analisar um conceito ou construto, com o objetivo de identificar os limites, as definições e a dimensionalidade para o conceito.

Análise de conteúdo Processo de organizar e integrar materiais de documentos, muitas vezes as informações narrativas de um estudo qualitativo, de acordo com conceitos e temas principais.

Análise de covariância (ANCOVA) Procedimento estatístico utilizado para testar diferenças nas médias dos grupos sobre uma variável de resultado enquanto controla para um ou mais covariados, isto é, variáveis quantitativas que estão relacionadas ao desfecho de interesse.

Análise de custos (econômica) Análise da relação entre custos e resultados ou de outras intervenções de atendimento na área da saúde.

Análise de dados Organização e síntese dos dados de pesquisa e, em estudos quantitativos, testagem das hipóteses usando esses dados.

Análise de potência Procedimento que serve para estimar o tamanho necessário da amostra de um estudo ou a probabilidade de cometer um erro de tipo II.

Análise de regressão Procedimento estatístico utilizado para prever valores de uma variável dependente, com base em uma ou mais variáveis independentes.

Análise de subgrupo Análise que examina se os resultados estatísticos são consistentes para diferentes subconjuntos da amostra (p. ex., para homens e mulheres).

Análise de variância (ANOVA) Procedimento estatístico para testar diferenças nas médias de três ou mais grupos em amostras independentes pela comparação da variabilidade entre grupos com a variabilidade em cada grupo, produzindo uma razão de estatística F (quando se testa uma hipótese de que qualquer fonte de variação no modelo é igual a zero).

*****Análise de variância multivariada (MANOVA)** Procedimento estatístico utilizado para testar a significância das diferenças entre as médias de dois ou mais grupos em relação a duas ou mais variáveis dependentes, consideradas simultaneamente.

Análise do processo Análise descritiva do processo pelo qual um programa ou intervenção é implementado e utilizado na prática.

Análise do respondente Análise que compara pessoas que são *respondentes* a uma intervenção, com base no fato de elas terem obtido uma referência sobre um escore de mudança (p. ex., a mudança mínima importante), comparada com pessoas que são não respondentes (não atingiram a referência).

*****Análise do rumo** Procedimento baseado na regressão com o objetivo de testar modelos causais; geralmente emprega dados correlacionais.

Análise econômica Análise da relação entre custos e resultados de intervenções de saúde alternativas.

Análise estatística Organização e análise de dados quantitativos por meio de procedimentos estatísticos, incluindo a estatística descritiva e a estatística inferencial.

Análise narrativa Abordagem qualitativa que enfatiza o relato de uma história como objeto da investigação.

*****Análise por protocolo** Análise de dados de um ensaio controlado randomizado que exclui os participantes que não receberam o protocolo ao qual foram atribuídos.

Análise qualitativa Organização e interpretação de dados narrativos com o propósito de descobrir temas, categorias e padrões subjacentes importantes.

Análise quantitativa Organização e teste de dados numéricos por meio de procedimentos estatísticos para o propósito de descrição de fenômenos ou avaliação da magnitude e da confiabilidade das relações entre eles.

Análise secundária Forma de pesquisa na qual os dados coletados em um estudo são reanalisados em outra investigação para responder a novas questões.

Anonimato Proteção da confidencialidade dos participantes a tal ponto que nem o pesquisador consegue associar os indivíduos aos dados que eles forneceram.

ANOVA de medições repetidas Análise da variância utilizada quando há múltiplas medições da variável dependente ao longo do tempo (p. ex., em um modelo transversal experimental).

Arquivo conceitual Método manual de organização de dados qualitativos por meio da criação de pastas de arquivos para cada categoria de um esquema de codificação, com inserção de trechos relevantes dos dados.

Artigo de periódico Relatório que aparece em publicações profissionais como *Research in Nursing & Health* ou *International Journal of Nursing Studies*.

Atribuição randômica Distribuição de participantes entre as condições de tratamento de modo randomizado (i.e., de modo determinado apenas pelo acaso); também chamada de *randomização*.

Auditoria investigativa Exame minucioso e independente dos dados qualitativos e dos documentos de sustentação importantes feito por um revisor externo para determinar o grau de dependência e o potencial de confirmação dos dados qualitativos.

Autenticidade Medida em que os pesquisadores qualitativos mostram, confiável e fidedignamente, uma série de realidades diferentes na coleta, na análise e na interpretação de seus dados.

Autodeterminação Capacidade de a pessoa decidir voluntariamente se vai ou não participar de um estudo.

Autoetnografia Estudos etnográficos nos quais os pesquisadores estudam sua própria cultura ou grupo.

Autorização Processo de obter acesso aos participantes ou aos dados do estudo por meio da cooperação de pessoas chave na comunidade ou no local selecionado.

Autorrelato Método de coleta de dados que envolve um relatório verbal direto feito pelos participantes do estudo (p. ex., por entrevista ou questionário).

Avaliação de risco/benefício Avaliação dos riscos e dos benefícios relativos, para um participante de estudo individual ou para a sociedade como um todo, da participação em um estudo; além disso, riscos e benefícios relativos de implantar uma inovação.

Avaliação psicométrica Avaliação das propriedades de uma medição, como sua confiabilidade e validade.

Beneficência Princípio ético que envolve maximizar os benefícios para os participantes do estudo e prevenir danos. É fazer o bem.

*Beta (β) (1) No teste estatístico, a probabilidade de um erro de tipo II; (2) na regressão múltipla, os coeficientes padronizados indicando os pesos relativos das variáveis prognosticadoras na equação.

*Braço Grupo de tratamento particular no qual os participantes são arrolados (p. ex., um *braço* de controle ou *braço* de ensaio controlado).

Busca manual Pesquisa planejada em um periódico "manualmente" para identificar todos os relatórios relevantes que possam ter sido ignorados na busca eletrônica.

Caso não confirmatório Conceito utilizado na pesquisa qualitativa que diz respeito a um caso que desafia as conceituações dos pesquisadores; às vezes utilizado na estratégia de amostragem.

Caso-paradigma Na análise hermenêutica que segue os preceitos de Benner, forte exemplar do fenômeno estudado, frequentemente utilizado no início da análise para obter uma compreensão do fenômeno.

Categoria central (nuclear) Categoria ou padrão principal de comportamento em uma análise de teoria fundamentada que usa a abordagem de Strauss e Corbin.

Categoria central (variável) Em estudos de teoria fundamentada, o fenômeno central é utilizado para integrar todas as categorias dos dados.

Cegamento Processo feito para evitar que os envolvidos em um estudo (participantes, agentes de intervenção, coletores de dados ou profissionais do cuidado da saúde) tenham informações que possam levar ao desvio, particularmente informação sobre em qual grupo de tratamento o participante está; também chamado de *mascaramento*.

Célula Intersecção de uma linha e de uma coluna em uma tabela com duas dimensões.

Cenário naturalista Cenário para a coleta de dados de pesquisa que é natural para os que estão sendo estudados (p. ex., casas, locais de trabalho).

Certificado de Confidencialidade Certificado publicado pelo National Institutes of Health nos Estados Unidos para proteger os pesquisadores contra a revelação forçada de informações confidenciais de pesquisa.

Chance Modo de expressar a possibilidade de ocorrer um evento – probabilidade de ocorrer até probabilidade de não ocorrer; para o cálculo, divide-se o número de pessoas que experimentaram o evento pelo número daquelas para as quais ele não ocorreu.

Círculo hermenêutico Na hermenêutica, trata-se do processo metodológico em que, para chegar à compreensão de algo, existe um movimento contínuo entre as partes e o todo do texto que está sendo analisado.

Cochrane Collaboration Organização internacional que tem por objetivo facilitar as decisões bem-informadas sobre o atendimento de saúde, preparando revisões sistemáticas dos efeitos das intervenções do atendimento de saúde.

Codificação Processo de transformação de dados brutos em uma forma padronizada para análise e processamento; na pesquisa quantitativa, processo de vinculação de números a categorias; na pesquisa qualitativa, processo de identificação de palavras, temas ou conceitos recorrentes nos dados.

Codificação aberta Primeiro nível de codificação em um estudo de teoria fundamentada; refere-se à codificação descritiva básica do conteúdo dos materiais narrativos.

Codificação axial Segundo nível de codificação de um estudo de teoria fundamentada, usando a abordagem de Strauss e Corbin e envolvendo o processo de categorização, recategorização e condensação dos códigos de primeiro nível, conectando uma categoria e suas subcategorias.

Codificação seletiva Nível de codificação em um estudo de teoria fundamentada que começa quando a categoria nuclear foi descoberta e envolve a limitação da codificação apenas às categorias relacionadas na categoria nuclear.

Código de ética Princípios éticos fundamentais estabelecidos para uma disciplina ou instituição, a fim de orientar a conduta dos pesquisadores em pesquisas com participantes humanos (ou animais).

Coeficiente alfa Índice de consistência interna mais amplamente utilizado que indica o grau em que os itens em uma escala de múltiplos itens estão medindo o mesmo construto subjacente; também chamado de *alfa de Cronbach*.

Coeficiente de confiabilidade Índice quantitativo comumente variando de 0,00 a 1,00 – que fornece uma estimativa do quanto um instrumento é confiável (p. ex., o coeficiente de correlação intraclasse).

Coeficiente de correlação Índice que resume o grau da relação entre as variáveis, variando normalmente de +1,00 (relação positiva perfeita) a –1,00 (relação negativa perfeita), passando por 0,00 (inexistência de relação).

Coeficiente de correlação de Spearman Coeficiente de correlação que indica a magnitude de uma relação entre as variáveis medidas em uma escala ordinal.

Coeficiente de correlação intraclasse (CCI) Índice estatístico utilizado para estimar a confiabilidade (p. ex., confiabilidade teste-reteste) de uma medida.

Coeficiente de correlação múltipla Índice que resume o grau de relação entre duas ou mais variáveis independentes e uma variável dependente; simbolizado por R.

Coeficiente de correlação produto-momento (r) Coeficiente de correlação que designa a magnitude e a direção da relação entre duas variáveis medidas em pelo menos uma escala intervalar; também chamado de r *de Pearson*.

Coeficiente kappa de Cohen *Ver* kappa.

Coerção Em um contexto de pesquisa, o uso explícito ou implícito de ameaças (ou recompensas excessivas) para obter a cooperação de pessoas em um estudo.

Coleta de dados estruturados Abordagem de coleta de dados dos participantes por meio de autorrelato ou observações, na qual as categorias de informação (p. ex., opções de resposta) são especificadas de antemão.

Coleta de dados oculta Coleta de informações em um estudo sem conhecimento dos participantes.

Combinação Formação de pares dos participantes em um grupo com os do grupo de comparação com base na similaridade em uma ou mais características, para incrementar o grau de comparação do grupo e controlar as variáveis de confusão.

Comitê de Ética em Pesquisa Se refere a um grupo institucional que se propõe a revisar as considerações éticas de estudos propostos e em andamento.

Comparação constante Procedimento utilizado em uma análise de teoria fundamentada em que dados recém-coletados são comparados, de modo contínuo, com dados obtidos previamente, a fim de refinar categorias teoricamente relevantes.

Conceito Abstração baseada em observações de comportamentos ou características (p. ex., fadiga, dor).

Concordância Concordância afirmativa de uma pessoa vulnerável (p. ex., uma criança) em participar de um estudo, normalmente para consentimento formal suplementar por parte do pai/mãe ou responsável legal.

Confiabilidade Extensão na qual uma medição está livre de um erro de medição; de modo mais geral, a extensão até a qual os escores para pessoas que não mudaram são os mesmos para medições repetidas.

Confiabilidade interclassificador (interobservador) Grau em que dois classificadores ou observadores que trabalham de modo independente atribuem as mesmas classificações ou valores a um atributo medido.

Confiabilidade intercodificadores Grau em que dois codificadores, trabalhando de modo independente, concordam sobre as decisões de codificação.

Confiabilidade teste-reteste Tipo de confiabilidade que diz respeito à extensão na qual os escores para pessoas que não mudaram são os mesmos quando uma medida é administrada duas vezes; avaliação da estabilidade de uma medida.

Confidencialidade Proteção dos participantes do estudo de modo que os dados fornecidos nunca sejam publicamente divulgados.

Conhecimento tácito Informação sobre uma cultura que se encontra tão profundamente enraizada que seus membros não falam sobre ela ou, às vezes, nem têm consciência de que existe.

Conjunto de dados Grupo total de dados sobre todas as variáveis para todos os participantes do estudo.

Conjunto de resposta de aquiescência Viés em instrumentos de autorrelato, sobretudo em escalas psicossociais, que ocorre quando os participantes caracteristicamente concordam com as declarações ("pessoas do sim"), seja qual for o seu conteúdo.

Conjunto de respostas extremas Viés em escalas psicossociais criado quando os participantes escolhem opções de resposta extremas (p. ex., "concordo plenamente"), seja qual for o conteúdo do item.

Consentimento contínuo Em um estudo qualitativo, processo transacional contínuo que inclui a negociação do consentimento com os participantes, permitindo que colaborem na tomada de decisão sobre a continuação da própria participação.

Consentimento implícito Suposto consentimento dos sujeitos em participar de um estudo, assim considerado pelo pesquisador com base nas ações dos participantes; por exemplo, devolver um questionário preenchido.

Consentimento informado Processo na conduta ética de um estudo que envolve a obtenção de participação voluntária das pessoas em um estudo, após informá-las dos possíveis riscos e benefícios.

Consistência interna Grau em que os itens em um instrumento estão inter-relacionados e medem o mesmo atributo ou dimensão, em geral enquanto avaliado usando coeficiente alfa; propriedade de medição dentro do domínio da confiabilidade.

Construto Abstração ou conceito inventado (construído) por pesquisadores (qualitativos) com base em inferências de comportamento humano ou de traços humanos (p. ex., locus de saúde de controle).

*Contaminação Influência inadvertida e indesejável de uma condição de tratamento sobre outra, como ocorre quando os membros do grupo-controle recebem a intervenção.

*Contrabalançar Processo que consiste em variar sistematicamente a ordem de apresentação dos estímulos ou dos tratamentos para controlar a ordenação dos efeitos, especialmente em um modelo cruzado.

Contrafato Condição ou grupo utilizado como base de comparação em um estudo, incorporando o que teria acontecido às mesmas pessoas expostas a um fator causal se elas *simultaneamente não* estivessem expostas ao fator.

Controle da pesquisa Processo utilizado para manter constantes as influências que podem causar confusão em relação à variável dependente (o resultado) estudada.

Controle estatístico Uso dos procedimentos estatísticos para controlar influências que podem causar confusão em relação à variável dependente.

Coorte Delineamento não experimental em que um grupo definido de pessoas (coorte) que é seguido ao longo do tempo para estudar desfechos; também chamado de *modelo prospectivo*.

Correlação Ligação ou associação entre variáveis, sendo que a mudança em uma delas está sistematicamente relacionada com mudança na outra.

Covariância Variável estatisticamente controlada (mantida constante) na ANCOVA, normalmente uma influência que pode causar confusão em relação à variável de resultado, ou uma medida do resultado pré-intervenção.

Credibilidade Critério de avaliação da integridade e da fidedignidade em estudos qualitativos, referindo-se à confiança na verdade dos dados; análoga à validade interna na pesquisa quantitativa.

Credibilidade do pesquisador Confiança que pode ser depositada em um pesquisador, com base em seu treinamento, qualificações e experiência.

Critérios de elegibilidade Critérios destinados a atributos específicos da população-alvo, pelos quais os participantes são selecionadas para inclusão em um estudo.

Critérios de exclusão Critérios que especificam as características que a população *não* tem.

Critérios de inclusão Critérios que especificam as características de uma população – características que uma amostra deve ter para ser considerado elegível para um estudo.

Crítica Avaliação crítica que analisa tanto as fraquezas quanto os pontos positivos de um relatório de pesquisa.

Curva COR *Ver* curva da característica de operação do receptor.

Curva da característica de operação do receptor (COR) Método utilizado no desenvolvimento e no refinamento da ferramenta de rastreamento para determinar o melhor ponto de corte que representa a "ocorrência do caso".

d **de Cohen** *Ver* estatística *d*.

Dados Fragmentos de informação obtidos em um estudo.

Dados brutos Dados na forma em que são coletados, antes de serem codificados ou analisados.

Dados de linha de base Dados coletados em uma medida inicial (p. ex., antes de uma intervenção) de modo que as mudanças não possam ser avaliadas.

Dados pós-teste Dados coletados após introduzir uma intervenção.

Dados qualitativos Informação coletada na forma narrativa (não numérica), como a informação fornecida em uma entrevista não estruturada.

Dados quantitativos Informações coletadas em forma quantificada (numérica).

Declaração de propósito Declaração dos objetivos gerais do estudo.

Declaração do problema Expressão de um dilema ou situação perturbadora que requer investigação.

Definição conceitual Significado abstrato ou teórico de um conceito estudado.

Definição operacional Definição de conceito ou variável em termos dos procedimentos pelos quais são medidos.

Delineamento da pesquisa Plano geral para tratar uma questão de pesquisa, incluindo estratégias para incrementar a integridade do estudo.

Delineamento transversal Modelo de estudo em que os dados são coletados em determinado ponto no tempo; às vezes, é utilizado para inferir mudanças ao longo do tempo quando os dados são coletados de grupos de desenvolvimento ou idade diferentes.

Descobertas Resultados da análise dos dados da pesquisa.

Descrição densa Descrição rica e completa do contexto e dos participantes em um estudo qualitativo.

Desvio-padrão Estatística mais frequentemente utilizada para designar o grau de variabilidade ou de dispersão de uma amostra em relação à média.

Determinismo Crença de que os fenômenos não são ocasionais ou randômicos, mas que possuem causas antecedentes; pressuposição do paradigma positivista.

Diário de campo Controle diário de eventos e conversas observadas no campo; também chamado de registro.

Diferença média padronizada (DMP) Na metanálise, tamanho do efeito para comparar médias de dois grupos; para o cálculo, subtrai-se uma média da outra e divide-se o resultado pelo desvio-padrão agregado; também chamada de *d* de Cohen.

Dilema ético Situação em que existe um conflito entre as considerações éticas e os métodos de pesquisa necessários para maximizar a qualidade da evidência do estudo.

Distribuição assimétrica Distribuição de valores de dados não simétrica, com duas partes que não são imagens espelhadas uma da outra.

Distribuição assimétrica (desigual) Distribuição assimétrica de um conjunto de valores de dados em torno de um ponto central.

Distribuição bimodal Distribuição dos valores dos dados com dois picos (frequências elevadas).

Distribuição de amostragem Distribuição teórica de uma estatística, usando os valores da estatística (p. ex., a média) calculada a partir de um número infinito de amostras como pontos de dados na distribuição.

Distribuição multimodal Distribuição de valores com mais de um pico (frequência alta).

Distribuição normal Distribuição teórica bem-formatada, simétrica e não muito acentuada.

Distribuição por frequência Arranjo sistemático de valores numéricos, partindo do mais baixo até o mais alto, junto com a contagem do número de vezes que cada valor foi obtido.

Distribuição simétrica Distribuição de valores entre duas metades que são imagens espelhadas uma da outra.

Distribuição unimodal Distribuição de valores com um pico (alta frequência).

Domínio Na análise etnográfica, uma unidade ou categoria ampla do conhecimento cultural.

Duplo-cego Situação (em geral, em um ensaio clínico) em que dois grupos de estudo são cegados em relação ao grupo em que um participante do estudo está; muitas vezes, uma situação em que nem os sujeitos nem os que administram o tratamento sabem quem está no grupo experimental ou no grupo-controle.

Efeito da interação Efeito de duas ou mais variáveis independentes que atuam em combinação (de maneira interativa) sobre um resultado.

*Efeito de placebo Mudanças na variável dependente atribuíveis ao placebo.

*Efeito Hawthorne Efeito sobre a variável dependente que resulta da consciência dos sujeitos de que eles são participantes de um estudo.

Efeitos de transporte Influência que um tratamento pode ter sobre tratamentos subsequentes, notavelmente em um modelo transversal ou em avaliações de confiabilidade teste-reteste.

Elemento Unidade mais básica de uma população para propósitos de amostragem; geralmente, um ser humano (participante).

Encaixe Elemento na análise da teoria fundamentada de Glaser em que o pesquisador desenvolve categorias de uma teoria substantiva que encaixa os dados.

Encaixe emergente Conceito, na teoria fundamentada, que envolve comparar novos dados e novas categorias com conceituações que já existem.

Engajamento prolongado Na pesquisa qualitativa, investimento de tempo suficiente, durante a coleta de dados, para alcançar uma compreensão detalhada do fenômeno estudado, aumentando, assim, a credibilidade.

Ensaio clínico Estudo destinado a avaliar a segurança, a eficácia e a eficiência de uma intervenção clínica nova, muitas vezes envolvendo várias fases (p. ex., em geral, a fase III é um *ensaio controlado randomizado* com delineamento experimental).

Ensaio controlado Ensaio de uma intervenção que inclui um grupo-controle, com ou sem randomização.

Ensaio controlado randomizado (ECR) Teste experimental completo de uma intervenção que envolve a distribuição randômica entre os grupos de tratamento; algumas vezes, o ECR é a fase III de um ensaio clínico completo.

Entrevista Método de coleta de dados em que um entrevistador faz perguntas a um respondente face a face, por telefone ou pela internet (p. ex., via Skype).

Entrevista com grupo focal Entrevista com um pequeno grupo de indivíduos reunidos para responder às perguntas sobre determinado tópico.

Entrevista focada Entrevista estruturada livremente, em que um entrevistador orienta o respondente ao longo de uma série de perguntas com um tópico-guia; também chamada de *entrevista semiestruturada*.

Entrevista não estruturada Entrevista em que o pesquisador faz perguntas aos participantes sem ter um plano previamente determinado em relação ao conteúdo ou ao fluxo das informações que serão reunidas.

Entrevista pessoal Entrevista pessoal, face a face, entre o entrevistador e o respondente.

Entrevista semiestruturada Entrevista aberta em que o pesquisador é orientado por uma lista de tópicos específicos a serem cobertos.

Erro de amostragem Flutuação do valor de uma estatística de uma amostra para outra, retiradas da mesma população.

Erro de medição Erro sistemático e randômico associado com o escore de uma pessoa em uma medida, refletindo outros fatores além do construto, sendo medido e resultando em um escore observado que é diferente do escore real hipotético.

Erro de tipo I Erro gerado pela rejeição da hipótese nula quando esta é verdadeira (i.e., o pesquisador conclui que há uma relação, mas, na verdade, não há – falso-positiva).

Erro de tipo II Erro gerado pela aceitação da hipótese nula quando esta é falsa (i.e., o pesquisador conclui que *não* há uma relação, mas, na verdade, há – falso-negativa).

Erro-padrão Medida de variação de uma distribuição média de amostragem em relação a média da população.

Escala Medida composta de um atributo que envolve o acréscimo conjunto de vários itens que têm uma relação lógica e empírica uma com a outra, resultando na atribuição de um escore para dispor as pessoas em um *continuum* em relação ao atributo.

Escala composta Medida de um atributo que envolve a combinação de informações de múltiplos itens em um único escore numérico que dispõe as pessoas em um *continuum* em relação ao atributo.

Escala de analogia visual (EAV) Escala utilizada para medir certos sintomas clínicos (p. ex., dor, fadiga), em que se pede que as pessoas indiquem a intensidade do sintoma em uma linha reta; geralmente medido em uma escala de 100 mm com valores de 0 a 100.

Escala de classificação Escala que exige classificações de um objeto ou conceito ao longo de um *continuum*.

Escala de classificação somada Escala consistindo em múltiplos itens que são acrescidos em conjunto para produzir um escore geral contínuo para um atributo (p. ex., escala de Likert).

Escala de Likert Tradicionalmente, um tipo de escala para medir atitudes, envolvendo a soma de escores em uma série de itens que os respondentes classificam para seu grau de concordância ou discordância; mais informalmente, o nome atribuído às escalas de classificação somada.

Escolha-Q Método de coleta de dados em que os participantes organizam as declarações em grupos (comumente de 9 ou 11), de acordo com alguma dimensão bipolar (p. ex., mais útil/menos útil).

Escore de mudança Diferença de escore de um indivíduo entre duas medições sobre a mesma medida; para o cálculo, subtrai-se o valor em um momento no tempo do valor em um segundo momento.

Especificidade Capacidade que o teste diagnóstico tem de identificar os casos verdadeiros negativos, isto é, diagnosticar corretamente os participantes sadios.

Estatística Estimativa de um parâmetro, calculada a partir dos dados da amostra.

Estatística bivariada Análise estatística derivada de duas variáveis para avaliar a relação empírica entre elas.

Estatística d Índice do tamanho do efeito amplamente utilizado para comparar duas médias de grupo; para efetuar o cálculo, subtrai-se uma média da outra e divide-se pelo desvio-padrão agregado, também chamada de *d de Cohen* ou de *diferença média padronizada*.

Estatística de teste Estatística utilizada para avaliar a confiabilidade estatística das relações entre variáveis (p. ex., qui quadrado *t*); distribuições de amostragem da estatística de teste são conhecidas pelas circunstâncias em que a hipótese nula é verdadeira.

Estatística descritiva Estatística utilizada para descrever e resumir dados (p. ex., médias, porcentagens).

Estatística inferencial Estatísticas que são utilizadas para fazer inferências sobre a probabilidade de confiança dos resultados observados em uma amostra, ou seja, encontrados na população.

Estatística multivariada Procedimentos estatísticos destinados a analisar as relações entre três ou mais variáveis (p. ex., regressão múltipla, ANCOVA).

Estatística univariada Análise estatística de uma variável singular com propósitos descritivos (p. ex., cálculo de uma média).

Estimativa de parâmetros Procedimentos estatísticos que estimam parâmetros da população com base em estatísticas da amostra.

Estimativa intervalar Abordagem de estimativa estatística na qual o pesquisador calcula uma faixa de valores que, dentro de determinado nível de confiança (p. ex., IC de 95%), provavelmente contém o parâmetro real da população.

Estimativa pontual Procedimento estatístico que utiliza informações de uma amostra (uma estatística) para estimar o valor singular que melhor representa o parâmetro da população.

Estimulação por foto Entrevista estimulada e orientada por imagens fotográficas.

Estratificação Divisão de uma amostra ou uma população em unidades menores (p. ex., homens e mulheres), normalmente para incrementar a capacidade de representação ou para explorar resultados para subgrupos de pessoas; utilizada na amostragem e na alocação de grupos de tratamento.

Estratos Subdivisões da população de acordo com algumas características (p. ex., homens e mulheres).

Estrutura Fundamentos conceituais de um estudo – por exemplo, uma *estrutura teórica* em estudos fundamentados em teorias ou uma *estrutura conceitual* em estudos embasados em um modelo conceitual específico.

Estrutura conceitual *Ver* estrutura.

Estrutura de amostragem Lista de todos os elementos na população, a partir da qual uma amostra é retirada.

Estrutura PICO Estrutura para fazer perguntas bem-formuladas e para buscar evidências, em que P = população, I = intervenção de influência, C = comparação e O = resultado.

Estudo cego Revisão de um manuscrito ou proposta de modo que nem o autor nem o revisor sejam identificados pela outra parte.

Estudo de acompanhamento Estudo realizado para avaliar os resultados de indivíduos com uma condição específica ou que receberam um tratamento específico.

Estudo de caso Método que envolve uma análise completa e detalhada de um indivíduo, grupo ou de outra unidade social.

Estudo de eficácia Ensaio altamente controlado, destinado a estabelecer a eficácia de uma intervenção sob condições ideais, usando um delineamento que enfatiza a validade interna.

Estudo de eficiência Ensaio clínico destinado a testar a eficiência de uma intervenção sob condições ordinárias, geralmente para uma intervenção já considerada eficaz em um estudo sobre eficácia.

Estudo metodológico Pesquisa destinada a desenvolver ou refinar métodos de obtenção, organização ou análise de dados.

Estudo primário Estudo de investigação original.

Estudo prospectivo Modelo de estudo que começa com um exame de uma causa presumida (p. ex., hábito de fumar) e, depois, prossegue com a observação dos efeitos presumidos (p. ex., câncer de pulmão); também chamado de *modelo de coorte*.

Estudo qualitativo descritivo Estudo aprofundado que envolve a coleta de dados qualitativos valiosos, mas não tem raízes em uma tradição qualitativa particular; os dados são, muitas vezes, analisados por meio da análise de conteúdo.

Ética Sistema de valores morais relacionado com o grau em que os procedimentos de pesquisa cumprem obrigações profissionais, jurídicas e sociais em relação aos participantes do estudo.

Etnografia Ramo da pesquisa associado à antropologia que enfatiza a cultura de um grupo de pessoas, esforçando-se para compreender a visão de mundo e os costumes dos indivíduos estudados.

Etnografia crítica Etnografia que enfatiza o aumento da consciência no grupo ou na cultura estudada, na esperança de provocar uma mudança social.

Evidência empírica Dado enraizado na realidade objetiva e coletado por meio do uso dos próprios sentidos como base para a geração de conhecimentos.

Facilidade de leitura Grau de facilidade com que materiais (p. ex., um questionário) são lidos por pessoas com variadas habilidades de leitura; frequentemente é determinado por fórmulas de facilidade de leitura.

Falsificação Ocultação deliberada de informações ou fornecimento de informações falsas a participantes do estudo, comumente para reduzir potenciais desvios.

Fenômeno Conceito abstrato sob estudo, utilizado com frequência por pesquisadores qualitativos em lugar do termo *variável*.

Fenomenologia Tradição da pesquisa qualitativa, com raízes na filosofia e na psicologia, que enfatiza a experiência vivida dos seres humanos.

Fenomenologia descritiva Abordagem à fenomenologia que tem como foco a descrição cuidadosa de experiência consciente comum da vida cotidiana.

Fenomenologia interpretativa Tipo de fenomenologia que salienta a interpretação e a compreensão – não somente a descrição – da experiência humana; muitas vezes referida como *hermenêutica*.

Ferramenta de rastreamento Instrumento utilizado para avaliar se os participantes potenciais de um estudo atendem aos critérios de elegibilidade ou para determinar se o teste de uma pessoa é positivo para determinada condição.

Fidelidade na intervenção Grau em que a implementação de um tratamento é fiel a seu plano.

Fonte primária Relatos ou descobertas de fatos em primeira mão; na pesquisa, o relatório original preparado pelo investigador que realizou o estudo.

Fonte secundária Relatos de segunda mão sobre eventos ou fatos; em pesquisas, descrição de um estudo preparada por outra pessoa que não o pesquisador original.

Formato IMRD Organização de um relatório de pesquisa em quatro seções principais: Introdução, Método, Resultados e Discussão.

Fotovoz Técnica utilizada em alguns estudos qualitativos que envolve pedir para os participantes tirarem fotografias relacionadas a um tópico sob estudo e depois interpretá-las.

Generalização Grau em que os métodos de pesquisa justificam a inferência de que os achados são verdadeiros para um grupo mais amplo do que o dos participantes do estudo; em particular, inferência de que as descobertas podem ser generalizadas da amostra para a população.

Grau de dependência Critério de avaliação da integridade em estudos qualitativos, que se refere à estabilidade dos dados ao longo do tempo e das condições; equivalente à confiabilidade na pesquisa quantitativa.

Graus de liberdade (*df*) Conceito estatístico que se refere ao número dos valores da amostra livres para variar (p. ex., na média de dada amostra, todos, com exceção de um valor, ficam livres para variar).

Grupo-controle Participantes de um estudo experimental que não recebem intervenção experimental e cujo desempenho fornece um contrafato contra o qual os efeitos de uma intervenção podem ser mensurados.

Grupo-controle de atenção Grupo que obtém quantidade similar de atenção dos participantes de um grupo de intervenção, sem receber os "ingredientes ativos" do tratamento.

Grupo de comparação Grupo de participantes de um estudo cujos escores de uma variável de resultado são utilizados para avaliar os resultados do principal grupo estudado (p. ex., não fumantes como um grupo de comparação para fumantes); termo frequentemente utilizado em lugar do grupo-controle quando o delineamento do estudo não é um verdadeiro experimento.

Grupo de estudos Grupo que se encontra em ambientes clínicos para discutir e criticar relatórios de pesquisa publicados em periódicos.

Grupo experimental Participantes de um estudo submetidos à intervenção experimental.

Grupos vulneráveis Grupos especiais de pessoas cujos direitos, em estudos, precisam ser protegidos de modo especial devido à sua incapacidade de fornecer um consentimento informado significativo ou porque suas circunstâncias colocam-nas sob maior risco de efeitos adversos (p. ex., crianças, pacientes inconscientes).

Guia de tópicos Lista de áreas amplas de questionamento a serem cobertas por uma entrevista semiestruturada ou com grupo focado.

Hermenêutica Tradição da pesquisa qualitativa que utiliza a fenomenologia interpretativa e que aborda as experiências vividas e o modo como as pessoas interpretam essas experiências.

Heterogeneidade Grau em que os objetos são diferentes (i.e., caracterizado por variabilidade) no que diz respeito a um atributo; a heterogeneidade de efeitos em uma revisão sistemática pode influenciar o fato de a metanálise ser ou não apropriada.

Hierarquia de evidências Arranjo classificado da validade e do potencial de dependência da evidência baseada no rigor do método que o produziu; a hierarquia de evidência tradicional é apropriada particularmente para pesquisa de sondagem de causas.

Hipótese Declaração sobre as relações previstas entre variáveis. Proposição verdadeira ou falsa.

Hipótese de pesquisa A verdadeira hipótese que o pesquisador quer testar (em oposição à *hipótese nula*) e que declara a suposta relação entre duas ou mais variáveis.

Hipótese direcionada Hipótese que faz uma predição específica sobre a direção da relação entre duas variáveis.

Hipótese não direcional Hipótese de pesquisa que não estipula a direção esperada da relação entre as variáveis.

Hipótese nula Hipótese que declara a ausência de relação entre as variáveis estudadas; utilizada principalmente em testes estatísticos como a hipótese a ser rejeitada.

Hipótese rival Explicação alternativa que compete com a hipótese do pesquisador na interpretação dos resultados de um estudo.

Homogeneidade Grau em que os objetos são semelhantes (i.e., caracterizado por baixa variabilidade); às vezes, uma estratégia de delineamento utilizada para controlar variáveis de confusão.

*Incidência Taxa de novos casos com uma condição específica, determinada pela divisão do número de novos casos ao longo de um período pelo número sob risco de tornar-se um novo caso (i.e., aqueles que não tinham a condição no início do período).

Inclinação negativa Distribuição assimétrica dos valores dos dados, com número desproporcionalmente elevado de casos na extremidade superior; quando mostrada graficamente, a extremidade mais alongada aponta para a esquerda.

Inclinação positiva Distribuição assimétrica de valores com um número desproporcionalmente elevado de casos na extremidade mais baixa; quando disposta graficamente, a extremidade mais alongada aponta para a direita.

Índice de validade do conteúdo (IVC) Índice do grau em que o instrumento é válido em relação ao conteúdo, com base em classificações de especialistas; é possível avaliar a validade do conteúdo para itens individuais e uma escala geral.

Inferência Na pesquisa, é uma conclusão feita a partir dos dados do estudo, levando em conta os métodos utilizados para gerar esses dados.

Inferência estatística Inferência sobre a população com base em informações de uma amostra, utilizando as leis da probabilidade.

Informante Indivíduo que fornece informações aos pesquisadores sobre o fenômeno estudado; termo utilizado principalmente em estudos etnográficos.

Informante-chave Pessoa que domina o fenômeno de interesse da pesquisa e que deseja partilhar informação e ideias com o pesquisador (p. ex., um etnógrafo).

Instrumento Dispositivo utilizado para coletar dados (p. ex., questionário, teste, programação da observação).

Instrumento AGREE Instrumento amplamente utilizado (*Appraisal of Guidelines Research and Evaluation* [Reconhecimento de orientações de pesquisa e avaliação]) para avaliar sistematicamente as orientações de prática clínica.

*Intenção de tratar Estratégia de excelência para análise de dados em um estudo de intervenções, que envolve a inclusão de participantes nos grupos para os quais foram distribuídos, independentemente de terem ou não recebido ou completado o tratamento associado com aquele grupo.

Intervalo de confiança (IC) Faixa de valores estimado em que provavelmente está um parâmetro de interesse de uma população, em uma probabilidade especificada (p. ex., IC de 95%).

Intervenção Na pesquisa experimental (ensaios clínicos), o tratamento que está sendo testado; muitas vezes, o "I" no esquema de trabalho PICO.

Intervenção complexa Intervenção em que existe complexidade ao longo de uma ou mais dimensões, inclusive no número de componentes, número de resultados estabelecidos e tempo necessário para que a intervenção total seja administrada.

Intuição Etapa da fenomenologia que ocorre quando os pesquisadores permanecem abertos ao significado atribuído ao fenômeno por aqueles que o experimentam.

***Iowa Model of Evidence-Based Practice to Promote Quality Care* (modelo Iowa de prática baseada em evidências para promover um cuidado qualificado)** Esquema de trabalho amplamente utilizado que pode ser empregado para guiar o desenvolvimento e a implementação de um projeto para promover a prática baseada em evidências.

Item Questão ou declaração simples sobre um instrumento, como na escala composta.

Kappa Índice estatístico de concordância corrigida para o acaso ou consistência entre duas medidas nominais (ou ordinais), muitas vezes utilizado para avaliar a confiabilidade interobservador.

Literatura cinza Relatórios de pesquisa não publicados e, portanto, menos acessíveis.

Local Lugar geral onde um estudo é realizado.

Macroteoria Teoria ampla destinada a descrever grandes segmentos do mundo físico, social ou comportamental; também chamada de *teoria de grande alcance*.

Manipulação Introdução de uma intervenção ou tratamento em um estudo experimental ou quase experimental para avaliar seu impacto sobre a variável dependente (de resultado).

*MANOVA *Ver* análise de variância multivariada.

Mapa conceitual Representação esquemática de uma teoria ou modelo conceitual que representa, graficamente, conceitos-chave e ligações entre eles.

Mascaramento *Ver* cegamento.

Matriz de correlação Imagem bidimensional que mostra os coeficientes de correlação entre todos os pares em um conjunto de variáveis.

Média aritmética Medição da tendência central; para o cálculo, somam-se todos os escores e divide-se o resultado pelo número de casos.

Mediana Estatística descritiva que se revela como uma medida da tendência central, representando o valor médio exato em uma distribuição de valores; valores inferior e superior entre os quais ficam 50% dos escores.

Medição Atribuição de números a objetos de acordo com regras especificadas para caracterizar quantidades de algum atributo.

Medição intervalar Nível de medição em que o atributo de uma variável é classificado de acordo com uma escala que apresenta distâncias iguais entre seus pontos (p. ex., graus Fahrenheit).

Medição nominal Menor nível de uma medição envolvendo a atribuição de características em categorias (p. ex., homens = 1; mulheres = 2; outro = 3).

Medição ordinal Nível de medição que classifica os fenômenos ao longo de alguma dimensão.

Medição proporcional Nível de medição com distâncias iguais entre os escores e um verdadeiro ponto zero significativo (p. ex., peso).

Medida Dispositivo cujo propósito é obter informação quantitativa para quantificar um atributo ou construto (p. ex., uma escala).

Melhoria da qualidade (MQ) Esforços sistemáticos para melhorar as práticas e os processos dentro de uma organização ou grupo de pacientes específico.

Mérito científico Grau em que um estudo é metodológica e conceitualmente sólido.

MeSH *Medical Subject Headings* utilizado para indexar artigos no MEDLINE. Como os DECS (Descritores em Ciências da Saúde). Nem todos os MeSH são DECS ou vice-versa.

Metaetnografia Abordagem amplamente utilizada para a metassíntese desenvolvida por Noblit e Hare.

Metáfora Comparação figurativa utilizada por alguns analistas qualitativos para evocar uma analogia visual ou simbólica.

Metanálise Técnica de integração quantitativa dos resultados de estudos que tratam da mesma questão de pesquisa ou de outra bastante similar.

Metarresumo Processo associado com metassínteses, envolvendo o desenvolvimento de uma lista de achados abstraídos a partir de estudos qualitativos primários e o cálculo dos tamanhos dos efeitos manifestos (tamanho do efeito da frequência e da intensidade).

Metassíntese Amplas narrativas ou traduções interpretativas produzidas a partir da integração ou da comparação de descobertas de estudos qualitativos.

Método científico Conjunto de procedimentos ordenados, sistemáticos e controlados, destinados a obter alguma informação confiável e empírica – e, normalmente, quantitativa; abordagem metodológica associada com o paradigma positivista.

Método de pesquisa Técnica utilizada para estruturar um estudo e reunir e analisar informações de modo sistemático.

Métodos (pesquisa) Etapas, procedimentos e estratégias de reunião e análise de dados em um estudo.

Moda Medida da tendência central; valor que ocorre mais frequentemente em uma distribuição de escores.

Modelo Representação simbólica de conceitos ou variáveis e inter-relações entre eles.

Modelo com grupo-controle não equivalente Modelo quase experimental que envolve um grupo de comparação que não foi criado por distribuição randômica.

Modelo conceitual Conceitos inter-relacionados ou abstrações reunidas em um esquema racional em virtude da sua relevância para um tema comum; às vezes chamado de *estrutura conceitual*.

Modelo convergente Modelo concomitante com métodos mistos de igual prioridade em que dados diferentes – porém, complementares –, quantitativos e qualitativos, são obtidos sobre um fenômeno central estudado; simbolizado como QUAN + QUAL; às vezes chamado de *modelo de triangulação*.

Modelo correlacional Pesquisa que explora as inter-relações entre variáveis de interesse, sem intervenção do pesquisador.

Modelo cruzado Modelo experimental em que um grupo de sujeitos é exposto a mais de uma condição ou tratamento, em ordem randômica.

Modelo de caso-controle Delineamento não experimental que compara "casos" (pessoas com uma doença especificada, como câncer de pulmão) aos controles combinados (pessoas similares sem a doença).

Modelo de efeitos fixos Na metanálise, modelo em que se pressupõe que os estudos estão medindo o mesmo efeito geral; calcula-se uma estimativa do efeito agregado supondo-se que a variação observada entre os estudos é atribuível ao acaso.

Modelo de lista de espera *Ver* modelo de tratamento atrasado.

Modelo de séries temporais Delineamento quase experimental que envolve a coleta de dados ao longo de um período de tempo prolongado, com múltiplos pontos de coleta de dados tanto antes quanto depois da introdução de uma intervenção.

Modelo de tratamento atrasado Delineamento para um estudo de intervenção que envolve colocar membros do grupo-controle em uma lista de espera para receber a intervenção após a coleta de dados de acompanhamento; também chamado de *modelo de lista de espera*.

Modelo dos efeitos randômicos Na metanálise, modelo em que não se pressupõe que os estudos estão medindo o mesmo efeito geral, mas que refletem uma distribuição dos efeitos; muitas vezes, são preferíveis em comparação com o modelo do efeito fixo, quando há variação extensiva dos efeitos entre os estudos.

Modelo emergente Modelo que se revela no decorrer de um estudo qualitativo à medida que o pesquisador toma decisões sobre o modelo que reflete o que já foi realmente aprendido.

Modelo esquemático Representação gráfica descrevendo conceitos e relações entre eles; também chamado de *mapa conceitual*.

Modelo explanatório Modelo com métodos mistos sequenciais em que os dados quantitativos são coletados na primeira fase e os dados qualitativos são coletados na segunda fase para construir ou explicar descobertas quantitativas; simbolizado como QUAN → qual ou quan → QUAL.

Modelo exploratório Modelo com métodos mistos sequenciais em que os dados qualitativos são coletados na primeira fase e os dados quantitativos são coletados na segunda fase com base na exploração aprofundada inicial; simbolizado como QUAL → quan ou qual → QUAN.

Modelo sequencial Modelo de métodos mistos no qual uma vertente da coleta de dados (qualitativa ou quantitativa) ocorre antes da outra, informando a segunda vertente; simbolicamente mostrada com uma seta, como QUAL → QUAN.

Modelo simultâneo Modelo de estudo com métodos mistos em que as vertentes quantitativas e qualitativas de coleta de dados ocorrem ao mesmo tempo; simbolicamente designado com um sinal de adição, como em QUAN + QUAL.

Modelo-pré-teste e pós-teste Delineamento experimental em que se coletam dados dos sujeitos da pesquisa antes e depois da introdução de uma intervenção.

Mudança mínima importante (MMI) Referência para interpretar escores de mudança que representa a menor mudança que é importante ou significativa para pacientes ou médicos.

n Símbolo que designa o número de participantes em um subgrupo ou célula de um estudo (p. ex., "cada um dos quatro grupos tinha um *n* de 125 para um *N* total de 500").

N Símbolo que designa o número total de participantes (p. ex., "o *N* total era 500").

Nível de medição Sistema de classificação de medições de acordo com a natureza da mensuração e o tipo de operação matemática possível; os níveis são nominais, ordinais, de intervalo e de proporção.

Nível de significância Probabilidade de uma relação observada ser causada por acaso; uma significância de nível 0,05 indica que a probabilidade de uma relação da magnitude observada ser encontrada por acaso é de apenas 5 vezes em 100.

Notas de campo Notas tomadas por pesquisadores para registrar observações não estruturadas feitas no campo, bem como a interpretação dessas observações.

Notas reflexivas Notas que documentam as experiências pessoais do pesquisador qualitativo, as autorreflexões e o avanço do trabalho no campo.

Número necessário para tratar (NNT) Estimativa do número de participantes que devem receber a intervenção para evitar um resultado indesejável; calcula-se pela divisão de 1 pelo valor da redução do risco absoluto.

Objetividade Determinação de até que ponto dois pesquisadores independentes chegariam a julgamentos ou conclusões similares (i.e., julgamentos sem desvios por valores ou crenças pessoais).

Observação Método para coletar informação e medir construtos por meio da observação direta e do registro de comportamentos e características.

Observação não estruturada Coleta de dados descritivos por meio de uma observação direta que não é orientada por um plano formal pré-especificado de observação, enumeração ou registro de informações.

Observação participativa Método de coleta de dados por meio da participação e da observação de um grupo ou cultura.

Observação persistente Foco intenso do pesquisador qualitativo sobre os aspectos de uma situação que são relevantes para o fenômeno estudado.

Ocultação Tática que envolve a coleta discreta de dados de pesquisa, sem conhecimento nem consentimento dos participantes, utilizada para obter uma visão precisa do comportamento naturalista quando o mesmo seria distorcido se os participantes soubessem que estavam sendo observados.

Opções de resposta Conjunto pré-especificado de possíveis respostas a uma pergunta fechada ou item.

Operacionalização Tradução dos conceitos da pesquisa em fenômenos mensuráveis.

Orientações CONSORT Orientações amplamente adotadas (*Consolidated Standards of Reporting Trials* [Padrões Consolidados para Relato de Ensaios Clínicos]) para relatar informações em um ensaio controlado randomizado, incluindo uma verificação e um fluxograma para rastrear os participantes por meio do ensaio, desde o recrutamento até a análise de dados.

Palavra-chave Termo importante utilizado para buscar referência sobre um tópico em um banco de dados bibliográfico.

Paradigma Modo de ver um fenômeno natural que abrange um conjunto de pressuposições filosóficas e que orienta a abordagem pessoal da investigação.

Paradigma construtivista Paradigma alternativo ao positivista, que defende que existem várias interpretações da realidade e que o objetivo da pesquisa consiste em compreender como os indivíduos constroem a realidade dentro de seus contextos; associado à pesquisa qualitativa; também chamado de *paradigma naturalista*.

Paradigma naturalista *Ver* paradigma construtivista.

Paradigma positivista Paradigma subjacente à abordagem científica tradicional; pressupõe que existe uma realidade ordenada que pode ser estudada objetivamente; em geral associado à pesquisa quantitativa.

Parâmetro Característica de uma população (p. ex., idade média de todos os cidadãos do Canadá).

Participante *Ver* participante do estudo.

Participante do estudo Indivíduo que participa e fornece informações em um estudo.

Pergunta aberta Questão presente em entrevistas ou questionários que não restringe as respostas dos participantes às opções preestabelecidas.

Pergunta dicotômica Pergunta com apenas duas opções de resposta (p. ex., masculino/feminino, sim/não).

Pergunta fechada Pergunta que oferece aos respondentes um conjunto de opções de respostas especificadas.

Perspectiva êmica Termo etnográfico que se refere ao modo como membros de uma cultura veem seu próprio mundo; a "visão do interno".

Perspectiva ética Em etnografia, a visão que um "externo" tem das experiências de um grupo cultural.

Pesquisa Investigação sistemática que usa métodos, de modo ordenado, para responder a questões ou solucionar problemas.

Pesquisa apenas pós-teste Delineamento experimental em que os dados são coletados dos participantes apenas após a introdução de uma intervenção.

Pesquisa aplicada Pesquisa destinada a descobrir a solução para um problema prático imediato.

Pesquisa básica Pesquisa destinada a estender a base de conhecimentos de uma disciplina em prol da produção de conhecimento ou da construção de teorias, e não da solução de um problema imediato.

Pesquisa clínica Pesquisa destinada a gerar conhecimentos para orientar a prática nas áreas de atendimento de saúde.

Pesquisa com métodos mistos (MMs) Pesquisa em que os dados quantitativos e qualitativos são coletados e analisados para abordar questões diferentes, mas relacionadas.

Pesquisa de ação participativa (PAP) Abordagem de pesquisa na qual os pesquisadores e participantes do estudo colaboram em todas as etapas do processo de pesquisa; a abordagem é baseada na premissa de que o uso e a produção de conhecimento podem ser políticos e utilizados para exercer poder.

Pesquisa de avaliação Pesquisa destinada a descobrir se um programa, prática ou política funciona bem.

Pesquisa de campo Pesquisa em que os dados são coletados "no campo", ou seja, em cenários naturalistas.

Pesquisa de enquete Pesquisa não experimental que envolve coleta de informações sobre as atividades das pessoas, suas crenças, preferências e atitudes via questionamento direto.

Pesquisa de etnoenfermagem Termo cunhado por Leininger para indicar o estudo das culturas humanas, com ênfase nas crenças e nas práticas de um grupo em relação ao atendimento de enfermagem e a comportamentos relacionados com a saúde.

Pesquisa de intervenção Pesquisa que envolve desenvolvimento, implementação e teste de uma intervenção.

Pesquisa de resultados Pesquisa destinada a documentar a eficiência dos serviços de saúde e os resultados finais do cuidado ao paciente.

Pesquisa de serviços de saúde Campo interdisciplinar amplo que estuda como estruturas e processos organizacionais, tecnologias de saúde, fatores sociais e comportamentos pessoais afetam o acesso ao atendimento de saúde, o custo e a qualidade do atendimento de saúde e, por fim, a saúde e o bem-estar das pessoas.

Pesquisa de sondagem de causas Pesquisa delineada para esclarecer as causas subjacentes dos fenômenos.

Pesquisa descritiva Pesquisa cujo objetivo principal é geralmente retratar com precisão as características de pessoas ou circunstâncias e/ou a frequência com que certo fenômeno ocorre.

Pesquisa do interno Pesquisa de um grupo ou cultura – em geral, na etnografia – por um membro desse grupo ou cultura; na pesquisa etnográfica, uma *autoetnografia*.

Pesquisa em enfermagem Investigação destinada a desenvolver conhecimentos sobre temas importantes para a profissão de enfermagem.

Pesquisa experimental Pesquisa que usa um delineamento em que o pesquisador controla (manipula) a variável independente e, aleatoriamente, designa sujeitos para diferentes condições de tratamento; ensaios controlados randomizados usam delineamentos experimentais.

Pesquisa feminista Pesquisa que busca compreender, por meio de abordagens qualitativas, como o sexo e uma ordem social que o discrimina modelam a vida e a consciência das mulheres.

Pesquisa histórica Estudos destinados a descobrir fatos e relações sobre eventos do passado.

Pesquisa longitudinal Modelo de estudo no qual os dados são coletados em mais de um ponto no tempo, em contrapartida ao modelo transversal.

Pesquisa não experimental Estudos em que o pesquisador coleta dados sem introduzir uma intervenção; também chamada de *pesquisa observacional*.

Pesquisa observacional Estudos que não envolvem uma intervenção experimental – isto é, pesquisa não experimental na qual os fenômenos são meramente observados; além disso, pesquisa em que os dados são coletados por meio de observação direta.

Pesquisa qualitativa Investigação de fenômenos, geralmente de modo detalhado e holístico, por meio da coleta de ricos materiais narrativos, usando um delineamento de pesquisa flexível.

Pesquisa quantitativa Investigação de fenômenos que se prestam à medição e à quantificação precisas, frequentemente envolvendo um delineamento rigoroso e controlado.

Pesquisa quase experimental Tipo de delineamento que testa uma intervenção em que os participantes não são distribuídos randomicamente entre as condições de tratamento; também chamado de *ensaio não randomizado* ou *ensaio controlado sem randomização*.

Pesquisa retrospectiva Delineamento de estudo que começa com a manifestação da variável de resultado no presente (p. ex., câncer de pulmão) e com a busca de uma causa presumida ocorrida no passado (p. ex., hábito de fumar).

Placebo Intervenção falsa ou pseudointervenção às vezes utilizada como uma condição do grupocontrole.

Planejar-Executar-Estudar-Agir (PDSA) Estrutura muitas vezes utilizada para orientar projetos de melhora da qualidade.

Plano de amostragem Plano formal que especifica o método da amostragem, o tamanho da amostra e os procedimentos de recrutamento dos sujeitos.

Pleno conhecimento Comunicação das informações completas e precisas a potenciais participantes do estudo.

Plotagem Representação gráfica de efeitos na amostra de estudos em uma metanálise, que permite avaliação visual da variação dos efeitos entre os estudos (i.e., heterogeneidade).

População Conjunto inteiro de indivíduos ou objetos que possuem algumas características comuns (p. ex., todos os enfermeiros registrados [ERs] da Califórnia); o "P" na estrutura PICO.

População acessível População disponível para um estudo; com frequência, um subconjunto não randomizado da população-alvo.

População-alvo População inteira em que o pesquisador está interessado e para a qual gostaria de generalizar os resultados do estudo.

Potência Capacidade de um delineamento ou de uma estratégia de análise detectar relações verdadeiras existentes entre as variáveis.

Potência estatística Capacidade de um delineamento de pesquisa e estratégia analítica detectar relações verdadeiras entre as variáveis.

Potencial de confirmação Critério de fidedignidade em uma investigação qualitativa que se refere à objetividade ou à neutralidade dos dados e das interpretações.

Potencial de implementação Medida em que uma inovação é passível de implementação em um novo ambiente; a avaliação de uma potencial implementação é, com frequência, feita em projetos da prática baseada em evidências.

Potencial de transferência Grau em que descobertas qualitativas podem ser transferidas para outros ambientes ou grupos; análogo ao potencial de generalização.

Pragmatismo Paradigma sobre o qual a pesquisa com métodos mistos é com frequência baseada, em que ela reconhece o imperativo prático da "ditadura da questão de pesquisa".

Prática baseada em evidências (PBE) Prática que envolve tomar decisões clínicas com base na integração da melhor evidência disponível, muitas vezes a partir de pesquisa científica, com experiência clínica e preferências dos pacientes.

Pré-teste (1) Dados coletados antes de uma intervenção; com frequência chamados de dados de linha de base. (2) Ensaio da aplicação de um instrumento recentemente desenvolvido para identificar potenciais pontos fracos.

Precisão Grau em que um valor de população estimado (uma estatística) se agrupa ao redor da estimativa, geralmente expresso em termos de largura do intervalo de confiança.

Predição Uso de dados empíricos para fazer previsões sobre como as variáveis vão se comportar com um novo grupo de pessoas.

Pressuposto Princípio aceito como verdadeiro com base na lógica ou na razão, sem provas.

Prevalência Proporção de uma população que tem uma condição particular (p. ex., fibromialgia) em determinado momento no tempo.

Prioridade Aspecto de modelo-chave na pesquisa com métodos mistos, que se preocupa com qual vertente (qualitativa ou quantitativa) receberá mais ênfase; na notação, a vertente dominante está toda em letras maiúsculas, como

QUAL ou QUAN, e a vertente não dominante está em letras minúsculas, como qual ou quan.

Problema de pesquisa Condição que perturba ou causa perplexidade, podendo ser analisada por meio de uma investigação.

Procedimentos de comparação múltipla Testes estatísticos, normalmente aplicados depois que uma ANOVA indica diferenças de grupo estatisticamente significativas, que comparam pares diferentes de grupos; também chamados de *testes* post hoc.

Processo social básico (PSB) Processo social central que emerge por meio da análise de dados de teoria fundamentada.

Programa da entrevista Instrumento formal que especifica como serão elaboradas as perguntas destinadas aos participantes em estudos de autorrelato estruturados.

Proporção de risco *Ver* risco relativo.

Proporção F Estatística obtida em vários testes estatísticos (p. ex., ANOVA) em que se compara a variação de escore atribuível a diferentes fontes (p. ex., intergrupos e intragrupos).

Proposta Documento que comunica um problema de pesquisa, os métodos sugeridos para abordá-lo e, quando há pedido de financiamento, qual será o custo do estudo.

Propriedade de medição Característica que reflete um aspecto distinto de uma qualidade de medida (p. ex., confiabilidade, validade).

Protocolo de intervenção Especificação do que são a intervenção e as condições de tratamento (controle) alternativas e de como elas devem ser administradas.

Protocolos de coleta de dados Procedimentos formais desenvolvidos pelos pesquisadores para orientar a coleta de dados de modo padronizado.

Protocolos de prática clínica Orientações de prática que são baseadas em evidências, combinando síntese e avaliação de evidências de pesquisa com recomendações específicas para decisões clínicas.

Psicometria Teoria subjacente aos princípios de medição e aplicação da teoria no desenvolvimento e no teste das medidas.

Questão ampla Pergunta geral, feita em uma entrevista não estruturada, para obter uma visão geral do fenômeno, com base na qual serão feitas perguntas subsequentes mais específicas.

Questão de pesquisa Pergunta específica a que o pesquisador quer responder para tratar um problema de pesquisa.

Questionário Documento utilizado para reunir dados de autorrelato por meio da autoadministração das perguntas.

r Símbolo do coeficiente de correlação bivariada, que indica a magnitude e a direção de uma relação entre duas variáveis medidas em uma escala de intervalo ou de proporção.

R Símbolo do coeficiente de correlação múltipla, que indica a magnitude (mas não a direção) da relação entre uma variável dependente e diversas variáveis independentes (prognosticadores) tomadas em conjunto.

R^2 Coeficiente da correlação múltipla ao quadrado, que indica a proporção da variância na variável dependente explicada por um conjunto de variáveis independentes.

Raciocínio dedutivo Processo de desenvolvimento de predições específicas a partir de princípios gerais (*ver também* raciocínio indutivo).

Raciocínio indutivo Processo de raciocínio que parte de observações específicas para obter regras mais gerais (*ver também* raciocínio dedutivo).

Randomização Distribuição dos sujeitos entre as condições de tratamento de modo randômico (i.e., de modo determinado apenas pelo acaso); também chamada de *atribuição randomizada*.

Razão de chances (RC) Proporção entre duas chances – por exemplo, a razão de chances de um evento em um grupo até a chance de um evento em outro grupo; quando o valor da razão de chances é 1,0, significa que não há diferença entre os grupos.

r de Pearson Coeficiente de correlação que designa a magnitude da relação entre dois intervalos ou variáveis em nível intervalar ou proporcional; também chamado de *correlação produto-momento*.

Reatividade Distorção de medição que ocorre quando o participante do estudo sabe que está sendo observado ou, mais frequentemente, devido ao efeito do próprio procedimento de medição.

Redução Perda de participantes durante o curso de um estudo, o que pode criar desvios pela alteração das características da amostra daquelas da amostra inicialmente calculada.

Redução do risco absoluto (RRA) Diferença entre o risco absoluto de um grupo (p. ex., sujeitos expostos à intervenção) e o risco absoluto de outro grupo (p. ex., sujeitos não expostos).

Referência Na medição, um valor limítrofe em uma medida que corresponde a um valor importante, como um limiar para interpretar se uma alteração nos escores é significativa ou clinicamente significante.

Reflexividade Nos estudos qualitativos, a autorreflexão crítica do pesquisador sobre seus próprios desvios, preferências e preconceitos.

Registro Nos estudos de observação participante, o controle diário de eventos e conversas feito pelo observador.

Regressão logística Procedimento de regressão multivariado que analisa as relações entre uma ou mais variáveis independentes e uma variável dependente categórica.

Regressão múltipla Procedimento estatístico para compreensão dos efeitos de duas ou mais variáveis independentes (de predição) sobre a variável dependente.

Relação Ligação ou conexão entre duas ou mais variáveis.

Relação associativa Associação entre duas variáveis que não pode ser descrita como relação causal.

Relação causal (de causa e efeito) Relação entre duas variáveis em que a presença ou o valor de uma delas (a "causa") determina a presença ou o valor da outra (o "efeito").

Relação funcional Relação entre duas variáveis em que não se pode pressupor que uma causou a outra; também chamada de *relação associativa*.

Relação inversa *Ver* relação negativa.

Relação negativa Relação entre duas variáveis em que existe a tendência de associação de valores elevados de uma variável com valores baixos da outra (p. ex., à medida que o estresse aumenta, a qualidade de vida diminui); também chamada de *relação inversa*.

Relação perfeita Correlação entre duas variáveis de modo que os valores de uma variável possam prever perfeitamente os valores da outra; designada como 1,00 ou 1,00.

Relação positiva Relação entre duas variáveis em que valores altos de uma variável tendem a ser associados a valores altos da outra (p. ex., quando aumenta a atividade física, a pulsação aumenta).

Relatório de pesquisa Documento (com frequência, um artigo de um periódico) que resume os principais aspectos de um estudo, incluindo a questão de pesquisa, o método utilizado para tratá-la, os achados e a interpretação dos resultados.

Remuneração aos participantes Pagamento monetário ou de outro tipo ao participante de um estudo, como incentivo à participação e/ou para compensar o tempo e as despesas. Eticamente todas as despesas decorrentes da pesquisa devem ser cobertas pela verba de pesquisa.

Replicação Repetição deliberada dos procedimentos de pesquisa em uma segunda investigação com o propósito de avaliar se os resultados prévios se confirmam.

Representatividade Critério fundamental para avaliar a adequação de uma amostra em estudos quantitativos, indicando a extensão na qual as descobertas do estudo podem ser generalizadas para a população.

Respondente Em um estudo de autorrelato, o participante que responde às questões colocadas pelo pesquisador.

Resultado Termo com frequência utilizado para referir-se à variável dependente isto é, medida que capta o resultado (ponto final) de interesse; o "O" no esquema de trabalho PICO.

Resultado não significativo Resultado de um teste estatístico que indica que as diferenças entre os grupos ou uma relação observada pode ter ocorrido por acaso, em algum nível de significância; às vezes, é abreviado como NS; às vezes, é chamado de *resultados negativos*.

Resultado relatado pelo paciente (RRP) Resultado de saúde que é medido perguntando diretamente aos pacientes sobre a informação.

Resultado sensível em enfermagem Resultado de um paciente que melhora se houver grande quantidade ou qualidade do cuidado de enfermagem.

Resultados Respostas às questões de pesquisa, obtidas por meio da análise dos dados coletados.

Resultados positivos No teste estatístico, resultados da pesquisa consistentes com as hipóteses do pesquisador; os resultados negativos são aqueles que não são estatisticamente significativos.

Resumo Breve descrição de um estudo, localizada no início de um relatório.

Revisão abrangente Revisão preliminar de descobertas de pesquisa projetada para refinar as questões e os protocolos para uma revisão sistemática.

Revisão da literatura Resumo crítico da pesquisa de um tópico, com frequência preparado para colocar um problema de pesquisa no contexto ou para resumir dados existentes.

Revisão de estudos mistos Revisão sistemática que integra e sintetiza descobertas de estudos quantitativos, qualitativos e de métodos mistos sobre um tópico.

Revisão sistemática Síntese rigorosa das descobertas da pesquisa em uma questão de pesquisa particular, usando amostragem sistemática, procedimentos de coleta de dados e um protocolo formal.

Revisor por pares Pesquisador que revisa e critica um relatório ou proposta de pesquisa e faz recomendações sobre a publicação ou a concessão de financiamento da pesquisa.

Risco absoluto (RA) Proporção de pessoas de um grupo que experimentou um resultado indesejável.

Risco mínimo Riscos antecipados que não são maiores do que os geralmente encontrados na vida diária ou durante o desempenho de testes ou procedimentos de rotina.

Risco relativo (RR) Estimativa do risco de "ocorrência do caso" em um grupo em comparação com outro; para o cálculo, divide-se o risco absoluto de um grupo (p. ex., um grupo exposto) pelo risco absoluto de outro (p. ex., o não exposto); também chamado de *proporção de risco*.

Saturação Coleta de dados qualitativos até o ponto em que há a sensação de ter chegado ao fim, porque dados novos geram informações redundantes.

Saturação de dados *Ver* saturação.

Sensibilidade Capacidade de uma ferramenta de rastreamento identificar corretamente um "caso" – por exemplo, para diagnosticar corretamente uma condição.

Sessão de pôsteres Sessão de uma conferência profissional em que vários pesquisadores expõem, simultaneamente, apresentações visuais que resumem seus estudos, enquanto os participantes da conferência circulam pela sala, observando-as.

Sessão de relatório oral Conversa com os participantes do estudo a fim de explorar aspectos deste (p. ex., explicar melhor o propósito do estudo).

Significância clínica Importância prática de resultados de pesquisa, ou seja, se eles possuem efeitos palpáveis genuínos sobre a vida cotidiana dos pacientes ou sobre as decisões de atendimento de saúde tomadas em nome deles.

Significância estatística Termo que indica que os resultados da análise dos dados da amostra provavelmente não foram causados pelo acaso, no nível de probabilidade especificado.

Sistema de categorias Em estudos que envolvem observação, o plano pré-especificado de registro de comportamentos e eventos sob observação; em estudos qualitativos, um sistema utilizado para ordenar, organizar e codificar os dados.

Sondagem Obtenção de informações mais úteis ou detalhadas de um participante em uma entrevista em comparação ao que tinha sido voluntariamente fornecido na primeira solicitação.

Subescala Subconjunto de itens que mede um aspecto ou dimensão de um construto multidimensional.

Sujeito Indivíduo que participa e fornece dados em um estudo; termo utilizado principalmente na pesquisa quantitativa.

Suspensão Em investigações fenomenológicas descritivas, o processo de identificar e manter em suspenso crenças e opiniões previamente concebidas sobre o fenômeno estudado.

Tabela cruzada (de contingência) Tabela bidimensional em que as frequências de duas variáveis categóricas são tabuladas de modo cruzado.

Tabela de números randômicos Tabela que apresenta centenas de dígitos (de 0 a 9) em ordem aleatória; cada número tem a mesma chance de acompanhar qualquer outro.

Tabulação cruzada Cálculo das frequências de duas variáveis consideradas simultaneamente – por exemplo, gênero (masculino/feminino) em tabulação cruzada com a condição de fumante (fumante/não fumante).

Tamanho da amostra Número de participantes de um estudo; um importante fator na *potência* da análise e na validade da conclusão estatística na pesquisa quantitativa.

Tamanho do efeito (TE) Índice estatístico que expressa a magnitude da relação entre duas variáveis ou a magnitude da diferença entre grupos sobre o atributo estudado (p. ex., *d* de Cohen); também utilizado em metarresumos de pesquisa qualitativa para caracterizar a saliência de um tema ou categoria.

Tamanho do efeito da frequência No metarresumo de estudos qualitativos, a porcentagem de relatos que contêm determinada descoberta temática.

Tamanho do efeito da intensidade Em um metarresumo dos estudos qualitativos, a porcentagem de todas as descobertas temáticas contidas em determinado relatório.

Tamanho do efeito manifesto Nos metarresumos, os tamanhos dos efeitos calculados a partir do conteúdo do manifesto representados nas descobertas de estudos qualitativos primários; inclui o *tamanho do efeito da frequência* e o *tamanho do efeito da intensidade*.

Taxa de resposta Proporção da participação em um estudo; para o cálculo, divide-se o número de pessoas que está participando pelo número de pessoas da amostra.

Taxonomia Na análise etnográfica, sistema de classificação e organização de termos e conceitos, desenvolvido para esclarecer a organização do domínio e a relação entre as categorias do domínio.

Técnica de Delphi Técnica para obter julgamentos de um grupo de especialistas sobre determinado tema de interesse; os especialistas são questionados individualmente em várias rodadas, sendo que um resumo dos pontos de vista do grupo circula a cada rodízio, para alcançar algum consenso.

*Técnica de incidente crítico Método de obtenção de dados dos participantes do estudo pela exploração profunda de incidentes e comportamentos específicos relacionados com o tópico estudado.

Tema Regularidade recorrente que emerge da análise de dados qualitativos.

Tendência central Índice estatístico da "tipicalidade" de um conjunto de escores derivados a partir do centro da distribuição de escores; os índices da tendência central incluem a moda, a mediana e a média aritmética.

Teoria Generalização abstrata que apresenta uma explicação sistemática para as relações entre os fenômenos.

Teoria crítica Abordagem de visão do mundo que envolve uma crítica da sociedade, com o objetivo de prever novas possibilidades e provocar mudanças sociais.

Teoria de grande alcance Teoria ampla, destinada a descrever grandes segmentos do mundo físico, social ou comportamental; também chamada de *macroteoria*.

Teoria de intervenção Fundamento conceitual de uma intervenção de saúde, que articula a base teórica do que deve ser feito para o alcance dos resultados desejados.

Teoria de médio alcance Teoria que tem como foco um pedaço limitado da realidade ou da experiência humana, envolvendo um número selecionado de conceitos (p. ex., teoria do estresse).

Teoria descritiva Caracterização ampla que dá conta de todo o fenômeno.

Teoria fundamentada Abordagem de coleta e análise de dados qualitativos que visa desenvolver teorias sobre processos sociais e psicológicos fundamentadas em observações do mundo real.

Teoria fundamentada construtivista Abordagem para a teoria fundamentada, desenvolvida por Charmaz, em que a teoria é construída a partir de experiências compartilhadas e relações entre o pesquisador e os participantes do estudo e os aspectos interpretativos são enfatizados.

Termo de consentimento Acordo escrito assinado pelo participante do estudo e pelo pesquisador, relativo a termos e condições da participação voluntária no estudo.

Teste do qui quadrado Teste estatístico utilizado em vários contextos, muitas vezes para avaliar diferenças em proporções; simbolizado como χ^2.

Teste estatístico Ferramenta analítica que estima a probabilidade de resultados obtidos a partir de uma amostra refletirem os valores da população real.

Teste estatístico de hipóteses Procedimentos estatísticos para testar se as hipóteses devem ser aceitas ou rejeitadas, com base na probabilidade de as supostas relações em uma amostra existirem na população.

Teste *post hoc* Teste para comparar todos os pares de grupos possíveis após um teste significativo das diferenças gerais dos grupos (p. ex., em uma ANOVA).

Teste *t* Teste estatístico paramétrico que serve para analisar a diferença entre duas médias.

Teste-piloto Estudo de pequena escala, ou realização de ensaio, como forma de preparação para um estudo maior, muitas vezes para avaliar a viabilidade.

Testes não paramétricos Classe de testes estatísticos que não envolve pressuposições muito restritivas sobre a distribuição das variáveis na análise.

Testes paramétricos Classe de testes estatísticos que envolvem pressuposições sobre a distribuição de variáveis e a estimativa de um parâmetro.

Trabalho de campo Atividades realizadas por pesquisadores qualitativos para coletar dados no campo – isto é, em ambientes naturais.

Transmissão de conhecimento (TC) Troca, síntese e aplicação de conhecimento por participantes interessados dentro de sistemas complexos para acelerar os efeitos benéficos da pesquisa que visa à melhora do cuidado da saúde.

Tratamento Intervenção experimental sob estudo; a condição que está sendo manipulada pelo pesquisador.

Triangulação Uso de diversos métodos para coletar e interpretar dados sobre um fenômeno, a fim de alcançar uma representação precisa da realidade.

Triangulação de dados Uso de múltiplas fontes de dados com o propósito de validar conclusões.

Triangulação de métodos Uso de múltiplos métodos de coleta de dados sobre o mesmo fenômeno, a fim de incrementar a fidedignidade.

Triangulação de pesquisadores Ocorre quando dois ou mais pesquisadores analisam e interpretam um conjunto de dados, a fim de incrementar a fidedignidade.

Triangulação de pessoas Coleta de dados de diferentes níveis ou tipos de pessoas, com o objetivo de validar dados com várias perspectivas sobre o fenômeno.

Triangulação espacial Coleta de dados sobre um mesmo fenômeno em múltiplos locais, a fim de incrementar a validade das descobertas.

Triangulação temporal Coleta de dados sobre um mesmo fenômeno ou sobre as mesmas pessoas em diferentes pontos temporais, para incrementar a fidedignidade.

Unidade de análise Unidade ou foco básico da análise do pesquisador – geralmente participantes individuais do estudo.

Utilização de pesquisas Uso de algum aspecto de um estudo em uma aplicação não relacionada com a pesquisa original.

Validade Critério de qualidade que se refere ao grau de precisão e fundamentação das inferências feitas em um estudo; na medição, grau em que o instrumento mede o que se destina a medir.

Validade aparente Grau em que um instrumento parece estar medindo o que realmente se destina a medir.

Validade concomitante Grau em que os escores de um instrumento estão correlacionados com escores em um critério externo, mensurado ao mesmo tempo.

Validade da conclusão estatística Grau de precisão das inferências sobre relações a partir de uma análise estatística dos dados.

Validade de predição Tipo de validade do critério que se preocupa com o grau no qual uma medição está correlacionada com um critério medido em um momento futuro no tempo.

Validade do construto Validade das inferências de pessoas, ambientes e intervenções *observados* em um estudo para os construtos que essas instâncias possam representar; para um instrumento de medição, o grau em que ele mede o construto investigado.

Validade do conteúdo Grau em que uma medida de múltiplos itens tem um conjunto apropriado de itens relevantes que refletem o conteúdo total do domínio de construto que está sendo mensurado.

Validade do critério Grau em que os escores em uma medição são um reflexo adequado (ou fator de predição) de um critério – ou seja, uma medição "padrão-ouro".

Validade dos grupos conhecidos Tipo de validade de construto que versa sobre o grau no qual uma medição é capaz de discriminar entre grupos conhecidos ou diferir em relação ao construto de interesse.

Validade externa Grau em que os resultados do estudo podem ser generalizados para grupos ou ambientes diferentes daqueles estudados.

Validade interna Grau em que se pode inferir que a intervenção experimental (variável independente) – e não os fatores que podem gerar confusão – causou os efeitos observados sobre o resultado.

Valor *p* No teste estatístico, a probabilidade de os resultados obtidos terem ocorrido em virtude apenas do acaso; probabilidade de um erro de tipo I.

Variabilidade Grau de dispersão dos valores de um conjunto de escores sobre uma gama de valores.

Variação Medida de variabilidade; para o cálculo, subtrai-se o valor mais baixo do valor mais alto em uma distribuição de escores.

*Variância Medida da variabilidade ou da dispersão, igual ao desvio-padrão ao quadrado.

Variável Atributo que varia, ou seja, assume valores diferentes (p. ex., temperatura do corpo, frequência cardíaca).

Variável categórica Variável com valores únicos (p. ex., gênero) e não valores ao longo de um *continuum* (p. ex., peso).

Variável contínua Variável que pode tomar uma faixa infinita de valores ao longo de um *continuum* especificado (p. ex., altura); de forma menos rigorosa, uma variável mensurada em uma escala de intervalo ou de proporção.

Variável de confusão Variável estranha à questão de pesquisa que confunde a compreensão da relação entre as variáveis independente e dependente; as variáveis de confusão podem ser controladas no delineamento da pesquisa ou por procedimentos estatísticos.

Variável de predição Nas análises de regressão, termo muitas vezes utilizado no lugar de variável independente; variáveis de predição são utilizadas para prever o valor da variável dependente (de resultado).

Variável dependente Variável que, segundo a hipótese, depende de ou é causada por outra variável (a *variável independente*); o resultado estudado.

Variável estranha Variável que confunde a relação entre as variáveis independente e dependente e que precisa ser controlada no delineamento de pesquisa ou por meio de procedimentos estatísticos; muitas vezes chamada de *variável de confusão*.

Variável independente Variável que causa ou influencia a variável dependente; na pesquisa experimental, a variável que é manipulada (de tratamento); a variável independente é o "I" e o "C" na estrutura PICO.

Variável mediadora Variável que faz a mediação ou que age como "intermediária" em uma cadeia causal que liga outras duas variáveis.

Veracidade Grau de confiança que os pesquisadores qualitativos depositam em seus dados e análises, mais frequentemente avaliados usando os critérios de credibilidade, potencial de transferência, grau de dependência, potencial de confirmação e autenticidade.

Verificação de informações por pares Encontro com colegas do pesquisador para revisar e explorar vários aspectos de um estudo qualitativo, muitas vezes utilizado para incrementar a fidedignidade. Envolve validação externa.

Verificação feita pelos membros Método de validação da credibilidade dos dados qualitativos por meio de sessões de entrevista e discussões com os informantes.

Viés Qualquer influência que distorce os resultados de um estudo e mina sua validade.

Viés de amostragem Distorções que surgem quando uma amostra não é representativa da população da qual ela foi retirada.

Viés de aquiescência Viés em escalas de autorrelato criadas quando os participantes caracteristicamente concordam com as declarações ("pessoas do sim"), seja qual for o conteúdo.

Viés de ceticismo Viés em escalas de autorrelato criado quando os respondentes caracteristicamente discordam com as declarações ("pessoas do não"), seja qual for o conteúdo.

Viés de conjunto de respostas por adequação social Viés em instrumentos de autorrelato que ocorre quando os participantes tendem a interpretar erroneamente as próprias opiniões, conduzindo-as na direção de respostas consistentes com as normas sociais prevalentes.

Viés de expectativa Viés que pode surgir quando os participantes (ou a equipe de pesquisa) têm expectativas sobre a eficiência do tratamento na pesquisa de intervenção; a expectativa pode resultar em comportamento alterado ou em comunicação alterada.

Viés de falta de resposta Viés que pode ocorrer quando um subconjunto não randomizado de pessoas convidadas para participar de um estudo se recusa a participar.

Viés de publicação Viés resultante do fato de que os estudos publicados representam excessivamente descobertas estatisticamente significativas, refletindo a tendência dos pesquisadores, dos revisores e dos editores de não publicar resultados não significativos.

Viés do conjunto de respostas Erro de medição resultante da tendência de alguns indivíduos responderem aos itens de maneiras características (p. ex., sempre concordando), seja qual for o conteúdo do item.

Vinheta Breve descrição de um evento, pessoa ou situação à qual os respondentes devem expressar reações.

Índice

Os números das páginas que aparecem em **negrito** indicam entradas do Glossário.
As entradas dos suplementos dos capítulos são indicadas pelo número do capítulo (p. ex., uma entrada com Sup-1 está no Suplemento do Capítulo 1 no nosso *site*).

A

Abordagem ancestral, busca na literatura, 107, **383**
Abordagem de metassíntese de Sandelowski e Barroso, 316-317
Abordagem detalhada, análise fenomenológica, 280, 281
Abordagem dos descendentes, busca na literatura, 107, 109, **383**
Abordagem holística, análise fenomenológica, 280-281
Abordagem metaetnográfica de Noblit e Hare, 315, 316
Abordagem seletiva, análise fenomenológica, 280-281
Acionista, 209-211
Acompanhamento das decisões, 296
Acompanhamento de auditoria, 296, 299, **383**
Aleatoriedade, 70, **383**
Alfa (α), **383**
  confiabilidade de consistência interna (alfa de Cronbach), 246
  nível de significância, 237
Alfa de Cronbach, 246, **383**
Ambiente de pesquisa, 41-42. *Ver também* Ambiente, pesquisa
Ambiente, pesquisa, 41-42, **383**
  pesquisa qualitativa e, 184-185
  pesquisa quantitativa e, 136-138
Ambiguidade temporal, validade interna e, 151, 263
Ameaça à validade, 151, **383**
  validade interna, 151
Ameaça da história, validade interna, 151-152, **383**, Sup-15
Ameaça da maturação, 151, **383**
Ameaça de redução, 151-153, **383**
Ameaça de seleção (autosseleção), 145-146, 151-152, **383**, Sup-15
American Nurses Association (ANA), 2, Sup-1
American Nurses Credentialing Center, 2
Amostra representativa, 160, 162, 167, 171, **383**
Amostra voluntária, 196
Amostra, 160-161, 257-261, **383**. *Ver também* Tamanho da amostra; Amostragem
  representatividade da, 160
Amostragem agrupada, métodos mistos, 213, **383**
Amostragem de caso extremo (desviada), 196-197, **384**
Amostragem de caso típico, 197
Amostragem de não probabilidade, 160-163, 196, 195-196, **384**. *Ver também* Amostragem
Amostragem de probabilidade, 161-163, **384**. *Ver também* Amostragem

Amostragem de variação máxima, 197, 198, **384**
Amostragem em bola de neve, 196, **384**
Amostragem em rede, 196
Amostragem em sequência, 161-162, **384**
Amostragem multiestágio, 162-163, **384**
Amostragem por conveniência, 161, 161-162, 195-196, **384**
Amostragem por cota, 160-161, **384**
Amostragem por critério, 197, **384**
Amostragem por evento, 171-172, **384**
Amostragem proposital (intencional), 161-162, 196-197, **384**
Amostragem randômica (seleção), 145-146, 161-162, 233-234, **384**. *Ver também* Amostragem de probabilidade
  atribuição randômica vs., 139-140, 161-162
Amostragem randômica estratificada, 163, **384**
Amostragem randômica simples, 162, **384**
Amostragem sistemática, 163, **384**
Amostragem temporal, 171, **384**
Amostragem teórica, 197, 199, 237, **384**
Amostragem, 50-51, 160-166, 195-201, **383**
  conceitos básicos, 160-161
  consecutiva, 161-162, **384**
  conveniência, 160-161, 195-196, **384**
  crítica de, 163-166, 199-201
  em bola de neve, 195-196, **384**
  estratos e, 160-161
  estudos de teoria fundamentada e, 198-201
  estudos fenomenológicos e, 198-199
  etnografia e, 197-199
  inferência e, 257-260
  metanálise e, 308-310
  metassíntese e, 314-315
  não probabilidade, 160-163, 195-196, **384**
  observacional, 171-172
  pesquisa com métodos mistos, 212-213
  pesquisa qualitativa e, 52-54, 195-201
  pesquisa quantitativa e, 50-51, 160-166
  por cota, 160-161, **384**
  probabilidade, 161-163, **384**
  proposital, 161-162, 196-197, **384**
  randômica estratificada, 162-163, **384**
  randômica, 161-162, **384**
  sistemática, 162-163, **384**
  tamanho da amostra e, 163-165. *Ver também* Tamanho da amostra
  teórica, 196-198, **384**
  validade do construto e, 259-261

validade externa e, 152-153, 259-261
variação máxima, 196-198, **384**
viés e, 160-166
Análise de caso distorcida, 298
Análise de componente, etnografia, 279
Análise de conceito, 123, 314, **385**
Análise de conteúdo qualitativa, 278-279
Análise de conteúdo, 189, 278-279, **385**
Análise de covariância (ANCOVA), 244, 245, **385**, Sup-14
   delineamento de pesquisa e, 150
   multivariada (MANCOVA), Sup-14
Análise de covariância multivariada (MANCOVA), Sup-14
Análise de custos (econômica), 214, **385**
Análise de dados, 51-52, **385**. *Ver também* Análise qualitativa; Análise quantitativa
   estatística descritiva, 225-233. *Ver também* Estatística descritiva
   estatística inferencial, bivariada, 233-244. *Ver também* Estatística inferencial
   estatística multivariada, 243-245, Sup-14
   metanálise e, 311-314
   metassíntese e, 315-310
   métodos mistos e, 213
   qualitativa, 52-54, 274-288. *Ver também* Análise qualitativa
   quantitativa, 51-52, 225-244. *Ver também* Análise quantitativa; Estatística(s)
Análise de domínio, 279
Análise de fator, Sup-14
Análise de moderador, metanálise, 312-313
Análise de potência, 237, **385**
   tamanho da amostra e, 164, 242, 262
Análise de regressão, 244, 245, **385**, Sup-14
Análise de sensibilidade, 313, **385**
Análise de subgrupo, 313, **385**
Análise de variância (ANOVA), 240, 243, **385**
   multivariada (MANOVA), **385**, Sup-14
Análise de variância multivariada (MANOVA), **385**, Sup-14
Análise do processo, 213-214, **385**
Análise do respondente, 268, **385**
Análise do rumo, **385**
Análise econômica (de custos), 214, **385**
Análise estatística, 51-52, 225-250, **385**. *Ver também* Análise quantitativa; Estatística(s); Teste estatístico
Análise narrativa, 188, 189, **386**
Análise por protocolo, **385**
Análise qualitativa, 52-54, 274-288, **385**. *Ver também* Pesquisa qualitativa
   análise da teoria fundamentada, 281-286
   análise de conteúdo, 278-279, **385**
   análise etnográfica, 278-281
   análise fenomenológica, 279-282
   computadores e, 276-277
   crítica de, 284-288
   manejo e organização de dados, 275-277
   procedimentos analíticos, 276-286
   resumo analítico geral, 277-278
   revisões da literatura e, 105, 109
   veracidade e, 292-293
Análise quantitativa, 51-52, 223-250, **386**. *Ver também* Teste de hipóteses; Estatística(s); Teste estatístico
   credibilidade de resultados, 256-262
   crítica de, 247-250
   estatística de medição e, 245-247
   estatística descritiva, 225-233, **393**. *Ver também* Estatística descritiva
   estatística inferencial, 233-244, **393**. *Ver também* Estatística inferencial
   estatística multivariada, 243-244, **393**, Sup-14
   interpretação de resultados, 256-266
   níveis de medição e, 224-225, 243-244
Análise secundária, 218, **386**, Sup-13
Análise taxonômica, 279
Análise, **384**. *Ver também* Análise de dados; Análise qualitativa; Análise quantitativa
   de conteúdo, 189, **385**
   de custos, 214, **385**
   de dados, 51-52, 54, **385**. *Ver também* Análise de dados
   de potência, 164, **386**
   do processo, 214, **386**
   do respondente, 268, **385**
   econômica, 214, **385**
   estatística, 50, 223-255, **385**. *Ver também* Análise quantitativa; Estatística(s)
   narrativa, 188-189, **386**
   qualitativa, 48, 52-54, 274-289, **386**. *Ver também* Análise qualitativa
   quantitativa, 47, 49-52, 224-252, **386**. *Ver também* Análise quantitativa
   secundária, 218, **386**, Sup-13
ANCOVA. *Ver* Análise de covariância
Anonimato, 82, 167, **386**
ANOVA de medições repetidas, 240, **386**
ANOVA. *Ver* Análise de variância
Argumento, declaração de problema e, 92, 94, 106
Arquivo conceitual, 277, **386**
Artigo de periódico, 60-67, **386**. *Ver também* Relatório de pesquisa
   conteúdo de, 60-63
   crítica de, 63-67
   dicas para leitura, 63
   estilo de, 62-63
Atribuição randômica, 138-140, **386**. *Ver também* Randomização
   amostragem randômica vs., 139-140, 161-162
Auditoria investigativa, 296, 300, **386**
Auditoria, investigação, 299, **386**
Autenticidade, veracidade e, 292, 293, 304, **386**, Sup-17
Autodeterminação, 78, **386**
Autoetnografia, 185, **386**
Autoridades, como fontes de evidências, 5
Autorização, 53, **386**
   observação participativa e, 202-203

Autorrelato(s), 50-51, 166-171, 200-203, **386**. *Ver também*
Entrevista; Questionário; Escala
  avaliação do método, 169-170
  entrevistas, 167-168, 200-201, 215-216, **392**
  escalas, 167-170, **392**
  escolha-Q, 169-170, **392**, Sup-10
  estruturado, 166-171
  métodos qualitativos e, 200-203
  métodos quantitativos e, 166-171
  não estruturado e semiestruturado, 200-201
  questionários vs. entrevistas, 167-168
  tipos de questão, 166-168
  viés do conjunto de respostas, 169-170, **410**
  vinhetas, 169-170, **410**, Sup-10
Autosseleção (ameaça de seleção), 145, 151-152, **383**, Sup-15
Avaliação de evidência, 32-33, 39
Avaliação de risco/benefício, 83, **386**
Avaliação psicométrica, 173-174, 245-247, **386**
Avaliação, propósito da pesquisa, 10, 13
Avaliação, psicométrica, 173-174, 245, **386**

B

Banco de dados bibliográficos, 107-113
Banco de dados CINAHL, 109, 111, 112
Banco de dados MEDLINE, 108, 109, 110-111, 315
Banco de dados Translating Research Into Practice (TRIP), 26
Banco de dados, bibliográficos, 106-113
Beneficência, 77, **386**
Beta (β), **386**, Sup-14
Braço, **386**
Busca de palavras, 108-109
Busca manual, 310, **386**
Busca por assunto, revisão da literatura, 108, 109
Busca por autor, busca na literatura e, 107
Busca, literatura eletrônica, 107-112

C

Cabeçalho de assunto, busca na literatura, 108
  MeSH, 111
Canadian Nurses Association, 76
Capacidade de reprodução, 173
CAQDAS, 277
Caso confirmatório, 197
Caso não confirmatório, 196, 198-199, 294, 297-298, **386**
Caso negativo, 196-197, 199-201
  análise, 294, 297-298, **385**
Caso, 188
  confirmação e desconfirmação, 197
  ferramentas de rastreamento e, 246, 247
Caso-paradigma, Benner e, 280-282, **387**
Categoria central (nuclear), 282, 285, **385**
Categoria central (variável), 47-48, 186-187, 284-285, **387**
  codificação e, 283
Causalidade, 46, 137. *Ver também* Relação causal (de causa e efeito)

correlação e, 144
determinismo e, 6, 7
interpretação de, 264-265, 269-270
modelo longitudinal e, 141
na pesquisa qualitativa, 185
pesquisa com métodos mistos e, 212-213
propósito do estudo e, 12, 13, 14
Cegamento, 70, 140, 182, **387**
  pesquisa qualitativa e, 182
Célula, **387**
  índices de risco e, 232-233
  tabela cruzada e, 232
Cenário naturalista, 181-182, **387**
Certificado de Confidencialidade, 82, **387**
Chance, 232-233, 245, **387**
Charmaz, teoria fundamentada construtivista, 187, 285-286
Ciência dos seres humanos unitários de Rogers, Sup-8
Cientista. *Ver* Pesquisador
Círculo hermenêutico, 186, 280-281, **387**
Cochrane Collaboration, 21, 307, **387**, Sup-1
Cochrane Database of Systematic Reviews (CDSR), 25-26, 109
Codificação aberta, 281-282, 284-285, **387**
Codificação axial, 285, **387**
Codificação focada, 285-286
Codificação seletiva, teoria fundamentada, 281-283, **387**
Codificação, **387**
  dados qualitativos e, 275-277, 297
  dados quantitativos e, 51
  níveis de, teoria fundamentada e, 282, 283, 285, 286, Sup-16
  revisões de literatura e, 108
  revisões sistemáticas e, 311, 315
Código de ética, 76, **387**
Código de Nuremberg, 76
Código teórico, teoria fundamentada, 283
Códigos *in vivo*, teoria fundamentada, 281-282
Códigos substantivos, 282, 283
Códigos, na teoria fundamentada
  método de Charmaz, 285-286
  método de Glaser e Strauss, 282, 283, 284
  método de Strauss e Corbin, 284-285
Coeficiente alfa (alfa de Cronbach), 246, **387**
Coeficiente de confiabilidade, 174, 245-246, **387**
Coeficiente de correlação intraclasse (CCI), 245, 245-246, **388**
Coeficiente de correlação múltipla (R), 244, **388**, Sup-14
Coeficiente de correlação produto-momento (r), 231, 242, **388**. *Ver também* Correlação; *r* de Pearson
Coeficiente de correlação, 231, 241-242, **388**
  intraclasse (CCI), 245-246, **388**
  múltipla (R), 244, **388**, Sup-14
  produto-momento de Pearson (r), 231, 242, **388**. *Ver também r* de Pearson
  rho de Spearman, 231, **388**
Coeficiente kappa de Cohen, 245, **388**
Coeficiente rho de Spearman, 231, **388**

Coeficiente(s)
    confiabilidade, 173-174, 245-247, **388**
    de correlação intraclasse (CCI), 245, **388**
    de correlação múltipla (*R*), 244, **388**, Sup-14
    de correlação produto-momento (*r* de Pearson), 231, 242, **388**. *Ver também r* de Pearson
    de correlação, 231, 242, **388**
Coerção, 78, **388**
Coleta de dados estruturados (quantitativos), 165-173, **388**. *Ver também* Coleta de dados; Medição
    autorrelatos, 166-170. *Ver também* Autorrelato(s)
    medidas biofisiológicas, 172-173
    observações e, 170-173. *Ver também* Observação, coleta de dados
Coleta de dados não estruturados (qualitativos), 201-205
    autorrelatos e, 201-202
    avaliação, 204
    crítica de, 205
    observação e, 202-203
    triangulação e, 184, 297-298
Coleta de dados oculta, 79, **388**
Coleta de dados, 51-52, 52-54, 165-173. *Ver também* Medição
    medição e, 172-174. *Ver também* Medição
    medidas biofisiológicas, 172-173
    métodos de autorrelato, 166-171, 200-203
    métodos observacionais, 170-173, 202-205. *Ver também* Observação, coleta de dados
    métodos, visão geral, 165-167
    objetivo da, 175-176
    pesquisa com métodos mistos e, 213
    pesquisa qualitativa e, 199-204
    pesquisa quantitativa e, 165-173
    plano para, 50-51, 165-166, 175-176
    protocolos, 170-171, **403**
    triangulação de métodos, 175-176, 204-205, 209-210, 213
Combinação, 149, **388**
Comitê de Ética em Pesquisa com Seres Humanos, 84
Comitê de Ética em Pesquisa, 84
Comparação constante, 187, 192, 282, 284, **388**
Comparação, 30, 43, 136
    constante, 187, 192, 282, 284, **388**
    delineamento de pesquisa e, 136
    estudos qualitativos e, 182
    múltipla, na ANOVA, 240, **403**
Comparador, estrutura PICO e, 30, 44. *Ver também* Estrutura PICO
Computador. *Ver também* Internet
    análise de dados qualitativos e, 277
    análise de dados quantitativos e, 238
    busca de dados eletrônica e, 107-113
Conceito, 42, 44-45, **388**
    como componente de teorias, 121
    conceito vs. construto, 42
    definições operacionais e, 45
    medição de, 172
    modelos de enfermagem e, 123-124

pesquisa com métodos mistos e, 210
Concordância, ética e, 83, **388**
Conduct and Utilization of Research in Nursing (CURN) *Project*, 21, Sup-1
Conferência profissional, 35-36, 59-60
Conferência, profissional, apresentação em, 59-60
Confiabilidade interclassificador, 173-176, 245-246, 297-298, 311-312, **388**
Confiabilidade intercodificador, 294, 297-298, **388**
Confiabilidade interobservador, 173-176, 245-246, **388**
Confiabilidade teste-reteste, 173, 245, **388**
Confiabilidade, 67-68, 173-175, 245-246, **388**
    consistência interna, 173-174, 245-246, **406**
    estabilidade e, 173-174
    grau de dependência e, pesquisa qualitativa, 292-293
    interclassificador/interobservador, 173-174, 175-176, 245-246, 297-298, 311-312, **388**
    intercodificadores, 294, 297-298, **388**
    interpretação, 174-175
    teste-reteste, 173-174, 245, **388**
Confidencialidade, 82, **388**
Conhecimento pleno, 79-80, **402**
Conhecimento tácito, 184, **389**
Conhecimento, pleno, 79-80, **402**
Conjunto de dados, 217-218, 310-311, **389**, Sup-13
Conselho Internacional de Enfermeiros (ICN, *International Council of Nurses*), 76
Consentimento contínuo, 80-82, **389**
Consentimento implícito, 81, **389**
Consentimento informado, 80-81, 84, **389**
Consentimento, 80, 81, Sup-5. *Ver também* Ética, pesquisa
Consistência interna, 173-176, 245-246, **389**
Constância de condições, 148, 181-184
Constante, 43
    manter as variáveis de confundimento, 69
Construto, 41-42, 153-154, 257-261, **389**. *Ver também* Conceito
Consumidor de pesquisa em enfermagem, 3
    assistência para, 14-15
Contaminação de tratamentos, **389**, Sup-15
Conteúdo latente, análise do conteúdo, 279
Conteúdo manifesto, análise de conteúdo, 279
Contrabalançar, **389**
Contrafato, 137-139, **389**
Controle de pesquisa. *Ver* Controle, pesquisa
Controle estatístico, 149-151, 244, 249, **389**
Controle, pesquisa, 68-70, **389**
    avaliação de métodos para, 150-151
    como propósito de pesquisa, 11, 12
    de fatores externos que podem causar confusão, 148-149
    de fatores intrínsecos que podem causar confusão, 148-151
    delineamento experimental e, 137-138, 141-142, 149-150
    estatística, 149-151, 244, 249
    pesquisa qualitativa e, 181-182
    quase experimentos e, 142

validade e. *Ver* Validade externa; Validade interna; Validade da conclusão estatística
validade interna e, 151-153, 249
Correlação, 144-145, 231, **389**. *Ver também* Coeficiente de correlação; Relação
  causa e, 144-145, 262-264
  estatística inferencial e, 241-242
  múltipla, 244, Sup-14
Corroboração de resultados, 261
Covariado, 244, **389**, Sup-14
Credibilidade do pesquisador, 299, 300, **390**
Credibilidade, 67, 68, 256-262
  corroboração e, 261-262
  pesquisador, 303, **389**
  representantes e interpretação, 257-261
  resultados quantitativos e, 256-262
  validade e, 259-261, 291-292
  veracidade e, 291-293, 294, 296-297, 299-300, **409**. *Ver também* Veracidade, na pesquisa qualitativa
  viés e, 259-262
Crianças, como grupo vulnerável, 83
Critérios de elegibilidade, 160, 189-190, 259-261, **390**
  metanálise e, 308-310
Critérios de exclusão, amostragem, 160, **390**
Critérios de inclusão, amostragem e, 160, **390**
Crítica de pesquisa. *Ver* Crítica, pesquisa
Crítica, pesquisa, 63-64, **390**
  análise de dados, qualitativos e, 285-288
  análise de dados, quantitativos e, 247-250
  aspectos éticos e, 84-86
  delineamento de pesquisa, qualitativa e, 190-191
  delineamento de pesquisa, quantitativa e, 153-154
  estrutura teórica e, 128-129
  estudos qualitativos, orientação, 66, Sup-4
  estudos quantitativos, orientação, 65, Sup-4
  hipóteses e, 100-102
  interpretação de resultados quantitativos e, 267-269
  metanálise e, 317-320
  metassíntese e, 317-320
  plano de amostragem, qualitativa e, 199, 201
  plano de amostragem, quantitativa e, 163-166
  plano de coleta de dados, qualitativos e, 204, 205
  plano de coleta de dados, quantitativos e, 175-177
  problemas de pesquisa e, 100-102
  revisões de literatura e, 114-116
  revisões sistemáticas e, 317-320
  seção de discussão e, 267-269
  suporte no livro para, 63-67
  veracidade, pesquisa qualitativa e, 301-302
Cultura, 48-50, 182-184. *Ver também* Etnografia
Cumulative Index to Nursing and Allied Health Literature (CINAHL), 109, 111-112
CURN Project, 21, Sup-1
Curva da característica de operação do receptor (COR), 247, **390**
Curva em formato de sino, 227. *Ver também* Distribuição normal
Custos, PBE e, 32-33

D

Dados brutos, 62, 295-296, **390**
Dados de linha de base, 139-140, **390**
Dados de referência, 5-6
Dados narrativos, 45. *Ver também* Dados qualitativos
Dados pós-teste, 139-140, **390**
Dados qualitativos, 44-46, **390**. *Ver também* Análise qualitativa; Coleta de dados não estruturados
  análise de. *Ver* Análise qualitativa
  análise secundária, Sup-13
  codificação de, 275-277
  melhora da qualidade, 291-300
  métodos de coleta de dados, 203-208
  organização de, 275-277
  pesquisa com métodos mistos e, 217
Dados quantitativos, 44-45, **390**. *Ver também* Medição; Coleta de dados estruturados
  análise de, 223-250. *Ver também* Análise quantitativa; Estatística(s)
  análise secundária, 217-218, Sup-13
  avaliação da qualidade de dados, 172-176
  medição e, 172-174, 245-247. *Ver também* Medição
  métodos de coleta de dados, 165-173
Dados, 44-46, **390**. *Ver também* Dados qualitativos; Dados quantitativos
  análise de. *Ver* Análise de dados
  avaliação de qualidade. *Ver* Qualidade de dados
  brutos, 62, 295-296, **390**
  codificação de, 51-52, 275-277. *Ver também* Codificação
  coleta de. *Ver* Coleta de dados
  existentes vs. originais, 165-166
  extração e codificação de, para metanálise, 310-312
  narrativos, 44-45
  qualitativos, 44-46, **390**. *Ver também* Dados qualitativos
  quantitativos, 44-45, 165-173, **390**. *Ver também* Dados quantitativos
  saturação de, 52-54, 197-198, 294, **405**
Decepção, 81, **388**
Declaração de Helsinque, 76
Declaração de propósito, 92, 95-96, **390**
Declaração do problema, 92, 94-96, 105-106, **390**. *Ver também* Hipótese; Problema de pesquisa
  revisões sistemáticas e, 308-309, 314-315
Definição conceitual, 44-45, 49, 50, 122-123, **390**
Definição operacional, 44-45, 170-171, **390**. *Ver também* Medição
Definições, variáveis e, 43-45
  conceituais, 43-45, 49-50, 122-123, **390**
  operacionais, 44-45, **390**
Delineamento de pesquisa flexível, 181-182
Delineamento de pesquisa, 50, **405**. *Ver também* Delineamento de pesquisa, estudos qualitativos; Delineamento de pesquisa, estudos quantitativos
Delineamento de pesquisa, estudos com métodos mistos, 215-216. *Ver também* Pesquisa com métodos mistos

Delineamento de pesquisa, estudos qualitativos, 52-54.
Ver também Pesquisa qualitativa
  aspectos do, 181-182
  características do, 181-182
  crítica de, 190-191
  etnografia, 182-185
  fenomenologia, 184-186
  métodos mistos e, 211-213
  perspectivas ideológicas e, 188-191
  teoria fundamentada, 186-187
  tradições disciplinares e, 47-50, 182-188
Delineamento de pesquisa, estudos quantitativos, 50-51, 135-154, Sup-9
  aspectos-chave, 136-138
  características de bom delineamento, 150-154
  causalidade e, 137-138
  controles para fatores externos que causam confusão, 148-149
  controles para fatores intrínsecos que causam confusão, 148-151
  crítica de, 153-154
  delineamento experimental, 46-48, 138-143, Sup-9
  delineamento quase experimental, 142-144, Sup-9
  ética e, 141-142
  hierarquia de evidências e, 138-139
  longitudinal vs. transversal, 147-149
  métodos mistos e, 211-213
  pesquisa não experimental, 45-48, 144-147
  validade da conclusão estatística e, 150-151
  validade do construto e, 153-154
  validade externa e, 152-153
  validade interna e, 151-153
Delineamento. *Ver* Delineamento de pesquisa; Amostragem
Descobertas de pesquisa, 61-62, 246-248. *Ver também* Interpretação de resultados; Resultados
Descobertas, 61-62, 315-316, **390**. *Ver também* Interpretação de resultados; Resultados
  estatísticas, 61-62, 246-248
Descrição conceitual, teoria fundamentada, 186-187
Descrição densa, 299, **390**, Sup-12
  veracidade e, 292-294, 298-300, 302, Sup-12
Descrição interpretativa, 188-189, Sup-11
Descrição,
  como propósito de pesquisa, 11-12
  conceitual, teoria fundamentada e, 186-187, 284-285
  densa, 199-201, 292-294, 298-300, 301-302, **390**, Sup-12
  questões clínicas e, 30-31, 97-98
Desencadeador focado no conhecimento, PBE e, 34
Desencadeador focado no problema, PBE e, 34
Desvio randômico, 69-70
Desvio-padrão (*DP*), 229-230, 233-234, **390**
  índice do tamanho do efeito e, 311-312
  mudança mínima importante e, 267-268
Determinismo, 6, **390**
Diagnóstico, propósito de pesquisa, 12-13, 30-31
Diário de campo, 204, **390**
Diário reflexivo, 185, 295

Diário,
  campo, 207, **390**
  coleta de dados, 201-202
  pesquisa histórica e, 187-188, 201-202
  reflexividade e, 293-295
Diferença média padronizada (DMP), 312, **390**
Diferença mínima clinicamente importante (DMCI), 266-267
Diffusion of Innovations model (modelo da difusão de inovações) (Rogers), 27
Dilema ético, 75-77, **391**
Dilema, ético, 75-77, **391**
Direitos humanos, pesquisa e, 76-81. *Ver também* Ética, pesquisa
Direitos, sujeitos humanos, 77-80. *Ver também* Ética, pesquisa
Dispersão. *Ver* Variabilidade
Disseminação de resultados de pesquisa, 4-5, 51-53, 54-55. *Ver também* Relatório de pesquisa
  prática baseada em evidências e, 4-5, 51-52
  artigo de periódico, 59
  conferências profissionais e, 59-60
  estudos qualitativos, 54-55
  estudos quantitativos, 51-52
  internet e, 4-5, 109-112
Dissertações, 109, 309-310, 314-315
Distribuição assimétrica, 226-227, **391**
Distribuição bimodal, 227, **391**
Distribuição de amostragem, 233-235, 237, **391**
Distribuição multimodal, 226-227, **391**
Distribuição normal, 227, **391**
  desvio-padrão e, 229-230, 233-234
  distribuições por amostragem e, 233-234
  teste de hipóteses e, 237
Distribuição por frequência, 225-227, **391**. *Ver também* Distribuição
  formatos de, 225-227
  tendência central de, 226-228
  variabilidade de, 228-230
Distribuição simétrica, 226, **391**
Distribuição teórica, 237, 238
Distribuição unimodal, 227, **391**
Distribuição,
  amostragem, 233-235, 237, **391**
  normal (curva em formato de sino), 226-227, **391**. *Ver também* Distribuição normal
  por frequência, 225-227, **391**. *Ver também* Distribuição por frequência
  tendência central e, 226-228
  teórica, 233-234, 238-239
  variabilidade de, 228-230
Documentação
  revisões da literatura e, 112-113
  veracidade e, 294, 295-296
Domínio, 279, **391**
Duplo-cego, 141-142, **391**
Duquesne, escola de fenomenologia, 280
Dúvida clínica, PubMed, Sup-7

E

EAV, 169
ECR. *Ver* Ensaio controlado randomizado
Efeito da interação, 241, **391**
Efeito de Hawthorne, **391**, Sup-15
Efeito de transporte, 140, 157, **391**, Sup-15
Efeito placebo, **391**
Efeito principal, ANOVA, 241
Efeito,
 causalidade e, 137-138
 Hawthorne, **391**, Sup-15
 interação, 241, **391**
 magnitude do, 31-32, 262-263. *Ver também* Tamanho do efeito
 metanálise e, 307-308, 311-314
 principal, 240-241
 transporte, 140-141, 150-151, **391**
Elemento, amostragem e, 160, **391**
Embase, 109
Encaixe emergente, 283-284, **391**
Encaixe, teoria fundamentada e, 281-282, **391**
Engajamento prolongado, 294-295, **391**
Ensaio clínico, 47, 215, **391**. *Ver também* Pesquisa experimental
 ensaio controlado randomizado (ECR), 23-24, 138. *Ver também* Ensaio controlado randomizado
Ensaio controlado randomizado (ECR), 138-140, 213-214, **391**. *Ver também* Ensaio clínico; Pesquisa experimental; Pesquisa de intervenção
 fluxograma para, 259-260
 hierarquias de evidências e, 22-25, 138-139, 141-142
 metanálise e, 307-308
Ensaio controlado, 138-139, **391**. *Ver também* Ensaio clínico
Entrevista com grupo focal, 192-193, 197-198, **392**
Entrevista de Delphi, 218, **406**, Sup-13
Entrevista detalhada, 183-187, 200-201. *Ver também* Entrevista
Entrevista face a face (pessoal), 166-168. *Ver também* Entrevista
Entrevista focada, 200-201, **392**
Entrevista não estruturada, 201, 202, **392**
Entrevista pessoal (face a face), 167-168, 215-216, **392**. *Ver também* Entrevista; Autorrelato(s) Fenomenologia, 48-50, 184-186, **394**
 amostragem e, 198-199
 análise de dados e, 279-282
 coleta de dados e, 184-185
 declarações de propósito e, 96-97
 descritiva, 184-186, **394**
 escola Duquesne, 279-281
 escola Utrecht, 281
 expressões artísticas e, 185-186, 198-199, 280-281
 hermenêutica e, 185-186, 280-282
 interpretativa, 185-186, 280-282, **394**
 questões de pesquisa e, 97-98
 revisões da literatura e, 105
 teoria e, 126, 129
Entrevista pessoal, 167. *Ver também* Entrevista
Entrevista por telefone, 167
Entrevista semiestruturada, 201, **392**
Entrevista, 167, 168, **392**. *Ver também* Autorrelato(s)
 com grupo focal, 201, **392**
 detalhada, 183-185, 186-187, 202
 estimulação por foto, 202, **393**
 estruturada, 167
 face a face, 167, 216
 focada, 201, **392**
 não estruturada, 201, **392**
 pessoal (face a face), 167, 216, **392**
 por telefone, 167, 216
 questionário vs., 167
 semiestruturada, 201, **392**
Erro de amostragem, 162-165, 233-234, 236-237, **392**, Sup-15
Erro de medição, 173, **392**
Erro de tipo I, 236, 237, 253, 263, **392**, Sup-15
Erro de tipo II, 236, 237, 242, 253, 263, 264, **392**, Sup-15
Erro(s),
 de amostragem, 163, 164, 236, **392**
 de medição, 173, **392**
 de tipo I e de tipo II, 236
 e vieses, estudos quantitativos, Sup-15
 erro-padrão da média aritmética, 236-237
 padrão, **392**
Erro-padrão da média (EPM), 234-237
Erro-padrão, **392**
Escala composta, 168-169, **392**. *Ver também* Avaliação psicométrica; Escala
Escala de analogia visual (EAV), 169, **392**
Escala de classificação somada, 168, **392**
Escala de classificação, 171-172, **392**
Escala de Likert, 168, **392**
Escala sociopsicológica, 167-170. *Ver também* Escala
Escala, 167-170, **392**. *Ver também* Avaliação psicométrica
 classificação somada, 168-169, **392**
 classificação, observacional, 171-172
 consistência interna e, 173-174, 175-176, 245-246
 de analogia visual, 168-170, **392**
 de Likert, 168-169, **392**
 desvio do conjunto de respostas e, 169-170
Escola de fenomenologia de Utrecht, 281
Escolha-Q, 169-170, **392**, Sup-10
Escore de mudança, 269-270, **392**
Escore(s), 173-174
 escalas e, 168-169
 mudança, 266-268, **392**
Especificidade, validade do critério e, 245-247, **393**
Esquema de categorias, dados qualitativos e, 275
Essência, 48-50, 184-185, 279-281. *Ver também* Fenomenologia
Estabilidade, confiabilidade e, 173-174, 292-293
Estado dominante, pesquisa com métodos mistos, 211
Estado igual, pesquisa com métodos mistos, 211
Estágios de mudança, 125
Estatística bivariada, **393**
 descritiva, 230-233. *Ver também* Estatística descritiva
 inferencial, 238-243. *Ver também* Estatística inferencial
Estatística *d* de Cohen, 242, 312, **393**

Estatística *d*, 241-242, 266-267, 311-312, **393**
Estatística de teste, 238, **393**. *Ver também* Estatística(s)
Estatística descritiva, 225-233, **393**
  bivariada, 230-232
  distribuição por frequência e, 225-227
  índices de risco e, 231-232
  tendência central e, 227-228
  variabilidade e, 228-229. *Ver também* Variabilidade
Estatística inferencial, 233-245, **393**. *Ver também* Estatística(s)
  análise de variância, 240-241, **385**
  bivariada, 238-243
  coeficientes de correlação, 244, **388**
  distribuições de amostragem e, 234-235
  estimativa de parâmetros, 238, **393**
  índices de tamanho do efeito, 242-243, **406**. *Ver também* Tamanho do efeito
  intervalo de confiança (IC), 235, **396**. *Ver também* Intervalo de confiança
  multivariada, 243-245, **393**, Sup-14
  orientação para testes, 243, Sup-14
  probabilidade e, 236, 237, 238
  suposições e, 233-234
  teste de hipóteses e, 236-238. *Ver também* Teste de hipóteses
  teste do qui quadrado, 241, **407**
  testes *t*, 242-243, **408**
Estatística multivariada, 243-245, 249, **393**, Sup-14
Estatística univariada, 225-230, **393**
Estatística(s), 225, **393**
  bivariada, 229-233, 238-244, **393**
  crítica de, 247-250
  descritiva, 225-233, **393**. *Ver também* Estatística descritiva
  dicas sobre compreensão, 245-248
  inferencial, 233-244, **393**. *Ver também* Estatística inferencial
  medição e, 245-247
  multivariada, 243-245, **393**, Sup-14
  paramétrica vs. não paramétrica, 238-239
Estilo de escrita,
  artigos de periódicos, 62-63
  revisões da literatura, 175-176
Estilo. *Ver* Estilo de escrita
Estimativa de parâmetros, 235, **393**
Estimativa intervalar, 235, **393**
Estimativa pontual, 235, **393**
Estimulação por foto, 202, **393**
Estratificação, **393**
Estratos, 161, **393**
Estrutura conceitual, 122-123. *Ver também* Modelo conceitual; Teoria
Estrutura de amostragem, 162, 163, **393**
Estrutura de critério de qualidade de Whittemore, 292, Sup-17
Estrutura de Donabedian, 215-216
Estrutura de veracidade de Lincoln e Guba, 292. *Ver também* Veracidade, na pesquisa qualitativa

Estrutura PICO, 27-31, 246, **393**
  busca na literatura e, 107-109
  comparação e, 29-30
  declaração de propósito e, 95-96
  delineamento experimental e, 139-141
  delineamento não experimental e, 144-146
  delineamento quase experimental e, 142-143
  hipóteses e, 99-100
  intervenção e, 29-30
  metanálise e, 308-309
  palavras-chave e, 30-31, 107-109, Sup-7
  população e, 29-30, 50-51, 160
  questão de pesquisa e, 96-98
  variável de resultado e, 29-30, 43-44
  variável dependente e, 42-44
  variável independente e, 43-44
Estrutura teórica, 122-131. *Ver também* Modelo conceitual; Teoria
Estrutura, 50, 122-123, **393**. *Ver também* Modelo conceitual; Teoria
  crítica de, 128-129
Estudo correlacional descritivo, 145
Estudo de acompanhamento, 147-148, **393**
Estudo de caso, 188, **393**
Estudo de eficácia, pesquisa de intervenção e, 213-215, **394**
Estudo de eficiência, pesquisa de intervenção e, 213-215, **394**
Estudo em vários locais, 41-42, 136-138, 155-153, 261-262
Estudo metodológico, 217-218, **394**, Sup-13
Estudo primário, 25, 307, 309, 311, 316, **394**
Estudo qualitativo descritivo, 97-99, 188-189, 278-279, **394**, Sup-11
Estudo, 42. *Ver também* Pesquisa
Estudo-piloto (teste), 34-35, 213-215, 241-242, **408**
Ética, pesquisa, 10-11, 50-51, 75-84, **394**
  animais e, 50-51, 84-85
  avaliações de risco/benefício, 80-82, **386**
  código de ética, 75-76, **387**
  consentimento informado, 80-82, **389**
  crítica de, 84-86
  delineamento de pesquisa e, 141-142, 144-145
  entrevistas e encaminhamentos, 82-84
  fundamento histórico de, 75-76
  grupos vulneráveis, 80-83, **395**
  Institutional Review Boards (comitês de ética em pesquisa), 84-85, **406**
  pesquisa experimental e, 141-142
  pesquisa na internet e, 79-80
  pesquisa não experimental e, 144-145
  pesquisa qualitativa e, 52-54
  princípios éticos, 76-81
  procedimentos de confidencialidade, 80-83
  regulações federais (EUA) e, 75-76
  revisão externa e, 83-85
Etnografia crítica, 189-190, **394**
Etnografia focada, 183-184

Etnografia, 48-50, 182-185, **394**. *Ver também* Pesquisa qualitativa
  amostragem e, 197-199
  análise de dados e, 278-281
  autoetnografia, 184-185, **386**
  coleta de dados e, 183-184, 201-202
  crítica, 189-190, **394**
  declaração de propósito e, 96-97
  entrevistas e, 183, 184, 200-201
  estimulação por foto e, 201-202
  estrutura teórica e, 123, 126
  focada, 183, 184
  observação participativa e, 183-184, 200-201, 202-204. *Ver também* Observação participativa
  pesquisa de etnoenfermagem, 184-185, **401**
  questões de pesquisa e, 97-98
  revisões de literatura e, 105
Evidência empírica, 8-10, **394**
Evidência pré-avaliada, PBE e, 25-26, 30-31
Evidência,
  avaliação, 31-33, 34-35
  delineamento de pesquisa e, 136-137, 138-142
  descoberta, 30-32
  empírica, 8-9, **394**
  fontes de, 5-6
  integração, 32-33
  "melhor", 20-25, 266-267
  pré-avaliada, 25-26, 30-31
  provável, 7-8
  qualidade da, 31-32
  relevância clínica da, 32-33
  revisões de literatura e, 105-106, 113-114. *Ver também* Revisão da literatura
Exemplar, análise hermenêutica, 281-282
Experiência
  fenomenologia e, 48-50, 184-185, 279-281
  fonte de problema de pesquisa e, 92
  PBE e, 20-21
Explicação, como propósito de pesquisa, 11, 12
Exploração, como propósito de pesquisa, 11, 12
Exploração, proteção contra, 77-78
Expressões artísticas, fenomenologia e, 186, 281

F

Facilidade de leitura, 50-51, 167-168, **394**
Fenômeno, 41-42, **394**
Fenomenologia descritiva, 184-186, **394**. *Ver também* Fenomenologia
Fenomenologia interpretativa, 185-186, 280-282, **394**. *Ver também* Hermenêutica; Fenomenologia
Ferramenta de busca, internet, 107-112
Ferramenta de rastreamento, 176, **394**
Ferramenta. *Ver* Instrumento
Fidelidade na intervenção, 148-151, **394**
Fluxograma, CONSORT, 259, 260, **400**
Fonte primária, 106, **394**
Fonte secundária, 106, **394**
Formato IMRD, 60, **394**
Fotografias, como dados, 183, 187-188

Fotovoz, 202, **395**
Frequência (*f*), 225-226

G

Generalização analítica, Sup-12
Generalização, 8-9, 70-71, 149-150, 264-265, **395**, Sup-12
  amostragem e, 152-153, 165-166, 195-196
  de resultados, 259-261, 264-265
  em temas da literatura, 113-114
  pesquisa qualitativa e, 9-10, 70-71, 187-188, 195-196, 199-201, 292-293, 300-301. *Ver também* Potencial de transferência
  pesquisa quantitativa e, 165-166, 264-265
  quase experimentos e, 143-144
  validade externa e, 150-151, 152-153
Gestantes, como grupo vulnerável, 83
Google Acadêmico, 109, 112
Gráfico em funil, Sup-18
Grau de dependência, veracidade e, 292-294, 295-297, **395**
Graus de liberdade (*df*), 238, 239, **395**
Grupo de comparação, 142, **395**
Grupo de estudos, 3, **395**
Grupo experimental, 139-140, **395**
Grupo vulnerável, 84, **395**
Grupo-controle de atenção, 140, **395**
Grupo-controle de lista de espera, 140, Sup-9
Grupo-controle, 139, **395**
  condição do grupo-controle, 140-142
  não equivalente, 142-143, **398**
Guia de tópicos, 201, **395**

H

Health Insurance Portability and Accountability Act (HIPAA), 80
Hermenêutica, 186, **393**. *Ver também* Fenomenologia
  análise de dados e, 280-282
Heterogeneidade estatística, metanálise, 309-310, 312-313
Heterogeneidade, 232, 310, 313, **393**
Hierarquia de evidências, 22-25, 138-139, 141-142, 162-163, 182-184, 307-308, **391**
HIPAA, 80
Hipótese afirmativa-negativa, 99-100, **395**
Hipótese complexa, 100, Sup-6
Hipótese de pesquisa, 98-101, 236-237, **395**. *Ver também* Hipótese
Hipótese não direcional, 99-100, **395**
Hipótese nula, 100, 236-237, **395**. *Ver também* Teste de hipóteses
  desvio contra, 309-310
  interpretação e, 263-265
Hipótese rival, 143, 152, **396**
Hipótese simples, 10, Sup-6
Hipótese, 49-51, 92, 98-101, **395**, Sup-6
  características da, 99-100
  corroboração e, 262-264
  crítica da, 100-102

dedução e, 121, 123, 128-129
direcional vs. não direcional, 99-100
expressão escrita da, 99-101
função da, 98-99
geração de, na pesquisa qualitativa, 209-210, 300-301
interpretação e, 259-261, 262-265
nula, 100-101, 236-237, **396**
pesquisa, 100-101, 236-237, **395**
rival, 143-144, 152-153, 259-261, **396**
simples vs. complexa, Sup-6
teorias e, 120, 121, 123, 128-129
teste de, 100-101, 128-129, 209-210, 262-263. *Ver também* Teste estatístico de hipóteses
Histórias, análise narrativa e, 188-189
Homogeneidade, 149, **396**
delineamento de pesquisa e, 149-151

I

Identificação, como propósito de pesquisa, 11
Implicação de resultados, 265-266, 268-269, 300-301, 317-318
Incidência, **396**
Inclinação negativa, 227, **396**
Inclinação positiva, 226-227, **396**
Índice de validade do conteúdo (IVC), 246, **396**
Inferência estatística, 101, 229, 240, **396**. *Ver também* Estatística inferencial
Inferência, 67, **396**
  estatística, 100-101, 225, 236-237 **396**. *Ver também* Estatística inferencial
  interpretação e, 256-257
  validade e, 150-154, 209-210
Informante, 41, **396**. *Ver também* Participantes do estudo; Sujeito(s)
  principal, 42, 183-184, 197-198, 203-204, **396**
Informante-chave, 42, 184, 198, 207, **396**
Institutional Review Board (IRB, comitê de ética em pesquisa), 84, **388**
Instrumento AGREE, 26-27, **396**, Sup-2
Instrumento *Appraisal of Guidelines Research and Evaluation* (Reconhecimento de orientações de pesquisa e avaliação) (AGREE), 26-27, **396**, Sup-2
Instrumento, 166-167, 170-172, **396**. *Ver também* Coleta de dados; Medição; Escala
  avaliação de. *Ver* Qualidade de dados; Confiabilidade; Validade
  avaliação psicométrica, 173-174, **386**
  de rastreamento, 174-175, **394**
  pesquisa com métodos mistos e, 209-210, 212-213
Integração conceitual, 120
Integração de dados quantitativos e qualitativos, 209. *Ver também* Pesquisa com métodos mistos
Intenção de tratar, **396**
Interacionismo simbólico, 126
Internet,
  buscas na literatura e, 106-107, 109-110, 112-113
  disseminação de pesquisa e, 4
  enquetes e, 215-216

ética e coleta de dados, 79-80
publicações de acesso livre, 112-113
questionários e, 167-168
Interpretação de resultados, 51-52, 256-269, 317-318. *Ver também* Resultados
  crítica de, 267-269
  na pesquisa qualitativa, 296-301, 315-316
  na pesquisa quantitativa, 51-52, 256-269
  pesquisa não experimental e, 262-264
  revisões da literatura e, 105. *Ver também* Revisão da literatura
  teoria e, 121-129
Intervalo de amostragem, 163
Intervalo de confiança (IC), 235, **396**
  nível de significância e, 237
  PBE e, 262-263
  precisão e, 31-32, 235, 262-263
  proporções e, 241-242
  razão de chances e, 245, 312-313
  significância clínica e, 265-267
  testes *t* e, 238-239
Intervenção (tratamento) experimental, 139-140. *Ver também* Intervenção
Intervenção complexa, 214, **396**
Intervenção, 12-13, 136-137, **396**. *Ver também* Pesquisa de intervenção
  baseada na teoria, 120, 125-126, 128-129
  complexa, 213-215, **396**
  desenvolvimento de, 209-210, 213-215
  estrutura PICO e, 29-30, 43-44. *Ver também* Estrutura PICO
  protocolo para, 50-51, 140-141, 148-149
Introdução, relatório de pesquisa, 59-60
Intuição, 185, **396**
Investigação, 41
Investigador, 42
Iowa Model of Evidence-Based Practice to Promote Quality Care (modelo Iowa de prática baseada em evidências para promover um atendimento de qualidade), 27, 28, 34-35, **396-397**
IRB, 84
Item(ns), 168, **397**. *Ver também* Questão(ões); Escala
  consistência interna e, 174, 246
  escalas e, 168
  validade do conteúdo e, 174, 246

J

Jargão, pesquisa, 41, 63
Justiça, ética e, 79-80

K

Kappa, 245, **397**

L

Leininger's Theory of Culture Care Diversity and Universality, Sup-8
Leitura ativa, 63

Limitações,
 abordagem científica e, 8-9
 abordagem construtivista e, 9-10
 críticas e, 63-64, 69-70
 seção de discussão e, 267-269, 299-300, 317-318
Linhas, pesquisa com métodos mistos, 211
Lista, pesquisa observacional, 170
Literatura cinza, 310, **397**
Literatura de enfermagem. *Ver* Revisão da literatura;
 Relatório de pesquisa
Local, 41-42, 52-54, 136-138, **397**

M

Macroetnografia, 184
Macroteoria (teoria de grande alcance), 121, **397**
Magnet Recognition Program, 2, 4, Sup-1
MANCOVA, Sup-14
Manipulação, pesquisa experimental e, 138-139, 144-145, 146-147, **397**. *Ver também* Pesquisa experimental
MANOVA, Sup-14
Mapa conceitual, 121, **397**
Mapa, conceitual, 121, **397**
Mapeamento, buscas eletrônicas e, 107-109
Mascaramento, 70, **397**
Matriz de correlação, 231, 250-251, **397**
Matriz, correlação, 231, 250-251, **397**
Média aritmética, 228, **397**
 distribuição por amostragem da, 229-230
 erro-padrão da, 234-235
 intervalos de confiança e, 235
 teste de diferenças entre grupos, 238-241
Média, 228
Mediana, 228, **397**
Medical Subject Headings (MeSH), 111, 315
Medição intervalar, 224-225, 243-244, **397**
Medição nominal, 224, 243-244, **397**
Medição ordinal, 224, **397**
Medição proporcional, 224-225, 243-244, **397**
Medição, 50-51, 172-174, **397**. *Ver também* Coleta de dados; Instrumento; Medida
 confiabilidade de instrumentos e, 173-175, 245-246. *Ver também* Confiabilidade
 definições operacionais e, 44-45
 escores de mudança e, 173-174
 estatística para avaliação, 245-247
 intervalar, 228, 229, **397**
 nível de, 228-229, **399**
 nominal, 228, 229, **397**
 ordinal, 224-225, **397**
 problemas de, 8-9
 proporcional, 224-225, **397**
 validade de instrumentos e, 174-176, 245-247. *Ver também* Validade
Medicina baseada em evidências (MBE), 22, Sup-1
Medida antropomórfica, 172
Medida biofisiológica, 51, 166, 172, 173
Medida fisiológica, 172-173
Medida *in vitro*, 172

Medida *in vivo*, 172
Medida, 172-173, **397**. *Ver também* Coleta de dados; Instrumento; Medição; Escala
 autorrelato, 166-171
 avaliação psicométrica da, 173-174
 biofisiológica, 172-173,
 observacional, 170-173
Melhoria da qualidade (MQ), 35-36, 217, **397**
Melhoria da qualidade e dados de risco, 6
Memorandos, na pesquisa qualitativa, 282-284, Sup-16
Mérito científico, 67, **397**
MeSH, 113, 315, **397**
Metaetnografia, 316, **397**
Metáfora, pesquisa qualitativa e, 278, **397**
Metanálise, 25-26, 307-314, **397**. *Ver também* Revisão sistemática
 amostragem, 308-310
 análise de dados, 311-314
 busca de evidência na, 313-314
 cálculo de efeitos, 311-312
 critérios para realização, 307-309
 crítica de, 321-322
 delineamento da, 308-310
 etapas envolvidas na, 308-314
 extração e codificação de dados, 310-312
 formulação do problema, 308-309
 metassíntese vs., 307-308, 313-315
 potência e, 307-308
 prática baseada em evidências e, 22-26
 qualidade do estudo na, 309-311, 313-314
 vantagens da, 307-308
Metarresumo, 316, **397**
Metassíntese, 25-26, 126-128, 307-308, 313-318, **398**
 abordagem de Noblit e Hare, 315, 316
 abordagem de Sandelowski e Barroso, 316-317
 amostragem na, 314-316
 análise de dados, 315-318
 busca por evidência na, 314-315
 controvérsias sobre, 313-314
 crítica de, 317-319
 definição, 313-314
 delineamento da, 314-315
 etapas na, 317-321
 formulação do problema na, 314-315
 metanálise vs., 307-308, 313-315
 prática baseada em evidências e, 25-26
 qualidade do estudo na, 315-316
Método *bundle*, 26
Método científico, 8, **398**. *Ver também* Métodos, pesquisa; Pesquisa quantitativa
Método da teoria fundamentada de Glaser e Strauss, 186-187, 281-284, Sup-16
Método da teoria fundamentada de Strauss e Corbin, 187, 284-285
Método de etnoenfermagem de Leininger, 184-185, 280
Método etnográfico de Spradley, 279
Método fenomenológico de Colaizzi, 280, 281
Método fenomenológico de Giorgi, 280

Método fenomenológico de Van Kaam, 280
Método fenomenológico de Van Manen, 281
Métodos construtivistas, 9. *Ver também* Pesquisa qualitativa
Métodos de pesquisa, 8-9, **398**. *Ver também* Métodos, pesquisa
Métodos, pesquisa, 8-11, **398**. *Ver também* Coleta de dados; Medição; Análise qualitativa; Análise quantitativa; Delineamento de pesquisa; Amostragem
Moda, 227, **398**
Modelo apenas pós-teste, 139-140, **400**, Sup-9
Modelo com grupo-controle não equivalente, 142-143, **398**, Sup-9
    ANCOVA e, 244
Modelo conceitual, 121, **398**. *Ver também* Teoria
    modelos de enfermagem e, 123-124
    modelos de não enfermagem, 125-126
Modelo convergente, métodos mistos, 211, **398**
Modelo cruzado, 140-141, 149-151, **398**, Sup-9
Modelo das crenças de saúde (Becker), 125
Modelo das crenças de saúde (MCS) de Becker, 125
Modelo de adaptação (Roy), 124, Sup-8
Modelo de adaptação de Roy, 124, Sup-8
Modelo de caso-controle, 145, 149, **398**
Modelo de conservação de Levine, Sup-8
Modelo de coorte, 144, **394**
Modelo de efeitos fixos, 312-313, **398**
Modelo de promoção da saúde (MPS) de Pender, 122-124, 128-129
Modelo de promoção da saúde (Pender), 121, 124, 128
Modelo de resultados da saúde de qualidade, 215-216
Modelo de saúde como expansão da consciência (Newman), Sup-8
Modelo de séries temporais, 143, 151, **398**, Sup-9
Modelo de Sistema de Atendimento de Saúde de Neuman, Sup-8
Modelo de tratamento atrasado, 140-142, **398**, Sup-9
Modelo de triangulação, métodos mistos, 211
Modelo dos efeitos randômicos, 312-313, **398**
Modelo emergente, 52-54, 181, 195-196, **398**
Modelo enraizado, métodos mistos, 212-213
Modelo esquemático, 121, **398**
Modelo explanatório, métodos mistos, 212-213, **398**
Modelo exploratório, métodos mistos, 216, **399**
Modelo fatorial, Sup-9
Modelo longitudinal, 136-138, **401**
    estudos qualitativos e, 182-184
    estudos quantitativos e, 147-149
    prospectivo vs., 148-149
Modelo PARiHS, 27
Modelo pré-teste e pós-teste com um grupo, 143-144, 151-152, 213
Modelo pré-teste e pós-teste, 139, 140, **399**
Modelo prospectivo, 136-138, 144-146, **389**
    modelo longitudinal vs., 148-149
Modelo retrospectivo, 136-138, 144-146, **402**
Modelo sequencial, métodos mistos, 211, **399**

Modelo simultâneo, métodos mistos e, 211, **399**
Modelo Transteórico de Prochaska, 125
Modelo transversal, 132-133, 145-146, **390**
    pesquisa qualitativa e, 182
Modelo, 121, **399**
    conceitual, 121-126. *Ver também* Modelo conceitual; Teoria
    de utilização de pesquisas/PBE, 26-27
    esquemático, 121, **399**
Moderador, grupo focado, 200-201
Modernismo, 6
Mudança mínima importante (MMI), 266-268, **399**

N

N, 225, **399**
n, **399**
National Center for Nursing Research (NCNR), 3, Sup-1
National Guideline Clearinghouse, 26
National Institute for Health and Care Excellence (NICE), 26
National Institute of Nursing Research (NINR), 4-5, 76, Sup-1
National Institutes of Health (NIH), 3
Newman's Health as Expanding Consciousness Model, Sup-8
Nightingale, Florence, 3, 224, Sup-1
NIH, 3
NINR, 4-5, 76, Sup-1
Níveis de codificação, teoria fundamentada, 282-283
Nível de medição, 224-225, **399**
    estatística inferencial e, 243-244
Nível de probabilidade. *Ver* Nível de significância
Nível de significância, 61, 237, 238, **399**
Nível de significância, 61, 238, **399**
Normas, 237
Notas de campo, 204, 294, **399**
Notas observacionais, 203-204
Notas reflexivas (refletivas), 204, **399**
Notas, observacionais, 203-204
Número à prova de falhas, Sup-18
Número de identificação (ID), 82
Número necessário para tratar (NNT), 233, 266, **399**

O

Objetividade, **399**
    cegamento e, 69-70
    coleta de dados e, 166-167, 172-173
    declarações de propósito e, 96-97
    metanálise e, 307-308
    observação participativa e, 204-205
    paradigmas e, 7-9
    pesquisa qualitativa e, 292-293
    relatórios de pesquisa e, 62-63
    revisões de literatura e, 105-106, 114-115
    teste de hipóteses e, 236-237
Objetivo, pesquisa, 92, 95-96

Observação não estruturada, 202-203, **399**. *Ver também*
Observação participativa
Observação participativa, 183-184, 200-205, **399**
 etnografia e, 183-184
 teoria fundamentada e, 186-187
Observação persistente, 29-295, **399**
Observação, coleta de dados, 50-51, 166-167, 170-173, **399**
 amostragem e, 171-172
 aspectos éticos e, 79-80
 avaliação de método, 171-173
 categorias e listas, 170-172
 equipamento para, 170-171
 participativa, 183-184, 202-204, **400**. *Ver também* Observação participativa
 persistente, 294-295, **400**
 pesquisa qualitativa e, 202-205
 pesquisa quantitativa e, 170-173
 viés e, 174
Observações descritivas, 204
Observador,
 confiabilidade interobservador, 173-176, 245-246, **388**
 viés, 172-173, 204-205
Ocultação, 79, **399**
Opção de resposta, 166, **400**
Operacionalização, 153-154, **400**. *Ver também* Medição
Operador booleano, 108, 109, 112
Orientações CONSORT, 259-260, **400**
Orientações de prática, 26-27, 34-35, Sup-2

P

Pacientes com doença terminal, como grupo vulnerável, 83
Padrão de associação, pesquisa qualitativa, 46-47, 181-182, 277-278
 análise etnográfica e, 278-279
Painel de consenso, significância clínica, 267
Palavra-chave, 30, 107-108, **400**
Paradigma construtivista, 7-8, **400**
Paradigma de tornar-se humano de Parse, 121, Sup-8
Paradigma naturalista, 7. *Ver também* Paradigma construtivista; Pesquisa qualitativa
Paradigma positivista, 6-7, 46, **400**
Paradigma pós-positivista, 7
Paradigma, 6-11, **400**
 métodos de pesquisa e, 8-11
 métodos mistos e, 209-210
 problema de pesquisa e, 92-94
 teoria fundamentada e, 284-285
Parâmetro, 229, **400**
 estimativa do, 235, **393**
Participante. *Ver* Participantes do estudo
Participantes do estudo, 41, **400**
 comunicação com, 148-149
 controle de fatores intrínsecos e, 148-151
 direitos dos, 76-81
PBE, 2. *Ver* Prática baseada em evidências
Pergunta aberta, 166-168, **400**

Pergunta dicotômica, 166, **400**
Pergunta fechada, 166-167, **400**
Periódico, reflexivo, 295
Perspectiva êmica, 184-185, 190-191, **400**
Perspectiva ética, 184-185, **400**
Perspectivas ideológicas, pesquisa com, 189-191
 pesquisa de ação participativa (PAP), 190
 pesquisa feminista, 190
 teoria crítica, 188-190
Pesquisa aplicada, 11, **400**
Pesquisa básica, 11, **400**
Pesquisa científica. *Ver também* Pesquisa
Pesquisa clínica, 2, **401**
Pesquisa com métodos mistos (MMs), 54, 67-68, 209-213, 261-262, 317-318, **397**
 amostragem e, 212-213
 aplicações da, 209-211
 crítica de, 217-218
 delineamentos e estratégias, 211-213
 notação para, 211
 princípio para, 209-210
 propósitos da, 209-210
Pesquisa correlacional, 144-146, **398**
Pesquisa de ação participativa (PAP), 190, 202-203, **400**
Pesquisa de avaliação, 213-214, **401**
Pesquisa de campo, 184, 187, **401**. *Ver também* Etnografia; Pesquisa qualitativa
Pesquisa de enquete, 216, **401**. *Ver também* Autorrelato(s)
Pesquisa de etnoenfermagem, 184-185, 279-281, **401**
Pesquisa de intervenção em enfermagem, 213-215
Pesquisa de intervenção, 213-215, **401**. *Ver também* Intervenção
 ensaios clínicos e, 217-218
 pesquisa com métodos mistos e, 209-210, 213
 pesquisa experimental e, 138-142
 pesquisa qualitativa e, 32-33, 181-182
 pesquisa quase experimental e, 141-144
 restrições éticas e, 141-142
Pesquisa de resultados, 214-216, **401**
Pesquisa de serviços de saúde, 214-216, **401**
Pesquisa de sondagem de causas, 11, 136, 144, 150, **401**
Pesquisa descritiva, 145-146, 162-163, **401**
 correlacional, 145-146. *Ver também* Pesquisa correlacional
 qualitativa, 97-99, 188-189, 278-279, Sup-11
Pesquisa do interno, 185, **401**
Pesquisa em enfermagem clínica, 2
Pesquisa em enfermagem, 1-15, **401**. *Ver também* Pesquisa
 clínica, 1-2
 desafios para utilização da, 23-25
 financiamento para, 2-5
 fontes de evidência e, 5-6
 futuras direções na, 4-5
 história da, 3-4, Sup-1
 modelos conceituais para, 123-126. *Ver também* Modelo conceitual; Teoria
 paradigmas para, 6-11

prática baseada em evidências e, 1-4, 12-14, 21-25. *Ver também* Prática baseada em evidências
    prioridades para, 4-5
    propósitos da, 10-14
    quantitativa vs. qualitativa, 8-9
    utilização da, 4-5, 20-21
Pesquisa experimental, 46-47, **401**. *Ver também* Pesquisa de intervenção
    características da, 138-140
    causalidade e, 47-48, 138-139, 141-142, 152-153, 263-264
    condições de controle e, 140-141
    condições experimentais, 140-142
    controle e, 138-141
    delineamentos para, 139-141, Sup-9
    ensaio clínico, 47-48, 213-214, **391**
    ensaios controlados randomizados, 22-25, 213-214, **391**
    hierarquia de evidências e, 22-25, 138-139
    pesquisa de avaliação e, 213-214
    quase experimentos e, 142. *Ver também* Quase experimento
    questões de terapia e, 138-139, 141-142
    restrições éticas, 141-142
    validade interna, 151-153
    vantagens e desvantagens da, 141-142
Pesquisa feminista, 190, **401**
Pesquisa histórica, 187-188, 201-202, **401**
Pesquisa não experimental, 47-48, 145-146, **401**
    pesquisa correlacional, 144-146, **398**. *Ver também* Pesquisa correlacional
    pesquisa descritiva, 145-146, **401**
    pesquisa qualitativa e, 181-182
    tipos de, 144-146
    vantagens e desvantagens, 145-146
Pesquisa observacional, 144-147, **401**. *Ver também* Pesquisa não experimental
Pesquisa qualitativa, 8-11, **401**. *Ver também* Análise qualitativa; Dados qualitativos
    amostragem e, 52-54, 195-201
    análise e, 52-54, 274-288. *Ver também* Análise qualitativa
    análise narrativa, 188-189, **386**
    aspectos éticos e, 52-54
    atividades na, 52-55
    causalidade na, 46-47, 182-184
    coleta de dados e, 52-54, 199-205. *Ver também* Coleta de dados não estruturados
    credibilidade de resultados, 291-293
    crítica de, 66, 190-191, 204-205, 285-286, 301-302, Sup-4
    declaração de problema e, 95-96
    delineamento de pesquisa e, 52-54, 181-191. *Ver também* Delineamento de pesquisa, estudos qualitativos
    estudos de caso, 187-188, **394**
    estudos descritivos, 188-189, Sup-11
    etnografia e, 48-50, 182-185. *Ver também* Etnografia

fenomenologia e, 48-50, 183-186. *Ver também* Fenomenologia
    hipóteses e, 209-210, 301
    interpretação de descobertas, 299-301
    metassíntese, 25-26, 313-318, **398**
    métodos mistos e, 209. *Ver também* Pesquisa com métodos mistos
    paradigmas e, 7-10
    perspectivas ideológicas e, 188-191
    pesquisa crítica e, 188-191
    pesquisa histórica, 187-188, 201-202, **401**
    problemas de pesquisa e, 92, 96-97
    qualidade e integridade em, 291-300
    questões de pesquisa e, 97-99
    revisões de literatura e, 52-53, 105
    revisões sistemáticas e, 25-26, 313-318
    teoria e, 126-128. *Ver também* Teoria
    teoria fundamentada e, 47-48, 186-187. *Ver também* Teoria fundamentada
    tradições disciplinares e, 47-50, 182-188, 291-292
    triangulação na, 184, 294, 295-296, 296-298
    veracidade e, 52-54, 291-300
Pesquisa quantitativa, 8-10, **401**. *Ver também* Análise quantitativa
    amostragem na, 160-166
    coleta de dados e, 167-174. *Ver também* Coleta de dados estruturados
    declaração de propósito e, 92, 95-97
    etapas na, 48-52
    experimental vs. não experimental, 46-48, 145-146
    hipóteses e, 49-51, 92, 98-101. *Ver também* Hipótese
    método científico e, 8-10
    modelos de pesquisa e, 51, 137-155. *Ver também* Delineamento de pesquisa, estudos quantitativos
    pesquisa com métodos mistos e, 209. *Ver também* Pesquisa com métodos mistos
    problemas de pesquisa e, 92, 94-97
    questões de pesquisa e, 96-98
    teoria e, 128-129. *Ver também* Teoria
Pesquisa translacional, 4
Pesquisa, 1-2, 6, **401**
    básica vs. aplicada, 10-11
    clínica, 2, **401**
    com métodos mistos (MMs), 54, 67-68, 209-213, **401**. *Ver também* Pesquisa com métodos mistos
    correlacional, 144-147, **400**
    crítica de. *Ver* Crítica, pesquisa
    de intervenção, 213-215, **401**. *Ver também* Pesquisa de intervenção
    desafios na, 64-71
    descritiva, 97-98, 145-146, **401**
    enquete, 215-218, **401**
    experimental, 46-47, 138-142, **401**. *Ver também* Pesquisa experimental
    não experimental, 46-48, 144-147, **401**. *Ver também* Pesquisa não experimental
    prática baseada em evidências e, 1-4, 12-14. *Ver também* Prática baseada em evidências

propósitos da, 10-14
qualitativa, 8-11, **402**. *Ver também* Pesquisa qualitativa
quantitativa, 8-10, **402**. *Ver também* Pesquisa quantitativa
quase experimental, 142-144. *Ver também* Quase experimento
resultados, 214-216, **401**
serviços de saúde, 215-216, **401**
teoria crítica e, 126-128, 188-190
teoria e, 126-129
terminologia, 41-47
Pesquisa, enfermagem. *Ver* Pesquisa em enfermagem
Pesquisador, 42
Pessoa com autoridade, 53
Pessoas incapacitadas, como grupo vulnerável, 83-84
Pessoas institucionalizadas, como grupo vulnerável, 83
Placebo, 70, 140, **402**
Planejar-Executar-Estudar-Agir, 217, **402**
Plano de amostragem, 51, 160, **402**. *Ver também* Amostragem
    crítica de, 163-166
Plausibilidade biológica, causalidade e, 138
Plotagem de árvores, 312-313, 317-318, **402**
Polígono de frequência, 226
População acessível, 160, 162, 165, 258, **402**
População, 50-51, 158, 257-261, **402**. *Ver também* Amostragem
    alvo vs. acessível, 160, 165-166, 257-259
    estimativa de valores para, 235. *Ver também* Estatística inferencial
    estrutura PICO e, 29-30, 50-51, 160. *Ver também* Estrutura PICO
    parâmetros e, 225
População-alvo, 160, **402**
Porcentagem, 225, 225-226
Posicionamento móvel, 204
Posicionamento múltiplo, 203-204
Posicionamento simples, 204
Potência estatística, 150, **402**. *Ver também* Potência
Potência, 150, **402**
    erros de tipo II e, 237
    metanálise, 308
    validade da conclusão estatística e, 150, 164
Potencial de confirmação, veracidade e, 293, 294, **402**
Potencial de implementação, PBE e, 34-35, **402**
Potencial de transferência, 70-71, 293, 301, **402**, Sup-12
    descobertas qualitativas e, 199-201
    temas da literatura, 113-114
    veracidade e, 292-293, 298-299, 300-301
Pragmatismo, 210, **402**
Prática baseada em evidências (PBE), 1-2, 4-5, 20-36, 262-263, **402**, Sup-1
    custos e, 32-35
    desafios, 23-25
    estrutura PICO para formular questões, 27-31. *Ver também* Estrutura PICO
    etapas envolvidas na, 27-29
    fontes de evidência, 5-6
    história do movimento da PBE, 20-22

índices de risco e, 231-233
Iowa Model de, 26-28, 33-35, **396**
melhora da qualidade e, 35-36, 217
metanálise e, 25-26, 307-308
modelos de, 26-27
na prática de enfermagem, 21-25, 26-27, 27-34
no contexto organizacional, 33-36
orientações de prática clínica, 26-27, **403**
potencial de implementação, 34-35, **402**
propósitos de pesquisa e, 12-14
recursos para, 23-27
revisões de literatura e, 105-106, Sup-7
revisões sistemáticas e, 22-26, 307
significância clínica e, 266-268
transmissão de conhecimento e, 20-21
utilização de pesquisas e, 20-21
Prática de enfermagem,
    modelos conceituais da, 123-124. *Ver também* Modelo conceitual; Estrutura teórica
    prática baseada em evidências na, 1-2, 20-36. *Ver também* Prática baseada em evidências
    como fonte de problemas de pesquisa, 92
    utilização de pesquisas na, 20-21. *Ver também* Utilização de pesquisas
Prática informada por evidências (PIE), 21-22
Precisão, 31-33, **402**
    interpretação de resultados, 262-263
    intervalos de confiança e, 231. *Ver também* Intervalo de confiança
Predição, **402**
    hipóteses e, 92, 98-99
    teoria e, 121
    como propósito de pesquisa, 11, 12
Preferências do paciente, PBE e, 4-5, 20-21
Pré-teste, **402**
    ensaio de instrumento, 166-167
    medida na linha de base e, 140
Prevalência, 145, 163, **402**
Prioridade, modelos com métodos mistos e, 211, **402**
Prioridades para pesquisa em enfermagem, 4-5
Privacidade, participantes do estudo e, 80-81. *Ver também* Confidencialidade
Probabilidade, 7-8, 233-237
Problema de pesquisa, 48-50, 88-96, **403**
    comunicação do, 93-96
    crítica do, 100-102
    desenvolvimento e refinamento do, 93-94
    estudos qualitativos e, 52-53, 92
    estudos quantitativos e, 48-50, 92
    fontes do, 92-94
    paradigmas e, 92-94
    revisões sistemáticas e, 308-309, 314-315
    significância do, 101, 102
    termos relacionados ao, 91-92
Procedimento de comparação múltipla, 240-241, **403**
Processo social básico (PSB), 186, 282, **403**
Produtor de pesquisa em enfermagem, 2-4
Programa da entrevista, 166, **403**
Programa de pesquisa, 93

Programa de pesquisa, 93-94
Proporção de risco/benefício, 80
Proporção *F*, análise de variância, 240, **403**
Propósito, declaração de, 92, 95-97, **390**
Propósitos de pesquisa, 10-15
Proposta, 51-52, **403**
Propriedade de medição, 173-176, 245-247, **403**
Protocolo
   intervenção, 50-51, 140-141, 148-149, **403**
   revisão da literatura, 113
Protocolo de intervenção, 50-51, 140-141, 148-149, **403**
Protocolos de prática clínica, 26-27, 34-35, **403**, Sup-2
PSB, 186, 282
Psicometria, 173-174, **403**
Publicação de acesso livre, 112
PubMed, 109-112, Sup-7

Q
Qualidade de dados, 172-173
   crítica de, quantitativos, 175-177
   dados qualitativos e, 293-299. *Ver também* Veracidade, na pesquisa qualitativa
   dados quantitativos e, 172-176. *Ver também* Confiabilidade; Validade
   medição e, 172-174. *Ver também* Medição
Qualidade, na pesquisa qualitativa, 295-300, Sup-17. *Ver também* Veracidade, na pesquisa qualitativa
Quase experimento, 142-144, **402**, Sup-9
   ANCOVA e, 150-151, 243-244
   hierarquia de evidências e, 22-25, 138-139
   pesquisa de intervenção e, 213-214
   validade interna e, 151-153
   vantagens e desvantagens, 143-144, 152-153
Quebra de confidencialidade, 82
Questão alternativa fixa, 166-167
Questão ampla, 197-198, **403**
Questão de classificação, 166-167
Questão de escolha forçada, 166-167
Questão de múltipla escolha, 166-167
Questão de pesquisa, 48-50, 92, 96-99, **403**. *Ver também* Problema de pesquisa
   delineamento de pesquisa e, 138-139
Questão específica, 27-31
Questão geral, 29
Questão(ões), 166-168. *Ver também* Item(ns); Escala
   ampla, 200-201, **403**
   clínica, 27-31
   específica, 27-31
   fechada vs. aberta, 166-168
   geral, 27-29
   pesquisa, 48-50, 92, 96-99, **403**
   PICO, 27-31. *Ver também* Estrutura PICO
   redação da, 166-168, 201-202
   tipos de, estruturada, 166-168
Questionário autoadministrado, 167. *Ver também* Questionário
Questionário, 166-167, **403**. *Ver também* Autorrelato(s)
   anonimato e, 167-168
   consentimento implícito e, 80-82
   enquetes e, 215-216
   entrevistas vs., 167-168
   escalas e, 167-168
   internet, 167-168, 215-216
Questões clínicas, 29-31, 94
Questões de etiologia (causa), 13, 14, 31, 44, 98
   delineamento de pesquisa e, 140, 143, 146
Questões de prognóstico, 12-14, 23-25, 30-31, 97-98
   delineamento de pesquisa e, 138-139, 141-142, 144-145
Questões de terapia, 12-14, 23-25, 30-31, 97-98, 113. *Ver também* Pesquisa experimental
   delineamento de pesquisa e, 138-142
   metanálise e, 307-308
Questões descritivas, 97-98, 138-139, 144-145

R
r de Pearson, 231, 242, **403**. *Ver também* Correlação
   estatística de medição e, 245-247
   índice do tamanho do efeito, 241-242, 311-312
r, 231, 242, **403**. *Ver também* Correlação; *r* de Pearson
R, 244, **403**, Sup-14. *Ver também* Regressão múltipla
R^2, 244, **403**, Sup-14
Raciocínio dedutivo, 42, 43, **403**, Sup-3
   teste de teoria e, 121, 123, 128-129. *Ver também* Hipótese
Raciocínio indutivo, 42-43, 54, 274, **403**, Sup-3
   desenvolvimento de teoria e, 121, 123
Raciocínio lógico, 64, 67, 121, Sup-3
Raciocínio. *Ver* Raciocínio lógico
Randomização, 138-139, **403**
   controle de pesquisa e, 148-151
   delineamento quase experimental e, 142-143
   delineamentos experimentais e, 139-140, 141-142
   restrições na, 141-140
   validade interna e, 151-152
Razão de chances (RC), 232, 233, 235, 245, **403**, Sup-14
   metanálise e, 311-313
Reatividade, 170, **404**, Sup-15
Redução de risco absoluto (RRA), 232, 233, **404**
Redução, 148, 151-152, **404**
Referência, **404**
   significância clínica e, 267-268
Referências
   no relatório de pesquisa, 62-63
   rastreamento para revisão da literatura, 112-113
Reflexividade, 70, 295, 299, 300, **404**
Registered Nurses' Association of Ontario (RNAO), 26
Registro, observacional, 203-204, **404**
Registros, como fontes de dados, 165-166, 183-184
Regressão logística, 245, **404**, Sup-14
Regressão múltipla, 244, **404**, Sup-14
Relação associativa, 46-47, **404**
Relação causal (de causa e efeito), 46, **404**. *Ver também* Causalidade
   critérios para, 137
   hierarquia de evidências e, 23, 138, 141, 183
   hipóteses e, 99, Sup-6
   pesquisa experimental e, 47, 139, 141, 152-153, 263-264

pesquisa não experimental e, 144-145
pesquisa quase experimental e, 142-143
validade interna e, 151
Relação de causa e efeito. *Ver* Relação causal (de causa e efeito)
Relação funcional, 46-47, **404**
Relação inversa, 231
Relação negativa, 231, **404**
Relação perfeita, 231, **404**
Relação positiva, 231, **404**
Relação, 45-47, 137-138, **404**
    análise estatística da, 229-231, 241-242
    análise qualitativa e, 277-278
    associativa, 46-47, **404**
    causal (de causa e efeito), 46, **404**. *Ver também* Relação causal (de causa e efeito)
    correlação e, 144-145. *Ver também* Correlação
    hipóteses e, 99-101
    questões de pesquisa e, 97-98
    teorias e modelos e, 121
Relatório de Belmont, 75-79
Relatório de pesquisa, 52, **404**. *Ver também* Disseminação de resultados de pesquisa
    artigo de periódico, 59, **386**
    como fonte de questões de pesquisa, 92
    conteúdo do, 60-63
    crítica de, 63-67. *Ver também* Crítica, pesquisa
    dicas para leitura, 63
    estilo do, 62-63
    estudos qualitativos e, 54-55
    estudos quantitativos e, 51-52
    formato IMRD, 60, **394**
    introdução no, 60
    leitura, 63
    localização, 106-113
    referências no, 62
    resumos no, 60
    revisões sistemáticas e, 317-318
    seção de discussão no, 62, 256-266, 267-269
    seção de métodos no, 61
    seção de resultados no, 61-62, 246-248, 256
    tipos de, 59-60
    títulos do, 60
Relatório. *Ver* Relatório de pesquisa
Relevância clínica, 33. *Ver também* Prática baseada em evidências; Pesquisa em enfermagem
Remuneração aos participantes, 78, **404**
Replicação, 4, 152, 173, 261-262, **404**
    confiabilidade e, 173-174
    inferências causais e, 146-147
    validade externa e, 152-153
Representatividade, 160, 195, 196, **405**
Respondente, 166-169, **405**. *Ver também* Participantes do estudo
Resultado (variável), **405**
    estrutura PICO e, 29-30, 95-96, 241-242. *Ver também* Estrutura PICO
    hipóteses e, 99-101, Sup-6
    palavras-chave e, 107-109

pesquisa experimental e, 137-138, 139-140
questões de pesquisa e, 96-98
sensível em enfermagem, 215-216, **405**
variável dependente, 44. *Ver também* Variável dependente
Resultado relatado pelo paciente (RRP), 166-167, **405**
Resultado sensível em enfermagem, 215-216, **405**
Resultados não significativos, 238-239, **405**
    interpretação, 263-266
Resultados positivos, 263, **405**
Resultados significativos não previstos, interpretação, 264-265
Resultados, 61-62, 256-266, **405**
    credibilidade dos, 256-261
    disseminação de, 4-5, 51-52, 54-55. *Ver também* Disseminação de resultados de pesquisa; Relatório de pesquisa
    estatísticos, 246-248
    generalização de, 8-9, 70-71, 264-265. *Ver também* Generalização
    interpretação de, 256-268. *Ver também* Interpretação de resultados
    não previstos, 264-265
    não significativos, 263-265, **405**
    potencial de transferência e, 70-71, 292-293, 300-301, Sup-12
    prática baseada em evidências e, 22-25. *Ver também* Prática baseada em evidências
    previstos, 262-264
    qualitativos, 274-275, 277, 285-286
    utilização de, 20-21
Resumo, **405**
    busca na literatura e, 109, 112, 114, 115
    em relatórios de pesquisa, 60
Revisão abrangente, 309, **405**
Revisão cega, 59, **384**
Revisão da literatura, 48-50, 52-53, 105-116, **405**. *Ver também* Revisão sistemática
    análise e avaliação de evidências, 113-114
    bancos de dados bibliográficos, 106-113
    busca na literatura eletrônica, 106-113
    conteúdo de, 114-115
    crítica de, 114-116
    declarações de problemas e, 94-95
    documentação, 112-113
    estilo de, 114-115
    estratégias de pesquisa para, 106-107
    etapas e estratégias para, 105-106
    fluxo de tarefas na, 105-106
    fonte de problema de pesquisa, 92
    localizando fontes para, 106-113
    metanálise. *Ver* Metanálise
    metassíntese. *Ver* Metassíntese
    organizar, 113-114
    pesquisa qualitativa e, 52-53, 105, 107-109
    preparar revisão escrita, 113-115
    propósitos da, 105-106
    protocolo para, 113
    resumir e registrar notas para, 112-113

revisão sistemática, 4-5, 22-25, 105-106, 109, 307-319. *Ver também* Revisão sistemática
   temas na, 113-114
   teoria fundamentada e, 105, 283-284
   tipos de informação a ser buscada na, 105-106
Revisão de estudos mistos, 317-318, **405**
Revisão de literatura narrativa. *Ver também* Revisão da literatura
Revisão de pesquisa. *Ver* Revisão da literatura
Revisão externa, ética e, 83-85
Revisão sistemática, 4, 307-318, **405**
   crítica de, 317-318
   metanálises, 25, 308-313. *Ver também* Metanálise
   metassínteses, 25, 313-317. *Ver também* Metassíntese
   prática baseada em evidências e, 21-24, 25-56, 152
   relatórios para, 318-319
Revisão. *Ver também* Crítica, pesquisa
   abrangente, 308-309, **405**
   aspectos éticos e, 83-85
   cega, 59-60, **393**
   da literatura, 48-50, 52-53, 105-116, **405**. *Ver também* Revisão da literatura
   por pares, 59
   sistemática, 4, 23-24, 310-322, **405**. *Ver também* Revisão sistemática
Revisor por pares, 59-60, **405**
Rho, de Spearman, 231, **388**
Rigor
   pesquisa qualitativa e, 291-292. *Ver também* Veracidade, na pesquisa qualitativa
   pesquisa quantitativa e, 256-262. *Ver também* Confiabilidade; Validade
Risco
   absoluto (RA), 232, **405**
   índices de, 231-233
   mínimo, 80, **405**
   relativo (RR), 233, 312, **406**
Risco absoluto (RA), 232, 233, **405**
Risco mínimo, 80, **405**
Risco relativo (RR), 233, 312, **405**
Rogers' Diffusion of Innovations model (modelo de difusão de inovações de Rogers), 27

S

Saturação de dados, 52-54, 197-198, 294, 293-295, **405**
Scopus, 109
Seção de discussão, relatório de pesquisa, 62-63
   interpretação de resultados e, 256-266, 267-269, 299-302
   orientações de crítica para, 267-269
   revisões sistemáticas e, 317-318
Seção de métodos, relatório de pesquisa, 61-62
Seção de resultados, relatório de pesquisa, 61-62, 246-248, 256
Seleção, randômica, 161-162. *Ver também* Amostragem
Sensibilidade, validade de critério e, 245-247, **407**
Ser no mundo, 186
Sessão de pôsteres, 60, **406**
Sigma Theta Tau International, 4, 20, Sup-1

Significado, propósito de pesquisa, 12- 14, 23-25, 30-31, 97-98. *Ver também* Fenomenologia
Significância clínica, 4, 265-268, **406**
   nível de grupo, 266
   nível individual, 266-267
   referências e, 267
   significância estatística vs., 262, 265
Significância de problemas de pesquisa, 100-102
Significância estatística, 61-62, 237-239, **406**
   interpretação e, 262-266
   nível de, 61-62, 237, **399**
   significância clínica vs., 262, 266
   testes de. *Ver* Teste estatístico
Significância, clínica, 265-268, **406**. *Ver também* Significância clínica
Significância, estatística, 237-239, **406**
   interpretação e, 262-264
   significância clínica vs., 262-263, 265-266
   testes de, 237. *Ver também* Teste estatístico
Símbolo de truncagem, 108, 109
Símbolo genérico, 109, 109
Sistema de categorias, observacional, 170-171, **406**
Software de análise de dados qualitativos assistida por computador (CAQDAS), 277
Sondagem, 293, 297, **406**
Stetler Model of Research Utilization (modelo de Stetler de utilização de pesquisas), 27, Sup-1
Subescala, 169, 246, **406**
Subjetividade, paradigmas e, 7, 8, 9
Sujeito(s), 41, **406**. *Ver também* Participantes do estudo
Sujeitos animais, ética e, 84
Suposições, **385**
   paradigmas e, 7
   testes paramétricos e, 238
Suspensão, 185-186, **406**

T

Tabela cruzada, 230, **406**
Tabela de números randômicos, 161-162, **406**
Tabela,
   de números randômicos, 162, **406**
   estatística, dicas para leitura, 250
   tabelas cruzadas, 230, **406**
Tabelas estatísticas, 248
Tabulação cruzada, 230, **406**
Tamanho da amostra, 163-164, 165, **406**
   análise de potência e, 163-165, 232-233, 237-239, 264
   erros de tipo II e, 237
   erros-padrão e, 235
   estudos qualitativos, 197-198
   estudos quantitativos, 163-165
   metanálise e, 312-313
   potência estatística, 150-151, 237
   validade da conclusão estatística, 150-151, 163-165
Tamanho do efeito (TE), 242, **406**
   análise de potência, 241-242, 259-261
   coeficiente *d* de Cohen, 241, 311-312

interpretação de resultados, 259-261, 262-264
metanálise e, 317-308, 311-314
metassíntese e, 316-317
r de Pearson, 242, 311-312
razão de chances, 241-242, 311-312
significância clínica e, 265-267
Tamanho do efeito da frequência, 316-317, **406**
Tamanho do efeito da intensidade, 316-317, **406**
Tamanho do efeito manifesto, 316, **406**
Taxa de resposta, 165, **406**
    questionários vs. entrevistas, 167
    vieses por ausência de resposta e, 165
Taxonomia, 279, **406**
Técnica de incidente crítico, **407**
Tema, 9, 54, **407**
    cultural, 279
    em revisões de literatura, 114
    fenomenologia e, 185
    na análise qualitativa, 277, 278, 286
Tendência central, 227-228, **407**. *Ver também* Média aritmética
Tentativa e erro, 6
Teoria compartilhada, 126
Teoria crítica, 126-128, 188-190, **407**
Teoria cultural, etnografia e, 123, 126
Teoria da ação razoável, 126
Teoria da autoeficácia, 125
Teoria da deficiência de autocuidado de Orem, Sup-8
Teoria da Diversidade do Cuidado Cultural (Leininger), Sup-8
Teoria da incerteza na doença (Mishel), 124-125
Teoria de grande alcance, 121, **407**
Teoria de intervenção, 214, **407**
Teoria de médio alcance, 120, 124-126, 186-187, **407**
Teoria descritiva, 121, **407**
Teoria do comportamento planejado (Ajzen), 127
Teoria do comportamento planejado de Ajzen, 125, 126
Teoria do cuidado de Watson, Sup-8
Teoria emprestada, 126
Teoria fundamentada construtivista, 186-187, 284-286, **407**
Teoria fundamentada, 47-48, 186-187, **407**. *Ver também* Pesquisa qualitativa
    amostragem e, 196-199
    análise de dados e, 281-286
    coleta de dados e, 186-187, 200-201
    construtivista (Charmaz), 186-187, 284-286, **407**
    declarações de propósito e, 96-97
    entrevistas e, 186-187, 200-201
    interacionismo simbólico e, 126
    método de Glaser e Strauss, 186-187, 281-284, Sup-16
    método de Strauss e Corbin, 186-187, 283-285
    observações e, 186-187, 200-201
    questões de pesquisa e, 97-98
    revisões de literatura e, 105, 283-284

teoria e, 123, 126-128, 129, 189
teoria substantiva, 126-128
visões alternativas da, 186-187, 281-282
Teoria ideacional, 126
Teoria materialista, 126
Teoria sociocognitiva (Bandura), 125
Teoria substantiva, 126, 128
Teoria, 12, 43, 120-129, **407**. *Ver também* Modelo conceitual; *teorias específicas*
    como fonte de problemas de pesquisa, 93-94
    compartilhada, 126
    crítica de, 128-129
    crítica, 126-128, **407**. *Ver também* Teoria crítica
    de médio alcance, 124-126, 186-187, **407**
    emprestada, 126
    enfermagem e, 123-126, Sup-8
    etnografia e, 123, 126
    fenomenologia e, 126, 129
    fundamentada, 123, 126-128, 129, 198-199, 283-285, **407**. *Ver também* Teoria fundamentada
    hipóteses e, 120, 121, 123, 128-129
    intervenção, 120, 125-126, 128-129, **407**
    pesquisa com métodos mistos e, 209-210
    pesquisa e, 126-129
    pesquisa qualitativa e, 123, 126-128
    pesquisa quantitativa e, 123, 128-129
    substantiva, 126
    teste de, 128
Termo de consentimento, 80, 81, **407**, Sup-5
Teste do qui quadrado (χ^2), 241, **407**
Teste estatístico de hipóteses, 100-101, 236-239, **407**. *Ver também* Estatística inferencial; Estatística(s)
    erros de tipo I e de tipo II e, 236-237
    hipótese nula e, 100-101, 236-237
    nível de significância e, 237
    pesquisa com métodos mistos e, 209-210
    testes de significância estatística e, 237-239
    testes paramétricos e não paramétricos e, 238-239
    validade de construto e, 174-176, 246-247
    visão geral dos procedimentos para, 238-239
Teste estatístico, 61, 236-245, **407**. *Ver também* Estatística inferencial; *testes específicos*
    erros de tipo I e de tipo II, 236-237
    orientação para testes bivariados, 243-244
    orientação para testes multivariados, Sup-14
Teste não paramétrico, 238, **407**
Teste paramétrico, 238, **407**
Teste *post hoc*, 240, **407**
Teste *t* de grupos independentes, 239
Teste *t* pareado, 239
Teste *t*, 238-240, **408**
Testes *t* de grupos dependentes, 239
Título, relatório de pesquisa, 60
Tópico, pesquisa, 91, 92, 93. *Ver também* Problema de pesquisa
Trabalho de campo clínico, 50

Trabalho de campo, **407**
  clínico, 49, 50
  etnografia, 48-50, 182-184, 190-191, 202-203
Tradição, fonte de evidência, 5
Tradição, pesquisa disciplinar, qualitativa, 47-50, 182-188, 291-292, 313-314
Transcrições, entrevistas, 201-202, 294, 295-296
Transmissão de conhecimento (TC), 22, **408**
Tratamento justo, direito ao, 79, 80
Tratamento, 13, **408**. *Ver também* Pesquisa experimental; Intervenção; Questões de terapia
Triangulação de dados, 294, 295-296, **408**
Triangulação de métodos, 294-296, **408**
Triangulação de pesquisadores, 295, 297-298, 314, **408**
Triangulação de pessoas, 295-296, **408**
Triangulação de teoria, 295
Triangulação espacial, 296, **408**
Triangulação temporal, 296, **408**
Triangulação, 68, 205, 295-296, **408**
  corroboração de evidência e, 261-262
  de dados, 295-296, **408**
  de métodos de coleta de dados, 176, 182
  de métodos, 296, **408**
  de pesquisadores, 297-298, **408**
  de teorias, 295-296
  modelos com métodos mistos, 211

U

Unidade de análise, **408**
  na metanálise, 25
Unidade de significado, análise de conteúdo, 279
Utilização de pesquisas, 4-5, 20-21, **408**. *Ver também* Prática baseada em evidências
Utilização. *Ver* Utilização de pesquisas

V

Validade aparente, 174, **408**
Validade concomitante, 176, **408**
Validade da conclusão estatística, 150-151, 163-165, 250, 259-261, **408**
Validade de construto, 153, 175, **409**
  interpretação e, 259-261
  intervenções e, 153-154, 214-215
  medição e, 174-176, 246-247
Validade de predição, 174-175, **408**
Validade do conteúdo, 174, 246, **409**
Validade do critério, 174-175, 245-247, **408**
Validade dos grupos conhecidos, 175, **408**
Validade externa, 150-151, 152-153, 213-214, 259-261, **408**. *Ver também* Generalização
Validade interna, 150-153, 249, **408**
  análise estatística e, 249
  interpretação e, 259-261, 263-264
  pesquisa qualitativa e, 291-292
Validade, 67-68, 150-153, 174-175, 246-247, **408**
  aparente, 174-175, **408**
  concomitante, 174-175, **408**

credibilidade e, 259-260
da conclusão estatística, 150-151, 259, **408**
de construto, 153, 174, 175, 214, 247, 259, **408**
de conteúdo, 174, 246, **408**
de critério, 174, 246, **408**
externa, 152-153, 260, **408**
grupos conhecidos, 175, 246-247, **408**
inferência e, 259-261
interna, 151-152, 260, 263, **408**
medição e, 174-176, 245
pesquisa com métodos mistos e, 209-210
pesquisa qualitativa e, 277, 291-292
preditiva, 175, **408**
Valor absoluto, 231, 244
Valor *p*, 61-62, 238-239, 246-248, 262-263, **409**. *Ver também* Nível de significância
vantagens e desvantagens, 145-147
  enquetes e, 215-216
  interpretação e, 262-264
  validade interna e, 152-153
Variabilidade, 228-230, **409**
  controle sobre. *Ver* Controle, pesquisa
Variação, 228-230, **409**
Variância, **409**
  análise de, 240-241, **385**
  análise multivariada de, **385**, Sup-14
Variável categórica, 43, **409**
Variável contínua, 43, 225, 228, 244, **409**
Variável de confusão, 68-73, 136-138, **409**. *Ver também* Controle, pesquisa
  análise de covariância e, 150-151, 244, Sup-14
  controles para, 148-151, 249
Variável de predição, 244, **409**, Sup-14
Variável dependente, 42-44, **409**. *Ver também* Variável independente; Resultado (variável)
  controle e, 68-69
  estrutura PICO e, 43-44
  hipóteses e, 99-101, Sup-6
  palavras-chave e, 107-109
  questões de pesquisa e, 97-98
  relações e, 45-47
  testes estatísticos e, 243-244
Variável dicotômica, 231-232, 244, 245-246
Variável estranha, 68-69, **409**. *Ver também* Variável de confundimento
Variável independente, 43-44, **409**. *Ver também* Variável dependente
  estrutura PICO e, 43
  hipóteses e, 99-101, Sup-6
  palavras-chave e, 107-109
  pesquisa experimental e, 139-140
  pesquisa não experimental e, 144-145
  pesquisa quase experimental e, 142-143
  potência e, 150-151
  questões de pesquisa e, 97-98
  relações e, 45-47
  testes estatísticos e, 243-244
Variável mediadora, 68-69, 128-129, **409**

Variável(is), 43-44, **409**
    categórica, 43, **409**
    central, 48, 186-187, **387**
    contínua, 43, 224-225 243-244, **409**
    de confundimento, 69-70, 137, **409**. *Ver também*
        Variável de confundimento
    de predição, 244, **409**
    de resultado, 43, **405**. *Ver também* Resultado (variável)
    definição conceitual de, 44-45, 49
    definições operacionais da, 44-45
    dependente, 43-44, 97, 99, **409**. *Ver também* Variável
        dependente
    estranha, 69, 136, **409**
    independente, 43-44, 97, 99, **409**. *Ver também* Variável
        independente
    mediadora, 69, **409**
Veracidade, na pesquisa qualitativa, 52-54, 67-68, 291-302, **409**
    crítica de, 301-302
    estratégias para aprimorar, 292-300
    estrutura de Lincoln e Guba, 292
    interpretação de descobertas, 299-301
Verificação
    participante do estudo, ética e, 82-84, **387**
    por pares, pesquisa qualitativa e, 297-299
Verificação de informações por pares, 294, 297-299, **409**
Verificação feita pelos membros, 294, 296-297, **409**
Viabilidade, estudo-piloto e, 214-215
Viés de amostragem, 160-161, 162-163, 165-166, **409**, Sup-15
Viés de aquiescência, 169, **409**
Viés de ceticismo, 169-170, **409**
Viés de conjunto de resposta de aquiescência, 169, **389**, Sup-15
Viés de conjunto de respostas extremas, 169-170, **389**, Sup-15
Viés de conjunto de respostas por adequação social, 169, **410**, Sup-15
Viés de expectativa, 136-137, **410**, Sup-15
Viés de falta de resposta, 165-166, **410**, Sup-15
Viés de não adesão, 261-262, Sup-15
Viés de publicação, 309-311, **410**, Sup-18
Viés de redução, 148, 151, 165, 261, Sup-15
Viés de renovação, Sup-15
Viés de resposta, 165
Viés do conjunto de respostas, 169-170, **410**
Viés sistemático, 68, 139
Viés, 7, 68, 261, **409**, Sup-15
    adequação social, 169, **410**
    aleatoriedade e, 70
    aleatório, 68
    ameaça da seleção, 145, 151, **383**
    ameaças à validade interna, 151-152
    análise estatística de, 249
    cegamento e, 70, 148
    conhecimento pleno e, 79
    conjunto de respostas, 169, **410**
    contra hipótese nula, 310
    credibilidade e, 261
    de amostragem, 160, 163, 164-165, **410**
    declaração de propósito e, 95-96
    delineamento de pesquisa e, 138-139
    erro de medição e, 173
    expectativa, 137, **410**
    falta de resposta, 165, **410**
    observacional, 172
    pesquisa do interno e, 185
    pesquisa qualitativa e, 295-296, 298
    publicação, 310, 311, **410**, Sup-18
    redução e, 148, 152, 165
    reflexividade e, 70. *Ver também* Reflexividade
    resposta, 165, 167
    sistemático, 68, 139
    tipos de, 261, Sup-15
    validade interna e, 151-152
Vinheta, 169, **410**, Sup-10

W

Web of Science, 109